新世纪高等中医药院校中西医结合系列教材

中西医结合传染病学

（供各类高等中医、中西医结合临床专业用）

郭会军　杨建宇　刘志斌　主编

U0271735

中医古籍出版社

图书在版编目（CIP）数据

中西医结合传染病学/郭会军，杨建宇，刘志斌主编．－北京：中医古籍出版社，2014.2

新世纪高等中医药院校中西医结合系列教材

ISBN 978－7－5152－0563－2

Ⅰ.①中…　Ⅱ.①郭…②杨…③刘…　Ⅲ.①传染病－中西医结合疗法－中医学院－教材　Ⅳ.①R51

中国版本图书馆 CIP 数据核字（2014）第 010250 号

新世纪高等中医药院校中西医结合系列教材
中西医结合传染病学

郭会军　杨建宇　刘志斌　主编

责任编辑	刘从明
封面设计	陈　娟
出版发行	中医古籍出版社
社　　址	北京东直门内南小街 16 号（100700）
印　　刷	北京金信诺印刷有限公司
开　　本	787mm×1092mm　1/16
印　　张	39.5
字　　数	950 千字
版　　次	2014 年 2 月第 1 版　2014 年 2 月第 1 次印刷
印　　数	0001～2000 册
书　　号	ISBN 978－7－5152－0563－2
定　　价	72.00 元

新世纪高等中医药院校
中西医结合系列教材编委会

中西医结合传染病学

主　编　郭会军　杨建宇　刘志斌

副主编　(以姓氏笔画为序)

王丹妮　王志刚　王宏献　刘华宝

许文学　李　芹　李领娥　沈安明

张晓伟　陈秀敏　姜丽娟　徐　芳

编　委　王春成　李杨（彦知）　李政伟

李鹏宇　陈莉华　杨剑峰

杨建强　张　炜　吴　涛

魏素丽

秘　书　易　珊　陆锦锐

前　言

为适应培养新世纪面向基层和农村的中西医结合本科及高等专科层次人才的需要，认真贯彻第三次全国教育工作会议精神，全面推进素质教育，我们在国家中医药管理局科技教育司的大力支持下，经有关办学单位共同协商，根据教育部《关于"十五"期间普通高等教育教材建设与改革的意见》精神，并结合我国中西部内陆省区的实际情况，决定组织编写本套系列教材，供各类高等中医、中西医结合临床专业本科及高等专科层次教学的需要。

2001 年 7 月中旬，编写单位在贵州省贵阳市召开第一次工作会议，正式建立了本套教材的编审委员会，通过了实施方案，确立了编写本套教材的指导思想和目标是：

以邓小平教育理论为指导，配合"西部大开发"战略的实施，适应我国中西部内陆省区基层和农村卫生事业发展的需要，快速培养具有必备的中西医药基础理论知识和较强实际工作能力的复合型实用人才，是组织编写本系列教材的指导思想。

教材是体现教学内容和教学方法的知识载体，是开展教学活动的基本工具，也是深化教育教学改革，全面推进素质教育，培养合格人才的重要保证。本系列教材要求保证质量，突出特色，强调在"必备"和"实用"上下功夫，在不破坏学科体系完整性的前提下，强调创新意识和实际应用能力的培养，尽可能体现中西医结合的方针。中、西医两套理论体系能够沟通的地方应尽量沟通，但也不要牵强附会。

本系列教材要有较宽的适应面，满足如本科及高中起点三年制农村中西医结合大专、初中起点五年制农村中西医结合大专、高等职业技术教育和成人教育中西医结合大专及自学考试培训、在职培训等多种形式中西医结合多层次人才培养的需要。

会议决定本套教材的编写教材科目为：《中医学基础》《中医诊断学》《方剂学》《中药学》《正常人体解剖学》《生理学》《病理学》《药理学》《免疫学与病原生物学》《诊断学基础》《中西医结合内科学》《中西医结合外科学》

《中西医结合妇产科学》《中西医结合儿科学》《中西医结合骨伤科学》《中西医结合五官科学》《针灸推拿学》《中药栽培学》《中药鉴定学》《中药炮制学》等共20部。

会后，编审委员会办公室按会议决定的工作计划向各参编单位发出通知，按规定的编写人员遴选条件要求请各单位推荐各门教材的主编、副主编、编委等编写人员，经反复协商和通讯评审，确定了各门教材的编写人员人选。

2001年10月中旬，参编单位在贵州省贵阳市召开了第二次工作会议暨主编会议，由全国高等中医教育学会秘书长刘振民教授做了重要的报告，出版单位和编审委员会就有关事宜介绍了情况，全体主编副主编对有关事宜及《中西医结合骨伤科学》《中西医结合外科学》《生理学》《中医诊断学》等几门教材的编写计划、体例要求及样稿进行了认真细致的讨论，就有关具体问题的处理商定了统一的办法。

为了保证教材的编写质量和按时完成，本套教材决定实行主编负责制，并有部份教材由编审委员会聘请同行专家担任主审进行把关。为了适应教学的实际需要，我们对编写内容的确定、体例的设计等都做了一些改革，这些在各门教材中都有体现。教材改革是一个不间断的探索过程，不可能毕其功于一役。我们虽然尽可能地进行了一些试验性的探索，但由于学术水平，以及其他条件的限制，各门教材的水平还不完全一致，不可避免地还存在不少不足乃至错误之处，敬请广大师生及同行专家在使用过程中提出宝贵意见，以便在今后的修订中改进。

新世纪高等中医药院校

中西医结合系列教材

编审委员会　2002年3月

编 写 说 明

  《中西医结合传染病学》是高等医药院校的临床基础课程，是对医药学本科和专科学生进行临床素质教育的主要必修课程，尤其是对当今高等中医药院校的教育，更是不可或缺！

  由于诸多原因，中医药学在急性传染病学科上的学术优势和临床优势走向式微，几乎濒于失传成为绝学之危险困境，在慢性传染病学科上的优势，也不被医药界认同和看好，并且似乎已经成为中医药学临床"软肋"。然而，中医药在新世纪初救治肆虐全世界的"非典"中，以其确切的、高效的、低死亡率的临床疗效，赢得了世界医学界对中医药学的尊重与首肯；中医药在当今救治漫延全球之艾滋病的显著疗效，得到了世界卫生组织的赞许，并且在全世界进行推广应用。为了使医药学大学生更全面了解、系统掌握中医药防治传染病的学科优势，以便将来能更好地服务于传染病的临床，编写本教材成为了必需，并且是应运而生！

  本教材分总论、各论、附篇。总论是基本概念和基本理论，各论是中西医诊疗常见传染病的基础理论和基本操作，附篇是教学参考大纲和参考文献汇编。

  在内容的编排方面，有一点是本教材的靓点。"非典"即"传染性非典型肺炎"，排在了本教材"各论"部分第一章的第一节，即是本书的"第一病"，第二病就是"人禽流感"，第三病是"艾滋病"，这在其他传染病类书中几乎是见不到的。这3个传染病恰恰是中医药治疗临床疗效显著，并且是彰显中医传染病学科优势的病种，这样编排也体现了本书及时把握中西医结合诊疗传染病科研前沿，吸收最新理论、最新成果的编写思路和原则，对提高广大高等医药院校学生对中医防治传染病的认知有积极的促进作用。

  本教材可供全国高等医药院校西医临床、西药、预防医学、口腔医学、中医、中药、针灸推拿、正骨、中西医结合等专业学生选择使用。考虑到目前高等医药院校教学的实际情况，建议使用本教材参考教学时数以60～160课时为宜，应根据不同专业，考虑安排学生重点自学不同的内容，也可以通过专题讲座和讨论等不同的教学形式，以保证教学效果。由于《中西医结合传染病学》是临床基础课程，因此，与临床融合之教学方式，也是值得探讨的。

值得说明的是，由于我国医学临床分科和教学的课程设置，有许多医药大学生对传染病知识的了解十分欠缺，甚至对传染病有恐惧感，对传染病人更是"退避三舍"，这严重影响了我国传染病学科的发展，中医药院校欠缺更多，自新中国创立中医药高等教育以来，由于传染病学科没有被独立分列，相关知识被分散在"温病学"、"内科学"、"伤寒杂病论"中讲授，而大多没被重视，中医药几乎被拒绝在防治传染病大门之外，中医药院校的学生几乎都不会诊疗传染病，中医传染病学学科这种被动的发展困境必须尽快得到扭转和改善，否则，将会严重影响中医药学科的发展。

近年来，由于中医药在防治传染病方面屡建奇功，中医药学得到空前发展，中医传染病学科发展的春天来到了！中医传染病学科的壮大发展指日可待！学科发展，人才先行。因此，编写教材是培养中医传染病学科人才之必需。在"新世纪高等中医药院校中西医结合系列教材"编审委员会的支持、领导下，在刘从明副主任、社长的直接指挥下，编写了这本集众多中西医临床医学专家智慧和多所中西医院校教学经验为一体的《中西医结合传染病学》，以适用于中医药院校和西医药院校之教学试用。

编写《中西医结合传染病学》教材，既没有现成的模式，又没有足够的资料，加之，参加编写的人员来之全国各高等中医药院校及附属医院和科研机构，都是利用教学、科研、临床之余，放弃休息时间，加班加点编写，时间紧促，任务繁重，再加之各编写人员水平不一，书中肯定存在不少问题，敬请各位同仁和广大师生在教学、临床中，发现问题，提出意见，批评指正，以便进一步修订和完善，为中医传染病学科的发展增砖添瓦！

中西医结合传染病学编委会
2012 年 12 月

目 录

总 论

第一节 概述 …………………………………………………… (1)

第二节 感染与免疫 …………………………………………… (5)

第三节 传染病的发病机制 …………………………………… (8)

第四节 传染病的流行过程及影响因素 ……………………… (9)

第五节 传染病的特征 ………………………………………… (10)

第六节 传染病的诊断 ………………………………………… (12)

第七节 传染病的治疗 ………………………………………… (22)

第八节 传染病的预防 ………………………………………… (36)

各 论

第一章 病毒感染 …………………………………………… (44)

第一节 传染性非典型肺炎 …………………………………… (44)

第二节 人禽流感 ……………………………………………… (51)

第三节 艾滋病 ………………………………………………… (56)

第四节 流行性感冒 …………………………………………… (64)

第五节 病毒性肝炎 …………………………………………… (74)

第六节 病毒性胃肠炎 ………………………………………… (98)

第七节 流行性乙型脑炎 ……………………………………… (105)

第八节 脊髓灰质炎 …………………………………………… (117)

第九节 狂犬病 ………………………………………………… (127)

第十节 麻疹 …………………………………………………… (134)

第十一节 水痘及带状疱疹 …………………………………… (148)

第十二节 流行性腮腺炎 ……………………………………… (157)

第十三节 肾综合征出血热 …………………………………… (164)

第十四节 登革热 ……………………………………………… (181)

第十五节 传染性单核细胞增多症 …………………………… (191)

第二章 立克次体病 ……………………………………………………（200）

　第一节 流行性斑疹伤寒 …………………………………………（200）

　第二节 地方性斑疹伤寒 …………………………………………（207）

　第三节 恙虫病 ……………………………………………………（211）

第三章 细菌感染 ………………………………………………………（217）

　第一节 鼠疫 ………………………………………………………（217）

　第二节 霍乱 ………………………………………………………（223）

　第三节 细菌性痢疾 ………………………………………………（234）

　第四节 伤寒与副伤寒 ……………………………………………（244）

　第五节 细菌性食物中毒 …………………………………………（255）

　第六节 弯曲菌肠炎 ………………………………………………（268）

　第七节 布氏杆菌病 ………………………………………………（273）

　第八节 炭疽 ………………………………………………………（281）

　第九节 白喉 ………………………………………………………（287）

　第十节 百日咳 ……………………………………………………（297）

　第十一节 猩红热 …………………………………………………（307）

　第十二节 流行性脑脊髓膜炎 ……………………………………（317）

　第十三节 肺结核 …………………………………………………（328）

第四章 螺旋体病 ………………………………………………………（346）

　第一节 钩端螺旋体病 ……………………………………………（346）

　第二节 回归热 ……………………………………………………（357）

第五章 原虫感染 ………………………………………………………（363）

　第一节 疟疾 ………………………………………………………（363）

　第二节 阿米巴病 …………………………………………………（376）

　第三节 黑热病 ……………………………………………………（390）

　第四节 弓形虫病 …………………………………………………（398）

第六章 蠕虫感染 ………………………………………………………（406）

　第一节 血吸虫病 …………………………………………………（406）

　第二节 并殖吸虫病 ………………………………………………（418）

　第三节 华支睾吸虫病 ……………………………………………（423）

　第四节 肠绦虫病 …………………………………………………（432）

　第五节 姜片虫病 …………………………………………………（435）

　第六节 丝虫病 ……………………………………………………（441）

　第七节 钩虫病 ……………………………………………………（452）

　第八节 蛔虫病 ……………………………………………………（459）

　第九节 蛲虫病 ……………………………………………………（467）

　第十节 旋毛虫病 …………………………………………………（471）

第十一节 囊尾蚴病 ……………………………………………………………… (477)

第十二节 棘球蚴病 ……………………………………………………………… (484)

第十三节 蠕虫幼虫移行症 ……………………………………………………… (491)

第七章 性传播疾病 ……………………………………………………………… (499)

第一节 淋病 ……………………………………………………………………… (499)

第二节 梅毒 ……………………………………………………………………… (514)

第三节 滴虫病 …………………………………………………………………… (533)

第四节 阴虱 ……………………………………………………………………… (538)

第五节 生殖器疱疹 ……………………………………………………………… (543)

第六节 生殖器念珠菌病 ………………………………………………………… (550)

第七节 腹股沟肉芽肿 …………………………………………………………… (555)

第八节 软下疳 …………………………………………………………………… (562)

第八章 医院内感染 ……………………………………………………………… (574)

附录 ……………………………………………………………………………… (580)

附录一 中西医结合传染病学教学大纲 ………………………………………… (580)

附录二 中华人民共和国传染病防治法 ………………………………………… (589)

附录三 突发公共卫生事件应急条例 …………………………………………… (601)

附录四 突发公共卫生事件与传染病疫情监测信息报告管理办法 …………… (607)

附录五 传染病的潜伏期、隔离期与观察期 …………………………………… (613)

附录六 卫生部关于法定传染病疫情和突发公共卫生事件信息发布方案 …… (616)

参考文献 ………………………………………………………………………… (619)

总　论

第一节　概　述

一、"疫病"与"传染病"的概念

传染病（communicable diseases）是由各种病原微生物（朊毒体、病毒、衣原体、支原体、立克次体、细菌、螺旋体等）和寄生虫（原虫、蠕虫）感染人体后产生的一组具有传染性的疾病。病原微生物和寄生虫统称为病原体，其所致疾病为感染性疾病（infectious diseases），其中有传染性的疾病称为传染病。传染病流行，对人民的生命健康和国家经济建设有极大危害性。

古代称传染病为疫、疫疠、温疫、温病、伤寒等。疫病是指感受疫疠之邪而引起的具有传染性并能造成流行的一类疾病，属外感病的范畴。中医学认为瘟疫的病因是疫毒，与"非时暴寒""非节之气"密切相关，多认为是受到"时行乖戾之气"，也就是带有致病因素不正常的邪气伤害所致。

二、中医疫病发展概况

据史料记载，从先秦到民国时期发生的疫病流行不计其数。最早的文献记载见于公元前243年的先秦时期。公元16年西汉时期疫病流行，死亡者达到十之六七，汉代曹植在《说疫气》中真实、生动地描述了疫病流行的悲惨情景，如"疠气流行，家家有僵尸之痛，室室有号泣之哀。"1232年战乱后发生的疫病流行是我国历史上疫病死亡人数最多的一次，据记载这次流行共造成了约百万人的死亡。据不完全统计，清代发生疫病流行达300多次，平均不到1年就有1次，而每次疫病的发生都会有成千上万人的死亡。直到中华人民共和国成立以前，我国传染病的流行仍然十分严重，如1932年霍乱的流行，患此病者达10多万人，死亡者达3万人以上。

在与疫病的不懈斗争过程中，我国历代医家都取得了巨大的成就。如东汉著名医家张仲景，勤求古训，博采众方，著成《伤寒杂病论》十六卷。东汉时期社会动荡，战争频繁，疫病流行。张仲景之宗族亦遭此横祸，有"向余二百，建安纪年以来，犹未十稔，其死亡者，三分有二，伤寒十居其七"的记载。晋代葛洪（公元278～339年）所著《肘后方》指出："伤寒、时行、温疫三名同一耳。"隋代巢元方《诸病源候论》（公元610）则指出："时行病者，是春时应暖而反寒，夏时应热而反冷，秋时应凉而反热，冬时应寒而反温，此非其时而有其气，是以一岁之中，病无长少，率相似者，此则时行之气也。"金元时期，刘完素（字守真，公元1120～1200年）根据当时热性病流行的特点，提出伤寒与温病不同的见解。

清代叶天士（名桂，号香岩，公元1667～1746年），在总结前人的基础上提出了完整的温病学说，为清代温病学发展作出了巨大贡献。叶氏在《温热论》中论述了其辨别卫气营血外，还对舌诊、验齿、斑疹等有独到见解。吴鞠通（名瑭，公元 1736 ~ 1820 年）所著《温病条辨》对温病的发病原理及辨证论治加以充实和完善，使温病学说更加完整和系统。我国传统的医学文献对多种传染病，如天花、麻疹、鼠疫等均有较为详细的记载。我国医家早已认识到诸多传染病，如疹、痘、斑毒等是由于感染时行之气和厉气所致；许多肠道传染病是由于食用不洁的食物、水或病死的兽肉所致；皮肤传染病是由虫、风所致，并有其一套完整的理论体系、诊断方法和辨证论治法则，且至今仍然行之有效。如早在《神农本草经》中就已有常山治疗疟疾，白头翁、黄连治疗痢疾，水银和硫黄治疗癣等皮肤病的记载。除此之外，中医对人工主动免疫法也作出了巨大的贡献。据清代俞茂鲲《痘科金镜赋集解》记载：“又闻种痘法起于明朝隆庆年间（公元 1567 ~ 1572 年）。”可见我国很早已经用种痘法预防天花，此法在 17 世纪传入欧洲，比英国医师琴纳（Jenner）在 1798 年发明用牛痘预防天花早 200 年。

三、中西医结合治疗传染病的概述

症、病、证是中医学中重要的医学概念，从发生学的角度而言，中医首先认识的是零散的症候即症状和体征，随着临床实践的不断积累，人们逐渐认识到症候之间的内在联系和发展规律，从而逐步建立起中医“疾病”、“证候”的概念。症是指疾病具体的临床表现（症状和体征），即在疾病过程中患者自我感觉不适的主诉和医者通过诊察而获取的客观体征，如发热、咳嗽、头痛、眩晕、腰酸和疲乏无力等等；病是指具有特定病因、病机、发病形式、发展规律及转归的一个完整病理过程，如感冒、痢疾、疟疾、麻疹等等；证是指在疾病发展过程中，某一阶段的病理概括，它包括病的病位、病性、病因、邪正关系等，反映了疾病发展过程中该阶段的病理变化。由于病是指疾病的全过程，而证是反映疾病在某一特定阶段的病理变化实质，所以证比病更具体、更贴切、更具有可操作性。至于症，仅仅是疾病的外在表现，对疾病的反映，不如证深刻和准确，因而证比症更能反映疾病的实质。疾病是一纵向的时空综合体，证候则是疾病某一时相的横断面。疾病状态下，病的本质从根本上规定着证的变动和表现形式，而证仅代表病变某一阶段的主要矛盾。所谓“辨证”，就是将四诊（望、闻、问、切）所获得的资料（症状和体征），通过分析、综合，辨清疾病的原因、性质、部位以及邪正之间的关系，概括判断为某种性质的“证”，它能够更具体、更全面、更深刻地提示出疾病的本质，为临床治疗提供可靠的信息和依据。“辨病”即辨别疾病的种属，确定一个相应的病名。“病”是“证”的基础，“证”是“病”的产物和病机的真实反映；“病”带有普遍性，“证”带有特殊性。“辨病”是对疾病发展整个过程中纵向的宏观认识，从而有利于抓住疾病的基本病理变化；辨证是对疾病发生发展过程中某一阶段横断面的微观认识，以便于掌握疾病在特定时期的内在病机。因此，病可以概括证，证能够说明病，二者密切相连，不可分割。

由于历史的局限性，中医传统的传染病病名多以主诉症状命名，疾病概念互有交叉，病、症、证难以区分，现有病名存在诸如分类甚多、方法不一、病名繁杂等现象，不利于中医传染病学的进一步发展。西医传染病临床多借助于现代医学先进技术手段，运用生化、放免、影像、分子生物学等方法，对病变机体的病理生理状态进行更精确和直观的认识，对疾病有了更加直观的了解，对于疾病的系统诊疗及预后把握性增强。很多疾病在其临床症状显现之前，其理化检测指标已发生了明显的变化，这也为许多疾病的早期发现、早期治疗提供了有利时机。利用现代医学丰富的诊断方法做到对疾病客观准确的认识，确定疾病的病因，从而对病人情况做到全面掌握，即为现代医学意义上的诊病。西医诊病拓宽和延伸了传统"四诊"的视野，而且在某种程度上提高了中医临床诊治水平。历来中医治病，不是通过辨病来决定处方，也不以咳嗽、发热等个别症状去对症治疗，而是通过辨证分析疾病而确定为何证来处方遣药。临床上辨证的正确与否，直接关系到治疗的效果，然而，辨证论治自身存在着复杂的多重因素，定量性可检测的参数较少，它易受假象干扰，易受主观因素的影响。辨证论治对人体微观层次的认识受有一定限制，对某些已有器质性变化的疾病，因代偿而尚未表现出功能异常或者尚无症状者，在法律诊断上、劳动力鉴定上尚缺乏明确标准，难以适应当前临床诊疗学的需求。这些问题具体表现在无证可辨，即有些疾病的早期，已有器质性病变，却表现为隐匿状态而无法获知。如乙型肝炎表面抗原阳性，若无化验诊断，依靠四诊无以确立，又如慢性肝炎、慢性肾炎等病经过治疗，症状消失，但化验仍有阳性指标。在传染病诊疗过程中，西医诊病尤为重要，尤其是明确病原微生物、疾病分期等，对传染病的防治是必不可少的。

在传染病临床诊断上，中医所谓"痢疾"是以"下利红白，里急后重"为主症而立，因此，包括西医的某些疾病，如"直肠癌"等也可出现此症，而西医诊断"痢疾"则通过症状分析，大便检验或培养找到"痢疾杆菌"后才能诊断。又如中医所谓"黄疸"是以"目黄、身黄、小便黄"为主症而立，也包括西医的某些病，如"病毒性肝炎急性黄疸型"等均可出现此症，因此"黄疸"西医指症状，中医则指病名。中西医显然对疾病的诊断不同，但各有所长。如对某些疾病如癌症、结核病的早期发现，或慢性病毒性肝炎临床治疗效果的评定等必须借助于西医的特殊检查方法才能实现，从而弥补中医诊断上的不足。因此，只有通过中医辨证与西医诊病相结合才能解决这些矛盾。取西医之长，补中医之短，既能提高中医疗效，又可避免中医病名诊断带来的不便。中医可以在临床中运用西医病名进行诊断，启示中医辨证的方向，用辨证论治来弥补西医诊病的不足，为治疗新发传染病及疑难病症，打开希望之门，使病人无论患有多么难治的疾病，都可以得到合理的治疗。此外，传统中医辨证是建立在"脉症"基础之上，如果病人尚未出现病理性脉象和症状，就会无证可辨。传统的辨证论治对于这种情况往往束手无策，这是由传统中医长于宏观而拙于微观的历史局限所造成，这说明深入微观领域是中医传染病学现代化的必由之路。目前，在中医界借助现代医学检测手段进行诊断，如果明确诊断患者所患的疾病，则虽无证可辨，至少可依据该病的基本矛盾所反映出的疾病的基本性质而施治。例如，当慢性肝炎患者的临床症状不明显时，可以根据其正气亏虚、湿热毒邪损伤肝胆，犯及脾胃的基本病理性质而给予扶助正气、清利湿热毒邪、疏肝补脾之法治疗。又如乙肝或乙肝病毒携带者，初期很大一部分病人无证可辨，须根据西医微观检查来诊断疾病，之后再从中医角度审视其基本病机，按病论治，应用扶正祛邪、清热解毒法而取效，故西医诊病与中医辨证相结合诊治传染病，方能得到满意效果。

西医诊病与辨证论治结合诊治传染病最常用的方法是西医予以诊断，中医辨证分析，得出客观、正确结论，而后制定相应的治疗方案。中医辨证是以六经、卫气营血、三焦辨证纲领为主，结合病因、八纲、脏腑辨证等综合方法来完成传染病的分期、分型辨证的。西医诊病是用某些生理、生化指标作为描述证的客观指标。以艾滋病为例，该病可见不明原因的发热及呼吸系统、消化系统、中枢神经系统的多种症候，病理过程可概括为外感疾病及内伤疾病两种情况，外感疾病即是感受疫毒之邪导致卫气营血及三焦所属脏腑功能失常和实质损害所产生的病理变化。证型可有阳明热盛、热陷营血、热盛痰蒙、肝风内动等。内伤疾病即是脏腑、气血、阴阳虚衰的传变过程。证型可有肺胃阴虚、心脾气虚、脾肾阳虚、肝肾阴虚、肾阴阳两虚等。同时检测抗 – HIV 抗体及血 T_4 减少、T_4 与 T_8 比例倒置及免疫球蛋白 G 和 A 升高均为艾滋病的诊断要点。再如各型病毒性肝炎是现代医学病名，其认识是建立在细胞学、组织学、免疫学等微观研究的基础之上，在按中医湿热疫毒蕴结肝胆进行辨证的同时，依据微观检测指标使用降酶、改善蛋白代谢、抗纤维化、抗病毒、调节免疫功能的药物常可提高疗效。在治疗重症肝炎时，依据检测微循环障碍而重用活血化瘀药，治愈率及存活率可明显提高。不同的传染病常可出现同样的症候，如湿热性泄泻可见于轮状病毒（HRV）引起的婴幼儿腹泻、艾滋病的顽固性腹泻及某些肝炎患者的病程中；疯牛病及艾滋病均可见神昏及四肢抽搐等热陷心包、肝风内动证等，则又应辨证与诊病相结合，一方面异病同治，一方面采用专病、专方、专药进行针对性治疗，常可收到事半功倍之效。

传染病临床诊疗辨证论治固然重要，而诊病的重要性可以说在"证"之上，有病才有证，证是在病之后才产生的。即使异病而同证，它的病理变化、发展转归也是有差别的，因此用药也不相同。如临床常见的湿热黄疸，是属于中医"黄疸"病中的湿热证型，但从现代微观诊病中又可有肝胆疾病及其他疾病引起之不同，其证虽同，但病不一，根据微观检测，他们的基本病机有所不同，所以用药也就不同。若因肝炎引起的黄疸则多用茵陈、栀子、黄柏等清热利湿退黄药；若因胆囊炎、胆石病引起的黄疸则要重用金钱草、大黄、枳壳、郁金、黄芩等清热利胆排石退黄方。所以，传染病的用药既要根据辨证，又要根据诊病才能取得更好的疗效，微观诊病的重要性也由此可略见一斑。但须指出，诊病与辨证相结合不是简单的西医诊病中医辨证分型的相结合，而是通过现代医学微观检查、观察，来判断和辨别疾病。诊病的目的主要在于从微观的水平上认识疾病的基本病因和发展的总趋势，然后根据中医基本病机确定该病的基本治则，并在此基础上配合传统的宏观辨证区别患者的个体差异进行个体化治疗。所以，将中医的辨证与西医的诊病相结合应用于传染病的诊治，两种医学取长补短，互相渗透，互相补充。只有这样才能更准确地把握病情，提高治疗效果。

总之，单纯强调中医辨证而忽视西医诊病的中医治疗模式显然不能适应当今诊治疾病的需要和医学发展的形势。因此，在发展中医传染病学的过程中，必须对传统中医诊治疾病的方法进行拓升，以适应当今临床实际的需要。其中尤为重要的是，将西医诊病与中医辨证结合起来，这是中医临床工作的趋向。中医完全可以借用现代医学病名进行诊病，在明确了疾病的基本矛盾（包括中、西医学所认识的基本病理性质）之后再进行辨证论治，或在专病专方的基础上随证加减治疗。这是当今中医临床工作行之有效的方法。这样，既掌握了反映疾病基本矛盾的"病"，又把握了反映疾病主要矛盾的"证"；既重视了微观层次，又强调了宏观联系；既明确了局部要素的细节，又注意了机体作为系统整体的特性；既有利于中医现代化，又促进了中西医学的结合，提高了中西医临床研究的质量和水平。

第二节 感染与免疫

一、感染的概念

病原体侵入机体，消弱机体防御机能，破坏机体内环境的相对稳定性，且在一定部位生长繁殖，引起不同程度的病理过程，称为感染（infection）。表现有临床症状者为传染病。感染在机体内的发生、发展与转归的过程，称为感染过程。构成感染过程需要三个条件，即病原体的致病性、机体的反应性、外界环境的影响。

二、感染过程的表现

在人出生后的一生中所发生无数次感染，每一次病原体侵入机体，都会引起机体不同程度的反应，在机体与病原体相互作用中，可出现5种不同程度的表现。

1. 病原体被消灭或排出体外　病原体侵入人体后，在入侵部位被消灭，如皮肤粘膜的屏障作用，胃酸的杀菌作用，组织细胞的吞噬及体液的溶菌作用。或通过局部的免疫作用，病原体从呼吸道、肠道或泌尿道排出体外，不出现病理损害和疾病的临床表现。

2. 病原携带状态（Carrier infection）　包括带菌、带毒及带虫状态。这些病原体侵入机体后，存在于机体的一定部位，虽可有轻度的病理损害，但不出现疾病的临床症状。病原携带有两种状态，一是无症状携带，即客观上不易察觉的有或无轻微临床表现的携带状态；二是恢复期携带，亦称病后携带，一般临床症状已消失，症理损伤得到修复，而病原体仍暂时或持续寄生于体内。由于携带者向外排出病原体，成为具有传染性的重要传染源。

3. 隐性感染（inapparent infection）　亦称亚临床感染（Subclinical infection）是指机体被病原侵袭后，仅出现轻微病理损害，而不出现或出现不明显的临床症状，只能通过免疫检测方能发现的一种感染过程，流行性乙型脑炎、脊髓灰质炎、登革热、乙型肝炎等均有大量隐性感染的存在。

4. 潜在性感染（lateneinfection）　是指人体内保留病原体，潜伏一定部位，不出现临床表现，病原体也不被向外排出，只有当人体抵抗力降低时，病原体则乘机活跃增殖引起发病。疟疾、结核有此等表现。麻疹后，病毒可长期潜伏于中枢神经系统，数年后发病，成为亚急性硬化性全脑炎。

5. 显性感染（apparent infection）　病原体侵入人体后，因免疫功能的改变，致使病原体不断繁殖，并产生毒素，导致机体出现病理及病理生理改变，临床出现传染病特有的临床表现，则为传染病发作。

三、感染过程中病原体的作用

感染过程中，病原体起重要作用，它的致病作用表现如下几方面。

1. 病原体的毒力（Virulence）　病原体的毒力是指病原体的侵袭力，即是病原体在机体内生长，繁殖，蔓延扩散的能力。有的通过细菌的酶如金葡球浆凝固酶，链球菌的透明质酸酶，产气荚膜杆菌的胶原酶等起作用；有的通过荚膜阻止吞噬细胞的吞噬；有的通过菌毛粘附宿主组织。病原体产生内外两种毒素，通过毒素产生杀伤作用。外毒素包括神经毒如破伤风毒素、肉毒素；细胞毒素如白喉毒素；肠毒素如霍乱毒素、葡萄球菌毒素。内毒素是菌体裂解后产生的脂多糖中类脂 A，可致机体发热反应，中毒性休克，播散性血管内凝血，施瓦茨曼反应（Shwartzmansreaction）。

2. **病原体的数量** 病原体入侵和数量是重要的致病条件。侵入的数量越多，引起的传染性越大，潜伏期可能越短，病情也就越严重。

3. **病原体的定位与扩散形式** 病原体在人体内寄生有一定的特异的定居部位，特异的定位由特异的侵入门户与传入途径所决定的，特异性定位又决定着病原体排出途径。伤寒杆菌经口传入，定位于肠道网状内皮系统，借助粪便排出体外。白喉杆菌经鼻咽部侵入，定位于鼻咽部，借助鼻咽分泌物排出体外。不同病原体有其不同的特异性定位。

病原体在体内的扩散通过三种形式。直接扩散：病原由原入侵部位直接向近处或远处组织细胞扩散。血流扩散：大部分病原体侵入机体后通过血液扩散，脊髓灰质炎病毒先进入血流再经外周神经到达中枢神经系统；麻疹病毒、巨细胞病毒、单纯疱疹病毒通过吸附在白细胞或细胞内扩散；布鲁氏菌进入单核细胞扩散；流感病毒吸附于红细胞表面；疟原虫侵入红细胞内。淋巴管扩散：病原体侵入机体后借助淋巴液到达局部淋巴结，再由淋巴结进入血流，扩散于各组织细胞。绝大部分病原体通过此种形式。

4. **病原体的变异性** 病原性在长期进化过程中，受各种环境的影响，当外环境改变影响遗传信息时，引起一系列代谢上的变化，其结构形态，生理特性均发生改变。

四、感染过程中免疫应答的作用

免疫是机体的一种保护性反应，通过识别和排除病原体和抗原性异物，达到维护机体的生理平衡和内环境的稳定。传染过程中，人体的免疫反应分为非特异性和特异性免疫两种。

（一）非特异性免疫

是先天就有的，非针对某一特定抗原物质的免疫反应应答。有种的差异，具有稳定性，可遗传给子代。主要表现三方面的功能。

1. **免疫屏障** 包括皮肤粘膜屏障、血脑屏障、胎盘屏障。健康皮肤粘膜除通过机械阻挡病原体的入侵外，还可通过分泌的汗腺液，乳酸，脂肪酸以及不同部位粘膜分泌的溶菌酶，粘多糖、胃酸、蛋白酶等对病原体发挥杀灭作用。病原体由血液进入脑组织时，血脑屏障可起阻挡与保护作用，婴幼儿血脑屏障不健全，病原体可侵入脑组织。胎血屏障易阻挡母体内病原体侵入胎儿，妊娠三个月内，胎血屏障尚未健全，母体感染风疹病后，易通过尚未健全的胎血屏障引起胎儿感染。

2. **吞噬作用** 在肝脏、脾脏、骨髓、淋巴结、肺泡及血管内皮有固定的吞噬细胞谓之巨噬细胞；在血液中游动的细胞名为单核细胞，以及血液中的中性粒细胞，均具有强大的吞噬作用，包括趋化、吞入、调理、杀灭等过程。结核杆菌、布氏杆菌、伤寒杆菌等被吞入后可不被杀灭，可在细胞内存活和繁殖。

3. **体液作用** 血液、各种分泌液与组织液含有补体、溶菌酶、备解素、干扰素等杀伤物质。

①补体（Complement） 是存在于人体内血清中的一组球蛋白，在抗体存在下，参与灭活病毒，杀灭与溶解细菌，促进吞噬细胞吞噬与消化病原体。抗原体复合物能激活补体系统，加强对病原体的杀伤作用。过强时可起免疫病理损伤。

②溶菌酶（Lysozyme）　是一种低分子量不耐热的蛋白质，存在于组织与体液中，主要对革氏阴性菌起溶菌作用。

③备解素（Properdin）　是一种糖蛋白，能激活 C3，在镁离子的参与下，能杀灭各种革氏阳性细菌，并可中和某些病毒。

④干扰素（interferon）　是由病毒作用于易感细胞产生的大分子糖蛋白。细菌、立克次体、真菌、原虫、植物血凝素，人工合成的核苷酸多聚化合物，均可刺激机体产生干扰素。对病毒性肝炎病毒、单纯疱疹病毒、带状疱疹病毒，巨细胞病毒、以及流感、腺病毒均有抑制其复制作用。

⑤白细胞介素 - 2（Interleukin - 2 IL - 2）　是具有生物功能的小分子蛋白，是在促有丝分裂素或特异性抗原刺激下，由辅助性 T 淋巴细胞分泌的一种淋巴因子，其功能是通过激活细胞毒性 T 淋巴细胞、LAK 细胞、NK 细胞、肿瘤浸润淋巴细胞，从而杀伤病毒和肿瘤细胞以及细菌等。并能促进和诱导 r 干扰素产生。

（二）特异性免疫

又称获得性免疫，具有特异性，有抵抗同一种微生物的重复感染，不能遗传。分为细胞免疫与体液免疫两类。

1. 细胞免疫　T 细胞是参与细胞免疫的淋巴细胞，受到抗原刺激后，转化为致敏淋巴细胞，并表现出特异性免疫应答，免疫应答只能通过致敏淋巴细胞传递，故称细胞免疫。免疫过程通过感应、反应、效应三个阶段，在反应阶段致敏淋巴细胞再次与抗原接触时，便释放出多种淋巴因子（转移因子、移动抑制因子，激活因子，皮肤反应因子，淋巴毒，干扰素），与巨噬细胞，杀伤性 T 细胞协同发挥免疫功能。细胞免疫主要通过抗感染；免疫监视；移植排斥；参与迟发型变态反应起作用。其次辅助性 T 细胞与抑制性 T 细胞还参与体液免疫的调节。

2. 体液免疫　B 细胞是参与体液免疫的致敏 B 细胞。在抗原刺激下转化为浆细胞，合成免疫球蛋白，能与靶抗原结合的免疫球蛋白即为抗体。免疫球蛋白（Immunoglobulin，Ig）分为五类。①IgG 是血清中含量最多的免疫球蛋白，唯一能通过胎盘的抗体，具有抗菌、抗病毒、抗毒素等特性，对毒性产物起中和、沉淀、补体结合作用，临床上所用丙种球蛋白即为 IgG。②IgM 是分子量最大的免疫球蛋白，是个体发育中最先合成的抗体，因为它是一种巨球蛋白，故不能通过胎盘。血清中检出特异性 IgM，作为传染病早期诊断的标志，揭示新近感染或持续感染，具有调理、杀菌、凝集作用。③IgA 有两型即分泌与血清型。分泌型 IgA 存在于鼻、支气管分泌物、唾液、胃肠液及初乳中。其作用是将病原体粘附于粘膜表面，阻止扩散。血清型 IgA，免疫功能尚不完全清楚。④IgE 是出现最晚的免疫球蛋白，可致敏肥大细胞及嗜碱性粒细胞，使之脱颗粒，释放组织胺。寄生虫感染，血清 IgE 含量增高。⑤IgD 其免疫功能不清。

还有一类无 T 与 B 淋巴细胞标志的细胞，具有抗体依赖细胞介导的细胞毒作用（antibody dependent cellmediated cytotoxicity，ADCC）能杀伤特异性抗体结合的靶细胞，又称杀伤细胞（Killer cell），简称 K 细胞，参与 ADCC 效应，在抗病毒，抗寄生虫感染中起杀作用。

再一类具有自然杀伤作用的细胞，称为自然杀伤细胞（natural killer cell）即 NK 细胞。在杀伤靶细胞时，不需要抗体与补体参与。

3. 变态反应　子抗原抗体在体内的相互作用中，转变为对人体不利表现，出现异常免疫反应，即过敏反应。变态反应分为四型。

（1）第Ⅰ型变态反应（速发型）如血清过敏性休克，青霉素过敏反应，寄生虫感染时的过敏反应。

（2）第Ⅱ型变态反应（细胞溶解型）如输血反应，药物过敏性血细胞减少。

（3）第Ⅲ型变态反应（免疫复合物型）如出血热，链球菌感染后肾小球肾炎。

（4）第Ⅳ型变态反应（迟发型）细胞内寄生的细菌性疾病如结核病，布氏杆菌病，某些真菌感染等。

第三节　传染病的发病机制

一、传染病的发生与发展

传染病的发生与发展有一个共同的特征，就是疾病发展的阶段性。多数与发病机制是相互吻合的。它与下列因素相关：

1. 入侵部位　病原体的入侵部位与发病机制有密切关系，入侵部位适当，病原体才能定植、生长、繁殖及引起病变。

2. 机体内定位　病原体入侵定植后，可在入侵部位直接引起病变，也可在远离入侵部位引起病变。各种病原体的机体内定位不同，各种传染病都有其各自的特殊规律性。

3. 排出途径　各种传染病都有其病原体排出途径。病原体排出体外的持续时间有长有短，因而，不同传染病有不同的传染期。

二、组织学损伤的发生机制

组织损伤及功能障碍是疾病发生的基础，在传染病中导致组织损伤的发生方式有下列三种：

1. 直接损伤　病原体借助机械运动及所分泌的酶可直接破坏组织或通过细胞病变而使细胞溶解。

2. 毒素作用　有些病原体能分泌毒素很强的外毒素，可选择性损害靶器官或引起功能混乱。革兰阴性杆菌裂解后产生的内毒素则可激活单核—吞噬细胞分泌 TNF－α 和其他细胞因子而导致发热、休克及弥散性血管内凝血（DIC）等现象。

3. 免疫机制　许多传染病的发病机制与免疫应答有关。有些传染病能抑制细胞免疫或直接破坏 T 细胞，更多的病原体则通过变态反应而导致组织损伤。

三、重要的病理生理变化

1. 发热　发热常见于传染病，但并非传染病所特有。

2. 代谢改变　传染病患者发生的代谢改变主要为进食量下降，能量吸收减少、消耗增加，蛋白、糖原和脂肪分解增多，水、电解质平衡紊乱和内分泌改变。

第四节　传染病的流行过程及影响因素

一、流行过程的基本条件

传染病在人群中的发生，传播和终止的过程，称为传染病的流行过程。

传染病的流行必须具备三个基本环节就是传染源，传播途径和人群易感性。三个环节必须同时存在，方能构成传染病流行，缺少其中的任何一个环节，新的传染不会发生，不可能形成流行。

（一）传染源

传染源（source of infection）是指体内带有病原体，并不断向体外排出病原体的人和动物。

1. 病人　在大多数传染中，病人是重要传染源，然而在不同病期的病人，传染性的强弱有所不同，尤其在发病期其传染最强。

2. 病原携带者　包括病后病原携带和无症状病原携带，病后病原携带称为恢复期病原携带者，3个月内排菌的为暂时病原携带，超过3个月的为慢性病原携带。病原携带不易发现，具有重要流行病学意义。

3. 受染动物　传播疾病的动物为动物传染源，动物作为传染源传播的疾病，称为动物性传染病，如狂犬病，布鲁氏菌病等；野生动物为传染源的传染病，称为自然疫源性传染病，如鼠疫、钩端螺旋体病、流行性出血热等病。

（二）传播途径

传播途径（route of transmission）是指病原体从传染源排出体外，经过一定的传播方式，到达与侵入新的易感者的过程，谓之传播途径。分为四种传播方式。

1. 水与食物传播　病原体借粪便排出体外，污染水和食物，易感者通过污染的水和食物受染。菌痢、伤寒、霍乱、甲型毒性肝炎等病通过此方式传播。

2. 空气飞沫传播　病原体由传染源通过咳嗽、喷嚏、谈话排出的分泌物和飞沫，使易感者吸入受染。流脑、猩红热、百日咳、流感、麻疹等病，通过此方式传播。

3. 虫媒传播　病原体在昆虫体内繁殖，完成其生活周期，通过不同的侵入方式使病原体进入易感者体内。蚊、蚤、蜱、恙虫、蝇等昆虫为重要传播媒介。如蚊传疟疾，丝虫病，乙型脑炎，蜱传回归热、虱传斑疹伤寒、蚤传鼠疫，恙虫传恙虫病。由于病原体在昆虫体内的繁殖周期中的某一阶段才能造成传播，故称生物传播。病原体通过蝇机械携带传播于易感者称机械传播。如菌痢、伤寒等。

4. 接触传播　有直接接触与间接接触两种传播方式。如皮肤炭疽、狂犬病等均为直接接触而受染，乙型肝炎之注射受染，血吸虫病，钩端螺旋体病为接触疫水传播，均为直接接触传播。多种肠道传染病通过污染的手传染，谓之间接传播。

（三）人群易感性

易感者（susceptible）是指人群对某种传染病病原体的易感程度或免疫水平。新生人口增加、易感者的集中或进入疫区，部队的新兵入伍，易引起传染病流行。病后获得免疫、人群隐性感染，人工免疫，均使人群易感性降低，不易传染病流行或终止其流行。

二、影响流行过程的因素

1. 自然因素　包括地理因素与气候因素。大部分虫媒传杂病和某些自然疫源性传染病，有较严格的地区和季节性。与水网地区、气候温和、雨量充沛、草木丛生适宜于储存宿主，啮齿动物、节肢动物的生存繁衍、活动有关。寒冷季节易发生呼吸道传染病，夏秋季节易发生消化道传染病。

2. 社会因素　主要是人民的生活水平，社会卫生保健事业的发展，预防普及密切相关。生活水平低工作与卫生条件差，可致机体抗病能力低下，无疑增加感染的机会，亦是构成传染病流行的条件之一。我国解放以来消灭与杜绝了烈性传染病与在部分寄生虫病的流行，并使呼吸道传染病发病率降低，显然与优越的社会主义制度息息相关。

三、流行特征

1. 强度特征　传染病流行过程中可呈散发、暴发、流行及大流行。
2. 地区特征　某些传染病和寄生虫病只限于一定地区和范围内发生，自然疫源性疾病也只限于一定地区内发生，此等传染病因有其地区特征，均称地方性传染病。
3. 季节特征　是指传染病的发病率随季节的变化而升降，不同的传染病大致上有不同的季节性。季节性的发病率升高。与温度、湿度、传播媒介因素、人群流动有关。
4. 职业特征　某些传染病与所从事职业有关，如炭疽、布鲁氏菌病等。
5. 年龄特征　如某些传染病，尤其是呼吸道传染病，儿童发生率高。

第五节　传染病的特征

一、基本特征

传染病与其他其他疾病的区别在于有以下四个基本特征，也是确定传染病的基本条件。

1. 有病原体（pathogen）　每种传染病都是由某种特异性病原体引起的，包括病毒、立克次体、细菌、真菌、螺旋体、原虫等。

2. 有传染性（communicability）　病原体从宿主排出体外，通过一定方式，到达新的易感染者体内，呈现出一定传染性，其传染强度与病原体种类、数量、毒力、易感者的免疫状态等有关。

3. 有流行病学特征（epidemiologic feature）

（1）流行性　按传染病流行病过程的强度和广度分为。散发：是指传染病在人群中散在发生；流行：是指某一地区或某一单位，在某一时期内，某种传染病的发病率，超过了历年同期的发病水平；大流行：指某种传染病在一个短时期内迅速传播、蔓延，超过了一般的流行强度；暴发：指某一局部地区或单位，在短期内突然出现众多的同一种疾病的病人。

（2）地方性　是指某些传染病或寄生虫病，其中间宿主，受地理条件，气温条件变化的影响，常局限于一定的地理范围内发生。如虫媒传染病，自然疫源性疾病。

（3）季节性　指传染病的发病率，在年度内有季节性升高。此与温度、湿度的改变有关。

4. 有感染后免疫（postinfection immunity）　传染病痊愈后，人体对同一种传染病病原体产生不感受性，称为免疫。不同的传染病、病后免疫状态有所不同，有的传染病患病一次后可终身免疫，有的还可感染。可分为下几种感染现象。

（1）再感染　同一传染病在完全痊愈后，经过一定时间后，被同一种病原体感染。

（2）重复感染　某种疾病在发病中，被同一种病原体再度侵袭而受染。血吸病、丝虫病、疟疾最为常见。

（3）复发　发病过程已转入恢复期或接近痊愈，而该病原体再度出现并繁殖，而原症状再度出现。伤寒最为常见。

（4）再燃　临床症状已缓解，但体温尚未正常而又复上升、症状略见加重者。见于伤寒。

二、临床特点

病程发展的阶段性：按传染病的发生、发展及转归可分为四期。

1. 潜伏期　即是指病原体侵入人体起，至首发症状时间。不同传染病其潜伏期长短各异，短至数小时，长至数月乃至数年；同一种传染病，各病人之潜伏期长短也不尽相同。通常细菌潜伏期短于蠕虫病；细菌性食物中毒潜伏期短，短至数小时；狂犬病、获得性免疫缺陷综合征其潜伏期可达数年。推算潜伏期对传染病的诊断与检疫有重要意义。

2. 前驱期　是潜伏期末至发病期前，出现某些临床表现的一短暂时间，一般1至2天，呈现乏力、头痛、微热、皮疹等表现。多数传染病，看不到前驱期。

3. 发病期（症状明显期）　是各传染病之特有症状和体征，随病日发展陆续出现的时期。症状由轻而重，由少而多，逐渐或迅速达高峰。随机体免疫力之产生与提高趋向恢复。

4. 恢复期　病原体完全或基本消灭，免疫力提高，病变修复，临床症状陆续消失的时间。多为痊愈而终局，少数疾病可留有后遗症。

三、常见症状及体征

1. 发热及热型　发热为传染病之共同表现，然而，不同传染病其热度与热型又不尽相同。按热度高低可呈低热，中度热，高热和超高热。按热型分为稽留热，多见伤寒；弛张热，多见于伤寒缓解期，败血症以及化脓性感染性疾病；间歇热，见于疟疾；波状热，见于布鲁氏菌病；回归热，见回归热病；双峰热，多为黑热病；消耗热，多见于结核病。

2. 皮疹　为传染病特征之一。不同传染病有不同的疹形，包括斑疹、丘疹、斑丘疹、红斑疹、玫瑰疹、瘀点、疱疹、脓疱疹、荨麻疹等。皮疹出现的日期、部位、出疹顺序、皮疹的数目等，各种传染病不完全相同。常见出疹性传染病有猩红热、麻疹、水痘、斑疹伤寒、伤寒、流行性脑脊髓膜炎、流行性出血热、败血症等。

3. 中毒症状　病原体及其毒素进入血循环乃至扩散全身，可出现四种形式的中毒症状。

①毒血症（toxemia）是指病原体在局部繁殖，所产生的内毒素与外毒素进入血循环，使全身出现中毒症状者。

②菌血症（bacteremia）是指病原菌在感染部位生长繁殖，不断入血只作短暂停留，并不出现明显临床症状者。病毒侵入血循环者称病毒血症（Viremia），其它病原体亦然，如立克次体血征（rickettsemia），螺旋体血症（spirochetemia）等。

③败血症（sopticemia）病原菌在局部生长繁殖，不断侵入血循环并继续繁殖，产生毒素，引起全身出现明显中毒症状及其它组织器官明显损伤的临床症状等。

④脓毒血症（pyemia）病原体由血流扩散，到达某一或几个组织器官内繁殖，使之损害，形成迁徙性化脓性病灶者。

4. 临床类型　为有助于诊断，判断病情变化及传染病转归等，可将传染病分为各种临床类型。根据起病缓急及病程长短，分为急性、亚急性和慢性（包括迁延型）；按病情轻重分为：轻型、普通型、重型及暴发型；按病情特点分为典型与非典型；非典型包括顿挫型及逍遥型，顿挫型的特征是指症状出现后，短时间内得到缓解或即行消失，如伤寒和脊髓灰质炎病人中的少数病例，逍遥型的特征是症状不明显，但病变仍在进行，突然出现并发症而加重病情，如此型的伤寒病人，常常在发生肠出血及肠穿孔时方被出现。

第六节　传染病的诊断

一、中医诊断

（一）中医诊法

中医对传染病的诊法应按望、闻、问、切四诊进行。中医认为外感病常有"急、热、变"等发病特点，即起病急，多有发热，病情变化快等特点，因此一切诊法应重视症状和体征的动态变化，以判断病邪消长。舌象常随病情变化而变化，故掌握舌诊尤为重要。脉象也与其主病密切相关，也是进行辨证的依据。许多传染病在发病过程中常出现斑疹，辨其色泽、形态、分布有助于了解温邪的轻重、病变的深浅、气血津液的盛衰及预后的顺逆等。因此应认真掌握好中医的四诊基本功。

（二）中医辨证

1. 卫气营血辨证

"卫、气、营、血"的名称在《内经》中早已有之，均由水谷化生，是维持人体生命活动的精微物质。其分布的表里层次不同。卫敷布于肌表，气充养全身，营则行于脉中，血是营注于脉化赤而成。由此可知，卫、气分布的层次较浅，营、血分布的层次较深，而且卫气营血的作用又各不相同。如卫气具有捍卫肌表、抗御外邪入侵、控制腠理开合、调节体温等作用。卫的功能活动正常，则卫表固密，外邪难以入侵。气是人体脏腑生命活动的动力，是整体防御机能的体现，凡外邪入侵，气必聚积病所，与病邪作斗争。营为精微物质，有营养全身的作用。血与营的作用相似，具有营养和滋润作用。叶天士以卫气营血的生理功能为基础，用卫气营血的表里层次来概括病变的浅深及病情的轻重程度。

温邪入侵，正气奋起御邪，出现一系列的邪正相争的反应，同时温邪导致卫气营血功能失调及实质损害。一般而言，卫、气分的病机变化以功能失调为主，营、血分的病变以实质损害为主。

（1）卫分证　卫分证是温邪由口鼻而入，首先侵犯肺卫的证候。

主要症状为发热，微恶风寒，头痛，无汗或少汗，咳嗽，口微渴，舌苔薄白，舌边尖红，脉浮数等。辨证依据为发热与恶寒并见，一般是发热重恶寒轻。口渴与否是判断卫分证寒热属性的重要症状之一，口渴说明所感为温邪，因此将发热、微恶风寒、口微渴作为卫分证的辨证要点。

卫分证是温邪初袭卫表，邪正交争于卫分所致。肺合皮毛，主一身之表。"温邪上受，首先犯肺"，故卫分首当其冲。其病机变化，一是温邪对人体的作用，即卫受邪郁，肌肤失于温养，而见恶寒。邪留肌表，卫气受阻，郁而不伸，腠理开合失职，则无汗或少汗；温邪袭表，阳热上扰清窍而头痛。肺经热郁，清肃失司，则咳嗽；温邪伤津则口渴。二是正气的抗邪反应，即正气抗邪，邪正相争而发热，虽然温邪抑郁卫阳而恶寒，但因温邪属阳热之邪，故恶寒较轻而短暂。总之，卫分证的病理特点是：邪郁卫表，肺气失宣；正气抗邪，邪正相争。

不同的温邪侵犯卫分，症状各具特点。温邪犯卫，病变层次最浅，一般病情较轻，持续时间较短，若正气未衰，加上恰当的治疗，邪受顿挫，可以从表而外解。若感邪过重，或治疗不及时或不恰当，邪可从卫入气；或因患者心阴素虚，温邪可由卫气而径传入营（血）分，出现危重证候。

（2）气分证　气分证的共同特点是发热既无恶寒表证，又无斑疹、舌绛等营分证候。

气分证的病变较广泛，凡温邪不在卫分，又未传入营（血）分，皆属气分范围，涉及的病变部位主要有：肺、胃、脾、肠、胆、膜原、胸膈等。

气分证因其病变部位及证候类型不同而症状各异。在复杂多样的症状中，有其共同的特点，这就是既无恶寒等卫分症状，又无舌绛等营血分症状，多见壮热、不恶寒、反恶热、汗多、渴喜冷饮、尿赤、舌质红、苔黄、脉数有力等，其中以但发热、不恶寒、口渴、苔黄为主要表现。气分证临床类型较多，以热盛阳明多见，主要症状为壮热、不恶寒、但恶热、汗多、口渴饮冷、舌苔黄燥、脉洪大等。邪入气分一般以但发热，不恶寒，口渴，苔黄为辨证要点。

气分证的形成，可以是温邪自卫分传入，或是温邪径犯气分，例如暑热病邪直犯阳明，湿热病邪直犯中道等，又或气分伏热外发，还可能是营分邪热转出气分等。整体气机受郁，正气奋起抗邪，邪正剧争，热炽津伤是气分证的主要病机变化。阳明为十二经脉之海，多气多血，抗邪力强，故邪入阳明，正邪抗争，里热蒸迫，而见全身壮热。温邪在里不在表，故仅有发热而不伴有恶寒。里热亢盛，迫其津液外泄而多汗，热炽津伤而口渴喜冷饮。气分热炽，舌苔则由白转黄，脉洪大而有力。热炽阳明的病理特点是：正邪剧争，里热蒸迫，热盛津伤。

气分证的病机变化和临床表现基本相似，唯气分湿热（包括暑湿）证病变复杂，临床症状特殊。湿热病邪（或暑湿病邪）流连气分，涉及的主要病变部位有脾胃、膜原、胆腑、肠道等，证候类型不同，临床表现各有区别。其共有的症状是：发热，脘腹痞满，苔腻。发热的类型随湿热偏盛程度而异，湿偏盛者，热为湿遏而身热不扬；热偏盛者，因湿热交蒸，身热较盛而不为汗衰。脘腹痞满为湿热郁阻气机的表现。苔腻是湿热征象，初入气分，湿邪偏盛者为白腻苔，湿邪化热，热重湿轻或湿热俱盛时则变为黄腻苔或黄浊苔。可见身热、脘腹痞满，苔腻是辨别气分是否有湿热内阻的基本症状。

邪在气分，邪气既盛，正气抗邪力亦强，邪正相持之时，若正气奋起抗邪，或经及时正确的治疗，可冀邪退而病愈。相反，若正不敌邪，或有失治、误治，温邪可自气分而陷入营血分，病变趋于严重，而进入危重时期。

（3）营分证　气分邪热失于清泻，传入心营，或肺卫温邪乘心营之虚内陷心营。

是以实质损害为主要病机变化，以营热阴伤，扰神窜络为主要特点的一种证候类型。临床可见身热夜甚，口干，反不甚渴饮，心烦不寐，时有谵语，斑疹隐隐，舌质红绛，脉细数等。其中以身热夜甚，心烦谵语，舌质红绛为辨证要点。确定温邪进入营分的依据，一是发热类型为身热夜甚，它不同于卫分的发热与微恶风寒并见，也不同于气分的恶热不恶寒，而是有程度不等的神志异常，轻则心烦不寐，重则谵语。二是舌质红绛，一般无苔垢。叶天士说："其热传营，舌色必绛。"可见舌质红绛是营分证所具有的特异舌质变化，是判断温邪传入营分的重要标志。

营分病变的形成，一是气分邪热失于清泄，或湿热病邪化燥化火传入营分；二是肺卫之邪乘虚径陷营分；三是伏邪自营分化热而出。此外，温邪亦可不经卫、气分而直接深入营分。营分受热，则营阴被劫，而见身热夜甚，脉细而数。营热蒸腾，则口干不甚渴饮，舌质红绛。营阴受热，循脉及心，侵扰心神，而见神志异常，轻则心烦不寐，甚则谵语。营分受热，则血亦受迫，热窜血络，出现斑疹隐隐。总之，营分证的病理特点是：营分阴伤，扰神窜络。

不同类型的温邪传入营（血）分，病机变化、证候类型大多基本相似，但临床症状有着明显的差异。湿热病邪（或暑湿病邪）化燥入营时，可见湿热燥化未净，而余湿留于气分之象，既有身热夜甚，亦时有谵语，斑疹隐隐，舌红绛，脉细数等营分热炽的症状，又有苔腻等气分湿热征象。营分证介于气分与血分之间，温邪既可转出气分，又可深逼血分。这两个方面的转归，视营热阴伤程度及治疗是否得当而异，一般而言，温邪初入营分，犹可透热转气；但若营分邪热久炽，营阴耗伤较甚，或因失治、误治，温邪可深陷血分，使病情加重转危。

（4）血分证　血分证是温邪深入血分，病变已属极期或后期，病情危重。以动血耗血，瘀热内阻为主要病机变化。症见身热，躁扰不安，或神昏谵狂，吐血、衄血、便血、尿血，斑疹密布，舌质深绛。多以急性多部位多窍道出血、斑疹密布及舌质深绛作为血分证的辨证要点。

血分证的主要病机变化：血分病变的形成，一是营分邪热未及时透转气分，营热羁留，进而转入血分；二是卫分或气分邪热未解，而越期传入血分；三是血分伏热自发。血分证的病机变化始于"血热"，一是血分热毒过盛，血络损伤，经血沸腾，离经妄行，上下内外泛溢，形成多部位多窍道急性出血，如呕血、吐血、咯血、鼻衄、便血、尿血、阴道出血、斑疹或肌衄等。二是血热炽盛，血被煎熬而成瘀，故症见斑疹紫色，舌色深绛等。三是瘀热内阻，上扰心神，《灵枢·本神》说："心藏脉，脉舍神。"故脉络瘀热炽盛，逼乱心神，而见严重神志异常，如躁扰不安，神昏谵语等。可见，血分证的病理特点是：动血耗血，瘀热内阻。

血分证病情危重凶险，积极而恰当的救治，可使血分邪热渐衰，正气逐渐恢复，病情有望获得缓解。若血分热毒极盛，正不敌邪，可因血脉瘀阻，脏气衰竭或急性失血，气随血脱而死亡。

卫气营血证候的相互传变。传变是病邪在体内的发展变化。病邪的传变，必然反映在证候的变化上，故又称为病证的传变。温病病证传变与否及传变的方式，受多种因素的影响，感邪性质不同，传变方式亦不同。例如风热病邪易发生逆传；暑热病邪伤人疾速，传变不分表里渐次；湿热病邪传变较慢，多呈渐进深入。感染温邪的多少，对传变也有影响。感邪较重，病情较重，传变较迅速；感邪较轻，则传变较少或较慢。不同类型的体质，即使感受同一种温邪，传变也不相同。例如阴虚之体，易使温邪内炽，而成燎原之势，传变迅速，正如吴鞠通说："小儿之阴更虚于大人，况暑月乎？一得暑温，不移时，有过卫入营者，盖小儿之脏腑薄也。"此外，治疗及时恰当，可使病邪受挫而不传变；误治或失治，可促成病邪传变，使病情恶化。

温病卫气营血病证的传变类型，大致有如下几种。①自表入里，指温邪循卫气营血层次渐进的深入，这就是叶天士说的"大凡看法，卫之后方言气，营之后方言血"的演变程序。自表入里的传变，多见于新感温病。②由里达表，指温邪自血而营，由营转气，从气达表的演变过程，伏邪温病多具有这种传变形式。伏热自里透外，病情逐渐减轻，预后较好。温邪在自里达表的过程中，还可逆向内陷，如邪热已从营分透出气分，又能自气分内陷营分，可有多次反复，这是由邪正消长起伏所决定的。③传变不分表里渐次，指温邪不循卫气营血表里层次的传变。典型病例的卫气营血病证的传变有由表入里或自里达表的证候演变过程，非典型病例则为卫气营血证候演变可越期或重叠，正如王孟英所说："然气血流通，经络贯串，邪之所凑，随处可传，其分其合，莫从界限，故临证者，宜审病机而施活变。弗执死法以困生人。"因此，临床上常有卫气同病、气营（血）两燔、卫营（血）同病，甚至卫气营血俱病的复杂演变过程。

2. 三焦辨证

吴鞠通著《温病条辨》，完善了三焦辨证论治理论。吴氏一生多次经历温病流行，对温病学说进行了深入的研究，始学步于吴有性《温疫论》，后来看到叶桂著作，始觉吴氏立论不精，立法不纯，又不可从，唯叶桂持论平和，立法精细，故改从叶桂之学，以《临证指南医案》有关病例为依据，历取诸贤精妙，考之《内经》，参以心得，著成《温病条辨》。该书贡献在于：在叶氏卫气营血理论基础上，补充三焦辨证，即以三焦为纲，病名为目，对四时不同温病进行辨证论治。三焦辨证与卫气营血辨证相辅而行，经纬交错，将温病的病变性质、病变阶段、病变部位等辨析得清楚准确。

三焦的病变范围：上焦主要包括手太阴肺与手厥阴心包；中焦主要包括足阳明胃、手阳明大肠及足太阴脾；下焦主要包括足少阴肾及足厥阴肝。

（1）邪在上焦　温邪侵犯上焦多为温病初起，邪在肺卫病变的初期或中期阶段，邪陷心包为中期或极期阶段。

①温邪犯肺　病机为温邪上受，首先犯肺。肺合皮毛而统卫，故温邪犯肺，外则卫受邪郁，内则肺气失宣。症状可见发热，微恶风寒，咳嗽，头痛，口微渴，舌边尖红赤，舌苔薄白欠润，脉浮数等。症状分析：温邪入侵，正气抗邪，故发热；肺受邪乘，清肃失司，故咳嗽；肺气不宣，卫气不布，肌肤失于温煦，故微恶风寒；热则伤津，故口渴。本证以发热，微恶风寒，咳嗽为辨证要点。若温邪由表入里，以身热，咳喘，苔黄为辨证要点。

②湿热阻肺　病机为湿热病邪（或暑湿病邪）犯肺，使卫气邪郁，肺失肃降，即吴鞠通说："肺病湿则气不得化。"症状见恶寒发热，身热不扬，胸闷，咳嗽，咽痛，苔白腻，脉濡缓等。症状分析：湿郁卫表则恶寒，热为湿遏而身热不扬；湿热郁肺，肃降失司，则见胸闷、咳嗽、咽痛等。湿热病邪犯肺，为病程的初期，多为湿邪偏盛，故见舌苔

白腻，脉濡缓等。湿热阻肺以恶寒、身热不扬、胸闷、咳嗽、苔白腻为辨证要点。

邪热犯肺病变严重者，可导致化源欲绝。化源欲绝是肺不主气，生气之源衰竭的病理变化。肺吸纳天气，复与水谷精气结合，积于胸中，名曰宗气。宗气上出喉咙以司呼吸，通过心脉而布散全身。百脉皆朝宗于肺，脏腑、经络、形体均受其荣华，若肺受邪乘，生气之源告困，清气难入，浊气难出，脏腑失养，而危及生命，症见喘促鼻煽，汗出如涌，脉搏散乱，甚则咳唾粉红血水，面色反黑，烦躁欲绝等。吴鞠通说："汗涌、鼻煽、脉散，皆化源欲绝之征兆也。"化源欲绝病变严重，危及生命迅速，病死率高，故吴鞠通说："化源绝，乃温病第一死法也。"

③邪陷心包　邪陷心包是指邪热内陷，包络机窍阻闭，心不能主持神明及营血正常周行的病理变化。症见神昏，肢厥，舌蹇，舌绛等。邪陷途径：有肺病逆传包络受邪者；有从表及里，渐传心营者；有邪热直中，径入心包者。症状分析：热陷包络，逼乱神明，则见神志异常，如神昏谵语，甚或昏聩不语；心窍为邪热所闭，气血周行郁阻，不能布达四肢，故四末失去温煦，而厥冷不温，一般冷不过肘膝；心主血属营，邪乘心包，营血受病，故舌质红绛。热陷心包常夹痰兼瘀，正如何秀山说："非痰迷心窍，即瘀塞心孔。"平素心虚有痰者，外热一陷，里络就闭，症见神昏痰鸣，舌绛苔垢等。其夹瘀者，多系血为邪瘀，气为血阻，瘀热互结所致，表现神志如狂，唇黑甲青，舌质紫暗等。热闭心包，津液耗竭，不能与阳气维系，阳失敛纳，阴阳离决而脱。同时，心窍内闭不能与肺气相顺接，则致阳气外脱。由内闭发展到外脱，是心包病变两个不同的阶段，它们在病理机转和证候方面都是有区别的。邪陷心包以神昏、肢厥、舌绛为辨证要点。

④湿蒙心包　湿蒙心包指气分湿热酿蒸痰浊，蒙蔽包络的病理变化。症见神志昏蒙，时清时昧，舌苔垢腻，舌质不绛等。症状分析：痰湿蔽窍，心神困扰，故神志昏蒙；邪留气分，未入营血，故舌质不绛，四肢不厥冷；湿热上泛，故舌苔垢腻。湿蒙心包以神志时清时昧，舌苔垢腻为辨证要点。

上焦病证的转归。上焦温病一般属于发病初期，感邪轻者，因正气抗邪，邪气受挫，而不传变，邪从表解。感邪重者，温邪由表入里，使肺气受伤，严重者导致化源欲绝而危及生命。若患者心阴心气素虚，肺卫温邪可内陷心包，甚至内闭外脱而死亡。吴鞠通指出了温病死证"在上焦有二：一曰肺之化源绝者死；二曰心神内闭，内闭外脱者死。"

（2）邪在中焦　温邪侵犯中焦一般为温病的中期或极期。

①阳明热炽　指邪热入胃，里热蒸迫的病理变化。足阳明胃为燥热之经，多气多血，喻为十二经之海，五脏六腑皆从其禀受。因其阳气旺盛，故抗邪力强。邪热入胃，正气奋起抗邪，邪正剧争，里热蒸迫，外而肌肉，里而脏腑，无不受其熏灼，故症见壮热、大汗出、心烦、面赤、口渴引饮、脉洪大而数等。因熏蒸之热未曾里结成实，故复称这种病理变化为"散漫浮热"或"无形热盛"，正如何秀山说："胃为十二经之海，邪热传入胃经，外而肌腠，内而肝胆，上则心肺，下则小肠膀胱，无不受其熏灼，是以热汗烦渴……"以壮热，汗多，渴饮，苔黄燥，脉洪大为辨证要点。

②阳明热结　指邪热积聚与糟粕相搏，耗伤阴津，肠道传导失司的病理变化。症见日晡潮热，神昏谵语，大便秘结，或热结旁流，腹部硬满疼痛，舌苔黄黑而燥，脉沉实有力等。症状分析：里热结聚，复得天热之助，故发热日晡益甚；胃肠邪热扰乱心神，故神昏谵语；热结津伤，传导失职，故大便秘结不通，或热迫津液从燥结旁流而下利稀水；肠道燥热搏结，气机受阻，故腹部硬满疼痛；腑实津伤，则舌苔老黄而干燥，脉沉实有力系肠

腑热结的征象。日久不愈，可导致津气欲竭，则预后极差。以潮热，便秘，苔黄黑而燥，脉沉实有力为辨证要点。邪结肠腑，损伤肠络，血溢肠间，而致肠腑蓄血，症见身热夜甚，神志如狂，大便色黑等，如吴又可说："尽因失下，邪热久羁，无以由泄，血为热搏，留于经络，败为紫血，溢于肠胃。"

③湿热中阻　指湿热病邪困阻中焦脾胃的病机变化。湿重热轻者，脾气受困，气机郁阻，症见身热不扬，胸脘痞满，泛恶欲呕，舌苔白腻或白厚，或苔满布，或白多黄少等。症状分析：热处湿中为湿所遏，故身热不扬；湿困太阴，气机不畅，故胸脘痞满；脾失健运，胃失和降，浊气上逆，故泛恶欲呕；舌苔白腻，或白厚，或苔满布，或白多黄少等，均系湿邪偏盛的征象。湿渐化热，或热重湿轻者，症见高热持续，不为汗衰，烦躁不安，脘腹痛满，恶心欲呕，舌苔黄腻或黄浊。症状分析：里热偏盛，故见高热持续；湿热相蒸，故虽汗出而热势不衰；中焦湿热互结，升清降浊受阻，气机失于宣展，则脘腹痛满；胃气上逆，则恶心呕吐。舌苔黄腻或黄浊，系湿热互结，热邪偏盛的征象。以身热不扬，脘痞，呕恶，舌苔腻为辨证要点。

④湿热积滞搏结肠腑　指肠腑湿热与糟粕积滞相搏，肠道传化失职的病机变化，症见身热，烦躁，胸脘痞满，腹痛不食，大便溏垢如败酱，便下不爽，舌赤，苔黄腻或黄浊，脉滑数等。症状分析：肠腑湿热熏蒸则身热烦躁；湿郁气机则胸脘痞满；湿热积滞内阻肠道，气机不通，而见腹痛，便溏不爽；舌赤，苔黄腻或黄浊，脉滑数为热邪偏盛之象。以身热，腹痛，大便溏垢，苔黄腻、黄浊为辨证要点。

中焦病证的转归。邪在中焦，邪热虽盛，正气亦为大伤，尚可祛邪外出而解。若腑实津伤，真阴耗竭殆尽，或湿热秽浊偏盛，困阻中焦，弥漫上下，阻塞机窍，均可威胁患者生命。正如吴鞠通指出中焦温病死症有二："一曰阳明太实，土克水者死，二曰脾郁发黄，黄极则诸窍为闭，秽浊塞窍者死。"

（3）邪在下焦　温邪侵犯下焦，为温病的后期阶段，多为邪少虚多之候。

A. 肾精耗损　肾精耗损指邪热深入下焦，耗伤肾精，形体及脏腑失于滋养的病理变化，症见神疲委顿，消瘦无力，口燥咽干，耳聋，手足心热甚于手足背，舌绛不鲜干枯而萎，脉虚等。症状分析：肾精不足，不能上奉清窍，则症见耳聋，即所谓"脱精耳聋"，口燥咽干，舌绛不鲜干枯而萎等；肾精枯涸，阴虚内热，症见低热持续，入夜较甚，手足心热甚于手足背等；肾精耗损，多由中焦病变发展而来，属于温病后期。正如吴鞠通所说："温邪久羁中焦，阳明阳土未有不克少阴癸水者，或已下而阴伤，或未下而阴竭。"迨至阴竭阳脱，而危及生命。肾精耗损以手足心热甚于手足背，口燥咽干，舌绛不鲜干枯而萎，脉虚为辨证要点。

B. 虚风内动　虚风内动是肾精虚损，肝木失养，风从内生的病理变化，症见神倦肢厥，耳聋，五心烦热，心中憺憺大动，手指蠕动，甚或瘛疭，脉虚弱等。肝为风木之脏，依肾水而滋养，当生水受劫，肝失濡润，则风从内生，症见手指蠕动，甚或瘛疭。此外，肾水枯竭，不能上济心火，则见心悸，憺憺大动。虚风内动以手指蠕动，或瘛疭，舌干绛而萎，脉虚为辨证要点。

下焦病证的转归。邪传下焦多系温病的后期，一般为邪少虚多。若正气渐复，至正能敌邪，尚可祛邪外出而逐渐痊愈。若阴精耗尽，阳气失于依附，则因阴竭阳脱而死亡。

三焦证候的相互传变。三焦病机演变过程及临床证候，一般反映了某些病发于表的新感温病（如风温）的病程发展阶段，如上焦手太阴肺的病变为温病的初期，即所谓："凡病温者，始于上焦，在手太阴。"中焦阳明胃的病变，多为病程的中期或极期。下焦足少阴肾及足厥阴肝的病变，多为病程的后期。所以吴鞠通说："始上焦，终下焦。"由于感邪性质不同，体质类型有差异，故三焦病机的发生及演变，不一定全遵上述程序。例如暑热病邪可直犯心包，未必始于上焦手太阴；湿热病邪直犯中道，困阻中焦脾胃；肾精素虚者，邪气伏藏下焦，病起于足少阴。故王孟英说："夫温热究三焦者，非谓病必上焦始，而渐及于中下也。伏气自内而发，则病起于下者有之，胃为藏垢纳污之所，湿温疫毒，病起于中者有之，暑邪夹湿者，亦犯中焦。又暑属火，而心为火脏，同气相求，邪极易犯，虽始上焦，亦不能必其在手太阴一经也。"

病邪始于上焦手太阴肺，传至中焦阳明胃腑的过程，称为顺传；温邪自手太阴肺传至手厥阴心包的过程，称为逆传，正如王孟英说："若自肺至心包，病机渐进而内陷，故曰逆。"他进一步阐释其机理为："肺、胃、大肠，一气相通，温热究三焦，以此一脏二腑为最要。肺开窍于鼻，吸入之邪先犯于肺，肺经不解，则传于胃，谓之顺传。不但脏病传腑为顺，而自上及中，顺流而下，其顺也有不待言者，故温热以大便不闭者为易治，为邪有出路也。若不下传于胃，而内陷心包，不但以脏传脏，其邪由气入营，更进一层矣，故曰逆传。"顺传的特点是：病邪以脏传腑，正气逐邪外出，病趋好转，预后好。逆传的特点是：发病急骤，来势凶猛，病情重笃凶险，预后差。逆传的临床表现，初病有短暂恶寒发热，甚或寒战高热，旋即热势骤降，神昏肢厥，濒于死亡。以上是三焦传变的一般规律，由于人是一个有机的整体，邪之所感，随处可传，故上焦、中焦、下焦的病变不是截然划分的，有时相互交错，相互重叠。

3. 六经辨证

（1）太阳病证　太阳主表，为诸经的藩篱，外邪侵袭，大多从此而入，正气奋起抗邪，于是首先表现出太阳病症候。但太阳病有经证和腑证之分。太阳统摄营卫而经脉循行于项，太阳之腑就是膀胱。所以邪犯体表多出现的表证，即太阳经证；如邪在经脉不解，传入膀胱，乃成太阳腑证。

1）太阳病经证

①太阳中风证　临床见恶风寒，发热，头项强痛，自汗，鼻鸣，干呕，脉浮缓。其病机为营卫不和，卫强营弱。外邪入侵，太阳防御系统启动，正邪交争于体表，病发本证。邪气侵袭，卫气被外邪所遏，肌表遂失温煦，而见恶寒怕冷；卫气与外邪作斗争，亢盛于体表而发热；邪犯肌表，营卫气血抗邪于表而充盈于外，脉为气血之先，故脉外应而浮；卫气受邪，失于固密，营阴不能内守，泄漏于外，见汗出；足太阳经脉，从头走足，行于人身背部，邪气外束，太阳之气运行受阻，邪正交争于太阳经的头项部，所以，头项强硬不适而病；肺合皮毛，肺气通于鼻，外邪袭表，肺气不利可见鼻鸣；若影响胃气和降可见干呕。本证治以解肌祛风，调和营卫。主方为桂枝汤。本证病情轻，变证也较少，但也可能化热入里或转入三阴，或成为夹痰饮、水气、瘀血的变证。本证可见于流行性感冒、不明原因的低热等传染病。

太阳中风证兼经脉不舒而见项背强几几者，用桂枝加葛根汤治之；兼邪气犯肺而喘者，用桂枝加厚朴杏子汤治之；兼阳虚漏汗者，用桂枝加附子汤治之；兼胸阳受损而见胸满甚或脉微恶寒者，用桂枝去芍药汤或桂枝去芍药加附子汤治之；兼营气不足身疼痛者，用桂枝加芍药生姜各一两人参三两新加汤治之。

②太阳伤寒证　临床见恶寒，发热，头项强痛，周身或骨节疼痛，无汗而喘，呕逆，

脉浮紧等。其病机为卫阳被遏，营阴郁滞。由于风寒之邪外束肌表，太阳经脉运行受阻，故头痛；卫阳被遏，正邪交争，故恶风发热；头项腰脊为太阳经脉循行之处，寒邪侵袭太阳经脉，经气运行不畅，故见头痛、身疼腰痛、骨节疼痛；寒为阴邪，寒性收引，营阴郁滞，腠理闭塞，故无汗；肺合皮毛腠理，致肺气不宣而喘。治以发汗解表，宣肺定喘。主方为麻黄汤。其发展变化或由表入里、由寒化热、向阳明病或少阳病转化；或损伤阳气转入少阴；或夹痰饮、水气、瘀血而成变证。

太阳伤寒兼经气不利而项背强几几者，用葛根汤治之；兼内热烦躁者，用大青龙汤治之；兼心下有水气咳喘者，用小青龙汤治之。

③表郁轻证 患表证时日较久，不得汗解，以发热恶寒呈阵发性为临床特点。其病机为邪郁不解，正邪交争。治以轻剂发汗。主方如桂枝麻黄各半汤。

2）太阳病腑证

①太阳蓄水证 以表邪不解，内入于膀胱之腑，阳气不得煦化，水蓄不行为病机特点。临床见发热、汗出、烦渴，或渴欲饮水，水入则吐，小便不利，少腹满，脉浮数等。太阳表邪随经入腑，阻碍膀胱之气化功能，气不化则水不出，故小便不利；水邪内停太阳之腑，膀胱居于下焦，故小便不利往往伴有少腹部硬满而胀急不舒；膀胱气化不利，水道失调，水蓄于内，阳气不能化气生津，故口渴喜饮；由于口渴并非体内津亏，而是因为水饮内阻，津液不能上承所致，故口渴喜饮而饮不能化津解渴，徒增水湿，饮后反觉不舒或更心烦不安。治以通阳化气利水。主方为五苓散。

②太阳蓄血证 以邪热深入下焦，与血相结为病机特点。临床见少腹急结或少腹硬满，如狂或发狂，小便自利，脉象沉涩或沉结。治以攻逐瘀血。本证随蓄血之轻重缓急，可分别选用桃核承气汤、抵当汤、抵当丸。

此外，太阳病临床还可见到一些兼证，如表虚证兼项背强、兼咳喘、兼水饮等。又有因汗、下、火法误治后所引起的变证，如阳虚、火逆、结胸、痞证等等。如结胸主要表现为腹胀痛拒按，或胸闷、胸痛、短气，为太阳病外邪内陷，与痰、水、瘀血等结聚于胸部或腹部阻碍中焦气机所致，是太阳病的严重变证。治疗以攻下为主，代表方如大陷胸汤、小陷胸丸、三物白散等。根据所结聚的病邪的性质，此证还可分为热实结胸、寒实结胸等。临床见于胸膜炎、急性胃肠炎、急性支气管炎等病。痞证主要表现为心下痞，恶心，呕吐，嗳气与下利等，该变证主要因寒邪由表入里，部分化热或全部化热而影响了脾胃气机所致，病变主要在胃脘。治疗以清热消痞或温清并用，辛开苦降，调理脾胃气机，代表方为大黄黄连泻心汤或半夏泻心汤。

（2）阳明病证 阳明病是太阳病未愈，病邪逐渐亢盛入里所致。见于外感病过程中，阳气亢旺，邪从热化最盛的阶段。其性质属里热实证。阳明病的病机，总的来说是"胃家实"。"胃家"是泛指肠胃而言，"实"指邪盛。其症状则主要表现为身热、汗自出、不恶寒反恶热。

1）阳明病经证 其病机为外邪入里化热，胃中燥热炽盛，消灼津液，肠胃无燥屎阻结。其典型脉证为身大热、汗出、不恶寒反恶热、烦渴不解、脉洪大等。治当清解阳明大热，主方如白虎汤方。

2）阳明病腑证 其病机为外邪入里化热，与肠中糟粕相结成实，腑气通降失顺。其典型脉证为潮热、谵语、腹满硬痛，或绕脐疼痛、大便硬结、手足濈然汗出、脉沉实有力、舌苔黄燥或焦裂起刺等。治当泻下，主方如大承气汤。

（3）少阳病证　少阳居于太阳阳明之间，因病邪既不在太阳之表又未达于阳明之里，故少阳病亦称半表半里之证。少阳病为外邪侵犯少阳，胆火上炎，枢机不运，经气不利，进而影响脾胃所致，临床可见口苦，咽干，目眩，往来寒热，胸胁苦满，默默不欲饮食，心烦喜呕，脉弦细，舌苔白等症。少阳外邻太阳，内近阳明，病邪每多传变，则证情常有兼挟。

1）少阳病主证　以外邪侵犯少阳，胆火上炎，枢机不运，经气不利，进而影响脾胃为病机。临床见口苦，咽干，目眩，往来寒热，胸胁苦满，默默不欲饮食，心烦喜呕，脉弦细，舌苔白等。少阳受病，邪热熏蒸，胆热上扰，可见口苦；津液损伤，可有咽干；因肝开窍于目，胆热内郁，火热循经上扰，故头目眩晕；少阳受邪，枢机不利，正邪分争，进退于表里之间，正胜则发热，邪胜则恶寒，邪正交争，互有胜负，呈现寒去热来，寒热交替，休作有时，故见往来寒热；因足少阳之脉，下胸中，贯膈，络肝属胆，循胁里，邪犯少阳，经气不利，故见胸胁苦满；肝胆气郁，疏泄失职，故神情默默而寡言；胆热内郁，影响脾胃，脾失健运则不欲饮食；胆火内郁，上扰心神则心烦；胆热犯胃，胃失和降则喜呕。治当以和解为主，主方是小柴胡汤。

2）少阳病兼太阳表证　临床见发热微恶寒，肢节烦疼，微呕，心下支结等症。治宜和解发表之法并用，方用柴胡桂枝汤。

3）少阳病兼阳明里实证　临床见呕不止，心下急，郁郁微烦，或兼潮热大便硬等。治宜和解兼通下之法，方用大柴胡汤。

（4）太阴病证　太阴病多为脾虚寒证。太阴病多因脾阳素虚，或外受风寒、内伤生冷而致寒湿内生；或因阳经病误治转属而成。临床见腹满时痛，吐利，食不下，口不渴，脉弱等。治宜温中健脾燥湿，可用四逆、理中等方，禁用苦寒攻下。

（5）少阴病证　少阴病属里虚证，多为伤寒六经病变过程中后期危重的阶段，故少阴病多死证。少阴病以"脉微细，但欲寐"为提纲。临床分为寒化证与热化证两大类型。

1）少阴寒化证　其病机为心肾阳气虚衰，症见除脉微细、但欲寐外，并有无热恶寒、倦卧心烦、吐利、口中和或渴喜热饮、饮亦不多，小便清利甚至手足厥逆等症。治宜回阳救逆。方用四逆汤。

2）少阴热化证　其病机为阴虚阳亢，症见心中烦不得卧、咽干、咽痛，或下利口渴、舌质绛、脉细数等。治宜黄连阿胶汤滋阴清火。

（6）厥阴病证　厥阴病多出现于伤寒末期，病情较为复杂而危重，临床证候多寒热夹杂。

1）上热下寒证　指膈上有热，肠中有寒的证候。症见消渴，气上撞心，心中疼热，饥而不欲食，食则吐蛔，下之利不止等。治应土木两调，清上温下，乌梅丸为代表方。

2）厥热胜复证　为厥阴病在发展过程中阴阳消长的外在表现。以四肢厥冷与发热交替出现为其特征。

3）厥逆证

①寒厥证　为阴寒内盛，阳气衰微的证候。症见手足厥逆，无热恶寒，舌淡，脉微或微细欲绝。治以四逆汤。

②热厥证　为邪热入里，阻遏阳气达于四肢的证候。症见手足厥逆，胸腹间热，烦热口渴引饮，小便黄赤，甚则神昏，舌红苔黄，脉滑。治以白虎汤或承气汤。

③蛔厥证　为胃寒蛔动，肝气上逆所致。症见手足厥冷，得食而呕又烦，常自吐蛔，

或上热下寒等症，治以乌梅丸。

卫气营血辨证、三焦辨证与六经辨证都是传染病重要的辨证方法，临床应用不能各执一端，应将它们有机结合，灵活运用。因为上述三种辨证方法侧重面不同，所起作用各异，故不能相互取代，在临证时还应结合脏腑辨证、八纲辨证等辨证方法，作到辨证准确，为传染病的论治作好准备。

二、西医诊断

对传染病必须在早期就能作出正确的诊断，正确诊断是及时隔离和采取有效治疗的基础，从而防止其扩散。其诊断方法与步骤是：

（一）临床特点

包括详询病史及体格检查的发现加以综合分析。依其潜伏期长短，起病的缓急，发热特点、皮疹特点、中毒症状、特殊症状及体征可作出初步诊断。如猩红热的红斑疹，麻疹的口腔粘膜斑，百日咳的痉挛性咳嗽，白喉的假膜，流行性脑脊髓膜炎的皮肤瘀斑，伤寒的玫瑰疹，脊髓灰质炎的肢体弛缓性瘫痪、流行性出血热的三红及球结膜渗出等。

（二）流行病学资料

包括发病地区、发病季节、既往传染病情况、接触史、预防接种史；还包括年龄、籍贯、职业、流行地区旅居史等，结合临床资料的归纳分析，有助于临床诊断。

（三）实验室检查

1. 三大常规检查

（1）血液常规　大部分细菌性传染病白细胞总数及中性粒细胞增多，唯伤寒减少，布鲁氏菌病减少或正常。绝大多数病毒性传染病白细胞部数减少且淋巴细胞比例增高，但流行性出血热、流行性乙型脑炎总数增高。血中出现异型淋巴细胞，见于流行性出血热。传染性单核细胞增多症。原虫病白细胞总数偏低或正常。

（2）尿常规　流行性出血热、钩端螺旋体病患者尿内有蛋白、白细胞、红细胞、且前者尿内有膜状物。黄疸型肝炎尿胆红质阳性。

（3）大便常规　菌痢、肠阿米巴病，呈粘脓血便和果浆样便；细菌性肠道感染多呈水样便或血水样便或混有脓及粘液。病毒性肠道感染多为水样便或混有粘液。

2. 病原体检查

（1）直接检查　脑膜炎双球菌、疟原虫、微丝蚴、溶组织阿米巴原虫及包囊，血吸虫卵，螺旋体等病原体可在镜下查到及时确定诊断。

（2）病原体分离　依不同疾病取血液、尿、粪、脑脊液、骨髓、鼻咽分泌物、渗出液，活检组织等进行培养与分离鉴定。细菌能在普通培养基或特殊培养基内生长，病毒及立克次体必须在活组织细胞内增殖，培养时根据不同的病原体，选择不同的组织与培养基或动物接种。

3. 免疫学检查

免疫学检查是一种特异性的诊断方法，广泛用于临床检查，以确定诊断和流行病学调查。血清学检查可用已知抗原检查未知抗体，也可用已知抗体检查未知抗原。抗体检查抗原的称反向试验，抗原抗体直接结合的称直接反应，抗原和抗体利用载体后相结合的称间接反应。测定血清中的特异性抗体需检查双份血清，恢复期抗体滴度需超过病初滴度4倍才有诊断意义。免疫学检查包括：

（1）特异抗体检测　①直接凝集试验；②间接凝集试验；③沉淀试验；④补体结合试验；⑤中和试验；⑥免疫荧光检查；⑦放射免疫测定，⑧酶联免疫吸附试验；

（2）细胞免疫功能检查常用的有皮肤试验，E玫瑰花形成试验，淋巴细胞转化试验，血液淋巴细胞计数，T淋巴细胞计数及用单克隆抗体检测T细胞亚群以了解各亚群T细胞数和比例。

4. 分子生物学检测

利用同位素^{32}P或生物素标记的分子探针可以检出特异性的病毒核酸。近年发展起来的聚合酶链反应技术（polymerase chain reaction，PCR）是利用人工合成的核苷酸序列作为"引物"，在耐热DNA聚合酶的作用下，通过变化反应温度，扩增目的基因，用于检测体液，组织中相应核酸的存在，在扩增循环中DNA片段上百万倍增加是很特异和非常灵敏的方法。随着分子生物学技术的进步发展，可以设想分子生物学技术在传染病诊断方面有着光辉的前景。

5. 其它有气相色谱、鲎试验、诊断性穿刺、乙状结肠镜检查、活体组织检查、生物化学检查、X线检查、超声波检查、同位素扫描检查、电子计算机体层扫描（CT）等检查。

第七节　传染病的治疗

一、中医治疗

（一）治疗原则

《素问·移精变气论》曰："治之要极，无失色脉，用之不惑，治之大则。"由此可以看出，治疗原则的确定必须以四诊所搜集的客观资料为依据，不同的病情即有不同的治疗原则。一般来说，在传染病临床实践中，根据疾病发生发展过程中矛盾双方的主次关系不同，区分标本缓急，急则治其标，缓则治其本，或标本兼治；结合邪正交争过程中产生的虚实变化以决定扶正、祛邪或二者兼顾；按照阴阳失调的病变规律调整阴阳；针对不同脏腑气血功能的失调调整脏腑气血；结合发病时间、地点和不同病人的特点做到因时、因地、因人制宜。根据整体观念和辨证论治的精神，确定传染病的基本治疗原则。

1）早治防变　所谓早治防变，是指在疾病发生的初期，力求做到早期诊断、早期治疗，把疾病消灭于萌芽阶段，防止其深入传变或危变。早期治疗的意义十分重要，首先是因为在疾病的初期阶段，病位较浅，病情多轻，病邪伤正程度轻浅，正气抗邪、抗损害和康复能力均较强，因而早期治疗有利于疾病的早日康复。其次，传染病病情发展迅速，极易发生传变，故早期治疗有利于截断病情的进一步发展。

早期治疗，首先要求医者掌握疾病的发生、发展变化过程及其传变规律，要求善于发现病变的苗头，及时作出正确的诊断，从而进行及时、有效和彻底的治疗。传染病属温病范畴，叶天士将其病变发展趋势概括为卫、气、营、血四个阶段。把由卫分传气分、而营分、而血分，称之为"顺传"；把卫分之邪直接传入营血，内陷心包，称为"逆传心包"。顺传、逆传均始于卫分证，因而卫分证的治疗是传染病早期治疗的关键。在实际运用时，由于温热病邪致病，初始在卫分但多短暂，易于波及气分，因而传染病的初期治疗，应在辛凉解表的同时兼清气分之邪，从而阻断病情的发展。

2）明辨标本区分缓急　标本是一个相对概念，有多种含义，可用以说明病变过程中各种矛盾的主次关系。如从邪正双方来说，正气是本，邪气是标；从病因与症状来说，病因是本，症状是标；从疾病先后来说，旧病、原发病是本，新病、继发病是标。缓急，则指病情的轻重和病变的快慢。区分标本缓急，就是指治疗传染病宜注意区分各种疾病矛盾双方的主次关系，包括病情的轻重和病变的缓急，以制定相应的治疗措施。

《素问·阴阳应象大论》说："治病必求于本。"疾病，属乎变，即生理活动之异常。有变必有象，有象必存在着一定的本质。因而，任何疾病都有"本"之所在。但"本"有显而易见者，有幽而难明者，有症见于彼而病在乎此者，有病在里而症见于表者，有内在微观病理改变而症状体征暂缺如者，因而，探求病本就显得极为重要。传染病的发生、发展，一般总是通过若干症状而显示出来的，但这些症状和体征只是疾病的现象，不是疾病的本质。只有充分搜集、了解疾病的各个方面，如发病原因、病变过程、症状、体征、体质、过去史、个人史、家族史等，运用辨证论治理论，去粗取精，去伪存真，由此及彼，由表及里的方法，进行综合分析，才能透过现象发现本质，找出产生疾病的根本原因和病变机理，从而确立恰当的治疗方法，此即治病求本。疾病的主要矛盾解决了，其他矛盾亦会随之而解。亦如张介宾所说："直取其本，则所生诸病，无不随本皆退。"（《景岳全书·求本论》）

但在病变过程中，如标病甚急，若不及时救治，常可影响疾病的治疗或危及患者生命，此时则须采取"急则治标，缓则治本"的法则。如因肺结核而导致的大咯血，就应采取急救措施，紧急止血以治其标，待血止病情缓和后，再治其本。又如在流行性脑脊髓膜炎、流行性乙型脑炎等出现闭证时，亦应当先治其标，予以开窍醒脑，待闭证解除之后，再图治本。《金匮要略》所谓："夫病痼疾加以卒病，当先治其卒病，后乃治其痼疾也。"缓则治其本，这一原则对传染病的慢性病或急性病、重病的恢复期有重要指导意义。如流行性乙型脑炎、流行性脑脊髓膜炎等后期可出现便秘，此时不应采用攻下之法通便，而应当采用增津养液的方法以通其便，此即所谓"增水行舟"之法。若标本并重则应标本同治，临床上很多传染病，尤其是在其后期，常需标本同治，故这一法则比单纯治本或治标更为常用。由此可以看出，标本缓急治则既有原则性，又有灵活性，临床运用时应视病情变化适当掌握，但最终目的在于抓住疾病的主要矛盾，做到治病求本。

3）扶正祛邪　传染病的发生发展过程，实际上就是邪正斗争的过程。邪正相争的胜负，不仅直接决定着疾病的发生，而且决定着疾病的进退。邪胜于正则病进，正胜于邪则病退。治疗传染病除要重视祛邪外，还应顾护人体的正气，二者必须兼顾，以有利于疾病向痊愈的方向转化，故扶正祛邪是指导传染病治疗的一个重要原则。

扶正，即扶助机体的正气，增强体质，提高机体抗邪、抗病能力的一种治疗原则。扶正主要适用于虚证，即所谓"虚则补之"，益气、滋阴、养血、温阳以及脏腑补法等，均是在扶正指导下确立的治疗方法。祛邪，即祛除邪气，排除或削弱病邪侵袭和损害的一种治疗原则。祛邪主要适用于实证，即所谓"实则泻之"。祛邪的目的是为了使正气不受病邪的损害，通过祛邪来保护人体正气，即所谓"祛邪以安正"。但在祛邪之时，又须注意不可过用攻伐，损伤正气，要做到中病即止。在治疗过程中除祛邪外，如出现阴阳气血明显耗伤，则应用扶正之法，通过扶正调动机体内部的抗病能力，更有助于祛邪外出，即所谓"扶正以祛邪"。病变后期，当正气耗伤明显而病邪已衰时，扶正法则成为主要治法。

（1）单独使用　扶正，适用于纯虚证、真虚假实证以及正虚邪不盛等以正虚为矛盾主要方面的病证。多数传染病恢复期可见短气、乏力、潮热，甚则盗汗，舌淡红苔薄，光剥无苔，脉细数等气阴两虚之候，治疗便应扶正（益气养阴）。祛邪，适用于纯实证、真实假虚证以及邪盛正本虚等以邪盛为矛盾主要方面的病证。如流行性感冒、流行性脑脊髓膜炎、流行性乙型脑炎、病毒性肝炎等疾病见热毒内盛者，宜用清热解毒方药治疗；肺结核宜采用抗痨药治疗；血吸虫病、蛔虫病、姜片虫病等宜采用驱虫药治疗；疟疾宜采用截疟药治疗等，诸如此类以祛除病邪为主者，皆属祛邪范畴。在具体运用时，还应掌握用药的峻缓量度。如病重药轻，则不能胜病，药过病所，则可酿成"药害"致病。补阳太过可增内热；滋阴太过可伤中；补气太过可致气滞；攻下、涌吐太过必伤脾胃；发汗太过易伤津气等。总之，补、泻之峻缓，药量之重轻，总以适合病情为度。

（2）合并使用　扶正与祛邪的合并使用，体现为攻补兼施，适用于虚实夹杂的病证。由于病理矛盾有主次之分，因而，在其合并使用时亦有主次之别。扶正兼祛邪，即以扶正为主，佐以祛邪。适用于以正虚为主（或正虚较急重）的虚实夹杂证。如流行性乙型脑炎、流行性脑脊髓膜炎、霍乱、细菌性痢疾后期可出现气阴两伤，余邪未尽之证，此时应益气养阴以扶正，但应加用祛邪之药以祛除余邪。祛邪兼扶正，即以祛邪为主，佐以扶正。适用于以邪实为主（或邪盛较急重）的虚实夹杂证。如素体较虚者复患病毒性肝炎、细菌性痢疾及霍乱早期，治疗均应在祛邪的同时兼顾正气，以防祛邪伤正。另外，尚有部分传染病可扶正祛邪并重，如肺结核之肺阴亏损证，百日咳、白喉之早期，其治疗便可扶正祛邪并重。

（3）先后使用　扶正与祛邪的先后使用，也主要适用于虚实夹杂证，通常有以下两种使用方式。①先祛邪后扶正，此亦即先攻后补。适用于邪盛为主，兼扶正反会助邪，或虽有正虚但尚能耐攻者及正虚不甚，邪势方张，或微实微虚者，此时可先行祛邪，邪气速去则正亦易复。如虽素体较弱，但患细菌性食物中毒出现呕吐、腹泻时，此时应先予以祛邪，使毒物排出体外，而后方可考虑扶正。②先扶正后祛邪，此亦即先补后攻。适用于以正虚为主，机体不能耐受攻伐，以及病情甚虚甚实，而病邪胶痼不易扩散者。此时，可只扶正补虚，以助正气，正气尚能耐受攻伐时再予以祛邪，则不致有正气虚脱之虞。如肺结核阴阳两虚阶段，此时应先滋阴补阳以恢复患者的正气，使正气恢复到一定程度后再予以抗痨；又如重症肝炎出现呕血、便血之气随血脱之证，此时应先予以益气固脱，待病情稳定后，再予以解毒；再如某些蛔虫病患者，因正气太虚弱，不宜驱虫，应先健脾以扶正，使正气得到一定恢复，再驱除虫邪。

此外，在运用扶正祛邪原则时，应留心扶正要谨防留邪，祛邪亦慎勿伤正。如流行性乙型脑炎等通过治疗热退、身凉、脉静，若过早应用温补，常可致余邪留恋不去。同样，祛邪过久或过早，亦常致正气耗伤，如病毒性肝炎，用清热解毒之品若用量过大，时间过长，可损伤病人脾胃，以致余邪久难消除，病体长时间不能恢复。

4）调整阴阳　《素问·至真要大论》强调应"谨察阴阳所在而调之，以平为期"。

调整阴阳，系指纠正疾病过程中机体阴阳的偏盛偏衰，损其有余而补其不足，恢复和重建人体阴阳的相对平衡。阴阳的相对平衡维持着人体正常的生命活动，阴阳失调是对人体各种功能、器质性病变的病理概括，被认为是疾病发生、发展变化的内在根据。因此，调整阴阳，补偏救弊，恢复阴阳的相对平衡，促进体内阴平阳秘，是传染病治疗的根本法则之一。

（1）损其偏盛　指阴或阳的一方偏盛有余的病证，应当用"实则泻之"的方法来治疗。例如阳偏盛，表现出阳盛而阴相对未虚的实热证，应采用清泻阳热的方法治疗。阴偏盛，表现出阴盛而阳相对未虚的实寒证，应采用温散阴寒的方法治疗。如流行性乙型脑炎、流行性脑脊髓膜炎等出现壮热，头痛，恶心呕吐，舌红苔黄，脉洪数等症，应"治热以寒"，即用"热者寒之"的方法，用白虎汤等以清其邪热；又如疟疾可出现热少寒多，口不渴，胸脘痞闷，神疲体倦，苔白腻，脉弦等寒湿之症，则应"治寒以热"，即用"寒者热之"的方法治疗，用柴胡桂枝干姜汤合截疟七宝饮治疗以温阳达邪。《素问·阴阳应象大论》指出："阴胜则阳病，阳胜则阴病。"阳热盛易于损伤阴液，阴寒盛易于损伤正气，故在调整阳或阴的偏盛时，应注意有没有相应的阴或阳偏衰的情况存在。若阴或阳偏盛而没有造成其相对的一方虚衰时，即可采用损其偏盛的方法，清泻阳热或温散阴寒，如其相对一方有偏衰时，则当兼顾其不足，配合以扶阳或益阴之法。

（2）补其偏衰　补其偏衰是指阴或（和）阳相对偏衰不足的病证，应当用"虚则补之"的方法来治疗，如阴虚、阳虚或阴阳两虚等，采用"补其不足"的方法治之。补虚的具体方法，主要有以下几个方面的内容。①阴阳互制的补虚方法。滋阴以制阳，对阴虚无以制阳则阳亢的虚热证，采用滋阴的方法以制约阳亢，又称为"阳病治阴""壮水之主，以制阳光"。如肺结核患者之阴虚阳亢证，其治疗便应滋阴制阳。扶阳以制阴，对阳虚无以制阴则阴盛的虚寒证，采用扶阳的方法以消退阴盛，又称为"阴病治阳""益火之源，以消阴翳"。如病毒性肝炎患者可因脾胃阳气素虚，或过用苦寒而出现面色黄而晦暗，纳呆，便溏，畏寒，神疲，舌淡，脉迟等阴黄之症，其治疗则应"阴病治阳"。②阴阳互济的补虚方法。根据阴阳互根的原理，治疗阳偏衰时，在扶阳剂中适当佐用滋阴药，使"阳得阴助而生化无穷"，称为"阴中求阳"。治疗阴偏衰时，在滋阴剂中适当佐用扶阳药，使"阴得阳升而泉源不竭"，称为"阳中求阴"。阴阳并补，对于阴阳互损所表现的阴阳两虚证，须分清主次而双补。阳损及阴者，则应在充分补阳的基础上配合以滋阴之剂。阴损及阳者，则应在充分滋阴的基础上配合以补阳之品。如肺结核，其病开始多为阴虚火旺，若治失及时，致阴损及阳，导致阴阳两虚，其治疗则应阴阳双补。

5）调理脏腑气血　人体是一个有机整体，脏与脏，脏与腑，腑与腑之间在生理上是相互协调、相互促进的，在病理上则相互影响。当某一脏腑发生病变时，会影响别的脏腑功能，故在治疗脏腑病变时，不能单纯考虑一个脏腑，而应注意调整各脏腑之间的关系，使其功能协调，才能收到较好的治疗效果。气血是各脏腑及其他组织功能活动的主要物质基础，气血各有其功能，又相互为用，在生理上气能生血、行血、摄血，故称"气为血帅"；而血能为气的活动提供物质基础，血能载气，故称"血为气母"。当气血相互为用、相互促进的关系失常时，就会出现各种气血失调的症状，所以治疗疾病时必须充分考虑调理气血的关系。

（1）调理脏腑功能

A. 根据脏腑的阴阳五行属性来确立适宜的治法。例如，心为阳脏而恶热，系心的生理特性之一。心之阳气的充沛与否，关系到心脏正常行血的功能，因而治疗心病时，要注意顾及到心之阳气。"心恶热"，且在临床上常表现为心对火热邪气、暑邪等有着特殊的易感性，以及对火热病证、暑病的易发生性，因而，常宜注意清心泻火、清暑以安其神。

B. 根据脏腑气机规律来制定适宜的治法。例如，肺之生理特性，主乎宣而宜乎降。外感邪气或内伤所致诸疾，皆可导致肺之宣降失调而咳喘、胸闷，因而，宣肺散邪、降气宽胸常贯穿于肺疾患的许多方面。再如脾宜升则健，胃宜降则和。病变多易出现升降反作。因而，在临床上脾气下陷者治之以益气升提，胃气上逆者治之以降逆和胃，均与其顺应脏腑特性的原则有关。

C. 根据脏性的苦欲或喜恶来制定适宜的治法。缪仲淳在《神农本草经疏》中曾指出："苦欲因乎脏性"，"违其性故苦，遂其性故欲"。说明"苦欲"概括了脏腑的生理特性。例如脾喜燥而恶湿，因而对脾虚湿阻之证，常宜用甘温燥湿之剂，而阴柔滋腻之品用之宜慎。胃喜润而恶燥，因而，当胃阴虚燥热时，宜用甘寒生津、清热润燥之剂，忌投温燥之品，以免复伤其阴。

D. 临床根据五行生克规律调理脏腑之间的关系。由于脏腑之间，在生理联系上存在着互济互制互用的关系，在病理上常互为影响和传变，因而在治疗上应注意调理脏腑之间的关系。根据五行相生规律确立治则治法。其治则主要有"补母"与"泻子"两个方面。滋水涵木、培土生金、益火补土、生金资水等从属于"虚则补其母"；肝实泻心、心实泻胃等从属于"实则泻其子"。根据五行相克规律确立的治则治法。其治则主要有"抑强"和"扶弱"两个方面。木火刑金者，采用佐金平木法来泻肝清肺，此属抑强；肝虚影响脾胃，此为木不疏土，治以和肝健脾，以加强双方之功能，此为扶弱。至于抑木扶土、泻南补北等，又属于二者兼施，并根据其在病理矛盾中的地位而有主次之别。如患肺结核病程较长的患者，可出现咳嗽无力、气短声低、潮热、面色㿠白、食少、腹胀、便溏等肺脾两虚的症状，此时治疗不应单纯滋阴润肺，而应酌加甘淡健脾之品，同时滋阴不可过于滋腻以妨碍脾之运化。再如在病毒性肝炎的治疗中，在清利肝胆湿热的同时，应酌加健脾之品，此即仲景"见肝之病，知肝传脾，当先实脾"的具体运用，这样不仅有利于清除湿热，而且也可防止苦寒药损伤脾胃。

E. 根据脏腑相合关系调理脏腑之间的关系。《灵枢·本输》曾把五脏与特定的五腑之间的协同促进关系概括为相"合"关系。在病理上也常反映出其互为影响。因而，在临床治疗上，除针对脏腑本身病变治疗外，还可采用脏病治腑、腑病疗脏等间接疗法。

（2）调理气血　气血是人体生命活动的基本物质，也是脏腑身形生理活动的物质基础。调理气血是针对气血失调病机而确立的治疗原则。其中包括调气、理血、调理气血关系三个方面。调气主要体现在补气及调理气机上，理血主要体现在补血及调理血液运行上，调理气血关系主要有气病及血的调理方法和血病及气的调理方法。

此外，必须指出气血失调的病理变化从理论上虽有如上区分，但从临床实际而言，则无论气、血还是气血互根互用的关系失调，都应与脏腑经络直接相关。因此，调理气血必须与具体的脏腑经络相结合，治疗才能切中要处。

6）三因制宜　三因制宜，包括因时、因地、因人制宜，是指治疗疾病要根据天时气候因素，地域环境因素，患病个体的性别、年龄、体质、生活习惯等因素来制定适宜的治疗方法。由于传染病的发生、发展与转归，常常受时令气候、地理环境以及患者个人的体质、职业等多方面因素的影响。因此，治病时必须考虑此方面的因素，针对具体情况具体分析，以制定适宜的治疗方法。

　　总而言之，治则对任何传染病的治疗均有普遍指导意义，是立法处方用药的先导。正确掌握上述治疗原则，对于制定合理的治疗方法，提高临床治疗效果，具有重要意义。

　　（二）治疗方法

　　1. 解表法　解表法具有开泄腠理，透邪外出的作用。适用于外邪初袭、邪在卫表的病证。现代研究发现，本法可能是通过发汗和扩张周围血管从而达到发散体温、退热、排泄毒物、增强机体免疫功能、抑制杀灭细菌、改善循环功能、促进代谢废物的排出及炎症的吸收等，促使机体康复的。由于六淫之邪有阴阳之分，患者体质有强弱之别，阴阳气血有偏盛偏衰的不同，四时气候与地土方宜也各有特点，故传染病表证的临床表现不完全一致，所采取的解表方法也不同，故解表剂亦随之而异。常用解表法有辛凉解表、辛温解表两大类。

　　（1）辛凉解表法　辛凉解表法主要包括两种治法。①疏风泄热法　是用辛散凉泄之剂以疏散卫表的风热，适于风热病邪初袭肺卫证的治疗。症见发热，微恶风寒，无汗，或少汗，口微渴，或伴有咳嗽，咽痛，舌苔薄白，舌边尖红，脉浮数等。代表方如桑菊饮、银翘散。②辛凉清润法　又称疏表润燥法，指辛凉透表，清润肺燥的治疗方法，即以辛凉清润之品，疏解肺卫燥热的治法。辛透凉泄肺卫燥热，甘寒滋润肺金为其基本作用。适用于秋燥初起，燥热犯肺证的治疗。症见头痛，身热，微恶风寒，少汗，咳嗽少痰，咳甚则声音嘶哑，咽干，鼻干唇燥，口微渴，舌苔薄白，舌边尖红，脉数大等，代表方如桑杏汤。

　　（2）辛温解表法　辛温解表法指辛温发散，泄卫透表的治法，该治法能使肌表风寒病邪或寒湿病邪随汗出而透解。根据表证性质不同，辛温解表法可分为以下几种具体的治疗方法。①疏风散寒法　指以微辛微温之品，泄卫透汗，发散风寒的治疗方法。适用于"客寒包火"，而表证较重之证。客寒包火证多出现于伏邪温病，一般为新感风寒引动伏热而形成。风寒表证较重，为先解新邪而应用本法。症见恶寒，发热，身痛拘急，无汗或少汗，口渴，舌苔薄白，脉浮等。代表方如葱豉汤。②外散表寒内祛暑湿法　是用辛温之品外散表寒，并以清暑化湿之品以解在里暑湿。适用于暑湿内伏，寒湿外束证，症见头痛，恶寒，身形拘急，发热无汗，口渴心烦，尿短赤，脘痞，舌苔白腻，脉濡数等。代表方如新加香薷饮。

　　2. 清热法　清热法具有清热解毒、泻火、凉血等作用，适用于外感之邪入里化热，或火热之证直中于里而产生的里热证。用清热法常可收到退热存津，除烦止渴的效果。传染病应用清热剂治疗里热证时，须根据病邪的部位不同、发展阶段的不同、病变性质的不同而分别采用不同的清热剂，主要有以下几个方面。

　　（1）清气分热　指清泄、解除气分无形邪热的治法。适用于热在气分，或病后余热不清，或热与气结等。凡表邪入里，未入营动血，而又未里结成实的病证，皆可应用此法。临床上将其又分为轻清宣气、辛寒清气、清热泻火等具体方法。①轻清宣气，指轻宣气机，清透邪热的治法，主治邪热初入气分，郁阻上焦胸膈气机，热势不盛的证候，症见身热微渴，心中懊恼，胸闷不舒，舌苔薄黄。代表方如栀子豉汤加味。②辛寒清气，指辛透寒泄，大清气分邪热的治法。主治热盛阳明，里热蒸迫的证候，症见壮热，口渴，汗多，心烦，舌苔黄燥，脉洪数等。代表方剂为白虎汤。③清热泻火，指以苦寒之品直清里热，降泻邪火的治法。用于热蕴气分，郁而化火。症见身热不退，口苦而渴，渴欲冷饮，心烦不安，汗出，甚则神昏谵语，发狂，小便短赤，舌红苔黄或黄燥，脉象洪实等。气分蕴热化火，火性炎上，只宜折降，不宜宣透，故治疗方药宜苦寒沉降，如黄芩汤、黄连解毒汤等，正如清代医家俞根初在《通俗伤寒论》中所说："实火宜泻，轻则栀、芩、连、柏，但用苦寒以清之。"本法可用于流行性乙型脑炎、流行性出血热、流行性腮腺炎、麻疹及其并发症、钩端螺旋体病等多种传染病。现代研究提示，具有清泄气热作用的许多方药，具有多方面药效学作用，如有的方药对细菌、病毒或其他病原微生物有一定抑制或杀灭作用。不少清热解毒方药，对细菌的内毒素、外毒素有中和、解毒作用。有的方药具有良好的解热、抗炎、抗渗出作用，可减轻病理损害。有的方药能调整人体免疫功能，如增强血中白细胞的吞噬功能，提高血清酶活力，提高淋巴母细胞的转化能力，促进抗体生成等。

（2）清营凉血　即用甘苦咸寒之品，以清解营血分邪热的一种治法，具有清营泄热、凉血解毒、滋养阴液、通络散血等作用。本法适用于温邪入营、血分，营热或血热亢盛的病证。现代研究提示，清营凉血法有抗感染、抗炎、中和内毒素、增加外周血管血流量、改善微循环、减轻血管内微血栓形成、镇静、强心等作用。传染病治疗中常用的清营凉血法大致有以下几种。①清营法　是清泄营分热邪的一种治疗方法，有清营泄热、滋养营阴的作用。本法用于热入营分，症见身热夜甚，心烦不寐，时有谵语，斑疹隐隐，舌质红绛等。代表方如清营汤，以清营凉血、透热解毒、养阴活血。临床对于流行性乙型脑炎、流行性脑脊髓膜炎、败血症、伤寒与副伤寒、病毒性肝炎、流行性出血热、登革热、钩端螺旋体病等传染病具有热入营血证候者或其他热性病具有营分见症者，都可应用本方。②凉血法　是凉解血分热毒的一种治疗方法。具有凉血养阴、清火解毒、通络散血等作用。主治温病邪热深入血分，热毒炽盛，络伤动血的证候。症见狂乱谵妄，吐血，衄血，便血，溺血，斑疹密布，舌质深绛等。代表方如犀角地黄汤。临床上常用于治疗肝昏迷、弥漫性血管内凝血、尿毒症、斑疹伤寒、败血症等。③气营（血）两清　是用清营或凉血法与清解气热法互相配合应用，以双解气营或气血之邪热。主治气热炽盛而营、血分邪热亦甚的气营两燔或气血两燔证。症见壮热，口渴，烦躁，甚至神昏谵妄，两目昏瞀，口秽喷人，周身骨节痛如被杖，身发斑疹，或有尿血便血、吐血衄血，苔黄燥或焦黑，舌质深绛或紫绛等。代表方剂如化斑汤、清瘟败毒饮、加减玉女煎等。上述方剂可根据病证性质、病情轻重酌情选用。

（3）清热解毒　指清解火邪热毒的一种治法，此法具有清热、泻火、解毒作用。适用于温病、温毒、温疫等火热炽盛之证。症见高热烦躁，口渴引饮，口干咽痛，头痛如劈，昏狂谵语或发斑吐衄，舌绛唇焦，脉沉细数（或沉而数，或浮大而数），或面目肌肤发黄，或下痢，里急后重，或头面红肿焮痛，目不能开，咽喉肿痛，或外发痈疽疔毒等。代表方如黄连解毒汤、普济消毒饮、五味消毒饮等。临床上流行性感冒、流行性腮腺炎、流行性脑脊髓膜炎、败血症、病毒性肝炎、细菌性痢疾、流行性出血热、登革热、梅毒、尖锐湿疣等见热毒炽盛者，均可用本方治疗。

3. 和解法　和解法属"八法"中的和法，广义的和法，如何廉臣引用戴麟郊语云："凡属表里双解，温凉并用，苦辛分消，补泻兼施，平其复遗，调其气血等方，皆谓之和解法。"和解法是通过和解、疏泄、分消等作用以解除半表半里之邪的治法。本法适用于传染病中邪在少阳，症见寒热往来，胸胁苦满，不欲饮食，心烦喜呕，口苦咽干，目眩，舌苔薄白或微黄腻，脉弦等。代表方剂如小柴胡汤、达原饮、蒿芩清胆汤。现代研究发现，和解法在临床上具有解热、抗菌消炎、利胆、调整胃肠功能和人体免疫力等作用。临床可用于流行性感冒、流行性腮腺炎、病毒性肝炎、疟疾、败血症、伤寒及地方性斑疹伤寒等传染病。

（1）清泻少阳法　是清泻半表半里邪热，以和降胃中痰湿之法。主治邪郁少阳，胃失和降者。症见寒热往来，口苦胁痛，烦渴溲赤，脘痞呕恶，舌质红，苔黄腻，脉弦数等。代表方剂如蒿芩清胆汤。

（2）分消走泄法　是宣展气机、泄化三焦邪热及痰湿的一种治法。主治邪热痰湿阻遏于三焦而气化失司者，症见寒热起伏，胸痞酸胀，溲短，苔腻等。代表方剂如温胆汤加减。

（3）开达膜原法　是用疏利透达之品以开达盘踞于膜原的湿热秽浊之邪。主治邪伏膜原者，症见寒甚热微，脘痞腹胀，身痛肢重，苔腻白如积粉而舌质红绛甚或紫绛。代表方剂为达原饮。

（4）和解截疟法　是和解表里，截疟化痰之法。主治疟疾寒热，症见寒战壮热，休作有时，先寒后热，继则大汗后热退，隔日或隔二日一发，舌红苔白或黄腻，脉弦等。代表方剂如柴胡截疟饮。

4. 通下逐邪法　通下逐邪法属"八法"中的下法，具有通导、攻逐、泻下肠腑实邪结聚等作用的治疗方法。通下逐邪法为逐邪外出的主要方法，其中尤以通腑泻热法应用最为广泛，疗效明显，正如柳宝诒说："胃为五脏六腑之海，位居中土，最善容纳……温热病热结胃腑，得攻下而解者，十居六七。"本法适用于温病有形实邪内结的病证，如热结肠腑、湿热积滞交结胃肠、热瘀互结下焦等。代表方剂如大承气汤、调胃承气汤、新加黄龙汤。现代研究提示，具有通下逐邪作用的方药，其作用大致有以下几个方面：增强胃肠蠕动，改善肠管的血液循环，降低毛细血管通透性；抗菌、消炎、排除肠道及全身的毒素，促进新陈代谢，通过对肠道的局部刺激作用引起全身性反应，增强机体免疫力，有的还具有利胆、利尿、抗血栓形成等作用。临床可用于流行性出血热、细菌性痢疾、病毒性肝炎、流行性乙型脑炎、流行性腮腺炎等。由于内结实邪的性质、部位不同，通下逐邪法又可分为如下几种。

（1）通腑泄热　是以苦寒攻下之剂泻下肠腑热结之法。适用于热传阳明，内结肠腑之证。症见潮热谵语，腹胀满，甚则腹硬痛拒按，大便秘结或热结旁流，苔老黄或焦黑起刺，脉沉实。代表方为承气汤之类，如调胃承气汤、大承气汤。

（2）导滞通便　具有通导肠胃湿热积滞之邪，泻下郁热的作用。适于湿热积滞交结胃肠，症见身热，脘腹痞满，恶心呕逆，便溏不爽，色黄如酱，苔黄浊者。代表方如枳实导滞汤。

（3）增液通下　具有滋养阴液，泻下热结的作用，即通下剂配合滋养阴液以泻热结。适用于肠腑热结而阴液亏虚，症见身热不退，大便秘结，口干唇裂，苔干燥者。代表方为增液承气汤。

（4）通瘀破结　是以通瘀攻下之品破散下焦瘀血之蓄结。适用于温病瘀热互结，蓄于下焦之证。症见身热，少腹硬满急痛，大便秘结，小便自利，或神志如狂，舌紫绛，脉沉实者。代表方为桃仁承气汤。

（5）逐水法　适用于水饮停聚胸腹而能耐受攻下者。症见胸腹脘胁痞满胀痛，或腹大坚实，或喘促气粗，口渴，大便秘结，小便短少，苔滑腻，脉沉数有力者。可用十枣汤、舟车丸、己椒苈黄丸等方，以攻逐水饮或行气逐水，或利尿通便。临床常用于渗出性胸膜炎、肝硬化腹水等。

运用通下逐邪法在具体运用时化裁甚多，应根据病证灵活变通。如腑实兼正虚者，攻下当配合扶正，腑实而兼肺气不降者，攻下当配合宣肺；如腑实而兼热蕴小肠者，攻下当配合清泄肠腑之火热；如腑实而兼邪闭心包者，攻下当配合开窍；如腑实而兼阳明邪热亢盛者攻下当配合清解气热。

5. **祛湿清热法**　祛湿清热法指祛除湿邪，清解邪热的治法，用于湿热性质的温病。湿热证中，邪热依附于湿邪而存在，湿邪居矛盾主要方面，故清热祛湿法，重在祛除湿邪，使湿去而热孤，邪热即易得到清解，即《温病条辨》汪廷珍评述："盖湿温一症，半阴半阳，其反复变迁，不可穷极，而又氤氲粘腻，不似伤寒之一表即解，温热之一清即愈。"祛湿法是通过调节三焦所属脏腑的气化作用以祛除湿邪，如湿郁上焦者，治以宣肺化湿；湿困中焦者，治以运脾化湿；湿流下焦者，治以淡渗利湿或温阳利水等。现代研究提示，祛湿清热法之类的方药多具有抗感染、调整胃肠功能、利尿等作用。临床常运用于伤寒与副伤寒、钩端螺旋体病、病毒性肝炎、流行性感冒、细菌性痢疾、传染性单核细胞增多症等传染病有湿热证候者。由于湿热之邪的病变部位、湿热之偏胜等不同，祛湿清热法的具体运用又可大致分为以下几种。

（1）宣气化湿　指以轻苦微辛，芳香宣化之品，宣通肺气，透热化湿的治疗方法。主治湿遏卫气，肺气不宣，脾气不运之证。症见发热，微恶寒，午后热甚，汗出不解，胸闷，脘痞，小便短少，舌苔白腻，脉濡缓等。代表方如三仁汤。暑湿、吐泻、淋浊等症属湿重于热者，亦可使用本法。吴瑭说："肺病湿则气不得化。"故本治法重在宣通肺气。肺合皮毛，肺气得宣，则抑郁卫表之湿邪即被宣化。

（2）燥湿泄热　又称辛开苦降法，是用辛开苦降之剂以苦燥湿邪，清泄邪热。该治法苦辛并进，顺应脾胃升降，故能分解中焦湿热，本法适用于湿邪化热，蕴伏中焦之湿热俱盛证，症见发热，汗出不解，口渴不欲多饮，脘痞腹胀，泛恶欲吐，小便短赤，苔黄滑腻。代表方剂如王氏连朴饮。本治法针对中焦湿热证，因其湿热俱重，容易化燥伤阴，因此，慎用淡渗利湿之品，避免利尿伤阴。或可选择甘凉、甘淡之芦根、茅根等，因甘凉能生津，甘淡能渗湿，兼顾了祛湿与育阴两个方面，而无利湿伤阴之弊。

（3）分利湿邪　是用淡渗利尿之品渗利湿热病邪的治疗方法，主治湿热郁阻下焦者，症见热蒸头胀，小便短少甚至不通，渴不多饮，身痛，呕逆神迷，苔白腻等症。代表方剂如茯苓皮汤。淡渗之品性多寒凉，不仅可渗湿，且可清泄湿中蕴热，本治法以淡渗为主，寓清于利，一般勿须配合其他清热之品，但下焦邪热偏重者又在例外。上述三法作为祛湿清热法的代表，各有一定的适用范围。在实际运用时，则经常相互配合。如淡渗分利之品虽然主要用于湿热在下焦，但上、中二焦有湿邪时，亦多配合其他除湿之法，正如古人说："治湿之法，不利小便非其治也。"

6. **滋阴生津法**　滋阴生津法是以生津养阴之品滋补阴液的一种治法，具有滋补阴液，润燥潜阳等作用，属"八法"中的补法范畴。适用于温病后期脏腑阴液大伤者。温热之邪属阳邪，最易耗伤阴液，病至后期，阴伤之象最为明显，阴液的耗损程度与疾病的发展及预后有着密切的关系，正如吴鞠通所说："留得一分津液，便有一分生机。"因而温病初期，便应预护其虚，一旦阴液耗伤明显，便应以救阴为务。现代研究提示，滋阴生津法的作用大致有以下几个方面：直接补充电解质及多种营养素；抑制病原微生物，中和毒素；调节机体的反应能力和免疫功能，促进损伤修复；兴奋垂体 - 肾上腺皮质功能，改善微循环和凝血功能，防治血管内弥散性凝血；促进胃肠蠕动，调整神经系统功能；有的还有强心、调整血压等作用。由于阴液耗伤的部位和程度不同，滋阴生津法又可分为以下几种。

（1）滋养肺胃　以甘凉濡润之品以滋养肺胃阴液，适于肺胃阴液耗伤较著而邪热已基本消退之证。症见口干咽燥，干咳少痰，或干呕不思食，苔干燥，或舌光红少苔。代表方为沙参麦冬汤、益胃汤等。

（2）填补真阴　以甘寒、咸寒、酸寒之品以填补肝肾阴液，又称"滋补肝肾法"。适于传染病后期，温邪劫灼肝肾真阴，邪少虚多之证，症见低热面赤，手足心热甚于手足背，口干咽燥，神倦欲眠，或心中憺憺大动，舌绛少苔，或干绛枯萎，脉虚细或结代等。代表方如加减复脉汤。吴瑭称："温病深入下焦劫阴，必以救阴为急务。"运用滋阴生津法时应注意以下几点：温病阴液虽伤而邪热仍亢盛者，不可纯用本法；阴伤而有湿邪未化者，治疗时应注意化湿而不伤阴，滋阴而不碍湿。

7. 固脱法　固脱法是通过大补元阴、元阳以固敛气阴或阳气，救治气阴欲绝或阳气外脱的一类治法。本法属八法中的"补法"，主治温病亡阴脱变，或津气两脱，或阳气败亡证等。现代研究提示，固脱法可能具有强心、升压效能。根据温病中虚脱的不同类型，固脱法又分为以下两种。

（1）益气敛阴　以益气生津、敛汗固脱之品补益元气，敛摄阴津以救虚脱。适用于传染病过程中出现气阴大伤而正气欲脱者，症见身热骤降，汗多气短，体倦神疲，鼻翼煽动，脉散大无力，舌光少苔等。代表方如生脉散，急重时用独参汤。人身元气因汗而外泄，人身阴津因热而内耗，气虚不能摄津，阴伤不能敛纳元气，为气阴两脱的病机特点，故益气敛津治法体现了益气之中必佐养阴，摄阴之内必固元气，务使阴潜阳固。

（2）回阳救逆　以辛热、甘温之品峻补阳气，救治厥脱。用于传染病病变过程中阳气暴脱者，症见骤然四肢厥冷，冷汗淋漓，神疲倦卧，面色苍白，舌淡而润，脉微细欲绝等。代表方如参附汤。

上述两法虽各有适应范围，但在临床治疗中，经常交叉应用或合并应用，还可配合开窍法。如其人正气欲脱又见神昏等邪闭心包的症状，为内闭与外脱并见之候，当固脱与开窍并用。由于虚脱为危急重险之证，现代研制了一批固脱的注射液供静脉注射作为急救之用，如参附注射液、丽参注射液、生脉注射液等。实践结果表明，这些新制剂不仅使用方便，而且疗效较好。

8. 活血化瘀法　活血化瘀法是通过疏通脉道、畅旺血流，以消除血液瘀滞的一种治疗方法。本法适用于血分证、蓄血证或寒闭脉络的瘀血证。症见疼痛部位固定不移，而且痛如针刺；血色黯夹有血块；腹内肿块，面色晦暗；舌质紫黯或有瘀点或瘀斑，脉沉实或涩等。代表方剂如丹参饮、血府逐瘀汤、膈下逐瘀汤等。古人对温病过程中血瘀证的论述较多，金元时代李东垣在甘温除热的方剂中配以活血之品，如《脾胃论》所列东垣十味常规用药：黄芪、人参、甘草、升麻、柴胡、黄芩、黄柏、当归、红花、桃仁，后三味是活血药。晚清医家王清任对血瘀证更是有独到见解，其在《医林改错》中有多首著名的活血化瘀方剂，皆以桃红四物汤为基础方，其中治疗急性传染病的方剂有解毒活血汤、急救回阳汤、通经逐瘀汤等。现代医学已证明，活血化瘀法对急性传染病的治疗有辅助作用。若发热较高，宜选凉血活血的生地黄、赤芍、牡丹皮、紫草等；炎症侵害重者，可选活血通络的赤芍、桃仁、红花、丹参等；如有出血倾向则选生蒲黄、紫珠草、三七等。部分现代药理研究认为，活血化瘀药有使血压下降的趋势，故治疗期间应注意血压的动态改变，如血压过低则不宜使用。

9. 开窍熄风法　开窍熄风法指开通心窍，苏醒神志，平熄肝风，控制痉厥的治疗方法。开窍熄风法包括开窍和熄风两种治法，适用于邪闭心包，以及热盛动风或虚风内动证的治疗。窍闭与动风为邪犯厥阴所致，窍闭、动风常常并见，因此，将开窍与熄风两法合并讨论。开窍法是开通机窍促使神志苏醒之法，适于邪入心包或痰浊内蒙机窍所引起的神志异常证，具有清泄心包邪热、芳香透络利窍、清化湿热痰浊的作用；熄风法是平熄肝风而制止痉厥之法，适于热甚动风或阴虚动风证，具有凉泄肝经邪热、滋养肝肾阴液，以控制抽搐的作用。现代实验研究表明，开窍熄风类方药大致有解热、减轻脑水肿、降低颅内压、纠正电解质失衡、苏醒神志、镇静、强心、抗惊厥等药理作用。临床根据其侧重不同，可分为以下几种治法。

（1）清心开窍　指清泄心包邪热，芳香透络利窍的治法。适用于温邪内陷心包，机窍阻闭出现的神志异常证。症见身热，神昏谵语，或昏聩不语，舌謇肢厥，舌质红绛或纯绛鲜泽，脉细数等。代表方如安宫牛黄丸、紫雪丹、至宝丹等。

（2）豁痰开窍　指清化湿热，涤痰开窍的治法。适用于湿热酿蒸痰浊，蒙蔽清窍证。症见发热，神志昏蒙，时清时昧，时有谵语，舌质红，舌苔白腻或黄腻黄浊，脉濡数。代表方如菖蒲郁金汤，现代临床上亦有用菖蒲注射液者。

（3）凉肝熄风　指清热凉肝，平熄肝风，控制痉厥的治法，主治温病邪热内炽，肝风内动证。症见高热，手足抽搐，甚至角弓反张，口噤神迷，舌质红，苔黄燥，脉弦数，代表方如羚角钩藤汤。临床上常以本方加减治疗小儿热病抽搐，如乙型脑炎、流行性脑脊髓膜炎之高热抽搐等。若并见热邪内闭，神志昏迷者，可配合紫雪丹、安宫牛黄丸等清热开窍之剂应用。

（4）滋阴熄风　指滋养阴精，平熄肝风的治法，主治传染病后期，阴精亏损，肝失濡养，虚风内动证。症见指（趾）蠕动，口角颤动，甚或瘛疭，肢厥神倦，舌绛干萎，脉虚细等。代表方如大定风珠。临床上常用本方治疗流行性乙型脑炎、流行性脑脊髓膜炎等热病后期，津液耗伤，手足抽搐者。

运用开窍熄风法时，应注意以下几点：开窍熄风法是一种急救治法，要根据病情与他法配合运用；本法是针对病变过程中出现神昏痉厥而设的，未出现神昏、痉厥，一般不宜使用；引起神昏、痉厥的原因有虚实之别，非邪闭心窍者应禁用；小儿病在卫、气阶段，可因高热而引起抽搐，治疗应着重清热透邪。

10. 外治法　外治法是通过皮肤、窍道给药，以缓解疾病过程中的某些证候。外治法用于外感热病首见于《伤寒论》，如书中有火熏、猪胆汁蜜煎导等。由于人体经络相连，气血相贯，腧穴窍道相通，故通过皮肤、腧穴或某些窍道给药，可以调节人体脏腑功能，起到一定的治疗作用。某些特殊病证，口服汤药困难，适当辅以外治法，常能快捷奏效。传染病传变迅速，变化多端，许多传统的内服汤剂往往用之不及，此时如能不失时机地使用外治法，可以起到救急的作用。清代医家吴师机在《理瀹骈文》中说道："谓温证传变至速，非膏药所能及。不知汤丸不能一日数服，而膏与药可一日数易，只在用之心灵手敏耳。"可见采用外治法取得疗效还在于使用恰当，且对于那些难以内服药物的昏迷患者或小儿患者等尤为适用。外治法的作用机理，除了药物可通过皮肤、黏膜吸收而发挥疗效外，还与药物对皮肤及穴位的刺激而起到调整体内免疫功能、促进毒素排泄、增强散热机制和调节脏腑功能活动等作用有关。温病外治法的种类繁多，较为常用的外治法举例如下。

（1）洗浴法　指煎取汤药以沐浴身体的一种外治法，以达疏泄腠理、散热、透疹、托毒外出的目的。适于卫分表证无汗，或发热不退，或疹出不畅之证。如以芫荽煎汤擦浴，可治疗麻疹隐而不透；又如高热无汗（汗闭），可用荆芥、薄荷煎汤擦浴全身皮肤，能达到腠理疏泄，汗出热退之效。此外，对高热而无恶寒者，还可采用 25～35℃，30% 的乙醇擦浴，或用 32～34℃ 温水擦浴，都有明显的散热降温效果。

（2）灌肠法　灌肠法古称导泻法，即以制备好的灌肠液通过肛管灌入结肠而起治疗作用，主要用于危重患者，或口服汤药困难者的治疗。药液注入肠道，可以通腑祛邪，宣达病所，直接作用于病灶。药物由肠而布于全身，发挥整体治疗作用。本法能弥补口服给药的不足，具有保持药物性能、作用快、操作简便、有利于个体化治疗等特点。临床用于热病急症、急性传染病。灌肠剂的选择要依据辨证确定，导法有虚实寒热之分别，如津枯者，蜜加盐熬，名蜜导；或猪胆汁和蜜熬成锭，蘸皂角末塞肛门，名胆导。湿热痰浊固结者，以姜汁、麻油浸瓜蒌根导。现代应用灌肠法治疗中医急证逐渐增多，如以白头翁汤灌肠液治疗痢疾，以白虎汤加苇茎灌肠液治疗风温肺胃热盛证。用泻下通瘀合剂作高位保留灌肠治疗流行性出血热急性肾功能衰竭。此外，重症肝炎、肝性脑病、重症菌痢，运用中药导泻排毒，及时清除肠中粪便、致病菌与毒素等，可防治肠道感染，减轻肝脏的负担，有利于重症肝炎等的治疗和肝性脑病的防治。

（3）敷药法　指将膏药、擦剂、熨帖剂等在病变部位或穴位作外敷，主治温病局部热毒壅滞证，也用于全身证候的治疗。如将帛绵浸渍汤药，贴敷患处者，有《千金翼方》中升麻拓丹汤，渍拓患处，常令湿为佳，治疗丹毒肿痛。温毒肿痛可用水仙膏外敷，在敷后皮肤出现小黄疮如黍米者，改用三黄二香散。流行性腮腺炎可用新鲜蒲公英捣烂，敷于腮腺部，以消肿止痛。又如温病热盛衄血，可用吴萸、大蒜捣敷于涌泉穴，以引热下行而止衄；用二甘散（甘遂、甘草各等分）外敷神阙等穴，或用毛茛捣烂敷内关穴以治疟疾等。

（4）搐鼻法　指将药末抹入鼻孔少许，刺激鼻黏膜，使其打喷嚏，以宣通气道的治疗方法，有解肌、通窍的作用，可用于某些表证、窍闭神昏证的治疗。如吴师机说："大凡上焦之病，以药研细末，搐鼻取嚏发汗为第一捷法，不独通关，急救用闻药也。连嚏数十次，则腠理自松，即解肌也。"又指出，大头瘟及时毒红肿疼痛，用延胡索、川芎、藜芦等研末搐鼻，以嚏出脓血痰涎为度。现代临床用皂角、冰片按 6∶1 比例研细，取少许放入鼻孔以取嚏，可治严重的鼻塞呼吸不畅、高热头痛或神昏等症。又有用蟾酥、冰片、雄黄各 2g，细辛 3g，牛黄 1g 研细，取少许放入鼻孔以取嚏，可治疗中暑昏迷、卒倒、牙关紧闭之症。临床以突然昏厥，不省人事，牙关紧闭作为本法的辨证要点。本法只适用于昏厥之闭证，外用作为临时急救，脱证忌用。

传染病外治法还有许多，如熏蒸、发泡、点眼、吹耳、雾化吸入等。这些外治法多数与内服药合并运用，使用得当，可以取得相得益彰的效果。外治法使用方药灵活、奏效较快、毒副作用较少，值得进一步研究推广。在使用时应注意以下几点：许多外治法也应注意辨证论治，不可机械搬用；部分外治药物对皮肤、黏膜有一定的刺激性，因而必须注意剂量、用药时间和使用方法，以免造成不必要的皮肤、黏膜损害。

二、西医治疗

（一）治疗原则

1. 治疗与预防相结合　一经确诊就应早期彻底治疗，有利于防止转为慢性，有助于消灭病原体控制传染病的流行。治疗本身也是控制传染源的重要预防措施之一。在治疗患者的同时，必须做好隔离、消毒、疫情报告、接触者的检疫与流行病学的调查。

2. 病原治疗与支持、对症治疗相结合　消灭病原体、中和毒素是最根本的有效治疗措施。支持与对症治疗是增强病原治疗提高治愈率，促使病人早日恢复的重要措施，亦是实施病原治疗的基础。两者不可偏废其一。

3. 中西医治疗相结合　中医学几千年来对传染病的治疗积累了丰富的经验，近几十年来可谓日新月异发展，两者结合必然起着互为补充，促进疗效，甚至可能对某些单用西药不能解决的疾病，中药可表现出治疗结果。

（二）治疗方法

1. 一般治疗　是指非针对病原而对机体具有支持与保守的治疗。

（1）隔离　根据传染病传染性的强弱，传播途径的不同和传染期的长短，收住相应隔离病室。隔离分为严密隔离、呼吸道隔离，消化道隔离，接触与昆虫隔离等。隔离的同时要做好消毒工作。

（2）护理　病室保持安静清洁，空气流通新鲜，使病人保持良好的休息状态。良好的基础与临床护理，可谓治疗的基础。对休克、出血、昏迷、抽风、窒息、呼吸衰竭、循环障碍等专项特殊护理，对降低病死率，防止各种并发症的发生有重要意义。

（3）饮食　保证一定热量的供应，根据不同的病情给予流质、半流质软食等，并补充各种维生素。对进食困难的病人需喂食，鼻饲或静脉补给必要的营养品。

2. 病原与免疫治疗

（1）抗生素疗法　病原疗法中抗生素的应用最为广泛。选用抗生素的原则是：①严格掌握适应症。先用针对性强的抗生素。②病毒感染性疾病抗生素无效不宜选用。③用抗生素前需要作病原培养，并按药敏试验选药。④多种抗生素治疗无效的未明热患者，不宜继续使用抗生素，因抗生素的使用发生菌失调或严重副作用者，应停用或改用其它合适的抗生素。⑤对疑似细菌感染又无培养结果的危急病人，或免疫力低下的传染病患者可试用抗生素。⑥预防性应用抗生素必须目的性明确。

常用的抗生素有：①青霉素族　青霉素 G 主要用于溶血性链球菌、肠球菌、金黄色葡萄球菌、肺炎球菌、脑膜炎球菌、炭疽杆菌等。半合成耐青霉素的甲氧苯青霉素（methicillin）、苯唑青霉素（oxacillin）、邻苯青霉素（cloxacillin）、双氯青霉素（dicloxacillin）乙氧萘青霉素（nafcillin）等用于耐青霉素G的金葡萄引起的感染。氨苄青霉素（ampicillin）用于流感杆菌，奇异变形杆菌、沙门氏菌等。羧苄青霉素（carbenicillin）用于绿脓杆菌、变形杆菌、大肠杆菌、其它革氏阴性杆菌。②头孢菌素族 主要用于耐青霉素G的金葡萄、溶血性链球菌、肺炎球菌，肠道内各种革氏阴性杆菌的感染。③氨基甙类抗生素主要用于肠杆菌、产气杆菌、变形杆菌、结核杆菌等。④四环素族 主要用于立克次体病，布鲁氏菌病，霍乱、支原体肺炎等。⑤氯霉素族 用于伤寒、付伤寒、沙门氏菌感染、流杆菌感染、厌氧菌感染、立克次体病等。⑥大环内酯族 用于金葡菌，溶血性链球菌，肺炎球菌、肠球菌感染。⑦多粘菌素族 用于绿脓杆菌，大肠杆菌，产气杆菌引起感染。⑧林可霉素（lincomycin）和氯林可霉素（lindamycin） 对革氏阳性球菌及厌氧菌引起的感染有效。⑨抗真菌抗生素和制霉菌素（nystatin）、二性霉素B（amphotericin B）酮康唑（Ketoconazole）、咪康唑（miconazole）、益康唑（Econazole）、球红霉素（globoroseomycin）用于各种真菌感染。

（2）免疫疗法 ①抗毒素（sntitoxin）用于治疗白喉、破伤风、肉毒杆菌中毒等外毒素引起的疾病。②免疫调节剂（immunomodulator），用于临床的有左旋咪唑，胎盘肽，白细胞介素－α等。

（3）抗病毒疗法 ①金钢烷胺、金钢烷乙胺可改变膜表面电荷阻止病毒进入细胞，用于甲型流感的预防。②碘苷（疱疹净）、阿糖腺苷、病毒唑等用于疱疹性脑炎、乙脑炎、乙型肝炎、流行性出血热等治疗，此类药可阻止病毒基因的复制。③干扰素、骤肌胞等药用于乙型肝炎，流行性出血热等疾病的治疗，此类药物通过抑制病毒基因起作用。

（4）化学疗法 常有磺胺药治疗流行性脑脊髓膜炎，氯化喹啉、伯氨喹啉治疗疟疾，吡喹酮治疗血吸虫病和肺吸虫病，灭滴灵治疗阿米巴病，海群生治疗丝虫病。喹诺酮类药物如吡哌酸、甲氟哌酸、丙氟哌酸、氟嗪酸、氟啶酸等对沙门氏菌，各种革氏阴性菌、厌氧菌、支原体、衣原体有较强的杀菌作用。

3. 对症与支持治疗

（1）降温 对高热病人可用头部放置冰袋，酒精擦浴，温水灌肠等物理疗法，亦可针刺合谷、曲池、大椎等穴位，超高热病人可用亚冬眠疗法，亦可间断肾上腺皮质激素。

（2）纠正酸碱失衡及电解质紊乱 高热、呕吐、腹泻、大汗、多尿等所致失水、失盐酸中毒等，通过口服及静脉输注及时补充纠正。

（3）镇静止惊 因高热，脑缺氧，脑水肿，脑疝等发生的惊厥或抽风，应立即采用降温，镇静药物，脱水剂等处理。

（4）心功能不全 应给予强心药、改善血循环、纠正与解除引起心功能不全的诸因素。

（5）微循环障碍 补充血容量、纠正酸中毒调整血管舒缩功能。

（6）呼吸衰竭 去除呼吸衰竭的原因，保持呼吸道通畅，吸氧，呼吸兴奋药，人工呼吸器。

4. 康复疗法

某些传染病可引起后遗症，如流行性乙型脑炎，需要采取理疗和加强锻炼等疗法。

第八节 传染病的预防

一、中医传染病预防控制理论

预防是指在疾病发生之前就采取一定的措施以防止疾病的发生。古代医家强调无病早防，早在两千多年前就提出"治未病"，奠定了中医关于疾病预防的思想。"治未病"一词，在医书中虽首见于《内经》，但其学术渊源可追溯到春秋乃至周代的很多文献。如《周易》云："水在火上，既济。君子以思患而豫（预）防之。"反映了防患于未然的思想。《国语·楚语》曰："夫谁无疾眚？能者早除之……为之关藩篱而远备闲之，犹恐其至也，是之为日惕。若召而近之，死无日矣。"强调了早期治疗，防止传变的重要性。这些原始朴素的防病思想，虽然还未形成系统的理论体系，然观其主旨，实为"治未病"理论之滥觞。

《素问·四气调神大论》"圣人不治已病治未病，不治已乱治未乱，此之谓也。夫病已成而后药之，乱已成而后治之，譬犹渴而穿井，斗而铸锥，不亦晚乎？"说明在未病之前即采取各种有效预防措施，以保养真气，增强抗病能力，达到防病保健的目的。若在未病之前，不能积极有效地防病，而是在疾病发生后，再去治疗，就如同临渴才去掘井，临战才去铸造武器，岂不晚矣！由此可知，中医学早在两千多年前就已深刻认识到防病于未然的重要性。

传染病是一类具有传染性、流行性的疾病，其中多数起病急骤，来势凶猛，病情较重，因而严重地影响了人们的健康，甚至威胁生命，故而传染病的预防十分重要。

如《素问·刺法论》记载有传染病的预防方法，如"如何可得不相移易者？岐伯曰：不相染者，正气存内，邪不可干，避其毒气……"即主张一方面要保持机体正气的充沛，以防止病邪的侵袭，另一方面应避免与病邪的接触，以防止染病。自《内经》之后，历代医家经过大量的医疗实践，发现温疫的传播途径有呼吸道、消化道、皮肤接触等，而温疫的传播媒介则有蚊、蝇、鼠等昆虫、动物。如在《灵枢·百病始生篇》《诸病源候论》及北宋《太平圣惠方》等中记载了通过皮肤染病的内容。明代·虞抟《医学正传》及清代·王清任《医林改错》中论述了通过呼吸道可以传染疾病。《诸病源候论》《备急千金要方》则更明确指出某些传染病可通过消化道而传染。同时，古代医家也认识到蚊、蝇、鼠是某些温疫的传播媒介。《诸病源候论》已认识到"沙虱"是一种很小的昆虫，可以传染热性病。宋代彭乘《墨客挥犀》、张杲《医说》、贾铭《饮食须知》以及清代洪稚存《北江诗话》中都指出了鼠的分泌排泄物污染了食物可使人发生黄疸，同时提出老鼠在传播某种烈性传染病（鼠疫）过程中所起的作用。

除此之外，古代医家还充分队识到人体正气的强弱与能否感染疫邪或感受疫邪后能否发病有着密切的关系。如在《灵枢·百病始生篇》《景岳全书》及《温疫论》中均论述了正气的强弱对疫病发生的重要意义。一些医家提出，如致疫病流行的疫气过于强盛，即使人体的正气充沛，也会感受邪气而发病。如《温疫论》中说："夫邪气乘虚，最是切当。然义有童男室女，以无漏之体，富贵享逸，以悠闲之志，在疫亦未能免，事有不可执滞。"

基于对传染病传染途径、传播媒介及发病机制的认识，传染病的各种有效预防措施也应运而生。总的来讲，古代医家预防传染病的原则为：一重视扶助正气；二避免与病邪接触。

（一）扶助正气

"邪之所凑，其气必虚"。增强人体正气，就可以提高机体抵抗外邪入侵的能力，从而使邪气不能侵犯人体，或即使感受了邪气也不会发病或发病其病情也很轻微，易于治愈康复，所以培固正气是预防传染病的首要环节。

1. 增强抗病力　古代医家很早就强调通过保护和增强人体的正气来预防疾病。如《素问·金匮真言论》说："夫精者，身之本也。故藏于精者，春不病温。"即是说注意保护体内阴精对于预防伏气温病的发生具有重要意义。同时，应注意适应自然界气候的变化，避免寒冷、炎暑、雨露等因素对人体正气的影响，如《素问·移精变气论》说："失四时之从，逆寒暑之宜，贼风数至，虚邪朝夕，内至五藏骨髓，外伤空窍肌肤；所以小病必甚，大病必死。"《素问·四气调神大论》则根据气候变化提出顺应四时气候的调摄方法，慎防邪气侵犯。《素问·移精变气论》所谓"动作以避寒，阴居以避暑"即是采用不同方法适应自然变化的生动列举。在道家思想的影响下，古代医家十分重视修身养性、调摄情志，以防止身心疾病。他们认为精神情志活动与人体的生理病理变化有着密切的关系，强烈而持续的精神刺激能引起人体阴阳失调、气血失和从而导致疾病的发生。因此，调养精神对于增强抗病力非常重要。正如《素问·上古天真论》说："恬淡虚无，真气从之，精神内守，病安从来。"《素问·生气通天论》说："清静则肉腠闭拒，虽有大风苛毒，弗之能害。"

我国很早就倡导健身运动与防病治病相结合。战国、秦汉之际，健身运动愈来愈受到人们的重视，各种健身术相继产生。《庄子》把健身术称为"导引"，并介绍了一些基本的练习方法；《素问·异法方宜论》曾以"导引按蹻"防治疾病；长沙马王堆出土的汉墓文物中，即有《却谷食气篇》和《导引图》，乃是迄今所见到的最早的导引文献和图解，其图像与现代保健操相比，有不少相似之处；《金匮要略》中曾谓："四肢才觉重滞，即导引、吐纳、针灸、膏摩，勿令九窍闭塞"；华佗在前人导引理论和实践的基础上创"五禽戏"，用以健身防病，取得了显著效果。五禽戏的产生，使健身运动发展到了一个新的阶段。晋隋时期，健身方法不仅形式多样，且养生健身专著相继产生，诸如嵇康的《养生论》、葛洪的《抱朴子》、陶弘景的《养生延命录》《导引养生图》等，至今仍有研究价值。

2. 药物预防　古代医家一直在寻求能够预防温病的药物和方剂，早在《山海经》中就有预防疫病的食物、药物记载，如称："箴鱼，食之无疫疾。"隋代巢元方《诸病源候论》在"时气令不相染易候"及"伤寒令不相染易候"等篇中多次提到"人感乖戾之气而生病者，多相染易，故预服药及为方法以防之。"唐代孙思邈《备急千金要方》认为："天地有斯瘴疠，还以天地有所生之物防备之。"至于药物预防具体的方法，早在《内经》的《素问·刺法论》中就有用小金丹以预防疫病的记载。《素问·刺法论》云："又一法，小金丹方：辰砂二两，水磨雄黄一两，叶子雌黄一两。紫金半两，同入合中，外固，了地一尺筑地实，不用炉，不须药制，用火二十斤煅之也；七日终，候冷七日取，次日出合子，埋药地中，七日取出，顺日研之三日，炼白沙蜜为丸，如梧桐子大，每日望东吸日华气一口，冰水下一丸，和气咽之，服十粒，无疫干也。"晋代葛洪指出："家人视病者，可先服取利，则不相染易也。"葛洪用柏枝散预防疫病流行（《删繁方》亦用之），并强调常服熬豉、新米、酒渍，以断温病，令不相染。《肘后备急方》《备急千金要方》《外台秘要》等书，列有不少辟温方药，如《备急千金要方》言："辟疫气，令人不染温病及伤寒，岁旦屠苏酒方。"以防温病（传染性疾病）发生。元代滑寿主张在麻疹流行期间以消毒保婴丹、代天宣化丸预防麻疹的发病。《本草纲目》记载了服脐带粉预防疫疹，服紫草根预防麻疹。另如用贯众、板蓝根、甘草预防"流感"；马齿苋预防痢疾；大蒜或金银花、野菊花、蒲公英等预防"流脑"（可归属于春温）；大青叶、板蓝根、牛筋草等预防"乙脑"（可归属于暑温、湿温）；黄连预防肠伤寒（相当于湿温）等。此外，许多研究证实，大多数清热解毒药具有杀菌和抗病毒的作用。另外，中药黄芪、甘草等也具有增强机体抵抗力的效能。

中国古代医家除采用内服中药以扶助正气来预防传染病外，尚有用药粉擦拭全身、佩带和屋里悬挂或烧熏等多种方法。其中《备急千金要方》列出辟温方三十余首，其剂型有药酒、丸、散、熏烧、搐鼻、粉身、洗浴、佩带等，具有避免邪毒、防止"卒中恶病及时疫"之功。《肘后备急方》《备急千金要方》皆记载用雄黄散——辟温气方涂五心、额上、鼻中及耳门预防疫病。《肘后备急方》记载了"姚大夫，辟温病粉身方——川芎、白芷、藁本三物等分，下筛，内粉中，以涂粉于身。"《备急千金要方》称此方为粉身散。明清之际，医家喜用雄黄酒外涂，亦有较好的防病效果。《延年秘录》《备急千金要方》记载用桑根悬门户上，同时让人佩带来预防温疫。《肘后备急方》记载了早晚及半夜，在户前用微火烧杀鬼烧药方的防疫方法，首载用太乙流金方、虎头杀鬼方等辟温气方，方以雄黄、雌黄为主药研末，绛袋盛，佩带于身，并挂门户上。若逢大疫之年，须在中庭烧之。另外，尚有"女青屑"系户上帐前、马蹄末捣屑佩带等以防病的内容。

3. 预防接种　预防传染的最积极有效的措施为接种免疫，这也是增强人体正气的一种方法。早在晋代《肘后备急方》中，曾记载用疯狗的脑子敷在被疯狗咬伤的局部创口上，预防狂犬病的发生；隋代《诸病源候论》中记载的"射工病"，与现代医学的恙虫病、斑疹伤寒很相似，书中提到"若得此病毒，仍以为屑，渐服之"。这一方法类似于现代应用疫苗的人工免疫法。不过，上述方法仅是我国医学史上免疫思想的萌芽，尚未达到防治疾病的实际效果。至明代以前，我国发明了种痘法以预防天花，开创了世界人工免疫的先河，并创立了医学史上的第一种人工免疫疗法——"人痘接种术"。这项发明具有重大的历史意义，因为它是人类治疗所有传染病的过程中，所迈出的关键性的一步，也是中医学对世界医学所作的重大贡献，并为人工免疫学的发展奠定了基础。我国清初朱纯嘏的《痘疹定论》（公元1713年，清康熙五十二年）一书中记载有这样一则故事：说宋真宗时（公元十一世纪）的宰相王旦，一连生了几个子女，都死于天花，待到老年又生了一个儿子，取名王素，王旦担心儿子重遭不幸的病害，于是招集了许多医师来商议，请他们提供防治痘疮的方法。当时有人提议，说四川峨嵋山有一个"神医"，能种痘，百不失一。丞相王旦立即派人去请。一个月后，那位医师赶到了汴京。医生对王素作了一番检查后，摸着他的头顶说，这个孩子可以种痘，次日即为他种了，第七天小孩身上发热，十二天后种的痘已经结痂。据考证这可能是我国典籍上有关种痘的最早记载。史料证明，16世纪下半叶用人痘接种术预防天花已经在我国民间广泛流传。清代俞茂鲲的《科金镜赋集解》（公元1727年）一书中，对我国种痘术的起源年代作了明确的阐述："种痘起于明朝隆庆年（公元1567~1572年），宁国府太平县，姓氏失考，得之异人丹传之家，由此蔓延天下。至今种花者，宁国人居多。"从此以后，我国典籍累见有种痘的记载。明末，喻昌的《寓意草》（公元1643年）中，记载有顾諟明的二郎、三郎在北京种痘的医案。十年后，董含的《三冈识略》中，又记载安庆的一位姓张的医师，传习种痘术已有三代，其法为：取患儿的稀痘浆贮于小瓷瓶内埋在土内待用，使用时将所贮浆染衣，使小孩穿着，三日萌芽，五日痘长，十日痘萎。这是清初人记录种痘的最早文献。公元 1681 年，清政府曾专差迎请江西医生张琰，为清朝王子和旗人（贵族）种痘。据张琰《种痘新书》（公元1741 年）说："经余种者不下七八千人，屈指记之，所莫救者，不过二三十耳。"可见，当时的种痘术已经有相当水准了。公元 1695 年张璐的《医通》中记有痘浆、旱苗、痘衣等法，并记述种痘法"始自江右，达于燕齐，近则遍行南北"。由此可见，我国在 16 世纪下半叶发明种痘术后，到了 17 世纪已推广到全国，而且技术也相当完善了。

《医宗金鉴》介绍了四种种痘法：①痘衣法棗把痘疮患者的内衣给接种的人穿上，以引起感染，这是最原始的一种方法；②痘浆法棗采取痘疮的泡浆，用棉花蘸塞于被接种者的鼻孔，以引起感染；③旱苗法棗采取痘痂研末，以银管吹入鼻孔；④水苗法棗采取痘痂调湿，用棉花蘸塞于鼻孔。我国人民在种痘的实践过程中，逐步取得选择苗种的经验。清代郑望颐《种痘方》中主张用毒力减低的"熟苗"，并提出在小儿身上连续接种以养苗，从而提高种痘的有效率与安全性。我国人痘接种术不久即引起其他国家的注重和仿效。1652 年，名医龚廷贤的弟子戴曼公到日本时，曾带去了这种方法。公元 1688 年俄国首先派医生来北京学习种痘。18 世纪 20 年代以后，人痘接种术传入土耳其、英国等地，它比英国柏克立的乡村医生琴纳发明的种牛痘预防天花至少要早 500 年。由此可见，我国人痘接种法不愧为世界人工免疫学的先驱。18 世纪法国启蒙思想家、哲学家伏尔泰就曾对人痘接种术备加赞扬，他说："我听说一百年来，中国人就有这种习惯，这是被认为全世界最聪明最讲礼貌的一个民族的伟大先例和榜样。"英国科技史家罗伯特·玛格塔在《医学的历史》中说："古代中国人懂得将脓胞结痂研成粉末吸入鼻腔，用来预防天花，在历史上是他们首先做到了这一步。"德国历史学家卡尔格·德克尔在《医药文化史》中也说："在中国古代医学中，预防疾病占有十分重要的地位……那时的中国人已经懂得把研磨好的天花痂吹入鼻黏膜来预防更严重的天花。"

（二）避邪防疫

1. **重视环境、个人及饮食卫生**　我国是一个有着悠久历史的文明古国，很早就注意到环境卫生对于预防传染病有着不容忽视的重要作用。清扫庭院、打扫室内外卫生，很早就有记载，如早在商代青铜器上就已有洒扫人的形象铭文。周代《礼记·内则》说："凡内外，鸡初鸣……洒扫室堂及庭。"说明当时已有清晨打扫室内外环境卫生的习惯。之后，出土的汉代文物中有"箕帚俑"，表明当时在汉代已有从事城市清扫工作的专职人员。《后汉书·张让传》载毕岚"作翻车渴乌，施于桥西，用洒南北郊路"。表明已有抽水洒水设备，用以洒水于路面，防止尘土飞扬，保持道路清洁，减少空气污染。在城市公共卫生设施方面，历代都很重视疏通城市沟渠，建立排水系统，对饮水及水源进行合理管理，是防止传染病发生与流行的重要举措。在河北易县出土的战国时代燕国下都的陶质阴沟管道，是我国早期的地下排水设施。建立公厕、圈养生猪是合理地进行粪便管理，减少水源污染的重要措施。在殷墟甲骨文中有"溷"字，"溷"即为厕所、猪圈，而后汉邯郸淳《笑林》载有"都厕"，即城市公共厕所，这对于保持城市环境卫生，管理粪便，减少传染病的发生，无疑有着重要的作用。众所周知，唾痰是疫病传播的重要媒介之一，因而养成不随地吐痰的习惯亦能减少疫病的传播。早在汉武帝时期就已有使用唾壶的习惯。应邵《汉官仪》载："武帝时孔安国为侍中以其儒者，特听掌御唾壶朝廷荣之。"早在唐代《千金要方》中也载有"常习不唾地"之说，即要求人们不要随地吐痰。清代尤乘《寿世青编》说："凡人卧床常令高，则地气不及……人卧室宇，当令洁净，净则受灵气，不洁则受故气。故气之乱人室宇者，所为不成，所依不立。即一身亦尔，当常沐浴洁净。"京房《易传》曰："河水清，天下平。"这些记载均说明搞好环境卫生与预防保健的关系极为密切。

在此同时，我国人民有着良好的个人卫生习惯，如沐浴、勤换衣服、刷牙漱口等。战国时代的诗人屈原在《楚辞·渔父》中有"新沐者必弹冠，新浴者必振衣"的记载，可见当时人们很重视个人卫生。此外，古代早已知道常洗浴、更衣可有效地消灭作为媒体传染疾病的虱子及其虫卵（虮子），如《淮南子》说："汤沐具而虮虱相吊。"在元代郭金玉《静思集》中有"南州牙刷寄来日，去腻涤烦一金直"之句，说明当时已有使用植毛牙刷清洁牙齿的习惯。又据《马可·波罗行记》载："元制规定，向大汗献食者，皆用绢巾蒙口鼻，以防唾沫污染食品。"此为使用口罩的较早记录。这些良好的个人卫生习惯对于预防传染性疾病的发生、流行具有重要意义。

在了解"病从口入"的基础上，我国古代人民很早就强调要保持饮食卫生。水是人们生活的必需品，水源的清洁是人体健康的重要保障。相传黄帝时代已经有了水井，夏代更有"伯益作井"的说法，这对于搞好饮水卫生显然大有益处。周代已有用砖块垒井壁，设置井栏，上有井盖。并且定期进行"浚井改水"，同时还有一些用药物消毒井水的方法，这些措施对于保持井水的洁净有重要的作用。如《备急千金要方》提出了井水消毒法，如"当家内外有井，皆悉着药辟温气也"。提出井水消毒对预防疫病的重要性。后魏·贾思勰在《齐民要术》中首载用茱萸叶消毒井水。清·陈无择于《石室秘录》中指出消毒饮水可用贯众一枚浸入水缸之内，加入白矾少许。王孟英在《霍乱论》中提到："平日即宜留意，或疏浚河道，毋须积污，或广凿井泉，毋须饮浊，直可登民寿域。"可见保持水源的清洁，或在井中投放相应的药物消毒对预防疫病具有重要意义。另一方面，我国人民历来就有不喝生水的习惯，明代李时珍在《本草纲目》中指出："凡井水有远从地脉来者为上，有从近处江湖渗来者次之，其城市近沟渠污水杂入者成碱，用须煮滚，停一时，候碱澄乃用之；否则气味俱恶，不堪入药食茶酒也。雨后水浑，须擂入桃、杏仁澄之。"如《吕氏春秋·本味篇》提出饮水必须"九沸九度"。宋代庄绰在《鸡肋篇》中说："纵细民在道路上，亦必饮煎水。"不饮用生水对于预防许多消化道传染病有着重要的意义。

古人很重视保持食物的新鲜、清洁，如《论语·乡党》中说："鱼馁而肉败，不食；色恶，不食；臭恶，不食。"指出不可食用腐败变质的食品。汉代王充在《论衡》中明确提出："饮食不洁净，天之大恶也。"张仲景在《金匮要略》中提出了许多不可食用的食品，如"果子落地经宿，虫蚁食之者，人大忌食之。""猪肉落水浮者，不可食""六畜自死，皆疫死，则有毒，不可食之。"等。为防鼠类传播疾病，《诸病源候论》就提出"勿食鼠残食"。《备急千金要方》中说："勿食生肉。"这些内容都表明了古代已十分强调饮食卫生以预防疾病的发生，其中尤其对预防消化道传染病的发生有重要的作用。

2. 消毒隔离　古代医家基于对温疫具有传染性、流行性的认识，在《内经》提出的"避其毒气"预防原则的指导下，采取了各种严格的消毒隔离措施。如汉代即对传染病患者采取集中隔离治疗，设置"病庵"，类似于现代传染病医院。晋朝规定：朝臣家有"时疫"（传染病）染易三人以上者，身虽无疾，百日不得入宫。说明不仅要将病人隔离，还要对已与病人有所接触而尚未发病者隔离。此外，隋代还曾设有"厉人坊"，其用来隔离麻风病人。明代肖大享《夷俗记》记载：内蒙地区一带的少数民族有"凡患痘疮（天花），无论父母、兄弟、妻子，俱一切避匿不相见"的记载。

同时，古代医家还提出与疫病患者接触时应注意的一些问题，如清代陈耕道在《疫痧草》中说："家有疫痧，人吸收病人之毒而发病者为传染。""兄发痧而预使弟服药，盍若弟发痧而使兄他居之为妙乎？"强调了隔离的重要性。熊立品在《瘟疫传症全书》提出勿接触患者任何物品，以免受到传染。如云："当合境延门，时气大发，瘟疫盛行，递相传染之际……毋近病人床榻，染其秽污；毋凭死者尸棺，触其臭恶；毋食病家时菜，毋拾死人衣物。"清初设"查痘章京"一职，以专司检查京城天花患者，一经发现，即令其迁出四五十里以外，以防其在京城流行、蔓延。在当时，人们已开始对外来海船进行海关检疫，以防痘疮（天花）传入我国境内，可视为我国早期的检疫制度。

另外，在疫病流行的时候，古人深刻地认识到掩埋患疫者的尸体可以预防疫病传播。对患疫者尸体的处理是切断疫病传播的重要手段之一。西汉元始二年（公元 2 年）平帝诏："民病疫者……赐死者一家六尸以上葬钱五千。"《后汉书》载："会稽大疫，遣光禄大夫将太医循行疾病，赐棺木……"大和六年（公元 832 年）春，文宗诏："有一门尽殁者，官给凶具，随事瘗藏。"这些埋葬尸体以切断病源的政策，说明古人早已认识到患疫者尸体是重要的传播媒介之一。因此，正确地处理尸体，避免尸体暴露荒野而传播疾病。这表明了我国古代医家对于切断疫病的传播途径有了进一步的认识。

此外，古人在当时已认识到消毒辟秽对于预防传染病的重要作用。明代李时珍在《本草纲目》中指出："初病人衣蒸过，则一家不染。"另外，书中还多处记载，谓凡疫气流传，可于房内用苍术、艾叶、白芷、丁香、硫黄等药焚烧以进行空气消毒辟秽，这种方法一直沿用至今。

3. 驱杀蚊蝇虫害　古人已认识到一些昆虫、小动物可传播疾病，因此极为重视驱杀蚊蝇虫害以预防传染病流行。在周代就设有除害防疫的专职人员，专事药物驱杀虫害。敦煌石窟中有一幅殷人熏火防疫图，形象地描绘了殷商时代即以火燎、烟熏杀虫防疫的生动情景。明代赵学敏在《本草纲目拾遗》中将蝇、蚊、虱、蚤、臭虫列为夏日五大害，作为人们驱杀的对象。如对苍蝇，人们为防止其污染食物，即采用了食罩辟蝇。如南宋·陈元靓《岁时广记》引《岁时杂记》中载："都人端午作罩子，以木为骨，用色纱糊之以罩食之。"此外，还记载有使用蝇拂、竹帘等以驱蝇、防蝇的方法，并用一些药物擦拭器具以避蝇。在杀蝇、灭蛆方面，诸多古代本草著作中将百部、藜芦、苦楝子、藁本等药物列为草熏烟驱蚊，用草乌、芥子、皂荚等药物灭蛆。在防蚊方面，我国在后汉时期就较普遍地使用蚊帐避蚊。而在周代以前，人们就已知道采用药草薰驱蚊，如《月令辑要》引《千金月令》所载："浮萍阴干和雄黄些少，烧烟去蚊。"在《琐碎录》中还载有驱蚊诗："木鳖芳香分两停，雄黄少许也须称，每到黄昏烧一炷，安床高枕至天明。"南宋时，南昌地区已有专门从事"货蚊药以自给"的商店，说明当时蚊药驱蚊已较普遍。针对如何灭鼠以防病，《山海经》里载有用白矾毒鼠的方法；《本草纲目》载有以砒霜"和饭毒鼠"。这些方法和措施对于防止温疫的发生和传播起到了一定的作用。

中医学在"天人相应"理论的基础上，对于如何养生防病以适应四时气候的变化是很重视的。气候与人体的生理病理有着密切的关系，故《内经》云："圣人春夏养阳，秋冬养阴。"春夏为养阳，指增强机体适应四时变化的能力。《内经》还记载四季有不同的适应方法。例如：春三月，"夜卧早起，广步于庭"；夏三月，"夜卧早起，无厌于日"；秋三月，"早卧早起，与鸡俱兴"；冬三月，"早卧晚起，必待日光"。只有适应自然环境，才能保持健康，预防疾病发生。此外，人们已认识到传染病与时令的密切关系，《素问·至真要大论》云："夫百病之生也，皆生于风寒暑湿燥火，以之化之变也。"中医注重各个季节对于传染病的预防。由于异常气候具有影响人体正常生理活动和导致疾病的作用，因此，中医称之为"虚邪贼风"，并认为对于四时正常气候变化，防病保健的要旨在于"顺应"，而对于"虚邪贼风"则须"慎避"，"圣人日避虚邪之道，如避矢石然。"（《灵枢·九宫八风篇》）慎避虚邪贼风对预防外感以至内伤疾病的发生及其发展、演变都有重要意义。中医在长期的防病实践中认识到疾病的发生具有明显的季节特点，并形成了因时施防的预防医学思想。在对疾病发生与四时气候关系的认识方面，中医多年来积累了丰富的经验，并总结上升为一定的理论，从而为因时制宜预防疾病提供了有效指导。

例如春季气候开始变暖，各种传染病病原开始繁衍，流行疾病有了可以传播的条件。从中医理论来讲，春季是温暖多风的季节，易于感受风温病邪，加之由于冬季的伤寒伏邪，到了春季也会化生温病。因此，春季是温热类疾病、传染性疾病较多发生或流行的季节，如流感、麻疹、百日咳、猩红热、肺炎、流行性乙型脑炎、腮腺炎、甲型肝炎等疾病。因此春季的防病要点有：重视环境卫生是基本的预防方法，尤其是气候变化异常的年份，更应该注意环境卫生预防。春季除害灭病的方法很多，包括通常的环境整治、清洁卫生、清除污染等，以及在中医长期的防病实践中总结出来的一套方法，如食醋熏蒸、雄黄熏蒸、菖蒲艾叶苍术等芳香药物熏蒸、撒石灰等。在个人卫生方面，中医认为要选择清净优雅的居处环境，避免尘浊污染、避免与患有传染病的病人接触等。在药物预防方面，预防风温感冒可服银翘散、桑菊饮等，预防肝炎（黄疸）可服板蓝根冲剂、夏桑菊、抗病毒口服液、小柴胡冲剂等，预防麻疹可用紫草、升麻、贯众、金银花等煎汤服用。总之，预防用药除了必须根据春季的气候特点和疾病发生流行情况外，并必须结合个人具体生理病理情况、既往患病的情况及所处地区的地理情况等综合考虑，不能一概而论，机械效仿。同样，根据夏、秋、冬不同时令的特点提出针对性预防，也是有重要意义的。

古人认为消灭传染源、切断传播途径、保护易感人群等隔离检疫措施是预防疫病流行的前提，养成良好的卫生习惯是预防疫病的保障，药物预防、提高人体的免疫能力、依据四时气候防疫是预防疫病的关键。由于历史条件和科学水平的限制，我国在传染病预防学方面的成就，有一些未能得到应有的发展，有的甚至已被湮没。而西方医学借助于现代科学技术，在传染病预防方面作出了重大贡献，我们在学习他们的同时，还要进一步挖掘和发扬中医学关于温病预防的成就和特色，为人类健康作出更大的贡献。

二、传染病的预防

"未病先防，已病早治"是防治传染病的基本原则。因此，预防传染病是传染病工作者的重要任务，应采取综合性措施和根据各个传染病的特点抓好起主导作用的措施，使两者紧密结合起来。

1. 管理传染源　传染病报告制度是早期发现传染病的重要措施。我国最早规定管理的法定传染病有 3 类 36 种。

（1）甲类传染病　鼠疫、霍乱。

（2）乙类传染病　病毒性肝炎、细菌性和阿米巴性痢疾、伤寒、副伤寒、艾滋病、淋病、梅毒、脊髓灰质炎、麻疹、百日咳、白喉、流行性脑脊髓膜炎、猩红热、流行性出血热、狂犬病、钩端螺旋体病、布鲁氏菌病、炭疽、流行性和地方性斑疹伤寒、流行性乙型脑炎、黑热病、疟疾、登革热和传染性非典型肺炎。

（3）丙类传染病　肺结核、血吸虫病、丝虫病、包虫病、麻风病、流行性感冒、流行性腮腺炎、风疹、新生儿破伤风、急性出血性结膜炎以及除霍乱、痢疾、伤寒和副伤寒以外的感染性腹泻。

甲类为强制管理的传染病，在城镇要求责任疫情报告人于发现后6小时内上报，农村不超过12小时，以最快的通讯方式向发病地的卫生防疫机构报告，并同时报出传染病报告卡。乙类为严格管理的传染病，在城镇要求责任疫情报告人于发现后12小时内，农村24小时内向发病地的卫生防疫机构报出传染病报告卡。但艾滋病、肺炭疽和传染性非典型肺炎可按甲类传染病管理。丙类为监测管理的传染病，要求责任疫情报告人在临测点内按乙类传染病方法报告。对接触者，应分别情况采取检疫、临床观察、药物预防或预防接种措施。对病原携带者，应进行隔离治疗、调整工作岗位和随访观察。值得特别说明的是，艾滋病、非典等新的传染病均是新近列入的法定传染病，相信随着疾病的政变，此类疾病会随之变化，如禽流感等，这应引起足够的重视。

2. 切断传播途径　对于消化道传染病、虫媒传染病和许多寄生虫病，切断传播途径是起主导作用的预防措施。消毒是切断传播途径的主要措施，分为疫源地消毒（包括随时消毒与终末消毒）和预防性消毒2类，有物理消毒与化学消毒2种方法。

3. 保护易感人群　通过改善营养、锻炼身体等措施以提高机体非特异性免疫力；通过预防接种以提高人群特异性免疫力。如接种疫苗、菌苗、类毒素之后可使机体产生对抗病毒、细菌和毒素的免疫力者为人工自动免疫；接种抗毒素、丙种球蛋白或高滴度免疫球蛋白之后可使机体获得免疫力者为人工被动免疫。其他尚有个人防护、药物预防等措施。

各　论

第一章　病毒感染

第一节　传染性非典型肺炎

传染性非典型肺炎（简称"非典"）是由 SARS 冠状病毒引起的以高热、干咳、气短或呼吸困难以及非典型肺炎为主要临床特征的急性传染性疾病。WHO 将本病命名为"严重急性呼吸综合征"，英文简称 SARS。从发病特点和临床表现来看，本病可归属于中医"温病、瘟疫"的范畴。

【病原学】

2003 年 4 月 16 日，WHO 宣布，一种新型冠状病毒是 SARS 的病原，并将其命名为 SARS 冠状病毒。（SARS - coronary virus，SARS - CoV）。该病毒很可能来源于动物，由于外界环境的改变和病毒适应性的增加而跨越种系屏障传染给人类，并实现了人与人之间的传播。该冠状病毒为单股正链 RNA 病毒，基因组含 29736 个核苷酸，直径约 60～200nm，电镜下病毒衣壳为 20 面对称立方体，胞膜表面有约 20nm 长的棒状或花瓣状纤突，呈王冠状，故而得名。其中编码聚合酶蛋白 la \ lb、棘蛋白（S）、小膜蛋白（E）、膜蛋白（M）、核壳蛋白（N）的基因已被证实。SARS 病毒有包膜，表面有棘突，对热、乙醚、酸均敏感。该病毒的抵抗力和稳定性要优于其他人类冠状病毒。

【流行病学】

我国于 2002 年 11 月在广东省佛山发现第一例 SARS 患者后迅速蔓延至全国 24 省、市、自治区和台、港、澳地区以及 33 个国家，形成流行态势。截至 2003 年 8 月 5 日，全世界共报告临床诊断病例 8422 例，死亡 916 例。报告病例的平均死亡率为 9.3%。2004 年 4 月我国北京及安徽又相继发现 5 例确诊病例。

一、传染源

具有临床症状的 SARS 患者是本病明确的传染源。在潜伏期既有传染性，症状期传染性最强，极少数患者刚有症状时即有传染性，少数"超级传染者"可感染数人至数十人。恢复期粪便中仍检出病毒，此时是否有传染性，仍待研究。共同暴露人群中，部分人不发病。

二、传播途径

本病密切接触是主要传播途径。以近距离呼吸道飞沫传播和直接接触呼吸道分泌物、体液传播多见。恢复期患者粪便中也能发现少量 SARS 病毒，故粪便是另一条潜在传播途径。气溶胶传播，即通过空气污染物气溶胶颗粒这一载体在空气中作中距离传播，是经空气传播的另一种方式，严重流行疫区的医院和个别社区爆发即通过该途径传播。另外实验室感染也应引起重视。

三、易感人群

人群普遍易感。医务人员、患者家人、与病人有社会关系的人为高危人群。早期，医务人员的发病数多、比例高，随着医院内感染控制措施的落实，医务人员发病明显减少。2002～2003 年的流行中，儿童 SARS 发病数少，其原因有待研究。

四、流行特征

本病流行发生于冬末春初，具有显著的家庭和职业聚集特征，其中医务人员发病约占20%。主要流行于人口密度集中的大城市，农村地区发病较少。

【病因病机】

一、中医病因病机

本病病因是 SARS 冠状病毒，其具有强烈的致病性和传染性，与"六淫邪气"和一般的温病病邪有较大差异，与中医"戾气"、"杂气"的概念范畴相象。但本病的发生和流行与自然气候反常密切相关，春季气温上升过早过快或寒热起伏过大都可成为本病的重要诱发因素。人体适应调节能力不足也是重要因素之一。由于冠状病毒的毒力较强，在发病过程中占据主导地位，就像明·吴又可所说："此气之来，无论老少强弱，触之者病。"

病邪由皮肤、口鼻而入，最先侵及肺卫，致使气机郁闭，郁而化热，肺失通调水道，湿遏热阻，进而热毒损伤肺络导致瘀血阻滞。若发病时自然气候湿气不重，则病变也是湿邪较轻，临床以热盛为主要病机。由于热邪最易耗伤津液，经过有效治疗后，邪去正虚，多见气虚阴亏之象。

二、西医病因病理

呼吸道遭受空气中病毒感染后，向下蔓延累及肺脏而引起炎症，首先损伤肺泡上皮细胞，气体交换最薄的肺泡壁首先发生坏死、透明膜形成。肺组织表现间质水肿、充血，红细胞和白细胞在组织间隙浸润，多核白细胞和血小板在肺微血管内聚集可导致微血栓形成，肺切面可挤出大量水肿液体。随着病情进展，Ⅱ型上皮细胞迅速增殖，肺泡上皮变厚，进而形成肺纤维化。

【临床表现】

1. 发热以夜间及清晨为多，多数在病情发展的极期出现，大汗出而热不退，有规律，多定时出现。发热持续不退为进入极期的表现。

2. 咳嗽为干咳或呛咳，发无定时，每发时感咽干或咽痛或发紧即咳，直到咳出粘痰一口为快。咳嗽时多伴身热汗出、胸闷，部分病人伴恐慌感，此时提示极期到来。

3. 腹泻多在发病 1～7 天内，日行 1～2 次，溏便或稀水便，偶有里急。多于 1 周左右缓解，为短暂过程。

4. 咽痛多在发病 1~4 天出现，无特殊规律，每因此引发咳嗽，随咳嗽减轻而逐渐好转，此时提示向愈。

5. 便秘大多发生于 7 天以上的患者，在极期和恢复期都可出现。

6. 情志不舒，有恐惧感、或忧郁，或急噪不安，重者难以配合治疗。

【实验室及影像学检查】

一、血液检查

外周血白细胞计数一般不升高，或降低；常有淋巴细胞计数减少。

二、反转录—聚合酶链反应（RT - PCR）检测法

可用于检测血液、粪便、呼吸道分泌物或身体组织中的 SARS 病毒，但阴性结果并不能排除 SARS 病毒的存在。

三、抗体测试

主要有免疫荧光试验（1FA）和酶联免疫吸附试验（ELISA），均可用于检测血清中特异抗体。

四、病毒培养

从 SARS 患者所采集的样本中的病毒可通过感染性细胞培养出病毒而检测出来，但阴性结果并不能排除 SARS 病毒的存在。

五、胸部 X 线检查

肺部有不同程度的片状、斑片状浸润性阴影或呈网状改变，部分病人进展迅速，呈大片状阴影；常为多叶或双侧改变，阴影吸收消散较慢；肺部阴影与症状体征可不一致。若检查结果阴性，1~2 天后应予复查。

【诊断与鉴别诊断】

一、诊断要点

（一）流行病学史

1. 与发病者有密切接触史，或受传染的群体发病者之一，或有明确的传染他人的证据。

2. 发病前 2 周内曾到过或居住于报告有传染性非典型肺炎病人并出现继发感染病人的城市。

（二）症状与体征

起病急，以发热为首发症状，体温一般 >38℃，偶有畏寒；可伴有头痛、关节酸痛、肌肉酸痛、乏力、腹泻；常无上呼吸道其它症状；可有咳嗽，多为干咳、少痰，偶有血丝痰；可有胸闷，严重者出现呼吸加速，气促，或明显呼吸窘迫。肺部体征不明显，部分病人可闻及少许湿罗音，或有肺实变体征。

注意：有少数病人不以发热为首发症状，尤其是有近期手术史或有基础疾病的病人。

（三）实验室检查

外周血白细胞计数一般不升高，或降低；常有淋巴细胞计数减少。

（四）胸部 X 线检查

肺部有不同程度的片状、斑片状浸润性阴影或呈网状改变，部分病人进展迅速，呈大片状阴影；常为多叶或双侧改变，阴影吸收消散较慢；肺部阴影与症状体征可不一致。若检查结果呈阴性，1~2 天后应予复查。

（五）抗菌药物

治疗无明显效果。

二、诊断标准

（一）疑似诊断标准

符合上述（一）1 +（二）+（三）条，或（一）2 +（三）+（四）条，或（二）+（三）+（四）条。

（二）临床诊断标准

符合上述（一）1 +（二）+（四）条及以上，或（一）2 +（二）+（三）+（四）条，或（一）2 +（二）+（四）+（五）条。

（三）医学观察诊断标准

符合上述（一）2 +（二）+（三）条。

（四）重症非典型肺炎诊断标准

符合下列条件之一者即可诊断为重症非典型肺炎：

1 呼吸困难，呼吸频率 >30 次/分。

2 低氧血症，在吸氧 3~5 升/分条件下，动脉血氧分压（PaO_2）< 70mmHg 或脉搏容积血氧饱和度（SpO_2）<93%；或已可诊为急性肺损伤（ALI）或急性呼吸窘迫综合征（ARDS）。

3 多叶病变且病变范围超过 1/3 或 X 线胸片显示 48 小时内病灶进展 >50%。

4 休克或多器官功能障碍综合征（MODS）。

5 具有严重基础性疾病或合并其他感染或年龄 >50 岁。

三、鉴别诊断

临床上应注意排除上感、流感、细菌性或真菌性肺炎、艾滋病合并肺部感染、军团菌、肺结核、流行性出血热、肺部肿瘤、非感染性间质性疾病、肺水肿、肺不张、肺栓塞、肺嗜酸性粒细胞浸润症、肺血管炎等临床表现类似的呼吸系统疾患。

【治疗】

一、治疗要点

严格执行隔离措施可有效控制疫情蔓延，而心理疗法对稳定患者情绪具有重要作用。由于目前尚无针对 SARS 冠状病毒的特异性治疗药物，故西医治疗以支持疗法和防治并发症为主，大剂量糖皮质激素的应用可有效改善临床症状和防止肺纤维化，但须注意继发感染、继发出血、精神症状、水钠潴留以及股骨头缺血等副作用。实践表明，辨证论治可有效改善临床症状，减少并发症，缩短病程。

二、一般治疗

休息，适当补充液体和维生素，避免用力和剧烈咳嗽。密切观察病情变化，定期复查胸片（早期复查间隔时间不超过 3 天）、心、肝、肾功能等。每天检测体表血氧饱和度。出现气促或 $PaO_2 < 70mmHg$ 或 $SpO_2 < 93\%$ 应给予持续鼻导管或面罩吸氧。发热超过 38.5℃者可使用解热镇痛药。

三、西医治疗

1. 糖皮质激素应用指征为：（1）有严重中毒症状，高热 3 日不退；（2）48 小时内肺部阴影进展超过 50%；（3）有急性肺损伤或出现 ARDS。一般成人剂量相当于甲基强的松龙 80~320mg/d，必要时可适当增加剂量，大剂量应用时间不宜过长。具体剂量及疗程根据病情调整，待病情缓解或胸片上阴影有所吸收后逐渐减量停用。建议采用半衰期短的激素。注意糖皮质激素的不良反应。儿童慎用。

2. 预防和治疗继发细菌感染根据临床情况，选用喹诺酮类、大环内脂类、β - 内酰胺类等适当抗生素。

3. 早期可试用抗病毒药物。

4. 重症可试用增强免疫功能的药物。

四、辨证论治

1. 早期 多在发病后 1~5 天，病机以湿热遏阻、卫气同病为特点，治疗上强调宣透清化。

（1）湿热遏阻肺卫

主症：发热，微恶寒，身重疼痛，乏力，口干饮水不多，或伴有胸闷脘痞，无汗或汗出不畅，或见呕恶纳呆，大便溏泻，舌淡红、苔薄白腻，脉浮略数。

治法：宣化湿热，透邪外达。

方药：三仁汤合升降散加减。

组成：杏仁 12g　滑石 20g　通草 10g　白豆蔻 12g　淡竹叶 10g　厚朴 12g　薏苡仁 20g　姜半夏 12g　僵蚕 10g　姜黄 10g　蝉蜕 9g　苍术 12g　青蒿 10g　黄芩 10g

湿重热不明显者，也可选用藿朴夏苓汤加减。

（2）表寒里热挟湿

主症：发热明显，恶寒，甚则寒战壮热，伴有头痛，关节痛，咽干或咽痛，口干饮水不多，干咳少痰，舌偏红，苔薄黄微腻，脉浮数。

治法：辛凉解表，宣肺化湿。

方药：麻杏甘石汤合升降散加减。

组成：炙麻黄10g　石膏30g（先煎）　杏仁12g　炙甘草10g　薏苡仁20g　僵蚕10g　姜黄10g　蝉蜕9g　黄芩10g　薄荷6g　连翘12g　金银花18g　芦根20g

2. 中期　多在发病后3～10天，病机以湿热蕴毒、邪阻膜原、邪阻少阳为特点，治疗上强调清化湿热、宣畅气机。

（1）湿热蕴毒

主症：发热，午后尤甚，汗出不畅，胸闷脘痞，口干饮水不多，干咳或呛咳，或伴有咽痛，口苦或口中粘腻，舌苔黄腻，脉滑数。

治法：清热化湿解毒。

方药：甘露消毒丹加减。

组成：石膏30g（先煎）　杏仁12g　茵陈18g　虎杖20g　白豆蔻15g　滑石20g　姜半夏12g　僵蚕10g　蝉蜕9g　苍术10g　姜黄10g　石菖蒲10g　柴胡12g　黄芩10g

（2）邪伏膜原

主症：发热，恶寒，或有寒热往来，伴有身痛，呕逆，口干苦，纳差，或伴呛咳、气促，舌苔白浊腻或如积粉，脉弦滑数。

治法：透达膜原湿浊。

方药：达原饮加减。

组成：厚朴12g　知母10g　草果10g　柴胡12g　黄芩10g　杏仁12g　薏苡仁20g　姜半夏10g　滑石20g

（3）邪阻少阳

主症：发热，呛咳，痰粘不出，汗出，胸闷，心烦，口干口苦不欲饮，呕恶，纳呆便溏，疲乏倦怠，舌苔白微黄或黄腻，脉滑数。

治法：清泄少阳，分消湿热。

方药：蒿芩清胆汤加减。

组成：青蒿12g　竹茹10g　姜半夏10g　茯苓20g　黄芩10g　杏仁12g　陈皮10g　薏苡仁20g　滑石20g　青黛10g　苍术10g　郁金10g

3. 极期　多在发病后7～14天，临床突出表现为气促喘憋明显，病机以湿热毒盛、耗气伤阴、瘀血内阻为主要特点，少数可表现为邪入营血、气竭喘脱。治疗在祛邪的同时必须重视扶正。

（1）热入营分，耗气伤阴

主症：身热夜甚，喘促烦躁，甚则不能活动，呛咳或有咯血，口干，气短乏力，汗出，舌红绛、苔薄，脉细数。

治法：清营解毒，益气养阴。

方药：清营汤合生脉散加减。

组成：水牛角20g（先煎）　生地黄20g　玄参10g　金银花20g　西洋参10g（另煎）　麦冬12g　山茱萸10g。并可静点参麦注射液以益气养阴。

（2）邪盛正虚，内闭外脱

主症：发热不明显，喘促明显，倦卧于床，不能活动，不能言语，脉细浅数无力，面色紫绀；或汗出如雨，四肢厥逆，脉微欲绝。

治法：益气固脱，或兼以辛凉开窍。

方药：大剂量静点参麦注射液或参附注射液，并用参附汤或生脉散送服安宫牛黄丸或紫雪丹。

4. 恢复期　多在发病后 10～14 日，病机以正虚邪恋、易挟湿挟瘀为主要特点，治疗强调扶正透邪，并重视化湿和活血。

（1）气阴两伤

主症：热退，心烦，口干，汗出，乏力，气短，纳差，舌淡红、质嫩、苔少或苔薄少津，脉细或细略数。

治法：益气养阴。

方药：参脉散或沙参麦冬汤加减。

组成：太子参 20g　沙参 20g　麦冬 15g　白扁豆 10g　炙甘草 12g　山药 20g　玉竹 10g　姜半夏 12g　芦根 20g

（2）气虚挟湿挟瘀

主症：气短，疲乏，活动后略有气促，纳差，舌淡略暗，苔薄腻，脉细。

治法：益气化湿，活血通络。

方药：根据虚实不同可分别选用李氏清暑益气汤、参苓白术散或血府逐瘀汤等加减。

（本文采用广州中医药大学邓铁涛教授的观点，北京光明中医学院杨建宇教授的用药剂量。）

五、其他疗法

1. 心理治疗　加强医患沟通，缓解患者的紧张情绪，积般配合治疗。

2. 针灸的预防与治疗　在保证安全的前提下，采用针灸疗法可针对性地治疗 SARS 的各种症状及并发症。如发热，可刺大椎、曲池、合谷、外关，以及点刺十二井穴出血，以起到泻热目的；咳嗽、短气可选取列缺、尺泽、肺俞、定喘；湿阻重出现腹泻、口中粘腻、食欲不振者可用中脘、内关、足三里、天枢、阴陵泉以化湿；进入极期出现喘脱者，可灸气海、关元；恢复期可选足三里、三阴交、内关助其扶正透邪。

在预防上，针刺、按摩、艾灸足三里、大椎等保健要穴可能会对机体的免疫力有很好的促进作用。

3. 几种可供选用的中成药　清开灵注射液、鱼腥草注射液、丹参注射液、醒脑静注射液、生脉注射液、参脉注射液。

【预防及调护】

1. 最有效的预防措施　生活和工作场合的充分通风换气。

2. 其他有效的预防措施　不与患者或疑似患者接触，注意个人卫生。

3. 不能肯定预防效果的措施　服用中西药物，室内使用熏香，使用干扰素喷鼻、喉等。

第二节 人禽流感

人禽流行性感冒（以下称人禽流感）是由禽甲型流感病毒某些亚型中的一些毒株引起的急性呼吸道传染病。早在 1981 年，美国即有禽流感病毒 H7N7 感染人类引起结膜炎的报道。1997 年，我国香港特别行政区发生 H5N1 型人禽流感，导致 6 人死亡，在世界范围内引起了广泛关注。尽管目前人禽流感只是在局部地区出现，但是，考虑到人类对禽流感病毒普遍缺乏免疫力、人类感染 H5N1 型禽流感病毒后的高病死率以及可能出现的病毒变异等，世界卫生组织（WHO）认为该疾病可能是对人类存在潜在威胁最大的疾病之一。

【病原学】

禽流感病毒属甲型流感病毒。甲型流感病毒呈多形性，其中球形直径 80～120nm，有囊膜。基因组为分节段单股负链 RNA。依据其外膜血凝素（H Hemagglutinin）和神经氨酸酶（N Neuraminidase）蛋白抗原性的不同，目前可分为 15 个 H 亚型（H1～H15）和 9 个 N 亚型（N1～N9）。甲型流感病毒除感染人外，还可感染猪、马、海洋哺乳动物和禽类。血凝毒简称 H，为棒状突起，具有是病毒黏附于敏感受体，并引起多种动物的红细胞发生凝集。神经氨酸酶简称 N，为哑铃装突起，具有水解细胞表面糖蛋白 N – 乙酰神经氨酸的作用，从而使复制的病毒可自细胞表面释放。感染人的禽流感病毒亚型主要为 H5N1、H9N2、H7N7，其中感染 H5N1 的患者病情重，病死率高。

禽流感病毒对乙醚、氯仿、丙酮等有机溶剂均敏感。常用消毒剂容易将其灭活，如氧化剂、稀酸、卤素化合物（漂白粉和碘剂）等都能迅速破坏其活性。

禽流感病毒对热比较敏感，但对低温抵抗力较强，65℃加热 30 分钟或煮沸（100℃）2 分钟以上可灭活。病毒在较低温度粪便中可存活 1 周，在 4℃水中可存活 1 个月，对酸性环境有一定抵抗力，在 pH4.0 的条件下也具有一定的存活能力。在有甘油存在的情况下可保持活力 1 年以上。

裸露的病毒在直射阳光下 40～48 小时即可灭活，如果用紫外线直接照射，可迅速破坏其活性。

【流行病学】

一、传染源

主要为患禽流感或携带禽流感病毒的鸡、鸭、鹅等禽类。野禽在禽流感的自然传播中扮演了重要角色。目前尚无人与人之间传播的确切证据。

二、传播途径

主要经呼吸道传播，也可通过密切接触感染的家禽分泌物和排泄物、受病毒污染的物品和水等被感染，直接接触病毒毒株也可被感染。

三、易感人群

一般认为，人类对禽流感病毒并不易感。尽管任何年龄均可被感染，但在已发现的 H5N1 感染病例中，13 岁以下儿童所占比例较高，病情较重。

四、高危人群

从事家禽养殖业者及其同地居住的家属、在发病前 1 周内到过家禽饲养、销售及宰杀等场所者、接触禽流感病毒感染材料的实验室工作人员、与禽流感患者有密切接触的人员为高危人群。

【临床特征】

一、流行病学史

1. 发病前 1 周内曾到过疫点。
2. 有病死禽接触史。
3. 与被感染的禽或其分泌物、排泄物等有密切接触。
4. 与禽流感患者有密切接触。
5. 实验室从事有关禽流感病毒研究。

二、临床表现

1. 潜伏期 根据对 H5N1 亚型感染病例的调查结果，潜伏期一般为 1 ~ 7 天，通常为 2 ~ 4 天。

2. 临床症状 不同亚型的禽流感病毒感染人类后可引起不同的临床症状。感染 H9N2 亚型的患者通常仅有轻微的上呼吸道感染症状，部分患者甚至没有任何症状；感染 H7N7 亚型的患者主要表现为结膜炎；重症患者一般均为 H5N1 亚型病毒感染。患者呈急性起病，早期表现类似普通型流感。主要为发热，体温大多持续在 39℃ 以上，可伴有流涕、鼻塞、咳嗽、咽痛、头痛、肌肉酸痛和全身不适。部分患者可有恶心、腹痛、腹泻、稀水样便等消化道症状。重症患者可出现高热不退，病情发展迅速，几乎所有患者都有临床表现明显的肺炎，可出现急性肺损伤、急性呼吸窘迫综合征（ARDS）、肺出血、胸腔积液、全血细胞减少、多脏器功能衰竭、休克及瑞氏（Reye）综合征等多种并发症。可继发细菌感染，发生败血症。

3. 体征 重症患者可有肺部实变体征等。

【实验室及影像检查】

一、外周血象

白细胞总数一般不高或降低。重症患者多有白细胞总数及淋巴细胞减少，并有血小板降低。

二、病毒抗原及基因检测

取患者呼吸道标本采用免疫荧光法（或酶联免疫法）检测甲型流感病毒核蛋白抗原

（NP）或基质蛋白（M1）、禽流感病毒 H 亚型抗原。还可用 RT－PCR 法检测禽流感病毒亚型特异性 H 抗原基因。

三、病毒分离

从患者呼吸道标本中（如鼻咽分泌物、口腔含漱液、气管吸出物或呼吸道上皮细胞）分离禽流感病毒。

四、血清学检查

发病初期和恢复期双份血清禽流感病毒亚型毒株抗体滴度 4 倍或以上升高，有助于回顾性诊断。

五、胸部影像学检查

H5N1 亚型病毒感染者可出现肺部浸润。胸部影像学检查可表现为肺内片状影。重症患者肺内病变进展迅速，呈大片状毛玻璃样影及肺实变影像，病变后期为双肺弥漫性实变影，可合并胸腔积液。

【诊断与鉴别诊断】

一、诊断

根据流行病学接触史、临床表现及实验室检查结果，可作出人禽流感的诊断。

1. 医学观察病例 有流行病学接触史，1 周内出现流感样临床表现者。对于被诊断为医学观察病例者，医疗机构应当及时报告当地疾病预防控制机构，并对其进行 7 天医学观察。

2. 疑似病例 有流行病学接触史和临床表现，呼吸道分泌物或相关组织标本甲型流感病毒 M1 或 NP 抗原检测阳性或编码它们的核酸检测阳性者。

3. 临床诊断病例　被诊断为疑似病例，但无法进一步取得临床检验标本或实验室检查证据，而与其有共同接触史的人被诊断为确诊病例，并能够排除其它诊断者。

4. 确诊病例 有流行病学接触史和临床表现，从患者呼吸道分泌物标本或相关组织标本中分离出特定病毒，或采用其它方法，禽流感病毒亚型特异抗原或核酸检查阳性，或发病初期和恢复期双份血清禽流感病毒亚型毒株抗体滴度 4 倍或以上升高者。

流行病学史不详的情况下，根据临床表现、辅助检查和实验室检查结果，特别是从患者呼吸道分泌物或相关组织标本中分离出特定病毒，或采用其它方法，禽流感病毒亚型特异抗原或核酸检查阳性，或发病初期和恢复期双份血清禽流感病毒亚型毒株抗体滴度 4 倍或以上升高，可以诊断确诊病例。

二、鉴别诊断

临床上应注意与流感、普通感冒、细菌性肺炎、传染性非典型肺炎（SARS）、传染性单核细胞增多症、巨细胞病毒感染、衣原体肺炎、支原体肺炎、军团菌病、肺炎型流行性出血热等疾病进行鉴别诊断。鉴别诊断主要依靠病原学检查。

【治疗】

一、隔离治疗

对疑似病例、临床诊断病例和确诊病例应进行隔离治疗。

二、对症治疗

可应用解热药、缓解鼻粘膜充血药、止咳祛痰药等。儿童忌用阿司匹林或含阿司匹林以及其它水杨酸制剂的药物，避免引起儿童瑞氏综合征。

三、抗病毒治疗

应在发病 48 小时内试用抗流感病毒药物。

1. 神经氨酸酶抑制剂　奥司他韦（Oseltamivir，达菲）为新型抗流感病毒药物，实验室研究表明对禽流感病毒 H5N1 和 H9N2 有抑制作用，一般成人剂量每日 150mg，分两次服用。1～12 岁儿童剂量根据体重计算每次给药剂量，每日两次。15kg 以内的儿童每次给药 30mg，16～23kg 每次给药 45mg，24kg～40kg 每次给药 60mg，或 40kg 以上及 13 岁以上儿童剂量同成人。

2. 离子通道 M2 阻滞剂　金刚烷胺（Amantadine）和金刚乙胺（Rimantadine）可抑制禽流感病毒株的复制，早期应用可能有助于阻止病情发展，减轻病情，改善预后，但某些毒株可能对金刚烷胺和金刚乙胺有耐药性，应用中应根据具体情况选择。金刚烷胺和金刚乙胺成人剂量每日 100～200mg，儿童每日 5mg/kg，分 2 次口服，疗程 5 天。肾功能受损者酌减剂量。治疗过程中应注意中枢神经系统和胃肠道副作用。老年患者及孕妇应慎用，哺乳期妇女、新生儿和 1 岁以内的婴儿禁用。金刚乙胺的毒副作用相对较轻。

四、中医药治疗

1. 治疗原则　及早使用中医药治疗。清热、解毒、化湿、扶正祛邪。

2. 分证论治

（1）毒邪犯肺

主症：发热，恶寒，咽痛，头痛，肌肉关节酸痛，咳嗽，少痰，苔白，脉浮滑数。

病机：毒邪袭于肺卫，致肺卫蕴邪，肺失宣降。

治法：清热解毒，宣肺透邪。

方药：柴胡 10g　黄芩 12g　炙麻黄 6g　炒杏仁 10g　金银花 10g　连翘 15g　牛蒡子 15g　羌活 10g　茅芦根各 15g　生甘草 6g

加减：咳嗽甚者加炙枇杷叶、浙贝母；恶心呕吐者加竹茹、苏叶。

（2）毒犯肺胃

症状：发热，或恶寒，头痛，肌肉关节酸痛，恶心，呕吐，腹泻，腹痛，舌苔白腻，脉浮滑。

病机：毒邪犯及肺胃，湿浊内蕴，胃肠失于和降。

治法：清热解毒，祛湿和胃。

方药：葛根 20g　黄芩 10g　黄连 6g　鱼腥草 30g　苍术 10g　藿香 10g　姜半夏 10g　厚朴 6g　连翘 15g　白芷 10g　白茅根 20g

加减：腹痛甚者加炒白芍、炙甘草；咳嗽重者加炒杏仁、蝉蜕。

（3）毒邪壅肺

主症：高热，咳嗽少痰，胸闷憋气，气短喘促，或心悸，躁扰不安，甚则神昏谵语，口唇紫暗，舌暗红，苔黄腻或灰腻，脉细数。

病机：重症毒邪壅肺，肺失宣降，故高热，咳嗽；痰瘀闭肺，故口唇紫暗，气短喘促。

治法：清热泻肺，解毒化瘀。

方药：炙麻黄9g　生石膏30g（先煎）　炒杏仁10g　黄芩10g　知母10g　浙贝母10g　葶苈子15g　桑白皮15g　蒲公英15g　草河车10g　赤芍10g　牡丹皮10g

加减：高热，神志恍惚，甚则神昏谵语者加用安宫牛黄丸，也可选用清开灵注射液、痰热清注射液、鱼腥草注射液；口唇紫绀者加黄芪、三七、当归尾；大便秘结者加生大黄，芒硝。

（4）内闭外脱

主症：高热或低热，咳嗽，憋气喘促，手足不温或肢冷，冷汗，唇甲紫绀，脉沉细或脉微欲绝。

病机：邪毒内陷，气脱，阳脱，阴竭。

治法：扶正固脱。

方药：生晒参15g　麦冬15g　五味子10g　炮附子10g（先煎）　干姜10g　山萸肉30g　炙甘草6g

加减：汗出甚多者加煅龙牡；痰多，喉中痰鸣，苔腻者，加金荞麦、苏合香丸、猴枣散。

注射剂可选用醒脑静注射液、生脉注射液、参麦注射液、参附注射液、血必净注射液等。

3. 中成药应用　注意辨证使用口服中成药或注射剂，可与中药汤剂配合使用。

（1）解表清热类：可选用连花清瘟胶囊、柴银口服液、银黄颗粒等。

（2）清热解毒类：可选用双黄连口服液、清热解毒口服液（或颗粒）、鱼腥草注射剂、双黄连粉针剂等。

（3）清热开窍化瘀类：可选用安宫牛黄丸（或胶囊）、清开灵口服液（或胶囊）、清开灵注射液、醒脑净注射液、痰热清注射液、血必净注射液等。

（4）清热祛湿类：可选用藿香正气丸（或胶囊）、葛根芩连微丸等。

（5）止咳化痰平喘类：苦甘冲剂、痰热清注射液、喉枣散、祛痰灵等。

（6）益气固脱类：可选用生脉注射液、参麦注射液、参附注射液等。

五、加强支持治疗和预防并发症

注意休息、多饮水、增加营养，给易于消化的饮食。密切观察，监测并预防并发症。抗菌药物应在明确继发细菌感染时或有充分证据提示继发细菌感染时使用。

六、重症患者的治疗

重症患者应当送入 ICU 病房进行救治。对于低氧血症的患者应积极进行氧疗，保证患者血氧分压 >60mmHg。如经常规氧疗患者低氧血症不能纠正，应及时进行机械通气治疗，治疗应按照急性呼吸窘迫综合征（ARDS）的治疗原则，可采取低潮气量（6ml/kg）

并加用适当呼气末正压（PEEP）的保护性肺通气策略。同时加强呼吸道管理，防止机械通气的相关合并症。出现多脏器功能衰竭时，应当采取相应的治疗措施。机械通气过程中应注意室内通风、空气流向和医护人员防护，防止交叉感染。

【预后】

人禽流感的预后与感染的病毒亚型有关。感染 H9N2、H7N7、H7N2、H7N3 者大多预后良好，而感染 H5N1 者预后较差，据目前医学资料报告，病死率超过 30%。

影响预后的因素除与感染的病毒亚型有关外，还与患者年龄、是否有基础性疾病、是否并发合并症以及就医、救治的及时性等有关。

【预防】

（一）尽可能减少人，特别是少年儿童与禽、鸟类的不必要的接触，尤其是与病、死禽类的接触。

（二）因职业关系必须接触者，工作期间应戴口罩、穿工作服。

（三）加强禽类疾病的监测。动物防疫部门一旦发现疑似禽流感疫情，应立即通报当地疾病预防控制机构，指导职业暴露人员做好防护工作。

（四）加强对密切接触禽类人员的监测。与家禽或人禽流感患者有密切接触史者，一旦出现流感样症状，应立即进行流行病学调查，采集病人标本并送至指定实验室检测，以进一步明确病原，同时应采取相应的防治措施。有条件者可在 48 小时以内口服神经氨酸酶抑制剂。

（五）严格规范收治人禽流感患者医疗单位的院内感染控制措施。接触人禽流感患者应戴口罩、戴手套、戴防护镜、穿隔离衣。接触后应洗手。

（六）加强检测标本和实验室禽流感病毒毒株的管理，严格执行操作规范，防止实验室的感染及传播。

（七）注意饮食卫生，不喝生水，不吃未熟的肉类及蛋类等食品；勤洗手，养成良好的个人卫生习惯。

（八）可采用中医药方法辨证施防。应用中药预防本病的基本原则：益气解毒，宣肺化湿。适用于高危人群，应在医生指导下使用。

第三节　艾滋病

艾滋病是获得性免疫缺陷综合征（Acquired Immune Deficiency Syndrome，AIDS）的简称，是由人类免疫缺陷病毒（Human Immunodeficiency Virus，HIV）引起的致命性的慢性传染疾病的综合征。主要经过性接触、血液传播和母婴垂直传播。HIV 主要侵犯和破坏辅助性 T 淋巴细胞（$CD_4{}^+$ 淋巴细胞），使机体细胞免疫功能受损，最后并发各种严重的机会性感染和肿瘤。中医缺乏艾滋病的对应病名，属于中医 "虚劳"、"瘟疫"、"癥瘕" 等范畴。近年来，运用扶正固本或清热解毒等方法治疗本病，获得很好疗效，并被世界医学界认可。

【病原学】

HIV属于逆转录病毒科慢病毒属中的人类慢病毒组，分为1型和2型。目前世界范围内主要流行HIV-1。HIV-1为直径约100~120nm球形颗粒，由核心和包膜两部分组成。核心包括两条单股RNA链、核心结构蛋白和病毒复制所必须的酶类，含有逆转录酶、整合酶和蛋白酶。HIV-1是一种变异性很强的病毒，不规范的抗病毒治疗是导致病毒耐药的重要原因。HIV-2主要存在于西非，目前在美国、欧洲、南非、印度等地均有发现。HIV-2的超微结构及细胞嗜性与HIV-1相似，其核苷酸和氨基酸序列与HIV-1相比明显不同。

HIV在外界环境中的生存能力较弱，对物理因素和化学因素的抵抗力较低。对热敏感，56℃处理30分钟、100℃20分钟可将HIV完全灭活。巴氏消毒及多数化学消毒剂的常用浓度均可灭活HIV。如75%的酒精、0.2%次氯酸钠、1%戊二醛、20%的乙醛及丙酮、乙醚及漂白粉等均可灭活HIV。但紫外线或γ射线不能灭活HIV。

【流行病学】

艾滋病是上世纪下叶新发现的一种传染性疾病。1981年首先在美国报道，1982年正式命名为获得性免疫缺陷综合征，即艾滋病。1983年明确本病为传染病，并分离出病毒。欧洲、澳洲等地相继有本病发生，并且逐年上升。本病流行以美洲、非洲和亚洲为主。我国1985年发现第1例。艾滋病病人和无症状病毒携带者比为5/100，5年间由无症状感染发展为艾滋病者可达30%。高发地区成人中4%~15%已被感染，高危人群中感染率可达60%~80%。由于本病潜伏期长，可达2~10年，即使无新感者，病例亦可逐年上升。

一、传染源

人是本病的传染源。以患者的传染性最强，血清中带有HIV抗体的无症状感染者亦有传染性。病毒存在于血液、精子、子宫和阴道分泌物、唾液、泪水、乳汁中，具有传染性。

二、传播途径

1. 性接触传染：是主要传播途径。

2. 输注血液制品及吸毒者共用针头：输血和应用血制品亦为重要传播途径。吸毒者共用注射器后亦感染本病。

3. 母婴垂直传播：感染本病的孕妇可以通过胎盘在妊娠期间、产程中及产后血性分泌物传染给婴儿。

4. 其他途径：医护人员护理艾滋病人时，可被含血针头刺伤或污染破损皮肤传染，应用病毒携带者的器官移植或人工授精亦可被传染。

三、易感人群

同性恋和杂乱性交、吸毒、血友病和多次输血、HIV病毒感染者的婴儿，均属易感本病的高危人群。此外本病发病可能与遗传体质有关。发病年龄主要为50岁以下的青壮年。小儿发病虽少（1.4%），但发病急，死亡迅速。

【病因病机】

一、中医病因病机

艾滋病后期多属中医"虚劳"范畴。可参照虚劳论治。

艾滋病之病因主要在于房事不洁，或房事不节，耗精伤肾，正气内虚，外受淫毒之邪；禀赋薄弱，体质不强，淫毒之邪在母体内即可传于胎儿，形成先天之疾也；饮食不节，损伤脾胃，气血生化不足，内不能和调五脏六腑，外不能洒陈营卫经脉，淫毒之邪侵袭致病；大病久病之后，失于调养，正气亏损难复，淫毒之邪乘虚内侵致病；或由于吸毒成瘾，耗精伤正，淫毒之邪乘虚侵入致病。

艾滋病初起，淫毒侵犯肌表，可见肺卫证候；日渐侵犯五脏，耗损精气，形成五脏虚损之候；淫毒之邪瘀滞血脉，灼津为痰，瘀血、痰浊相交互结则成癥瘕；湿热淫毒化热生风，上扰心神，蒙闭清窍，而见神昏之危急重症；日久正虚邪盛，五脏虚损，气血亏虚，阴阳耗竭、继而离决身亡。

二、西医病因病理

本病为一种逆转录病毒——HIV 所致的传染病，传播途径主要为不洁性行为，以肛交传染性最大，也可通过输血、注射、产道、体液接触等传染。HIV 主要经皮肤黏膜破损处进入人体，主要在人体 CD_4^+T 淋巴细胞（辅助性 T 淋巴细胞）内寄生和繁殖，使之破裂、溶解、消失，最终导致 CD_4^+T 淋巴细胞减少和功能缺损，使依赖于 CD_4^+T 淋巴细胞的综合免疫反应能力减弱和丧失。机体对细菌、霉菌、原虫、平时不致病的病菌感染及细胞癌变的抵抗力下降和免疫力降低，发生各种条件性感染或肿瘤，HIV 还可侵犯神经系统，最终导致死亡。

【临床表现】

艾滋病潜伏期尚不很明确，一般认为病毒入侵后，需 2 ~ 10 年才发生为机会性病原体感染和发生肿瘤的艾滋病。感染后可分为急性 HIV 感染，无症状 HIV 感染和艾滋病 3 个阶段。

一、急性感染期

此期一般持续 3 ~ 21 天，一般不出现症状，部分病人出现一过性类传染性单核细胞增多症样症状：起病急，有发热、多汗、厌食、恶心、头痛、咽痛、关节肌肉疼痛等，亦可出现皮疹，如单纯疱疹和带状疱疹，淋巴结肿大，白细胞、血小板减少，不明原因的体重减轻，淋巴细胞检查有 CD_8^+ 淋巴细胞升高，导致 CD_4/CD_8 的比例倒置等。

二、无症状感染期

无症状 HIV 感染持续约 2 ~ 10 年，除血中有 HIV 抗体外，无任何症状。

三、艾滋病前期

持续性全身淋巴结肿大综合征（PGL），主要表现为除腹股沟淋巴结以外，全身其他部位两处或两处以上淋巴结肿大。其特点是淋巴结肿大直径在 1cm 以上，质地柔韧，无压痛，无粘连能自由活动。活检为淋巴结反应性增生。一般持续肿大 3 个月以上，部分患者淋巴结肿大 1 年后逐步消散，亦有再次肿大者。

四、艾滋病期

主要表现为发热（体温 38℃ ~40℃），慢性腹泻，疲劳乏力，头痛，咳嗽，气短或呼吸困难，吞咽困难，皮肤多发性紫斑或肿块，月经不调，全身淋巴结病变（多见于颈后、颌下、腋下，也可见全身性淋巴结肿大），白色念珠菌感染（口腔炎），体重减轻超过标准体重 10% 以上等。

艾滋病常伴有条件致病菌感染的临床表现。常见的病毒感染有：巨细胞病毒、EB 病毒、单纯疱疹病毒、肝炎病毒、腺病毒、人类 T 细胞白血病病毒感染。常见的寄生虫感染者有：卡氏肺囊虫感染、阿米巴原虫（病）感染、贾第虫（病）感染、隐孢子虫（病）感染等。常见的细菌感染有：分枝杆菌、沙门氏菌等感染。常见的霉菌感染有：白色念珠菌、隐球菌等。

艾滋病常伴发的肿瘤有：卡氏肉瘤、非霍奇金淋巴瘤（巴基特淋巴瘤、淋巴母细胞性淋巴瘤等）、霍奇金淋巴瘤、血管脂肪瘤等。

【实验室检查】

1. 抗 HIV 抗体检测 在感染 HIV 后 2 个月，大多数患者抗 HIV 抗体检测即呈阳性，常用的方法有：

（1）免疫酶联吸附法（ELISA、IFA、RIA）：此类试验阳性者有一定的假阳性反应，必须做确证试验。

（2）免疫印迹试验（WB）：此法可检出针对 HIV 不同结构蛋白的抗体，特异性高，常用于证实试验。

2. HIV 的分离培养 目前，已从感染 HIV 患者的血液、精液、脑脊液、乳汁、泪液、唾液、尿液，以及淋巴结、脑脊髓膜和脑组织分离到了 HIV，HIV 喜寄生的淋巴细胞培养可呈阳性。

3. 免疫功能检查 免疫功能检查可作为艾滋病的辅助诊断。

T 细胞活性减低，淋巴细胞总数 $<1 \times 10^9/L$（正常值 $1.5 \times 10^9/L$），总 T 淋巴细胞计数 $<1 \times 10^9/L$（正常值 $1.2 \times 10^9/L$），总 CD_4 淋巴细胞计数 $<0.4 \times 10^9/L$（正常值 $0.8 \times 10^9/L$），总 CD_8 淋巴细胞计数 $<0.4 \times 10^9/L$（正常值 $0.4 \times 10^9/L$），CD_4/CD_8 比值 <1（正常值 $1.1 \sim 3.5$）。淋巴细胞转化率低成为零。

4. 血常规检查 多有红细胞、血红蛋白降低，呈轻度正色素正细胞贫血。白细胞多降至 $4 \times 10^9/L$ 以下。中性粒细胞增加、有核左移现象，少数表现为粒细胞减少。淋巴细胞明显减少，血小板计数可减少。

【诊断与鉴别诊断】

一、诊断要点

1. 个人史、感染史及接触史等有较大参考价值。不洁性交史、输血史或吸毒共用注射针头史，以及有与可能 HIV 感染者密切接触史，幼儿母亲有 HIV 感染史等。

2. 免疫功能下降。T 淋巴细胞总数及白细胞计数降低，淋巴细胞转化率低或为零，$CD_4/CD_8 < 1$。伴有贫血、血沉加快、血小板计数减少等。

3. 抗 HIV 抗体检测阳性。

4. HIV 分离培养阳性。

5. 可疑临床表现：身体严重不适，体重下降 10% 以上，腹泻 1 个月以上，发热（>38℃）月余，夜汗，嗜睡等。以及可靠的条件致病性感染和（或）肿瘤征：卡氏肺囊虫肺炎、播散性组织胞浆菌病、隐孢子虫性腹泻、肺和气管白色念珠菌病，皆具有不易治愈，反复感染特性；卡氏肉瘤、非霍奇金淋巴瘤并发机体感染达 3 个月以上，以及儿童细胞涂片确诊之慢性淋巴细胞性间质性肺炎等。

二、鉴别诊断

与多种免疫缺陷病、传染病、感染病、血液病、肿瘤等鉴别。

1. 发热、消瘦、疲乏等　需与结核病、胶原性疾病、红斑狼疮、血液病相鉴别，均有发热、消瘦、疲乏等症，以及相应的病原和病理学改变，而艾滋病患者抗 HIV 抗体阳性，HIV 分离培养阳性。

2. 淋巴结肿大　与能引起淋巴结肿大的卡波西肉瘤、淋巴瘤、霍奇金病、血液病等相鉴别，肿瘤经组织病理学确诊，艾滋病患者表现为持续性淋巴结肿大，抗 HIV 抗体阳性、HIV 分离培养阳性。

3. 腹泻　溃疡性结肠炎、大肠肿瘤等长期腹泻，经结肠镜检查及其组织病理学检查确定。艾滋病患者腹泻持续时间长，特异性抗 HIV 抗体检测阳性。

4. 皮疹　与皮肤或黏膜紫癜、白血病的皮肤症状相鉴别，当并发卡波肉瘤时，其皮肤呈粉红色、褐色或深紫色瘀斑和结节改变。艾滋病患者 $CD_4/CD_8 < 1$，抗 HIV 抗体阳性。

5. 条件性致病菌感染　艾滋病患者 $CD_4/CD_8 < 1$，抗 HIV 抗体阳性，HIV 分离培养阳性，而非艾滋病感染者为阴性。

6. 肿瘤　艾滋病常并发肿瘤，如卡氏肉瘤、非霍奇金淋巴瘤等，其抗 HIV 抗体阳性，HIV 分离培养阳性。

7. 其他　梅毒、淋病等，可依据血清抗原抗体检测，以及分泌物涂片染色或培养等可明确诊断，易与艾滋病鉴别。

【治疗】

一、治疗思路

本病的治疗是一项综合性疗法，包括抗 HIV、抗机会性感染、抗继发性肿瘤以及对症治疗（抗感染、养生、导引、心理、营养支持等）。西医的逆转录酶抑制剂并用蛋白酶抑制剂疗效较高，但尚不能彻底治愈。其高昂的药费难被普遍采用。中医药治疗有确切疗效，待进一步研究推广应用，因其可提高患者的免疫功能并且价廉。中医治疗当以扶正固本、扶正祛邪为治疗基本原则，应辨证和辨病结合，灵活运用中药和多科治疗方法综合治疗。

二、治疗方法

（一）一般治疗

予以充分休息，辅以高蛋白、高维生素饮食。

（二）抗 HIV 治疗

目前抗 HIV 药物研制主要集中于 HIV 逆转录酶特异抑制剂的研究上，有些药物体外实验能抑制 HIV 病毒，但目前仍无特效疗法和药物。第 12 界世界艾滋病大会对高效抗病毒治疗（逆转录酶抑制剂 + 蛋白酶抑制剂）评价较高，能在 2 年内很大程度上抑制 HIV 的复制，但对潜伏感染的细胞不发生效应。

1. 逆转录酶抑制剂：

非核苷酸类逆转录酶抑制剂（ NNRTI）：现用药物为 Nevirapine 和 Delavirdine mesylare。

核苷酸类逆转录酶抑制剂：现用药物为叠氮胸苷（AZT）、2'、3'、双脱氧肌苷（Didanosine，ddI）等。AZT 的临床用量：口服 5mg/kg，每 4 小时 1 次。静脉注射 100mg ~ 150mg，每 4 小时 1 次，2 周后改口服，每 4 小时 200mg ~ 300mg，持续 4 周。不良反应有头痛，骨髓抑制，半数患者有白细胞减少和贫血。

2. 蛋白酶抑制剂：现用药物为 Saquinavir mesytate、Indinavir 等。

（三）免疫疗法

1. 白细胞介素Ⅱ：可增强淋巴细胞的功能，有一定的效果。2. 干扰素：为 T 淋巴细胞产生的抗病毒物质，a - 干扰素是免疫促进剂，是治疗艾滋病有效的免疫促进剂。γ - 干扰素具有抗病毒及免疫调节作用。3. 骨髓移植：输注骨髓可增加新的干细胞，重建免疫系统，但为时短暂。4. 转移因子：淋巴细胞的提取物。5. 胸腺素和胸腺因子：从胸腺中提取的能重建 T 淋巴细胞免疫功能的物质，有短暂疗效。6. 胸腺移植：可短暂地提高 T 细胞功能。

（四）条件性感染的治疗

不同的病原体给予相应的治疗。1. 卡氏肺囊虫肺炎：复方新诺明，或戊双脒每日 4mg/kg，肌注或静脉点滴。2. 白色念珠菌感染：制霉菌素、酮康唑。3. 新型隐球菌感染：氟胞嘧啶、大蒜素。4. 弓浆虫病：磺胺嘧啶、乙胺嘧啶。5. 单纯疱疹病毒感染：无环鸟苷、阿糖胞苷、α、β - 干扰素。6. 结核病：异烟肼、利福平、链霉素等。7. 曲菌病：二性霉素 B、制霉菌素。

（五）肿瘤治疗

多采用于术疗法，放疗、化疗、免疫疗法、中医药相结合治疗，常用药物有长春新碱、鬼臼乙叉苷、博莱霉素、a - 干扰素、中研Ⅰ、中研Ⅱ等。

（六）疫苗疗法

疫苗正在研制和试用中，已报道的有：屯 - 125、网状内皮系疫苗、混合疫苗、改良牛痘疫苗、艾滋疫 γ - 射线照射 HIV 疫苗、重组疫苗、单克降抗 CD_4 疫苗等。

（七）针灸疗法

中医应用针灸疗法较早，并且有较好的效果。选穴以调整机体免疫功能、提高抗病力的穴位为主。常用穴：足三里、肺俞、膏肓俞、膈俞、神阙、关元、气海、命门、肾俞、三阴交等，多用补法。针灸对艾滋病之不同临床表现适当辨证选穴。

（八）辨证论治

1. 淫毒袭表

主症：肢倦乏力，发热头痛，咳嗽少痰，口干喜饮，咽喉疼痛。舌红苔薄黄，脉浮数。

治法：清热解毒，辛凉透表。

方药：银翘散加减。

组成：金银花 20g　连翘 12g　荆芥穗 10g　淡豆豉 10g　桔梗 12g　甘草 10g　淡竹叶 10g

2. 湿热内蕴

主症：神疲肢倦，发热，呕吐，滑泻，胸脘胀闷，纳差，小便赤涩。舌红苔黄腻，脉滑数。

治法：清热解毒，祛湿化浊。

方药：三仁汤合甘露消毒丹加减。

组成：杏仁 12g　白豆蔻 10g　藿香 12g　茵陈 20g　滑石 20g　通草 10g　淡竹叶10g　薏苡仁 20g　姜半夏 12g　厚朴 10g

3. 热毒壅盛

主症：高热，皮肤褐色斑疹，伴见多发性出血，如衄血、咯血、尿血、便血等，或神昏谵语、惊厥、抽搐。舌红绛、苔黄腻或焦黄，脉细数或滑数。

治法：清热解毒，凉血止血，熄风开窍。

方药：清瘟败毒饮合清营汤加减。

组成：犀角（可用水牛角代替）10g　生地黄 20g　牡丹皮 20g　玄参 20g　麦冬13g　金银花 20g　连翘 10g　栀子 12g　淡竹叶 10g　石膏 20g（先煎）　知母 10g

若热极生风者可用羚羊角汤；痰蒙神窍而昏迷者，可用安宫牛黄丸。

4. 肾气亏虚

主症：肢倦神疲，形体消瘦，潮热盗汗，眩晕耳鸣，腰膝酸软，多梦心悸。遗精，舌红少苔，脉细或细数。或面色无华，肢凉怕冷，腹泻或五更泄泻，肠鸣腹痛，纳呆。舌淡苔白，脉沉细或细微。

治法：补益肾气。

方药：肾阴亏虚者滋补肾阴、养阴填精，方选左归丸加减。

组成：熟地黄 20g　山药 20g　菟丝子 20g　山茱萸 10g　枸杞 10g　鹿角胶 10g　龟版胶 10g　牛膝 12g

加减：肾阳亏虚者温补肾阳、益火补土，可选右归丸加减，上方中加附子、肉桂、杜仲、当归。

5. 脾气亏虚

主症：倦怠乏力，气短懒言，形体消瘦，纳呆腹胀，腹泻频作，恶心呕吐。舌淡苔白，脉细弱。

治法：益气健脾。

方药：补中益气汤加减。

组成：黄芪 20g　人参 10g　炙甘草 12g　白术 12g　陈皮 15g　升麻 10g　当归 12g　柴胡 12g

6. 肺阴亏虚

主症：消瘦乏力，发热口渴，干咳少痰或无痰，或痰中带血，失音，盗汗。舌红少苔，脉细数。

治法：滋阴润肺，化痰止咳。

方药：沙参麦门冬汤、生脉饮、百合固金汤加减。

组成：人参 10g　生地黄 20g　沙参 20g　玉竹 10g　麦冬 12g　五味子 9g　百合 10g　杏仁 12g　甘草 10g

7. 气虚血瘀

主症：形体消瘦，气短乏力，肌肤甲错，痛积痞块，纳差腹满，再紫暗或有瘀斑瘀点，脉细涩。

治法：益气活血，祛瘀生新。

方药：四君子汤合血府逐瘀汤或大黄䗪虫丸加减。

组成：人参 10g　白术 12g　茯苓 20g　桃仁 10g　川芎 9g　红花 10g　䗪虫 10g　水蛭 9g　牛膝 12g　大黄 10g

8. 寒痰郁结

主症：神疲肢倦，形体消瘦，面色萎黄，脘腹癥块，颈、腋下及鼠溪部恶核累累，舌红苔白，脉沉弦。

治法：解毒散结，散寒化痰。

方药：阳和汤加减。

组成：熟地黄 20g　鹿角胶 10g　炮姜 10g　肉桂 10g　麻黄 9g　白芥子 10g　甘草 10g

（九）民间经验方

（1）生石膏 15g，鲜芦根 20g，大青叶根 30g，金银花 15g，连翘 15g，黄芩 10g，黄柏 10g，栀子 10g，龙胆草 10g，板蓝根 15g，薄荷 10g，水煎服，每日 1 剂，分 2 次服，治疗邪犯卫气型艾滋病患者。

（2）紫花地丁 30g，水煎代茶饮，每日数次，可用于血清 HIV - 1 阳性者。

（3）香菇 30g，甘草 10g，水煎服，每日 3 ~ 4 次，可用于各型艾滋病患者。

（4）板蓝根 50g，夏枯草 30g，煎水代饮，用于血清艾滋病抗体阳性，无症状者。

（5）生脉饮口服液，每次 1 支，每日 3 剂，口服，对 HIV 感染者有效。

（6）甘草甜素（甘草酸、甘草皂苷），制成粉剂，装入胶囊，每次 1 ~ 2 丸（含生药 40 ~ 80mg），每日 3 次，疗程 1 ~ 2 年，可抑制 HIV 的繁殖，对艾滋病有效。

【预防】

艾滋病的感染率和发病率逐年增高，严重威胁人类生命健康，应动员全社会力量，搞好防艾宣传和预防工作，切断传播途径是预防的关键和主要手段。

1. 控制传染源　注意艾滋病病人及无症状病毒携带者的防护与关爱，加强国境检疫工作。

2. 切断传播途径　加强宣传教育，提倡应用安全套。加强注射器消毒，避免共用注射器、针头、剃须刀、牙刷等。严格检查血液和血制品来源，已感染的育龄妇女应避免妊娠、哺乳。

3. 保护易感人群　提倡婚前健康检查。密切接触者和医护人员，应注意自身防护，并做定期检查。加强公用医疗器械和公用生活用品消毒。

第四节　流行性感冒

流行性感冒（Influenza）简称流感，是由流感病毒引起的一种急性呼吸道传染病，传染性强，发病率高，容易引起暴发流行或大流行。其主要通过含有病毒的飞沫进行传播，人与人之间的接触或与被污染物品的接触也可以传播。典型的临床特点是急起高热、显著乏力，全身肌肉酸痛，而鼻塞、流涕和喷嚏等上呼吸其他症状相对较轻。秋冬季节高发。本病具有自限性，但在婴幼儿、老年人和存在心肺基础疾病的患者容易并发肺炎等严重并发症而导致死亡。流感病毒分甲、乙、丙3型，以甲型流感对人体威胁性最大。属中医"时行感冒"、"风温"等范畴。

【病原学】

流感病毒属正黏病毒科，系RNA病毒。病毒颗粒呈球形或丝状，直径80～120nm。超微结构研究表明，病毒由三层构成。内层为病毒核衣壳，含核蛋白（NP）、P蛋白和RNA。NP是可溶性抗原（S抗原），具有型特异性，抗原性稳定。P蛋白（P1、P2、P3）是RNA转录和复制所需的多聚酶。RNA为多节段的单负链，具有8个基因节段，当两株不同的甲型病毒同时感染同一宿主时，这些RNA片段可以自由组合（杂交或重组）。中层为病毒囊膜，由一层类脂体和一层膜蛋白（MP）构成，MP抗原性稳定，具有型特异性。外层为两种不同糖蛋白构成的辐射状突起，即血凝素（H）和神经氨酸酶（N）。H是由三条糖蛋白肽链构成的三聚体，能引起多种动物红细胞凝集，是病毒吸附于敏感细胞表面的工具；N则能水解黏液蛋白而释出N-乙酰神经氨酸，是病毒复制完成后脱离细胞表面的工具。H和N均有变异特性，故只具有株特异的抗原性，其抗体具有保护作用。

根据NP抗原不同，将流感病毒分为甲（A）、乙（B）、丙（C）三型。按照H和N抗原不同，同型病毒又分若干亚型。流感病毒复制是通过依赖RNA和RNA聚合酶完成的，该聚合酶缺乏校正功能，所以流感病毒基因突变的发生频率高。加上病毒基因组呈节段分布，从而导致基因突变产生新的毒株，称为抗原漂移（antigenic drift）。其抗原性和原病毒株不同。流感病毒变异仅发生于血凝素与神经氨酸酶。同一亚型而血凝素不同毒株同时感染单个细胞，血凝素与神经氨酸酶基因节段发生重组，而产生新的亚型，称为抗原转变（antigenic shift）。

流感病毒不耐热，对干燥、紫外线、甲醛、乙醇、酸和乙醚及常用消毒剂都很敏感。在4℃时可存活月余，在真空干燥或-20℃可长期保存。

流感病毒易在鸡胚羊膜腔中生长繁殖，病毒分离常用鸡胚，组织培养常用原代猴肾和人胚肾细胞等。动物模型最好是雪貂，实验动物常用小白鼠。

【流行病学】

一、传染源

主要是急性期病人和隐性感染者。病人自潜伏期末到发病后 7 日内均可从鼻涕、口涎、痰液等分泌物排毒，以病初 2～3 日传染性最强。由于部分免疫，感染后可不发病，成为隐性感染，带毒时间虽短，但在人群中易引起传播，迄今尚未证实有长期带毒者。患病家禽也是流感的机会性感染源。

二、传播途径

以飞沫传播为主。病人和隐性感染者通过说话、咳嗽或喷嚏等方式将病毒散播到空气中，并保持 30 分钟。传播速度和广度与人口拥挤程度有关。通过病毒污染的茶具、食具、毛巾等间接传播也有可能。

三、人群易感性

除新生儿外，其他人群普遍易感，病后可获得同型与同株的免疫力，但型与型之间无交叉免疫性，加之流感病毒不断发生变异，故可引起反复发病。

四、流行特征

突然发生、迅速蔓延、发病率高和流行期短是流感突出的流行特征。流行无明显季节性，但以冬季多见。甲型流感除散发外可以发生暴发、流行、大流行甚至世界性大流行。流感的世界大流行是由一种新亚型引起的，所有人群对这种病毒均无免疫力，致使流行能扩散到世界各地。经过一个或多个大流行后，人群对该亚型的免疫水平增高，但因发生抗原漂移而不断产生新的变异株而引起反复流行。每次出现新变异株流行后，人群因受染而产生新变异株抗体，同时人群中原已存在的旧株抗体也增强，因此，在同一亚型内的各种变异株流行 10～40 年后，人群对该亚型内的所有变异株都具有很高的免疫力，流行规模也渐小。如因抗原转变而出现新的亚型时，人群又普遍易感，而引起新的世界大流行。

乙型流感一般呈散发或小流行。丙型一般只引起散发。

【病因病机】

一、中医病因病机

中医学认为感冒是冬春两季常见的温热病，由于感受风邪，兼夹四时疫疬之邪，乘人体御邪能力不足时，侵袭人体肺卫皮毛而致。由于四时主气不同，因此感受外邪亦随着发病季节的差异而有风寒、风热、暑湿、温燥、凉燥之分。四时气候异常，寒温失节，如春应温而反寒，冬应寒反暖，"非其时而有其气"，常是导致外邪侵袭人体，引起发病和广泛流行的一个重要因素。《素问补遗·刺法论》曰："五疫之至，皆相染易，无问大小，病状相似。"《诸病源候论·时气病诸候》云："凡时气病者，皆因岁时不和，温凉失节，人感乖戾之气，而生病者多相染易。"均说明了寒热异常，温凉失节，岁时不和是时行感冒的主要病因，疫疠之邪在不同的季节，往往随风邪时气而侵入，如冬季多风寒，春季多风热，夏季多暑湿，秋季多燥气。

当然，时令外邪虽是本病发生的主因，但外邪能否侵入人体而致病，还与人体正气及肺卫防御功能的强弱有关。素禀气虚体弱者，卫表每多不固，故易遭外邪侵袭。生活起居不慎，冷暖失调，以及淋雨、劳倦等，亦能使人体腠理疏松，卫外功能短时降低，而致时令之邪乘虚侵入而发病。《素问·生气通天论》说："清静则肉腠闭拒，虽有大风苛毒，弗之能害。"林佩琴《类证治裁》指出："平昔元气虚弱，表疏腠松，略有不谨，即显风症者，此表里两虚证也。"均强调了人体体质的强弱与流感发病有着密切的关系。故本病是感受疫疠病邪，在气温突变、生活起居不慎，或素体虚弱、卫外不固、正气不足以抵御外邪时而触发。

本病的病因虽有四时六气的差异，但其中以风邪为主要的致病因素。《黄帝内经》曰："风者，百病之始也"。风性轻扬，故"伤于风者，上先受之"。肺居上焦，为脏腑之华盖，开窍于鼻，外合皮毛，主一身之表。风邪外侵，无论是与寒相兼的风寒，或与热相合的风热，其侵入人体，均是肺卫首当其冲。燥为秋令主气，其性干燥，但在性质上也有属寒、属热的不同。属寒者性近风寒，属热者性近风热。其致病主要限于秋季，故秋令感受燥邪所致的外感病可总称为秋燥，其中感受燥寒之邪的称为凉燥，感受燥热之邪的称为温燥。根据《内经》"四时主气，内应五脏"的理论，秋季燥金之气与人体肺脏相应，故秋燥之邪的致病特点与风邪相似，多从口鼻上受，先犯于肺。

一般病邪侵入人体时先从肺卫开始（"温邪上受，首先犯肺"，"伤于风者，上先受之"）。外邪自口鼻皮毛而入，客于肺卫，肺合皮毛而与卫气相通，致表卫失司，腠理闭塞，卫阳被遏，肺气失于宣肃，则见恶寒发热、鼻塞流涕、咳嗽等症。太阳经上额交巅夹背抵足，邪阻经络，经气不舒，则头、身、骨节酸痛（"不通则痛"），甚至项背强几几。邪在卫表未解，深入气分，则见壮热不恶寒、口大渴、身大汗等症。肺为娇脏，外合皮毛，上通于鼻。外邪犯肺，则气道受阻，上不得宣发，下不得肃降，肺气上逆则发咳，气息不利则鼻阻而鸣，鼓邪外出则喷嚏，邪迫液流则流涕，热盛则涕黄浊。咽喉乃肺之系，风寒则痒，热郁则痛，邪气相击，搏于咽喉则呼吸有声或语音重浊。肺与大肠相表里，邪下移大肠则出现腹痛、腹泻（胃肠型流感）。若素体虚弱，感邪较重亦有少数病情发展进入营血分，或由肺卫逆传营血分，窜扰心肝，则见神昏、抽风等症。

夏秋暑湿当令，故发生于这一季节的时行感冒多以暑、湿、寒三气交感，表里并因为主，常表现为风寒外束，暑湿内蕴的病机变化。因暑湿易伤气分，好犯中焦脾胃，湿困脾土，故感冒暑湿者，其邪多直趋气分，而有胸闷脘痞、恶心呕吐、泄泻等脾胃见症。

二、发病机制与病理

流感病毒可侵入呼吸道的上皮细胞进行复制，借病毒神经氨酸酶的作用而释放，再侵犯邻近细胞使感染扩散，引起呼吸道炎症及全身中毒反应。病毒一般仅在局部增殖，不侵入血流，多不发生毒血症。单纯性流感病变主要在上、中呼吸道黏膜，可见黏膜充血、水肿，纤毛上皮细胞变性、坏死与脱落，但基底细胞正常，约2周恢复。流感病毒肺炎的肺组织充血、水肿，气管、支气管内有血性分泌物，黏膜下有灶性出血、水肿及轻度的炎症细胞浸润。

流感病毒为 RNA 病毒，对热较敏感，56℃30 分钟、100℃1 分钟即可灭活。对紫外线和常用消毒剂亦很敏感。甲型流感病毒表面抗原易发生变异形成新的亚型，人群对此缺乏特异性免疫力，故易发生暴发流行或大流行。乙型流感常呈小流行。丙型流感多为散发。本病的传染源为患者和隐性感染者，病人从潜伏期末即开始排毒，病初 2 ~ 3 日传染性最强，主要经飞沫传播。人群对本病普遍易感，青壮年及学龄儿童发病较多，病后可获得免疫力，但不持久。老年、婴幼儿及体弱者易继发细菌性肺炎。

【临床表现】

一、临床表现

潜伏期约 1 ~ 3 日，最短者仅数小时。

1. **典型流感** 最常见的是单纯型流感，起病急，畏寒发热，体温可达 39℃ ~ 40℃，头痛，全身肌肉酸痛，疲乏无力，并有轻度鼻塞、流涕、咽痛、干咳等呼吸道症状，胸骨后有灼热感。有时有恶心、腹泻等。面颊潮红，眼结膜及咽部轻度充血。1 ~ 2 日内达高峰，3 ~ 4 日内体温下降，乏力及咳嗽可持续 2 周以上，其余症状随之减轻或消失。

2. **轻型流感** 症状轻，发热不高，2 ~ 3 日即愈。

3. **肺炎型流感**（又称原发性流感病毒肺炎、原发性肺炎型流感） 较少见。多见于年老体弱、婴幼儿、孕妇及原有心肺疾病者。初起与单纯型流感相似，1 ~ 2 日内病情迅速加重，出现高热、气促、发绀、胸闷、剧咳、咯血性痰等。两肺满布湿性啰音，但无肺实变体征。X 线检查可见两肺散在絮状阴影，近肺门处较多，抗生素治疗无效。严重者会发生心衰、肺水肿、呼吸衰竭而死亡。

二、并发症

1. **继发性细菌性肺炎** 常由肺炎双球菌、金黄色葡萄球菌、流感杆菌、嗜血杆菌继发感染引起。其临床特点以单纯型流感起病，2 ~ 4 日后病情与一般细菌性肺炎相同。肺部多表现为灶性或大片状浸润。周围血白细胞计数及中性粒细胞比例上升。在痰液中能找到致病菌，流感病毒不易分离。

2. **病毒与细菌混合性肺炎** 流感病毒与细菌性肺炎同时并存。起病急，高热持续不退，病情较重，可呈支气管肺炎或大叶性肺炎。除流感抗体上升外，也可找到病原菌。

3. **Reye's 综合征**（脑病 – 肝脂肪变综合征） 系甲型和乙型流感的肝脏、神经系统并发症，也可见于带状疱疹病毒感染。本病限于 2 ~ 16 岁儿童，因与流感有关，可呈暴发流行。临床上在急性呼吸道感染热退数日后出现恶心、呕吐，继而出现嗜睡、昏迷、惊厥等神经系统症状，有肝肿大，但无黄疸，脑脊液检查正常，血氨增高，肝功能轻度损害。病理变化脑部仅有脑水肿和缺氧性神经细胞退行性变，肝细胞有脂肪浸润。病因不明，近年来认为与服用阿司匹林有关。

4. **横纹肌肌溶** 系局部或全身骨骼肌坏死，表现为肌痛和肌力减退，血清肌酸磷酸酶升高和电解质紊乱，可有急性肾功能衰竭。

此外，流感病毒亦可引起心肌炎、心包炎、出血性膀胱炎、肾炎和腮腺炎等，偶见报道。

【实验室检查】

一、血象

白细胞总数正常或略减少，淋巴细胞相对增多。若继发细菌感染，白细胞总数及中性粒细胞均明显增高。

二、细胞学及病毒抗原检查

可行下鼻甲黏膜印片染色镜检，可见胞浆内有嗜酸性包涵体；或用特异性荧光抗体检查流感病毒抗原。

三、血清学检查

取早期与2～4周后双份血清，作血凝抑制试验或补体结合试验，第2份血清效价增高4倍或以上有诊断价值。

四、病毒分离

急性期病人的咽漱液进行接种后可分离出病毒。

【诊断与鉴别诊断】

一、诊断要点

1. 突然发病，迅速蔓延，发病率高。
2. 高热恶寒，肌肉酸痛，头痛乏力等全身中毒症状较重，呼吸道症状较轻。
3. 肺炎型可见发热，剧咳或阵咳，痰黏稠或痰中带血。
4. 血常规检查白细胞正常或偏低，分类淋巴细胞相对偏高。

二、鉴别诊断

1. 普通感冒与其他病毒性呼吸道感染　本病起病较缓慢，一般症状较轻。发热不高，无明显中毒病状，普通感冒可由多种呼吸道病毒感染引起。除注意收集流行病学资料以外，通常流感全身症状比普通感冒重，而普通感冒呼吸道局部症状更突出。确诊主要依靠病毒分离与血清检查。

2. 急性细菌性扁桃体炎　该病有扁桃体红肿并有渗出。培养可能分离出致病菌。

3. 支原体肺炎　本病与流感病毒性肺炎的X线表现相似，但前者的病情较轻，冷凝集试验可呈阳性。

4. 流行性脑脊髓膜炎　流脑早期症状与流感相似，但流脑的季节性明显，儿童多见，早期有剧烈的头痛、脑膜刺激征阳性、淤斑等。白细胞及中性粒细胞明显增高。脑脊液检查可确诊。

5. SARS　SARS和流感均属于急性呼吸道传染病，其流行及临床表现有诸多相似之处，好发季节均为冬春季，两者的鉴别诊断关系到隔离和防护的级别，也为疫情预警提供重要的参考信息。两者在鉴别上，流行病学史是非常重要的。与SARS患者有密切接触史，或属受传染的群体发病者之一，或有明确传染他人的证据，而出现肺炎样改变，是SARS重要的诊断线索。而流感则表现为在流行季节，一个单位或地区出现大量上呼吸道感染患者或医院门诊、急诊上呼吸道感染患者明显增加，而仅表现为上感症状，很少出现肺炎样改变，以上情况出现，则提示流感的流行。

临床表现上，SARS高热持续时间更长，基本无呼吸道其他症状，呼吸道症状出现迟，常在病后2周出现，部分患者可发生呼吸困难和呼吸窘迫；而流感高热通常持续3~5日，可同时伴有其他症状和呼吸道症状，由于肺较少受累，通常不出现呼吸困难或呼吸窘迫。

从受累器官看，SARS主要累及肺，具有嗜肺性，可产生严重的肺组织损害，表现为急性肺损伤（ALI）或急性呼吸窘迫综合征（ARDS）；而流感通常仅局限于上呼吸道，很少累及肺。

实验室检查方面，两者虽都可表现为外周血白细胞不增加或降低，但SARS常伴有淋巴细胞计数减少，而流感则表现为淋巴细胞相对增加，并且SARS常伴有血小板计数下降，LDH和CK增高。

在出现肺部病变后，胸部影像学方面也有明显的特征以资鉴别。SARS常为片状、斑片状、云絮状、网格状阴影，常为多叶或双侧变化，动态改变，病变进展快，而流感的肺部表现，主要表现为支气管肺炎样改变。

6. 其他发热性疾病　其他发热性疾病，如流行性出血热、斑疹伤寒等，病初类似流感，但随病情进展出现特征性临床表现及相应特异性血清学、病原学表现。脑脊液等检查，可资鉴别。

【治疗】

一、治疗原则

流感的基本病机为邪毒袭表，肺卫不利。中医治疗以疏表散邪为原则，根据辨证，以内服药为主。若患者高热，且全身症状较重，可重用清热解毒药物，亦可配合针灸推拿疗法，尤其是婴幼儿，配合推拿疗效更好。

西医对本病尚无特效疗法，目前虽有抗病毒药物，但疗效并不十分确定，故对单纯型流感无并发症者，主要是加强护理、对症治疗。但对中毒症状较重或肺炎型流感麻密切观察病情变化，及早采取措施，防止心功能不全和继发感染等。婴幼儿、年老体弱者易并发细菌性肺炎、气管炎、支气管炎等，应早期选用抗生素，防止发生并发症。

对典型流感，可单用中药或配合西药治疗，对疗状较重患者，宜采取中西医结合治疗。

二、治疗方法

（一）辨证论治

1. 风寒束表

主症：恶寒重，发热轻，无汗，口不渴，头痛，周身酸痛乏力，喉痒，咳嗽，痰稀色白，鼻塞声重，喷嚏涕清，舌质淡红，苔薄白而润，脉浮紧。

治则：辛温解表，宣肺散寒。

方药：荆防败毒散加减。

组成：荆芥9g　防风9g　羌活9g　独活9g　川芎6g　柴胡9g　前胡9g　桔梗3g　枳壳9g　茯苓9g　甘草3g　生姜3片

加减：咳嗽甚者，加杏仁；恶心呕吐，加苏叶；全身乏力体虚者，加党参；恶寒无汗，身痛显著，表寒郁闭者加麻黄、桂枝；若体质较虚者，去荆芥、防风，加党参以扶正祛邪；若风寒外束，里渐化热而见口渴者可用柴葛解肌汤。

2. 风热袭表

主症：发热重，不恶寒或微恶风寒，周身不适，汗泄不畅，口微渴，头胀痛，鼻塞声重，鼻涕黄稠，咳嗽，痰黏或黄，咽燥，或咽喉乳蛾红肿疼痛，舌边尖红，苔薄白或薄黄，脉浮数。

治则：辛凉解表，宣肺清热。

方药：银翘散加减。

组成：金银花15g　连翘10g　薄荷10g（后下）　荆芥6g　淡豆豉6g　桔梗10g　牛蒡子15g　芦根10g　淡竹叶6g　生甘草6g　杏仁10g　射干10g　荆芥穗5g

加减：若咽喉红肿，吞咽疼痛，加板蓝根、大青叶；咳唾黄痰加黄芩、瓜蒌、石膏；若头痛剧烈，可在主方中加野菊花、刺蒺藜、蔓荆子；项背强可加葛根；大便干结，加瓜蒌仁、生大黄（后下）；口渴加天花粉、石斛；热毒症状明显，配大青叶、蒲公英、草河车；肢体疼痛较甚者可加秦艽、桑枝；头痛鼻塞较重者加葛根、苍耳子。

3. 暑湿困表

主症：夏暑发病，发热恶寒，无汗或汗出不畅，咳嗽痰黏，鼻流浊涕，头痛而重，胀痛如裹，肢体困倦，胸闷心烦，恶心呕吐，口中黏腻，口不渴或渴饮不多，小便短赤，大便溏泻，舌苔薄黄微腻，脉滑数或浮数。

治则：清暑祛湿，宣肺解表。

方药：新加香薷饮加减。

组成：香薷9g　厚朴9g　金银花15g　连翘12g　扁豆花9g　滑石15g　茯苓12g　藿香9g　佩兰9g　通草4.5g　西瓜翠衣18g　甘草3g

加减：若表湿偏重，肢酸头昏重者，可加藿香、佩兰；里湿偏重，脘痞呕甚者，加苍术、白蔻仁、清半夏、陈皮；里热盛而小便短赤者，加六一散；若发热重，烦渴者，加益元散、淡豆豉、芦根；纳呆、腹胀者，加建曲、枳壳、大腹皮；呕吐者，加代赭石、竹茹、肉豆蔻；大便溏泻，加黄连、薏苡仁、木香；小便短赤，加赤茯苓、通草、益元散。

4. 燥热犯肺

主症：发热，微恶风寒，头痛，无汗，鼻塞而燥，口鼻唇咽干燥，咽痛声哑，干咳少痰，眼睛干涩，胸痛，舌边尖红，苔薄白而燥，脉浮数。

治则：辛凉解表，润燥宣肺。

方药：桑杏汤加减。

组成：桑叶9g　淡豆豉9g　杏仁9g　栀子9g　北沙参12g　川贝母6g（研吞）　百部6g（蜜炙）　瓜蒌皮9g　梨皮9g

加减：热甚加黄芩、金银花；咽干加麦冬；咽痛加玄参、青果、牛蒡子、土牛膝；胸闷痰黏加瓜蒌、枇杷叶、枳实；喉痒加蝉蜕、清炙麻黄。

5. 邪热壅肺

主症：高热烦渴，有汗或无汗，口渴多饮，气逆喘促，甚则气喘唇青，鼻煽无涕，咳嗽痰少而黏不易咯出，或痰多黄稠，胸痛，舌红苔微黄少津，脉滑数。

治则：清热解毒，宣肺平喘。

方药：麻杏石甘汤合白虎汤加减。

组成：生石膏30g（先煎） 炙麻黄6g 杏仁10g 甘草3g 知母15g 板蓝根30g 大青叶15g 贯众10g 鱼腥草30g 金银花15g

加减：高热痰黄者加黄芩、全瓜蒌；胸痛加桃仁、郁金；痰中带血加白茅根、茜草、侧柏炭；咳嗽甚者加紫菀、百部、马兜铃；喘急，加桑白皮、黄芩、鱼腥草；痰多者加白前根、贝母；便秘腹胀加大黄、瓜蒌仁。

6. 热闭动风

主症：高热持续不退，口干不欲饮，头痛较剧，烦躁不安，甚则神昏谵语，或昏聩不语，筋脉拘急，手足抽搐，颈项强直，舌质红绛，脉弦数。

治则：清心开窍，凉肝熄风。

方药：清营汤合羚角钩藤汤加减。

组成：水牛角15g 玄参15g 钩藤15g（后下） 金银花15g 连翘10g 麦冬10g 地龙10g 莲子心6g 淡竹叶6g 羚羊角4.5g（先煎） 桑叶6g 川贝母10g 鲜生地黄15g 菊花9g 茯神9g 生白芍9g 生甘草2.4g 上药水煎送服紫雪丹。

加减：神昏者加服安宫牛黄丸；昏迷不醒加用至宝丹；头痛头晕者，加板蓝根、天麻、僵蚕；热极痉甚，加牡丹皮、大青叶、僵蚕；痰鸣气涌加竹沥水、猴枣散；大便秘结加大黄；瘀阻明显者，加丹参、桃仁。

7. 气虚感冒

主症：发热恶寒，头身疼痛，咳嗽鼻塞，自汗出，倦怠无力，短气懒言，舌淡苔白，脉浮而无力。

治则：益气解表，调和营卫。

方药：参苏饮加减。

组成：紫苏叶10g 茯苓10g 陈皮10g 姜半夏10g 前胡10g 枳壳10g 党参15g 葛根20g 桔梗6g

加减：体虚较甚者，可用补中益气汤加减；表虚自汗易感风邪者，可用玉屏风散加减。

8. 阳虚感冒

主症：恶寒重而发热轻，头疼身痛，自汗出，咳吐白痰，鼻塞流清涕，面色㿠白，形寒肢冷，语声低微，舌淡胖苔白，脉沉无力。

治则：助阳解表，宣肺止咳。

方药：参附再造丸加减。

组成：制附片9g 桂枝9g 党参9g 羌活9g 防风9g 荆芥9g 生黄芪8g 细辛3g 生甘草6g

加减：咳嗽痰多，加杏仁、姜半夏。

9. 血虚感冒

主症：发热微恶寒恶风，无汗头痛，面色无华，唇甲色淡，心悸头晕，舌淡苔白，脉细。

治则：养血解表，疏风散寒。

方药：葱白七味饮加减。

组成：淡豆豉 15g　葛根 15g　麦冬 15g　白芍 15g　荆芥 9g　苏叶 9g　熟地黄 9g

加减：热甚者，加金银花、连翘、黄芩；恶风者加防风；口渴咽干者加天花粉、芦根。

10. 阴虚感冒

主症：身热微恶风寒，头痛无汗，头晕心烦，口渴咽干，手足心热，咳嗽少痰，舌红，脉细数。

治则：滋阴解表，疏风宣肺。

方药：加减葳蕤汤加减。

组成：玉竹 15g　淡豆豉 15g　白薇 10g　生地黄 10g　桔梗 8g　薄荷 6g（后下）生甘草 6g

加减：咳嗽咽干痰稠者，加牛蒡子、瓜蒌壳；心烦口渴者，加淡竹叶、天花粉；咳嗽胸痛，痰中带血者，加鲜茅根、生蒲黄、藕节；大便干燥者，加生地黄、玄参。

（二）病原治疗

金刚烷胺每次 100mg，2 次/日，只对甲型流感病毒有效，孕妇、哺乳妇女及有癫痫史者忌用，有中枢神经系统疾病和老年动脉硬化症者慎用。甲基金刚烷胺每次 100mg，2 次/日，只对甲型流感病毒有效，其抗病毒活性较金刚烷胺高，副作用少。三氮唑核苷（病毒唑）每次 500mg，2 次/日，或三氮唑核苷 1000mg 加入 10% 葡萄糖溶液 500ml 内静脉滴注，每日 1 次。吗啉胍每次 0.2g，3 次/日。

（三）对症治疗

1. 解热镇痛药：复方阿司匹林每次 1 片，2～3 次/日，或必要时服；去痛片每次0.5g，3 次/日，或必要时服；吲哚美辛每次 25mg，3 次/日，或必要时服；速效感冒胶囊1 粒/次，3 次/日。

2. 止咳祛痰药：咳必清每次 25mg，3 次/日，宜于咳嗽较剧烈而无痰者；溴己新每次8mg～16mg，3 次/日，宜于痰稠不易咯出者。

3. 防治细菌感染药：复方新诺明每次 2 片，2 次/日；乙酰螺旋霉素每次 0.2g，3～4次/日；红霉素每次 0.3g，3～4 次/日；先锋霉素 IV 每次 0.5g，3 次/日，肌注。

（四）其他疗法

1. 针灸疗法

（1）高热寒战，针合谷、风池、曲池、大椎，用泻法，留针 10 分钟左右，每日 2次。

（2）严重高热，可以十宣放血。

（3）剧烈咳嗽，针刺天突、列缺，留针 20 分钟，每日 3 次。

（4）鼻塞者，可针刺迎香、足三里等穴。

2. 中成药治疗

（1）川芎茶调散1袋，冲服，每日2次，适用于风寒型。

（2）银翘解毒片4~8片或银翘解毒丸口服，每日2~3次，感冒退热冲剂，每次1~2袋，每日2~3次，适用于风热型。

（3）藿香正气散1包或藿香正气水1瓶，每日2次，适用于并见吐泻，即所谓胃肠型流感者。

（五）民间经验方

（1）连须葱白、生姜、橘皮各10g，红糖适量，水煎服，适于风寒型。

（2）羌活、防风、紫苏、生姜、苍耳子各10g，水煎服，适于风寒型。

（3）薄荷5g，鲜芦根、鼠曲草、板蓝根各12g，水煎服。大青叶、鸭跖草各15g，桔梗10g，生甘草5g，水煎服。野菊花、四季青、鱼腥草各15g，淡竹叶10g，水煎服。均适于风热型。

（4）白扁豆、薏苡仁、绿豆各15g，六一散10g，荷叶15g，白糖适量，水煎服，适于暑湿外感型。

（5）大青叶、板蓝根、贯众各30g，水煎代茶饮之，对防治流感有一定疗效。

（6）香石清解袋泡剂：香薷、金银花、连翘、荆芥、知母、射干、藿香各10g，生石膏、板蓝根、滑石各15g，薄荷、熟大黄各6g，用开水浸泡15~20min服用，2h服1次。10岁以下，每次1袋；10~15岁，每次2袋；15岁以上者，每次2~3袋。治疗流感高热者有效。

（7）玉屏风散由黄芪、白术、防风、鲜生姜组成，每次1包，每日2次，对卫气虚弱，易感外邪者有一定预防治疗作用。

（8）蒲公英15~30g，水煎服，适用于单纯型流感偏热者。

（9）板蓝根10g，芦根15g，葱白3寸，水煎服，适用于单纯型流感。

（10）白茅根15g，芦根15g，葱白3寸，水煎服，适用于单纯型流感夹湿者。

（11）菊花15g，桑叶15g，芦根15g，水煎服，适用于单纯型流感偏热者。

（12）金银花15g，大青叶15g，鬼针草15g，葛根9g，荆芥6g，甘草3g，成人每日1剂，水煎2次，分2次内服，小儿酌减。

【预防】

1. 病人应隔离至热退后48小时。流行期应减少大型的集体室内活动。居室注意通风，可用食醋蒸发消毒（$5ml/m^3$ 空间）或艾条薰消毒。

2. 选用流感减毒活疫苗，鼻腔喷雾，每侧0.5ml，用于健康成人及少年儿童，免疫力可维持6~10个月。老年人、婴幼儿、孕妇及慢性病患者禁用。灭活疫苗接种反应较低，适用于禁用减毒活疫苗者。

3. 金刚烷胺预防甲型流感有效，每次0.1g，每日2次，连服1~2周（禁忌见西医治疗项）。中药预防流感亦有较好作用，流行期间，可用野菊花、大青叶、贯众等水煎服。

4. 注意休息，发热时应卧床休息，多饮水，给予易消化的饮食，忌食油腻辛辣燥热之物。

第五节 病毒性肝炎

病毒性肝炎是由多种肝炎病毒引起的，以肝脏细胞炎症和坏死病变为主的传染病。临床上以乏力、厌油腻、肝区疼痛、黄疸、肝肿大、肝功能异常为主要表现。病毒性肝炎属于中医"胁痛"、"黄疸"、"肝热病"、"瘟黄"等范畴。具有传染性强、传播途径复杂、流行面广、发病率高等特点。目前已确定甲、乙、丙、丁、戊五型肝炎。甲型和戊型主要表现为急性肝炎，乙、丙、丁型主要表现为慢性肝炎，并可发展为肝硬化和肝癌。另有第六型和第七型肝炎，由于其致病性尚未明确，暂定为庚型和输血传播病毒。

【病原学】

5种肝炎病毒的基本特征见下表，虽然是嗜肝病毒，但它们属于不同的病毒属，有不尽相同的传播特征。

表 1 – 5 – 1 5种肝炎病毒基本特征比较表

病毒	种类	病毒属	传播方式
HAV	小，无包膜，对称，RNA病毒	嗜肝病毒，属嗜肝RNA病毒属	粪 – 口途径
HBV	包膜，双链，DNA病毒	嗜肝DNA病毒属	血液性
HCV	包膜，单链，RNA病毒	与黄病毒属和瘟病毒相似	血液
HDV	环状，单链，RNA病毒	与植物RNA卫星病毒和类病毒相似	血液
HEV	无包膜，单链，RNA病毒	属于类戊肝病毒属；非常像风疹病毒和一种植物病毒	排泄物污染的水源和食物

1. 甲型肝炎病毒（HAV） 是一种直径约27nm的球形颗粒，为RNA病毒，属微小核糖核酸病毒科，由32个壳微粒组成，对称20面体核衣壳，内含线形单股正链RNA，基因组由约7478个核苷酸组成，有单一的读码框架，合成一个多肽后经蛋白水解酶裂解为非结构蛋白和结构蛋白，裂解后具有4个主要多肽，即 VP_1、VP_2、VP_3、VP_4，其中 VP_1 与 VP_3 为构成病毒壳蛋白的主要抗原多肽，诱生中和抗体。HAV在体外抵抗力较强，在 $-20℃$ 的条件下保存数年，其传染性不变，能耐受60℃的温度30分钟及pH值为3的酸度；加热煮沸（100℃）小于1分钟或干热（160℃）20分钟，紫外线照射1小时，氯1mg/L30分钟或甲醛（1∶4000）37℃72小时均可使之灭活。实验动物中猴与黑猩猩均易感，且可传代。体外细胞培养已成功，可在人及猴的某些细胞株中生长、增殖和传代。HAV分为7个基因型，其中Ⅰ、Ⅱ、Ⅲ、Ⅶ型来自人类，Ⅳ、Ⅴ、Ⅵ型来自猿猴，各基因型中，结构蛋白前体的差异在15%～25%，但抗原无显著不同，目前仅检测到一种抗原抗体系统。HAV存在于患者的血液、粪便及肝胞浆中。感染后血清中抗－HAVIgM抗体很快出现，在2周左右达高峰。然后逐渐下降，在8周之内消失，是HAV近期感染的血清学证据；抗－HAV IgG抗体产生较晚，在恢复期达高峰，可持久存在，具有保护性。

2. 乙型肝炎病毒（HBV）　是一种 DNA 病毒，属新 DNA 病毒科 – 嗜肝 DNA 病毒科（hepadnavividae）原型病毒，是直径约 42～47nm 的球形颗粒，又名 Dane 颗粒，有外壳和核心两部分，外壳厚 7～8nm，有表面抗原（HBsAg），核心直径 27nm，含有一小的、环状部分双链 DNA，DNA 聚合酶，核心抗原及 e 抗原。

HBV DNA 的基因组约含 3200 个碱基对。长链的长度固定，有一缺口（nick），此处为 DNA 聚合酶；短链的长度不定。当 HBV 复制时，内源性 DNA 聚合酶修补短链，使之成为完整的双链结构，然后进行转录。HBV DNA 的长链有 4 个开放性读框（ORF），即 S 区、C 区、P 区和 X 区。S 区包括前 S1、前 S2 和 S 区基因，编码前 S1、前 S2 和 S 三种外壳蛋白；C 区以包括前 C 区，C 区基因编码 HBcAg 蛋白，前 C 区编码一个信号肽，在组装和分泌病毒颗粒以及在 HBeAg 的分泌中起重要作用；P 基因编码 DNA 聚合酶；X 基因的产物是 X 蛋白，其功能尚不清楚。HBV DNA 的短链不含开放读框，因此不能编码蛋白。

乙型肝炎患者血清在显微镜的观察下可查见 3 种颗粒：①直径 22nm 的小球形颗粒；②管状颗粒，长约 100～700nm，宽约 22nm；③直径为 42nm 的大球形颗粒。小球形颗粒及管状颗粒均为过剩的病毒外壳，含表面抗原，大球形颗粒即病毒颗粒，有实心与空心两种，空心颗粒缺乏核酸。

HBV 在体外抵抗力很强，紫外线照射，加热 60℃ 4 小时及一般浓度的化学消毒剂（如苯酚、硫柳汞等）均不能使之灭活，在干燥或冰冻环境下能生存数月到数年，加热 60℃持续 10h，煮沸（100℃）10 分钟，高压蒸汽 122℃ 10 分钟或过氧乙酸（0.5%）7.5 分钟以上则可以灭活。

HBV 的抗原复杂，其外壳中有表面抗原，核心成分中有核心抗原和 e 抗原，感染后可引起机体的免疫反应，产生相应的抗体。

3. 丙型肝炎病毒（HCV）　是一种具有脂质外壳的 RNA 病毒，颗粒很小，直径 50～60nm，其基因组为 9400 个核苷酸组成的单链 RNA 分子，包括了一个几乎跨越了整个基因组的大开放读码框区，可以编码 3 011 个氨基酸的多聚酶蛋白。尽管 HCV 与其他已知的病毒序列没有同源性，但与瘟病毒的 5′末端未翻译区有 45%～49% 的同源性，而多聚酶的疏水端与黄病毒更为接近。HCV 的基因编码区可分为结构区与非结构区两部分（见图 3 – 1 – 3 – 4），其 5′末端未翻译区最为保守，而包膜区变异最大，其全基因序列有 33% 的差异，可以应用核苷酸测序、型别特异性反转录 PCR，配合型特异探针菜的 RT – PCR、限制性片断长度多态性（RFLP）分析和血清学分析方法判别不同基因型 HCV。

4. 丁型肝炎病毒（HDV）　是一种缺陷的嗜肝单链 RNA 病毒，需要 HBV 的辅助才能进行复制，因此，HDV 常与 HBV 同时或重叠感染。HDV 是一种未归类的，大致球形的亚病毒，平均直径 36～43nm，核衣壳直径约 19nm，被 HBsAg 包裹，内部由 HDAg 和一个 1.7kb 的 RNA 分子组成。HDAg 具有较好的抗原特异性。感染 HDV 后，血液中可出现抗 – HD。急性患者中抗 – HD IgM 一过性升高，以 19S 型占优势，仅持续 10～20 天，无继发性抗 – HD IgG 产生；而在慢性患者中抗 – HD IgM 升高多为持续性，以 7～8 型占优势，并有高滴度的抗 – HD IgG。急性患者若抗 – HD IgM 持续存在预示丁型肝炎的慢性化，且表明 HDAg 仍在肝内合成。HDV 只有一个血清型。HDV 有高度的传染性及很强的致病力。HDV 感染可直接造成肝细胞损害，实验动物中黑猩猩和美洲旱獭可受感染。

5. 戊型肝炎病毒（HEV）　为直径约 29nm 的小 RNA 病毒，基因组全长约 7 200 个核苷酸，两端各有一个短的非编码区，至少有 3 个可读码框架（ORF），ORF1 编码非结构蛋白及若干种抗原表位，ORF2 编码主要的衣壳蛋白和至少一种的抗原表位，ORF3 功能不明，但至少编码一种抗原表位，外形可能是 20 面体对称体。在酒石酸钾 - 甘油液中沉降系数为 83S，浮力密度为 1. 29g/ml。HEV 灭活方法尚不确定，能够耐受胃肠道 pH 值的变化，在冻干的粪便中不会遭到损害，控制 HEV 暴发流行的有效方法是用氯化物消毒水源，多数实验室认为 HEV 可以被碘类消毒剂和高压灭活。1989 年以后在恒河猴肾、肝细胞共同培养 HEV 可以在 25 代后致细胞病变，原代猕猴肝细胞感染 HEV 后出现持续低水平复制而没有细胞病变，但这些结果在其他实验室无法重复。

【流行病学】

一、传染源

甲型肝炎的主要传染源是急性患者和隐性患者。病毒主要通过粪便排出体外，自发病前 2 周至发病后 2~4 周内的粪便具有传染性，而以发病前 5 天至发病后 1 周最强，潜伏后期及发病早期的血液中亦存在病毒。唾液、胆汁及十二指肠液亦均有传染性。

乙型肝炎的传染源是急、慢性患者以及病毒携带者。病毒存在于患者的血液及各种体液（汗、唾液、泪乳汁、羊水、阴道分泌物、精液等）中。急性患者自发病前 2~3 个月即开始具有传染性，并持续于整个急性期。HBsAg（＋）的慢性患者和无症状携带者均具有传染性。丙型肝炎的传染源是急、慢性患者和无症状病毒携带者。病毒存在于患者的血液及体液中。

丁型肝炎的传染源是急、慢性患者和病毒携带者。HBsAg 携带者是 HDV 的保毒宿主和主要传染源。

戊型肝炎的传染源是急性及亚临床型患者。以潜伏末期和发病初期粪便的传染性最高。

二、传播途径

甲型肝炎主要经粪 - 口途径传播。粪便中排出的病毒通过污染的手、水、苍蝇和食物等经口感染，以日常生活接触为主要方式，通常引起散发性发病，如水源被污染或生食污染的水产品（贝类动物），可导致局部地区暴发流行。通过注射或输血传播的机会很少。乙型肝炎的传播途径包括：①输血及血制品以及使用污染的注射器或针刺等；②母婴垂直传播（主要通过分娩时吸入羊水、产道血液，哺乳及密切接触，通过胎盘感染者约 5%）；③生活上的密切接触；④性接触传播。

丙型肝炎的传播途径与乙型肝炎相同而以输血及血制品传播为主，且母婴传播不如乙型肝炎多见。丁型肝炎的传播途径与乙型肝炎相同。戊型肝炎通过粪 - 口途径传播，水源或食物被污染可引起暴发流行；也可经日常生活接触传播。

三、人群易感性

人类对各型肝炎普遍易感，各种年龄均可发病。甲型肝炎感染后机体可产生较稳固的免疫力，在本病的高发地区，成年人血中普遍存在甲型肝炎抗体，发病者以儿童居多。乙型肝炎可发生在各个年龄阶段，新感染者及急性发病者多数为儿童、密切接触者和高危人群（静脉药瘾、性乱等），慢性成人肝炎患者多为婴幼儿和儿童时期感染。丙型肝炎的发病以成人多见，常与输血和血制品、药瘾注射、血液透析等有关。丁型肝炎的易感者为HBsAg阳性的急、慢性肝炎及（或）病毒携带者。戊型肝炎各年龄普遍易感，感染后具有一定的免疫力。各型肝炎之间无交叉免疫，可重叠感染或先后感染。

四、流行特征

病毒性肝炎的分布遍及全世界，但在不同地区各型肝炎的感染率有较大差别。我国属于甲型及乙型肝炎的高发地区，但各地区人群感染率差别较大。

甲型肝炎全年均可发病，而以秋冬季为发病高峰，通常为散发，发病年龄多见于成人，且可发生大的流行，但5岁以下儿童90%无明显症状，因此，很少有这个阶段儿童得到确诊。暴发性肝炎相对少见，但5%~20%的暴发性肝炎是由于甲肝病毒感染引起的，总体致死率为0.015%，但最近一项研究报道，115000个患者中有381人死亡，病死率达到0.33%，其中49岁以上人群死亡人数占总体死亡人数的70%，这个年龄段致死率为2.7%，这种患者有成功进行肝移植的报道，但也有1例肝移植后再次发生HAV感染伴转氨酶升高的病例报道。通过食品加工和食入牡蛎引起的传播已经引起大规模甲肝暴发，在接受Ⅷ因子制剂的血友病患者中也发现了甲肝的散发和暴发。如1988年1月至3月，上海市一次罕见的甲型肝炎暴发流行事件，1月19日开始，发病人数与日俱增；2月1日，日发病量高达19013例。流行期间的1月30日至2月14日，每天发病人数均超过10000例。此次甲肝暴发流行的特点是：①来势凶猛，发病急；②病人症状明显，大多数患者SGPT在1000单位以上，90%以上的病人出现黄疸，85%以上的病人抗HAV抗体阳性；③发病主要集中在市区，人群分布以青壮年为主，20~39岁的占83.5%；④80%以上的病人有食用毛蚶史。据统计，至当年5月13日，共有310746人发病，31人直接死于本病。

乙型肝炎见于世界各地，人群中HBsAg携带率以西欧、北美及大洋洲最低（0.5%以下），而以亚洲与非洲最高（6%~10%），东南亚地区达10%~20%；我国人群HBsAg携带率约9.75%，其中北方各省较低，西南方各省为高，农村高于城市。乙型肝炎的发病无明显的季节性；患者及HBsAg携带者男多于女；发病年龄在低发区主要为成人，在高发区主要为儿童；而成人患者多为慢性肝炎，一般散发，但常见家庭集聚现象。

丙型肝炎见于世界各国，主要为散发，多见于成人，尤其多见于输血与血制品者、药瘾者、血液透析者、肾移植者、同性恋者等。发病无明显季节性，易转为慢性。日本原以乙型肝炎为主，现以丙型为主，我国丙肝有逐年增多的趋势。

丁型肝炎在世界各地均有发现，但主要聚集于意大利南部，在我国各省市亦均存在。

戊型肝炎的发病与饮水习惯及粪便管理有关。常以水媒流行形式出现，多发生于雨季或洪水泛滥之后，由水源一次污染者流行期较短（约持续数周），如水源长期污染，或通过污染环境或直接接触传播则持续时间较长。发病者以青壮年为多，儿童多为亚临床型。1986年至1988年在我国新疆南部地区发生的戊型肝炎流行，共有119280人发病，死亡707人，是迄今世界上规模最大的一次戊肝流行。15岁至39岁年龄段者发病率达6.3%，40岁以上者发病率为2.9%，而儿童发病率为0.9%。另外，尽管戊肝患者中男多于女，但孕妇却容易感染戊肝，而且孕妇感染戊肝后病死率高。

【病因病机】

一、中医病因病机

历代医家对本病病因病机的论述颇多，如《伤寒论·阳明病》："阳明病，发热、汗出者，此为热越，不能发黄也，瘀热在里，身必发黄。"明·张景岳《景岳全书》曰："盖胆伤则气败而胆液泄故为此证。"初步认识到黄疸的发生与胆汁外泄有关，从病理生理上叙述了黄疸的发生。明·秦景明《证因脉治》说："有疫气胁痛之症，病起仓卒暴发寒热，胁肋刺痛，沿门相似，或在一边或在两边，痛之不已，所谓疫气流行之疫症。"明·龚延贤《寿世保元》谓："夫胁痛者……亦当视内外所感之邪而治之。若因怒气伤触，悲哀气急，饮食过度，冷热失调，颠仆伤形，或痰积流注于胁，与血相搏，皆能为痛，此内因也；耳聋胁痛，风寒所袭而为胁痛者，此外因也。"清·叶天士《临证指南》指出："阳黄之作，湿从热化，瘀热在里，胆热液泄，与胃之浊气并存，上不得越，下不得泄，熏蒸抑郁……身目俱黄，溺色为之变，黄如橘子色。阴黄之作，湿从寒化，脾阳不能化湿，胆液为湿所阻，渍于脾，浸润于肌肉，溢于皮肤，色如熏黄。"认为黄疸病机为湿热熏蒸肝胆，或寒湿阻遏，胆汁外泄所致。清·张璐《张氏医通》载有："诸黄虽多湿热，然经脉久病，不无瘀血阻滞也。"丰富了瘀血所致黄疸的病因病机。

1. **湿热疫毒袭表**　外感湿浊、湿热、疫毒之邪易于乘脾胃之虚，自口而入，侵袭并蕴结于脾胃，致脾胃运化功能失常，土壅则木郁，继则熏蒸肝胆，致肝胆疏泄不利，气滞血瘀，胆郁胆溢，遂发为本病。

2. **湿热蕴结于中焦**　湿热疫毒之邪侵犯人体，中焦受邪，脾胃为湿热所困，升降失调，运化不健，气机壅滞，以致湿热日益胶结。热因湿不能宣泄，湿得热而熏蒸，进而累及肝胆，胆受病则疏泄条达失常，或肝气郁结不畅或肝气横犯脾胃，或胆汁因湿热蕴结而不能循常道疏泄，反随血泛溢，而成黄疸。

3. **饮食所伤**　饥饱失常或嗜酒过度，皆能损伤脾胃，以致运化功能失职，湿浊内生，郁而化热，熏蒸肝胆，胆汁外溢，浸淫肌肤而发黄。

4. **脾胃素体虚弱**　人体素体脾胃虚弱，加上饮食不节或不洁，则更易感邪而致病。脾为湿土之脏，胃为水谷之海，湿土之气，同类相召，故中焦脾胃为本病的病变重心，病程中常见纳呆、呕恶、脘痞腹胀、四肢困倦等湿困脾胃的症状，同时可以熏蒸肝胆而见胁肋胀痛，肌肤面目黄疸。本病病机颇为复杂，中医认为本病多由正气不足，湿热疫毒外侵，肝胆脾胃郁滞，湿热熏蒸肝胆而发病。湿热之邪出内达外，邪透于表，则外现寒热；湿热阻滞中焦，困阻脾胃，运化失常，则出现纳呆腹胀；胃失和降则恶心、呕吐；肝胆受邪、疏泄条达失常，气机因而滞塞，络脉因而痹阻，引起胸胁胀痛；湿热蕴结，熏蒸肝胆，胆汁不循常道而外溢，则发为黄疸；若湿热疫毒侵袭中焦，蕴阻肝胆，或因劳倦、饮酒等使正气不支，或感受之湿热疫毒邪气甚烈，经中焦直犯肝脏，致肝脏严重受损，疫毒浸淫，毒热内陷营血，化火化毒，而见高热、烦躁、肌肤斑疹，或吐血、衄血、便血；蒙闭心包则见神昏、谵语，引动肝风则抽搐，中医称此为"急黄"，证候危重。此时，湿热弥漫三焦，胆汁随湿热之熏蒸而外泄，脾胃因疫毒之侵害而运化停滞，升降反作，肝失疏泄，热毒内逼，血溢脉外，肝风妄动，神明失主，故常有深度黄疸、发热、震颤、神昏等表现，最后可致气虚血脱，阴阳离绝。

若肝病未及时治愈，病情迁延，邪气留着不去而损伤肝脏功能。肝之气机郁滞，久则入络而血行瘀阻；湿浊困遏阳气，热邪或郁火耗损阴血，并导致肝胆、脾胃、心肾等多脏器功能失调，形成气滞、血瘀、湿阻、热郁、气阴亏虚等复杂证候；若湿热化燥则耗伤肝阴，或长期过用苦寒、燥湿之剂则使肝阴被耗；因肝肾同源，病久则及肾，致肾阴虚。若肝郁脾湿而脾阳不足，亦可成脾肾阳虚；脾为气血生化之源，脾虚日久则气血两虚，气虚不能行血，加之肝郁气滞，则血行瘀滞而致血瘀；若血瘀日久，则瘀结凝聚而成痞块；若气滞血瘀，水停腹中形成鼓胀，则缠绵难愈。

病毒性肝炎主要的病变脏腑是脾、胃、肝、胆，主要病理变化是湿热、寒湿、疫毒导致脾胃肝胆的功能失调或亏虚，及其产生的气滞、血瘀、胆郁及胆溢。病变常由气及血，由实转虚，多为脾胃累及肝胆。病毒性肝炎在急性阶段以湿热最多见，病理特点以邪实为主；在慢性阶段多湿热未尽，深伏血分，病理有虚有实，多虚实并见。急性阶段损害的脏腑主要是脾、胃、肝、胆，慢性阶段损害的脏腑主要是肝、脾、肾。

在病毒性肝炎的病程中，湿热可随人的体质从化，或从阳化热，进而伤阴；或从阴化寒，进而寒湿中阻或阳受其损。热化者可发为阳黄，寒化者可发为阴黄。湿热或寒湿之邪，阻滞气机，或肝失疏泄，肝郁气滞，血行不畅，导致血瘀于肝，形成胁下积块；血瘀又致胆液内郁，使胆液不循常道，随血泛溢，外溢肌肤，又可形成黄疸。

二、西医发病机制与病理

（一）发病机制

HAV 经口进入人体后，经肠道入血，引起病毒血症，约 1 周后才到达肝，然后通过胆汁排入肠道并出现于粪便中。HAV 在肝内复制的同时，进入血循环引起低浓度的病毒血症。HAV 可能通过免疫介导而不是直接引起肝细胞损伤而致病的。

HBV 经皮肤、黏膜进入人体，迅速通过血流到达肝脏和其他器官。HBV 在肝外组织中可潜伏下来并导致相应病理改变和免疫功能的改变。乙型肝炎的组织损伤主要由于机体的免疫应答所致，不排除病毒本身引起组织损伤的可能性。

HCV 通过注射或非注射部位进入人体之后，首先引起病毒血症并间断出现于整个病程。引起肝损害的机制可能与乙型肝炎相似，因为免疫应答所致。HCV 与 HCC 的关系也很密切。超过 50% 的 HCV 感染转为慢性。

丁型肝炎的发病机制尚未完全清楚。免疫应答也可能是 HDV 导致肝损害的主要原因之一。

HEV 经口进入人体后，在胃肠道内是否经过一个复制过程还不清楚，引起肝损害的主要原因可能主要有免疫应答所致。

HGVAg 可在肝细胞中被定位，免疫损伤可能参与了庚型肝炎的肝脏损伤机制。

（二）病理

1. 急性病毒性肝炎　急性肝炎是全小叶性病变，主要表现为肝细胞肿胀、水样变性及气球样变性，夹杂以嗜酸性变、凋亡小体形成及散在的点、灶状坏死，同时可见肝细胞再生，胞核增大，双核肝细胞增多或出现多核；Kupffer 细胞增生，窦内淋巴细胞、单核细胞增多；汇管区呈轻至中度炎症反应；有的肝组织内可见淤胆，肝毛细胆管内形成胆栓、坏死灶及窦内有含黄褐色素的吞噬细胞聚集。上述改变在黄疸型患者较为明显。肝内无明显纤维化。

2. 慢性病毒性肝炎　小叶内除有不同程度肝细胞变性和坏死外，汇管区及汇管区周围炎症较明显，并伴不同程度的纤维化。

（1）炎症坏死　有点、灶状坏死，融合坏死、碎屑坏死及桥接坏死。

（2）纤维化　指肝内过多胶原沉积，可分为1~4期（S1~S4）。①S1　包括汇管区、汇管区周围纤维化和限局窦周纤维化或小叶内纤维瘢痕。但二者均不影响小叶结构的完整性。②S2　纤维间隔即桥接纤维化，主要由桥接坏死发展而来，S2虽有纤维间隔形成，但小叶结构大部分仍被保留。③S3　大量纤维间隔，分隔并破坏肝小叶，致小叶结构紊乱，但尚无纤维化。此期一部分患者可出现门脉高压和食管静脉曲张。④S4　早期肝硬化，肝实质广泛破坏，弥漫性纤维增生，被分隔的肝细胞团呈不同程度的再生及假小叶形成。此期炎症反应多正在进行，纤维间隔宽大疏松，改建尚不充分。

3. 重型病毒性肝炎

（1）急性重型肝炎　肝细胞呈一次性坏死，坏死面积超过肝实质的2/3，或亚大块坏死，或桥接坏死，伴存活肝细胞的重度变性；坏死面积大于2/3肝实质者，多不能存活；反之，肝细胞保留50%以上者，肝细胞虽有变性及功能障碍，但渡过急性期，肝细胞就能迅速再生，有望恢复。发生弥漫性小泡性脂肪变性者预后较差。

（2）亚急性重型肝炎　肝组织新旧不一的亚大块坏死（广泛的3区坏死）；较陈旧的坏死区网状纤维塌陷，并可有胶原纤维沉积；残留肝细胞增生成团；有大量小胆管增生和淤胆。

（3）慢性重型肝炎　病变特点表现为在慢性肝病（慢性肝炎或肝硬化）的病变基础上，出现大块性（全小叶性）或亚大块性新的肝实质坏死。

4. 肝炎后肝硬化

（1）活动性肝硬化　肝硬化伴明显炎症反应，包括纤维间隔内的炎症反应，假小叶周围碎屑坏死及再生结节内炎症病变。

（2）静止性肝硬化　假小叶周围边界清楚，间隔内炎症细胞少，结节内炎症轻。

5. 淤胆型肝炎　除轻度急性肝炎变化外，还有毛细血管内胆栓形成，肝细胞内胆色素滞留，肝细胞内出现小点状色素颗粒，严重者肝细胞呈腺管状排列，肝吞噬细胞肿胀并吞噬色素。汇管区水肿和小胆管扩张，中性粒细胞浸润。

【临床表现及并发症】

一、临床表现

各型肝炎的潜伏期长短不一。甲型肝炎为15~50天（平均30天）；乙型肝炎为28~160天（一般约3个月）；丙型肝炎为14~60天（平均50天）；丁型肝炎范围很广；戊型肝炎为15~45天（平均40天）。

（一）急性肝炎

1. 急性黄疸型肝炎　病程可分为3个阶段。

（1）黄疸前期　多以发热起病，伴以全身乏力，食欲不振，厌油，恶心，甚或呕吐，常有上腹部不适、腹胀、便秘或腹泻；少数病例可出现上呼吸道症状，或皮疹、关节痛等症状。尿色逐渐加深，至本期末尿色呈红茶样。肝脏可轻度肿大，伴有触痛及叩击痛。化验：尿胆红素及尿胆原阳性，血清丙氨酸转氨酶（alanine aminotrans ferase，ALT）明显升高。本期一般持续 5（3~7）天。

（2）黄疸期　尿色加深，巩膜及皮肤出现黄染，且逐日加深，多于数日至 2 周内达高峰，然后逐渐下降。在黄疸出现后发热很快消退，而胃肠道症状及全身乏力则见增重，但至黄疸即将减轻前即迅速改善。在黄疸明显时可出现皮肤瘙痒，大便颜色变浅，心动过缓等症状。儿童患者黄疸较轻，且持续时间较短。本期肝肿大达肋缘下 1~3cm，有明显的触痛及叩击痛，部分病例且有轻度脾肿大。肝功能改变明显。本期持续约 2~6 周。

（3）恢复期　黄疸消退，精神及食欲好转。肿大的肝脏逐渐回缩，触痛及叩击痛消失。肝功能恢复正常。本期约持续 1~2 个月。

2. 急性无黄疸型肝炎　起病大多徐缓，临床症状较轻，仅有乏力、食欲不振、恶心、肝区痛、腹胀和溏便等症状，多无发热，亦不出现黄疸，肝常肿大，伴触痛及叩击痛；少数有脾肿大。肝功能改变主要是 ALT 升高。不少病例并无明显症状，仅在普查时被发现。多于 3 个月内逐渐恢复。部分乙型及丙型肝炎病例可发展为慢性肝炎。

（二）慢性肝炎

1. 慢性肝炎轻度　急性肝炎病程达半年以上，仍有轻度乏力、食欲不振、腹胀、肝区痛等症状，多无黄疸。肝肿大伴有轻度触痛及叩击痛。肝功检查主要是 ALT 单项增高。病情迁延不愈或反复波动可达 1 年至数年，但病情一般较轻。

2. 慢性肝炎中、重度　既往有肝炎史，目前有较明显的肝炎症状，如倦怠无力、食欲差、腹胀、溏便、肝区痛等，面色常晦暗，一般健康状况较差，劳动力减退。肝肿大，质较硬，伴有触痛及叩击痛，脾多肿大。可出现黄疸、蜘蛛痣、肝掌及明显痤疮。肝功能长期明显异常，ALT 持续升高或反复波动，白蛋白降低，球蛋白升高，丙种球蛋白及 IgG 增高，凝血酶原时间延长，自身抗体及类风湿因子可出现阳性反应，循环免疫复合物可增多，而补体 C3、C4 可降低。部分病例出现肝外器官损害，如慢性多发性关节炎、慢性肾小球肾炎、慢性溃疡性结肠炎、结节性多动脉炎、桥本氏甲状腺炎等。

（三）重型肝炎

1. 急性重型肝炎　亦称暴发型肝炎。特点是起病急，病情发展迅猛，病程短（一般不超过 14 天）。患者常有高热，消化道症状严重（厌食、恶心、频繁呕吐、鼓肠等），极度乏力，在起病数日内出现神经、精神症状（如性格改变，行为反常、嗜睡、烦躁不安等）。体检有扑翼样震颤、肝臭等，可急骤发展为肝性脑病。黄疸出现后，迅速加深。出血倾向明显（鼻衄、淤斑、呕血、便血等）。肝脏迅速缩小。亦出现浮肿、腹水及肾功能不全。实验室检查：外周血白细胞计数及中性粒细胞增高，血小板减少；凝血酶原时间延长，凝血酶原活动度下降，纤维蛋白原减少；血糖下降；血氨升高；血清胆红素上升，ALT 升高，但肝细胞广泛坏死后 ALT 可迅速下降，形成"酶胆分离"现象。尿常规可查见蛋白及管型，尿胆红素呈强阳性。

2. 亚急性重型肝炎　起病初期类似一般急性黄疸型肝炎，但病情进行性加重，出现高度乏力、厌食、频繁呕吐、黄疸迅速加深等症状，血清胆红素升达 $171.0\mu mol/L$（10mg/dL），甚至更高。常有肝臭、顽固性腹胀及腹水（易并发腹膜炎），出血倾向明显，常有神经、精神症状，晚期可出现肝肾综合征，死前多发生消化道出血、肝性脑病等并发症。肝脏缩小或无明显缩小。病程可达数周至数月，经救治存活者大多发展为坏死后肝硬化。实验室检查：肝功能严重损害，血清胆红素声速升高，ALT 明显升高，或 ALT 下降与胆红素升高呈"酶肝分离"；血清白蛋白降低，球蛋白升高，白、球蛋白比例倒置，丙种球蛋白增高；凝血酶原时间明显延长，凝血酶原活动度下降；胆固醇酯及胆碱酯酶明显降低。

3. 慢性重型肝炎　在慢性肝病或肝硬化的基础上，在各种诱因作用下，导致病情恶化出现亚急性重型肝炎的临床表现。预后极差。

（四）淤胆型肝炎

亦称毛细胆管型肝炎或胆汁淤积型肝炎。起病及临床表现类似急性黄疸型肝炎，但乏力及食欲减退等症状较轻而黄疸重且持久，有皮肤瘙痒等梗阻性黄疸的表现。肝脏肿大，大便色浅。转肽酶、碱性磷酸酶以及 5 - 核苷酸酶等梗阻指标升高。ALT 多为中度升高。尿中胆红素强阳性而尿胆原阴性。

甲型肝炎主要表现为急性肝炎，一般临床经过顺利。以往认为不转为慢性，但近有报道认为约 8% ~ 10% 的甲型肝炎可迁延至 12 ~ 15 个月之久，亦可复发，或粪内长期携带 HAV。乙型肝炎中急性无黄疸型肝炎远多于急性黄疸型而且易于演变为慢性肝炎。HBV 无症状携带多属在婴幼儿期感染者。HBV 慢性感染与原发性肝细胞性肝癌的发生密切相关。急性丙型肝炎的临床表现一般较乙型肝炎为轻，仅 20% ~ 30% 的病例出现黄疸，演变为慢性肝炎的比例亦高于乙型肝炎，尤以无黄疸型为甚。HCV 携带者较普遍。慢性 HCV 感染亦与原发性肝细胞性肝癌密切相关。HDV 与 HBV 同时感染称为联合感染，多表现为一般的急性肝炎，有时可见双峰型血清 ALT 升高，病情多呈良性自限性经过。在 HBsAg 无症状携带者重叠感染 HDV，常使患者肝脏产生明显病变，且易于发展为慢性丁型肝炎；HDV 重叠感染若发生于慢性乙型肝炎患者，则常使原有病情加重，可迅速发展为慢性活动型肝炎或肝硬化，甚至可能发生重型肝炎。戊型肝炎多表现为急性黄疸型肝炎，很少发展为慢性肝炎。儿童多为亚临床型，老年患者黄疸重且持久，孕妇病死率高。

（五）肝炎后肝硬变

慢性肝炎病人有门脉高压（证据如腹壁、食道静脉曲张，腹水）；影像学确定肝脏缩小、脾脏增大，门静脉、脾静脉增宽的门静脉高压者，应考虑为肝硬变。

1. 活动性肝硬变　慢性肝炎的临床表现依然存在，特别是转氨酶升高，黄疸，白蛋白减低，肝质地变硬，脾进行性肿大，伴有腹壁、食道静脉曲张，腹水等门静脉高压症。

2. 静止期肝硬变　有或无肝病病史，转氨酶正常，无黄疸，肝脏质硬，脾大，伴门静脉高压症，血清白蛋白降低。

二、并发症

甲型与戊型肝炎仅引起急性肝炎，少数发展为重型肝炎而不转为慢性，并发症少见。

乙型肝炎为全身感染性疾病，各系统均可发生相应症状，慢性中、重度肝炎更可出现多个器官损害。如胆道炎症、胰腺炎、胃肠炎等；糖尿病；再生障碍性贫血、溶血性贫血等；心肌炎、结节性多动脉炎；肾小球肾炎、肾小管性酸中毒等。

重型肝炎常并发细菌感染，特别是胆系感染、自发性腹膜炎等。

肝硬化是乙型和丙型肝炎的严重后果。急件和亚急性重型肝炎易发展为坏死后性肝硬化，慢性中、重度肝炎易发展为门脉性肝硬化，淤胆型肝炎可演变为胆汁性肝硬化。

乙型肝炎重叠感染 HAV、HCV、HDV 或 HEV 均可使病情加重。乙型肝炎是肝细胞癌的主要病因。HBV 与 HCV 协同或重叠感染对肝细胞癌可能起促进作用，少数 HCV 感染可单独引起肝癌。

【实验室检查】

一、血常规

白细胞计数正常或较低，淋巴细胞相对增多，重型肝炎患者的白细胞计数及中性粒细胞均可增高。部分慢性肝炎患者血小板计数可减少。

二、尿常规

尿胆红素和尿胆原的检测是早期发现肝炎的简易有效方法，同时有助于黄疸的鉴别诊断。

三、肝功能检查

1. 血清酶测定　急性肝炎在黄疸出现前 3 周丙氨酸氨基转移酶（ALT）开始升高，黄疸消失后 2~4 周才恢复正常；慢性肝炎的 ALT 持续升高或反复不正常，有时成为肝损害的唯一表现；重型肝炎，若黄疸迅速加深，ALT 反而下降是酶——胆分离现象，表明肝细胞大量坏死；天门冬氨酸氨基转移酶（AST）有 2 种，一种 AST 存在于肝细胞质中（ASTs），一种 AST 存在于肝细胞线粒体中（ASTm）。重型肝炎以 ASTm 增加为主，急性肝炎时，若 ASTm 持续升高则有变为慢性的可能；慢性肝炎时，AST 的持续升高应考虑病情加重；血清碱性磷酸酶（AKP）在淤胆型肝炎时可升高；γ-谷氨酰转肽酶（γ-GT）在慢性肝炎时可轻度升高，在淤胆型肝炎时可明显升高；谷胱甘肽-S-转移酶（GST）在重型肝炎时最早升高，有助于早期诊断；血清胆碱酯酶（CHE）在肝功能有明显损害时可下降；果糖-1,6-二磷酸酶在慢性肝炎时明显升高。

2. 血清蛋白质及氨基酸测定　慢性肝炎（中、重度）时血清白蛋白/球蛋白比值倒置，蛋白电泳时，白蛋白降低，γ-球蛋白增高。血浆中支链氨基酸（BCAA）与芳香族氨基酸（AAA）的比值对判断重型肝炎的预后及评价 BCAA 的疗效有参考意义。BCAA/AAA 的正常比值为 3~3.5，比值下降或倒置则反映肝实质功能障碍。

3. 胆红素代谢功能测定　急性肝炎早期黄疸期尿胆红素及尿胆原均可阳性；淤胆型肝炎尿胆素强阳性而尿胆原可呈阴性；黄疸型肝炎时血清结合和非结合胆红素均可升高，淤胆型肝炎时血清结合胆红素明显增高。

4. 其他　急性肝炎患者凝血酶原时间明显延长，表示有重型肝炎的倾向。肝性脑病患者血氨升高。

四、病原学检查

1. 甲型肝炎

（1）血清标记物　抗-HAV IgM 阳性，提示存在 HAV 现症感染。抗 HAV-IgM 阴性而抗-HAV IgG 阳性，提示过去感染 HAV 产生免疫。两者皆阳性提示现症感染。

（2）粪便标记物　粪便中可检出或分离 HAV 颗粒。

2. 乙型肝炎

（1）血清免疫学标记物

HBsAg 和抗－HBs：HBsAg 阳性表明存在现症 HBV 感染，但 HBsAg 阴性不能排除 HBV 感染；抗 HBs 阳性提示可能通过预防接种或过去感染产生对 HBV 的保护性免疫。抗 HBs 阴性说明对 HBV 易感，需要注射疫苗。

HBeAg 和抗－HBe：HBeAg 持续阳性表明存在 HBV 活动性复制和传染性强，易发展为慢性肝炎；抗－HBe 持续阳性提示 HBV 处于低水平复制，HBV DNA 可能已和宿主 DNA 整合并长期潜伏下来，或者出现前 C 区突变，HBeAg 不能表达。但 HBeAg 与抗－HBe 的转换有时是由于前 C 区发生突变而不一定意味感染的减轻。

HBcAg 和抗－HBc：HBcAg 阳性意义同 HBeAg。抗－HBc 阳性提示过去感染或现在的低水平感染；高滴度抗－HBc IgM 阳性则提示 HBV 有活动性复制。

（2）分子生物学标记　A. DNAP 检测：DNAP 阳性表明 HBV 有活动性复制，现已少用。B. HBV DNA 检测：常用斑点杂交法或 PCR 法检测。血清 HBV DNA 阳性表明 HBV 有活动性复制，血循环内存在戴恩颗粒，传染性较大。肝细胞内 HBV DNA 可用原位杂交或原位 PCR 法检测，阳性提示已同宿主 DNA 整合，并可长期潜伏下来。

（3）免疫组织化学标记物检测　检测肝组织细胞内 HBsAg 或 HBcAg，以辅助诊断及评价抗病毒药物的疗效。

3. 丙型肝炎

（1）血清免疫学标记　抗－HCV 是有传染性的标记而不是保护性抗体；抗 HCV 于丙型肝炎恢复或治愈后仍持续存在；抗－HCV IgM 主要存在于急性期及慢性 HCV 感染病毒活动复制期；抗－HCV IgC 则可长期存在。

（2）分子生物学标记　血清中 HCV RNA 含量甚微，需用 RT－PCR 法才能检出。感染 HCV 后 4~8 周血中才能检出抗－HCV，但 HCV 感染后 1~2 周即可从血中检出 HCV RNA，而于治愈后消失。血清 HCV RNA 的定量检测，一般用于评价抗病毒药物疗效。

4. 丁型肝炎

（1）血清免疫学标记　急性 HDV 感染时 HDAg 仅在血中出现数日，随之出现抗 HDV IgM，持续时间也较短。同时感染 HBV 和 HDV 时，抗－HBc IgM 同时阳性，重叠感染 HBV 和 HDV 时，常表现为抗－HBc IgM 阴性，抗－HDV IgM 和抗－HBc IgG 阳性。

（2）免疫组织化学检测　可在肝活检标本中检出 HDAg。

（3）分子生物学标记　用 HDVc DNA 探针检测血清中 HDV RNA，可提高检出率。

5. 戊型肝炎

（1）血清免疫学标记　常用 ELISA 法检测抗－HEV IgM 及抗－HEV IgC。两者均可作为近期感染的标志。

（2）分子生物学标记物检测　用 RT－PCR 法检测粪便中 HEV RNA 已经获得成功，但未作为常规使用。

（3）直接检测粪便中 HEV　可用免疫荧光法或免疫电镜法直接检测，但未作为常规使用。

五、肝穿刺病理检查

能准确直接判断慢性肝炎患者所处的病变阶段及判断预后。

六、超声检查

对于诊断肝硬化（特别是静止期肝硬化）有重要价值，对检测重症肝炎病情发展、估计预后有重要意义。B 超检查能动态地观察肝、脾的大小、形态、包膜情况、实质回声结构、血管分布及其走行；观察胆囊大小、胆囊壁的厚薄及光滑度、胆汁的透声性及胆囊收缩功能；探测腹水的有无并估计腹水量；显示肝门部或胆囊颈周围肿大淋巴结等。在彩色超声指引下进行肝穿刺采集肝活检标本可提高准确性和安全性。

【诊断与鉴别诊断】

一、诊断

病毒性肝炎的临床表现复杂，切忌主观片面地只依靠某一项或某一次检查异常即作出诊断，应根据流行病学史、临床症状和体征、实验室及影像学检查结果，并结合患者具体情况及动态变化进行综合分析，作好鉴别。然后根据肝炎病毒学检测结果作出病原学诊断，最后确诊。

（一）临床诊断

1. 临床分型
（1）急性肝炎　急性无黄疸型、急性黄疸型。
（2）慢性肝炎　轻度、中度、重度。
（3）重型肝炎　急性重型肝炎、亚急性重型肝炎、慢性重型肝炎。
（4）淤胆型肝炎。
（5）肝炎肝硬化。

2. 临床诊断依据
1）急性肝炎
（1）急性无黄疸型肝炎　应根据流行病学史、临床症状、体征、化验及病原学检测结果综合判断，并排除其他疾病。①流行病学史：如密切接触史和注射史等。密切接触史是指与确诊病毒性肝炎患者（特别是急性期）同吃、同住、同生活或经常接触肝炎病毒污染物（如血液、粪便）或有性接触而未采取防护措施者。注射史是指在半年内曾接受输血、血液制品及未经严格消毒的器具注射药物、免疫接种和针刺治疗等。②症状：指近期内出现的、持续几天以上但无其他原因可解释的症状，如乏力、食欲减退、恶心等。③体征：指肝肿大并有压痛、肝区叩击痛，部分患者可有轻度脾肿大。④化验，主要指血清 ALT 升高。⑤病原学检测阳性。凡化验阳性，且流行病学史、症状和体征三项中有两项阳性或化验及体征（或化验及症状）均明显阳性，并排除其他疾病者，可诊断为急性无黄疸型肝炎。凡单项血清 ALT 升高，或仅有症状、体征，或有流行病学史及②、③、④三项中有一项阳性者，均为疑似病例。对疑似病例应进行动态观察或结合其他检查（包括肝组织病理学检查）再作出诊断。疑似病例如病原学诊断阳性，且除外其他疾病者可确诊。

（2）急性黄疸型肝炎　凡符合急性肝炎诊断条件，血清胆红素 > 17.1μmol/L，或尿胆红素阳性，并排除其他原因引起的黄疸，可诊断为急性黄疸型肝炎。
2）慢性肝炎　急性肝炎病程超过半年，或原有乙型、丙型、丁型肝炎或 HBsAg 携带史，本次又因同一病原再次出现肝炎症状、体征及肝功能异常者可以诊断为慢性肝炎。发病日期不明或虽无肝炎病史，但肝组织病理学检查符合慢性肝炎诊断标准，或根据症状、体征、化验及 B 超检查综合分析，亦可作出相应诊断。为反映肝功能损害程度，慢性肝炎临床上可分为：①轻度，临床症状、体征轻微或缺如，肝功能指标仅 1 或 2 项轻度异常；②中度，症状、体征、实验室检查居于轻度和重度之间；③重度，有明显或持续的肝炎症状，如乏力、纳差、腹胀、尿黄、便溏等，伴有肝病面容、肝掌、蜘蛛痣、脾大，并排除其他原因，且无门静脉高压征者。实验室检查血清 ALT 和（或）AST 反复或持续升高，白蛋白降低或 A/G 比值异常、丙种球蛋白明显升高。除前述条件外，凡白蛋白≤32g/L，胆红素大于 5 倍正常值上限，凝血酶原活动度 60% ~40%，胆碱酯酶 <2500U/L，四项检测中有一项达上述程度者即可诊断为重度慢性肝炎。慢性肝炎的实验室检查异常程度参考指标见表 3－1－3－3。

B 超检查结果可供慢性肝炎诊断时参考：①轻度，B 超检查肝脾无明显异常改变；②中度，B 超可见肝内回声增粗，肝脏和（或）脾脏轻度肿大，肝内管道（主要指肝静脉）走行多清晰，门静脉和脾静脉内径无增宽；③重度，B 超检查可见肝内回声明显增粗，分布不均匀；肝表面欠光滑、边缘变钝，肝内管道走行欠清晰或轻度狭窄、扭曲；门静脉和脾静脉内径增宽；脾脏肿大；胆囊有时可见"双层征"。

3）重型肝炎

（1）急性重型肝炎　以急性黄疸型肝炎起病，2 周内出现极度乏力，消化道症状明显，迅速出现Ⅱ度以上（按Ⅳ度划分）肝性脑病，凝血酶原活动度低于 40% 并排除其他原因者，肝浊音界进行性缩小，黄疸急剧加深；或黄疸很浅，甚至尚未出现黄疸，但有上述表现者均应考虑本病。

（2）亚急性重型肝炎　以急性黄疸型肝炎起病，15 天至 24 周出现极度乏力，消化道症状明显，同时凝血酶原时间明显延长，凝血酶原活动度低于 40%，并排除其他原因者，黄疸迅速加深，每天上升≥17.1μmol/L 或血清总胆红素 >正常的 10 倍，首先出现Ⅱ度以上肝性脑病者，称脑病型（包括脑水肿、脑疝等）；首先出现腹水及其相关症候（包括胸水等）者，称为腹水型。

（3）慢性重型肝炎　其发病基础有：①慢性肝炎或肝硬化病史；②慢性乙型肝炎病毒携带史；③无肝病史及无 HBsAg 携带史，但有慢性肝病体征（如肝掌、蜘蛛痣等）、影像学改变（如脾脏增厚等）及生化检测改变者（如丙种球蛋白升高，白/球蛋白比值下降或倒置）；④肝穿检查支持慢性肝炎；⑤慢性乙型或丙型肝炎，或慢性 HBsAg 携带者重叠甲型、戊型或其他肝炎病毒感染时要具体分析，应除外由甲型、戊型和其他型肝炎病毒引起的急性或亚急性重型肝炎。慢性重型肝炎起病时的临床表现同亚急性重型肝炎，随着病情发展而加重，达到重型肝炎诊断标准（凝血酶原活动度低于 40%，血清总胆红素 >正常的 10 倍）。

为便于判定疗效及估计预后，亚急性重型和慢性重型肝炎可根据其临床表现分为早、中、晚三期。①早期，符合重型肝炎的基本条件，如严重乏力及消化道症状，黄疸迅速加深，血清胆红素大于正常的 10 倍，凝血酶原活动度 30% ~40%，或经病理学证实。但未发生明显的脑病，亦未出现腹水。②中期，有Ⅱ度肝性脑病或明显腹水、出血倾向（出血点或淤斑），凝血酶原活动度 20% ~30%。③晚期，有难治性并发症，如肝肾综合征、消化道大出血、严重出血倾向（注射部位淤斑等）、严重感染、难以纠正的电解质紊乱或

Ⅱ度以上肝性脑病、脑水肿、凝血酶原活动度≤20%。

美国肝病协会认为重型肝炎可以称为急性肝衰竭（ALF）和慢性肝衰竭（CLF）。ALF诊断包括凝血异常证据，常常为INR不小于1.5，还有在以前没有肝硬化患者小于26周内出现任何程度的神志改变（脑病）。如果病程在26周以内，在Wilson氏病、垂直传播的HBV感染患者，或者自身免疫的患者也在此范围内，尽管这些患者有可能存在肝硬化。还有一些其他的词语描述这种疾病，如暴发性肝衰竭、暴发性肝炎和暴发性肝坏死。急性肝衰竭比其他词语更合适，它包含了病程小于26周的含义。一些有意义的病程词语像超急（<7天）、急性（7~21天）和亚急性（>21天和<26周）并没有特殊意义，因为它们在各种病因引起的ALF预后中没有差别。比如，超急性病例预后较好，因为其中最多的病例是由扑热息痛中毒引起。慢性肝衰竭是发生在肝硬化基础上的肝功能衰竭。我国学者正将逐步寻求与国外诊断接轨的途径。

4）淤胆型肝炎 起病类似急性黄疸型肝炎，但自觉症状常较轻，皮肤瘙痒，大便灰白，常有明显的肝脏肿大，肝功能检查血清胆红素明显升高，以直接胆红素为主，凝血酶原活动度>60%或应用维生素K肌注后1周可升至60%以上，血清胆汁酸、γ-谷氨酰转肽酶、碱性磷酸酶、胆固醇水平可明显升高，黄疸持续3周以上，并除外其他原因引起的肝内外梗阻性黄疸者，可诊断为急性淤胆型肝炎。在慢性肝炎基础上发生上述临床表现者，可诊断为慢性淤胆型肝炎。

5）肝炎肝硬化

（1）肝炎肝纤维化 主要根据组织病理学检查结果诊断，B超检查结果可供参考。B超检查表现为肝实质回声增强、增粗，肝脏表面不光滑，边缘变钝，肝脏、脾脏可增大，但肝脏表面尚未呈颗粒状，肝实质尚无结节样改变。肝纤维化的血清学指标如透明质酸（HA）、Ⅲ型前胶原（PC-Ⅲ）、Ⅳ型胶原（Ⅳ-C）、层连蛋白（LN）四项指标与肝纤维分期有一定相关性，但不能代表纤维沉积于肝组织的量。

（2）肝炎肝硬化 是慢性肝炎发展的结果，肝组织病理学表现为弥漫性肝纤维化及结节形成，二者必须同时具备，才能诊断。①代偿性肝硬化指早期肝硬化，一般属Child-Pugh A级。虽可有轻度乏力、食欲减少或腹胀症状，尚无明显肝功能衰竭表现。血清白蛋白降低，但仍≥35g/L，胆红素<35μmol/L，凝血酶原活动度多>60%。血清ALT及AST轻度升高，AST可高于ALT，γ-谷氨酰转肽酶可轻度升高。可有门静脉高压症，如轻度食管静脉曲张，但无腹水、肝性脑病或上消化道出血。②失代偿性肝硬化指中晚期肝硬化，一般属Child-Pugh B、C级。有明显肝功能异常及失代偿征象，如血清白蛋白<35g/L，A/G<1.0，明显黄疸，胆红素>35μmol/L，ALT和AST升高，凝血酶原活动度<60%。患者可出现腹水、肝性脑病及门静脉高压症引起的食管、胃底静脉明显曲张或破裂出血。

根据肝脏炎症活动情况，可将肝硬化区分为：①活动性肝硬化，慢性肝炎的临床表现依然存在，特别是ALT升高，黄疸、白蛋白水平下降，肝质地变硬，脾进行性增大，并伴有门静脉高压征；②静止性肝硬化，ALT正常，无明显黄疸，肝质地硬，脾大，伴有门静脉高压征，血清白蛋白水平低。肝硬化的影像学诊断：B超见肝脏缩小，肝表面明显凹凸不平，呈锯齿状或波浪状，肝边缘变钝，肝实质回声不均、增强，呈结节状，门静脉和脾门静脉内径增宽，肝静脉变细，扭曲，粗细不均，腹腔内可见液性暗区。

（二）病原学诊断

1. 病原学分型　目前病毒性肝炎的病原至少有 5 型，即甲型肝炎病毒（HAV）、乙型肝炎病毒（HBV）、丙型肝炎病毒（HCV）、丁型肝炎病毒（HDV）及戊型肝炎病毒（HEV）。关于 GBV – C/HGV 和 TTV 的致病性问题尚有争议，且目前国内外尚无正式批准的诊断试剂可供检测，因此，不宜将 GBV – C/HGV 和 TTV 纳入常规病毒性肝炎的实验室检测。

2. 病原学诊断依据

1）甲型肝炎　急性肝炎患者血清抗 – HAV IgM 阳性，可确诊为 HAV 近期感染。在慢性乙型肝炎或自身免疫性肝病患者血清中检测抗 – HAV IgM 阳性时，判断 HAV 重叠感染应慎重，须排除类风湿因子（RF）及其他原因引起的假阳性。接种甲型肝炎疫苗后2 ~ 3 周约8% ~20% 的接种者可产生抗 – HAV IgM，应注意鉴别。

2）乙型肝炎　有以下任何一项阳性，可诊断为现症 HBV 感染：血清 HBsAg 阳性；血清 HBV DNA 阳性；血清抗 – HBc IgM 阳性；肝内 HBcAg 和（或）HBsAg 阳性，或 HBV DNA 阳性。

（1）急性乙型肝炎诊断　必须与慢性乙型肝炎急性发作鉴别。诊断急性乙型肝炎可参考下列动态指标：①HBsAg 滴度由高到低，HBsAg 消失后抗 – HBs 阳转；②急性期抗 – HBc IgM 滴度高，抗 – HBc IgG 阴性或低水平。

（2）慢性乙型肝炎诊断　临床符合慢性肝炎诊断标准，并有一种以上现症 HBV 感染标志阳性。

（3）慢性 HBsAg 携带者诊断　无任何临床症状和体征，肝功能正常，HBsAg 持续阳性 6 个月以上者。

3）丙型肝炎

（1）急性丙型肝炎诊断　临床符合急性肝炎诊断标准，血清或肝内 HCV RNA 阳性；或抗 – HCV 阳性，但无其他型肝炎病毒的急性感染标志。

（2）慢性丙型肝炎诊断　临床符合慢性肝炎诊断标准，除外其他型肝炎，血清抗 – HCV 阳性，或血清和（或）肝内 HCV RNA 阳性。

4）丁型肝炎

（1）急性丁型肝炎的诊断　①急性 HDV、HBV 同时感染，急性肝炎患者，除急性 HBV 感染标志阳性外，血清抗 – HDV IgM 阳性，抗 – HDV IgG 低滴度阳性或血清和（或）肝内 HDVAg 及 HDV RNA 阳性；②HDV、HBV 重叠感染，慢性乙型肝炎病人或慢性 HBsAg 携带者，血清 HDV RNA 和（或）HDVAg 阳性，或抗 – HDV IgM 和抗 – HDV IgG 阳性，肝内 HDV RNA 和（或）肝内 HDVAg 阳性。

（2）慢性丁型肝炎诊断　临床符合慢性肝炎诊断标准，血清抗 – HDV IgG 持续高滴度，HDV RNA 持续阳性，肝内 HDV RNA 和（或）HDVAg 阳性。

5）戊型肝炎　急性肝炎患者血清抗 – HEV 阳转或滴度由低到高，或抗 – HEV 阳性 >1：20，或斑点杂交法或逆转录聚合酶链反应法（RT – PCR）检测血清和（或）粪便 HEV RNA 阳性。目前抗 – HEV IgM 的检测试剂尚未标准化，仍须继续研究，但抗 – HEV IgM 检测可作为急性戊型肝炎诊断的参考。

（三）确立诊断

凡临床诊断为急性、慢性、重型、淤胆型肝炎或肝炎肝硬化的病例，经病原学或血清学特异方法确定为某一型的肝炎时即可确诊。两种或两种以上肝炎病毒同时感染者称为同时感染（co - infection）。在已有一种肝炎病毒感染的基础上，又感染另一型肝炎病毒称为重叠感染（super - infection）。

确诊的肝炎病例命名是以临床分型与病原学分型相结合，肝组织病理学检查结果附后。

例如：①病毒性肝炎，甲型（或甲型和乙型同时感染），急性黄疸型（或急性无黄疸型）；②病毒性肝炎，乙型（或乙型和丁型重叠感染），慢性（中度），G2 S3（炎症活动程度2，纤维化程度3）；③病毒性肝炎，丙型，亚急性重型，腹水型，早期（或中期或晚期）；④HBsAg 携带者近期感染另一型肝炎病毒时可命名如下：a. 病毒性肝炎，甲型（或戊型），急性黄疸型；b. HBsAg 携带者。

对甲、乙、丙、丁、戊五型肝炎病毒标志均阴性者可诊断为：急性肝炎，病原未定；或慢性肝炎，病原未定。

二、鉴别诊断

1. 其他原因引起的黄疸

（1）溶血性黄疸　有药物或感染的诱因，常有红细胞本身缺陷，有贫血、血红蛋白尿、网织红细胞增多，血清非结合胆红素测定升高、小便中尿胆原增多。

（2）肝外梗阻性黄疸　肝肿大及胆囊肿大常见，肝功能轻度改变，有原发病的症状、体征，如胆绞痛、Murphy 征阳性、腹内肿块，血清碱性磷酸酶和胆固醇显著上升，X 线及超声检查发现结石征，肝内胆管扩张等。

2. 其他原因引起的肝炎

（1）其他病毒引起的肝炎　EB 病毒和巨细胞病毒均可引起肝炎，但一般不称为病毒性肝炎。鉴别诊断应主要根据原发病的临床特点和血清学检查结果。

（2）感染中毒性肝炎　细菌、立克次体、钩端螺旋体感染都可引起肝肿大、黄疸及肝功能异常。

（3）药物引起的肝损害　有肝损害药物使用史，中毒性药物、肝损害程度与药物剂量相关；变态反应性药物，多伴有发热、皮疹、关节痛、嗜酸粒细胞增多等变态反应表现。

（4）酒精性肝病　长期嗜酒可导致慢性肝炎、肝硬化，可根据个人史和血清学检查加以鉴别。

【治疗】

一、治疗要点

1. 急性病毒性肝炎　休息、营养加中药辨证论治，以卧床休息为宜，食物宜富含维生素、易消化、清淡而营养丰富。若黄疸较深（肝内淤胆明显），而其他疗法无效时，可适当氢化可的松静滴或泼尼松。

2. 慢性病毒性肝炎　中西医并重。中药在辨证论治的基础上，适当加入防肝纤维化、改善微循环的赤芍、郁金、黄芪、丹参、鸡血藤和抗病毒降酶中药如贯众、蚤休、茵陈、五味子、板蓝根等。西药以抗病毒（干扰素、拉咪呋啶）、调整免疫（胸腺肽、免疫核糖核酸等）、保肝支持（维生素 C、B、K，支链氨基酸，人体白蛋白，新鲜血浆等）、降酶（联苯双脂）为主。但休息和营养同样重要，药物不宜过多使用，避免加重肝脏负担。

3. 重型肝炎　以中西药治疗为主。治疗用药要及时准确，注意观察生命体征，随时掌握病情的演变，积极防治并发症。

二、治疗方法

（一）辨证论治

1. 急性病毒性肝炎

（1）湿热蕴结，热重于湿

主症：身目俱黄，黄色鲜明如橘皮，壮热口渴，口苦口干，恶心厌油，脘腹胀满，便秘或便溏，小便黄少。舌红、苔黄腻，脉弦或弦数。

治则：清热利湿，解毒退黄。

方药：茵陈汤或栀子柏皮汤加减。

组成：茵陈 20g　栀子 12g　大黄 10g　黄柏 10g　金钱草 10g

加减：若呕吐甚者，加竹茹、姜半夏降逆止呕；若胁痛明显者，加川楝子、延胡索行气止痛；皮肤瘙痒者，加苦参、白鲜皮除湿止痒；湿热并重，用甘露消毒丹。

（2）湿热蕴结，湿重于热

主症：身目发黄如橘色，无发热或身热不扬，头重身困，身倦乏力，胸脘痞闷，纳呆呕恶，厌食油腻，口粘不渴，小便不利，便溏不爽，舌苔厚腻微黄，脉濡缓或弦滑。

治则：除湿化浊，清热退黄。

方药：茵陈四苓汤加减。

组成：茵陈 20g　猪苓 10g　茯苓 20g　泽泻 10g　白术 18g

加减：湿遏热伏，阻滞气机可加木香、枳壳、厚朴等行气化滞；胁痛明显，加柴胡、川楝子疏肝理气；呕恶者，加姜半夏、陈皮降逆止呕；纳呆者，加白豆蔻、麦芽芳香醒脾，和胃消食。

（3）寒湿困脾

主症：身目黄染，黄色晦暗不泽，或如烟熏，痞满食少，神疲畏寒，腹胀便溏，口淡不渴，舌淡苔白腻，脉濡缓或沉迟。

治则：温中化湿，健脾和胃。

方药：茵陈术附汤加减。

组成：茵陈 20g　附子 9g　干姜 10g　白术 20g　甘草 10g

加减：若湿阻气滞，腹胀甚者，加大腹皮、木香行气消胀；皮肤瘙痒者，加秦艽、地肤子祛风除湿止痒；黄疸消退缓慢者，加丹参、泽兰、虎杖、赤芍活血消瘀退黄；胁痛甚者，加泽兰、郁金、赤芍活血化瘀止痛；大便稀溏者，加茯苓、泽泻、砂仁健脾除湿，利小便而实大便。

（4）肝郁气滞

主症：胁肋胀痛，心烦易怒，痛连肩胸，善太息，胸闷气短，情志激惹则痛剧，伴有纳呆，脘腹胀满，舌苔薄白，脉弦。

治则：疏肝理气。

方药：柴胡疏肝散加减。

组成：柴胡12g　香附10g　枳壳12g　陈皮18g　川芎9g　白芍15g　甘草10g

加减：若气滞血瘀，胁痛重者，酌加郁金、川楝子行气活血止痛；气郁化火，酌加清肝之品，药用栀子、黄连、龙胆草；若伴恶心、呕吐等肝胃不和之候，酌加和胃止呕之姜半夏、陈皮、藿香、生姜；若呕恶厌油甚者，加藿香、山楂、竹茹、黄连。

2. 慢性病毒性肝炎

（1）肝胆湿热

主症：右胁胀痛或隐痛，脘腹满闷，身目黄或不黄，小便黄赤，口苦口干，大便粘腻不爽，舌苔黄腻，脉弦滑数。

治则：清热利湿，疏肝利胆。

方药：龙胆泻肝汤加减。

组成：龙胆草9g　栀子10g　黄芩10g　柴胡12g　木通10g　泽泻10g　砂仁9g　生地黄12g　当归10g

加减：若便秘，腹胀满者，为热重于湿，肠中津液耗伤，可加大黄、芒硝，以泄热通便；若白睛发黄，尿黄，口渴者，加茵陈、黄柏清热除湿退黄；可酌加郁金、姜半夏、青皮、川楝子以疏肝和胃，理气止痛。

（2）肝郁脾虚

主症：胁肋胀满，精神抑郁或烦急，面色萎黄，纳呆食少，口淡乏味，脘痞腹胀，大便溏薄，舌淡苔白，脉弦细。

治则：疏肝解郁，健脾养血。

方药：逍遥散或柴芍六君子汤加减。

组成：柴胡12g　白芍15g　人参10g　茯苓20g　白术12g　甘草10g　当归12g　陈皮10g　姜半夏10g

加减：若胁肋胀痛重者，加延胡索、川楝、郁金行气止痛；胁痛固定，呈刺痛，加赤芍、红花活血化瘀止痛；情绪低落，酌加佛手、香橼以疏肝解郁；纳呆脘痞，加白豆蔻、砂仁、藿香等芳香醒脾之品。

（3）肝肾阴虚

主症：胁肋隐痛，绵绵不已，劳则加重，头昏耳鸣，两目干涩，口燥咽干，五心烦热，失眠多梦，腰膝酸软，舌红少津或有裂纹，脉细数无力。

治则：养血柔肝，滋阴补肾。

方药：一贯煎加减。

组成：生地黄20g　枸杞10g　沙参10g　麦冬12g　当归12g　川楝子10g

加减：两目干涩，视物昏花可加草决明、女贞子；肝肾阴虚，肝阳偏亢所致头昏耳鸣者，可加川牛膝、菊花、钩藤、石决明、天麻平肝潜阳；五心烦热，失眠多梦者，可加知母、地骨皮、龟胶养阴清热，或以夜交藤、远志、合欢皮安神定志，或以栀子、牡丹皮清热除烦。

（4）脾肾阳虚

主症：畏寒喜暖，少腹腰膝冷痛，食少便溏，食谷不化，甚至滑泄失禁，下肢水肿，舌质淡胖，脉沉细无力或沉迟。

治则：健脾益气，温肾扶阳。

方药：附子理中汤加减。

组成：附子 10g　肉桂 10g　干姜 10g　人参 10g　白术 12g　甘草 10g

加减：双下肢水肿者，可合五苓散，利水渗湿；肝脾肿大明显者，加牡蛎、海藻、鳖甲软坚散结；便溏食少明显者，加山药、薏苡仁、麦芽健脾和胃；腰腹冷痛明显者，加淫羊藿、续断补肾壮腰，温补阳气。

（5）瘀血阻络

主症：面色晦暗，或见赤缕红斑，肝脾肿大，质地较硬，蜘蛛痣，女子行经腹痛，经水色暗有块，舌质暗紫有瘀斑，脉沉细涩。

治则：活血化瘀，散结通络。

方药：血府逐瘀汤加减。

组成：柴胡 12g　白芍 20g　枳壳 12g　川芎 9g　当归 12g　桃仁 10g　红花 9g

加减：加牡蛎、夏枯草、鳖甲软坚散结，缩小肿大之肝脾；加川楝子、元胡索理气止痛；偏气虚者，加黄芪、党参益气，气行则血行；偏寒凝者，加桂枝、附子等温阳之品，使瘀血得温则易消。

3. 重型肝炎

（1）毒热炽盛

主症：高热，随即全身面目发黄，迅速加深，烦渴，呕吐频繁，脘腹胀满，大便秘结，尿赤短少，舌质红，苔黄糙，脉弦数或洪大。

治则：清热泻火，凉血解毒。

方药：茵陈汤合黄连解毒汤加减。

组成：茵陈 20g　栀子 12g　黄连 10g　黄芩 10g　大黄 10g

加减：可配牡丹皮、生地黄、赤芍、虎杖清热凉血。若阳明腑实，大便秘结，嗜睡者，加用大承气汤保留灌肠；气营两燔，大热烦渴，皮肤发斑，齿龈出血者，可用大剂量清瘟败毒饮。

（2）热毒内陷

主症：高热，随即出现全身及双目发黄且黄色迅速加深，衄血便血，皮下瘀斑，胸腹胀满，尿少，烦躁不安，精神恍惚或神昏谵语，舌质红绛，苔少或黄厚，脉弦滑而数。

治则：清热凉血，解毒宣窍。

方药：犀角地黄汤合清营汤加减。

组成：犀角（可用水牛角代替）12g　生地黄 10g　赤芍 12g　牡丹皮 10g

加减：可加黄连、大黄、栀子、连翘清热解毒，板蓝根、虎杖、石菖蒲解毒宣窍。若出血重者，加三七粉冲服或服云南白药；尿少、尿闭者，加猪苓、滑石、泽泻清热利湿；抽搐者，加羚羊角粉吞服以清热定惊；神识昏迷者，加紫雪丹或安宫牛黄丸口服，或用醒脑静、清开灵注射液静滴以清热开窍，醒脑宁神；若见气阴亏竭，时时欲脱，速用生脉注射液静滴以益气养阴固脱。

（3）湿浊蒙蔽

主症：黄疸深重，色暗，神志昏矇，时明时昧，身热不扬，恶心呕吐，腹部臌胀，喉中痰鸣，尿黄而少，甚则无尿，舌质暗红，舌苔白腻或淡黄垢浊，脉濡滑。

治则：化湿泄浊，活血开窍。

方药：菖蒲郁金汤加减。

组成：石菖蒲 10g　藿香 12g　白豆蔻 10g　郁金 10g　栀子 10g　泽泻 10g　滑石 12g　茵陈 20g

加减：若神志昏矇者，加服至宝丹；呕吐较甚者，加服玉枢丹；腹胀尿少者，加车前子、金钱草、薏苡仁、猪苓利湿渗水；黄疸日久不退或消退缓慢者，加赤芍、丹参、虎杖、田基黄。

4. 淤胆型肝炎

主症：身目俱黄，尿黄如茶，大便灰白，时有秘结，全身瘙痒，胁肋胀闷不适，胁下积块，口苦口腻，纳呆腹胀，舌暗红苔黄腻，脉弦。

治则：清热利湿，凉血活血，化瘀散瘀，收肝利胆。

方药：淤胆型肝炎用药，可参考急性肝炎治疗用药，可重用赤芍配大黄，或用黛矾散、消矾散等方药。属"阴黄"证者，则宜温阳散寒，可选茵陈四逆汤或茵陈术附汤之方药。

（二）西医治疗

目前西医对病毒性肝炎缺乏可靠的特效治疗方法和药物。治疗原则以适当休息、合理营养为主，辅以药物治疗。禁止饮酒，避免劳累及使用对肝脏有损害的药物。

1. 急性肝炎

以一般和支持治疗为主。早期卧床休息，直至症状明显减退。初期感染的急性黄疸型肝炎患者，于隔离期满（甲型肝炎至起病后 3 周，乙型肝炎至 HBsAg 阴转，丙型肝炎至 HCV RNA 阴转，戊型肝炎至发病后 2 周），临床症状消失，血清总胆红素在 17.1umol/L 以下，ALT 在正常值 2 倍以下时可以出院，休息 1~3 月，定期复查 1~3 年。应进易消化、维生素 C 和 B 含量丰富的清淡食物，蛋白质摄入以每日 1~1.5g/kg 为宜，食欲明显下降且有呕吐者，可静滴 10%~20% 葡萄糖液及维生素 C。不强调高糖和低脂肪饮食。

急性丙型肝炎应早期应用干扰素治疗，每次 3MU 或组合干扰素 9ug~15ug，每周 3 次，治疗 4~6 个月，无效者停药，有效者可继续治疗 12~18 个月。也可加用利巴韦林，每天 800mg~1000mg，可增加疗效。

2. 轻度慢性肝炎

（1）对症治疗　宜动静结合。活动期以静养为主；静止期可从事力所能及的工作。待症状消失、肝功正常 3 个月以上，可恢复正常工作。应进食较多蛋白质，避免高热量饮食，以防止脂肪肝的发生。可用保肝降酶类的药物。保肝药物包括维生素类（B、C、E、K、叶酸）、葡醛内酯、三磷酸腺苷（ATP）、辅酶 A、复方氨基酸、人体白蛋白、新鲜血浆等；降酶药如联苯双酯、齐墩果酸、五仁醇等有降低 ALT 作用，但部分患者停药后有反跳现象，宜逐渐减量。药物辅助治疗，宜精简。

（2）抗病毒药物

①α 干扰素　剂量及疗程：每次 3MU~5MU，每周 3 次，皮下或肌内注射，疗程 4~6 个月，可根据病情延长到 1 年。可进行诱导治疗，即在治疗开始时，每天用药 1 次，15 天~30 天后改为每周 3 次，至疗程结束。干扰素常见不良反应有：感冒样综合征、骨髓抑制、神经系统症状、诱发自身免疫性疾病等。故使用时注意检查血常规、肝功能、肾功

能等。其他抗病毒药还有三氮唑核苷（利巴韦林），临床常用几种药联合应用。

②核苷类似物 以拉米呋定单磷酸阿糖腺苷为代表。剂量为每天 100mg，口服。单磷酸阿糖腺苷也有抑制 HBV 复制及改善肝功能的作用，小剂量肌内注射每天 7mg/kg，疗程 25 天。易发生神经肌肉疼痛。

慢性丙型肝炎，用病毒唑每天 1g 静脉滴注，加干扰素 100 万 U - 300 万 U 肌内注射，1 天 1 次或隔天 1 次，有确切疗效。

3. 中度和重度慢性肝炎

除上述治疗外，应加强护肝治疗，包括定期输注人血清白蛋白和血浆，可选用免疫调节药，如注射 IL - 2、自体淋巴因子激活性杀伤细胞（LAK）回输、猪苓多糖注射液、香菇注射液、乙肝疫苗等。胸腺肽 α（日达仙），常用量 0.6 ~ 1.2mg/m² 肌注或皮下注射，1 周 2 次。甘利欣注射液 150mg 加 10% 葡萄糖 250ml 静脉滴注，1 天 1 次。中药丹参、黄芪、鸡血藤、冬虫夏草、赤芍等药扶正化瘀治疗有抗肝纤维化作用。

4. 重型肝炎的治疗

重型肝炎病死率高，急、慢性肝炎有发展为重型肝炎倾向时，应采取综合措施。

（1）一般治疗 绝对卧床休息，饮食以清淡低脂流质为主，限制蛋白质摄入，以控制肠内氨的来源。进食不足者可静滴 10% ~ 25% 葡萄糖液 1000ml ~ 1500ml，补充足量的维生素 B、C、K。有腹水者应记录 24 小时出入量。防止交叉及继发感染，人血丙种球蛋白 3ml，肌注，每周 1 次。

（2）抗病毒药物 除上述抗病毒药外，有用磷甲酸钠的报道。

（3）免疫调节剂 糖皮质激素对有较强免疫反应的早期患者有一定疗效，琥珀酰氧化可的松 300mg ~ 500mg 静滴或地塞米松 10mg ~ 20mg 静滴。

（4）改善微循环的药物 莨碱类药物和小剂量肝素、丹参等有改善微循环的作用，可显著降低肝肾综合征的发生。

（5）促肝细胞再生的措施 ①胰高血糖素——胰岛素疗法 胰高血糖素 1mg + 胰岛素 10U + 10% 葡萄糖静滴，1 天 1 次，14 天为 1 疗程。②促肝细胞生长因子（p - HGF）对重型肝炎在综合治疗基础上加用有效，但宜早用为好。常用量为 160mg ~ 200mg 静滴，1 天 1 次，1 个月为 1 疗程。③人胎肝细胞（FLC）悬液，每次静滴 1 个胎肝的 FLC 悬液，1 周 1 ~ 2 次。

（6）肝昏迷的治疗 ①氨中毒的防治 低蛋白饮食，酸化肠道，保持大便通畅，口服抗菌素抑制肠道细菌，静滴乙酰谷氨酰胺降低血氨。②恢复正常神经递质 左旋多巴鼻饲或灌肠。③维持氨基酸平衡 每天静滴含有多量支链氨基酸和少量重氨基酸的混合液 250ml ~ 500ml，1 疗程 14 ~ 21 天。④防治肺水肿 及早用脱水剂，如甘露醇、呋噻米，同时注意维持水和电解质平衡。⑤继发感染的防治 需注意感染部位和感染菌群，酌情选用抗生素，防止二重感染。⑥其他 凝血因子减少所致出血可用凝血酶原复合物静滴，维生素 K，肌注，发生 DIC 应做相应处理，如静脉滴注丹参和低分子右旋糖苷改善微循环。肝肾综合征可用多巴胺扩张肾动脉，利尿剂利尿。

5. 淤胆型肝炎

泼尼松每天 40mg ~ 60mg 口服或静脉滴注地塞米松 10mg ~ 20mg，2 周后如果血清胆红素显著下降，则逐步减量。

（三）其他疗法

1. 中成药

1）健脾利湿合剂　健脾利湿。主要用于阴黄证，每次 100ml，每日 1 次。

2）清热解毒合剂　清热解毒。适用于病毒性肝炎，湿热明显者，每次 100ml，每日 1 次。

3）益肾软肝合剂　补益肝肾，软肝散结。用于病毒性肝炎，肝肾阴虚者，每次 100ml，每日 1 次。

4）抗纤丸　用于病毒性肝炎，延缓其纤维化进展，每次 18g，每日 2 次，口服。

5）利肝丸　清热解毒，平肝利胆。每次 18g，每日 3 次，口服。

6）肝特灵　用于病毒性肝炎，每次 5 粒，每日 3 次，口服。（1~6 为天津市传染病医院制剂）

7）大黄䗪虫丸　活血化瘀，养阴润燥。用于血瘀证明显者，每次 4.5g，每日 3 次，口服。

8）扶正化瘀胶囊　益气活血化瘀。用于正虚血瘀证，每次 8g，每日 3 次，口服。

9）复方鳖甲软肝片　滋养肝肾，软坚散结。用于肝肾阴虚者，每次 4 片，每日 3 次，口服。

10）安络化纤丸　活血化瘀，软坚散结。用于慢性肝炎肝硬化者，每次 6g，每日 3 次，口服。

2. 针灸治疗

急性病毒性肝炎治疗以胆俞、阳陵泉、太冲、内庭为主穴。脘痞食少加中脘、足三里；胸闷呕恶加内关、公孙；腹胀、便秘加天枢，大肠俞；热重加大椎；神昏加人中、十二井穴。以阴黄为主要表现者，取穴至阳、肺俞、胆俞、阳陵泉、足三里、三阴交。神疲畏寒者加命门、气海；大便溏薄者加天枢、关元。

3. 耳穴疗法

可取耳穴胆、肝、脾、胃、膈，用王不留行籽进行贴压。

（四）民间单方验方

1. 栀子 16g 研末，鸡蛋 1 个，用蛋清，面粉 6g 共成饼。敷脐眼，每日换药 1 次，用于急性黄疸性肝炎，可退黄疸。

2. 干姜、白芥子备适量，共研细末，敷脐，用于阴黄。

3. 穿山甲末 100g，乳香、没药醇浸液各 70ml，鸡矢藤挥发油 0.5ml，冰片少许。先将乳香、没药醇浸液喷入穿山甲末中，然后烘干，再加入鸡矢藤挥发油和冰片，再烘干。共研为细末，每次用 0.2g，食醋调膏，纱布裹之，敷神阙穴，5~7 天换药 1 次。用于慢性肝炎，肝区疼痛，一般用药 2 天左右疼痛减轻或消失。

4. 红豆饭 30g，茵陈 18g 洗净加水煮沸。服汤，每日 2 次，每次 1 小杯。治疗急性传染性肝炎。

5. 茵陈 30g，红枣 5 枚。煎服，每日 1 剂，适用于甲型病毒性肝炎，亦用于预防。

6. 茵陈、板蓝根各 15g。连服 5~7 日，可用于预防和治疗急性黄疸型肝炎。

7. 蒲公英 15g，甘草 6g。每日 1 剂，连服 5~7 日，用于预防和治疗急性黄疸型肝炎。

8. 鲜马齿苋 60g，甘草 6g。煎服，每日 2 剂，用于预防肝炎。

9. 化湿清热法（关幼波教授经验） 藿香 10g，佩兰 10g，杏仁 10g，橘红 10g，黄芩 10g，生薏苡仁 10g，肉豆蔻 5g，牡丹皮 10g，败酱草 10g，茵陈 10g，川黄连 5g。共为细末，每服 10g，儿童减半，化湿清热，适用于甲型肝炎见疲乏、腹胀、苔白腻者。

10. 复肝 2 号方（关幼波教授经验） 茵陈 30g，车前子 15g，车前草 5g，蒲公英 30g，小蓟 30g，藿香 10g，泽兰 15g，大枣 7 个，六一散 15g（布包）。水煎服。清热利湿，活血解毒。适用于急性黄疸型肝炎属湿热中阻、瘀热发黄者。

11. 急黄清解方（龚志贤研究员经验） 黄连 6g，黄芩 12g，栀子 12g，茵陈 30g，满天星 30g，板蓝根 30g，郁金 12g，大黄 6g，蒲公英 30g，滑石 20g，木通 12g，车前草 30g。水煎服。清热解毒。适用于重型肝炎属热毒内陷者。

12. 醒脑合剂（孙景振经验） 茵陈 40g，金钱草 40g，栀子 12g，生大黄 20g，丹参 30g，桃仁 12g，当归 15g，川芎 12g，赤芍 15g，枳实 12g，厚朴 12g，石菖蒲 12g，胆星 12g，天竺黄 12g，郁金 15g，玄明粉 12g（分冲）。每剂煎至 200ml，每次鼻饲 60~100ml，每日 4 次；每次加服紫雪散 0.12g 和安宫牛黄丸半粒，服至神清为止。清热利湿，醒脑开窍。适用于急性重型肝炎之昏迷者，方中茵陈配金钱草明显增强利胆退黄作用。

13. 大黄复方汤剂Ⅲ号（王国申经验） 广犀角（可用水牛角代替）15g，生大黄 9g（后下），生山栀 9g，大青叶 30g，石菖蒲 15g，郁金 12g，牡丹皮 9g，生地黄 12g，带心连翘 12g，茅根 30g，紫雪散 3g（分冲）。水煎鼻饲，并用茵栀黄注射液 20ml，加于糖水静脉滴注，每日 1 次。清热凉血，开窍醒神。适用于亚急性重型肝炎之毒邪入营型。

14. 凉血活血降黄汤（汪承柏主任医师经验） 赤芍 80~100g，葛根 30g，丹参 30g，茜草 30g，牡丹皮 15g，生地黄 15g。水煎服。凉血活血，利胆退黄。适用于重度黄疸型肝炎，尤其是慢性重度黄疸型肝炎，属于血瘀血热者；治疗淤胆型肝炎可去茜草，赤芍改为 60g。

15. 化瘀退黄方（姜春华教授经验） 生大黄 24g，桃仁 9g，地鳖虫 6g，煅干漆 15g，三七 15g，犀角（可用水牛角代替）9g，赤芍 9g，对座草 30g，大腹皮 15g，青皮 9g，木香 9g，茯苓皮 30g。水煎服。活血化瘀，行气利湿，佐以凉血。适用于淤胆型黄疸。

【预后】

1. 急性肝炎 预后大多良好。甲型及戊型肝炎患者大多数能在 3 个月内恢复健康，孕妇病情重，病死率较高。乙型肝炎约有 10%~15% 发展为慢性肝炎，并且每年有一部分患者会转化为肝硬化和肝癌，有些患者可以越过肝硬化阶段直接发展成为肝癌。丙型肝炎发展为慢性肝炎的比例更高，约为 50%~85%。HDV 重叠感染于乙型肝炎者使病情加重，且易发展成为慢性肝炎、肝硬化、肝细胞性肝癌。

2. 慢性肝炎 慢性乙型肝炎及慢性丙型肝炎的 HCC 发生率在感染 30 年后为 1%~3%，主要见于肝硬化和进展性肝纤维化患者，一旦发展成为肝硬化，HCC 的年发生率为 1%~7%。合并乙型肝炎病毒（HBV）感染、嗜酒（50g/d 以上）、非酒精性脂肪肝（NASH）、肝脏高铁载量、合并血吸虫感染、肝毒性药物、环境污染所致的有毒物质和糖尿病等均可促进 HCC 的发生。

3. 重型肝炎 内科治疗预后差，病死率高，联合人工肝治疗可以改善患者症状，延长生存时间，40%左右的患者可以恢复，中、晚期患者须要进行肝移植治疗。

4. 无症状 HBsAg 携带者 预后一般良好。但部分病例在长期后可能发展为肝硬化或肝癌。

【预防】

一、管理传染源

1. 报告和登记 对疑似、确诊、住院、出院、死亡的肝炎病例均应分别按病原学进行传染病报告，专册登记和统计。

2. 隔离和消毒 急性甲型及戊型肝炎自发病之日算起，隔离3周；乙型及丙型肝炎隔离至病情稳定后可以出院。各型肝炎宜分室住院治疗。对患者的分泌物、排泄物、血液以及污染的医疗器械及物品均应进行消毒处理。

3. 对儿童接触者管理 对急性甲型或戊型肝炎患者的儿童接触者应进行医学观察45天。

4. 献血员管理 献血员应在每次献血前进行体格检查，检测 ALT 及 HBsAg（用 RPHA 法或 ELISA 法），肝功能异常 HBsAg 阳性者不得献血。有条件时应开展抗 – HCV 测定，抗 – HCV 阳性者不得献血。

5. HBsAg 携带者和管理 HBsAg 携带者不能献血，可照常工作和学习，但要加强随访，应注意个人卫生和经期卫生，以及行业卫生，以防其唾液、血液及其他分泌物污染周围环境，感染他人。个人食具，刮刀修面用具，漱洗用品等应与健康人分开。HBeAg 阳性者不可从事饮食行业，饮用水卫生管理及托幼工作。HBsAg 阳性的婴幼儿在托幼机构中应与 HBsAg 阴性者适当隔离，HBeAg 阳性婴幼儿不应入托。

二、切断传播途径

1. 加强管理 加强饮食卫生管理、水源保护、环境卫生管理以及粪便无害化处理，提高个人卫生水平。

2. 加强消毒处理 加强各种医疗器械的消毒处理，注射实行一人一管，或使用一次性注射器，医疗器械实行一人一用一消毒。

加强对血液及血液制品的管理，做好血液制品的 HBsAg 检测工作，阳性者不得出售和使用。非必要时不输血或血液制品。漱洗用品及食具专用。接触病人后用肥皂和流动水洗手。保护婴儿，切断母婴传播是预防重点，对 HBsAg 阳性尤以 HBeAg 亦呈阳性的产妇所产婴儿，出生后须迅即注射乙型肝炎特异免疫球蛋白及（或）乙型肝炎疫苗。

三、保护易感人群

1. 甲型肝炎 市售人血丙种球蛋白和人胎盘血丙种球蛋白对甲型肝炎接触者具有一定程度的保护作用；主要适用于接触甲型肝炎患者的易感儿童。剂量每公斤体重 0.02 ~ 0.05ml，注射时间愈早愈好，不得迟于接触后 14 天。甲肝活疫苗的研究已取得重大进展，不久即用于甲肝预防。

2. 乙型肝炎

（1）乙型肝炎特异免疫球蛋白。主要用于母婴传播的阻断，应与乙型肝炎疫苗联合使用。亦可用于意外事故的被动免疫。

（2）乙型肝炎血源疫苗或基因工程乙肝疫苗。主要用于阻断母婴传播和新生儿预防，与乙型肝炎特异免疫球蛋白联合使用可提高保护率。亦可用于高危人群中易感者的预防。前 S2、前 S1 与 S 基因联合的基因工程疫苗亦已研制成功。

第六节 病毒性胃肠炎

病毒性胃肠炎（viral gastroenteritis）又称病毒性腹泻，是一组由多种病毒引起的急性肠道传染病。临床特点为起病急、恶心、呕吐、腹痛、腹泻，排水样便或稀便，也可有发热及全身不适等症状，病程短，病死率低。各种病毒所致胃肠炎的临床表现基本类似。与急性胃肠炎有关的病毒种类较多，其中较为重要的、研究较多的是轮状病毒（rotavirus）和诺沃克类病毒（Norwsalk – like virus）。

中医学中尚无病毒性胃肠炎的病名，但其发病类似中医的"泄泻"范畴，且历代有多种名称，如以病因命名者有湿泄、寒泄、火泄、热泄等，以发病脏腑命名者有胃泄、脾泄、大肠泄等，以泄泻症状命名者有濡泄、溏泄、水泄等。《内经》称本病为"鹜溏""飧泄""濡泄""洞泄""注下""后泄"等，且对本病的病因病机亦有较全面的论述，如《素问·生气通天论》曰"因于露风，乃生寒热，是以春伤于风，邪气留连，乃为洞泄"，《素问·举痛论》曰"寒气客于小肠，小肠不得成聚，故后泄腹痛矣"，《素问·至真要大论》曰"诸呕吐酸，暴注下迫，皆属于热"，《素问·阴阳应象大论》有"湿盛则濡泄"，《素问·太阴阳明论》指出"饮食不节，起居不时者阴受之，阳受之则入六腑，阴受之则入五藏。入六腑则身热不时卧，上为喘呼；入五脏……下为飧泄"，说明风、寒、热、湿以及饮食、起居和情致失宜均可引起泄泻。《金匮要略》将其与痢疾合称为"下痢"，并提出具体的治法方药。直至东晋的葛洪才将痢疾与泄泻分开，后世医家对该病的病因、病机、治法、方药有诸多阐述。时至明代，李中梓提出淡渗、升提、清凉、疏利、甘缓、酸收、燥脾、温肾、固涩的治泻九法，发展和丰富了本病的治疗学，又经过清代医家的整理和补充，中医学对本病有了更全面的认识。

【病原学】

（一）轮状病毒

轮状病毒为 RNA 病毒，属呼肠病毒科，广泛存在于世界各地并可感染各种哺乳类动物。病毒颗粒直径 68～70nm，分子量为 10.7×10^6u，核心部分直径 36～38nm，含有双股 RNA，分子量为 $(0.2～2) \times 10^6$u，RNA 有 11 个片段。各种不同的轮状病毒，其 RNA 电泳图像不相同，因而可以作为鉴别方法之一。核心外围为 20nm 双层衣壳，内层衣壳的壳微粒体向外层呈放射性幅条状排列，类似车轮故称之为轮状病毒。外层衣壳的多肽构成种特异性抗原，人和动物之间无交叉反应。内层衣壳多肽（VP4 和 VP7）则构成组特异性抗原，据此已初步将轮状病毒分为 A、B、C、D、E、F 及 G 组，均可感染动物引起腹泻。只有 A、B、C 组对人有致病力。

1. 感染人的 A 组轮状病毒是 1973 年由 Bishop 首先从腹泻患儿十二指肠上皮细胞中

发现的。外层衣壳多肽抗原与动物的不同。内层衣壳多肽抗原只与 A 组轮状病毒抗体起反应，其 VP7 多肽已有 14 个血清型，以 G1、G2、G3 及 G4 最为多见。

2. 感染人的 B 组轮状病毒是我国病毒学家洪涛等首先发现的。1982～1983 年，他们在我国锦州和兰州暴发流行的急性胃肠炎患者粪便中找到了病毒颗粒，形态与 A 组轮状病毒完全一样，但抗原性却完全不同。由于患者多为成年人，故命名为成人腹泻轮状病毒（adult diarrhea rotavirus，ADRV），经国内外学者进一步研究，确定 ADRV 为 B 组轮状病原。

3. C 组轮状病毒的抗原性，RNA 电泳图像均与 A 组和 B 组不同。已被认为系引起急性胃肠炎的重要病原。

轮状病毒在外界环境中比较稳定。在室温中可存活 7 个月，耐酸，不被胃酸破坏，－20℃可长期保存，在有硫酸镁存在的情况下 50℃不被灭活。

感染轮状病毒后不论是否出现症状，均可产生抗体。IgM 抗体在病后 2～3 日即可产生，持续 4～5 周后消失。IgG 抗体晚数日产生，持续时间较长，有无保护作用目前尚无定论。小肠局部产生的 IgA 抗体有抵抗病毒作用，但持续时间较短，故患病之后还可再感染。再感染时症状多较轻。

（二）诺瓦克样病毒（NLVs）

1968 年美国诺瓦克镇一所学校，暴发了急性非细菌性胃肠炎；1972 年用免疫电镜从患者粪便中找到了致病病毒，称之为诺瓦克病毒（Norwalk virus，NV）。其后几年在英、美、日等国的不同地方相继出现了类似疾病的暴发流行，将找到的相关病毒依疾病流行地方而命名，如夏威夷、马林、雪山、陶顿、蒙哥马利郡病毒等，将这些类似的病毒统称为诺瓦克样病毒（NLVs）。本组病毒为圆形，直径 25～35nm，内含单股正链 RNA，核酸长度为 7.5～7.7ku。有 3 个开放读码框架（ORF），编码 57ku ORF1 的酶类蛋白，包括 RNA 依赖性 RNA 多聚酶，ORF2 编码 58ku 病毒核壳蛋白，ORF3 编码 22.5ku 的多肽，功能尚不详。依据 ORF1 的 RNA 多聚酶核酸序列的异同，近几年将 NLVs 分为两个不同的基因组：①基因 1 组，包括诺瓦克病毒（NV），还有 Southampton 和 Desert Shieod 病毒；②基因 2 组，包括夏威夷、陶顿、雪山、墨西哥、Lordsdale 和 Bristol 病毒等（以前美国分为 3 组，英国分为 UK1～4 组，日本分为 SR1～9 组）。诺瓦克样病毒对各种理化因子有较强的抵抗力。冷冻数年、60℃ 30min 不能灭活。在 pH＝2.7 的环境中可存活 3h，4℃时能耐受 20% 的乙醚 24h，在含氯 6.25mg/L 的液体中 30min 不能灭活，将氯量加大至 10mg/L 才有灭活作用。

（三）肠腺病毒

腺病毒主要引起呼吸道感染，但其 40 型和 41 型则主要侵袭小肠而引起胃肠炎，故称之为肠腺病毒。本病毒已被 WHO 确认为引起儿童病毒性腹泻的第二重要病原，其形态和普通腺病毒一样，直径 70～80nm，核心部分 40～45nm，内含双链直线形 DNA，有衣壳，无脂性包膜。肠腺病毒有特殊的抗原决定簇及核酸内切酶图形，已能组织培养。31 型腺病毒也可引起腹泻。

【流行病学】

（一）轮状病毒

1. 传染源

患者与无症状带毒者是主要的传染源。患者急性期粪便中有大量病毒颗粒，病后可持续排毒 4~8 天，极少数可长达 18~42 天。

2. 传播途径

主要通过人传人，经粪—口或口—口传播，亦可能通过水源污染或呼吸道传播。成人轮状病毒胃肠炎（流行性腹泻）常呈水型暴发流行，也可通过生活接触传播。

3. 易感人群

普通轮状病毒主要侵犯婴幼儿，以 9~12 月龄发病率最高，6 月龄以下少见，但近来人工喂养新生儿发病也较多，成人感染后多无症状或呈轻症表现。成人腹泻轮状病毒则人群普遍易感，但主要在青壮年中造成流行。

4. 流行特征

人轮状病毒广泛存在于世界各地，发病率甚高，几乎每个人都感染过轮状病毒。发病有明显的季节性，发病高峰在秋冬寒冷季节（12 月~2 月），但热带地区季节性不明显。轮状病毒成人腹泻可在一年四季发生，但流行和暴发在我国多发生于 4~7 月。

（二）诺瓦克样病毒（NLVs）

诺瓦克样病毒感染流行地区很广，人群感染率在 50% 以上。美国成年人非细菌性胃肠炎暴发流行中，42%~65% 由本组病毒引起。寒冷季节发病多。传染源为病人，病后 3~4 日内排出病毒，病情重和病程长者排病毒期亦延长。病人的吐、泻物具有传染性。食物被污染常可引起流行。水产品如贝壳类，特别是牡蛎为食物型暴发流行的重要原因，可使大批人患病。吐、泻物如污染环境，可形成气溶胶，故有经空气传播的可能。本组病毒可感染任何年龄的人，但以成年人和大龄儿童为多见。

（三）肠腺病毒

本病发生于世界各地。感染高峰年龄为 5 岁以下，特别是 2 岁以下的婴幼儿。免疫力随年龄的增长而增强，病后可获得较长时间的保护力。流行高峰季节不明显。传染源为病人，病后 10~14 日内可排出病毒。无症状的病毒携带者也可传播本病。粪-口为主要传播途径，少部分病人可能由呼吸道传播。托幼单位易于流行，医院内感染率较高，有人报告住院患儿中 46% 是住院以后交叉感染本病。

【病因病机】

一、中医病因病机

引起病毒性胃肠炎的病因主要包括外因和内因两个方面，外因以暑、湿、寒、热较为常见，其中以"湿盛"为主，因脾喜燥而恶湿，外米湿邪，最易困阻脾土，以致升降失职，清浊不分，水谷混杂而下，发生泄泻，故有"湿多成五泄"之说；内因以脾虚为主，因长期饮食不节，饥饱失调或劳倦内伤，久病体虚，导致脾胃虚弱，运化失常，食物不能变化精微，又不能运化水湿，水湿内生而致泄泻，故有"泄泻之本，无不由于脾胃"的说法。脾虚湿盛是该病的基本病机。

1. 感受外邪 寒、湿、热之邪内侵，脾胃受损，运化失司，升降失常，清浊不分，并走肠道而致泄泻。其中以夏秋之季暑湿伤脾或秋冬寒湿困脾为多见。

2. 饮食所伤 暴饮暴食、饮食过量或小儿禀赋不足，脾胃娇弱，喂养不当或乳食不洁，损伤脾胃，运化失职，食积脘腹，化生湿热，水谷不别并走肠道而致泄泻。

3. 脾胃虚弱 劳倦内伤，脾胃虚弱，或久病脾胃受伤，中阳不健，运化无权，复感外邪或伤于饮食，内外相引，清浊不分，水谷糟粕混杂而下，乃致泄泻无度。久泻脾损及肾，可致泻下完谷，甚至滑脱不禁。

该病可发生于各年龄组，而以6个月~2岁儿童发病率最高，全年可发病，但以秋冬季为多。

二、西医发病机制与病理

（一）轮状病毒

轮状病毒主要侵犯十二指肠和空肠。病毒可在上皮细胞胞浆中复制，使绒毛变短变钝，细胞变形，出现空泡，继而坏死，使小肠失去了消化、吸收蔗糖、乳糖的功能。糖类滞留于肠腔引起渗透压增高，从而吸引体液进入肠道，导致腹泻和呕吐。乳糖下降到结肠被细菌分解后，进一步增高了渗透压使症状加重。大量的吐、泻丢失水和电解质，导致脱水、酸中毒和电解质紊乱。临床症状的轻重和小肠病变轻重一致。病期7~8日后小肠病变可恢复。

（二）诺瓦克样病毒（NLVs）

病毒可在细胞核中复制，但在小肠上皮细胞中尚未查出病毒及其抗原。病变主要在空肠，肠黏膜上皮细胞的绒毛变粗变短，细胞内线粒体肿胀变形，但未见细胞坏死，肠壁固有层有圆形细胞及多核细胞浸润。病变可在1~2周完全恢复。由于上皮细胞酶活性发生了变化，引起糖类及脂类吸收障碍，导致肠腔内渗透压增高，体液进入肠道，从而出现腹泻和呕吐症状。

（三）肠腺病毒

主要感染空肠和回肠。病毒感染肠粘膜上皮细胞后，肠粘膜绒毛变短变小，病毒在感染的细胞核内形成包涵体，导致细胞变性、溶解，小肠吸收功能障碍而引起渗透性腹泻。小肠固有层内可见单核细胞浸润，隐窝肥大。

【临床表现】

不同病毒引起腹泻的临床表现十分相似，无明显特征性，故临床上难以区分。

（一）轮状病毒

A组轮状病毒主要侵袭婴幼儿，潜伏期2~3日。起病较急、呕吐、腹泻，日十余次至数十次，水样便或黄绿色稀便，有酸臭味。患者低或中度发热，高热者少，常有轻度腹痛、肌痛及头痛等。部分患儿出现流涕、轻咳等症状。发热及呕吐2日后消失，但腹泻可持续 3 ~ 5 日或 1 周，少数可达 2 周。呕吐、腹泻严重者可出现脱水、酸中毒和电解质紊乱。B 组轮状病毒感染多为成人，潜伏期 3 日左右，突然出现严重腹泻，大量水样便，伴有呕吐、腹痛、恶心、腹胀、肠鸣、乏力等，发热者很少。多数病程 5 ~ 6 日后缓解，少数持续到 2 周左右。C 组病毒也主要侵袭儿童，症状有发热、腹痛、腹泻、恶心、呕吐等。潜伏期 24h 左右，病程 2 ~ 3 日。

（二）诺瓦克样病毒（NLVs）

潜伏期 24 ~ 48h（4 ~ 77h）。起病急，以腹泻、腹痛、恶心和呕吐为主要症状。腹泻每天数次或十次，呈水样便或黄稀便。腹痛有时可呈剧烈绞痛，可伴有食欲减退，全身无力、头痛、低热等。儿童患者可先出现呕吐水样物，然后出现腹泻。症状持续 1 ~ 3 天。札幌样嵌杯状病毒感染的小儿半数可伴有上呼吸道症状，还有出现皮疹者。病程可持续3 ~ 5 天。不同病毒引起的临床表现大致相同。

（三）肠腺病毒

潜伏期 7 日（3 ~ 10 日）。腹泻每天数次到数十次，稀水样便。2/3 的患儿有呕吐，2/5 发热在 38℃ 以上。发病 2 ~ 3 日后热退，腹泻持续 1 ~ 2 周，平均 8 ~ 9 日，少数可延续到 3 ~ 4 周。不少患儿同时出现鼻炎、咽炎、气管炎等上呼吸道感染症状，有 3% ~ 6%的患儿出现肺炎症状。

【实验室检查】

一、血常规

外周血白细胞总数多正常，少数可稍升高。

二、大便常规

大便外观多为黄色水样。无脓细胞及红细胞，有时可有少量白细胞。

三、病原学检查

1. 电镜或免疫电镜从粪便检查病毒颗粒。

2. 检查粪便中病毒抗原，用补体结合、ELISA 法、免疫斑点技术、葡萄球菌 A 蛋白协同凝集等方法，可检测出患者粪便中的轮状病毒特异性抗原。

3. 查病毒核酸，患者的粪便标本粗提 RNA 后在聚丙烯酰胺凝胶（PAGE）上电泳，轮状病毒 RNA 有 11 个片段，A、B、C 组轮状病毒各不相同，可依据电泳图像鉴别并确定其组别。此外可用斑点杂交及 PCR 扩增法检查吐、泻物标本中的病毒核酸。

【诊断与鉴别诊断】

一、诊断要点

根据流行病学特点、临床表现及实验室检查做出诊断。在流行季节，特别是在我国秋冬季节，患者突然出现呕吐、腹泻等临床症状或住院患者中突然发生原因不明的腹泻，病程短暂，往往有集体发病的特征，而外周血白细胞无明显变化，便常规检查仅发现少量白细胞时应怀疑病毒性腹泻。但确诊需经电镜找到病毒颗粒，或检出粪便中特异性抗原，或血清检出特异性抗体。抗体效价呈 4 倍以上增高有诊断意义。

二、鉴别诊断

该病与细胞菌、寄生虫性腹泻的鉴别不难，与其它病毒性胃肠炎的鉴别有赖于实验室的特异性病原学检查。

【治疗】

一、西医治疗方法

本病尚无特效抗病毒治疗，以对症处理为主。轻症者给予口服补液即可。脱水严重者应予以静脉补液，同时纠正酸中毒和电解质紊乱，特别注意补钾。脱水、酸中毒和电解质失衡是导致病人死亡的原因。用思密达（smecta）治疗新生儿 A 组轮状病毒腹泻患儿，由于思密达是由双四面氧化硅单八面体氧化铝组成的多层结构，可均匀覆盖在肠道黏膜上持续 6h，能吸附各种致病因子，可改善症状。

二、辨证论治

（一）辨证论治

1. 食滞肠胃型

主症：大便酸腐或如败卵，腹部胀满，口臭纳呆，泻前腹痛哭吵，恶心呕吐，舌苔厚腻，脉滑有力。

治则：和中消导。

方药：保和丸加减。

组成：山楂 10g　神曲 10g　莱菔子 10g　连翘 10g　陈皮 10g　姜半夏 10g　茴香 10g　茯苓 15g

加减：泻下不畅，腹痛者，加大黄、枳实；发热者，加黄芩；恶寒者，加藿香、荆芥；夹湿者，加佩兰、藿香。

2. 寒湿困阻型

主症：便稀色淡，带飞泡沫，无明显臭气、色青绿，腹痛腹鸣，鼻塞流涕，发热恶寒，或兼呕吐，舌苔白腻，脉浮有力。

治则：解表散寒，芳香化湿。

方药：藿香正气散加减。

组成：藿香 10g　紫苏 10g　白芷 10g　大腹皮 10g　陈皮 10g　姜半夏 10g　苍术 10g　泽泻 10g　茯苓 15g

加减：兼发热恶寒，头痛身痛者，加荆芥、防风；腹胀、呕吐者，加砂仁、煨姜、煨木香；咳嗽有痰者，加紫菀、款冬花；舌苔厚腻者，加苍术、白蔻仁；水样便者，加炮姜、山楂炭。

3. 湿热内蕴型

主症：大便日数次或数十次，其状水样，内夹不消化食物，色黄秽臭，或兼呕吐，舌质红，苔黄腻。

治则：清热利湿，清肠止泻。

方药：葛根芩连汤加减。

组成：葛根 15g　黄连 6g　黄芩 10g　金银花 10g　车前子 10g　六一散 10g

4. 暑湿内迫型

主症：泻下黄色水样便，暴注下迫，日夜无度，气味臭秽，壮热烦躁，大渴引饮，呕吐，口唇干燥，小便短赤，舌红少津，脉濡数。

治则：清暑化湿，养阴生津。

方药：蚕矢汤加减。

组成：蚕砂 10g　木瓜 10g　黄芩 10g　栀子 10g　大豆卷 10g　吴茱萸 10g　乌梅 10g　滑石 15g　葛根 15g　川黄连 6g　甘草 4g　煎汤兑服玉枢丹 1.5g

加减：若湿邪偏重，症见胸腹满闷，口不渴，或渴不欲饮，舌苔微黄厚腻，脉濡缓，可合平胃散（厚朴、苍术、陈皮）；夹食滞者，见脘腹胀痛，嗳腐吞酸，便下不爽等症，可加神曲、麦芽、山楂；夏季盛暑泄泻如水，自汗面垢，烦渴尿赤，可加藿香、香薷、扁豆衣、荷叶；口渴较著者，加麦冬、石斛。

（二）其他疗法

1. 针灸治疗　腹痛甚者，可针或灸足三里，灸神阙、中脘、天枢等；呕吐甚者，可灸内关、中脘等。

2. 外敷脐部　取木香、肉桂、丁香等量，研末，每次 5g，以醋调外敷脐部，每天换药 1 次，3 日为 1 疗程。选用黑色或白色胡椒，1 岁 1 粒，2 岁 2 粒，依此类推，研细末置神阙穴上，以小块塑料薄膜覆盖，胶布固定，每日换药 1 次，5 次为 1 疗程。

3. 中成药　藿香正气水，5~10ml，每日 3 次，口服；香连片，每次 3~4 粒，每日 2~3 次，口服；玉枢丹，每次 1.5~3g，每日 2 次，用于寒湿内盛，阳气闭阻之寒泻；黄连香薷饮，每次 6g，每日 2 次，用于暑热犯脾，脾胃升降失常之暑泻；枳实导滞丸，每次 6g，每日 2 次，用于饮食积滞，水谷不化之伤食泻；纯阳正气丸，每次 6g，每日 2 次，用于感受风寒，内袭脾胃之寒泻。

三、民间单方验方

（1）干枫叶 30g，水煎浓液，每日 1 剂，分 2 次温服，适用于湿热泻。

（2）马齿苋 30g，水煎服，用治轻型腹泻。

（3）地锦草 30g，儿茶 4g，水煎服，治轻型腹泻。

（4）山楂炭、鸡内金、炮姜炭共研细末，每次 1g，开水调服，每日 4 次，治伤食泻。

（5）石榴皮 9g，水煎加红糖，内服，每日 2 次，用于各型腹泻。

（6）苍术粉、山楂粉等分，每次 1g，每日 3 次，用温开水调服，用治各种泄泻，如久泻可加炮姜粉。

（7）辣蓼草 40g，水煎服，治湿热泻。

（8）苍耳草根、凤尾草各 30g，水煎服。

（9）铁苋菜、苏木各 15g，水煎服。

【预防】

及早发现和隔离病人；对病人粪便应消毒处理；重视水源及食物卫生，餐具中进行消毒；婴儿室应有严格的消毒隔离制度；应提倡母乳喂养婴儿；对 6~24 月龄幼儿口服含各型轮状病毒的减毒疫苗，可刺激局部产生 IgA 抗体，为目前最为有效的预防措施。

第七节 流行性乙型脑炎

流行性乙型脑炎，简称"乙脑"，是由乙脑病毒引起的中枢神经系统的急性传染病。乙脑病毒侵犯脑实质造成脑组织炎症。发病以 10 岁以下儿童多见，多在夏秋季节流行。主要临床表现为突然高热、意识障碍、抽搐、呼吸衰竭等。部分病人可遗留不同程度的后遗症。

在中医学理论中并没有流行性乙型脑炎的记载，但究其发病季节、发病特点以及证候表现，与中医学的"温病"、"暑温"、"伏暑"、"暑风"、"暑厥"等相似。按《素问·热论》"先夏至日者为病温，后夏至日者为病暑"之说，因其多发于夏季，故相当于暑温，其发于秋者则相当于伏暑。根据其临床表现命名者，如以突然高热、神志不清、抽搐为主者，名曰暑风或暑痉、暑痫；以神志昏迷、手足厥冷为主者，名曰暑厥。但由于本病的临床证候有时表现出湿热郁蒸的特点，所以也可将其归属于"湿温"病范畴。至清代，随着温病学说的兴起和发展出现了更多类似本病的论述，如《温病条辨》云："暑温，身热卒然痉厥。"《临证指南医案》云："暑风乘虚袭入，最虑风动中厥。"

【病原学】

乙脑病毒属虫媒病毒 B 组，为核糖核酸病毒，大小约 15~22nm，为最小病毒之一。小白鼠、猴对本病毒有高度的易感性，家兔、豚鼠的易感性很低，马、牛、羊、猪及某些家禽具有不同程度的易感性。人或动物受感染后，体内迅速产生免疫，其血液内出现补体结合抗体、中和抗体及血凝抑制抗体。血凝抑制抗体可在病后第 5 天出现，2 周达高峰，可维持 1 年左右。补体结合抗体一般在病后第 2 周出现，1~2 个月达高峰，以后逐渐下降，持续时间不超过 1 年。中和抗体出现较晚，但可长期存在，可用于流行病学调查以研究本病的分布及发现流行地区。

【流行病学】

一、传染源

流行性乙型脑炎是一种人畜共患的自然疫源性疾病，人及家畜中的猪、牛、羊、马都能感染，均可产生病毒血症及特异性免疫。家禽中的鸭、鹅也可感染，但各地因动物的种类，数量，以及与人的关系不同，成为传染源的可能性也不同。病毒在蚊虫体内可以生长繁殖，越冬雌蚊可携带病毒过冬，并可经卵传至后代，故蚊类可成为在非流行季节病毒的存储宿主，与温血动物在病毒的自然循环中起着相辅相成的作用。

二、传播途径

蚊类是乙脑的主要传播媒介，库蚊中的淡色库蚊、致乏库蚊、三带喙库蚊，伊蚊属中的白纹伊蚊、东乡伊蚊、仁川伊蚊、刺扰伊蚊，按蚊属中的中华按蚊均可传播乙脑，蠛蠓、库蠓也为重要的传播媒介。受感染后的蚊类，终身携带病毒传播本病，其生活及活动力均无变化。

三、人群易感性

人群对乙脑的感受性是普遍的，任何年龄都可感染，并可产生持久的免疫力。人群的免疫主要通过隐性感染而形成，其免疫水平与地区的分布可用检查血清中的中和抗体方法进行调查。

多年来我国学者，曾在全国范围内广泛地进行过血清学调查，一些主要城市如长春、沈阳、四平、锦州、张家口、北京、天津、太原、西安、上海、武汉、重庆、贵阳、昆明、广州、南宁均得出了阳性结果。在流行地区，各不同年龄组中和试验的阳性率也不同，如南宁市成人 30 岁以上者，100% 有免疫力；6~10 岁 50% 有免疫力；1~5 岁仅有25% 的免疫力；新生儿的免疫力高达 91.6%。由此可见 10 岁以下的儿童免疫力最低，以后随着年龄的增长，免疫水平也逐渐增高。隐性感染所获得的免疫力也是持久的，据日本三田村报告，可持续 20 年以上。

四、流行特征

1. 地区的分布　我国除东北北部、新疆、青海、西藏外，各地均有病例报告，流行区域小部分属寒温带，其余均分布在暖温带、亚热带和热带，且绝大多数流行区属于湿润区与半湿润区。尚无本病发生的地区为地势高、气候寒冷的半干旱区，故乙脑的流行，需有一定的自然地理和气候条件。

2. 季节　有严格的季节性，以七、八、九 3 个月为主要的发病期；但随地区的不同，流行季节开始的早晚及时间的长短，可以有某些差别。在我国东北地区，多开始在八月下旬，华北地区开始在七月下旬或八月上旬，长江流域则多开始在七月上、中旬，华南地区都开始于六月下旬或七月上旬。西北地区介于东北与华北之间，西南地区则介于长江流域与华南之间。此外在我国南方冬季偶见散发病例。乙脑有严格的季节性，是因为蚊类的孳生及活动，取决于气象条件；气温的影响很大，蚊的孳生需要有较高温度的水，而积水的温度是随气温而变化的，水温低蚊卵不能孵化，夏季蚊卵孵化为成蚊约需时 2 周，水温高，可缩短到 1 周。当气温在 16℃ 以下时，成蚊基本上不叮咬吸血，20℃ 以上才比较活动，而 25℃ 以上蚊的活动显著增加。蚊是变温动物，其体温随外界温度而变化，气温高，蚊体内温度也高，病毒繁殖快，数量多，传染力也强，受染者发生显著疾病的也较多，故各地的流行其发病数，严重患者均集中在当地较炎热的季节里。其次雨量也决定蚊的孳生，在各流行区，流行的高潮，均在当地雨量最多的月份以后。

3. 年龄　1924 年日本流行时，50 岁的患者占 60% 以上，到 1935 年流行时 0~9 岁的患者占 64.7%；41~50 岁者为 7.0%。我国北京市 1949 年 0~9 岁的患者占 42.5%；10 岁以上的占 57.5%。1950 年 0~9 岁者占 53.7%；10 岁以上的占 46.3%。1951 年 0~9 岁者占 61.9%；而 10 岁以上的占 38.1%。故乙脑开始在某一地区流行时，流行多年以后，患者年龄的分布，就会有明显的改变。可能是在正常人中发生了隐性感染，使多数成年人产生了免疫力，患者多较集中在年幼的年龄组中，但近几年来由于预防接种，多在 10 岁以下的儿童中进行，各地高年龄的患者，有相对的升高。发病年龄变化有待于进一步观察统计。

【病因病机】

一、中医病因病机

乙脑是感受暑温邪毒所致。暑为阳邪，化火伤人最速，小儿患病，易虚易实，传变迅速。暑温邪毒侵袭人体，由表入里，按卫、气、营、血规律传变。本病在传变过程中，往往卫分未解，已传气分，出现卫气同病。气分之热未解，又传营分，而致气营两燔，甚至营病及血，营血同病。若暑邪挟湿，湿性粘滞，暑湿为患，则病程较长，并见胸闷、泛恶等症。发病急暴者，亦可直陷营血，出现逆传心包的危候。病至后期，正虚邪恋，表现为余热未尽，身热起伏。或阴虚风动，风痰入络，血不养筋而见抽搐不止；或痰阻心窍，见昏迷不醒或失语，失聪，谵语。

二、西医发病机制与病理变化

病毒侵入机体后，即进入血液循环中，呈病毒血症，发病与否则取决于病毒的质和量，以及机体的免疫状态，有病毒对神经组织的直接侵袭；另一方面与免疫损伤有关，可能有细胞免疫和部分体液免疫参与发病机理。大多数受染者，可产生免疫力，成为隐性感染，而不表现临床症状，如人体免疫力低，且病毒数量多，毒力大时，则可经血液循环突破血脑屏障侵入中枢神经系统，神经胶质细胞和神经细胞均具有对乙脑病毒的受体，有受体的细胞能将病毒吸附于细胞膜上，穿过胞膜与核酸相遇而进行复制，病毒进入细胞内，先引起染色质溶解，然后细胞功能受损，最后才坏死。此外脑组织在炎症时引起的缺氧、缺血、营养障碍等也能引起中枢神经系统的病理变化。

肉眼可见硬脑膜血管扩张充血，软脑膜及脑实质均有显著充血、水肿，脑沟模糊，脑回变宽而扁平，切面可见灰白质中血管高度充血，重者有出血，在大脑皮质、视丘、底节、中脑等处可见到粟粒大小之软化坏死灶。

显微镜下的病理改变，可以综合为如下六个方面。

1. 血液循环障碍及血管改变　血液循环障碍的表现为轻重程度不等的充血，主要是毛细血管和小静脉，重者可完全为红细胞充塞，呈红色迂曲的条索状。血管内皮细胞肿胀、坏死，血管外膜呈增殖性改变，血管周围可有环状出血。

2. 神经组织的改变　可见神经细胞肿大，细胞核偏于一侧，尼氏体溶解消失及细胞体积缩小，细胞核核形不整，甚至完全消失，细胞突呈弯曲状。这两种情况均可移形为坏死，坏死的神经细胞体溶解，结构完全消失，伴有胶质细胞的增生。

3. 软化坏死灶　呈圆形或卵圆形，大小不等，约1至数毫米，与周围组织境界清晰或不太清晰，呈完全液化无结构状，或残存少量的坏死细胞核的碎屑，或呈蜂窝状。最后可完全为增生的胶质细胞所修补，或形成囊肿。

4. 神经胶质细胞的增殖　自大脑皮质至脊髓均可见到，早期呈局限性增殖，以后可转为坏死灶。

5. 脑膜的炎性改变　炎性细胞浸润，淋巴细胞与大单核细胞可呈弥散状或呈套袖状围绕在血管周围，常以大脑半球处最为明显，而脑干、脊髓等处次之。

6. 小脑皮质的浦金野氏细胞　可有严重的变性和坏死，并可有软化灶形成。脊髓的病变与大脑病变相同，但多出现在前角，并可弥散至后角者，分布以脊椎的胸腰段最为显著。乙脑的病理变化，较为复杂，波及的范围也很广泛，包括脑膜、脑实质各部分，即大脑脑干、小脑及脊椎等处。因病变的部位的不同，故其临床神经系症状，也是多种多样的。

【临床表现】

一、临床表现

潜伏期 4～21 日，一般 10～14 日。

1. 初期　第 1～3 日，突然发热（体温在 1～2 日高达 39℃～40℃）、头痛、恶心、呕吐，多有嗜睡或精神倦怠，可有颈部强直及抽搐。

2. 极期　第 4～10 日，主要为脑实质损害表现，少数病人死于该期。

（1）高热：体温在 40℃ 或以上，多呈稽留热，高热一般持续 7～10 日，轻者 3～4 日，重者 3 周。

（2）意识障碍是本病的主要表现：多为嗜睡、昏睡、昏迷、谵妄等。昏迷是意识障碍最严重的程度，昏迷越深，持续时间越长，病情愈重。通常可持续 1 周，重者可达 1 个月以上。

（3）抽搐是病情严重的表现：先出现面部、眼肌、口唇等局灶性小抽搐，继之出现单肢、双肢的阵挛性抽搐，重者出现全身强直性或阵挛性抽搐，历时数分钟至数 10 分钟不等，均伴有意识障碍。频繁抽搐导致紫绀、呼吸暂停而危及生命。

（4）呼吸衰竭是本病死亡的主要原因：多见于重症患者，主要为中枢性呼吸衰竭。表现为呼吸表浅、双吸气、叹息样呼吸、抽泣样呼吸、潮式呼吸、间停呼吸、呼吸停止。出现脑疝时除有上述呼吸改变外，尚有脑疝本身的表现。枕骨大孔疝为昏迷加深、瞳孔散大、肌张力增高、上肢多呈内旋、下肢呈伸直性强直。小脑幕切迹疝为昏迷加深，患侧瞳孔散大，对光反射消失，眼球外固定或外展，对侧肢体瘫痪。

（5）其他：在病程 10 日内可出现生理反射改变、脑膜刺激征、锥体束征、单瘫、偏瘫、吞咽困难、语言障碍、大小便失禁等。

3. 恢复期　经积极治疗，多数病人于病程第 8～11 日进入恢复期。表现为体温逐渐下降，意识、语言、各种反射逐渐恢复，大多需 2 周左右完全恢复正常。部分病人恢复较慢，仍有反应迟钝、痴呆、失语、多汗、流涎、吞咽困难、瘫痪、精神症状等，大多数于 6 个月内恢复。6 个月内不能恢复者称为后遗症，其中以失语、瘫痪、扭转痉挛、精神失常为常见，坚持治疗，可望有一定程度的恢复。

二、临床类型

根据病情可分为 4 型：

1. 轻型　神志清楚，体温在 38℃～39℃，无抽搐，轻度嗜睡，脑膜刺激征不明显，无恢复期症状，病程 5～7 日。

2. 普通型　嗜睡或浅昏迷，体温 39℃～40℃，偶有抽搐及病理反射阳性，脑膜刺激征较明显，多无恢复期症状，病程 7～10 日。

3. 重型　昏迷，反复或持续抽搐，体温 40℃ 以上，脑膜刺激征明显，深反射消失，病理反射阳性，常有神经定位症状与体征。可有肢体瘫痪或呼吸衰竭。常有恢复期症状，如精神异常、瘫痪、失语等。少数人有后遗症。病程多在 2 周以上。

4. 极重型　起病急骤，反复或持续抽搐，深昏迷，迅速出现中枢性呼吸衰竭和脑疝，体温迅速上升到40℃以上，多在极重期内死亡。幸存者常有恢复期症状且多有严重的后遗症。

三、后遗症

流行性乙型脑炎之后遗症，其产生原因，主要基于中枢神经系统的病理变化，在脑炎急性期过去之后，脑的某些部位尚存在充血、水肿等变化，故临床上可见到其相应部位的一些症状能随病变的好转而减轻消退，属于急性期内病变组织的可逆性反应。若神经系统的某些部位已发生了变性和坏死，呈不可逆的变化，其产生的后遗症是不易恢复的。乙脑常见的后遗症可有下列数种。

1. 瘫痪　以肢体瘫痪最为常见，其病变部位多在锥体束经过的各种部位中，主要的临床表现为上运动神经元受损所致之强直性瘫痪。常伴有同侧之中枢性面瘫，但脊髓灰质部（前角）的病变也经常存在，故也可见到弛缓性瘫痪。

2. 语言障碍　有失语、失音、口吃等，儿童多见，其恢复多在半年以内。

3. 精神异常　为器质性精神病，主要为炎症之后神经细胞的变性坏死而致皮质萎缩引起，尤其以额叶病变时更为明显，在临床上常见有强迫观念，抑郁症及精神分裂症，但儿童较成人为少，恢复时间及恢复过程，大致与瘫痪相同。

4. 癫痫　皮质运动区或其他部位，在炎症之后形成瘢痕，故可有刺激性而产生癫痫。发病多在病后数月，以 1~5 岁儿童多见。

5. 智力减退　为大脑皮质广泛受损而引起，临床表现可为完全性痴呆，但一般多为呆笨、记忆力差、理解力不佳、读书成绩不好等。

6. 头痛　常有位置不定，不太剧烈而经常发作之头痛，无晕眩及恶心呕吐，可能为炎症后脑膜发生部分粘连而致。

7. 定向障碍对环境了解，但无法到达目的地，如外出后不能自己回家，可能为顶叶病变所致。

8. 其他　有视力或听力障碍、肢体发麻等症状。

四、并发症

常见者有支气管炎、肺不张、败血症、口腔炎、压疮等。

【实验室检查】

一、血象

白细胞总数升高，多在（10~20）×10^9/L，中性粒细胞占 0.8 以上，嗜酸性粒细胞减少。

二、脑脊液检查

外观透明，少数病例可呈毛玻璃状或呈轻度浑浊。压力不高或中度增高，在160mmHg 以上者占50%。白细胞增加，每立方毫米在 50~500 之间者占70.5%，50 以下者占14.7%，500 以上者占11.9%，1000 以上者仅占2.9%。在病程早期中性粒细胞占多数，以后淋巴细胞逐渐增多，且在发病第 5 天后，以淋巴细胞为主。糖量和蛋白质正常或略有增加，氯化物正常。

三、病毒分离

病程 1 周内死亡病例脑组织中可分离到乙脑病毒，也可用免疫荧光（IFT）在脑组织中找到病毒抗原。从脑脊液或血清中不易分离到病毒。近年来许多快速和敏感的实时 PCR 方法被尝试用于乙脑病毒感染的分子生物学诊断。

四、血清学检查

1. 血清补体结合试验　须用急性期与恢复期两次血清检查作比较，若滴度超过 4 倍者有诊断价值。国内报告，阳性结果最早可出现在发病的第 4 天。我们自己的统计材料，2 周以内阳性率为 56.2%，3 周以后者为 81.2%。

2. 血清中和试验　特异性比补体结合试验为高，血清中和抗体出现较晚，但可持续数年以至终生，故除用来确定临床诊断外，还可用来测定人群的免疫力及隐性感染。可作流行病学调查。一般以中和指数 50 以上为阳性，若急性期阴性而恢复期阳性，可认为是新受感染病例。

3. 血凝抑制试验　血凝抑制抗体的出现，一般早于补体结合抗体与中和抗体，发病后 2 周达高峰，持续 1 年以上。本试验操作较简便，故适于基层应用。

4. IgM 特异抗体的检查　①间接免疫荧光法：IgM 抗体在感染后第 4 天开始出现，3 周内阳性率可达 90% 以上。②IgM 抗体捕获酶联免疫法测患者脑脊髓液中 IgM 及 IgG 抗体，第 2 病日即可测出，可用于早期诊断。

5. 乙脑病毒抗原测定　用单克隆抗体（McAb）的反向被动血凝法测急性期血清中乙脑病毒抗原阳性率达 71.5%，是目前较好的快速诊断方法。

五、CT 和核磁共振成像（MRI）检查

据报道 CT 检查异常发生率占 56%，呈现丘脑及基底神经节低密度影。基底神经节有时也可见出血。而 MRI 较 CT 更为敏感，几乎所有病例均有异常发现。病变部位（按发生频度顺序）包括丘脑、基底神经节、黑质、小脑、脑桥、大脑皮质及脊髓。在乙脑流行区域，临床符合脑炎诊断病例者，如 MRI 检查呈现双侧丘脑异常改变（通常 T1 加权低信号，T2 加权及 FLAIR 高信号），高度提示乙脑。

六、脑电图检查

文献报道，乙脑患者脑电图大多数呈现弥漫性 δ 或 θ 慢波，占 89%，癫痫样活动及 α 昏迷各占 11%。不过乙脑患者出现 α 昏迷并不一定提示预后差。

【诊断与鉴别诊断】

一、诊断要点

1. 流行病学资料　可作为诊断参数，本病流行有严格的季节性，人多集中在七、八、九三个月。

2. 临床症状特点　高热、头痛、呕吐、意识障碍，初为嗜睡渐至昏迷、抽搐等症状

为主，而脑膜刺激征较轻，并有其他神经系统体征。

3. 实验室检查　脑脊液检查为临床诊断的重要参考。血象可出现白细胞的增加。血清补体结合试验及中和试验阳性结果出现较迟，并须用双份血清比较滴度，故对临床早期诊断帮助不大，但对病例的确诊和流行病学的调查颇有价值。检验 IgM 抗体和用已知荧光抗体测定血液或脑脊液病毒抗原的方法，可作为早期诊断的依据。

八、鉴别诊断

1. 结核性脑膜炎　多有结核病史或结核病接触史，发病缓，病程较长，意识障碍较轻而脑膜刺激征较明显，脑脊液中糖及氯化物减少，蛋白量增加，薄膜涂片可找到结核杆菌，肺部 X 线检查常可发现结核病灶，一般不难鉴别。但在结核性脑膜炎早期脑脊液糖量尚属正常，或在乙脑流行季节，全身粟粒性结核而表现发病急、发热、嗜睡、惊厥时，可有一定的困难，应及早给抗结核治疗，待数日后，再复查脑脊液，结核性脑膜炎糖量在短期内即可降到 40mg 以下。粟粒性结核，X 线胸片有帮助。

2. 化脓性脑膜炎　流行性脑脊髓膜炎发病急，24 小时内可出现昏迷，有特殊皮疹，流行季节较早，一般不难鉴别，其他化脓性脑膜炎，可参考年龄，原发病灶及脑脊液的化脓性变化，外观混浊，白细胞增多，每立方毫米在 1 千至数万之间，中性细胞在 90% 以上，糖量减低，蛋白显著增加，涂片或培养可找到病原菌等。

3. 流行性腮腺炎脑炎　无显著季节性，部分病人腮肿不明显而神经系统症状明显，或脑炎的发生在腮肿之前，若在乙脑流行季节且易误诊，二者之脑脊液改变几乎完全相同，但流行性腮腺炎脑炎大多较轻，可有嗜睡，但昏迷、惊厥少见，预后佳，此外有明显接触史。

4. 脊髓灰质炎　轻型及脑型者，与流行性乙型脑炎鉴别较困难，脑型者也有意识的改变，肢体可无明显瘫痪，但发生惊厥者极为少见，有时须借血清学检查及病毒分离以区别。

5. 感染后及预防接种后脑炎　麻疹、风疹、水痘及流行性感冒等传染的过程中，均可发生脑炎，预防接种如狂犬病疫苗接种后也可发生脑炎，故在乙脑流行季节中有时鉴别困难，但上述传染病的感染及预防接种史可资参考，血清学诊断方法有助于诊断。

6. 肠道病毒等所致的脑膜炎　柯萨奇病毒、ECHO 病毒、疱疹病毒等，均可引起脑膜炎，血清学检查，可资确诊。

7. 急性淋巴细胞脉络丛膜炎　呈散发病例，临床特点是体温常呈现两个峰，第一峰段，有呼吸道感染病症，约经 3 ~ 5 天下降，经过 2 周左右的间歇，体温再度上升，并出现脑膜刺激征，脑脊液的白细胞增加多在 1×10^9/L 左右，淋巴细胞占 90% ~ 100%，病毒分离及血清补体结合试验可确诊。预后佳。

8. 中毒性细菌性痢疾　多发在夏秋季与乙脑相同，但发病更急，起病数小时内即有高热、昏迷、惊厥、肠道症状缺如或仅有轻度腹泻，并常伴有循环衰竭，一般无脑膜刺激征，肛拭粪检，可见大量脓细胞而脑脊液检查多无变化。

9. 蛛网膜下隙出血　儿童亦可发生，起病急，不发热。常有劳累、情绪激动等诱因。剧烈头痛、眩晕、呕吐严重者常有昏迷，脑膜刺激征阳性，脑脊液呈均匀血性，可有皱缩之红细胞，陈旧出血则脑脊液呈橙黄色。

10. 中暑　有处在高温下过久史，患者可突然神智丧失，体温高达 41℃，皮肤灼热、干燥、无汗、脑脊液无变化。

【治疗】

一、治疗思路

中医运用辨证论治原则治疗本病，可取得较好疗效。由于温邪化火炽烈，传变迅速，卫、气、营、血之间的传变界限有时很难分清，甚者可发病急暴，出现直陷心营，逆传心包的危候，故在急性期应密切观察，多方法积极救活，如针灸、外治等综合治疗，确保控制高热，防止抽搐，顺畅呼吸。中药应用方面，在辨证论治服用汤药的同时，对高热、昏迷、痉厥者，适时选用安宫牛黄丸、紫雪丹、止痉散等中成药，以清热解毒、止痉开窍，方可提高疗效。

西医治疗本病尚无特效疗法。临床以对症治疗为主，配合积极的调护措施。对症治疗的重点是处理好高热、抽搐、呼吸衰竭三大主要症状，三者可互为因果，形成恶性循环。因高热可增加耗氧量，加重神经细胞损伤，导致抽搐；抽搐又加重缺氧和肺水肿，导致呼吸衰竭、脑部病变加重及体温升高。在处理时要注意互相兼顾。特别是呼吸衰竭，应采取各种方式积极抢救，是降低病死率的关键。恢复期及后遗症要注意进行功能训练，采用针灸、推拿、高压氧、药物等手段促进病人康复。

二、治疗方法

（一）辨证论治

1. 邪在卫气证（轻型）

主症：神倦嗜睡，发热，微恶风寒，或但热不寒，头痛，无汗或少汗，口渴，恶心，呕吐，或项强不舒；舌苔薄黄，脉浮数或滑数。

治则：辛凉解表，清气泄热。

方药：银翘散合白虎汤加减。

组成：石膏30g（先煎）　知母12g　粳米50g　甘草10g　金银花10g　连翘12g　桔梗10g　芦根20g　牛蒡子10g　淡豆豉10g　荆芥穗10g　淡竹叶10g　薄荷6g

2. 邪在气营证（普通型）

主症：嗜睡或昏迷，高热，汗多，烦渴，颈项强直，四肢抽搐；舌质红绛，苔黄燥，脉数。

治则：清气泄热，凉营解毒。

方药：清营汤加减。

组成：犀角（可用水牛角代替）10g（先煎）　生地黄20g　玄参10g　淡竹叶10g　麦冬12g　丹参10g　黄连10g　金银花20g　连翘10g

3. 热入营血证（重症型）

主症：抽搐频繁，神昏谵语，高热不退，呼吸不畅，喉中痰鸣；舌质红绛，脉细数。

治则：清营凉血，熄风开窍。

方药：清瘟败毒饮合羚角钩藤汤加减。

组成：石膏30g（先煎）　生地黄20g　犀角（可用水牛角代替）30g（先煎）　黄连10g　栀子12g　桔梗12g　黄芩10g　知母10g　玄参10g　赤芍10g　连翘12g

甘草 10g　牡丹皮 12g　淡竹叶 10g　羚羊角 6g（冲）　钩藤 12g　桑叶 20g　川贝母 10g　菊花 20g　竹茹 12g　茯神 10g

4. 正气外脱证（重症型）

主症：突然喘喝欲脱，高热骤降，时有抽搐，呼吸不规则，面色苍白，冷汗淋漓；舌红少津，脉微欲绝。

治则：益气养阴，敛汗固脱。

方药：生脉散合参附汤加减。

组成：人参 10g　五味子 10g　麦冬 15g　附子 10g（先煎）

5. 痰瘀阻络证（恢复期及后遗症）

治则：神情呆滞，肢体瘫痪，精神异常，或有失语；舌淡苔薄，脉细涩。

治则：益气活血，化痰通络。

方药：补阳还五汤合菖蒲郁金汤加减。

组成：当归 12g　川芎 9g　黄芪 20g　桃仁 10g　地龙 10g　赤芍 7g　红花 9g　石菖蒲 10g　郁金 12g　栀子 10g　连翘 20g　菊花 10g　滑石 20g　淡竹叶 10g　牡丹皮 12g　牛蒡子 12g　竹沥 10g　姜汁适量　玉枢丹 3g

（二）西医治疗

1. 对症治疗

（1）高热

①物理降温　冰袋冷敷、50% 酒精擦浴、冷盐水灌肠。

②药物降温　扑热息痛，每次 0.3g～0.6g，2～3 次/日。消炎痛，每次 12.5mg～25mg，4～6 小时 1 次。安乃近滴剂，每侧鼻孔 1～3 滴，4～6 小时 1 次，适用于幼儿、老年人。

（2）抽搐

①根据引起抽搐的原因治疗　高热抽搐，以物理降温为主，亦可配合亚冬眠疗法：乙酰普马嗪 0.3～0.5mg/kg 和异丙嗪 1～2mg/kg 肌肉或静脉注射，4～6 小时 1 次，连续 3～4 次。脑水肿引起的抽搐，给予脱水疗法：20% 甘露醇 1～2mg/kg 快速静脉推注与 50% 葡萄糖液 40ml～60ml 静脉推注，4～6 小时交替 1 次。呼吸道阻塞致脑细胞缺氧引起的抽搐，应通畅呼吸道、吸氧。

②制止抽搐　地西泮，儿童每次 0.1～0.3mg/kg，静脉注射；水合氯醛，儿童每次 60～80mg/kg，鼻饲或保留灌肠。

（3）呼吸衰竭

①保持呼吸道通畅　吸痰，痰液黏稠时，用 α-糜蛋白酶 5mg（儿童 0.1mg/kg）加生理盐水 10ml 雾化吸入；伴支气管痉挛时，用异丙基肾上腺素 1mg、庆大霉素 8 万 U、地塞米松 5mg 加生理盐水 10ml，雾化吸入。

②减轻肺水肿　20% 甘露醇 1～2mg/kg 快速静脉滴注与 50% 葡萄糖液 40ml～60ml 静脉推注，4～6 小时交替 1 次；地塞米松每日 10mg（儿童 2mg～5mg），静脉滴注。

③使用呼吸兴奋剂　洛贝林，儿童每次 0.15～0.2mg/kg，静脉注射；尼可刹米，儿童每次 5～10mg/kg，静脉注射。

④改善脑微循环　东莨菪碱，儿童每次 0.02～0.03mg/kg，静脉注射。山莨菪碱

（654－2），儿童每次 0.5~1mg/kg，静脉滴注。

⑤气管插管、气管切开、应用人工呼吸器　呼吸衰竭发展迅速或呼吸突然停止，来不及作气管切开或上呼吸道阻塞可望在 2~3 日内解除者，可行气管插管；呼吸功能恶化短期内无法解除或需人工通气者即作气管切开；气管切开后，缺氧症状难以缓解和自主呼吸骤停者，使用人工呼吸器辅助呼吸。

2. 恢复期及后遗症治疗

（1）物理疗法　针灸、推拿、肢体功能锻炼、高压氧等。

（2）药物疗法　肌苷，每次 0.2g，3 次/日；ATP，每次 20mg，静脉滴注，1~2 次/日；辅酶 A，每次 100U，静脉滴注，1 次/日；脑复新，每次 100mg~400mg，3 次/日。

（三）其他疗法

1. 针灸疗法　邪在卫气者，选曲池、二间、内庭、胃俞、足二罩、气海、历兑、商阳；邪入营血，可选膈俞、少府、行间、曲池、肺俞、少商、历兑、中冲、孔最；正气外脱者，可选气海、关元、足三里、百会，灸神阙；痰瘀阻络者，可用太溪、三阴交、太冲、外关、内关、曲池、膈俞、大椎、大包、丰隆。恢复期对症治疗：抽搐加太冲、人中、阳陵泉；痰涎内盛加丰隆、天突；痴呆加神门、百会；失语加哑门、通里；耳聋选听宫、听会、翳风；肢体功能障碍，可选相应肢体穴位，如足三里、阳陵泉、阴陵泉、环跳、曲池、合谷等。

2. 中成药

（1）安宫牛黄丸　每次 0.5~1 丸，每日 2 次，用于乙脑高热神昏热毒深重者。

（2）至宝丹　每次 0.5~1 丸，每日 2 次，用于乙脑热不壮甚、痰多昏迷者。

（3）紫雪丹　每次 1~1.5g，每日 3 次，用于乙脑高热痉厥，动风抽搐者。

（4）地龙注射液　0.5~1ml，取丰隆、中脘、膻中等穴注射，用于痰多者。

（5）人参注射液　0.5~1ml，取膻中、中府、肺俞等穴注射，用于乙脑呼吸衰竭者。

（6）醒脑静注射液　每次 2~4ml，每日 1~2 次，肌肉注射或静脉注射，用于乙脑高热昏迷及抽搐等。

（7）清开灵注射液　每次 40~60ml，加入 5% 的葡萄糖液 500ml 中静脉点滴，每日 1 次，用于高热神昏者。

（四）民间经验方

（1）鲜荷叶 30g，冬瓜皮 30g，菊花 4.5g，滑石 18g（包），甘草 3g。水煎分 3 次服，连服 3~5 天，用于流行期的预防。

（2）大青叶 9g，鲜荷叶 10g，淡豆豉 10g，西瓜翠衣 15g。每日 1 剂，水煎服，用于急性期。

（3）白花蛇舌草 30g，白马骨 30g，地耳草 30g，重楼 9g。每日 1 剂，水煎服，用于急性期。

（4）沙参 20g，金银花 12g，板蓝根 30g，莱菔子 9g，郁金 9g，神曲 6g，谷芽 10g，麦芽 10g。每日 1 剂，水煎服，用于恢复期。

（5）乙脑 1 号方　生石膏 150g（先煎），生大黄 15g（后下），玄明粉 8g（冲），金银花 15g，板蓝根 30g，蚤休 15g，石菖蒲、竹沥、姜半夏各 10g，淡竹叶心 15g，全蝎 3g，钩藤 15g。每剂浓煎 160ml，3 岁以内 30ml，3~5 岁 40ml，6~15 岁 50ml，成人 80ml，每日 3 次。

（6）乙脑Ⅱ号方　生石膏 150g，金银花 30g，菊花 15g，紫花地丁 30g，大青叶 60g，板蓝根 30g，麦冬 12g，郁金 10g，石菖蒲 10g，泽兰 15g，粳米 10g，甘草 10g，生地黄 12g。用于气营型。

（7）安脑丸（恽铁樵经验方）　白花蛇 6 条，全蝎 9g，白附子 4.5g，薄荷 9g，冰片 9g，独活 15g，生川乌 6g，天麻 9g，雄黄 60g，麻黄 60g，牛黄 4.5g，麝香 3g。用陈绍兴酒 2 盏，煎麻黄取汁 1 盏，入蜜 15g 熬成膏，入余药末，为丸如绿豆大小，每次 2 粒，每日 2 次，用于热盛动风证。

（8）藿佩苡苓汤（董建华经验方）　藿香 10g，佩兰 10g，蔓荆子 10g，薏苡仁 10g，滑石 12g，甘草 6g，荷叶 10g，车前子 10g，茯苓 6g，淡竹叶 5g。用于暑湿熏蒸证。

（9）五汁饮　用鲜西瓜、鲜莲叶、鲜茅根、鲜竹叶心、鲜马蹄金等煎汁，频频代水饮服。

（10）千金散　全虫 9g，僵蚕 9g，朱砂 1.5g，牛黄 1.8g，黄连 12g，天麻 12g，龙胆草 6g，甘草 6g。共研极细末，每日 2g，用薄荷汤分 3 次送下。

（11）七叶麦芽汤　七叶一枝花 50g，麦芽 9g，金银花 15g，青木香 7g。适用于早期。

（12）夺痰定惊散（朱良春主任医师经验）　炙全蝎 15 只，巴豆霜 0.25g，犀黄 0.35g，硼砂 1g，朱砂 1.5g，雄黄 0.2g，胆南星 3g，川贝母 1.5g，天竺黄 1.5g，麝香 0.15g（后入）。共研细末，密贮，每服 0.7g，幼儿 0.4g，每日 1～2 次，一般鼻饲后 3～4h，排出黑色而杂有黄白色黏液的大便，即痰消神苏（未排便者，可续服 1 次），涤痰泻热，清心开闭，适用于流行性乙型脑炎极期，合并心力衰竭、呼吸衰竭者。

（13）清瘟避秽方（印会河教授经验）　大青叶 30g，鲜藿香 30g，鲜佩兰 30g，连翘 12g，黄芩 9g，玉枢丹 1 粒（化服），青蒿 12g，金银花 12g。水煎服，清瘟避秽，适用于流行性乙型脑炎以温热夹湿为主者。

（14）乙脑复方 4 号（孙景振经验）　金银花 30g，连翘 15g，大青叶 30g，生大黄 15g，生地黄 30g，栀子 12g，丹参 30g，赤芍 15g，龙胆草 10g，黄芩 15g，玄明粉 15g（冲），生石膏 90g（先煎），全蝎 12g，蜈蚣 5 条，地龙 15g，僵蚕 12g。水煎服，清热熄风镇痉，适用于流行性乙型脑炎属热入营血、热盛引动内风者。

（15）偏湿 2 号（何世英教授经验）　佩兰叶 9g，石菖蒲 8g，郁金 4.7g，淡竹叶 4.7g，通草 4.7g，全蝎 4.7g，茵陈 5.6g，益元散 12.5g，菊花 9g，钩藤 12.5g。每剂煎 100ml，5 岁以下每次 25ml，5 岁以上每次 50ml，每日服 2～3 次，服至病情稳定 3 日后停药，芳香化浊，泻湿透热，适用于流行性乙型脑炎重型、极重型，属湿热证者。

（16）泻火通腑法（江育仁教授经验）　龙胆草 10g，栀子 10g，生大黄 10g，玄明粉 10g（分冲），连翘 10g。水煎服，泻火通腑，适用于流行性乙型脑炎极期。

（17）加味三仁葱豉汤（蒲辅周主任医师经验）　鲜藿香 6g，杏仁 6g，薏苡仁 12g，白蔻仁 3g，厚朴 6g，法半夏 6g，白蒺藜 9g，菊花 6g，僵蚕 6g，淡豆豉 9g，葱白 3 寸（后下），六一散 15g（布包），淡竹叶 4.5g。水煎服，祛风利湿，调和三焦，适用于流行性乙型脑炎属风、暑、湿邪合袭为患者。

（18）熄风镇痉汤（潘澄濂研究员经验）　羚羊角片 1.5g，钩藤 10g，金银花 20g，连翘 15g，生石膏 30～45g，大青叶 30g，生薏苡仁 15g，鲜芦根 30g，炙甘草 3～5g。水煎，保留灌肠，清热熄风镇痉，适用于流行性乙型脑炎属热盛动风者。

【预防】

流行性乙型脑炎的预防工作，重点应放在切断传染途径——消灭蚊虫上，对管理传染源与增强人群的抵抗力，也为综合性预防措施的一部分。

一、对传染源的管理

1. 隔离患者　在起病早期，患者血液中可能带有病毒，故应予以隔离治疗。

2. 动物管理　由于动物在感染后可获得免疫，故管理的重点可放在未经过夏天的幼年动物和非流行区运来的动物上。对饲养家畜的处所，必须搞好环境卫生，畜舍内应力求清洁。

二、切断传染途径

蚊虫为全变态的昆虫，要进行杀灭是比较复杂的，要点是在它每个生活阶段都选择最薄弱的环节给以致命的打击，才能收到较好的成效。杀灭越冬成蚊，在冬季与春季比较容易收效，可在温暖、潮湿、阴暗、不通风的处所，喷洒除虫菊等。消灭蚊虫的孳生条件，是灭蚊工作中最根本的方法，应搞好环境卫生，并应经常检查。其次是杀灭虫卵、幼虫蛹和成蚊。在夏季可采用纱门、纱窗、蚊帐、蚊香防蚊，个人裸露部分可用驱蚊油（邻二苯二甲脂）涂擦。

三、预防接种

目前使用的乙脑疫苗，是将乙脑病毒接种在组织培养基上，收集病毒液，用甲醛将病毒杀死而制成。国内常用地鼠肾细胞灭活疫苗或地鼠肾细胞减毒活疫苗，接种后反应小，效果好，人群保护率可达76%～90%。

1. 接种对象　10岁以下儿童为重点，或根据当地乙脑发病年龄特点扩大或缩小注射年龄组，从非流行地区进入流行区的人员应予接种。

2. 接种时间　人体模型接种乙脑疫苗后，大约需经过半个月或1个月的时间，才能产生免疫力，所以接种至少要在当地流行开始前1个月完成。

3. 接种方法和剂量　乙脑疫苗是红色透明液体，其中含有甲醛，注射后会引起疼痛，故疫苗附带有亚硫酸氢钠，临用时每5ml疫苗加入0.1ml亚硫酸氢钠溶液（也有在制作过程中已加好的），混匀后可把疫苗中的甲醛中和，这时疫苗就由红色变为黄色，但这个配方要准，加量多或不足，注射后会引起疼痛。

采用皮下注射法，第一年注射两针，间隔7～10天；第二年开始，每年注射一次（一针），剂量1岁以下每次0.25ml；1～6岁每次0.5ml；7～15岁每次1ml；16岁以上每次2ml。

4. 禁忌　发热，严重慢性病及神经性疾病，过敏性疾病，既往对生物制品有过敏史者。不能与伤寒，副伤寒甲、乙三联菌苗同时注射。

5. 反应　局部和全身反应都很少，可出现局部红肿、疼痛、体温升高等现象，很快就可以消退，过敏体质的人，可引起荨麻疹，血管神经水肿，局部反应也较重，大约1周才能消失。

6. 疫苗　应保存在2～10℃避光处，有效期1年，室温25℃以下，保存不应超过1个月。

第八节 脊髓灰质炎

脊髓灰质炎（poliomyelitis）是由脊髓灰质炎病毒引起的一种急性消化道传染病，病变主要在脊髓前角灰质部分。以轻型及不显性感染多见，临床表现以发热、咽疼、肢体疼痛为特点，部分患者可发生弛缓性瘫痪。小儿发病较多，故有小儿麻痹症之称。本病隐性感染最为常见，而麻痹病例少于1%。自20世纪50年代末普遍使用疫苗后，儿童发病率已大大下降，但成人发病率有所增加。根据本病的临床表现，本病属于中医学的"湿温痿痹"，前期为外感时邪，属"温病"的范畴；后期出现肢体瘫软不用，属"痿证"的范畴，与古代文献中的"软脚瘟"、"痿疫"类同。

【病原学】

本病病原是脊髓灰质炎病毒，1949年Endersweler及Robbins在非神经细胞中培养脊髓灰质炎病毒及在细胞培养中进行病毒复制成功。脊髓灰质炎病毒属微小核糖核酸（RNA）病毒科的肠道病毒属。直径约25～30nm，呈圆形颗粒状。病毒颗粒中心为单股正链核糖核酸，外围32个衣壳微粒，形成外层衣壳，此种病毒核衣壳体裸露无囊膜。

根据其抗原性不同，用中和试验可将病毒分为三型，Ⅰ、Ⅱ、Ⅲ型间无共同的组抗原，无交叉保护作用，中和抗体只有型的特异性，因此，三个型的病毒都有机会感染。但Ⅱ型抗体对Ⅰ型病毒有一定保护力。肠道内其他病毒如柯萨奇病毒、埃可病毒与脊髓灰质炎病毒之间可发生干扰，如肠道内已有此种病毒，则可影响疫苗的效果。

脊髓灰质炎病毒易在灵长类动物的组织细胞中生长。培养该病毒常使用猴肾、猴睾丸、人胚肾、人胚肺、人羊膜等，在Hela细胞中也易培养。病毒感染细胞后出现细胞圆缩、脱落等退行性病变。此病毒耐冷，－70℃可保存活力8年，对热及干燥敏感，加热60℃30min可灭活，煮沸、紫外线照射可迅速致死。因该病毒细胞膜内不含脂类，故抵抗乙醚、去垢剂及胆盐。在pH 3.0时保持稳定，故可通过胃液在肠内繁殖。易被氧化剂如高锰酸钾、过氧化氢、异汞等灭活。

【流行病学】

一、传染源

人类是脊髓灰质炎病毒的唯一自然宿主，隐性感染和轻症瘫痪型病人是本病的主要传染源，其中隐性感染者即无症状病毒携带者约占90%以上。瘫痪型在传播上意义不大。

二、传播途径

本病以粪－口感染为主要传播方式，感染初期主要通过患者鼻咽排出病毒，随着病程进展病毒随之由粪便排出，粪便带毒时间可长达数月之久，通过污染的水、食物以及日常用品可使之播散。此外，口服的减毒活疫苗在通过粪便排出体外后，在外界环境中有可能恢复毒力，从而感染其他易患者。

三、人群易感性

人群普遍易感，感染后可获得同型病毒持久免疫。

四、地域与发病季节

本病以温带多见，终年散发，我国夏秋季节多见。

【病因病机】

一、中医病因病机

中医学认为，本病病因为外感风热、暑湿一类时行病邪，由口鼻而入，触犯肺胃，导致肺失清肃，故见发热、身痛、咽痛、咳嗽、倦怠等症状，胃失和降，则见恶心、呕吐、腹胀、腹泻等症。肺主气而朝百脉，胃为水谷之海，主润宗筋而利关节。由于邪毒流注经络，气血运行不畅，宗筋不利，从而出现肢体疼痛，渐至肢体麻痹，久病则损伤肝肾，肝血不足，肾精亏损无以濡养筋脉骨髓，故疾病后期，筋骨失养，而致筋软、骨痿、弛缓不收，出现瘫软、瘫痪、肌肉萎缩以及肢体变形后遗症。如邪毒深重不解，湿热黏痰阻遏气机，气机不利出现吞咽困难，痰涎壅堵，如邪陷心包，内动肝风，则致烦躁不安、神昏谵语、四肢抽搐，若邪毒阻于肺，阻塞气道，则见喉间痰鸣，呼吸困难。正气衰败，阳虚欲脱，致四肢厥冷、皮肤青紫，脉搏微弱等。根据病情可分为发病初期、瘫痪期、瘫痪后期、后遗症期，其病机关键为经脉闭阻，气血不畅；病变脏腑主要是肺、胃、肝、肾。

二、西医发病机制与病理

病毒自口、咽或肠道黏膜侵入人体后，即可到达局部淋巴组织，如扁桃体、咽壁淋巴组织、肠壁集合淋巴组织等处生长繁殖，并向局部排出病毒。若此时产生多量特异性抗体，可将病毒控制在局部，形成隐性感染。否则病毒进一步侵入血流，形成第一次病毒血症。随着血流扩散至全身淋巴组织或其他易感的神经外组织增殖，再次进入血流，形成第二次病毒血症。如特异性抗体产生快，足够将病毒中和，疾病发展至此为止，形成顿挫型感染。如果机体免疫功能差，则血内病毒通过血脑屏障侵入中枢神经系统。有人认为，病毒是沿着神经通道侵入的。亦有人主张，若病毒量大，病毒可从消化道到达邻近的交感神经节或感觉末梢神经节，继而侵入相应的神经组织。其中通过血脑屏障侵入的可能性大。病变严重者发展成瘫痪型，轻则不发生瘫痪。诱发瘫痪的因素可能有如下几方面。

（1）局部创伤可使血循环中病毒易于局限在受伤处神经纤维，然后再抵达中枢神经组织而发病。

（2）扁桃体切除术不仅造成局部创伤，还能降低咽部分泌 IgA 抗体，易引起延髓麻痹。

（3）某些菌苗或疫苗接种，易在注射部位肢体出现瘫痪。

（4）过度疲劳或怀孕等都可促进瘫痪的发生。

（5）另有人报道，易发生瘫痪可能与遗传因素或组织相容性抗原有关。

病理生理改变主要在中枢神经系统，病毒侵袭脊髓前角，并可涉及后面及中间柱，尤以腰、颈膨大处的前角受损多见，故临床常见四肢瘫痪。其次为脑干的网状结构、前庭核及小脑盖核。大脑皮质运动区很少出现病变，即使有亦轻微。病灶呈多发、散在、不对称性。肉眼可见脊髓前角灰质充血水肿，光镜下可见神经细胞肿胀，尼氏小体减少，此为可逆性病变。若病变继续进展，可见核坏死，尼氏小体溶解消失，伴多核细胞及小胶质细胞吞噬现象，此时病变为不可逆性。坏死的神经细胞被吞噬细胞清除而留下空隙，血管周围有炎性细胞浸润，早期以中性为主，其后为淋巴细胞，软脑膜有散在炎性病灶，很少波及蛛网膜。此外，尚可见间质性心肌炎和间质性肺炎，肝、脾、肾、肠道黏膜等有充血混浊肿胀及淋巴滤泡增生。

【临床表现】

本病潜伏期为 3～35 天，平均 5～15 天。根据症状轻重及有无瘫痪，可分为下列临床类型。

一、无症状型

无症状型即隐性感染。感染后无症状，但体内产生特异性抗体，在一定时间内自咽部或粪便排出病毒。此型感染最多，但临床不能诊断。

二、顿挫型

表现瘫痪型前驱期特点，但无中枢神经系统受累的症状。此型较多见。

三、无瘫痪型

具有前驱期症状、脑膜刺激征和脑脊液改变。不出现瘫痪。

四、瘫痪型

本型占本病感染总数的 1% 左右，其病程可分为以下几期。

（一）前驱期

起病可缓可急，主要症状是发热，一般在 38～39℃ 之间，伴头痛、全身不适、烦躁不安；常有咳嗽、流涕等上呼吸道症状及食欲不振、恶心、呕吐、便秘、腹泻等胃肠道症状；还有多汗、嗜睡、感觉过敏等表现。神经系统症状不明显或无，脑脊液正常。一般此期持续 2～3 日。病程发展到此而愈者为顿挫型。

（二）麻痹前期

继前驱期之后，经 1～6 天休止期，体温再度上升至 39℃ 或更高，称双峰热。无双峰热者发病不久即出现本期症状，有发热、头痛、嗜睡、肢体疼痛，尤以颈脊及四肢肌痛为甚，常伴感觉过敏、不愿活动，婴儿常不喜人抱，儿童颈背强直不能屈曲。病儿从床上坐起时，两臂向后伸直以支撑身体呈三脚架征。坐起后，不能自如地弯颈而使下颌抵膝，吻膝试验阳性。因自主神经功能紊乱，可有多汗、肢体发凉、紫绀等。本期常伴脑膜刺激征，布氏征也有改变。一般患者经 3～6 天后热退康复，呈无瘫痪型。

（三）瘫痪期

一般于瘫痪前期 2～5 天后出现肢体瘫痪，3～6 天瘫痪进展至高峰，体温下降后瘫痪很少再进展。根据病变部位，临床分为以下几种类型。

1. 脊髓型　因脊髓前角炎质病变，表现为肢体弛缓性瘫痪，肌张力减弱，生理反射消失。瘫痪的特点是分布不对称、不规则，往往只影响某一肌群，肢体近端较易累及，下肢被累及者较其他部位为多。躯干肌群瘫痪时，出现头不能竖直，不能坐起或翻身等。颈4、胸1~6脊髓受累可引起膈肌或肋间肌瘫痪，表现为呼吸急促，表浅及点头呼吸，语言断续，声音小，咳嗽无力，睡眠不安。压迫健侧肋间肌，病侧肋间肌不能扩张。膈肌瘫痪吸气时上腹内陷，X线透视可见吸气时横膈上抬的反常现象。膀胱肌瘫痪时发生尿潴留或尿失禁。腹肌瘫痪可有便秘，患儿大声啼哭可见局部膨起。

2. 脑干型（延髓型麻痹或球麻痹）　可表现为颅神经、呼吸中枢和血管运动中枢损害。病情严重，大多与脊髓型瘫痪同时存在。

（1）颅神经损害　常见者为第X和第VII颅神经，其他如第IX、XI、XII、III、IV、XI等也可波及，多为单侧性。第X颅神经发生瘫痪时，可出现鼻音，流质饮食由鼻反流，口咽分泌物和饮食积聚咽头，出现呼吸困难、发言困难等。第VII颅神经受累发生面瘫。第IX颅神经瘫痪时吞咽困难，进食呛咳。第XI颅神经受累除吞咽困难外，尚有颈无力、肩下垂、头向前后倾倒等症状。第XII颅神经受累也可出现吞咽困难，此外尚有舌外伸偏向患侧，以及咀嚼、发音等障碍。第III和第VI颅神经受累时可引起眼肌瘫痪、眼睑下垂等。

（2）呼吸中枢损害　主要病变在延髓腹面外侧的网状组织。患者表现为呼吸浅弱而不规则，时有双吸气、呼吸间歇逐渐加长、呼吸暂停等症状。晚期则可有紫绀、脉细速、心律不齐、血压下降及昏迷等症状。

（3）血管运动中枢损害　当延髓腹面内侧的网状组织受损时，可出现循环衰竭现象。患者初期面呈潮红、心动过速或过缓，继而血压下降、脉搏细弱，并出现心律失常。

3. 脑炎型　本型极少见。表现为高热、烦躁不安、嗜睡或昏迷、强直性瘫痪等。

4. 混合型　兼有以上几型的表现，尤以脊髓型与脑干型同时存在者较多见。

（四）恢复期

急性期过后1~2周瘫痪肢体逐渐恢复，一般自肢体远端开始，如下肢常以足趾为起点，继达胫部和股部，腱反射亦逐渐恢复。最初1~2月恢复较快，6个月后减慢，轻者1~3个月可恢复，重者常需6~18个月或更久才能恢复。

（五）后遗症期

有些受害肌群由于神经损伤过甚，而致功能不能恢复，出现持久性瘫痪和肌肉挛缩，并可导致肢体或躯干畸形，如脊柱前凸或侧凸、马蹄足内翻或外翻等，骨骼发育也受到阻碍，严重影响活动力及劳动力。

【实验室检查】

1. 血常规检查　白细胞总数及分类大多正常。少数患者的白细胞轻度增高，中性也略见增高，1/3~1/2患者的血沉增快。

2. 脑脊液检查　在前驱期脑脊液可无异常，瘫痪前期时细胞数常增多，一般在$0.05 \times 10^9 \sim 0.5 \times 10^9/L$，少数可达$1 \times 10^9/L$。早期以中性粒细胞为主，后期以淋巴细胞为主。蛋白在早期可以正常，以后逐渐增多。氯化物正常，糖正常或轻度增高。至瘫痪第三周细胞数多已恢复正常，而蛋白量常继续增高，4~10周后方恢复正常。这种细胞蛋白分离现象对诊断本病有一定参考价值。细胞数多少与瘫痪严重程度无关。极少数瘫痪型患者的脑脊液可始终正常。

3. 病毒分离 第一周可自咽部及粪便分离到病毒，粪便阳性可达 3 周或更久。在瘫痪发生前 2~5 天可从血中分离出病毒。分离病毒常用组织培养法接种于猴肾、人胚肾或 Hela 细胞株中，先观察细胞病变，再用特异性抗血清作中和试验鉴定，整个过程需时约 2~4 天。尸解时易从中枢神经系统组织中分离到病毒。

4. 血清免疫学检查 病程早期特异性抗体出现，第一周末可达高峰，尤以特异性 IgM 抗体上升为快。补体结合抗体较中和抗体在体内消失快，双份血清效价 4 倍以上增长者可确诊。如补体结合试验阴性而中和试验阳性常表示既往感染，两者均阳性表明近期感染。近年来有采用已知抗原的免疫荧光法检测抗体，有快速诊断的作用。

【诊断与鉴别诊断】

一、诊断要点

1. 与脊髓灰质炎病人有接触史，且从未服过或不规则服脊髓灰质炎疫苗（小儿麻痹糖丸）。

2. 早期有发热、多汗、感觉过敏。随之出现不对称性软瘫，肌张力减低，腱反射减弱或消失，并出现不对称（或双侧）性迟缓性麻痹，无感觉障碍，后期有肌萎缩。

3. 脑脊液、血液中查到特异性 IgM 抗体，或恢复期血清特异性 IgM 抗体比急性期升高 4 倍以上者可确诊。

4. 从粪便、咽部、脑脊液、血液、脑组织中分离到脊髓灰质炎病毒。

二、鉴别诊断

本病的前驱期与一般上呼吸道感染、流行性感冒或肠道炎症不易鉴别，只能依靠流行病学资料及仔细观察神经系统症状的出现。

（一）瘫痪前期的鉴别

肢体疼痛常被误诊为风湿热。有头痛、呕吐、颈背强直和脑脊液改变，应与各种病毒性脑膜炎、乙型脑炎等相鉴别。

（二）瘫痪期的鉴别

1. 感染性多发性神经根炎（格林 - 巴利综合征） 该病年龄常较大，一般无发热或仅有低热，呈对称性弛缓性瘫痪，以四肢远端为重，常伴有不同程度的感觉障碍。脑脊液中蛋白质增多，而细胞数一般无明显改变。瘫痪恢复较快而完全，少有后遗症。

2. 家族性周期性瘫痪 该病常有家族史，与钾代谢异常有关。无热，突发瘫痪，呈对称性，进展迅速，可遍及全身。常因受凉、外伤、感染等而诱发，发作时血钾低，补钾后迅速恢复，但可复发。

3. 周围神经炎 该病可由白喉后神经炎、肌肉注射损伤、铅中毒、维生素 B_1 缺乏等引起。各有临床特点可资鉴别，脑脊液无变化。

4. 假性瘫痪 婴幼儿可因损伤、骨折、维生素 C 缺乏、骨膜下血肿等，出现肢体活动受限。通过详细询问病史、体检、X 线检查不难鉴别。

【治疗】

一、治疗原则

西医无特效治疗方法，以对症处理为主。一般采用中西医结合治疗。

二、治疗方法

（一）一般治疗

卧床休息，消化道隔离。急性期尽量减少移动、打针或不必要的刺激，以免瘫痪加重。患儿宜躺在平板床上，将瘫痪肢体保持在功能位置防止畸形。肢体疼痛可采用温水浴或中药热包裹疼痛处，每日 1 次，每次 10～15min，可收到明显效果。吞咽功能障碍的患者应鼻饲喂食，咽部痰液积潴时可做体位引流和吸引。应仔细观察生命体征，已做气管切开者应注意吸痰，保持呼吸道通畅，减少感染的机会。

（二）对症治疗

1. 急性期治疗　一般症状较重者可给予强的松口服或氢化可的松静滴，一般用 3～5 天。有脑水肿症状时应给脱水剂。继发感染时加用抗生素。发热高、中毒症状重的早期患者，可考虑肌注丙种球蛋白制剂。

（1）肢体瘫痪者的处理。可加用促进神经肌肉传导的药物，如地巴唑每日 0.1～0.2mg/kg，顿服，10 日为一疗程；加兰他敏每日 0.05～0.1 mg/kg，肌注，从小剂量开始，30 日为一疗程；新斯的明每日 0.02～0.04mg/kg，肌肉或皮下注射。可适当使用维生素 B_1、B_{12} 等促进神经细胞代谢的药物。

（2）呼吸功能障碍的处理。重症患者常出现呼吸障碍，引起缺氧和二氧化碳潴留，这往往是死亡的主要原因。首先要查找原因，积极抢救，下列情况考虑气管切开：①咽部分泌物积潴，经多种处理无效，有明显气道阻塞者；②咳嗽无力，声带外展肌瘫痪引起呼吸道梗阻者；③延髓病变及严重呼吸肌瘫痪导致呼吸衰竭者。当患者能完全自主呼吸后即可停用人工呼吸，但必须等到患者的咳嗽及吞咽反射完全恢复正常，肺部感染已控制，才能拔除气管导管。

2. 恢复期与后遗症治疗　热退、瘫痪不进展后，可采用针灸、理疗、穴位注射及外科手术等方法治疗。

（三）辨证论治

1. 前驱期（邪犯肺胃）

主症：发热，头痛，咽痛，咳嗽，全身不适，纳差或恶心呕吐，便溏，舌质红，苔黄，脉濡数。

治则：疏风清热利湿。

方药：葛根芩连汤加减。

组成：葛根 10g　黄芩 10g　黄连 10g　杏仁 6g　前胡 6g　桔梗 6g　甘草 6g

加减：湿邪偏重加薏苡仁、藿香、姜半夏，便秘不通加大黄、枳壳泻热通便。

2. 瘫痪前期（邪壅经络）

主症：发热，头痛，面色潮红，多汗，肢体疼痛，拒绝抚抱，哭闹不安，精神疲倦，舌质红苔黄腻，脉滑数。

治则：清热化湿，宣气通络。

方药：甘露消毒丹加减。

组成：黄芩10g　菖蒲10g　藿香10g　连翘10g　肉豆蔻10g　忍冬藤10g　丝瓜络10g

加减：咳嗽未除者加杏仁宣肺止咳；呕吐，腹泻者加姜半夏、苍术、葛根健脾和胃除湿；湿重者加苍术、薏苡仁、防己清热除湿。

3. 瘫痪期

（1）脊髓型

主症：四肢瘫痪，痿软无力，不能坐和翻身，或伴咳嗽无力，或便秘，尿潴留、尿失禁，舌苔黄腻，脉滑。

治则：清热化湿，舒筋活络。

方药：宣痹汤加减。

组成：防己10g　杏仁10g　滑石10g　连翘10g　山栀子10g　薏苡仁20g　姜半夏10g　晚蚕砂10g　赤小豆15g

加减：湿热酿痰，阻塞气道，呼吸不利，加石菖蒲、郁金、贝母、枳壳、莱菔子；湿热渐清，津气亏虚者，加生地黄、麦冬、西洋参。

（2）延髓型

主症：身热退，汗出不止，呼吸浅弱不规则，双吸气，呼吸间歇延长，甚至呼吸暂停，脉散大，晚期可有紫绀，血压下降及昏迷等。

治则：益气敛津，生脉固脱。

方药：生脉散加味。

组成：人参10g　麦冬10g　五味子3g

加减：喉中有痰者，加杏仁、竹茹、天竺黄；便秘者，加大黄、枳壳；四肢不温者，加附子、桂枝、牛膝；汗多者，加龙骨、牡蛎、浮小麦。

（3）脑型

主症：高热，烦躁不安，嗜睡，惊厥，或昏迷，舌红苔腻，脉弦数或滑数。

治则：清热祛湿，化浊开闭。

方药：菖蒲郁金汤加减。

组成：菖蒲10g　郁金10g　栀子10g　连翘10g　滑石10g　竹沥10g　牡丹皮10g

加减：惊厥抽搐者，加羚羊角、钩藤。

（4）混合型

主症：身热，心烦，口渴多汗，四肢瘫痪，神疲，脉虚无力。

治则：清热祛湿，益气生津。

方药：王氏清暑益气汤加减。

组成：西洋参10g　石斛10g　麦冬10g　黄连3g　知母10g　淡竹叶10g

加减：暑热较重，加石膏；下肢瘫痪明显，加秦艽、牛膝；心悸、气短者，加黄芪、五味子。

4. 恢复期

主症：热退后体虚，汗出无力，肢体麻痹，痿软无力，面色萎黄，舌淡苔白，脉弱无力。

治则：益气活血，祛邪通络。

方药：补阳还五汤合三妙散加减。

组成：黄芪10g　当归12g　赤芍10g　红花6g　桃仁6g　地龙10g

加减：湿热者，加苍术、黄柏、牛膝清利湿热；上肢瘫痪者加桂枝、桑枝、羌活、伸筋草祛风通络；下肢瘫痪者加杜仲、牛膝、桑寄生补肾强壮筋骨；动则汗出加党参、麦冬益气养阴；肢冷者加附子、仙灵脾温阳。

5. 后遗症期（肝肾亏损）

主症：肢体瘫软，患侧肢体肌肉明显萎缩，皮肤不温，骨骼及脊柱畸形，难以恢复，舌质淡红、苔薄白，脉沉细无力。

治则：强筋壮骨，温经通络。

方药：虎潜丸加减。

组成：黄柏10g　知母10g　熟地黄10g　白芍10g　虎骨10g　锁阳10g　陈皮10g　干姜6g

加减：肢冷脉细者，加桂枝、黄芪、当归益气温经，和营通痹；形寒肢冷者，加附子、桂枝；上肢痿废不用者，加桂枝、羌活、桑枝、伸筋草；下肢痿废不用为主者，加续断、桑寄生、杜仲。

（四）其他疗法

1. 针刺疗法　用于肢体瘫痪者，宜从热退后即开始进行，开始用强刺激，取得疗效后用中刺激，巩固疗效用弱刺激，每次取穴3～4个，每日1次，逐日轮换穴位，10～15次为1疗程，2疗程间相隔3～5天。根据瘫痪部位，参考下列穴位。

（1）面部　阳白、太阳、下关、地仓、颊车、迎香、颧髎、合谷。

（2）上肢　夹脊、肩贞、大椎、手三里、少海、内关、合谷、后溪（每次选2～3穴）。

（3）下肢　腰脊旁开一寸处、环跳、秩边、跳跃、玉枢、髀关、阴廉、四强、伏兔、承扶、委中、阳陵泉、足三里、解溪、绝骨、风市、承山、落地等。

2. 按摩疗法　适应证同针刺，在瘫痪肢体上以滚法来回滚8～10分钟，按揉松弛关节3～5分钟，搓有关脊柱及肢体5～6遍，并在局部以揉法擦热，每日或隔日1次。

3. 外治法　桑枝15g，当归、川芎、桑寄生、土牛膝各10g，水煎，并加黄酒1盅，洗擦瘫痪部位，每日2～3次，用于瘫痪期和恢复期。

（五）单方验方

1. 急性期

（1）野菊花、银花藤、鲜扁豆花各30g，水煎服。

（2）桑枝、丝瓜络各15g，水煎服。

2. 瘫痪期

（1）地鳖虫、桂枝各等份研末，每次1.5g，日服3次。

（2）祛痿方　防风、防己、威灵仙、赤芍、泽泻、海风藤、黄柏、木瓜、生薏苡仁、葛根、甘草。

3. 后遗症期

（1）锁阳、淫羊藿、叶底珠各适量水煎服。

（2）牛膝 10g、马钱子（炸黄）0.5～1.0g、地鳖虫 7 个。共研末分 7 包，每日睡前白酒冲服 1 包。

（3）复痿方 黄芪、茯苓、当归、炙甘草、怀牛膝、白术、熟地黄、麻黄、山药、虎骨、石柱参。

4. 麻痹合剂 乌蛇 90g，独活、西红花、当归各 15g。将乌蛇酒洗后用沙炒黑，其余药烈日下晒干，共为细末，装瓶备用。服法为每日 3 次，黄酒为引，6 个月～1 岁每次服 0.94g；1～2 岁服 1.57g；2 岁以上服 3.125g，此方适用于恢复期气虚血瘀型。

5. 加味黄芪桂枝五物汤 黄芪 30g，桂枝 10g，杭白芍 15g，生姜 6g，大枣 6g，蜈蚣 3 条，全蝎 10g，以水 2000ml，煎至 1000ml，早晚空腹，每日 1 剂，此方适用于恢复期气虚血瘀型。

6. 三才封髓活络丹 天门冬 15g，熟地黄 20g，党参 15g，防风 10g，白芷 10g，川木瓜 20g，桑寄生 20g，鹿茸 3g，生麻黄 5g，乌梢蛇 20g，川牛膝 20g。研细过筛，每次 6g，每日 2 次，此方适用于后遗症期。

7. 加味葛根芩连汤（赵锡武教授经验） 生石膏 18g，葛根 12g，甘草 9g，金银花 12g，白芍 12g，黄连 4.5g，黄芩 9g，全蝎 3g，蜈蚣 3g。加水 600ml，先煮石膏 15min，再入余药煎至 120～150ml，分 3 次温服，无汗者加麻黄 4.5g；初起加至宝丹，清热透表，芳香逐秽，调肝熄风，宣痹通络，适用于脊髓灰质炎急性期。

8. 加味补阳还五汤（李昌达经验） 黄芪 62g，当归尾 9g，川芎 3g，赤芍 6g，地龙 9g，桃仁 6g，红花 3g，淫羊藿 9g，全蝎 1.5～3g，蜈蚣 1～2 条。水煎服，益气活血通络，适用于脊髓灰质炎瘫痪期。

9. 加味金刚丸（赵锡武教授经验） 草薢 30g，杜仲 30g，肉苁蓉 30g，菟丝子 15g，巴戟天 30g，天麻 30g，僵蚕 30g，蜈蚣 50 条，全蝎 30g，木瓜 30g，牛膝 30g，乌贼骨 30g，精制马钱子 60g。共为细末，炼蜜为丸，每丸 3g 重，每服 1～2 粒，每日 1～3 次，白开水化服，滋补肝肾，强壮筋骨，温补气血，适用于脊髓灰质炎恢复期。

10. 蝙蝠散（梁秀清主任医师经验） 蝙蝠 2 个（新瓦上焙干），乌蛇 10g，朱砂 10g，全蝎尾 10 个。共为细末，每服 1g，每日 3 次，通经活络，适用于脊髓灰质炎后遗症期。

11. 后遗症方（赵心波教授经验） 乌梢蛇 6g，红花 3g，木瓜 10g，生侧柏叶 10g，桃仁 3g，续断 6g，川牛膝 10g，灵仙 6g，天麻 6g，松节 6g，桂枝 3g。水煎服，活血通络，适用于脊髓灰质炎后遗症期。

12. 白虎汤加味（欧阳锜研究员经验） 石膏、知母、粳米、甘草、白芍、牛膝、银花藤，水煎服，清热通络，适用于脊髓灰质炎热邪犯胃型。

【预防】

一、一般性预防措施

1. 管理传染源 本病流行期间，及早发现患儿，予以隔离以控制传染源。隔离期自发病起 40 天。患者的接触者和所在的托幼机构等，应接受医学观察 20 天，如一旦确诊为患者，应按规定的要求进行隔离。流行期间被检出的带病毒者亦应按患者的要求加以隔离。

2. 切断传播途径　加强食品、饮水消毒及粪便的管理，消灭苍蝇，切断传播途径。

3. 保护易感人群　在本病流行期间，应避免或小心进行各种预防接种，不做扁桃体摘除术及拔牙等。未服过疫苗的年长儿、孕妇、医务人员、免疫低下者以及做扁桃体摘除等局部手术后者，若与患者密切接触，应及早肌注丙种球蛋白，剂量为 0.3 ~ 0.5ml/kg，连续 2 ~ 3 次，可预防或减轻症状。

二、特异性预防措施

1. 减毒活疫苗（OPV）　近年来国内外广泛采用减毒活疫苗，使本病的发病率已大大下降。服用此疫苗后相当于一次亚临床感染，疫苗病毒在肠道繁殖，刺激肠道产生局部 IgA 抗体，肠道及咽部免疫力增强，可消灭入侵的野毒株，切断其在人群中的传播，且活疫苗病毒可排出体外。感染接触者，使其间接获得免疫，故其免疫效果更好。减毒活疫苗加稳定剂制成糖丸，便于贮藏和运输，适合基层或农村推广使用。在 - 20℃ 可保存 2 年；4 ~ 8℃ 可保存 5 个月；20 ~ 22℃ 可保存 12 天；32℃ 可保存 2 天。大规模服疫苗宜在冬春季进行，分 2 次或 3 次空腹口服，勿用热开水送服，以免将疫苗中病毒灭活，失去作用。糖丸疫苗分 1 型（红色）、2 型（黄色）、3 型（绿色）和 2、3 型混合糖丸疫苗（蓝色），及 1、2、3 型混合糖丸疫苗（白色）。自婴儿 2 个月开始服，可按顺序每次各服 1、2、3型疫苗 1 粒，或每次服 1、2、3 型混合疫苗 1 粒。实践证明后者免疫效果好，服用次数少，不易漏服，故我国已逐渐改用三型混合疫苗。每次口服须间隔 4 ~ 6 周，最好间隔 2个月，以防可能发生的相互干扰。为加强免疫力可每年重复一次，连续 2 ~ 3 年，7 岁入学前再服一次。口服疫苗约 2 周后在体内达高峰，后渐减弱，3 年后半数小儿抗体已显著下降。

口服疫苗后很少引起不良反应。但活动性结核病，严重佝偻病，慢性心、肝、肾病者，以及急性发热者，暂不宜服用。近年来普遍采用 OPV 的国家发现有瘫痪病例，证实由疫苗株病毒引起，即口服 OPV 引起疫苗相关麻痹型脊髓灰质炎（VAPP）。它的危险性比野毒株明显大得多。大多数 OPV 服苗者中，由于在肠道内病毒发生复制后的回复突变，使减毒疫苗的病毒回复为具有更强毒力的病毒株。VAPP 大多发生在免疫低下者，故无论是先天免疫缺陷者，还是因服药、感染、肿瘤等引起继发性免疫低下者，均不可用此疫苗，也应避免与服 OPV 者接触。有人主张首先用灭活疫苗，再以减毒活疫苗加强，但多数主张只采用灭活疫苗。

2. 灭活疫苗　20 世纪 50 年代国外使用 Salk 灭活疫苗预防本病，确能降低发病率。此疫苗仅产生体液免疫，不能使肠道产生局部 IgA 抗体，新侵入之病毒可在肠道繁殖，仍有扩散至周围人群的危险。80 年代后期被抗原性较强成分所取代，即增效灭活疫苗（EIPV）。许多研究表明，94% ~ 100% 的人在接种第 2 剂 EIPV 后就产生了抗三个血清型的抗体，并且有 99% ~ 100% 的人在接种第 3 剂疫苗后获得了高效价血清中和抗体。EIPV也能诱导黏膜免疫，但与 OPV 相比，免疫力较弱。最近报道，使用 2 剂 EIPV 后，再服用 2 剂 OPV，能提供良好的 I、II、III 型脊髓灰质炎病毒的全身和局部免疫力。

第九节 狂犬病

狂犬病（rabies）又称为恐水症（hydrophobia），是由狂犬病毒引起的人畜共患的急性中枢神经系统传染病。本病危害严重，病死率近乎100%。多见于狗、猫、狼及蝙蝠等食肉动物，人多因被患狂犬病动物咬伤后而感染。主要临床表现为极度兴奋不安，恐水怕风，咽肌痉挛，终因进行性瘫痪、呼吸麻痹而危及生命。中医称本病为"疯狗病"、"癫狗伤"、"犬咬"等。

【病原学】

狂犬病毒为弹状病毒科拉沙病毒属的 RNA 病毒，一端平凹，一端圆凸，呈子弹状，180×750nm 大小，中心为单股负链 RNA。只有一个血清型。狂犬病毒有五种蛋白抗原，即外膜的糖蛋白（G）抗原、核壳体蛋白（N）抗原、磷蛋白（NS）抗原、RNA 多聚酶（L）抗原和基质蛋白（M1、M2）抗原。其中 G 抗原可导致体内中和抗体的产生，能对抗狂犬病毒的攻击；内层的 N 抗原可激发体内产生补体结合抗体和沉淀素，但无中和病毒功能，不具有保护作用；L 蛋白在狂犬病病毒基因转录与复制过程中发挥着关键的催化作用，对其抗原性研究报道不多。利用免疫荧光技术可检测到狂犬病病毒感染的细胞质内特有的内基小体（Negri bodies），内基小体内是完整的狂犬病病毒核衣壳。

由患者和狂犬病动物体内分离的病毒称为野毒株或街毒株。其特点是毒力强，能在唾液中繁殖。街病毒多次通过兔脑传代后成为固定毒株，其毒力减低，对人和犬失去亲和力，不侵犯唾液腺，仅脑内接种能使动物发病。固定毒株仍保留其抗原性，故可供制备疫苗。

狂犬病毒对外界抵抗能力差，易被紫外线、70%的酒精、甲醛、升汞、新洁尔灭等灭活。加热100℃ 2min 灭活。但对石炭酸不敏感。–70℃可存活数年。

【流行病学】

全球每年约有 50 000 以上的人死于狂犬病。本病在 87 个国家有流行，主要发生在犬类免疫执行差的热带国家，如东南亚、非洲及拉丁美洲地区。我国是世界上狂犬病高发区之一，因狂犬病疫苗的广泛应用，发病率一度逐年下降，但近年来因宠物增多等因素，发病率呈上升趋势。主要集中在中小城市及农村、边区。

一、传染源

发展中国家的主要传染源为病犬，其次为猫和狼。而发达国家由于狗的狂犬病已被控制，本病主要由野生动物（如狐狸、吸血蝙蝠、浣熊、獾、狼等）传播。1953 年在美国首次发现蝙蝠狂犬病，现在美国内陆各州均报道有蝙蝠狂犬病。1954～1984 年蝙蝠狂犬病散发病例在欧洲许多地区和不同种族中时有报道。1996 年 6 月又在英国沿海岸的一个小镇发现 Myotis doubentonii 种属的蝙蝠中有狂犬病存在，其病毒为欧洲蝙蝠狂犬病毒 2 型。

人对人的传染性则比较少。但一些看似健康的犬唾液中可携带病毒。

二、传播途径

病毒主要通过咬伤皮肤破损处侵入体内，也可由染毒犬的唾液污染各种伤口、黏膜而引起感染。少数可通过宰杀病犬，剥病兽皮或进食染毒肉类或吸入蝙蝠群居洞穴中的含毒气溶胶而发病。

三、人群易感性

人对狂犬病普遍易感，被病犬咬伤而未预防接种者，其发病率为 20% ~ 30% ；病狼咬伤后的发病率较高，平均为 50% 。青少年发病较多，男多于女。

感染后发病与否与咬伤部位、创伤程度、局部处理情况、衣着厚薄以及疫苗注射情况等因素有关，还与被咬伤者的免疫功能有关。咬伤头、颈、面部的发病率约为 80% ，潜伏期短；躯干四肢表浅部位咬伤者发病率约为 15% ；伤口局部及时严格处理者发病率低；免疫功能低下者发病率高。国内报道，全程注射疫苗后的发病率为 0.15% ，未全程注射者为 13.93% 。被狂犬病动物咬伤后，均应行接触后预防，目前证实狂犬病免疫球蛋白（RIG）与狂犬病疫苗合用可获成功。

【病因病机】

一、病因病机

中医认为，本病的发生是由于疫疠之邪经癫狂之犬咬伤，随其唾液由伤口侵入人体，由表入里，内攻脏腑而发病。病毒先着肌腠、经络，导致营卫不调、经脉瘀滞继而化热入里，即生风化痰，上蒙神明，内攻心营。临床见发热、惊恐、谵妄、恐水、怕风、心慌等症；热毒燔灼肝经，引动肝风，则抽搐频作；邪毒内闭，瘀毒内壅，毒瘀交结，凝滞血脉，气血乖逆，则可见肢体软瘫、失语、神昏等症；最终五脏气绝，阴阳离决而亡。

二、病因病理

（一）病毒在体内的扩散

病毒对神经组织有强大的亲和力。动物实验证明，在潜伏期和发病期并不出现病毒血症。病毒在体内的扩散：病毒从肌肉组织通过神经末梢沿神经向心性地在数小时内进入大脑，或直接到潜伏期结束前不久进入大脑；病毒在大脑内繁殖后再沿神经离心地扩散到唾液腺、眼和皮肤等外围器官。唾液腺是病毒的主要排泄器官。发病过程可分以下三个阶段。

1. 局部组织内繁殖期　病毒在入侵处及其附近横纹肌细胞内缓慢繁殖，在局部可停留 1~2 周或更久（占潜伏期的大部分时间），然后侵入相邻的神经末梢。

2. 侵入中枢神经期　病毒沿周围神经的轴索浆向心性扩散，经脊髓的背根神经节和脊髓段而达中枢神经系统。主要侵犯脑干和小脑等处的神经细胞。

3. 向各器官扩散期　病毒自中枢神经系统向周围神经离心性扩散，侵入各组织与器官，其中尤以唾液腺、舌部味蕾、嗅神经上皮等处病毒最多。由于迷走神经核、吞咽神经核及舌下神经核的受损，可发生呼吸肌和吞咽肌痉挛，临床上患者出现恐水、呼吸困难、吞咽困难等症状；交感神经受刺激，使唾液分泌和出汗增多；迷走神经节、交感神经节和心脏神经节受损，可引起患者心血管系统功能紊乱，甚至突然死亡。

（二）病理生理

狂犬病病毒在扩散过程中，可能利用乙酰胆碱、谷氨酸、γ-氨基丁酸（GA-BA）及氨基乙酸等神经介质作为受体，从而导致这些神经介质发生功能上的改变。神经元所受损害，并不像狂犬病临床所表现的直至死亡那样严重，大脑的病理改变除细胞浆内具有诊断价值的嗜酸性包涵体（内基小体）外，主要组织学改变为淋巴细胞及单核细胞的血管周围浸润。这些改变主要见于脑干（桥脑及延髓）、脊髓、基底神经节及皮层。

狂犬病毒对边缘系统的亲和性导致表情淡漠、惊恐和兴奋等症状以及其他行为障碍。海马、下丘脑、有关边缘结构及脑干等功能障碍可导致行为改变及自主神经障碍。

下丘脑的腹侧中线部位核区域的损伤，会诱发其对一切生物，甚至无生命物件（狂犬病所特有的）作出持久而极度疯狂的攻击。

杏仁核及其周围部位的损伤则导致表情淡漠。杏仁核或邻近的额叶出现具有痫活动性的病灶，则会出现相反的现象，发作时表现为无法控制的、历时长短不一的侵袭性活动。恐水症常使患者在拿水杯接近嘴唇时出现手震颤，严重者看到水或听到水流声及有关饮水谈话时就会引起咽喉痉挛，此现象与新皮层系统参与这一过程有关。

【临床表现】

本病潜伏期长短不一，多数为 1~2 个月（75% 的病例），短约数日，长则可达数年（4 天~19 年）。儿童头面部咬伤，伤口深，潜伏期短。此外潜伏期的长短与病毒进入伤口的数量、毒力及宿主防御机制等因素有关，咬伤部位离中枢神经系统越远则潜伏期越长。本病临床表现有狂躁型和麻痹型两种。我国以狂躁型为主。其典型患者临床经过可分为三期。

一、狂躁型

1. 前驱期（2~4 天）　大多数患者有低热、头痛、倦怠、乏力、纳差、恶心、全身不适等，约 80% 的病人在伤口及其附近有麻木、痒痛或蚁走感的异常感觉，为病毒繁殖刺激周围神经元所致，具有早期诊断意义。继而出现恐惧不安，对光、声、风等刺激敏感，并有喉部紧缩感觉。

2. 兴奋期（1~3 天）　患者逐渐出现高度兴奋状态，表现为极度恐怖、恐水、畏风，发作性咽肌痉挛，呼吸困难，排尿困难及多汗流涎等。恐水是本病典型的临床特征，约 80% 的患者有此表现。由于咽肌痉挛，虽极渴而不敢饮，饮后也无法下咽，甚至闻流水声或提及饮水时也可引起咽喉肌痉挛，常伴有声嘶及脱水。严重发作时可伴全身疼痛性抽搐及因辅助呼吸肌痉挛而致呼吸困难。交感神经功能亢进，表现为大汗、心率加快、血压升高，唾液分泌增加使患者满口流涎，污及被褥和衣服或胡乱喷吐，但神志大多清楚，部分病人可出现精神失常，有谵妄、幻视、幻听等。病情急剧变化，多在发作时死于呼吸或循环衰竭。

（3）麻痹期（6~18 小时）　患者逐渐安静，痉挛停止，出现各种瘫痪，尤以肢体迟缓性瘫痪多见，并出现昏迷，呼吸微弱或节律不整，瞳孔散大，血压下降，脉搏细数，最终因呼吸麻痹、循环衰竭而死亡。整个病程不超过 6 天，极少超过 10 天。

二、瘫痪型

本型约占狂犬病的 20%，主要以瘫痪为主要表现，又称"静型"、"哑狂犬病"。无兴奋期或恐水征象，伴高热、头痛、呕吐和咬伤处疼痛等，继而出现肢体软弱、瘫痪等。病程约 10~20 天。

【实验室检查】

一、血尿常规

外周血白细胞总数轻至中度升高，中性粒细胞占 80% 以上。尿常规可有轻度尿蛋白，偶有管型。

二、脑脊液

压力正常或稍增高，细胞数稍增多，以淋巴细胞为主，蛋白量稍增高，糖和氯化物正常。

三、病毒学诊断

1. 病毒分离　常做鼠颅内接种进行病毒分离。最近发现用唾液接种乳田鼠肾细胞（BHK），培养后作免疫荧光-血清学检查，而鼠神经瘤细胞 C1300 较 BHK 细胞更为敏感，用以检查咬人动物，有助于决定被咬者是否须接种狂犬病毒疫苗。

2. 内基小体检查　从死者脑组织和咬人动物死后的脑组织做接触涂片，用 Seller 法染色，镜检发现胞浆内的内基小体。以 10% 的脑组织悬液接种乳鼠脑内，阳性时小鼠于 10~15 天内死亡，在其脑内可发现内基小体，阳性率 70%~80%。

3. 免疫学检查　①常用免疫荧光抗体法检测患者分泌物或脑组织涂片及皮肤切片中的病毒抗原，可在数小时内得出结果，但需荧光显微镜。②采用灭活的病毒抗原，以斑点免疫结合法（DIA）检测血清中的狂犬病毒中和抗体，特异性和敏感性均高。此方法简便易行，费用低廉。③采用单克隆抗体尚可检测病毒的核心抗原。④采用 ELISA 法检测血清中的特异性抗体，主要进行流行病学调查，也用于狂犬病的诊断。

【诊断与鉴别诊断】

一、诊断

1. 流行病学史　曾有被动物咬伤史，以及与犬、猫等动物密切接触史。

2. 典型症状　恐水，怕风，惧光，兴奋躁动，咽肌痉挛，各种瘫痪，流涎，咬伤处出现麻木，感觉出现异常等即可作出临床诊断。

3. 实验室检查。血象及脑脊液，病毒分离，内基小体及免疫学检测方法均可确诊。

二、鉴别诊断

狂犬病尚须与破伤风、病毒性脑炎、疫苗接种后脑炎或多发性神经炎、"类狂犬病性癔病"等鉴别。

（1）破伤风　潜伏期短，多为 6~14 天，表现为牙关紧闭，苦笑面容，角弓反张，全身持续性痉挛。无高度兴奋及恐水。狂犬病间歇性发作，主要发生在咽肌。

（2）病毒性脑膜炎　伴有神志的改变，脑膜刺激征。狂犬病常无神志改变，抗原抗体检测可以鉴别。

（3）疫苗接种后脑炎　接种狂犬病疫苗者有时可出现发热、关节酸痛、肢端麻木、运动失调及各种瘫痪等，与本病瘫痪型不易鉴别，但前者经停止接种，采用肾上腺皮质激素后多数恢复。死亡病例则须经内基氏小体和免疫荧光检查区分。

（4）瘫痪型患者与散发性或疫苗接种引起的格林－巴利综合征的鉴别，多在死后方能确诊。用叩诊锤检查患者胸部、三角肌区、大腿等部位时发现肌肉水肿有助于诊断，而GBS 则无此特征。

【治疗】

一、治疗原则

本病病情严重，死亡率高，至今尚无特异的免疫或化疗药物可用来作有效的治疗，咬伤后及时做正规的伤口处理是防止发病的关键，以对症综合治疗为主。

二、治疗方法

（一）一般处理

患者须安置在单人安静环境内作监护处理。医护人员应戴口罩、手套及穿隔离衣，以防止污染。避免各种刺激，减轻患者痛苦。应用镇静剂，以减轻患者痉挛、麻痹及其所致的疼痛。

（二）对症治疗

纠正脱水和电解质紊乱、酸碱平衡失调等。采取一切措施维护患者的心肺功能。有呼吸肌痉挛而引起窒息时，可做气管切开，间歇加压给氧。有脑水肿时给予脱水剂。鼻饲给予营养和水分。静脉补充能量。

本病虽然病死率高，接近100％。但目前已有数例经积极抢救后终于恢复的病例报道，故应努力抢救并尽一切可能减少病人痛苦，维护其呼吸、循环功能以挽救其生命。

（三）辨证论治

1. 辨证论治

（1）疯毒阻络型

主症：畏风怕光，喉头梗塞，微热头痛，体倦乏力，食少烦躁及恐慌不安，伤口及其附近痛痒或蚁走感，咽部紧缩感，舌苔薄白，脉浮数。

治则：祛风解毒，化瘀通络。

方药：人参败毒散加味。

组成：党参10g　独活10g　前胡10g　茯苓10g　甘草10g　生姜10g　柴胡10g　枳壳6g　桔梗6g　川芎6g　生地榆30g　僵蚕15g　夏枯草20g　薄荷6g　黑竹根30g

（2）毒邪攻里型

主症：时时发狂，恐惧不安，闻声则惊，见水即怕，涎流满口，汗出涔涔，舌苔黄燥，脉弦数或滑数。

治则：解毒开窍镇痉。

方药：人参败毒散合下瘀血汤加味。

组成：党参 10g　独活 10g　前胡 10g　茯苓 10g　柴胡 10g　甘草 10g　生姜 10g　桔梗 6g　枳壳 6g　川芎 6g　生地榆 30g　大黄（后下）6g　桃仁 10g　紫竹根 1 大握

加减：神志狂乱者，加雄黄、麝香，黄酒灌之；抽搐者，加蜈蚣两条焙黄研末，烧酒调服；腹胀攻急者，加黑白丑，大黄。

（3）疯毒动风型

主症：高热，极度烦躁恐惧，恐水怕风，吞咽困难，呼吸肌痉挛，张口呼吸，四肢抽搐，颈项强直，甚至角弓反张，或神志不清，甚或谵妄，大汗流涎，大便闭结，小便艰涩，舌红绛少苔，脉弦数。

治则：搜风解毒，凉肝熄风。

方药：羚角钩藤汤加减。

组成：羚羊角 15g　生决明 15g　生地黄 15g　牡丹皮 10g　龟版 10g　夏枯草 10g　鲜竹茹 10g　茯神 10g　白芍 10g　钩藤 12g　甘草 5g　配服紫雪丹 1.5g

（4）虚阳外脱型

主症：神昏失语，肢体厥冷，肢软瘫痪，气息微弱，脉微欲绝。

治则：回阳固脱。

方药：四逆散合真武汤加减。

组成：人参 20g　附子 12g　干姜 12g　茯苓 10g　白术 10g　芍药 10g　甘草 10g

2. 其他疗法

（1）针刺疗法　取大椎、曲池、尺泽、十二棘突、十宣穴、委中、咬伤部位，在咬伤部位点刺数次，再拔以火罐，使之出血；其他穴用三棱针点刺放血。

（2）外治疗法

咬后即刺伤口令出血，继以药筒拔之，使毒血外出，然后用葱白 30g、地榆 30g、甘草 10g，煎汤反复冲洗患处；继以玉真散或追风如圣散外敷。

万年青根 500 ~ 1000g，将药捣烂，外敷患处，连敷 3 ~ 5 天。

（四）单方验方

（1）万年青根打烂，捣汁，灌服，每日数次，初起者有效。

（2）斑蝥 3 只，研细末，黄酒送服（斑蝥有毒，忌服过量）。

（3）败毒散　紫竹根、羌活、独活、柴胡、前胡、川芎、黄芩、枳壳、桔梗、陈皮、薄荷、炙甘草，水煎服，病初起服用有效。

（4）羌活、川芎、茯苓、菖蒲各 9g，防风 3g，天南星、薄荷、灯心草各 6g，大黄、枳实各 15g，焦枣仁 24g。加水 3 碗，煮至 1 碗，温服或鼻饲，早晚各 1 次，另加青风藤 30g，煎水早晚当茶饮。

（5）木槿煎　木槿花根 30 ~ 60g，水煎，加老酒少许服。也可用野木槿全株、盐少许，捣汁冲水服，渣可外敷。

（6）生桃仁（去皮尖）6g、生大黄 9g、土鳖虫（去头足）7 个、蜂蜜 15g。三味研末，蜜调，温黄酒送服。

（7）麝香 0.15g，细辛 3g，雄黄、白芷各 10g，研细末，黄酒送服。

（8）川乌片、草乌片、土炒鱼鳔各 5g，斑蝥 7 个。共为细末，成人顿服，5 岁以下小儿每次 3g，5～10 岁每次 6g，10～15 岁分 2 次服，黄酒送下。

（9）雄黄 3g，麝香 0.9g，酒调灌服。

（10）全蝎、斑蝥各 7 个，僵蚕、地龙各 10 个，朱砂 3g，生大黄 10g。共研细末，黄酒冲服。

（11）逐疾汤（唐明藻经验）　麻黄 15g，川乌 6g，草乌 6g，细辛 3g，荆芥 10g，防风 15g，连翘 12g，薄荷 10g，白芷 10g，密蒙花 12g，金银花 15g，僵蚕 10g，全蝎 10g，蝉蜕 10g，红娘子 10g，夏枯草 18g，甘草 6g，棕树根 60g。水煎服。解毒发表，熄风镇痉。适用于狂犬病疯毒内伏证者。

（12）狂犬灵（沈占尧经验）　桃仁（去皮尖）6g，地鳖虫（去头足）6g，生大黄 9g，蜂蜜 15g（分兑）。水煎服，服药后，必泻下猪肝、鱼肠样黑色大便，小便如苏木水样，一般服药至大、小便正常为度。泻毒逐瘀，润肠通便。适用于狂犬病属疯毒内伏证者。

【预防】

至今仍没有能进入神经细胞并灭活狂犬病病毒或阻止其扩散及繁殖的药物。即使有能够影响狂犬病病毒对神经介质作用的药物或有能够恢复神经介质功能的药物，恐怕尚难避免其对神经系统产生其他意想不到的副作用的可能性。因此，做好暴露前免疫接种，或咬伤后立即做暴露后预防接种，同时接种免疫球蛋白的被动免疫，以及彻底的处理伤口乃是预防狂犬病发病的合理手段。

1. 控制传染源　捕灭野犬，家犬进行登记与疫苗接种。咬人与性癖异常的犬应捕获留检，观察 14 天。如确诊为狂犬，应予杀灭焚毁或深埋，切勿剥皮，不得食用。

2. 伤口处理　伤口应立即处理，以 20% 的肥皂水或 0.1% 的新洁尔灭（或其他季胺类）彻底冲洗伤口，至少半小时，注意二者不可合用。冲洗后用 3.5% 碘酒或 70% 的酒精涂擦。如有免疫血清可注入伤口底部及周围。伤口切忌缝合或包扎。

3. 预防接种

（1）疫苗接种指征　①被狂犬咬伤、抓伤者；②被狼、狐或蝙蝠等其他未被捕获的野兽咬伤后；③兽医，动物管理者；④医务人员皮肤破损处受病人、病兽唾液污染者；⑤头颈部被可疑狂犬病动物咬伤，或咬人动物无法观察者。

（2）疫苗接种方法　未经暴露时：按照 0，7，28 天共注射三针，并每两年加强一针。

已经暴露后：咬伤当天（至少 2 天内）、3 天（第四天）、7 天、14 天、30 天各注射一针，共五针，必要时第 90 天加强一针。一项简化的接种计划为：0 天（当天）于两臂的三角肌各注射一针 1.0ml 疫苗，7 天和 21 天各注射一针。儿童剂量与成人相同，1.0ml 针疫苗。伤口 3 处以上或伤及头面、颈部、手部时，请在第 0 天、3 天剂量加倍。疫苗要求三角肌内注射，禁止臀部注射。

应用疫苗期间禁用类固醇及免疫抑制剂，忌酒，忌浓茶、辛辣及巧克力等。避免过劳，受寒。

（3）疫苗种类　目前，国外现行狂犬病纯化疫苗有人二倍体细胞疫苗（HDCV），原代细胞培养疫苗（地鼠肾疫苗、鸡胚疫苗等），传代细胞系疫苗（Vero 细胞疫苗、BHK

细胞疫苗）。我国现在生产的狂犬病纯化疫苗主要是：原代地鼠肾细胞疫苗（PHKCV）和Vero细胞狂犬病疫苗。国内外正在研究中的疫苗还有基因重组狂犬病疫苗、合成肽疫苗、抗特异性抗体疫苗、核酸疫苗。

（4）免疫血清的应用　应用细胞疫苗，初期免疫的中和抗体也要在免疫开始后7～10天才出现，而脑组织疫苗与鸭胚疫苗却要在免疫14天后才出现。因此在疫苗免疫后尚未出现中和抗体的这段空当时间，只有应用抗血清才能予以填补。WHO明确建议，对狂犬病动物严重咬伤者必须进行疫苗合并抗血清进行暴露后治疗。

常用的抗血清有两种：①抗狂犬病马血清，每支10ml，含100U，成人剂量20ml，儿童剂量40U/kg；②人抗狂犬病毒免疫球蛋白（HRIG），一次注射量为20IU/kg，必须在接种结束后10～20天和90天再给予激发量疫苗，以触发回忆反应而产生较大量的相应抗体。需皮试阴性后应用，一半剂量做局部伤口处注射，另一半剂量肌肉注射。

（5）其他可按需要给予破伤风抗毒素及适宜的抗生素药物。

（6）注意事项　接种后，有条件时可测定血清的中和抗体，以效价达1∶20或以上为宜。严重感染病例，应早期使用HRIG。免疫血清及免疫球蛋白均不宜单独应用，而需与预防接种联合采用。

第十节　麻　疹

麻疹（measles）是麻疹病毒（麻疹病毒）引起的急性呼吸道传染病，多数呈显性感染。主要症状有发热、上呼吸道炎、眼结膜炎等。以皮肤出现红色斑丘疹和颊黏膜上有麻疹黏膜斑为其特征。本病传染性极强，约2～3年发生一次大流行。疫苗问世前，全世界每年大约有1.3亿儿童发病，700～800万儿童死亡。20世纪60年代初麻疹减毒活疫苗问世，发病率明显下降，我国自1965年普遍接种麻疹减毒活疫苗后，已控制了该病的大流行。但近年来又有上升趋势，而且本病的流行特征及临床特点有所改变。

本病属中医"温病"范畴。古代文献称本病为"斑"或"疮疹"，且麻、痘不分，直至北宋才认为麻疹是不同于天花的另一种传染病。民间又有"麸疮"、"痧子"、"麻子"、"疹子"等俗称。中医文献对此病早有详细的论述，如汉·张仲景在《金匮要略》中有"邪气中经，则身痒瘾疹"的记述，隋·巢元方《诸病源候论》、唐·孙思邈《备急千金要方》、王焘《外台秘要》、宋·钱乙《小儿药证直诀》等书中有"发斑"、"瘾疹"、"丹疹"、"赤疹"等记载，但由于条件限制，描写不详，把斑、痘、疱疹相提并论。《幼科释谜》说："麻疹浮小，而有头粒，非如发斑，成片一色，方见初起，必有发热，虽似伤寒，而有区别，鼻流清涕，咳嗽涕泄，眼泡微肿，泪汪盈睫，或呕或利，红及腮颊，此麻疹候，汗下不必。"又如《麻疹会通》曰："疹虽胎毒，多带时行气候，喧热传染而成。"明·《古今医鉴》一书首立"麻疹"病名，吕坤的《麻疹拾遗》又指出："麻疹之发，多在天行疠气传染，沿门履巷，遍地相传"，并将"麻"、"痘"区分开，指出"麻细如芝麻，故名麻疹"。万全《痘疹世医心法》有麻疹"但发过即不再发"的记载，并进一步指出了麻疹常见的并发症为"喉痹"、"肺胀"、"口疳"等，同时总结出"麻为阳毒，以透为顺"的治疗大法。清·谢玉琼的《麻科活人全书·麻疹骨髓赋》中记载："初则发热，有类伤寒，眼胞肿而不止，鼻喷嚏而涕不干，咳嗽，少食，作渴发烦。以火照之，隐隐于皮肤之内；以手摸之，磊磊于肌肉之间。其形似疥，其色如丹。"

【病原学】

麻疹病毒属副黏液病毒，电镜观察病毒颗粒呈球形或多形态，直径 150～300nm。病毒外有脂蛋白包膜，上有短小突起，带血凝素，可凝集猴红细胞。病毒基因组为负链单股 RNA，分子量 $4.5 \times 10^6 u$，与其他副黏液病毒不同之处为无特殊的神经氨酸酶活力。所有分离到的麻疹病毒其抗原性均相同，无亚型，但在组织培养多次传代后可减低致病力及免疫性。近年来对麻疹病毒的核苷酸序列分析的研究发现，麻疹病毒的核苷酸位点发生变异时能够形成有缺陷的病毒，从而诱发新的疾病，例如 M 蛋白的变异可以引起严重的亚急性硬化性全脑炎。

麻疹病毒可适应人、猴的组织细胞培养，也可在鸡胚细胞中培养传代。从病人标本中分离病毒，一般应用原代人胚肾或猴肾细胞最易成功。细胞培养中可出现两种病变：一种发生细胞融合，形成巨细胞，且在胞浆与核内形成嗜酸性包涵体病变；另一种病变为细胞变成梭形或放线状。人类是麻疹病毒的自然宿主，猴也易感染，实验室中尚可感染小白鼠和仓鼠。麻疹病毒具 6 种结构蛋白，3 种与包膜结合，3 种与核糖核酸结合。包膜上的 F 与 H 包膜复合蛋白已糖基化，表面蛋白 H 为血凝素，在病毒黏附于宿主细胞时起作用，而 F 蛋白则在病毒扩散时使细胞与细胞融合。包膜最里层的 M 蛋白则与病毒颗粒繁殖有关。麻疹自然感染时人体可产生对这 3 种包膜复合蛋白的抗体，补体结合抗体、血凝抑制抗体及中和抗体。目前认为缺乏对 F 蛋白的抗体可引起异形麻疹。

人类是麻疹病毒唯一的中间宿主，麻疹病毒外膜与宿主细胞膜融合后，病毒脱去外膜，其核酸进入细胞内开始复制，细胞间相互融合，成为多核巨细胞，细胞质和细胞核内含有嗜酸性包涵体。麻疹病毒在体外极不稳定，对热、紫外线及脂肪溶剂如乙醚、氯仿极敏感，在 56℃30min 即灭活，pH = 7 时生存好，pH < 5 或 pH > 10 均可使之灭活。随飞沫排出的病毒在室温下其活力至少维持 34 小时，若病毒悬存于含有蛋白质的物质中，其存活时间可延长，因麻疹病毒能耐寒及干燥，在 –70℃可保存活力 5 年以上。

【流行病学】

一、传染源

急性患者是唯一的传染源，自发病前 2 日（潜伏期末）至出疹后 5 天内，眼结膜、鼻、口、咽、气管的分泌物及痰、尿和血液中特别是白细胞内都带有麻疹病毒，具传染性。传染期一般为出疹前 5 天至出疹后 5 天，并发肺炎者可延长至出疹后 10 天，以潜伏期末到出疹后 2 天传染性最强，恢复期不带病毒。无症状感染者几乎无传染性。

二、传播途径

主要通过呼吸道飞沫直接传播。急性期患者讲话、咳嗽、打喷嚏时，口、鼻、咽及眼部黏膜分泌物中的大量病毒可借飞沫小滴散布到周围空气中，经鼻咽部或眼结合膜侵入易感患者。密切接触者也可藉手的污染而传播。经衣物、用具等间接传播者甚少。麻疹的传染性极强。

三、人群易感性

人群普遍易感，未患过麻疹也未接种过麻疹疫苗，注射后无应答，抗体降至保护水平以下的易感者，一经接触麻疹病人，90%以上可发病，病后有持久免疫力。在推广应用疫苗之前，人群集居、交通发达的城市中麻疹经常流行，一般人幼年时大都患过麻疹而获免疫力，因此易感人群大多为5岁以下小儿。在偏僻农村、山区或孤岛，由于交通不便，多年未传入麻疹，则易感者年龄较大。6个月内婴儿因从母体获得抗体，故很少患病。幼年时接种过麻疹疫苗，以后未复种，其免疫力逐年下降，有可能再感染麻疹，故也属易感者。此类母亲所生新生儿因未能获得来自母体的被动抗体，故也缺乏免疫力。我国麻疹发病年龄以6个月~5岁为高，自广泛接种疫苗后，发病年龄有推迟现象，成人麻疹有增多趋势。在广泛使用麻疹疫苗时代后出生的女性，如未患过麻疹，其所生婴儿的胎传麻疹抗体消失得更早，对麻疹病毒易感时间亦较前缩短。

四、流行特征

麻疹一般呈地区性流行，20世纪前50年，世界各地均有麻疹流行，几无地区差异。自60年代起接种麻疹疫苗后，推广疫苗的国家发病率大大下降。如我国麻疹发病率自70年代的5 000/100 000，下降到1988年的8.9/100 000。在未普种疫苗的地区，人群集居的城市每当易感者超过40%时即可发生麻疹大流行，约隔1~2年发生一次。农村、山区居住分散，交通不便，易感者高达60%~80%时有发生流行的可能。两次流行间隔时间可长达5年以上。近年我国部分地区因长期疫苗免疫的结果，麻疹流行强度减弱。一般如果70%的人群得到免疫，即可控制当年的麻疹流行。在疫苗接种计划实行不好的地区，仍时有麻疹流行发生。流动人口或免疫空白点易造成城镇局部易感人群累积，导致局部或点状麻疹散发的流行形式。

麻疹抗体可由患麻疹的母亲传给胎儿，此种被动免疫力在出生后的6个月内仍起一定保护作用，但有人报告，密切接触患者的新生儿也可得病。在应用麻疹疫苗之前人群集居的城镇中，麻疹病儿的年龄以6个月至5岁为多（约90%），10岁以下达99%，而成人患病很少。广泛应用疫苗后，患病年龄向大年龄推移。

麻疹病毒任何季节均可发病，但流行高峰在亚热带为冬春季。发病率无男女之别，但男性并发症似多于女性，也无种族差异，但营养及环境卫生差者发病率高。

在普遍接种疫苗后发病高峰有向春夏两季后移的趋势。轻型病人增多，并发症减少。隐性感染者增多。可能是由于接种麻疹疫苗后血清中出现的抗体有逐年下降趋势，一旦接触麻疹患者，可患隐性或轻型麻疹。

【病因病机】

一、中医病因病机

中医认为麻疹的发病原因，主要是感受麻毒时邪，流行传染所致。麻疹病毒由口鼻而入，主要侵犯肺脾二经，肺主皮毛，开窍于鼻，司呼吸，麻疹邪毒犯肺，故见发热、咳嗽、喷嚏、流涕等肺卫表证。麻毒蕴于脾，脾主四肢和肌肉，热壅于脾，外发肌肤，而见纳少，体倦胞肿，皮疹。若毒流于心，与气血相搏，正邪交争，毒透于外，则疹色鲜红，邪郁肝经，上熏目窍而目赤畏光，泪水汪汪。麻疹为阳毒，化热化火，易耗阴津，故后期多见肺胃阴伤之证。

如体质壮实，抗邪力强，感染疫毒较轻则麻疹易出透，毒邪易解，病情轻微，此为顺证；若年幼体弱，或正气不足，或失治误治，易导致麻毒内攻，郁闭于肺，清肃失常，肺气闭塞，则见高热不退、咳喘、鼻煽气促、喉间痰鸣等；如邪毒亢盛，患者体弱或护理不当，则疫毒不易随疹外透，反而内陷，多见高热、昏迷、抽搐等垂危症状，此为逆证。本病好发年龄为 6 个月到 5 岁儿童，流行于冬春季节。

二、西医发病机制和病理生理

麻疹病毒靠飞沫侵犯人的上呼吸道和眼结膜，在上皮细胞内复制繁殖，引起感染。1～2 天内病毒从原发病灶侵入局部淋巴组织，由巨噬细胞或淋巴细胞携带进入血流，引起第一次病毒血症。此后病毒在上呼吸道上皮细胞和局部淋巴组织及远处单核 – 巨噬细胞系统中，如肝、脾、骨髓及其他脏器的淋巴组织中大量繁殖，大量病毒释放入血流，5～7 天时发生第二次病毒血症。有人认为病毒在血液中系由白细胞携带至全身各组织器官，造成麻疹病变。病毒主要侵犯的部位为整个呼吸道、眼结膜及皮肤，胃肠道及其他脏器也可波及。病毒在细胞内增殖，破坏细胞，引起炎症。临床症状可能由炎症所致，也可由坏死细胞的产物引起。第 11～14 天全身病毒感染症状达到高峰，此后 2～3 天内呼吸道、血液及脏器和组织内的病毒量随体内特异性免疫力的增强而迅速下降直至消失。细胞免疫低下的病人，病灶中的麻疹病毒未能被彻底清除，可导致进行性感染。

麻疹的特征性病理变化是广泛的细胞融合形成多核巨细胞。当麻疹病毒侵犯各种组织细胞时，主要引起单核细胞浸润。在这类病灶中可出现多核巨细胞，此类细胞大小不等，含 100 个以上的核，胞质内及核内均可见嗜酸性包涵体，尤以胞质内为多。多核巨细胞有两种：①华佛（Warthin – Finkeldey）巨细胞，广泛存在于全身网状内皮系统，如咽部淋巴组织、扁桃体、胸腺、支气管旁及肠系膜淋巴结、阑尾及肠壁淋巴组织中；②上皮巨细胞，主要存在于呼吸道、皮肤、黏膜、肠道上皮层等组织。呼吸道上皮巨细胞常从上皮表面脱落，故可在分泌物中找到。

麻疹皮疹是麻疹病毒直接侵犯造成的皮损，使皮肤真皮层毛细血管内皮细胞肿胀、增生，伴淋巴细胞及组织细胞浸润，血管扩张并有渗出，使真皮充血水肿。麻疹皮疹的病理活检中可见典型上皮巨细胞，上皮细胞肿胀，空泡变性，坏死继而角化、脱屑。由于崩解的红细胞和血浆渗出血管外，使皮疹消退后遗留色素沉着。口腔黏膜斑的病变与皮疹相似，因病毒繁殖致黏膜及黏膜下层明显水肿，形成多核巨细胞病变。组织病理学检查结果证实，皮肤、黏膜损害是由细胞介导的免疫应答所致。

麻疹病毒时全身淋巴组织增生，以呼吸道病变最显著，自鼻咽至气管、支气管、细支气管黏膜肿胀、充血、淋巴细胞浸润，可见上皮多核巨细胞，黏膜可坏死形成溃疡。管腔内充满炎性渗出物，肺呈间质性肺炎，肺泡壁细胞增生、浸润、水肿，出现多核巨细胞，可形成麻疹巨细胞肺炎。合并细菌感染时，可有肺实质化脓性融合病变。在肠壁和小肠阑尾的淋巴组织中可有多核巨细胞浸润和炎症改变。并发脑炎时脑组织充血、水肿和血管周围炎性浸润，脑组织中可查到多核巨细胞，甚至有脱髓鞘改变。严重病例肝、心、肾也可伴混浊肿胀及脂肪变性。

接种麻疹病毒活疫苗后 6～11 天血清中出现干扰素，30 天后消失，有保护机体的作用。麻疹病毒感染的恢复主要依靠细胞免疫、特异性抗体和干扰素的产生，三者同时起作用。但研究表明，细胞免疫在麻疹恢复过程中的作用较体液免疫更为重要，而在防止麻疹感染时血清抗体却起重要作用。以此为被动免疫的意义所在。所以对麻疹病毒的免疫应答应该是综合的免疫功能。细胞介导的免疫应答低下在麻疹病毒感染的发病机制和进展方面起关键作用。麻疹病毒感染导致 T 细胞介导的免疫应答受抑制，是病毒直接感染淋巴细胞所致。

1. 体液免疫　麻疹病毒自然感染后 4～10 天血凝抑制和中和抗体即开始上升，而于4～6 周达高峰，一年后下降到 1/4，但几乎终生保持一定水平。如无麻疹病毒再接触史，15 年后可降到 1/16。补体结合抗体出现较晚，持续时间短。原发感染后产生 IgM 和 IgG两种抗体，特异的 IgM 上升早，仅能维持 6 周，可证明近期感染，而 IgG 上升稍晚，但维持时间甚久，常表示以往感染。亚急性硬化性全脑炎（SSPE）发生于麻疹后数月或数年，与脑组织可检到麻疹病毒及血清和脑脊液可检到高效价的麻疹病毒抗体有关。

2. 特异的细胞免疫反应　在麻疹病毒恢复进程中细胞免疫反应起着重要作用，病毒使 T 淋巴细胞致敏。当这种致敏的淋巴细胞与感染病毒的人体组织相遇后，就可引起细胞病变，释放淋巴细胞活性因子，导致病变处单核细胞浸润和炎症反应。受感染的细胞增大、融合，形成多核巨细胞，并使受侵细胞发生中毒、坏死病变。伴随着淋巴组织和上皮组织中融合多核巨细胞的形成和血清中病毒特异性抗体的出现，麻疹病毒的复制随之终止。

【临床表现】

一、典型麻疹

潜伏期一般为 10 天（6～18 天）左右，时间长短与感染病毒的数量及被动免疫有关，曾接受过自动或被动免疫者可延长至 3～4 周。

典型的麻疹可分为前驱期（初期）、出疹期和恢复期三个阶段。

1. 前驱期　从发热到出疹持续约 3～5 天，体弱者及重症可延至 7～8 日。起病急，主要有如下表现。

（1）发热　一般体温逐渐升高，小儿也可骤发高热伴惊厥。发热同时伴全身不适、食欲差，幼儿常有呕吐、腹泻。

（2）上呼吸道炎　在发热同时出现咳嗽、喷嚏、流涕、眼结膜充血、畏光、流泪、眼睑浮肿、咽部充血等其他症状和其他面容。

（3）麻疹黏膜斑　在起病第 2～3 天多见双侧颊黏膜充血，于近第一白齿处出现细沙样灰白色小斑点，直径 0.5～1mm，周围有红晕，称麻疹黏膜斑（Koplik 斑），为麻疹前驱期的特征性表现。最初可只有数个，在 1～2 天内迅速增多，可互相融合成片，一般维持 2～3 天，大多于出疹后 1～2 天内消失。约 90% 以上的病人在病程的 2～3 天出现麻疹黏膜斑，具有早期诊断价值。黏膜斑也可见于下唇内侧及牙龈黏膜，但软硬腭上少见。部分病人可能因黏膜斑稀少及持续时间短而未被发现。

2. 出疹期　于起病第 3～5 天开始出现皮疹，常在黏膜斑出现后 2 日。体温进一步增高，全身及呼吸道症状加重。皮疹自耳后、发际，渐及额、面、颈，自上而下蔓延至胸、背、腹及四肢，最后达手掌与足底，2～5 天出齐。皮疹为红色斑丘疹，直径 2～3mm，大小不等，高出皮肤，呈充血性皮疹，压之褪色，初呈淡红色，散在，后渐密集呈鲜红色，进而转如常。少数病例可呈现出血性皮疹，压之不退。皮疹高峰时全身病毒血症加重，高热可达 40℃ 以上，伴嗜睡、精神萎靡，重者有谵妄、抽搐、咳嗽频繁。结膜红肿、畏光，全身浅表淋巴结及肝脾可轻度肿大，肺部可闻及干、湿性啰音。X 线胸片可有轻重不等的弥漫性肺部浸润改变或肺纹理增多。此期持续 3~5 天。

3. 恢复期　出疹 3~5 天后发热开始减退，全身及上呼吸道症状明显减轻，皮疹随之消退，皮疹按出疹的先后顺序消退，留有浅棕色色素斑，伴糠麸样脱屑，历时约 1~2 周完全消失。无并发症者全病程为 10~14 天。

二、非典型麻疹

（一）轻型麻疹

多见于对麻疹具有一定免疫力者，如近期接受过被动免疫或接种过疫苗者。潜伏期可长至 3~4 周，发病轻，前驱期短而不明显，发热低，多在 39℃ 以下或热程短，全身及呼吸道症状均轻。皮疹稀疏，不留色素，无麻疹黏膜斑或不明显。病程短，较少有并发症。但病后所获免疫力与典型麻疹者相同。

（二）重型麻疹

此型多见于并发严重继发感染或免疫力低下者，如营养不良或有其他疾病者。患者高热，中毒症状重，常出现循环衰竭，及中枢神经系统症状。皮疹或密集融合，或色淡透不出，或出而又隐，或呈出血性。预后差。主要有以下表现。

1. 中毒性麻疹　中毒症状重，起病即高热，体温持续在 40℃ 以上。早期出现大片紫蓝色融合性皮疹，伴气促、心率快、发绀，常有谵妄、昏迷、抽搐等中枢神经系统症状。

2. 休克性麻疹　出现循环衰竭或心力衰竭，有高热、面色苍白或青灰（中医称白面痧）、肢端发绀、四肢厥冷、心音变弱、心率快、血压下降等。皮疹色暗淡、稀少，出疹不透或皮疹刚出又突然隐退。

3. 出血性麻疹　此类型少见，皮疹为出血性，压之不褪色，伴高热等全身严重中毒症状，常合并黏膜及消化道出血。有时皮疹呈疱疹样，融成大疱者，称疱疹性麻疹。

并发重症细菌性或其他病毒性肺炎者也属重型，常发生心衰，病死率高。

（三）异型麻疹

异型麻疹较为少见，多发生在接种麻疹灭活疫苗后 6 个月至 6 年，当再接触麻疹病人或再接种麻疹灭活疫苗时出现，原因不明，可能是一种迟发型变态反应。表现为急起高热、头痛、腹痛、肌痛、呕吐、干咳，中毒症状重而其他症状少，无麻疹黏膜斑，出疹从四肢远端开始，逐渐波及躯干和面部，大多限于下半身。皮疹为多形性，可为丘疹、淤点、水疱、荨麻疹等。常伴手足背水肿与肺炎，胸腔积液，肺内阴影可持续数月或 1~2 年。恢复期麻疹特异性抗体强阳性，但病毒分离阴性，似无传染性。

（四）无皮疹型

免疫低下患者如白血病、恶性肿瘤、先天免疫低下，或应用免疫抑制剂者，当患麻疹时可不出现皮疹、黏膜斑。要依据流行病学及实验室诊断，检测麻疹特异性抗体。

（五）新生儿麻疹

胎儿出生前几天母亲患麻疹，出生的新生儿可患麻疹，有其他症状、发热及密集的皮疹。

（六）成人麻疹

临床表现不典型者易被忽视。一般临床症状较重，发热均呈高热，持续 3~7 天不等，但并发症较少。孕妇可发生死胎。皮疹表现多样，由稀疏到密集不一，可有出血性皮疹，出疹顺序与典型麻疹相同。麻疹黏膜斑存在时间长（3~5 天），少数无黏膜斑。有腹泻、呕吐、腹痛等胃肠道症状者较多。半数以上的患者有肝功能损害。皮疹消退时脱屑及色素沉着明显。我国自麻疹疫苗接种以来，麻疹患儿已大大减少，而成人麻疹有增多的趋势。

【并发症】

在麻疹过程中，由于机体免疫力低下，很易继发细菌或其他病毒感染，尤其在年幼体弱和营养较差的小儿中多见。也可见细菌病毒合并感染。

（一）呼吸道并发症

1. 支气管肺炎　麻疹病毒感染常波及肺部，占 1%~10%。发生在病之早期，有轻度气促，肺部可闻啰音。X 线检查可见肺门淋巴结肿大，肺纹理增粗，两肺过度充气，可有小片浸润，疹退后消失较快。由细菌或其他病毒引起的继发性肺炎为麻疹最常见的并发症，大多发生在出疹期，以 5 岁以下小儿为多见，尤以 2 岁以下小儿得病为重。发生继发性肺类的患儿在皮疹出齐后发热持续不退，气急缺氧症状加重，肺部啰音增多，中毒症状严重，可伴有吐泻、脱水、酸中毒，甚至出现昏迷惊厥、心力衰竭等症状。X 线检查可见大片融合病灶。金黄色葡萄球菌感染尤易并发脓胸、脓气胸、肺脓肿、心包炎等，病程常迁延不愈，远期可遗留支气管扩张症。在麻疹住院病人中麻疹并发肺炎者约占 90% 以上，是引起麻疹病人死亡最主要的原因。

2. 喉炎　麻疹过程中轻度喉炎、气管炎颇为常见，但有时可发生严重急性喉炎或喉气管支气管炎，多由继发细菌感染引起。有声嘶、哮吼、频咳、呼吸困难、缺氧及胸部三凹征等。呼吸道梗阻严重时可因窒息而死亡，须及早考虑做气管切开。

（二）心血管并发症

麻疹出疹期中毒症状明显，高热，缺氧，脱水，在 2 岁以下幼儿常导致心功能不全。表现为气促、面色苍白、发绀、烦躁不安、四肢厥冷、脉细速、心音低弱，皮疹不能透发或突然隐退，肝脏可急剧增大，病情危重。心电图可见低电压、T 波改变，传导异常等。少数病人可伴明显的心肌炎或心包炎。

（三）神经系统并发症

1. 脑炎　麻疹并发脑炎的发病率在 0.1%~0.2%，即使在无明显神经系统症状的病人中，脑电图 50% 有异常。目前大多认为麻疹脑炎系由麻疹病毒直接侵犯脑组织所致，因已多次从病人脑组织或脑脊液中培养出麻疹病毒，但免疫机制仍不能完全除外。脑炎大多发生在出疹期，偶见于出疹前或疹退后。临床常有高热、头痛、呕吐、嗜睡、神志不清、惊厥及强直性瘫痪等症状。脑脊液有单核细胞增多，蛋白质增加，糖不低。大多数患者痊愈可留有智力障碍、瘫痪、癫痫、失明、耳聋等后遗症。

2. 亚急性硬化性全脑炎　此为一种由持续麻疹病毒感染引起的慢性或亚急性脑炎，很罕见，大多发生于儿童中，一般有 2 岁前患麻疹的病史（发生率约 1/100 000），少数有接种麻疹活疫苗史（发生率约 1/1000 000）。其发病机制可能为麻疹病毒在急性期后潜伏于脑部引起慢性感染。近年来发现此种慢性感染与机体免疫缺陷有关，即患者脑细胞翻译麻疹病毒的 M 蛋白受阻，致使这种不完整的麻疹病毒不能被机体的抗体细胞免疫所识别而将其清除，积聚于患者的脑组织引起慢性病变。病变常累及皮质及皮质下脑组织，血管周围有浆细胞及淋巴细胞浸润，伴广泛的胶质细胞增生及脱髓鞘病变，神经细胞出现退行性改变及核内包涵体。

本病发病很慢，常在原发麻疹后 2~17 年才发病，而在接种麻疹活疫苗后发生者则潜伏期较短，平均 3.3 年。患者逐渐出现行为智力障碍，症状多样而复杂，有精神性格异常，运动不协调和各类癫痫发作，视觉、听觉、语言障碍，学习成绩下降，逐渐发展为痴呆，出现缄默、孤言、失明，最后去大脑僵直。脑电图出现慢波节律，每秒 2~3 次，血清麻疹抗体（血凝抑制抗体及补体结合抗体）上升，可高达 1 : 1 280 以上。脑脊液中球蛋白主要为 IgG 升高，脑组织中能分离出麻疹病毒。至今尚无有效的治疗办法，大多数病人在起病 6 个月至 1 年后，因昏迷、强直性瘫痪死亡。偶有自行缓解者。

（四）其他并发症

麻疹可并发中耳炎。一般多发生于年幼儿，由继发细菌感染引起。自采用抗生素治疗后，乳突炎已不多见。麻疹过程中尚可发生口腔炎、急性肠炎、阑尾炎、局部淋巴结炎、化脓性眼结合膜炎、脑膜炎等并发症。麻疹后机体免疫力低下易发生百日咳、白喉等呼吸道传染病，又易使结核病复发、扩散引起粟粒性结核及结核性脑膜炎。

【实验室检查】

一、血常规

出疹期白细胞计数常降至 $4.0 \times 10^9 \sim 6.0 \times 10^9/L$，尤以中性粒细胞下降为多，淋巴细胞相对增多。

二、快速诊断

出疹前 2 日至出疹后 1 日，取病人鼻咽及眼分泌物、痰和尿沉渣涂片，用瑞氏染色查多核巨细胞。在出疹前后 1~2 天阳性率最高，比麻疹黏膜斑出现早，对麻疹诊断有重要参考价值；也可用荧光标记特异抗体，查鼻咽部和尿沉渣剥脱细胞中的麻疹病毒抗原。近年有用单克隆抗体通过间接免疫荧光法查鼻咽拭子中麻疹抗原，只需 2 小时即可获结果，敏感性高。

三、病毒分离

取前驱期或出疹初期病人的眼、鼻咽分泌物、血和尿接种原代人胚肾或羊膜细胞，分离出麻疹病毒，可确定诊断。

四、血清抗体测定

在患者急性期及恢复期各采血 1 次，作凝血抑制试验或中和试验、补体结合试验。抗体效价增高 4 倍以上或发病 1 个月后抗体效价大于 1：60 均有助于诊断。目前有用 ELISA 法测血中特异性 IgM 和 IgG 抗体，疹后 3 天 IgM 多呈阳性，2 周时 IgM 达高峰。但部分成人麻疹 IgM 抗体始终呈阴性。

【诊断与鉴别诊断】

一、诊断

典型麻疹根据流行病学资料及临床表现，诊断不难。在麻疹流行期间，接触过麻疹病人的易感者出现急性发热，伴上呼吸道其他症状，结膜充血，畏光，早期口腔内有麻疹黏膜斑即可诊断。皮疹出现的时间顺序、形态分布特点以及退疹时的糠麸状脱屑和色素沉着等表现可助确诊。实验室检查在前驱期周围白细胞总数可稍增，但出疹期却减少，为本病特点。非典型病人难以确诊者可分离病毒及测定血清特异性抗体。

二、鉴别诊断

出疹期麻疹须与以下疾病鉴别。

1. 风疹　前驱期短，全身症状和呼吸道症状轻，无黏膜斑，发热 1～2 天即出疹，皮疹散在，为稀疏斑丘疹，色稍淡，主要分布于面部和躯干，1～2 天即退，不脱屑，无色素沉着。同时伴耳后、枕后和颈部淋巴结肿大。常无并发症。

2. 幼儿急疹　多见于 1 岁以内婴幼儿，急起发热 3～4 天，症状轻，热退时出现玫瑰色散在皮疹为其特征。面部及四肢远端皮疹甚少，经 1～2 天皮疹退尽。发热时白细胞总数下降，淋巴细胞增多。

3. 药物疹　近期有服用或接触药物史。皮疹呈多样性，痒感，伴低热或无热，无呼吸道其他炎症。停药后皮疹不再发展而逐渐消退。

4. 猩红热　发热、咽痛 1～2 日，全身出猩红色针尖大小皮疹，疹间皮肤也发红，疹退后伴大片脱皮。白细胞总数增多，以中性粒细胞为主，咽拭子培养可获 A 族溶血性链球菌。

5. 肠道病毒感染　皮疹无特异性，可为斑丘疹、疱疹、淤点，常伴咽痛、肌痛、腹泻及无菌性脑膜炎。

【治疗】

一、治疗原则

麻疹目前尚无特效疗法，应行对症及支持等综合治疗，加强护理，防止并发症。

二、治疗方法

（一）一般治疗

卧床休息，单间隔离，保持室内安静、通风，温度和湿度适宜。眼、鼻、口腔、皮肤保持清洁，鼓励患者多饮水，饮食宜营养丰富易消化。

（二）对症治疗

高热可酌用小量退热剂，应避免急骤退热致虚脱。咳嗽用祛痰止咳药。体弱病重患儿可早期肌注丙种球蛋白，少量多次输鲜血或血浆。用中药早期行辛凉透表，出疹期行清热解毒透疹，进行辨证论治，随症加减治疗。亦有人主张用板蓝根冲剂清热解毒治疗。无并发症者不用抗生素。

（三）并发症治疗

1. 支气管肺炎　按一般肺炎处理，继发细菌感染者选用抗生素，并用雾化吸入，1 日数次，以稀释痰液，重症可考虑短期应用肾上腺皮质激素。进食少者适当补液及采用支持疗法。

2. 喉炎　保持室内一定温度，加用雾化吸入。选用抗菌药物，重症者用肾上腺皮质激素以缓解喉部水肿。保持患者安静。有喉梗阻进展迅速者应及早行气管切开术或气管插管。

3. 心肌炎或心血管功能不全　用能量合剂（葡萄糖、辅酶 A、ATP、细胞色素 C）及维生素 C 静脉滴注，以保护心肌。有心力衰竭时及早应用毒毛旋花子苷 K 或西地兰，同时应用速尿利尿，控制补液速度和总量。维持电解质、酸碱平衡。重症者加用肾上腺皮质激素。对循环衰竭者按休克处理。

4. 脑炎　处理基本同流行性乙型脑炎。重点在对症治疗。高热者降温，惊厥时用止惊剂，昏迷者加强护理。目前对亚急性硬化性全脑炎无特殊治疗。

5. 口腔炎　用口腔溃疡粉及维生素 C 和 B_2 治疗，进食差者补液治疗。

6. 肠炎　按一般肠炎处理。

（四）辨证论治

1. 辨证论治

麻疹的辨证，首先辨别顺逆。顺证为身热不甚、咳嗽、鼻塞、流涕，发热 3~4 天后出现皮疹，自耳后发际、头面渐至躯干、四肢、手足心，疹色红活，分布均匀，疹后热退，全身出现糠麸样脱屑，以后呈色素沉着，胃纳转佳，渐趋康复；逆证为疹出不畅，皮疹中途回没，或疹出而热甚不减，疹色紫暗，面色苍白，咳剧气促，烦躁不安或嗜睡，鼻煽唇紫或惊厥、昏迷、抽搐，四肢冷厥，脉微细，伴有肺炎、心肌炎、脑炎等并发症，尤以麻疹肺炎是最危险的并发症。古代文献对此早有记载，如《麻疹心法》："疹之发也，喘息昏烦，命必殂。"《麻科活人全书》："气促，痰多缘于肺热不清所致，喘证乃属瘟火之候，热邪壅遏肺窍，气道阻塞而然也。"指出其原因主要是热毒炽盛或正气虚损，以致疹出不透，疹毒内攻肺系而致。

在治疗上，万全《痘疹世医心法》指出了"麻为阳毒，以透为顺"的治疗大法。另外前人有"麻不厌透"的说法，亦指出该病的治疗务必使其肌腠开，微微有汗，助疹外透，邪有出路。初期宜辛凉宣透，使疹毒尽达于肌表，若早用或过用寒凉冰伏其毒热，则必不能出疹，多致疹毒内攻；中期毒邪炽盛，宜清热解毒，佐以宣透；后期疹已出透，余热不净，宜清润之品益气养阴。但三者应视具体病情而定，不可截然分开。

（1）顺证

1）前驱期（外感风热证）

主症：发热恶风，咳嗽流涕，喷嚏，目赤畏光，眼胞浮肿，泪水汪汪，于病后 2~3

日在口腔颊部近臼齿处可见麻疹黏膜斑，伴全身不适、腹泻、呕吐等症状，婴儿偶有惊厥，尿短赤，舌苔薄白或微黄，指纹红活。

治则：辛凉透表，清宣肺卫。

方药：宣毒发表汤合银翘散加减。

组成：金银花10g　连翘10g　前胡5g　杏仁5g　葛根6g　薄荷5g（后下）　荆芥5g　牛蒡子6g　桔梗10g　甘草6g　鲜芦根10g

加减：表寒外束，身热无汗，头痛者加苏叶、防风、浮萍散风解表；疹出不畅者加蝉蜕、西河柳宣表透疹；咽痛者加射干、板蓝根；气虚不能托疹者加党参、黄芪益气外托。

2）出疹期（毒邪外透证）

主症：持续发热，起伏如潮（潮热），每在发热高峰时疹随外透，疹点先耳后、发际，渐及面颈胸背，腹部，四肢最后达手足心，疹色红活，分布均匀，以后逐渐融合成片，转为暗红色，口干，咳嗽加剧，嗜睡，重者可有烦躁，舌质红，苔黄，脉数，指纹紫。

治则：清热解毒，佐以透发。

方药：清解透毒汤加减。

组成：桑叶10g　菊花10g　连翘6g　牛蒡子10g　西河柳10g　葛根6g　升麻5g　紫草6g　芦根10g

加减：咳嗽较剧者加桑白皮、杏仁清肺止咳化痰；壮热、面赤、烦躁可加黄芩、黄连、生石膏以清热泻火；疹色深红或暗红，融合成片者可加牡丹皮、大青叶、丹参清热凉血活血。

3）恢复期

①肺胃阴虚证

主症：皮疹出齐后依次消退，热退或仍有低热，皮肤呈糠麸样脱屑，伴色素沉着，咳嗽轻微，口干欲饮，胃纳增加，舌红无苔，脉细数，指纹淡红。

治则：养阴益气，清解余邪。

方药：沙参麦门冬汤加减。

组成：沙参10g　麦冬10g　玉竹10g　天花粉6g　生地黄10g　扁豆10g　甘草6g　淡竹叶10g

加减：余热不退者，加青蒿、地骨皮清解余热；纳差者，加谷麦芽、鸡内金；便干者，加麻仁润便。

②气阴两虚证

主症：身热不退，神倦，口渴多汗，疹出不透，干咳气促，气短懒言，咽干舌燥，皮疹引退，舌红干少津，脉细数。

治则：益气生津，扶正透疹。

方药：生脉散加减。

组成：西洋参10g（先煎）　麦冬12g　五味子6g　淡竹叶10g　玉竹10g　天花粉12g　西河柳10g　芦根10g　甘草3g

加减：干咳少痰者，加川贝母、沙参；大便干结者，加麻仁、瓜蒌。

（2）逆证

1）麻毒闭肺

主症：高热不退，无汗，咳嗽，喘急，鼻煽气促，痰声辘辘，烦躁不安，口唇青紫，疹出不透或疹见早回，出疹不均，舌红面赤，苔黄脉急数，指纹青紫。

治则：清热解毒，宣肺开闭。

方药：麻杏石甘汤加减。

组成：炙麻黄 5g　杏仁 6g　生石膏 15g　桑白皮 10g　鱼腥草 15g　金银花 10g
连翘 10g　升麻 6g

加减：痰多者，加鲜竹沥、竹茹清热化痰；喘甚者，加桑白皮、前胡降气化痰；疹出
不畅者，加西河柳、蝉蜕透疹。

2）麻毒内陷心肝

主症：高热不退，神志模糊或惊厥、神昏、烦躁不安，呕吐，抽搐甚则呼吸微弱，面
色苍白，四肢欠温，皮疹密集成片，遍及全身，色紫暗，舌红绛，苔黄干，脉急数。

治则：清心开窍，平肝熄风。

方药：清营汤合羚角钩藤汤加减。

组成：羚羊角 10g　钩藤 10g　金银花 10g　连翘 10g　菊花 10g　生地黄 12g　玄
参 10g　郁金 10g　茯神 12g　天竺黄 10g　地龙 8g。或同时吞服紫雪丹或安宫牛黄丸。

加减：若出现内闭外脱，高热神昏、惊厥、面色苍白、肢厥欲绝者，宜开闭固脱，可
用参附汤或至宝丹。

3）麻毒攻喉

主症：咽喉肿痛，吞咽不利，声音嘶哑或咳声重浊如犬吠，甚则呼吸困难，舌红苔
黄，脉数。

治则：清热解毒，利咽消肿。

方药：清咽下痰汤。

组成：玄参 10g　射干 10g　桔梗 10g　贝母 10g　牛蒡子 10g　板蓝根 10g　瓜蒌
10g　金银花 10g　甘草 6g。另服六神丸。

4）协热下利

主症：发热，热势不一，大便稀黄水样或呈黄绿色或赤白相兼，秽臭，日行数次甚则
几十次，里急后重，腹痛，肛周焮红，尿少短赤，舌红或绛、苔黄厚而干，脉数。

治则：清热解毒，行气化湿。

方药：葛根芩连汤加减。

组成：葛根 15g　黄芩 10g　黄连 10g　白芍 10g　甘草 6g

加减：大便下血者，加生地黄、赤芍、牡丹皮、地榆、槐花清热凉血止血；腹痛里急
后重者，加木香、枳壳行气；下利日久不愈者，加乌梅、诃子肉、石榴皮、赤石脂固涩止
泻；大便脓血者合白头翁汤。

2. 其他疗法

（1）针灸疗法　高热者，可配合针刺中冲穴放血治疗，有抽风惊厥者，可取曲池、
人中、百会、内关、太冲、少商、涌泉等穴，用泻法或点刺十宣，强刺激，不留针。

（2）推拿疗法　开天门、推坎宫、运太阳、推三关、按揉肺俞、清板门、运内八卦，
用于疹前期；揉小天心、揉二扇门、清板门、清天河水、清肺经、分阴阳，用于出疹期；
推补脾经、推补肺经、推补肾水、分手阴阳、揉二人上马、清天河水，用于恢复期。

（3）熏洗疗法　麻黄、浮萍、芫荽各 15g，黄酒 60g，加水适量煮沸，使水蒸气满布
室内，再用毛巾沾药液敷头面及胸背，用于麻疹透发不利者。

（五）单方验方

（1）鲜芫荽、浮萍各30g，水煎服，用于麻疹前驱期和出疹期，可帮助透疹。

（2）鲜柚子叶30～60g，煎水外洗，适用于麻疹见形期，帮助出疹。

（3）野菊花、一点红各12g，青蒿9g，水煎服，适用于麻疹见形期。

（4）鲜芦根30g，煎水代茶饮，用于麻疹初期以助透疹。

（5）清肺解鲜汤　麻黄6g，杏仁10g，生石膏20g（先煎），金银花12g，连翘12g，板蓝根15g，姜半夏8g，甘草3g。用于麻毒闭肺。

（6）疏肌解毒汤　黄芩8～12g，蝉蜕3～6g，葛根10～15g，桔梗6～8g，赤芍6～10g，牛蒡子6～10g，前胡6～10g，牡丹皮6～10g，连翘8～12g，甘草2～5g。适用于麻疹前驱期。

（7）平顺透疹方　葛根8～15g，杏仁8～12g，赤芍6～10g，牛蒡子6～10g，前胡6～10g，红花3g，麦冬6～10g，生麦芽10～15g。适用于出疹期。

（8）回斑消毒汤　淡黄芩6～10g，金银花6～10g，山楂肉6～8g，地骨皮8～12g，连翘8～12g，生枳壳3～10g，原麦冬6～10g，牡丹皮6～10g，生麦芽8～15g，大青叶6～10g，生甘草3～5g。适于麻疹已出齐，患者身热仍持续，回退不明显者。

（9）托麻透发汤　葛根15g，白茅根15g，升麻5g，薄荷3g，紫草10g，淡竹叶10g，甘草5g。适用于麻疹初期。

（10）荆芥透疹汤　荆芥10g，牛蒡子6g，蝉蜕3g，连翘5g，桑叶5g，板蓝根6g，薄荷3g。用于麻疹初期。

（11）养阴解毒汤　玄参6g，石斛5g，麦冬9g，紫草5g，连翘6g，山栀6g，淡竹叶6g。适用于麻疹恢复期。

（12）化毒清表汤（蒲辅周老中医经验）　葛根2.1g，薄荷1.5g，地骨皮2.4g，牛蒡子2.1g，前胡2.1g，防风1.5g，黄芩1.5g，黄连1.5g，玄参3g，知母2.1g，木通0.5g，甘草0.9g，天花粉2.4g，淡竹叶3g。灯芯水煎温服，化毒清表，适用于小儿麻疹疹毒出透，仍大热者。

（13）解毒透疹汤（赵心波教授经验）　蝉蜕3g，浙贝母6g，连翘10g，金银花10g，荆芥穗3g，天花粉6g，紫草3g，芦根2g，薄荷2.4g，麦冬10g，桃仁3g，杏仁3g。水煎服，透疹肃肺，清热利咽，适用于小儿麻疹各期。

（14）透疹四紫汤（孙一民主任医师经验）　紫浮萍1.5g，紫花地丁6g，紫草6g，紫菀3g，桑叶4.5g，苇根6g，蝉蜕3g，连翘4.5g，淡豆豉4.5g，山栀衣4.5g。水煎服，透疹解毒，适用于麻疹开始透出或尚未出齐时，发热、烦躁、咳嗽者。

（15）升降散加减（赵绍琴教授经验）　蝉蜕3g，芦根20g，钩藤6g，僵蚕3g，姜黄3g。水煎，代茶频饮，疏卫凉营以透疹邪，适用于麻疹属卫营合邪者。

（16）清解汤加减（王伯岳研究员经验）　金银花、连翘、淡竹叶各9g，黄芩、桔梗各6g，蝉蜕、甘草各3g。水煎服，清热解毒，适用于麻疹退疹期。

（17）透疹清肺汤（蔡化理主任医师经验）　牛蒡子10g，芦根10g，金银花12g，连翘12g，黄芩12g，苏叶4g，蝉蜕9g，麻黄5g，杏仁10g，石膏10g，桔梗6g，丹参12g，紫草9g，甘草6g。水煎服，1～3岁每日1/4～1/3剂，3～6岁每日1/3～1/2剂，6～9岁每日1/2～2/3剂，9～12岁每日2/3～重剂。透疹解毒，清肺平喘，适用于麻疹并发肺炎。

【预防】

提高人群免疫力是预防麻疹的关键，故对易感人群应采用预防接种为主的综合性预防措施，以防止麻疹的传播和流行。

一、管理传染源

麻疹流行期间，儿童集体机构应加强晨间检查，及时发现患者，作好疫情报告。对可疑者应隔离观察。一般患者隔离至出疹后5天，伴有呼吸道并发症者应延长到出疹后10天。对接触麻疹的易感儿应隔离检疫3周。接受免疫制剂者应延长检疫至4周。

二、切断传播途径

麻疹流行期间应避免易感儿到公共场所或探亲访友。无并发症的患儿在家中隔离，以减少传播和继发医院内感染。医护人员要做好消毒隔离工作，如患者居室通风，和对其用具、衣物消毒。

三、保护易感人群

（1）主动免疫 易感者都应接种麻疹减毒活疫苗。我国计划免疫定于8月龄初种，7岁时复种。但在广泛使用麻疹疫苗时代后出生的年轻母亲，其所生婴儿的胎传麻疹抗体消失得更早，对麻疹野病毒易感时间较前缩短。故目前有学者提议为减少9月龄以下婴儿发生麻疹，应将麻疹疫苗的初种月龄提前至6月龄为宜。各年龄接种剂量均为0.2ml，皮下注射。于麻疹流行季节前1个月接种最好。易感者在接触麻疹病人后2日内若接种疫苗，仍可防止发病或减轻病情。接种后12日血中即可出现IgM抗体，1个月时达高峰。阳性率可达95%～98%，2～6个月后渐降，一般IgG抗体仍维持一定水平，部分接种4～6年后抗体全部消失，故需复种。婴儿主动免疫覆盖率达到90%以上。接种疫苗后一般反应轻微，少数接种后有低热数日。再免疫注射：7岁时再注射一次。应急免疫注射：麻疹开始暴发流行时，对高危人群进行预防注射，可阻止麻疹流行。

（2）被动免疫 年幼、体弱及患病的易感儿接触麻疹患者后，5日内进行被动免疫，可免于发病，5～9日内进行被动免疫则仅能减轻病情。可肌注人血丙种球蛋白0.25ml/kg或胎盘丙种球蛋白1.0ml/kg或成人血浆20～30ml。免疫有效期3～8周。

（3）中药 可用紫草三豆饮（紫草根、绿豆、黑豆、赤小豆）或紫草根水煎服预防。

四、预防措施

当有麻疹发生，而以往又未严格实行疫苗普种，应向社会群众大力宣传防治麻疹的常识，组织当地各级医务人员对易感者，特别是年幼、体弱、有病者进行有计划的应急预防接种，并密切注视疫情发展。对患者做到早诊断、早隔离治疗、早报告，防止麻疹散播而出现第二代病人，使疫情及早得到控制。

患者应进行呼吸道隔离，患者住过的房间应开窗通风20～30分钟才能让易感者进入。接触过病人的人员应洗手、更换外衣或在室外停留20分钟以上才能接触易感者。近日有麻疹接触史的易感者应检疫3周，并根据年龄、健康状况及接触时间，进行自动免疫或被动免疫，接受免疫制剂者检疫期应延长至4周，易感者集中的托幼机构和学校必要时进行分地区隔离。

第十一节　水痘及带状疱疹

水痘（varicella，chickenpox）及带状疱疹（herpes zoster）是由同一种病毒——水痘-带状疱疹病毒（varicella-zoster virus，VZV）所引起的两种不同表现的疾病。初次感染常常表现为水痘，如果病毒长期潜伏在机体感觉神经节内再激活后表现即为带状疱疹。水痘为小儿常见急性传染病，临床特征为皮肤黏膜分批出现的斑疹、丘疹、疱疹和结痂，全身症状轻微，为自限性疾病，极少因严重的并发症死亡，但妊娠期感染可造成胎儿畸形。带状疱疹常见于成年人，其特征为沿身体单侧感觉神经相应皮肤节段出现成簇的疱疹，常伴局部神经痛。

水痘，中医亦称"水花"、"水喜"。带状疱疹属中医"火丹"范畴，发于颜面者，谓之"蛇丹"；发于胁腰部者，谓之"缠腰火丹"，还有"蛇串疱"、"蜘蛛疱"等称谓。

【病原学】

水痘-带状疱疹病毒（VZV）属人类疱疹病毒科，α亚科。病毒直径为160~200nm。核心为线形双链DNA，由162个壳粒组成的立体对称20面体核衣壳包裹，外层为针状脂蛋白囊膜。病毒基因组由长片段（L）和短片段（S）所组成，编码多种结构和非结构蛋白。在化学结构上，VZV的包膜、内膜、衣壳蛋白组成类似HSV。已知VZV有6种糖蛋白gpⅠ、gpⅡ、gpⅢ、gpⅣ、gpⅤ、gpⅥ。

VZV在体外极不稳定，对温度相当敏感，60℃能迅速灭活。病毒可低温保存，但效价下降较快，感染性病毒颗粒不易低温保存。VZV对各种有机溶剂如乙醇、乙醚、氯仿等敏感，对胰酶处理也十分敏感。VZV的宿主范围窄，人是唯一宿主，迄今感染试验动物均不成功。体外分离培养VZV以人二倍体成纤维细胞为佳。VZV在感染细胞中的病灶开始很局限，且发展十分缓慢。病灶内的病变细胞肿胀变圆，出现核内嗜酸性包涵体，形成多核巨细胞。病毒通过细胞-细胞间扩散而感染邻近细胞。

【流行病学】

一、传染源

病人为唯一传染源。可以引发水痘和带状疱疹，但接触带状疱疹后发生水痘极为少见，更不会发生带状疱疹。发病时病毒存在于病变黏膜皮肤组织、血液及疱疹的浆液中。由鼻咽部分泌物排出体外。一般自出疹前1日至出疹后5日或疱疹结痂干燥前均有传染性。

二、传染途径

水痘病毒主要是通过飞沫经呼吸道传播，直接接触水痘疱疹也可感染。日常生活接触感染水痘机会极少，主要是水痘病毒体外生活力低所致。当供血者感染水痘，处于潜伏期时，输血可传播本病。孕妇感染水痘时，可传给胎儿以致畸或患先天型水痘。

三、易感人群

人群普遍易感，任何年龄均可感染，婴幼儿和学龄前儿童发病率最高，接触水痘病人后约90%发病。6个月以内的婴儿因获母体抗体，较少发病。如孕妇于产前1～14日患水痘，可使胎儿宫内感染，新生儿出生时即患先天性水痘。

四、流行特征

水痘成全球性分布，全年均可发病，以冬春季节多见，散发性，但偏僻地区偶可暴发，城市可每2～3年发生周期性流行。96%的病人表现出明显的临床症状，4%为隐性感染者。病后免疫力持久，复发或再发水痘者较罕见。带状疱疹多发生于成年人，90%的病例为50岁以上老年人或有慢性疾病及免疫缺陷者。

【病因病机】

一、中医病因病机

（一）水痘

中医认为本病的外因是时行疫邪，内因是脾失健运、湿邪内蕴。疫邪夹风热侵袭人体，与里湿相合，湿热交蒸，郁蒸于肌腠而成。邪轻正盛者，疫毒外泄，逐渐告愈，否则化火化热，内壅于肺，内陷营血。亦有疫毒内舍心包，着于筋骨、浸淫肝胆等变化，但均较少见。外感风热时邪，从口鼻而入，蕴郁于肺，肺合皮毛，主肃降，邪伤肺卫则肺失宣降，故见发热咳嗽，流涕鼻塞等肺卫表证；病邪深入，湿热内蕴，郁于肺脾，肺为水之上源，肺气不利影响上源分布，脾主肌肉，主运化，脾阳受遏，脾湿内生，毒邪与内湿相搏，透发于肌肤而发本病；若素体虚弱，邪盛正衰，毒热炽盛，内犯心营则见壮热口渴，神志模糊，甚则抽搐，痘疹稠密色暗不鲜，疱浆暗浊，或疹虽退而壮热持续，烦躁神萎，或神昏等水痘危重症。

（二）带状疱疹

本病好发于春秋季节，成人多见，中医学认为其发生多与外感湿热毒邪、情志失调、饮食不节、劳累过度、年老体弱等有关，病机主要为湿热阻滞，循经外发肌肤，日久则气滞血瘀。具体分述如下。

1. 情志失调　情志不畅，肝气郁结，气郁化火，循经外发肌肤，湿热外侵，或肝气乘脾，脾失健运，水湿不化，湿蕴生热，湿热外侵肌肤；或复因外感湿热毒邪，兼夹致病。

2. 饮食不节　恣食辛辣刺激，肥甘醇酒，致脾失健运，水湿不化，湿热内生，蕴湿化热，湿热搏结，蕴积肌肤而成。

3. 正气亏虚　劳累过度或年老体弱，致正气亏虚，血虚肝旺，易外感湿热毒邪致病。

综上所述，不论情志失调、饮食不节或正气亏虚，都可兼夹外感湿热而致本病，日久气滞血瘀，以致疼痛剧烈，病情缠绵。

二、西医发病机制和病理生理

病毒直接接触或经上呼吸道和口咽黏膜侵入人体，在局部皮肤、上呼吸道黏膜细胞和引流淋巴结内生长繁殖，然后进入血流和淋巴液，在单核－巨噬细胞系统继续繁殖，并再次入血，导致二次病毒血症，病毒侵入全身各组织器官，引起病变。临床上水痘皮疹分批出现与病毒间歇性播散有关。当病后 2～5 日体内产生 IgM、IgG 和 IgA 抗体成分，免疫效应达到高峰，病毒血症逐渐减轻，临床症状好转。水痘过后，患者获得对 VZV 的终身免疫，再次感染者极为罕见。

主要为表皮棘状细胞层细胞水肿坏死，胞核分裂成多核巨细胞，核内有嗜酸性包涵体，当受染细胞液化，组织液渗入形成单房水泡。此时泡液呈透明状，内含大量的病毒，随之由于上皮细胞脱落和白细胞侵入，泡液变混浊，继发感染后即为脓疱。疱疹周围及其下部真皮组织充血，故疱疹常伴有红晕。随大量上皮细胞再生，逐渐覆盖于病损处而愈合。由于病变表浅，愈合后不留瘢痕。眼、鼻、口、咽等部位黏膜疱疹形成后，极易破溃成溃疡，但亦易愈合。细胞核嗜酸性包涵体也可在肺、肝、脾、肾上腺、胃肠道、胰腺、肾盂、膀胱、胸膜、腹膜及血管内皮细胞内见到。水痘并发肺炎者，其肺部呈广泛的间质性炎症，肺泡出血，肺泡和细支气管腔内可见纤维蛋白样渗出物、红细胞及有包涵体的多核巨细胞。肺间质和细支气管周围可见单核细胞浸润。并发脑炎者，神经细胞水肿、坏死、充血伴有点状出血，脑白质血管周围出现脱髓鞘改变，周围有单核细胞浸润。

【临床表现】

水痘常发生于婴幼儿时期，成人少见。潜伏期 10～24 日，以 14～16 日常见。

（一）前驱期

1. 前驱期　婴幼儿常无症状或症状轻微。年长儿童和成人可有低热、头痛、乏力、咽痛、食欲减退、恶心、呕吐、腹痛、四肢酸痛等前驱症状。持续 1～2 日后出现皮疹。

2. 出疹期　皮疹首先见于躯干和头部，初为红色斑疹，数小时后变为丘疹，再经数小时左右发展为疱疹。疱疹多为椭圆形，3～5mm 大小，周围有红晕，壁薄易破。疱疹液透明，数小时后变混浊。发生皮疹处常伴瘙痒。1～2 日后疱疹从中心开始干枯和结痂，周围皮肤红晕消失。持续 1 周左右痂皮脱落，一般不留瘢痕，若有继发感染，脱痂时间将延长。

水痘皮疹是分批、连续出现，每批历时 1～6 日。因此在同一部位可见斑疹、丘疹、疱疹和结痂同时存在。皮疹分布呈向心性，躯干最多，次为头面部，四肢远端较少，手掌、足底更少。部分患者疱疹亦可发生于口腔、咽喉、结膜和阴道黏膜，破裂后形成溃疡。

水痘一般为自限性疾病，10 日左右自愈。儿童患者全身症状和皮疹均较轻。成人患者症状较重。不典型水痘可有以下类型。

（1）出血性、进行性、播散性水痘。存在免疫功能缺陷或使用免疫抑制剂的成人或小儿易形成，疱疹内可有血性渗出，或正常皮肤上有淤点或淤斑。这类患者水痘尚可反复发作，呈现进行性，第二周仍有水痘出现，并有高热。损害常为深在而非浅表。到第一周末、第二周初，肢体损害已较躯干为多。这些病人中约 30% 有脏器受累，如肺、肝、胰、脑等。病情危重，病死率约为 7%。

（2）大疱型水痘。疱疹易融合成大疱，或因继发感染等原因所致皮肤及皮下组织坏死而形成坏疽型水痘。此类型病情危重。

（3）先天性水痘综合征和新生儿水痘。妊娠早期感染水痘，能引起胎儿畸形，包括脑损害、视神经萎缩、发育不良等。若发生水痘后数天内分娩，亦可能发生新生儿水痘，病情一般均较危重。

（二）并发症

常见的并发症有以下几种。

1. 原发性水痘肺炎　由水痘-带状疱疹病毒引起，多见于成人和年长儿童，于病后1~6日发病，其轻重程度与出皮疹程度成比例。轻者临床症状不明显，仅在X线检查可见炎性浸润，数日后消失。重者可表现高热、咳嗽、胸痛、咯血、呼吸困难及发绀。胸部体征不明显，有时可闻及少量干、湿啰音及哮鸣。X线检查双肺可见弥漫性结节状阴影，以肺门及肺底部显著。肺炎常随皮疹消退而好转。少数重症者其肺部X线阴影可持续2~3个月。病情严重者死亡率较高。

2. 水痘脑炎　5~7岁儿童易发生，以男性较多，但较少见。常发生在出皮疹后3~8日，少数见于出疹前2周至出疹后3周，临床表现与病毒性脑炎相似，脑脊液改变亦相同。表现为头痛、恶心、呕吐，伴感觉异常，无发热和脑膜刺激征；重者出现惊厥、瘫痪、昏睡和昏迷，可出现小脑功能障碍，表现为步态失调、眼球震颤、手足震颤、眩晕及语言障碍。病情持续1~3周，可引起死亡或留下后遗症，病死率5%~25%。病初即出现昏迷、惊厥者预后较差。其后遗症可见精神异常、智力低下及癫痫发作。

3. 继发细菌感染　包括局部皮疹化脓性继发感染、蜂窝织炎、急性淋巴结炎、丹毒及败血症等。

4. 其他　水痘可并发肝炎，患者出现呕吐，黄疸，肝肿大、触痛及肝功能异常等，病理示局灶性肝细胞坏死，毛细胆管上皮细胞内有嗜酸性包涵体等。水痘亦可并发心肌炎、肾炎。以上并发症虽不多见，但重者可导致死亡。近年来，不少学者认为水痘与Reye综合征有密切关系，称水痘感染为其前驱疾病或前驱感染。患者可以表现为呕吐、不安和激惹，继而进展到脑水肿。由于阿司匹林也被认为与Reye综合征有关，因此水痘感染时最好禁用阿司匹林退热。

带状疱疹潜伏期难以确定，发疹前数日局部皮肤常有瘙痒，感觉过敏，针刺感或灼痛，局部淋巴结可肿痛，部分病人有低热和全身不适。1~3天后沿周围神经分布区皮肤出现成簇皮疹，先为红斑，数小时发展为丘疹、水疱，数个或更多呈集簇状，数簇连接成片，水疱成批发生，簇间皮肤正常。带状疱疹多限于身体一侧，皮损很少超过躯干中线，5~8天后水疱内容混浊或部分破溃、糜烂、渗液，最后干燥结痂。第二病周痂皮脱落，遗留暂时性淡红色斑或色素沉着，一般不留瘢痕，病程约2~4周。

带状疱疹可发生于任何感觉神经分布区，但以脊神经胸段最常见，三叉神经第一支亦常受侵犯。偶可侵入Ⅴ、Ⅷ、Ⅸ和Ⅹ对颅神经而出现面瘫、听力丧失、眩晕、咽部黏膜疹或咽喉麻痹等。膀胱功能障碍排尿困难，偶可引起脑炎和脑脉管炎。本病轻者可不出现皮肤损害，仅有节段性神经痛，须靠实验室检测诊断。50岁以上患者15%~75%可见带状疱疹后神经痛，持续1年以上。重者可发生播散性带状疱疹，局部皮疹后1~2周全身出现水痘样皮疹，病死率高，此类患者多有免疫功能缺陷。

【实验室检查】

一、血象

白细胞总数正常或稍增多，其分类计数正常。

二、免疫学检查

双份血清以补体结合、中和试验或间接荧光抗体试验检查抗体效价增加4倍有诊断意义。疱疹液直接荧光抗体染色法检测病毒抗原，可快速诊断。酶联免疫吸附法由于操作简单而最具希望推广使用。

三、疱疹涂片检查

取新鲜疱疹基底部组织涂片，经姬姆萨或瑞特氏染色后镜检多核巨细胞，再经酸性染色后，可镜检核内包涵体。并发水痘肺炎者，可在痰液中查找核内包涵体。

四、电镜检查

可直接检查水痘疱疹液中的病毒颗粒，以迅速鉴别水痘病毒。

五、病毒分离

疱疹液培养在人胚纤维母细胞、胸腺细胞内，经分离后可用免疫荧光法加以鉴定。

六、病毒 DNA 检测

用多聚酶链反应检测患者呼吸道上皮细胞和外周血白细胞中 VZV 病毒 DNA，比病毒分离简便。

【诊断与鉴别诊断】

一、诊断要点

水痘与带状疱疹典型病例依临床表现，尤其是皮疹形态、分布，不难诊断，非典型病例须靠实验室检测作出病原学诊断。

二、鉴别诊断

非典型水痘病人应与以下出疹性疾病鉴别。

1. 天花　重症水痘与轻症天花较相似。天花病人均有接触史，无种痘史，病人高热，中毒症状重，痘疹较密呈圆形，坚实如豌豆，形态不均呈多房性，以斑丘疹、疱疹、脓疱、结痂为规律，呈离心样分布，愈合后留瘢痕。其潜伏期和病程均长于水痘，分别为10～12日和3～4周。而水痘病人则与其相反，不难鉴别。

2. 丘疹样荨麻疹　多见于婴幼儿，无发热，四肢、躯干皮肤分批出现壁较坚实的红色丘疹，顶端有水泡无红晕，甚痒，不结痂，口腔和头部不受累。

3. 脓疱病　无全身症状，好发于鼻唇周及四肢，以红斑、疱疹、脓疱及结痂为主，分布不如水痘广泛，黏膜无损害。

4. 手－足－口病　以学龄前儿童为多，夏季发病，皮疹分布于口腔、手、足及肛周，以丘疹及疱疹较常见，但皮疹形态小于水痘。数日愈合，不留瘢痕。

带状疱疹出疹前应注意与胸膜炎、胆囊炎、肋软骨炎、流行性肌痛等鉴别。

【治疗】

一、治疗原则

一般治疗和对症治疗为主，可加用抗病毒药，注意防治并发症。

二、治疗方法

（一）一般治疗与对症治疗

病人应严密隔离。加强护理，止痒及防止继发细菌性感染。发热时应卧床休息，补充水分，给予容易消化的食物。儿童应注意剪短指甲，避免抓伤皮肤，勤换衣服，保持皮肤清洁。小儿睡眠前可将双手包扎，避免无意中抓伤疱疹，引起继发性细菌感染。皮肤瘙痒可用含冰片 0.25% 的炉甘石洗剂或 2% ~ 5% 的碳酸氢钠局部涂擦，还可口服息斯敏、特非那丁或非那根止痒。疱疹破裂者，可涂擦 0.1% 的孔雀绿或抗生素软膏防止继发性感染。维生素 B_{12} 500 ~ 1000μg 肌肉注射，每日 1 次，连用 3 日，可促进皮疹干燥结痂。肾上腺皮质激素常加重水痘病情，一般应禁忌使用。如因其他疾病使用肾上腺皮质激素治疗过程中，发生水痘感染，应将其使用减至生理剂量，停药对原有疾病影响不大者，则应停药。如用药时间较久时，不要骤然停药，应逐渐减量，并加用高价免疫球蛋白，以增加机体抵抗力。在水痘感染后期及结痂以后，对并发水痘肺炎、脑炎或喉炎的病人，积极抢救治疗使用肾上腺皮质激素可以提高治愈率，且不会发生水痘播散的危险。

带状疱疹可适当用镇静剂（如地西泮等）、止痛剂（如阿司匹林、消炎痛等）。高频电疗法对消炎止痛，缓解症状，缩短病程有较好作用。氦 - 氖激光照射于皮疹相关脊髓后根、神经节或疼痛区，有显著镇痛作用。

（二）抗病毒治疗

在免疫功能低下的水痘病人、孕妇、新生儿及并发原发性肺炎、脑炎的病人，积极有效的抗病毒治疗，已得到国内外专家学者的认同，而且越早越好，可明显降低其死亡率。

1. 阿昔洛韦　学龄前儿童 20mg/（kg·d），分 5 次口服；或 10 ~ 20mg/kg 静滴，8h 1 次，疗程 7 ~ 10 天；13 ~ 18 岁患者 4g/d，分 5 次口服，连服 10 天。可抑制病毒。

2. 阿糖腺苷　可给予患者 10mg/（kg·d），静脉输入，5 ~ 7 天。对病毒有抑制作用。

3. α - 干扰素　可给予患者 1×10^6 ~ 3×10^6 U/d，肌注，连续 5 ~ 7 天。早期应用能减轻疱疹的播散，缓解疼痛。

4. 西咪替丁　可给予患者 800 ~ 1 200mg/d，分 3 ~ 4 次口服，连续 5 ~ 7 天，能迅速缓解症状。

（三）辨证论治

水痘

1. 风热挟湿型

主症：发热轻微，鼻塞流涕，头痛，纳差，1 ~ 2 日出疹，疱疹椭圆，疱浆清亮，分布稀疏，此起彼伏，有轻微瘙痒，舌淡红苔薄白，脉浮数，小儿可见指纹红紫，多见于轻型水痘。

治则：疏风清热，除湿解毒。

方药：银翘散加减。

组成：金银花 15g　连翘 10g　大青叶 15g　牛蒡子 12g　薄荷 6g（后下）　桔梗 10g　淡竹叶 6g　荆芥 5g　滑石 10g　薏苡仁 10g　甘草 6g

加减：皮肤瘙痒甚者加蝉蜕、浮萍；湿盛者加土茯苓；纳差者加佩兰。

2. 湿热炽盛型

主症：壮热，口干渴，烦躁或哭闹不安，唇红面赤，口舌生疮，痘疹分布密集，疹色紫暗，疱浆混浊，可有糜烂渗出，瘙痒较甚，小便短赤，大便干结，舌苔黄燥而干，舌质红，脉滑数或洪数。

治则：清热凉血，解毒渗湿。

方药：五味消毒饮合清胃解毒汤加减。

组成：金银花 10g　连翘 10g　牛蒡子 10g　大青叶 10g　蒲公英 10g　石膏 30g（先煎）　知母 10g　赤芍 10g　牡丹皮 10g　车前子 10g（包煎）　薏苡仁 15g

加减：口疮，大便干结加大黄、枳实泻热通便；脓疮者加紫花地丁、败酱草解毒排脓。

3. 气营两燔型

主症：壮热不退，烦渴，神志模糊，甚则神昏，抽搐，疱疹大而密集，色紫暗，疱浆晦浊，甚则皮肤瘀斑，舌红绛、苔黄厚，脉数。

治则：清气凉营解毒。

方药：白虎汤合清营汤加减。

组成：水牛角 10g　生石膏 30g　知母 20g　金银花 10g　连翘 10g　玄参 10g　赤芍 10g　板蓝根 15g　紫草 10g

带状疱疹

1. 肝胆热盛型

主症：皮疹潮红，疱疹如粟，疱壁紧张，灼热疼痛，瘙痒，口苦咽干，口渴，烦热易怒，小便短赤，大便干，舌质红，苔薄黄，脉弦数。本型相当于一般型的带状疱疹。

治则：清肝泻火，利湿解毒。

方药：龙胆泻肝汤加减。

组成：龙胆草 12g　黄芩 10g　栀子 10g　柴胡 10g　生地黄 15g　赤芍 12g　大青叶 15g　板蓝根 12g　当归 10g　车前子（包煎）10g

加减：发热不适者，加水牛角、绿豆衣、银花炭、生地黄；口苦咽干者，加麦冬、桔梗；大便秘结者，加炒枳壳、酒大黄、桔梗。

2. 脾湿内蕴型

主症：多发于腹部下肢，皮疹颜色较淡，疱壁松弛，易于破溃，渗出糜烂，水疱苍白，口不渴或渴不欲饮，纳呆，腹胀，便溏，舌质淡，苔白厚或白腻，脉濡缓或滑。本型相当于带状疱疹湿烂流水，胃肠症状明显者。

治则：健脾利湿，解毒止痛。

方药：除湿胃苓汤或三仁汤加减。

组成：苍术 10g　厚朴 10g　陈皮 10g　茯苓 15g　薏苡仁 20g　白术 10g　白豆蔻 6g　栀子 10g　滑石 10g　甘草 6g

加减：糜烂渗出者加六一散、生地榆；腹胀便溏者，加大腹皮、炒枳壳、广木香；纳呆者，加神曲、炒麦芽、炒谷芽。

3. 气滞血瘀型

主症：疱疹色暗红或结痂或皮疹消退，但仍有局部皮肤刺痛，甚则疼痛剧烈不止，以致夜寐不安，精神萎靡，舌质紫暗或有瘀斑，脉弦细或弦涩。本型相当于带状疱疹之疼痛明显者或疱疹消退仍后遗神经痛者，多见于久病不愈，年老体弱者。

治则：活血化瘀，理气止痛，佐以清解余毒。

方药：柴胡疏肝汤合桃红四物汤加减。

组成：柴胡 10g　白芍 15g　枳实 16g　当归 12g　桃仁 10g　红花 10g　生地黄 15g　连翘 10g　黄芩 10g　延胡索 10g

加减：疼痛不止者，加蜈蚣、全蝎、乳香、没药；皮疹溃烂不敛者，加黄芪、白术、白蔹、党参、怀山药；头昏目眩者，加茺蔚子、蔓荆子；皮疹发于上肢者，加片姜黄、桑枝；发于下肢者，加牛膝、木瓜；发于腰骶者，加炒杜仲、续断。

（四）其他疗法

水痘

1. 外治法

（1）银连外洗液　金银花 40g，连翘 40g，野菊花 30g，蛇床子 30g，地肤子 30g，板蓝根 30g，千里光 30g，苦参 30g，苍术 30g，贯众 30g，水煎外洗患处，每日 2 次。

（2）外洗除痘汤　大黄、薏苡仁、虎杖、花椒、黄柏、地榆各 30g，加水 1 500ml，煎至药汁约 1000ml，自然放温，外洗患处，每日 2 次。

2. 中成药

（1）水痘轻症者可口服银翘解毒片，每次 3~5 片，每日 2 次。

（2）水痘继发感染可口服连翘败毒片，每次 4 片，每日 2 次。

（3）口腔黏膜溃疡者，可用黏膜溃疡粉。

带状疱疹

1. 针灸疗法　取穴内关、曲池、阳陵泉、三阴交等，针刺入后，采取提插捻转，留针 20~30 分钟，每日 1 次，根据发病部位加刺阿是穴和以下配穴：脐上区，加刺足三里；面颊区，加刺四白、睛明；下眼睑区，加刺头维、阳白；下颌区，加刺颊车、地仓；疱疹多者可用针砭法，用三棱针砭刺患处，以破水出血为度，防止疱疹增大，促进结痂愈合；皮疹愈后，而疼痛日久不消者，可用艾条点燃灸患处。

2. 外治法

（1）玉露膏外涂，用于疱疹红赤者。

（2）如意金黄膏或散外敷，用于疱疹已破而糜烂者。

（3）雄倍散　雄黄、五倍子、胡黄连、苦矾各等分，研细末，茶水调涂患处，每日 1 次，用于水疱较大而未破者。

（4）柏子散　侧柏叶、蚯蚓粪、黄柏、大黄各 15g，雄黄、赤小豆、轻粉各 9g，共研细末，新汲水调，外敷，用于血疱较多而未破者。

（5）二妙散合青黛散外敷，用于疱疹溃疡。

（6）九一丹，局部掺入，用于有坏死者。

（7）水疱未破者，可用解毒搽剂、三黄洗剂、颠倒散洗剂等外搽。

（8）水疱已破者，渗液较多者，可用生大黄、黄芩、黄柏、苦参、蒲公英、紫花地丁、大青叶等煎汤冷湿敷；渗液较少者，可用青黛散、黄灵丹等麻油调敷。

（9）皮疹干燥结痂者，可用黄芩膏外搽。

（五）民间单方验方

水痘

（1）板蓝根 30～100g，每日 1 剂，水煎服。

（2）野菊花、路边菊各 15g，金沙厥 30g，煎汁内服，适用于风热挟湿证。

（3）清解汤　金银花、连翘各 6～9g，黄连 3～4.5g，紫草、木通各 4.5～6g，生甘草 3～4g。

（4）胡萝卜 100g，芫荽 60g。煎汤代茶，适用于痘发初期，有透疹解毒功效。

（5）金银花、连翘、升麻、紫花地丁各 10g，薏苡仁 20g，白豆蔻 4g，野菊花、蒲公英各 12g。每日 1 剂，水煎服，适用于风热挟湿证和湿热炽盛证。

（6）银翘祛湿汤　金银花、连翘、牛蒡子、虎杖、薏苡仁、黄芩、佩兰、板蓝根各 10g，甘草 5g。

带状疱疹

（1）板蓝根或大青叶 30～60g，煎汤代茶饮。

（2）板蓝根 30g，金银花 30g，淡竹叶 10g，泡茶频饮。

（3）清肝利湿汤　柴胡 12g，龙胆草 12g，黄柏 10g，当归 10g，泽泻 12g，生地黄 15g，赤芍 12g，栀子 10g，连翘 15g，板蓝根 15g，牛蒡子 10g，蜈蚣 1 条。水煎服，每日 1 剂。

（4）带状消毒饮　金银花 30g，连翘 15g，龙胆草 10g，蒲公英 30g，大青叶 30g，栀子 10g，黄柏 10g，板蓝根 30g，延胡索 10g，川楝子 10g，紫草 15g，甘草 10g。水煎服，每日 1 剂。

（5）泻火解毒平肝汤（沈楚翘主任医师经验）　黄芩 10g，黄连 3g，甘中黄（包）6g，赤芍 10g，蒲公英 15g，紫花地丁 15g，野菊花 6g，灵磁石、珍珠母、代赭石各 30g，水煎服，每日 1 剂，分 2 次服，泻火解毒，平肝镇静。

（6）内服小柴胡汤加减方、外用疡毒散（郭长贵副主任医师经验）　内服药为柴胡 10g，黄芩、栀子、当归、泽泻各 12g，金银花、紫花地丁、生地黄、牡丹皮、猪苓各 15g，陈皮 10g，甘草 6g。内服药每日 1 剂，水煎服；外用药为滑石 90g，甘草 15g，黄连 30g，地榆 30g，冰片 3g。共研为细末，香油调涂患处，每日换药 1 次，疏肝利胆，解表清里。

（7）柴胆草薢渗湿汤（郭仲柯副教授经验）　草薢渗湿汤去泽泻，加柴胡、龙胆草、当归、黄芩、板蓝根、马齿苋，每日 1 剂，水煎服，配合金黄膏外敷，泻火利湿，解毒止痛。

【预防】

一、管理传染源

病人按呼吸道隔离，自出疹起满 6 天或皮疹全部干燥结痂为止。易感儿的检疫期为接触后的 11 ~ 21 天。带状疱疹患者不必隔离，但应避免与易感儿及孕妇接触。

二、切断传播途径

应重视通风及换气，避免与急性期病人接触。消毒病人呼吸道分泌物和污染用品。托儿机构宜用紫外线消毒。

三、保护易感人群

1. 被动免疫　密切接触病人的高危人群，72 小时内接种高效价人抗 VZV 免疫球蛋白。

2. 主动免疫　①注射减毒疫苗（VZVOka 株）。预防有效率 70% ~ 90%。免疫功能低下者不宜注射。因疫苗株本身可长期潜伏，故可能发生再激活引起带状疱疹。如果疫苗诱生的保护不能持久，成人后发生的水痘易于重型化。②亚单位疫苗。无潜在危险性，但目前尚未普及。③重组疫苗。可避免减毒疫苗产生的潜伏现象。

第十二节　流行性腮腺炎

流行性腮腺炎（mumps）是儿童和青少年中常见的呼吸道传染病，多见于 4 ~ 15 岁的儿童和青少年，亦可见于成人，好发于冬、春季，在学校、托儿所、幼儿园等儿童集中的地方易暴发流行，曾在我国多个地方发生大流行，成为严重危害儿童身体健康的重点疾病之一。本病由腮腺炎病毒所引起，该病毒主要侵犯腮腺，也可侵犯各种腺组织、神经系统及肝、肾、心脏、关节等几乎所有的器官。除腮腺肿痛外，还可引起脑膜脑炎、睾丸炎、胰腺炎、卵巢炎等症状。相当于中医学所称的"痄腮"，俗称"蛤蟆瘟"。

【病原学】

腮腺炎病毒（paramyxovirusparotitis）属于副粘液病毒系核糖核酸（RNA）型，1934 年自患者唾液中分离得到，并成功地感染猴及志愿者。病毒直径约为 85 ~ 300nm，平均 140nm。对物理化学因素的作用均甚敏感。1% 来苏、乙醇、0.2% 福尔马林等可于 2 ~ 5min 内将其灭活暴露于紫外线下迅速死亡，在 4℃ 时其活力可保持 2 个月，37℃ 时可保存 24h，加热至 55 ~ 60℃ 时经 10 ~ 20 分钟即失去活力。-65℃ 可存活数月至数年。该病毒只有人类中发现，但可在猴、鸡胚羊膜和各种人和猴的组织培养中增殖。猴对本病最易感该病毒只有一种血清型。

腮腺炎病毒的核衣壳蛋白（nucleocapsidprotein）具有可溶性抗原（S 抗原），其外层表面含有神经氨酸酶（neuraminidase）和一种血凝素糖蛋白（hemagglutininglycoprotein），具有病毒抗原（V 抗原）。S 抗原和 V 抗原各有其相应的抗体。S 抗体于起病后第 7 天即出现，并于二周内达高峰，以后逐渐降低，可保持 6 ~ 12 个月，可用补体结合方法测得，

S 抗体无保护性。V 抗体出现较晚，起病 2 ~ 3 周时才能测得，1 ~ 2 周后达高峰，但存在时间长久，可用补体结合，血凝抵制和中和抗体法检测，是检测免疫反应的最好指标。V 抗体有保护作用。感染腮腺炎病毒后无论发病与否都能产生免疫反应，再次感染发病者很少见。

病程早期可在唾液、血液、脑脊液、尿或甲状腺等分离出腮腺炎病毒。本病毒很少变异，各毒株间的抗原性均甚接近。

【流行病学】

一、传染源

本病的主要传染源是流行性腮腺炎病人和感染了腮腺炎病毒但未发病的隐性感染者。流行性腮腺炎病人和隐性感染者的唾液中有大量的腮腺炎病毒，腮腺炎病毒随病人和隐性感染者的唾液排出体外后，散播在空气中，吸进了含有腮腺炎病毒空气的人，如果抵抗腮腺炎病毒的能力不强，就有可能患流行性腮腺炎。腮腺炎病毒一般于发病前 6 天至腮腺肿大后 9 天可从患者唾液中分离出来。在腮腺肿大前 1 天和腮腺肿大后 3 天这段时间内传染性最强。于病程早期，也可从血液、脑脊液、尿或甲状腺等分离出腮腺炎病毒，本病毒很少变异，各毒株间的抗原性均接近。

二、传播途径

早期传播途径主要是患者喷嚏、咳嗽飞沫携带的病毒，通过呼吸道传播。被带病毒的唾沫污染的食物、餐具、衣物亦可成为传染源。孕妇感染本病可通过胎盘传染胎儿，而导致胎儿畸形或死亡，流产发生率也增加。

三、易感人群

人群对本病普遍易感染，其易感性随年龄的增加而下降，多见于 4 ~ 15 岁的儿童和青少年。病愈后可有获得持久免疫力。

【病因病机】

一、中医病因病机

中医学认为，本病是由感受风温邪毒所致。风温邪毒由口鼻而入，蕴结少阳经脉，与气血相搏，气血壅滞不散，凝滞于耳下腮部，则耳下腮部肿痛，足少阳之脉起于目外眦，上抵头角，下耳后，绕耳而行，腮腺位于足少阳胆经循行所过之处。足少阳胆经与足厥阴肝经互为表里。热毒炽盛邪陷厥阴，扰动肝风，蒙蔽心包，可见高热、抽搐、昏迷等证。足厥阴肝经循少腹络阴器，邪毒蕴结，邪毒内传，引睾窜腹，见睾丸肿胀、疼痛，或少腹疼痛等症。为毒窜睾腹之变证。足厥阴之脉布两胁，循少腹，肝经热毒壅滞乘脾，邪毒循胸犯胁肋，邪入脘腹，结阳明者，则出现上腹疼痛剧烈、恶心呕吐等症。

二、西医发病机制和病理

大多数学者认为，腮腺炎病毒首先侵入口腔黏膜和鼻腔黏膜，在上皮组织中大量繁殖后进入血液循环（第 1 次病毒血症），经血流累及腮腺及一些组织，并在其中繁殖，再次进入血液循环（第 2 次病毒血症），并侵犯上次未波及的一些脏器。病程早期时，从口腔、呼吸道分泌物、血、尿、乳汁、脑脊液及其他组织中，可分离到腮腺炎病毒。也有研究者从胎盘和胎儿体内分离出本病毒。根据本病患者在病程中可始终无腮腺肿胀，而脑膜脑炎、睾丸炎等可出现于腮腺肿胀之前等事实，也证明腮腺炎病毒首先侵入口鼻黏膜经血流累及各种器官组织的观点。也有人认为病毒对腮腺有特殊亲和性，因此进入口腔后即经腮腺导管而侵入腮腺，在腺体内繁殖后再进入血液循环，形成病毒血症，累及其他组织。各种腺组织如颌下腺、睾丸、卵巢、胰腺、胸腺、甲状腺等均有受侵的机会。脑、脑膜、肝及心肌也可被累及，因此流行性腮腺炎的临床表现变化多端，脑膜脑炎是病毒直接侵犯中枢神经系统的后果，自脑脊液中有可能分离出病原体，双侧视神经也见累及。

腮腺的非化脓性炎症为本病的主要病变，腺体呈肿胀发红，有渗出物，出血性病灶和白细胞浸润，腮腺导管有其他性炎症，导管周围及腺体间质中有浆液纤维蛋白性渗出及淋巴细胞浸润，管内充塞破碎细胞残余及少量中性粒细胞，腺上皮水肿、坏死，腺泡间血管有充血现象，腮腺四周显著水肿，附近淋巴结充血肿胀，唾液成分的改变不多，但分泌量则较正常减少。由于腮腺导管的部分阻塞，使唾液的排出受到阻碍，故摄食酸性饮食时可因唾液分泌增加，唾液潴留而感胀痛，唾液中含有淀粉酶可经淋巴系统而进入血液循环，导致血中淀粉酶增高，并从尿中排出。胰腺和小肠浆液造酶腺也分泌淀粉酶，受累时也可影响血和尿中的淀粉酶含量。本病病毒易侵犯成熟的睾丸，幼年患者很少发生睾丸炎，睾丸曲精管的上皮显著充血，有出血斑点及淋巴细胞浸润，在间质中出现水肿及浆液纤维蛋白性渗出物。胰腺呈充血、水肿，胰岛有轻度退化及脂肪性坏死。

【临床表现】

①发病前 2~3 周有流行性腮腺炎接触史。

②初期可有发热、乏力、肌肉痠痛、食欲不振、头痛、呕吐、咽痛等症状，但多数患儿症状不重或不明显。

③起病 1~2 天腮腺肿胀，一般先见于一侧，1~2 天后对侧肿胀。腮腺肿胀以耳垂为中心，向周围蔓延，边缘不清楚，局部皮肤不红，表面灼热，有弹性感及触痛。腮腺管口可见红肿。患儿感到局部疼痛和感觉过敏，张口、咀嚼时更明显。部分患儿有颌下腺、舌下腺肿胀。同时伴中等度发热，少数高热。腮腺肿胀大多于 1~3 天到达高峰，持续 4~5 天逐渐消退而回复正常，整个病程约 10~14 天。

④不典型病例可无腮腺肿胀而以单纯睾丸炎或脑膜脑炎的症状出现，也有仅见颌下腺或舌下腺肿胀者。

【实验室检查】

一、常规检查

血白细胞计数和尿常规检查一般正常，有睾丸炎者白细胞可以增高，有肾损害时尿中可出现蛋白或管型。分类计数淋巴细胞相对增加。血及尿中淀粉酶增高。

二、血清和尿淀粉酶测定

90% 患者发病早期有血清和尿淀粉酶轻度和中度增高，有助诊断。淀粉酶增高程度往往与腮腺肿胀程度成正比。无腮腺肿大的脑膜炎患者，尿中淀粉酶也可升高。疑并发胰腺炎时除检测淀粉酶外，血清脂肪酶测定有助于明确诊断。

三、血清学检查

1. 中和抗体试验　低滴度如 1：2 提示特异免疫反应。中和抗体特异性强，但不作常规应用。

2. 补体结合与血凝抑制试验　早期及恢复期双份血清测定补体结合及血凝抑制抗体，有显著增长者可确诊（效价 4 倍以上）。国外采用酶联免疫吸咐法及间接荧光免疫检测 IgM 抗体，可作早期诊断。

四、脑脊液检查

有腮腺炎而无脑膜炎症状和体征的病人，约半数脑脊液中白细胞计数轻度升高，且能从脑脊液中分离出腮腺炎病毒。

五、病毒分离

早期患者可在唾液、尿、血、脑脊液中分离到病毒。

【诊断与鉴别诊断】

一、诊断要点

诊断主要根据有发热和以耳垂为中心的腮腺肿大，结合流行情况及发病前 2～3 周有接触史，流行型腮腺炎诊断并不困难。如遇不典型的可疑病例，可按实验室检查方法进一步明确诊断。

二、鉴别诊断

1. 急性化脓性腮腺炎　多见于腹部外科大手术后、长期禁食及体质虚弱、长期卧床的老年患者，儿童少见。急性化脓性腮腺炎最常见的致病菌为金黄色葡萄球菌，其次为链球菌（包括肺炎链球菌）、G-杆菌（包括大肠杆菌），革兰氏阴性菌通常见于住院病人。其通常为单侧腮腺受累。早期症状为患侧耳下突然发生剧烈疼痛，几小时后出现肿胀，波及颊部及下颌角，局部皮肤发红发热，并呈硬结性浸润，触疼明显。口内腮腺导管乳头显著红肿，病变早期无唾液或分泌物溢出，当腮腺内有脓肿形成时，轻挤腮腺腺体可见有脓液流出。病人常有毒血症表现，体温升高、白细胞总数明显增加。急性化脓性腮腺炎一旦发生，常预示病人病情严重，如不积极治疗，后果不良。

2. 儿童复发性腮腺炎　在 5 岁左右最常见，单侧或双侧受累。腮腺反复肿胀，伴不适，仅有轻度水肿，皮肤可潮红，挤压单侧或双侧腺体可见导管口有脓液或胶冻状液体溢出。间隔数周或数月发作一次不等，年龄越小间隔时间越短，越易复发。随着年龄增长，发作次数减少，间隔时间延长，并有自愈倾向。腮腺造影表现为腺体部呈斑点状，末梢导管呈点球状扩张。核素检查摄取功能正常，排泄功能迟缓。

3. 腮腺区急性淋巴结炎　又称假性腮腺炎，是腮腺包膜卜或腺实质内淋巴结的炎症。发病缓慢，病情较轻，开始为局限性肿胀，以后逐渐扩展。腮腺腺体无分泌障碍，导管口不流脓。淋巴结脓肿破坏包膜后可侵入腺体，但一般比较局限。

4. 嚼肌间隙感染　多见于青壮年，多有牙痛史，特别是下颌第三磨牙冠周炎。患者张口受限，咀嚼困难，但腮腺分泌正常。典型的嚼肌间隙感染常以下颌角稍上为肿胀中心，不难与之区别。但在部分病人，感染咀嚼肌中部份纤维斜向后上扩散，以耳屏前区为中心肿胀，和急性化脓性腮腺炎的表现相似。

5. 颌下腺炎　以慢性多见，多见于成年人。其主要发病原因为导管的阻塞和狭窄。慢性颌下腺炎病史较长，从几个月至几年不等，其间可见轻重不同的急性炎症过程。

6. 下颌下间隙感染　患者有牙痛史并可查及病灶牙，下颌下区肿胀呈硬性浸润，皮肤潮红并可出现凹陷性水肿。下颌下腺导管分泌可能正常，无涎石阻塞症状。

7. 下颌下淋巴结炎　反复肿大，但与进食无关，下颌下腺分泌正常。下颌下淋巴结位置较表浅，易扪及，常有触痛。

【治疗】

一、治疗原则

包括一般护理、抗病毒药物治疗、对症治疗、中医药辩证治疗等。

二、治疗方法

（一）一般治疗

隔离患者使之卧床休息直至腮腺肿胀完全消退。注意口腔清洁，饮食以流质或软食为宜，避免酸性食物，保证液体摄入量。

（二）病原治疗

发病早期可试用利巴韦林 800mg/天，儿童 15mg/kg 静脉滴注，疗程 5~7 天。亦有报告应用干扰素治疗成人腮腺炎合并睾丸炎患者，能使腮腺炎和睾丸炎症状较快消失。

（三）对症治疗

宜散风解表，清热解毒。必要时内服去痛片、阿斯匹林等解热镇痛药。重症并发脑膜脑炎、严重睾丸炎、心肌炎时，可短期使用肾上腺皮质激素。睾丸炎治疗：成人患者在本病早期应用乙烯雌酚，每次数 1mg，一日三次，有减轻肿痛之效。脑膜脑炎治疗：可按乙型脑炎疗法处理。高热、头痛、呕吐时给予适量利尿剂脱水。胰腺炎治疗：禁饮食、输液、反复注射阿托品或山莨菪碱，早期应用皮质激素。

（四）中医治疗

1. 风热外感型

主症：症见头痛，发热不高，多在 37.5℃~38.5℃ 之间，有的还可有喷嚏、流涕，腮部肿胀酸痛，进食咀嚼均感腮部有十分难受的酸痛，舌质红、舌苔多呈薄黄，脉多浮数（即轻轻一按即可感到脉搏跳动且跳动很快）。

治则：清热解毒，透表散结。

方药：银翘散加减。

组成：薄荷 5g（后下）　　连翘 12g　　金银花 15g　　玄参 12g　　夏枯草 15g　　虎杖 12g

荆芥 6g　　板蓝根 25g　　牛蒡子 9g　　黄芩 8g　　黄柏 6g　　甘草 6g

2. 热毒炽盛型

主症：除腮部肿大较为明显外，腮部胀痛明显，稍为轻触即感疼痛。进食咀嚼吞咽均感艰难，咽喉部红肿，大便硬结不畅，小便短且黄，舌质红，舌苔黄厚，脉弦数（如按琴弦，且脉搏跳动快）。

治则：荡涤热毒，消肿软坚。

方药：三黄汤加减。

组成：黄芩 12g　　胡黄连 8g　　黄柏 6g　　蒲公英 32g　　马勃 4.5g（包煎）　　生蒲黄 3.3g（包煎）　　夏枯草 18g　　柴胡 6g　　玄参 12g　　牛蒡子 10g　　甘草 6g

（五）其他疗法

1. 外治法

（1）青黛散以醋调敷腮部，每日 3~4 次。

（2）紫金锭（玉枢丹）或金黄散以水调匀后敷患部。

（3）天花粉、绿豆各等分，研成细末，加入冷开水调成糊状，外敷患部，每日 3~4 次。

（4）鲜蒲公英、鲜马齿苋、鲜芙蓉花叶、鲜丝瓜叶，任选一种，捣烂外敷患部。

（5）黄柏粉 6g，青黛粉 4 克调匀，加入食醋调成糊状外敷腮部肿痛处，只要皮肤不敏感，可连敷 8 小时~10 小时。休息 3~4 小时换药再敷。在农村可用新鲜仙人掌去刺，洗净捣烂外敷，疗效也相当好。若无仙人掌，也可用蓝靛外敷。

2. 针刺法

治法：清热解毒，消肿散结。

处方：翳风　颊车　外关　合谷　关冲

随证配穴：温毒在表配风池、少商，热毒蕴结配商阳、曲池，睾丸肿痛配太冲、曲泉，惊厥神昏配人中、十宣。

操作：毫针刺，用泻法，每日 1 次，每次留针 30 分钟，或点刺出血，10 次为 1 疗程。

3. 耳针法

选穴：耳尖　对屏尖　面颊　肾上腺

方法：耳尖用三棱针点刺放血，余穴用毫针强刺激，每次留针 20~30 分钟。每日或隔日 1 次。

4. 灯火灸法

选穴：角孙

方法：单侧者取同侧，双侧者取双侧角孙。先将穴处头发剪去，常规消毒，用灯心草蘸植物油点燃，快速触点穴位，闻及"叭"的响声，立即提起。一般灸治 1 次即可消肿，如未完全消肿，次日可重复 1 次。本法还可以预防腮腺炎。

5. 饮食疗法

金银花牛蒡粥　金银花 30g，牛蒡子 15g。水煎取汁 200ml，另取粳米 100g 加水煮成稀粥，将起锅时加入药汁，并以白糖调味，分次服用。

蒲菊饮　蒲公英 30g，野菊花 30g。水煎取汁 200ml，加适量白糖调味，代茶频服。

板蓝根夏枯草饮 板蓝根 30g，夏枯草 20g。水煎取汁 200ml，加白糖适量，代茶频服。

海带海藻汤 海带、海藻各 120g，水煎服。适用于疟腮合并睾丸肿痛。

（六）并发症治疗

1. 并发脑膜脑炎、睾丸炎、心肌炎时，可短期使用肾上腺皮质激素 如氢化考的松，成人 200～300mg/日，或强的松 40～60mg/日，连续 3～5 天，儿童酌减。并发心肌炎者给大量维生素 C 及心肌营养药物治疗。

2. 睾丸炎治疗 抗病毒治疗同时应用激素，睾丸局部冷敷、制动等对症处理，可给予硫酸镁湿敷肿大之阴囊。成人患者在本病早期应用乙烯雌酚，每次 1mg，一日三次，有减轻肿痛之效。

3. 脑膜脑炎治疗可按乙型脑炎疗法处理 高热、头痛、呕吐时给予适量利尿剂脱水。

4. 胰腺炎治疗 禁饮食、输液、反复注射阿托品或山莨菪碱，早期应用皮质激素。

【预后】

流行性腮腺炎经过系统规范的治疗，一般预后良好。

【预防】

1. 流行性腮腺炎是可以预防的。通常的措施如下：（1）流行性腮腺炎是疫苗可预防性疾病，接种疫苗是预防流行性腮腺炎最有效的方法，儿童应按时完成预防接种，1.5 岁接种一针，6 岁接种一针。15 岁以下儿童均可接种。目前有麻腮疫苗、麻风腮疫苗。（2）在呼吸道疾病流行期间，尽量减少到人员拥挤的公共场所；出门时，应戴口罩，尤其在公交车上；（3）一旦发现孩子患疑似流腮，有发热或出现上呼吸道症状时，应及时到医院就诊，有利于早期诊治；（4）养成良好的个人卫生习惯，做到"四勤一多"：勤洗手、勤通风、勤晒衣被、勤锻炼身体、多喝水。

2. 腮腺炎的传染性仅次于麻疹和水痘，常在幼儿入托、新生入学、新兵入伍时爆发流行。中国的腮腺炎发病主要集中在 4～15 岁人群，占总病例数的 80% 以上，爆发占公共卫生事件的 20% 左右。所以目前预防腮腺炎应以儿童和青少年为主。

3. 预防中药验方：

（1）贯众 10g，板蓝根 15g，甘草 5g，大青叶 10g，金银花 10g。用法：每日一剂，水煎分 2 次口服，连服 3～5 天。

（2）金银花 15g，连翘 10g，夏枯草 15g，大青叶 10g，甘草 5g。用法：每日一剂，水煎分 2 次口服，连服 3～5 天。

（3）夏枯草 15g，板蓝根 15g。用法：每日一剂，水煎分 2 次口服，连服 3～5 天。

（4）板蓝根 30g，金银花 15g，贯众 15g。用法：每日一剂，水煎分 2 次口服，连服 3～5 天。

4. 暴发区预防措施：在暴发地区进行疫苗应急接种是控制疫情蔓延的主要措施，应急接种可根据发病情况、接种率调查、人群抗体水平调查情况综合分析选择强化免疫或查漏补种。加强对乡村医生的传染病疫情报告管理及防治知识培训工作，强化疫情报告意识，做到早报告、早隔离、早处理。对病人要隔离至症状、体征消失或发病后 10 天，对接触者要进行医学观察，对集体儿童机构应留验 3 周，对疑似患者应立即暂时隔离。加强大众健康教育工作，普及流行性腮腺炎防治知识。

第十三节　肾综合征出血热

肾综合征出血热（hemorrhagic fever with renal syndrome，HFRS），原称流行性出血热（epidemic hemorrhagic fever，EHF）。是由汉坦病毒（Hantan virus）引起的急性、地方性、自然疫源性传染病，病情危急，并发症多，病死率高。其主要病理变化是全身广泛性的小血管和毛细血管的损害。临床上以发热、出血、肾脏损害为三大主症，典型病例表现为五期经过，即发热期、低血压休克期、少尿期、多尿期和恢复期。该病属中医"瘟疫"、"疫疹"、"疫疠"、"伏气温病"等范畴。

【病原学】

肾综合征出血热病毒（HFRSV）属布尼亚病毒科汉坦病毒属（HV），现统称汉坦病毒（HV）。1978 年首先由韩国学者李镐汪从朝鲜出血热疫区（汉滩河流域）的黑线姬鼠的肺组织中分离出该病的病原体——汉滩病毒（hantaan virus，HTNV）。1981 年我国也从黑线姬鼠分离到汉滩病毒（A9 株）。同年又首次从疫区褐家鼠分离出家鼠型出血热病毒（R22 株）。本病毒为有膜 RNA 病毒，形态有圆形、卵圆形和长形三种，病毒核心为基因组 RNA 和核壳，外层为脂质双层包膜，表面是糖蛋白，直径为 70～210nm。

汉坦病毒基因组由 L、M 和 S 三个片段组成，S 片段编码病毒核蛋白，可诱导机体产生非中和抗体，在免疫保护中起一定作用。M 片段编码病毒膜糖蛋白，包括 G1 和 G2。G1 区存在抗原决定簇的主要部位，毒力基因可能也在 G1 区。糖蛋白可能是产生中和抗体、血凝抑制抗体、细胞融合和细胞免疫等的主要功能部位。不同血清型病毒的糖蛋白有差异，血清型不同的病毒其毒力和同一血清型不同毒株的毒力也均不相同，是不同血清型病毒在病原学、流行病学、临床表现等方面有差异的基础。L 片段编码 L 蛋白，L 蛋白主要是病毒多聚酶（或转录酶）蛋白，在病毒复制中起主要作用。

根据血清学检查，汉坦病毒大致可分为 10 型。Ⅰ型汉滩病毒，病毒分离来自韩国的黑线姬鼠，又称姬鼠型；Ⅱ型汉城病毒，病毒分离来自韩国汉城褐家鼠，又称家鼠型；Ⅲ型普马拉病毒，病毒分离来自芬兰棕背鼠，又称棕背鼠型；Ⅳ型希望山病毒，病毒分离来自美国草原田鼠，又称田鼠型。以上 4 型是经 WHO 认定的。其余 6 型包括南斯拉夫的贝尔格莱德－多布拉伐病毒型、泰国病毒型、印度的索托帕拉雅病毒型、无名型、纽约病毒型和美国新发现的汉滩病毒肺综合征型。我国所流行的主要是Ⅰ型和Ⅱ型病毒。目前认为Ⅰ型病毒感染者病情重于Ⅱ型病毒感染者，可能与病毒毒力较强有关。

【流行病学】

一、传染源

肾综合征出血热是多宿主性的自然疫源性动物疫源性疾病。迄今世界上已报道 170 多种脊椎动物自然感染 HV。我国目前已查出 67 种脊椎动物携带本病病毒，主要是啮齿类，如黑线姬鼠、大林姬鼠、褐家鼠等，其他动物包括猫、狗、猪、兔等。黑线姬鼠和褐家鼠为主要宿主动物和传染源，林区则是大林姬鼠。由于 HFRS 患者早期的血和尿中携带 HFRSV，虽然有个别病例接触后感染本病，但人不是主要传染源。

二、传播途径

主要传播为动物源性，病毒能通过宿主动物的血及唾液、尿、便排出，鼠向人的直接传播是人类感染的重要途径。主要传播途径有以下几种：

1. 接触传播　被鼠咬伤或破损伤口接触带病毒的鼠类血液和排泄物亦可导致感染。但此种感染机会毕竟较少，不能作为主要传播途径。

2. 呼吸道传播　携带病毒的鼠类排泄物，如尿、粪、唾液等污染尘埃后形成的气溶胶，能通过呼吸道而感染人体。

3. 消化道传播　进食被携带病毒的鼠类排泄物所污染的食物。病毒可通过破损的口腔黏膜进入体内。

4. 母婴传播　孕期感染本病后，病毒可经胎盘感染胎儿。病毒经胎盘垂直传播，这对鼠间保持自然疫源地有一定意义，但在人间流行病学的意义较少。

5. 虫媒传播　有人认为寄生鼠类身上的革螨和恙螨具有传播作用，尚有待进一步证实。

三、易感人群

人类对本病毒普遍易感，感染后发病与否与感染病毒型别有关。多数人呈隐性感染状态。以男性青壮年农民和工人发病较多。其他人群亦可发病，不同人群发病的多少与接触传染源的机会多少有关。家鼠型隐性感染率比姬鼠型高。发病后血清抗体在 2 周可达高峰，持续时间较长，病后能获得持久性免疫，再次感染发病者罕见。

四、流行特征

1. 地区性　本病流行较广，主要分布于亚洲，其次为欧洲和非洲，美洲病例较少，包括中国、朝鲜、日本、俄罗斯、芬兰、丹麦、瑞典等国。我国除青海、新疆外，其余省市和自治区均有病例报告。目前，我国的流行趋势是老疫区病例逐渐减少，新疫区则不断增加。

2. 季节性和周期性　本病一年四季均可发病，但有明显的高峰季节。其中黑线姬鼠传播者以 11 月至次年 1 月为高峰，5～7 月为小高峰。家鼠传播者以 3～5 月为高峰，林区姬鼠为传染源者流行高峰在夏季。本病发病率有一定周期性波动，黑线姬鼠为传染源的疫区，一般相隔数年有一次较大流行。家鼠为传染源的疫区周期性尚不明显。

3. 疫区流行类型　根据宿主动物种类的不同可分为：①姬鼠型，主要分布于亚洲，流行于秋冬季，临床病情较重；②家鼠型，分布广，流行于春夏季，临床病例以轻型和普通型为多；③棕背鼠型，以棕背鼠和红背鼠为主要传染源，分布于欧洲，流行于秋冬季，病情轻，死亡率低；④田鼠型，分布于北美，但迄今未见致病。

国内可分为：①姬鼠型，主要分布于农村；②家鼠型，主要分布于城市和农村；③混合型，指同一疫区兼有姬鼠型和家鼠型，主要是农村城镇。近年疫情趋势家鼠型逐年增多，疫区逐渐趋向于混合型。

【病因病机】

一、中医病因病机

病毒性出血热有明显的传染性，呈流行性发病的特征，这与中医学中瘟疫致病是一致的。中医学认为，本病主要是由于人体正气不足，外感温热疫毒之邪，由口鼻或皮毛侵入机体，化火内陷营血所致。近年来，中医根据本病发热、出血、肾损伤等特点，命名为"肾性疫斑热"。其病因主要为"疫毒"，病因属性主要有热毒、湿毒、寒毒三种。

病邪初犯肌表，郁遏卫气，邪正相争，故见发热、头痛、恶寒、身重、苔黄、脉浮数等卫表证候，但此阶段持续时间不长，此后温邪迅速入里，多见卫气或气营同病，如高热，烦渴，恶心呕吐；或腹满胀痛，便秘或便泄不爽；斑疹隐现，甚则神昏谵语，斑疹密布，吐血、衄血、便血等。若因热毒内炽，气机闭郁，易发厥逆，或热厥夹瘀，或水热瘀结，严重者邪伤气阴，正气虚败，阳气衰竭呈现高热骤退，冷汗淋漓，疲乏无力，肢厥脉伏，进入低血压休克期。

若热毒伤肾，肾阴亏损，肾水枯竭，症见尿少、尿闭，口渴舌燥，此为病情进一步发展至少尿期阶段。因该阶段热结血瘀，尿少尿闭，故毒无出路变证丛生。轻则湿热结聚，膀胱气化不利而腹满，小便赤色或水血蓄积，水道不通则少腹刺痛，肌肤衄血或肾阴亏耗而尿少尿闭，唇焦齿稿，皮肤干燥，精神恍惚，也可出现肾阳衰败，气化无能而尿少，重则邪陷厥阴，心肝受病而神昏，惊厥，抽搐或水无出路，水饮壅肺而喘息胸满，痰涎壅盛。

少尿期过后，进入多尿期，因肾络瘀阻不通，故腰部刺痛，瘀斑，尿多而涩滞；若阳虚水湿内停可见面浮肢肿，尿多清长；邪去正虚，肾气不固，膀胱失约则腰酸肢软，尿量颇多。进入恢复期，肾气渐复，固摄有权，开合有度，则尿量趋于正常，此为病愈佳兆。

本病初期虽有湿、热、寒偏重的不同，但至休克期，则多为热邪内闭，气阴欲脱或兼阳气欲脱，而至极期（少尿期）则多从热化，而成湿热夹瘀，阻滞三焦之证。多尿期、恢复期皆属正虚邪未尽的病证。

我国流行季节发病高峰有双峰和单峰两种类型。多数地区为单峰型，即秋冬季（10~12月份）；少数地区为双峰型，即除秋冬外在春夏之间（4~6月）有小峰。野鼠型以秋冬季为多，家鼠型以春夏季为多，一年四季均可散发。

二、西医发病机制和病理

本病的发病机制至今仍未完全清楚，多数研究提示：汉坦病毒是本病发病的始动因子。一方面病毒感染能导致感染细胞功能和结构的损害；另一方面病毒感染诱发人体的免疫应答和各种细胞因子的释放，既有清除感染病毒，保护机体的作用，又能引起机体组织损伤的不利作用。

本病毒侵入人体后，随血液散布全身，在各脏器组织细胞，特别是在血管内皮细胞中增殖并释放至血液，引起病毒血症，出现发热和中毒症状。当小血管和毛细血管受到损害时，引起血管通透性增加，血浆外渗，有效循环血量减少，导致低血容量性休克。在血管损害的基础上，血小板损害、聚集和黏附功能障碍，加上凝血机制失调，DIC形成等引起全身广泛性出血。肾血管损害，血管通透性增加，引起肾间质水肿。肾小球基底膜损伤，肾小管上皮细胞变性、坏死、脱落和肾小管阻塞等引起蛋白尿、少尿和肾功能衰竭等一系列病理生理变化。

本病的基本病理变化是全身小血管包括小动脉、小静脉和毛细血管广泛性损害，血管壁内皮细胞肿胀、变性和坏死。重者管壁可发生纤维蛋白样坏死和破裂等，内脏毛细血管高度扩张、淤血，管腔内可见血栓形成，引起各组织、器官的充血、出血、变性甚至坏死，肾脏、脑垂体前叶、肾上腺皮质、右心房内膜、皮肤等处病变尤为显著。炎性细胞虽也存在，但不明显，一般以淋巴细胞、单核细胞和浆细胞为主。

脏器中肾病变最明显，肾脏肿大，肉眼可见肾脂肪囊水肿、出血。切面见皮质苍白，髓质暗红，极度充血、出血和水肿，并可见灰白色的缺血坏死区。镜检肾小球充血，基底膜增厚，肾小球囊内有蛋白和红细胞，肾近曲小管上皮有不同程度的变性。肾间质高度充血、出血和水肿，使肾小管受压而变窄或闭塞。间质有细胞浸润。肉眼可见心脏右心房内膜下广泛出血，甚至可达肌层或心外膜下。镜检心肌纤维有不同程度的变性、坏死，部分可断裂。脑垂体肿大，前叶显著充血、出血和凝固性坏死。垂体后叶无明显变化。后腹膜和纵隔有胶冻样水肿。肝、胰和脑实质细胞有充血、出血和坏死。小血管、毛细血管的内皮细胞及肺、肝、肾上腺、脑、胸腺、淋巴结、胃、肠、胰等脏器组织中均能检出 HFRS 病毒抗原。

【临床表现】

一、临床分期

潜伏期4~46天，一般为7~14天，以2周多见。典型表现有发热、出血肾脏损害三类主要症状，以及发热期、低血压休克期、少尿期、多尿期和恢复期的五期临床过程。非典型和轻型病例可以出现"越期"现象，而重症患者则可出现发热期、休克期和少尿期之间互相重叠。

（一）发热期

除发热外，主要表现为全身中毒症状、毛细血管损害和肾损害。患者起病急骤，发热常在39~40℃之间，以稽留热和弛张热多见。热程多数为3~17天。一般体温越高，热程越长，则病情越重。少数患者以低热、出现胃肠道和呼吸道前驱症状开始。轻型患者热退后症状缓解，重症患者热退后病情反而加重。

全身中毒症状表现为全身酸痛、头痛和腰痛。少数患者出现眼眶痛，并以眼球转动时为甚。头痛、腰痛和眼眶痛，一般称为"三痛"。头痛为脑血管扩张充血所致；腰痛与肾周围组织充血、水肿以及腹膜后水肿有关；眼眶痛是眼周围组织水肿所引起，重者可伴有眼压升高和视力模糊。多数病人可出现胃肠中毒症状，如食欲减退、恶心、呕吐或腹痛、腹泻。腹痛剧烈者腹部有压痛和反跳痛，易误诊为急腹症而手术。此类患者多为肠系膜局部极度充血和水肿，腹泻可带黏液和血而误诊为痢疾或肠炎。部分患者出现嗜睡、烦躁、谵妄或抽搐等神经精神症状，出现中毒性神经精神症状者多数发展为重型。

毛细血管损害主要表现为充血、出血和渗出水肿征。皮肤充血主要见于颜面、颈、胸等部位潮红，重者呈酒醉貌。黏膜充血见于眼结膜、口腔软腭和咽部。皮肤出血多见于腋下和胸背部，常呈搔抓样或条索点状淤点。黏膜出血常见于软腭，呈针尖样出血点，眼结膜呈片状出血。少数患者有鼻衄、咯血、黑便和血尿。渗出水肿征表现在球结膜水肿，部分患者出现腹水、胸水，严重的发生脑水肿。

发病 1~2 天即可出现肾脏损害，表现为蛋白尿、血尿和少尿倾向，有时尿中可见膜状物，镜检发现管型。

（二）低血压休克期

主要为失血浆性低血容量休克的表现。一般发生在起病后 4~6 天。多数患者发热末期或热退同时出现血压下降，少数热退后发生。轻型患者可不发生低血压或休克。本期持续时间短者数小时，长者可达 4 天以上，一般为 1~3 天。其持续时间长短与病情轻重、治疗措施是否及时和正确有关。一般血压开始下降时四肢尚温暖，若血容量继续下降则表现为脸色苍白、四肢厥冷、脉搏细弱或不能触及、尿量减少。当脑供血不足时出现烦躁、谵妄。少数顽固性休克患者，由于长期组织灌注不良而出现紫绀，并促使脑水肿、急性呼吸窘迫综合征（ARDS）和急性肾功能衰竭的发生。

（三）少尿期

少尿期是继低血压休克期而出现的，也可与低血压休克期重叠或由发热期直接进入此期。一般以 24h 尿量少于 500ml 为少尿，少于 50ml 为无尿。少尿期为本病的极期，一般发生在 5~8 天，持续 2~5 天。少尿期的临床表现为尿毒症，酸中毒和水、电解质紊乱。严重患者可出现高血容量综合征和肺水肿。临床表现为厌食、恶心、呕吐、腹胀、腹泻，常有顽固性呃逆，并出现头晕、头痛、烦躁、嗜睡甚至昏迷、抽搐。多数患者此期由于 DIC、血小板功能障碍或肝素类物质增加而出血现象加重。表现为皮肤淤斑增加、鼻衄、便血、呕血、咯血、血尿等。少数患者出现颅内出血及其他内脏出血。酸中毒表现为呼吸增快或深大呼吸。水钠潴留则使组织水肿加重，可出现腹水。电解质紊乱如低血钠、高血钾，可出现心律失常或脑水肿症状。高血容量综合征表现为体表静脉充盈，脉搏洪大，脉压差增大，脸部胀满和心率增快。

（四）多尿期

多尿期多出现在病程 9~12 天。由于循环血量增加，肾小球滤过功能改善，肾小管上皮细胞逐渐修复，但再吸收功能未完善，加之少尿期在体内潴留的尿素氮等物质引起高渗性利尿作用，使尿量明显增加。多数患者由少尿期进入此期，也有从发热期或低血压期转入此期者。多尿期一般持续 3~7 天，很少超过 10 天。根据尿量和氮质血症情况可分为以下三期。

1. 移行期。每日尿量由 500ml 增加至 2000ml，此期虽尿量增加，但血尿素氮和肌酐等反而上升，症状加重，须注意观察病情。

2. 多尿早期。每日尿量超过 2000ml。氮质血症未见改善，症状仍重。

3. 多尿后期。尿量每日超过 3000ml，并逐日增加，氮质血症逐步下降，精神、食欲逐渐好转。一般每日尿量可达 3000~6000ml，由于尿液大量排出，可出现失水和电解质紊乱，特别是低钾血症。

（五）恢复期

随着肾功能的逐渐恢复，尿量逐步恢复到 2000ml 以下，精神、食欲基本恢复。一般尚需 1~2 个月，体力才能完全恢复。

二、临床分型

根据发热高低、中毒症状轻重和出血、休克、肾功能损害的严重程度，本病可分为五型。

1. 轻型　体温在 38℃ 左右，中毒症状轻，除皮肤和黏膜有出血点外，其他处无明显出血现象，肾脏损害轻微，无休克和少尿。

2. 中型　体温 39~40℃，中毒症状较重，有明显的球结膜水肿，病程中收缩压低于 12kPa（90mmHg），或脉压差小于 3.46kPa（26mmHg）。有明显出血及少尿期，尿蛋白 +++。

3. 重型　体温 ≥40℃，中毒症状及渗出征严重，可出现中毒性神经精神症状。有皮肤淤斑和腔道出血，出现休克，少尿持续 5 天以内或无尿 2 天以内。

4. 危重型　此型指在重型基础上，出现严重感染，如难治性休克、严重出血、重要脏器出血（肺、脑），少尿超过 5 天或尿闭 2 天以上或尿素氮超过 42.84mmol/L，出现心力衰竭、肺水肿，及出现脑水肿、脑出血或脑疝等中枢神经系统并发症等情况。

5. 非典型型　发热在 38℃ 以下，皮肤黏膜可有散在出血点，尿蛋白 ±，血、尿特异性抗原或抗体阳性。

三、并发症

（一）出血

1. 皮肤粘膜出血

2. 胃肠道出血

3. 颅内出血

4. 腹膜后出血和腹腔出血　腹膜后出血主要是肾破裂出。腹腔内血管破裂也是腹腔内出血的主要原因，常见有肠系膜破裂。表现为突发腹痛，腹肌紧张，腹部可触及包块。可有移动性浊音。

5. 泌尿道出血　原因是肾盂、输尿管或膀胱区血管损伤，以及凝血功能障碍。

（二）继发感染

是 HFRS 常见的严重并发症之一，严重的继发感染可危及生命。可发生于病程各期，以少尿期和多尿期最为常见。感染部位以肺部感染最多见，约占 70% 以上，其次为尿路感染、腹腔感染、皮肤软组织感染、深部浓肿和败血症等。感染病原菌多为金黄色葡萄球菌、大肠杆菌、变形杆菌、绿脓杆菌或其他革兰氏阴性杆菌，偶可并发霉菌感染。

（三）肺部并发症

肺损害是 HFRS 患者最常见的并发症之一，发生率 60% 左右，病死率 10.3%~18.8%。肺并发症临床类型多，容易相互混淆，及时诊治肺并发症是提高 HFRS 重要环节。

1. 原发性肺水肿　占肺并发症的 41.1%，胸部 X-线表现：①肺充血；②间质肺水肿，两者占 20%~40%；③肺泡水肿，该型占 6%~56%；④胸膜反应，占 8%~26%；

⑤混合型：同时具备上述两种或两种以上表现，约占22%。原发性肺水肿多在3～6天消失。也有因大量输液导致呼吸衰竭者。

2. 尿毒症肺 又名尿毒症间质肺炎、尿毒症肺水肿，占肺并发症的28.25%，与BUN、Cr峰值相一致，多数患者无症状，约17%病例表现咳嗽或胸闷气短，严重者出现不同程度的呼吸困难。体温和周围白细胞分类正常。肺部呼吸音可降低或闻有湿啰音。胸部X线特点：肺充血及间质水肿占26%～48%；肺泡水肿占14%～36%；胸膜反应32%～49%；混合型49%；心影增大21%～30%。

3. 急性呼吸窘迫综合症（ARDS） 具有下列两项或两项以上表现：①体温>38℃或<36℃；②心率>90次/min；③呼吸>20次/min或动脉二氧化碳分压（$PacO_2$）<4.3kPa；④白细胞计数>12×10^9/L或<4×10^9/L，或单核细胞>0.01。氧合指数PaO_2/FiO_2（吸氧浓度）进行性下降，应警惕ARDS发生。

4. 继发性肺感染 具备下列条件之一者可诊为肺感染：①出现新的脓痰或痰液性状有变化；②自血中培养出病原体；③自气管抽吸物、刷检或活检标本中分离出病原体。本并发症预后较差，病死率约41.2%，可能与肺脏遭受多次打击，耐药菌增多及合并肾衰有关。

5. 心源性肺水肿 分早期、中期、晚期3个阶段。

早期：表现有胸闷、胸部紧迫感、紧张、烦躁不安、气急、呼吸困难，取坐位时能好转。此时血压升高，颈静脉充盈，心音亢进，肺听诊呼吸音粗糙、呼吸音延长，水泡音少见。

中期：呼吸困难严重，不能平卧，病人更烦躁紧张，头部多汗，口唇发绀，双肺闻及干湿啰音；咳嗽加重，有少量泡沫痰。

晚期：发绀加重，呈喘鸣呼吸，由口、鼻咳出粉红色泡沫痰，意识障碍，心律加快，血压下降，最终因呼衰死亡。病死率高达81%～89%。如抢救及时，约半数可逆转。

5. 弥漫性肺泡出血 咳血痰、洛全血，呼吸急促，同时伴有面色甲床苍白、便血，部分患者有血性胸水或血尿。胸部听诊有湿啰音、哮鸣音、胸膜磨擦音。胸片示弥漫性或局限性肺浸润，多为两侧不对称。

（四）心脏并发症

病毒对心肌的损害波及心脏全层，即心内外膜、心肌以及冠状血管系统和传导系统。表现为灶性心肌细胞肿胀、萎缩、纤维横纹断裂，甚至心肌坏死。心肌间质水肿出血渗出，病变区炎症细胞浸润。微血管血栓形成，血管内皮细胞肿胀，出血渗出，血流紊乱。心内外膜点状或片状出血。以右心耳为明显。

（五）神经系统病发症

1. 脑炎与脑膜脑炎 可能系病毒直接侵犯脑膜及脑实质引起炎症反应的结果，但也有变态反应参与。见于重症病人，脑炎较脑膜炎多见，多见于少尿期，发热期和多尿移行阶段均可发生。脑脊液检查常为无色透明，压力稍高，蛋白增加，糖及氯化物正常，个别病例蛋白可超过100×106，脑脊液中IgG含量常高于正常。

2. 中毒性脑病 可能由细胞因子、炎症因子和各种毒性代谢产物损伤脑血管及神经细胞所致。常见于重型及危重型病例的发热期，患者高热、头痛、恶心、呕吐。可表现一过性精神或意识障碍，表现为兴奋、谵语、不合作，神志恍惚，精神失常，或反应迟钝、嗜睡等。可出现脑膜刺激症。脑脊液清，压力可稍高，细胞正常或轻度异常，预后良好

3. 脑水肿　可能由下列因素所致：①毛细血管损坏造成血浆大量外渗。②低钠血症造成低渗性脑水肿。③微循环障碍导致脑组织淤血水肿。④低蛋白血症。⑤高血容量综合症。⑥颅内出血导致压迫性脑水肿等。

4. 急性脊髓炎　曾报道 4 例 HFRS 患者发生急性脊髓炎，共同的症状是感到双下肢软弱无力，甚至不能自主运动。检查发现 4 例病人分别自 T10、T11、L1 及 L4～5 水平以下皮肤感觉减退或消失，双下肢迟缓性瘫痪，肌力下降至 1～2 级，腹壁、提睾、膝、跟腱反射消失。脑脊液无色透明，压力正常，白细胞数 $20～80×10^6/L$，糖、蛋白及氯化物均正常。经激素与脱水剂治疗 2～3 周后，症状开始好转，2 个月后能下地自由活动。

5. 颅内出血　颅内出血是 HFRS 重要的致死原因之一，颅内出血有 4 种情况：弥漫性脑出血、颅内血肿、蛛网膜下腔出血及硬膜下血肿。最基本的病理基础是毛细血管和小学管脆性及通透性增加，严重的氮质血症、凝血机制障碍、DIC、血小板减少、纤溶亢进和肝素样物质增多均可促发颅内出血。过早下床活动、大便用力过猛是重要的诱发因素。

6. 高血压脑病　由于血浆中缩血管物质增多，舒血管物质相对不足，加上血容量增多，使病人在少尿期至多尿早期出现不同程度的高血压，少数病人并发高血压脑病而危及生命。通常脑血管具有自我调节功能，使脑血流不因血压变动而发生变异。当血压突然升高，则脑血管广泛性痉挛收缩，脑组织缺血，继而出现小动脉被动性扩张，发生高血压脑病，出现脑功能障碍。

7. 脑神经损害

8. 失明

9. 失语　见于各型 HFRS，脑脊液检查均正常，可能是病毒感染造成语言运动分析器一过性功能障碍所致，伴有其他颅神经损害者，不能排除脑实质受损。治疗原则：①治疗原发病，早期抗病毒治疗与合理的液体疗法；②积极防治休克、肾功能衰竭与改善血液循环；③防治脑水肿。

（六）自发性肾破裂

表现有：腰痛、腹痛：　出血量多者有烦躁不安、面色苍白、脉搏加快，出冷汗甚至晕厥。部分患者有恶心、呕吐，偶见腹泻与里急后重等消化道症状。少数患者在肾破裂后突然无尿。

（七）高渗性非酮症糖尿病昏迷

临床上以高血渗透压、高血糖、严重脱水、意识障碍、循环衰竭等为主要特征。

（八）垂体前叶功能减退症

症状出现的快慢取决于垂体损伤的程度，损伤严重者可表现为垂体性昏迷，常导致死亡；损伤轻者常在恢复期逐渐表现出垂体前叶功能减退，在应激情况下可发生垂体危象。垂体性昏迷生前常难确诊，主要表现为剧烈头痛、顽固性呕吐、头晕、嗜睡、意识障碍，大多有休克和出血倾向，与颅内出血和颅内高压症很难区别。

【实验室检查】

一、尿常规

起病第 2 ~ 3 日即可见尿蛋白，且在短期内迅速增加是其特征性变化。部分病人可见尿中有红细胞、各类管型或膜状物（为大量蛋白和脱落上皮细胞的凝聚物）。

二、血象

早期白细胞总数正常或偏低，随病程进展增高，重者可出现类白血病反应，并可出现异形淋巴细胞，重者达 15% 以上。血小板计数下降，以低血压及少尿期最低。红细胞及血红蛋白在发热后期和低血压期因血液浓缩而升高。

三、血生化检查

血尿素氮（BUN）和肌酐值逐渐增高，少尿期和多尿期早期达高峰。休克期和少尿期以代谢性酸中毒为主。全病程多低血钠、低血钙、低血氯，发热期和低血压休克期血钾多偏低，少尿期多高血钾，多尿期又降低。

四、血清免疫学检查

用间接免疫荧光法，以 HFRSV 抗原片，检测患者双份血清，恢复期血清 IgG 荧光抗体效价增高 4 倍以上者可确诊。如早期 IgM 荧光抗体阳性，或用直接免疫荧光法检测患者血、尿细胞内病毒抗原阳性者，可做为早期诊断的依据，有条件者可用酶联免疫吸附试验，免疫酶染色法、反向被动血凝法进行特异性诊断。

【诊断与鉴别诊断】

一、诊断要点

根据流行病学资料，临床表现和实验室检查结果可作出诊断。

（一）流行病学

包括流行地区、流行季节，病前两个月内有疫区旅居史或病前两个月内有与鼠类直接或间接接触史。

（二）临床表现

临床特征早期的三种主要表现有发热中毒症状的"三痛"，充血出血外渗征的"三红"和肾损害。

病程的五期经过：不典型者可以越期或重叠。患者热退后症状反而加重，是与其他感染性疾病不同的特点，有助于诊断。

（三）血液检查

白细胞总数增高，分类中淋巴细胞增多，并有异常淋巴细胞，血小板减少，特异性 IgM、IgG 阳性，RT – PCR 检测 Hantan 病毒阳性。

二、鉴别诊断

（一）以发热为主症者

应与上感、流感、流脑、败血症、斑疹伤寒、钩端螺旋体病等鉴别。

1. 感冒、流感及上呼吸道感染：多呈群发，上呼吸道症状特别显著，且呈热退病减，无出血热的渗出（肿）、出血及尿的突出改变，血清学检查可鉴别。

2. 斑疹伤寒：该病常表现为午后寒热如疟，头痛如裂，于第 4 ～ 5 病日在胸、背、肩、臂依次出现鲜红色、压之退色的斑疹为其突出特点，白细胞尤其嗜酸性血细胞常显著养活用特效抗生素（四环素、强力霉素、氯霉素等）后多于 24 ～ 48 小时内热退病愈，外斐氏反应阳性。

3. 钩端螺旋体病：病发季节为夏末秋初，具有"寒热酸痛一身乏，腰酸腿痛淋巴大"的突出特征，眼结膜出血虽重而不肿胀，腓肠肌疼痛如刀割，白细胞呈低、中度增高，血小板正常，青霉素有特效，血清抗体测定如血凝、ELLSA、间接血凝、血溶，或间接荧光抗体、补体结合试验阳性可鉴别，有条件时也可进行血、脑脊液或尿培养。

4. 败血症：常见于呼吸、消化、泌尿道与皮肤等，有原发感染病灶。常表现有发冷、发热、汗出三个过程，多形性皮疹，白细胞与/或中性粒细胞显著增高，并有中毒颗粒，进行性贫血，血培养阳性，大剂联合应用抗菌剂有效。

（二）以休克为主症者

应与休克型肺炎、暴发型流脑、败血症休克、过敏性休克等鉴别。

（三）以出血为主症者

应与血小板减少性紫癜、伤寒肠出血、溃疡病出血等鉴别。

（四）以肾损害为主症者

应与肾小球性肾炎、急性肾盂肾炎及其它原因的肾功能不全相鉴别。

（五）以腹痛为主症者

应与外科急腹症，如急性阑尾炎、腹膜炎、肠梗阻及急性胆囊炎相鉴别。

（六）有类白血病样血象者

应与急性粒细胞性白血病鉴别。

【治疗】

一、治疗原则

目前尚无针对病因的特效治疗方法，主要针对各期病理生理变化，抓住主要矛盾和矛盾转化的趋势，采用中西医结合的综合性预防性治疗措施，贯彻"三早一就"（早诊断，早休息，早治疗，就近就地到有医疗条件的医疗机构救治）是本病治疗的关键，把好四关（休克、肾衰、出血、感染）亦是治疗本病的重要环节。坚持早期定度有助于发现危重患者；采用多种方法监测病情，进行预防性治疗、防止致死性并发症的出现，降低病死率，提高治愈率。各期治疗原则为：发热期控制感染，减轻外渗，改善中毒症状和预防DIC。低血压休克期　应积极补充血容量，纠正酸中毒和改善微循环功能。少尿期应稳定内环境，促进肾功能恢复。移行期和多尿早期治疗同少尿期。多尿后期主要是维持水和电解质平衡，防治继发感染。

二、治疗方法

本病治疗以综合疗法为主，早期应用抗病毒治疗，同时强调根据不同病期的病理生理改变，采取合理的液体疗法的重要性。治疗中要注意防治休克、肾功能衰竭和出血。

（一）发热期

1. 控制感染　抗病毒治疗必须在早期病程5～7天以前病毒血症阶段进行。可应用干扰素100万U，肌肉注射，每日1次，疗程3～5天。

2. 减轻外渗　早期应卧床休息。由于血管损害所致之血浆外渗和因高热、呕吐、腹泻等引起的体液电解质丢失，以及因进食、饮水不足引起的入量不足，应补充足够的液体和电解质。每日输液应以等渗盐液为主，可用平衡盐液、葡萄糖盐水等，每日1000～2000ml静脉滴注，疗程3～4天。

3. 改善中毒症状　高热以物理降温为主，忌用强力退热药，以防大汗而进一步丧失血容量。中毒症状重者可给予氟美松5～10mg，静滴。

4. 预防DIC　适当给予低分子右旋糖苷或丹参注射液，静滴，以降低血液黏滞性。高热、中毒症状和渗出严重者，可定期检测凝血时间和部分凝血活酶时间。当处于高凝状态时，可给予小剂量肝素抗凝，一般0.5～1mg/kg，6～12h 1次，缓慢静注，疗程1～3天。

（二）低血压休克期

1. 补充血容量宜早期、快速，液体应晶胶结合。以平衡盐为主，切忌单纯输入葡萄糖液。胶体溶液常用低分子右旋糖苷、血浆和白蛋白。每次300～400ml。同时密切观察血压的变化，血压正常后输液仍应维持24h以上。

2. 纠正酸中毒休克时常伴有代谢性酸中毒，主要用5%的碳酸氢钠溶液，可根据二氧化碳结合力结果给予补充或每次5ml/kg。

3. 血管活性药物与肾上腺皮质激素的应用，经补液纠正酸中毒后，血压仍不稳定者可应用血管活性药物，如多巴胺按10～20mg/100ml液体静滴，山莨菪碱（654-2）0.3～0.5mg/kg静脉注射。同时也可用氟美松5～10mg，静滴。

（三）少尿期

1. 稳定内环境　当患者出现少尿现象时，应严格区别是肾前性少尿还是肾性少尿，若尿比重大于1.20，尿钠低于40mmol/L，尿尿素氮与血尿素氮之比大于10：1应考虑为肾前性少尿，可输入电解质液500～1000ml，并观察尿量是否增加，或用20%的甘露醇125ml静注。观察3h，尿量若少于100ml，则为肾实质损害所致的少尿，宜严格控制输入量。每日补液量为前日尿量和呕吐量加500～700ml。

2. 促进利尿　本病少尿的原因之一是肾间质水肿压迫肾小管。因此，少尿初期可应用20%的甘露醇125ml静注，以减轻肾间质水肿。常用的利尿剂速尿和利尿酸钠作用于肾曲管，抑制钠和水的再吸收，有较强的利尿作用。用法：速尿为每次20～40mg，静脉推注，利尿酸钠剂量每次为25mg，肌注或静脉推注。

3. 导泻疗法　本法可使体内液体、电解质和尿素氮通过肠道排出体外，对缓解尿毒症、高血容量综合征等有较好的效果。常用甘露醇25g，每日2～3次，口服，亦可用50%的硫酸镁40ml，口服。

4. 透析疗法　有利于排出血中尿素氮和过多水分，纠正电解质和酸碱平衡失调，缓解尿毒症，为肾脏修复和再生争取时间。透析指征如下：

（1）无尿1天以上或少尿2天以上，经利尿等治疗无效（注射速尿或用甘露醇静脉快速滴注），或尿量增加缓慢，尿毒症表现日趋严重，血 $Cr > 400 \mu mol/L$、$BUN > 30 mmol/L$。或血肌酐上升快，每日增加 $150 \mu mol/L$。

（2）高血钾（ $6.5 mmol/L$ ），心电图提示高血钾图形，用一般方法不能缓解者。

（3）高血容量综合征，经保守治疗无效，伴肺水肿、脑水肿及腔道出血者。血液透析比腹膜透析作用快、效果好。

（四）多尿期

补充液体和钾盐，以口服为主，静脉为辅，补液量为尿量的3/4，过量的补液将延长多尿期。

（五）恢复期

补充营养，逐步恢复工作，出院后休息1～2个月。定期复查肾功能、心电图、肝功能。

（六）并发症的治疗

1. 出血的治疗　本病出血原因比较复杂，但与血小板数量显著减少及功能障碍、凝血因子的大量消耗及血管壁损伤等因素有关。有明显出血者可输新鲜血。血小板减少者，应输血小板。若为DIC消耗性低凝血期，宜补充凝血因子和血小板。DIC纤溶亢进期则应用6-氨基己酸。肝素类物质增加所致出血，可应用鱼精蛋白对抗。尿毒症所致出血则需透析治疗。

2. 中枢神经系统并发症　出现抽搐时应用安定10mg静脉注射。脑水肿或颅内高压则应用甘露醇静滴。

3. 心力衰竭肺水肿　应停止或控制输液，应用西地兰强心，安定镇静，应用扩张血管和利尿药物。若为少尿或无尿期，应进行导泻或透析治疗。

4. 自发性肾破裂　须进行手术治疗。

三、辨证分型与治疗

（一）辨证论治

1. 发热期

（1）表寒郁热证

主症：恶寒重发热轻，全身酸痛，口渴欲饮，无汗面红，舌淡红、苔薄白，脉浮紧。

治则：散寒解表，清解郁热。

方药：越婢汤加减。

组成：麻黄10g　石膏30g　丹参12g　生姜3片　大枣10枚　甘草8g

加减：如夹有湿邪者，可加藿香、姜半夏、茯苓以祛湿。

（2）风热表证

主症：发热恶寒，无汗头痛，眼眶痛，身痛，咽红咽痛，面红目赤，食欲不振，恶心呕吐，腹痛腹泻，舌红，苔薄白腻，脉浮数。

治则：清热透表，解毒祛湿。

方药：银翘散加减。

组成：金银花15g　连翘15g　板蓝根15g　鲜芦根15g　黄芩10g　薄荷10g　桔梗10g　牡丹皮10g　丹参10g　白茅根30g

加减：腹胀明显者，加厚朴、大腹皮；脘痞，泛呕，加姜半夏，滑石；小便短赤者，加薏苡仁，通草；呕而痰多者，加姜半夏、茯苓；心烦口渴，溲赤，热甚者，加栀子、黄芩；若大便不通可加大黄，芒硝；腹痛、腹泻者可加白芍、白头翁；头痛甚者加葛根；肢痛加秦艽。

（3）气分热证

主症：壮热烦渴，汗出气粗，烦躁口渴，面红如醉，舌红苔黄，脉洪大或滑数。

治则：清热解毒生津。

方药：白虎汤加减。

组成：石膏30g　金银花12g　连翘12g　麦冬12g　板蓝根12g　知母10g　淡竹叶10g　生大黄10g　生甘草8g

（4）气血两燔

主症：壮热烦渴，两目昏瞀，烦躁不安，甚则神昏谵语、动风痉厥，头痛如劈，身痛如被杖，肌肤斑疹密布，衄血、咯血、便血等各种出血症，舌绛苔黄燥，脉弦数或细数。

治则：清热解毒，凉血护阴。

方药：清瘟败毒饮加减。

组成：石膏30g　知母10g　生地黄10g　玄参10g　黄芩10g　栀子10g　金银花10g　牡丹皮12g　淡竹叶12g　生大黄8g　水牛角20g　甘草8g

加减：大便秘结者加大黄、芒硝；出血明显者根据部位不同，咯血加白茅根、茜草根、侧柏叶，消化道出血加紫珠草、地榆、槐花等，尿血加白茅根、大小蓟等；若热毒闭阻心窍，出现神昏谵语者可加用安宫牛黄丸0.5～1丸，每日2次，鼻饲。

2. 低血压休克期

（1）热毒夹瘀

主症：壮热面赤，瘀斑吐衄，口渴饮冷，心烦肢冷，舌红苔黄，脉沉数。

治则：养阴益气，解毒化瘀。

方药：生脉散加减。

组成：西洋参5g　五味子10g　麦冬10g　黄精10g　栀子10g　枳实10g　大黄10g　石膏20g　板蓝根20g　丹参12g　牡丹皮12g

加减：恶心呕吐者，加石菖蒲、郁金；狂躁，脉细数者，重用西洋参。

（2）水热瘀结

主症：壮热面赤，烦渴多饮，浮肿少尿，四肢厥冷，舌红暗、苔黄厚而干，脉沉细微。

治则：清热利水化湿。

方药：五苓散加减。

组成：茯苓12g　猪苓12g　泽泻12g　牡丹皮12g　阿胶10g　党参10g　麦冬10g　黄精10g　红花10g　赤芍10g

（3）阳气衰败

主症：畏寒肢冷，神疲气微，倦卧不渴，面色苍白，口唇青紫，舌质淡、苔白，脉微细或深伏。

治则：温经通脉，回阳救逆。

方药：参附汤加减。

组成：人参15g　附子10g　丹参12g　川芎12g　甘草10g

加减：气息短促，汗出多者，加五味子、麦冬。

3. 少尿期

（1）湿热蕴结

主症：小腹胀满，小便赤涩量少，欲解不得，甚则尿闭不通，或有血尿，尿中有膜状物，少腹胀满，舌红胖大、苔黄腻，脉滑数。

治则：清热利尿，滋肾通腑。

方药：导赤承气汤加减。

组成：生地黄12g　牡丹皮12g　丹参12g　白茅根30g　淡竹叶10g　木通10g　大黄10g　芒硝8g

（2）肾阴亏耗

主症：唇焦齿枯，皮肤干燥，烦渴欲饮，两目昏花，精神恍惚，或烦躁谵语，尿少尿闭，舌红苔黄，脉沉细数。

治则：滋阴养肾，清热利尿。

方药：知柏地黄丸加减。

组成：知母10g　黄柏10g　生地黄10g　牡丹皮12g　玄参10g　茯苓12g　猪苓12g　泽泻12g

加减：腰部大片瘀斑，血尿者，加赤芍、桃仁、白茅根。

（3）肾络瘀阻

主症：尿少或尿闭，或尿赤而见尿膜，腰腹刺痛，腰背部大片瘀斑，舌暗红有瘀斑，苔腐腻，脉涩滞。

治则：化瘀解毒，疏通肾络。

方药：桃核承气汤合导赤散加减。

组成：桃仁10g　大黄10g（后下）　木通10g　芒硝8g　生地黄12g　淡竹叶12g　白茅根20g

加减：兼气阴两伤者，合用参麦注射液或生脉散；阴虚明显加阿胶、玄参；气虚较明显者，加黄芪；瘀血较明显者，加红花、紫草；神昏者加石菖蒲，或加服至宝丹1粒

（灌服）；呕吐甚者，加竹茹、法半夏，以上汤药口服困难者，可改用直肠点滴法。

（4）肾阳衰败

主症：腰酸肢软，畏寒倦卧，尿少或滴沥不畅，舌淡胖有齿痕、苔白腻，脉沉无力。

治则：温阳益气，利尿祛湿。

方药：济生肾气丸加减。

组成：附子10g　肉桂10g　熟地黄10g　山药10g　车前子10g　山萸肉12g　牛膝15g　茯苓15g　猪苓15g

（5）肺热壅盛

主症：咳喘咯血，胸满喘急，痰涎壅盛，烦躁不安，尿少尿闭，大便秘结，舌胖苔黄腻，脉数或洪大。

治则：清热泻肺，利尿通腑。

方药：桃核承气汤合葶苈大枣泻肺汤加减。

组成：桃仁20g　杏仁12g　芒硝10g　瓜蒌仁12g　葶苈子20g　车前子12g　桔梗8g

加减：咳喘咳血者，加白茅根、牡丹皮；痰多者，加淡竹叶、浙贝母。

（6）邪热动风

主症：神昏谵语，惊厥抽风，头痛呕吐，尿少尿闭，舌红绛、苔黄干裂，脉弦细。

治则：清热解毒，凉肝熄风。

方药：羚角钩藤汤加减。

组成：羚羊角0.5g　钩藤15g　菊花12g　金银花12g　牡丹皮12g　茯神10g　淡竹叶10g　麦冬10g　赤芍10g　白茅根20g　黄连8g

加减：呕吐甚者，加石菖蒲、郁金。

（7）水热结胸

主症：胸闷气促，口泛涎沫，面浮肢肿，痰声辘辘，尿少尿闭，舌胖苔腻，脉滑数。

治则：泻热逐水，开胸散结。

方药：大陷胸汤加减。

组成：葶苈子20g　大黄10g　杏仁10g　瓜蒌10g　车前子10g　芒硝8g

4. 多尿期

（1）肾气不固

主症：尿频量多，口渴引饮，头昏耳鸣，腰酸肢软，舌淡苔白，脉沉弱。

治则：温肾固摄。

方药：金匮肾气丸加减。

组成：附子10g　肉桂10g　茯苓10g　补骨脂10g　益智仁10g　煅龙骨10g　熟地黄12g　山药12g　山萸肉12g　牡丹皮12g　煅牡蛎20g

（2）肺胃热盛

主症：小便频数，干咳少痰，口舌干燥，舌红苔黄，脉细数。

治则：养阴清热。

方药：清燥救肺汤加减。

组成：沙参12g　麦冬12g　人参12g　石膏20g　阿胶10g　益智仁10g　桑螵蛸

10g　甘草 10g

（3）肾络瘀阻

主症：尿量多而滞涩不畅，腰部刺痛不移，或见瘀点、瘀斑，舌质紫暗或有瘀点，脉细涩。

治则：补肾活血。

方药：肾气丸合桃红四物汤加减。

组成：附子 10g　肉桂 10g　茯苓 10g　桃仁 10g　红花 10g　当归尾 10g　白芍 10g 熟地黄 12g　山药 12g　山萸肉 12g　泽泻 12g　赤芍 12g　牡丹皮 12g

（4）阳虚湿困

主症：颜面四肢浮肿，尿多而清长，身困纳呆，舌淡胖有齿痕、苔白腻，脉滑。

治则：通阳益气，育阴渗湿。

方药：补中益气汤合五苓散加减。

组成：人参 15g　黄芪 15g　茯苓 10g　白术 10g　猪苓 10g　柴胡 10g　升麻 10g 泽泻 12g　生地黄 12g　沙参 12g　麦冬 12g

5. 恢复期

（1）余邪未尽

主症：低热不退，少气多汗，心烦胸闷，气短，口干思饮，干咳，舌红少苔，脉虚数。

治则：清热生津，益气和胃。

方药：竹叶石膏汤加减。

组成：淡竹叶 10g　姜半夏 10g　石膏 20g　党参 12g　麦冬 12g　白茅根 15g

加减：食少纳呆者，加扁豆、山药；干咳甚者，加荷叶、西瓜翠衣、石斛。

（2）肾阴亏虚

主症：腰膝酸软乏力，头晕耳鸣，口干舌燥欲饮，五心烦热，舌红少津而干，脉细数。

治则：滋补肾阴，佐清余热。

方药：知柏地黄丸加减。

组成：熟地黄 10g　茯苓 10g　山萸肉 10g　女贞子 10g　知母 10g　黄柏 10g　山药 12g　牡丹皮 12g　旱莲草 30g

（3）肺脾气虚

主症：纳呆便溏，身困乏力，胸脘痞闷，身面浮肿，舌淡苔白腻，脉虚缓。

治则：补益脾肺。

方药：参苓白术散加减。

组成：党参 10g　茯苓 10g　白术 10g　山药 10g　甘草 10g　木香 8g　砂仁 8g 桔梗 8g

加减：胸脘满闷或身面浮肿者，加厚朴、大腹皮、猪苓。

（4）肺胃阴虚

主症：口干舌燥，干咳少痰，口渴，大便干结，舌红、苔黄而干，脉细弱。

治则：滋阴清热润燥。

方药：沙参麦冬汤加减。

组成：沙参12g　麦冬12g　天花粉15g　扁豆15g　玉竹10g　甘草10g　麻仁10g 郁李仁10g

（二）其他疗法

1. 针灸疗法

（1）发热者，可针刺大椎、足三里、曲池等；热闭心包，神昏谵语者，针刺人中、十宣，各放血3滴。

（2）少尿期，常针刺中极、膀胱俞、阴陵泉等。

（3）多尿期，常刺气海透中极、肾俞、大椎等。

2. 灌肠疗法　此法是近年来本病常用的一种方法，适用于口服汤药困难者。即取导尿管1支，插入患者肛门约10～15cm处，将中药煎剂用输液瓶装好，接输液管，并与导管连接，加压点滴，控制滴速为每分钟30滴左右，每次150～250ml（药液温度30℃左右），滴完后让患者坚持半小时后排便。

四、单方验方

1. 加味银翘散（米伯让研究员经验）　金银花17.5～35g，连翘17.5～35g，薄荷、淡竹叶、淡豆豉、牛蒡子、桔梗、白芍、党参、升麻各10.5g，荆芥穗7g，鲜芦根35g，葛根、生甘草各14g。水煎服，重者每日2剂。辛凉解表，透热解毒，益气护阴，散血凉血。适用于流行性出血热发热期，可预防厥证出现。

2. 泻下通瘀合剂（周仲瑛教授经验）　大黄、芒硝、桃仁、枳实、生地黄、木通、麦冬。将上药制成合剂，每次60ml，每日2次，口服；危重者，增至每日3次；呕吐不能进药者，每次60～120ml，保留灌肠，每日2～3次。泻下通瘀，滋阴利水。适用于流行性出血热少尿期。

3. 双黄连粉针剂　3.6～4.8g加入5%的葡萄糖注射液（或注射用生理盐水）250～500ml，静脉滴注，每日1次，本法适用于发热期。

4. 桔梗白散（胡元奎经验）　桔梗、川贝母、巴豆霜各等量，研为细末，每日0.5～1.0g，用热米汤调成糊状，喂服或鼻饲，通腑泻浊。适用于流行性出血热并急性肾功能衰竭，有高热、休克、无尿者。

5. 新加四生丸（欧阳锜研究员经验）　生地黄、侧柏叶、白茅根、黄连、荷叶、艾叶、旱莲草、仙鹤草。水煎服。凉血止血，清心泻火。适用于流行性出血热属血热妄行者。

【预后】

本病病死率差别较大，野鼠型高，家鼠型低；从3%～20%不等，一般平均5%左右。病死率高低不同的原因除与病型不同、轻重有关外，与治疗早晚，措施得当与否有很大关系。死亡原因主要有：休克、肺水肿、心功能不全、尿毒症、腔道大出血以及继发感染等。病后恢复一般较顺利，少数重型病人可在病后遗有腰痛、多尿症状达1年以上。

【预防】

1. 疫情监测　由于新疫区不断扩大，因此应做好鼠密度、鼠带毒率和易感人群的监测工作。

2. 灭鼠和防鼠 灭鼠是防止本病流行的关键，在流行地区大力组织群众，在规定时间内同时进行灭鼠。一般认为灭鼠后由Ⅱ型病毒引起本病的发病率能较好地控制和下降。

3. 搞好食品卫生和个人卫生 应做好食品卫生、个人卫生、食具消毒和食物保藏等工作。不用手接触鼠类及其排泄物。作动物实验时要做好个人防护，戴口罩和手套，并注意防止被大、小白鼠咬伤。

4. 疫苗接种 我国研制的乳鼠纯化疫苗，对人体接种本疫苗3针（0、14、35天），1年后加强1针，可降低发病的保护率为96%，且对人体安全。我国基因工程疫苗的研究也取得较大的进展。疫苗推广使用必将在控制我国肾综合征出血热的流行中发挥重要的作用。

5. 做好消毒工作 对发热期病人的血、尿和宿主动物尸体及其排泄物等均应进行消毒处理，防止污染环境。

第十四节 登革热

登革热（dengue fever，DF）是登革热病毒（dengue virus）引起、经伊蚊传播的一种急性传染病，病人和隐性感染者是主要传染源。临床特征为起病急骤，高热，全身肌肉、骨髓及关节痛，极度疲乏，部分患可有皮疹、出血倾向和淋巴结肿大。本病于1779年在埃及开罗、印度尼西亚雅加达及美国费城发现，并据症状命名为关节热和骨折热。1869年由英国伦敦皇家内科学会命名为登革热。

登革热在我国的流行时间不长，在古代文献中尚无直接的记述。但根据本病的特点，可将其归属于温病中的"湿热疫"、"暑热疫"、"疫疹"的范畴。中医对"疹"的最早记载见于《素问·至真要大论》，曰"少阳司天，客胜则丹胗外发"，此处所言丹胗，即是火毒炽盛而外发的红疹。疫疹作为病名首见于清代余师愚的《疫疹一得》，余氏认为"疫症者，四时不正之疠气。夫疠气，乃无形之毒，胃虚者感而受之"。也有根据其临床特点，将其称为"断骨热""蝶鞍热""红疹"等。

【病原学】

登革病毒属于黄病毒科中的黄病毒属（flavi virus）。电镜观察病毒颗粒有3种形态：球型，18～24nm；哑铃型，700×20～40nm；杆状型，（175～220）×（42～46）nm，属于RNA病毒。登革病毒原有4个血清型（Ⅰ、Ⅱ、Ⅲ、Ⅳ型），近年又分离出Ⅴ与Ⅵ型，型与型之间各具特异性抗原，同型不同病毒株也表现有抗原差异。由于登革病毒极不稳定，抗原性不强，同属及型与型之间又出现明显的抗原交叉反应，故病原学和血清学在鉴定上较难掌握和判断。

登革病毒不耐热，50℃ 30min、70℃ 10min或100℃ 2min皆可使之灭活，但可耐受低温及干燥，在人血清内保存于-70℃，或冻干后保存于5℃环境可达8年以上，在普通冰箱中保存数周仍有传染性。对酸、脂肪溶媒、洗涤剂、胰蛋白酶、乙醚、紫外线、甲醛均敏感。用乙醚、紫外线或0.65%的甲醛溶液可灭活。

登革病毒具有可溶性抗原和表面抗原两种成分，都能与相应抗体结合后再结合补体，因此用补体结合反应可鉴别登革病毒血清型。

【流行病学】

一、传染源

患者和隐性感染者是本病的主要传染源，还未发现健康带病毒状态。患者从发病前1天至发病后5天的传染性最强，但病后9~20天仍可从病人血液中分离到病毒而起传播作用。在流行期间，隐性感染者的数量可达全体人群的1/3，可能是最重要的传染源。东南亚森林中曾发现登革热在动物间传播，有"丛林登革"之称，故猴、蝙蝠、猩猩等动物也可能成为传染源。

二、传播途径

埃及伊蚊（黑斑伊蚊）和白纹伊蚊都可以传播登革热，但在不同地区之中不同蚊种所起的作用不一致。前者分布范围较窄，主要在东南亚和我国海南省，后者分布较广，尤以我国长江以南地区及太平洋岛屿等较普遍。已证实雨季时蚊幼虫指数与发病密切相关，伊蚊吸吮带病毒血液后，登革病毒在伊蚊的唾液腺和神经组织中复制、繁殖，8~14天即可通过叮咬人而传播感染，感染的蚊终生具有传播能力。实验性感染的研究证明，人被1~2只有传染性的伊蚊叮咬后，即可致病。

三、易感人群

在新流行区，各年龄组普遍易感，但青壮年的临床表现较明显，故患者以20~40岁居多。在流行区，成人多已获得免疫力，故发病者以5~9岁的儿童为多。再依次为较年幼、年长的儿童，成人、老年人较少发病。感染后对同型病毒有稳定的免疫力，并可维持多年，对异型病毒也有1年以上的交叉免疫。由于登革热与乙型脑炎有交叉免疫，在登革热流行之后乙型脑炎的发病率也会降低。

四、流行特征

本病广泛流行于热带及亚热带。尤其是东南亚、西太平洋、加勒比海地区、北非、非洲沿赤道地区、南非北部、澳洲及地中海地区等。现已有100多个国家25亿人口生活在登革热的威胁下。我国40年代在东南沿海曾出现过登革热流行，其后35年未有报道。但70年代末在我国广东佛山地区、广西钦州地区、海南省（1978~1980年），以及台湾省屏东（1981年）等地多次发生流行，并先后分离出1~4型登革热病毒。但流行均以登革病毒Ⅱ型为主。

该病有明显的季节性，在地方性流行区，常年都有病例，但雨季是发病高峰季节。一般于5月开始，8~9月达高峰，11月流行终止。我国发病月份在广东省为5~10月，海南省为3~11月，一般雨后2~3周，伊蚊密度上升，从而导致发病高峰出现。

登革热主要发生于城镇人口集中地区。常在一个家庭中发生多个病人，有在家庭内传播的趋势。在城市中流行一段时间之后，本病可向农村蔓延，亦可在几个大城市之间作远距离传播。地方性流行区有隔年发病率升高的趋势。

【病因病机】

一、中医病因病机

中医认为本病的病因是一种具有湿热或暑热性质的疫病毒邪，其发生乃因夏季摄生不慎，人体正气不足，阳盛阴亏，抗邪能力低下，复感疫疬毒邪致病。疫疬毒邪从肌肤入侵，先犯卫气或侵犯膜原；疫病毒邪夹湿热秽浊阻遏中焦，则出现运化功能异常。疫疬炽盛则内传营血，耗损营阴，扰乱心神，故见烦躁，神志昏蒙；疫毒灼伤血络，则出现斑疹，迫血妄行则出现各种出血证，且因血不循经，瘀滞络脉而致毒瘀交结；疫毒内闭心脑则神志昏迷。若因邪热亢盛引动肝风而见痉厥。病程中若因疫毒太盛，耗伤元气，或出血过多，气随血脱，则可导致元气暴脱。病变后期，疫毒渐退，表现为余邪留恋。综上所述，本病的病机为疫毒内侵，毒盛致热，热毒壅盛，迫血妄行，疫毒交结，津液、气血耗伤，心、肝、肾、脑、胃肠等脏腑功能失常或实质损害而出现一系列病证。

二、西医发病机制及病理

登革热的发病机制尚未完全阐明。登革病毒通过伊蚊叮咬进入人体，在单核－巨噬细胞系统增殖至一定数量后，即进入血液循环（第一次病毒血症），继而再侵入上述细胞组织中，复制后再释入血液，引起第二次病毒血症。登革病毒与血液中已存在的抗登革病毒抗体结合形成免疫复合物，激活补体系统，引起血管通透性增加、血浆外渗，并损伤血小板和红细胞，诱发 DIC，导致出血和休克。

病理示有肝、肾、心和脑的退行性变；心内膜、心包、胸膜、胃肠粘膜、肌肉、皮肤及中枢神经系统不同程度的出血；皮疹内小血管内皮肿胀，血管周围水肿及单核细胞浸润。重症患者可有肝小叶中央坏死及淤胆，小叶性肺炎，肺小脓肿形成等。登革出血热病理变化为全身微血管损害，导致血浆蛋白渗出及出血。消化道、心内膜下、皮下、肝包膜下、肺及软组织均有渗出和出血，内脏小血管及微血管周围水肿、出血和淋巴细胞浸润。脑型患者尸检可见蛛网膜下腔及脑实质灶性出血，脑水肿及脑软化。

【临床表现】

潜伏期为 2~15 天，平均为 6 天左右，其长短与侵入的病毒量有一定关系。根据临床表现世界卫生组织将其分为典型登革热、登革出血热（DNF）和登革休克综合征（DSS）。

一、典型登革热

1. 发热　所有患者均发热。起病急，先寒战，随之体温迅速升高，24 小时内可达 40℃。一般持续 2~7 天，然后骤降至正常，热型多不规则，部分病例于第 3~5 天体温降至正常，1 日后又再升高，称为双峰热或鞍型热。儿童病例起病较缓，热度也较低。发热时伴全身症状，如头痛、腰痛，尤其骨、关节疼痛剧烈，似骨折样或碎骨样，严重者影响活动，但外观无红肿。消化道症状可有食欲下降、恶心、呕吐、腹痛、腹泻。颜面及眼结膜出血，颈和上胸部皮肤潮红。脉搏早期加快，可出现相对缓脉，严重者疲乏无力，呈衰竭状态。

2. 皮疹　于病程 2~5 日出现，初见掌心、脚底或躯干及腹部，渐延及颈部及四肢。

可为斑丘疹或麻疹样皮疹，也有猩红热样皮疹，红色斑疹，重者变为出血性皮疹。皮疹分布于全身、四肢、躯干和头面部，稍有痒感，皮疹持续3~4日，一般与发热同时消退，但也有热退皮疹明显者，疹退后无脱屑及色素沉着。

3. 出血　于发病后5~8日，25%~50%病例有不同部位、不同程度的出血，如牙龈出血、鼻衄、消化道出血、咯血、血尿及阴道出血等。

4. 淋巴结肿大　全身淋巴结可有轻度肿大及触痛。

5. 其他　可有肝脏肿大，脾大不常见，ALT升高，个别病例可出现黄疸，束臂试验阳性。重型登革热于病程3~5日出现头痛、呕吐、谵妄、昏迷、抽搐、大汗、血压骤降、颈强直、瞳孔散大等，呈脑膜脑炎表现，或有消化道出血及出血性休克，病情发展迅速，常因呼吸衰竭或出血性休克死亡。轻型登革热表现类似流行性感冒，短期发热，全身疼痛较轻，皮疹稀少或无疹，常有表浅淋巴结肿大。因症状不典型，容易误诊或漏诊。

二、登革出血热

前驱期2~5天，起病急，具有典型登革热症状。在发热过程中或热退后，病情突然加重，皮肤变冷、脉速、昏睡或烦躁、出汗、消化道或其他器官出血。表现为大出血，包括消化道、呼吸道、泌尿生殖道及中枢神经系统等部位。

1. 消化道出血　多出现于病程4~16天至热退后2天以内，出血量多在数百或1000ml以上。开始仅上腹饱胀、隐痛，继而出现柏油样大便或暗红色血便，少数可呕血。个别病人发生出血性休克、DIC。

2. 子宫出血　多发生于病程2~4天，出血量可达600ml以上。分娩或流产病人产后大出血发生率极高，达70%~90%。少数绝经期妇女或尚未月经来潮的少女亦可有子宫出血。

3. 脑、蛛网膜下隙出血　海南省1986年登革热流行期，18例确诊有脑和（或）蛛网膜下隙出血，年龄均在40岁以下，且排除了其他出血原因。

三、登革休克综合征

前驱期2~4日，具有典型登革热症状，在病程2~7天后出现烦躁不安、肢端湿冷发绀、尿量减少、脉速、低血压、脉压小等循环衰竭表现，可伴胸、腹腔渗液。通常从登革出血热发展而来。

四、并发症

登革热的并发症以急性血管内溶血为常见，多发生于6-磷酸葡萄糖脱氢酶（G-6-PD）缺乏的病人，无论是否使用解热镇痛药，均可出现溶血性黄疸和血红蛋白尿，发病率约为1%。其他并发症有精神异常、心肌炎、肝肾综合征、尿毒症、急性脊髓炎、格林-巴利综合征和眼部病变等，但发生率低。

【实验室检查】

一、常规检查

多数登革热病人于病程第2~3天，白细胞数显著降低，中性粒细胞亦减少，第4~5

天降至最低，退热后 1 周逐渐恢复，25% ~75% 的病例有血小板减少。尿常规大多数病例正常，部分有尿蛋白及尿红细胞，大便隐血试验常呈阳性。脑型登革热病人的脑脊液检查：蛋白和白细胞数轻度升高，糖及氯化物正常。

登革出血热患者外周血白细胞总数和中性粒细胞均增加，有中毒颗粒。血小板数降低至 $10 \times 10^9/L$ 以下。血液浓缩，凝血因子下降，血清补体水平下降，纤维蛋白降解物升高，血浆二氧化碳结合力下降，可有低钠血症。血浆白蛋白降低，血容量减少，血清转氨酶升高，血尿素氮上升，凝血酶原时间延长，纤维蛋白原下降。

二、病毒分离

急性期患者的血清或血，尸检肝、脾、脑等接种于乳鼠脑内，可分离出登革病毒。目前常用的分离细胞为白纹伊蚊细胞株（C6/36）。巨蚊胸腔接种及巨蚊幼虫脑内接种，结合单克隆抗体免疫荧光试验能提高分离阳性率，并能定型。用 RT－PCR 检测急性期患者血清，其敏感性明显高于病毒分离，特异性则与病毒分离及免疫荧光分型结果一致，2 天即可得出结果，并可同时鉴定型别。

三、血清学检查

我国常用的有补体结合试验、血凝抑制试验、中和试验、免疫荧光抗体技术、溶血试验和 ELISA 等，其中最常用者为补体结合试验和血凝抑制试验。补体结合试验最具有特异性。单份血清补体结合抗体效价 >1：32、血凝抑制试验效价 >1：1280 时有诊断意义；双份血清效价递升 4 倍以上可确诊。ELISA 检测特异性 IgM 抗体亦有助诊断。

四、基因芯片检测

利用基因芯片技术检测登革病毒具有重要的应用价值和良好的产业化前景。近年来，国内外学者在这方面进行了初步研究。

原第一军医大学分子生物学研究所肖维威等利用基因芯片技术对 2 型登革病毒进行检测。他们利用长片段 PCR 扩增含几乎全长的 2 型登革病毒 cDNA，酶切 PCR 扩增产物，通过建立 2 型登革病毒 cDNA 文库获取芯片探针，用点样仪将探针制备成 2 型登革病毒检测基因芯片。

2002 年，美国科内尔大学 Baeumner 等研制了生物传感（biosensor），并对登革病毒 1~4 型进行了检测。其方法是利用核酸扩增技术以微量 RNA 在水浴中扩增，在体系反应初期，就能通过特异性 DNA 探针检测到登革病毒，检测仅用 15min。所以，利用生物传感器检测登革病毒是一种理想的快速检测手段。

法国巴斯德学院 Martial 等，利用荧光免疫芯片（fluorescent immunosensors）对登革病毒进行检测。该免疫芯片由生物感受器和传感器两部分组成。由于单克隆抗体可以结合大多数抗原和半抗原物质，因而是一种理想的生物感受器，但单克隆抗体不能简单地进行信号转导。他们用荧光素标记单克隆抗体 4E11，研制了荧光免疫芯片，利用抗原抗体反应的原理检测登革病毒。

【诊断与鉴别诊断】

一、诊断要点

（一）登革热

在已知的流行地区对典型病例的诊断较容易。在非流行区对外来病例，易被误诊。凡在流行季节，发病前15天内，在流行区有居住或逗留史，对诊断有一定价值。如有突起发热，剧烈肌肉、骨关节痛，相对缓脉，浅表淋巴结肿大，热后2天出现皮疹，白细胞和血小板减少等症状，应考虑登革热。病毒分离和血清学检测为确诊的主要依据。血凝抑制试验＞1：1280，补体结合试验＞1：32，或恢复期抗体效价较急性期有4倍以上升高者，均有助于诊断。

（二）登革出血热和登革休克综合征

按WHO的诊断标准，登革出血热应具备下列四点。

1. 典型登革热的症状。

2. 至少包括一个束臂试验阳性结果和一个明显出血现象，并有以下的任何一项：淤点淤斑、紫癜，鼻出血、牙龈出血，呕血和（或）黑便。

3. 血小板下降≤100×10^9/L。

4. 入院时血细胞比容较恢复期增加20%或以上。

5. 肝大。

按病情可将登革出血热分为4级。一级，单纯发热、皮疹及束臂试验阳性；二级，发热、伴皮肤或其他部位出血表现；三级，有早期休克，脉压小于20mmHg或低血压，皮肤湿冷、烦躁不安；四级：重度休克，血压脉搏均测不出。病毒分离、登革病毒特异性抗体及RNA等检测有助于病原学确诊。

二、鉴别诊断

登革热应与流行性感冒、麻疹、猩红热、药物热等相鉴别；登革出血热和登革休克综合征应与黄疸出血型的钩端螺旋体病、流行性出血热（肾综合征出血热）、败血症、流行性脑脊髓膜炎等相鉴别。

1. 流行性感冒　流行性感冒无皮疹，无浅表淋巴结肿大，无出血倾向，无血小板减少，束臂试验阴性，且热程多在5天内。

2. 麻疹　有前驱期上呼吸道其他症状，有Koplik斑，皮疹从面部开始且数量较多，淋巴结肿大少见。

3. 猩红热　有咽峡炎表现，起病第二日出疹，白细胞增多。

4. 药物热　有可疑药物的使用，无淋巴结肿大，停用可疑药物可较快好转。

5. 黄疸出血型钩端螺旋体病　登革热与钩端螺旋体病可在同一季节同一地区存在，应加以鉴别。该病常有疫水接触史，有腓肠肌痛及压痛，淋巴结肿大及压痛，有肝肾损害，无皮疹，尿常规检查有异常变化，白细胞总数、中性粒细胞增加，血沉加快，血培养可检出钩端螺旋体，钩端螺旋体血清学试验阳性。

6. 恙虫病 有野草接触史，有典型焦痂，外斐反应阳性。

7. 肾综合征出血热 有特定的流行区，明显的肾功能衰竭，肾综合征出血热特异性 IgM 抗体测定阳性。

8. 败血症 有原发病灶，白细胞增多，休克出现早，抗生素治疗有效。

【治疗】

一、治疗原则

目前尚无针对病因的特效治疗方法，采用中西医结合治疗可缓解临床症状，缩短病程，降低病死率，促进较快康复，西医以对症支持治疗为主，中医按温热病辨证论治。

二、治疗方法

（一）一般治疗

应将病人置于有防蚊设施的房间卧床休息。给予流质或半流质饮食，供应充足的液体，以维持水、电解质平衡。加强护理，注意口腔和皮肤清洁，保持大便通畅。

（二）对症治疗

高热应以物理降温为主。对出血症状明显的患者，应避免酒精擦浴。解热镇痛剂对本病退热不理想，且可诱发 G-6PD 缺乏的患者发生溶血，应谨慎使用。对中毒症状严重的患者，可短期使用小剂量肾上腺皮质激素，如口服强的松 5mg，3 次/日。维持水电平衡对于大汗或腹泻者应鼓励患者口服补液，对频繁呕吐、不能进食或有脱水、血容量不足的患者，应及时静脉输液，但应高度警惕输液反应致使病情加重，应注意脑水肿发生。有出血倾向者可选用安络血、止血敏、维生素 C 及 K 等止血药物。对大出血病例，应输入新鲜全血或血小板，大剂量维生素 K1 静脉滴注，口服云南白药等，严重上消化道出血者可口服甲氰咪呱。休克病例应快速输液以扩充血容量，并加用血浆和代血浆，合并 DIC 的患者，不宜输全血，避免血液浓缩。脑型病例应及时选用 20% 甘露醇 250~500ml，快速静脉注入，同时静脉滴注地塞米松，以降低颅内压，防止脑疝发生。

（三）病原及免疫疗法

目前尚未证实抗登革病毒确切有效的药物，干扰素和干扰素诱导剂及中药板蓝根、金银花、大青叶等曾有人试用，但疗效尚未肯定。近来试用利巴韦林，每日 10~15mg/kg 静注或静滴，每 6h 1 次，4 天后改半量，6 天为一疗程，有一定疗效。肾上腺皮质激素、环磷酰胺等免疫抑制剂有抗过敏、阻止免疫复合物形成、减少毛细血管壁损害及炎症渗出等免疫抑制作用，疗程 3~5 天，报道及疗效尚满意，但需进一步观察疗效。

（四）登革出血热及休克综合征的救治

1. 大出血的抢救 登革出血热的出血机制，可有以下几种：严重血管疾病；重度血小板减少；凝血障碍；播散性血管内凝血（DIC）。针对上述机制且考虑到变态反应机制在登革出血热发病中的作用，可给予下列治疗。

（1）皮质激素的应用 每日给氢化可的松 600~800mg 或地塞米松 40~60mg，分次静脉推注或静滴，临床疗效满意。

（2）全身止血剂　如止血敏、安络血静脉滴注及大剂量维生素 C 和一般剂量维生素 K 的应用。

（3）局部止血剂　如上消化道出血者可给去甲基肾上腺素口服或胃管注入；子宫出血者给予子宫收缩剂。在鼻出血明显时可用纱布填塞鼻腔止血。

失血量多时，可给予输血，补充血小板及其他凝血因子。

2. 休克的防治　在登革出血热的基础上，由综合因素造成的休克称登革休克综合征，是登革出血热的死亡原因，往往在 6~12h 内即告死亡。必须分秒必争、全力以赴地抢救，才有可能获得成功。

（1）预防休克　预防的重要措施是要保证供给充足的水分，口服或静脉补充，保证每日尿量在 1000ml 以上。

（2）早期发现休克　当病人有大量出汗、尿量减少、收缩压降至 80mmHg 以下，尤其是脉压≤20mmHg 时，说明休克业已出现，宜积极治疗，以求迅速扭转病情。

（3）全力抢救休克　须快速补充血容量，其原则为补液需早补、快补、补足、先盐后糖、见尿补钾。维持心脏功能，如已补充液体又应用血管扩张药而血压仍未上升者，应投给洋地黄类药物。危重病例可短期应用大剂量肾上腺皮质激素。对高热、寒战、脉速、烦躁不安者以及并发脑水肿者可用人工亚冬眠疗法。必要时可合理应用血管活性药物，同时吸氧、纠正酸中毒及电解质紊乱等。

（4）DIC 的防治　约 80% 的登革休克综合征病人和 17% 的登革热不伴有休克的病人，具有异常凝血象而提示有 DIC。DIC 可引起严重的出血而成为导致致死性休克的重要原因。因此在诊治登革热特别是登革出血综合征病人时，必须警惕 DIC 的发生，一旦出现则应及早进行抢救。合理应用肝素、纤维蛋白原等。

3. 消除脑水肿　脑水肿的表现是嗜睡、烦躁不安、肢体肌张力增强，严重者可出现轻瘫、惊厥、昏迷以至呼吸衰竭。可称为登革热的脑病，但尚不能诊断登革热脑炎或脑型登革热。消除脑水肿的方法有：人工亚冬眠疗法；大剂量应用肾上腺皮质激素；脱水剂应用等。

（五）辨证论治

1. 卫气同病（登革热轻型）

主症：发热恶寒，无汗或少汗，头痛身疼，四肢倦怠，心烦，颜面潮红，口微渴，小便短赤，舌边尖红、苔白干或黄，脉浮数或濡数。

治则：清暑化湿，透表解肌。

方药：新加香薷饮合柴葛解肌汤加减。

组成：柴胡 10g　葛根 10g　黄芩 10g　金银花 15g　连翘 10g　香薷 5g　白芷 6g 生石膏 15g　甘草 3g

加减：若恶寒，周身肌肉、关节疼痛较甚者，加羌活、独活、薏苡仁；若里热较甚，汗出较多者可去香薷，加石膏、知母、天花粉等；若热结肠腑，大便秘结者，可加大黄、芒硝；若目赤涩痛者，加菊花、桑叶、夏枯草。

2. 邪遏膜原（典型登革热）

主症：寒战壮热，继而但热不恶寒，头重痛，肢体沉重酸痛，脘闷纳呆，恶心欲吐，腹满胀痛，腹泻或便秘，面目红赤，秽气喷人，小便短赤，舌红赤、苔白厚腻浊或白如积粉，脉濡数。

治则：疏利透邪，避秽化浊。

方药：达原饮加减。

组成：槟榔6g　厚朴6g　草果3g　白芍10g　黄芩10g　青蒿10g（后下）　知母6g　车前草10g　法半夏5g　荷梗6g　甘草3g

加减：若周身肌肉酸痛、目痛、眼眶痛者，加羌活、葛根；胸脘痞闷、舌苔厚腻、湿浊盛者去知母，加藿香、佩兰、薏苡仁；恶寒渐罢，口干口苦，苔腻转黄者，为湿浊化热之象，当去槟榔、草果，加黄连、山栀子；若腹胀便秘、舌苔黄燥者，为燥热内结，去草果，加大黄、大腹皮；若呕吐较剧者，用黄连、苏叶少许泡开水频频饮服。

3. 气热炽盛

主症：高热不恶寒，头痛腰痛，口渴有汗，面赤气粗，心烦，大便干结，舌质红、苔黄燥，脉滑数。

治则：大清气热。

方药：白虎汤加减。

组成：生石膏30~60g（先煎）　知母10g　淡竹叶10g　板蓝根15g　甘草6g　生地黄15g　大青叶15g　白茅根30g

加减：大便秘结者，加生大黄；口渴甚者加玉竹、石斛、天花粉；斑疹明显者，加紫草、牡丹皮、赤芍；鼻衄者，加侧柏叶、藕节；吐血者，加生大黄末5g（吞服）、田三七末3g（吞服）；便血者，加地榆炭、槐花。

4. 气营（血）两燔（登革出血热）

主症：壮热不退，头痛如劈，目眶疼痛，周身肌肉、关节疼痛，口渴，恶心呕吐，心烦，甚则昏谵，面红目赤，皮肤斑疹透发，或有衄血、呕血、便血、尿血，妇女子宫、阴道出血，舌红或红绛、苔黄，脉数。

治则：清气凉营（血），泻热解毒。

方药：清瘟败毒饮加减。

组成：犀角粉（可用水牛角粉代替）1g（冲服）　生石膏30g　生地黄15g　栀子10g　黄芩10g　知母10g　赤芍10g　玄参12g　连翘10g　牡丹皮10g　淡竹叶6g　甘草5g　茜草10g

加减：若疫毒迫血妄行，而致出血较多者，加侧柏叶、旱莲草、紫珠草、大黄；便血者加地榆、槐花；尿血者加白茅根、大蓟、小蓟、生蒲黄；崩漏者加苎麻根、地榆、血余炭、棕榈炭；若烦躁不安，或昏谵者，可配安宫牛黄丸，每次1丸，每日2次，口服或鼻饲；大便秘结者，加大黄；动风抽搐者加羚羊角、钩藤。

5. 邪毒内陷（登革热脑型）

主症：身灼热，肢厥，神昏谵语，时发惊厥，颈项强直，牙关紧闭，两目上视，手足抽搐，频频呕吐，舌质红绛，脉细数。

治则：清心开窍，镇痉熄风。

方药：加味清宫汤送服安宫牛黄丸或紫雪丹。

组成：玄参10g　莲子心10g　竹叶心6g　麦冬10g　连翘心10g　犀角粉（可用水牛角粉代替）1g（冲服）　丹参15g　竹茹10g　甘草5g　送服安宫牛黄丸半丸。

加减：若喉间痰鸣者，加服鲜竹沥；高热、惊厥、抽搐者，加服紫雪丹；若身热不甚而昏聩不语、痰涎壅盛者，加服至宝丹。

6. 正气暴脱（登革出血热休克综合征）

主症：身热骤降，大汗淋漓不止，四肢湿冷，气短息微，面色苍白，烦乱不安或神昏谵语，肌肤斑疹，全身出血，血压下降，舌质淡红或萎缩，脉微欲绝。

治则：益气固脱，回阳救逆。

方药：生脉散合四逆汤加减。

组成：红参10g　麦冬12g　五味子3g　附子10g　干姜10g　炙甘草5g　煅牡蛎15g（包煎）

加减：若脉微欲绝，大汗不止，手足厥冷者，加龙骨、牡蛎、白芍等；神昏谵语者加服苏合香丸或至宝丹以开闭；血压下降休克较重者，用升压灵等静脉滴注或配合使用血管活性药以升高血压。

7. 余邪未净（恢复期）

主症：持续低热，汗出，口渴，头目不清，神疲乏力，脘闷纳食不香，小便短少，舌红少津，或舌苔微腻，脉细数或缓而无力。

治则：清涤余邪，化湿醒脾。

方药：竹叶石膏汤加减或薛氏五叶芦根汤加减。

组成：①余毒未清，低热为主，宜竹叶石膏汤加减：淡竹叶10g　麦冬10g　石膏20g　法半夏10g　白参10g　粳米10g　甘草5g

②湿浊未尽，脘痞纳差为主者，宜薛氏五叶芦根汤加减：藿香叶10g　荷叶6g　枇杷叶10g　佩兰6g　芦根15g　薄荷5g　冬瓜仁15g

加减：若气阴耗伤而湿浊未尽者可去藿香叶、佩兰叶，加石斛、麦冬、太子参等；若午后低热，去石膏，加地骨皮、青蒿；口渴较甚，加知母、生地黄；汗多少气乏力者，可用西洋参（或人参叶）代替太子参，以加强益气生津之功。

（六）其他疗法

1. 针灸疗法　头痛者针刺风池、合谷、太阳、头维、三阴交；出现休克者针刺人中，灸关元、气海、百会；呕吐严重者针中脘、内关、足三里、公孙。

2. 中成药

（1）安宫牛黄丸　高热伴神志异常者，每次0.5~1丸，每日1~2次，口服。

（2）紫雪丹　高热伴痉厥者，每次1~1.5g，每日2~3次，口服。

（3）柴胡注射液　发热每次2~3ml，每日2次，肌注，可退热。

（4）醒脑注射液或清开灵注射液　20ml加入5%的葡萄糖溶液500ml中静脉滴注，每日1次，用于高热伴有烦躁不安者。

（七）单方验方

（1）白花蛇舌草30g，知母15g，葛根30g，柴胡10g。成人每日2~3剂，小儿酌减。

（2）青蒿25~30g，微煎，成人每日1~3剂，小儿酌减，适用于一般典型登革热。

（3）蒲公英15g，土茯苓20g，藿香10g，法半夏10g，木瓜12g，水牛角20g（先煎），金银花12g，连翘12g，牡丹皮10g，紫草15g，大青叶12g，紫花地丁15g。15岁以下者，减1/3，每日1剂，清水1200ml煎至600ml，分2次服，同时配合板蓝根注射液肌注。

（4）三石汤加减（何炎燊主任医师经验）　滑石、寒水石、千年健、积雪草各30g，石膏45g，金银花、连翘、板蓝根、黄芩、葛根、柴胡各15g。水煎服。解表散热，清气解毒。适用于登革热属卫分之邪未尽、气分之热已盛者。

（5）登革清I号（何养中经验）　大黄5～10g，柴胡、知母、栀子、金银花各15g，青蒿、茵陈、白花蛇舌草各30g，石膏40～100g。水煎服。有出血倾向者加生地黄、牡丹皮、赤芍，清气泻热解毒，适用于登革热属气分热盛者。

（6）宣透膜原法（彭玉林经验）　厚朴、槟榔、黄芩各10g，藿香、姜半夏各12g，甘草5g，草果、生姜各1.5g。水煎服。宣透膜原，化湿清热。适用于登革热属湿重于热者。

（7）凉血透疹汤（章次公老中医经验）　牛蒡子、连翘、赤茯苓、紫草、西河柳、胡荽子、草决明各9g，白茅根1扎，浮萍6g，蝉蜕3g。清热凉血，解毒透疹。适用于登革热属卫营同病者。

（8）凉血化瘀法（何养中经验）　大黄5～10g，赤芍、生地黄各30g，牡丹皮、紫草各20g，人中白10g。水煎服。凉血化瘀。适用于登革出血热之严重者。

【预防】

1. 管理传染源　要做好登革热疫情监测预报工作。早发现、早诊断、早就地隔离治疗。病房应用严密防蚊措施，隔离时间不少于第5病日。对来自登革热流行区的人员，应进行医学观察。

2. 切断传播途径　是预防登革热流行的关键，应以防蚊、灭蚊为重点。消除蚊虫的孳生地，可动员群众进行翻盆、倒罐、填平洼地、清除积水、疏通沟渠、勤换家用缸水。室内可喷洒0.5%的敌敌畏或马拉硫磷等灭蚊剂。

3. 保护易感人群　目前登革I、IV型减毒疫苗安全有效，用于人群的预防接种，已取得疗效。基因工程疫苗的研究有了可喜的苗头。

第十五节　传染性单核细胞增多症

传染性单核细胞增多症（infectious mononucleosis，IM）属于急性单核－巨噬细胞系统增生性疾病之一，是Epstein－Barr病毒（EBV）所致的急性自限性传染病。主要侵犯儿童和青少年。临床特征为不规则发热，肝、脾、淋巴结肿大，咽痛及心、肝、肾等多脏器损害的表现。外围血中淋巴细胞显著增多，并出现异性淋巴细胞，多数患者血清嗜异性凝集试验阳性并测得抗EBV抗体。EBV可引起广泛感染、隐性感染，多发生在幼年时期，可在体内终身潜伏，在我国3～5岁儿童隐性感染者超过90%，青春期后感染者，部分为显性感染。IM为原发EBV感染。

中医学中无"传染性单核细胞增多症"这一病名，根据其发病情况和临床特点，可归属于中医的"温病""瘟疫"等范畴，并与中医的"痰核""黄疸""喉痹""癥积"等病有相似之处。中医学中对于该病证治的描述甚多，如《温病条辨·上焦篇》云："温毒咽痛喉肿……耳后肿……或喉不痛，普济消毒饮去柴胡、升麻治之。"《疫疹一得·疫疹条辨》载："咽喉者，呼吸之出入，毒火熏蒸至于肿痛……宜清瘟败毒饮增石膏、玄参、桔梗，加牛蒡、射干、山豆根。"《喉科心法》中说："实火为患，脏腑积热，热甚生风，风火迅速，鼓激痰涎，堵塞咽喉隘也。"吴又可在《温疫论》中指出："疫邪传里，移热下焦，小便不利，其传为疸，身黄如金。"《临证指南医案》曰："瘀热在里，胆热液泄而致黄疸。"王清任在《医林改错》中指出："……结块者，必有形之血也，血受热则蒸熬成块。"以上症状的出现，均体现了该病的发生是由于瘟疫毒邪侵袭人体所致。

【病原学】

多种研究均证明 EBV 是本病的病原。电镜下 EBV 的形态结构与其他疱疹病毒相似，属疱疹病毒科，但抗原性不同。1964 年由两位英国病毒学家 Epstein 和 Barr 首次从伯基特淋巴瘤细胞系中分离到这种新的病毒。

EBV 为一种嗜淋巴的双链 DNA 病毒，由 170000～175000 个碱基对（170～175kb）组成。在细胞内可有两种存在方式，即以线性分子的形式在一定部位插入细胞染色体 DNA（称为"整合"），或以环状分子的形式游离于细胞 DNA 之外（称为"游离体"），在不同的宿主细胞中，这两种形式可单独存在或并存。一般情况下，若细胞内有完整的病毒颗粒，其基因多为整合型；若病毒潜伏感染，其基因组常为游离型。完整的病毒颗粒由类核、膜壳、壳微粒、包膜所组成。类核含有病毒 DNA；膜壳是 20 面体立体对称，外形由管状蛋白亚单位组成；包膜从宿主细胞膜衍生而来。EBV 对生长要求极为特殊，仅在非洲淋巴瘤细胞、传染性单核细胞增多症患者血液、白血病细胞和健康人脑细胞等培养基中繁殖，因此病毒分离比较困难。

EBV 基因组的不同片段编码的特异性病毒抗原有五种成分，均能产生各自相应的抗体。膜壳抗原（viral capsid antigen，VCA）可诱导产生 IgM 和 IgG 抗体，VCA IgM 抗体早期出现，1～2 个月后消失，是近期感染的标志。VCA IgG 出现较迟，可持续多年或终身，不易区别近期还是既往感染；早期抗原（early antigen，EA）根据其在细胞内分布和对甲醇的敏感性，又分为弥散型（EA－D）和局限型（EA－R），其中 EA－D 成分具有 EBV 特异的 DNA 多聚酶活性。这两种抗原都属于与病毒增殖周期相关的抗原；核抗原（nuclear antigen，EBNA），其抗体 EBNA IgG 于病后 3～4 周出现，持续终身，是既往感染的标志；淋巴细胞检出的膜抗原（lymphocyte detected membrane antigen，LYDMA）带有 LYDMA 的 B 细胞是 Tc 细胞攻击的对象。其抗体为补体结合抗体，亦持续终身，为既往感染的标志；膜抗原（membrane antigen，MA）是中和性抗原，可产生相应中和抗体，其出现与持续时间和 EBMA IgG 相同。后三种抗原为病毒潜伏感染时所表达的抗原。

EBV 感染细胞分为两种，产病毒感染和潜伏感染，前者病毒进行 DNA 复制、转录、翻译和病毒装配过程，并释放病毒，使细胞裂解。潜伏感染时不释放病毒，病毒 DNA 在细胞内以两种形式存在，以附加体（episome）随细胞分裂在细胞中持续下去；另一种以线状 DNA 整合到宿主细胞染色体 DNA 中。

【流行病学】

本病在世界各地均有发病，多呈散发性，也可引起流行。我国广州、福建等地区曾有流行。本病多见于儿童和青少年，6 岁以下儿童患病后多呈隐性和轻型感染，15 岁以上者感染后呈典型病状。男女之比 3：2。一年四季均可见，以秋冬季发病多见。

一、传染源

隐性感染者和病人是本病的传染源。病毒大量存在于其唾液腺及唾液中，可持续或间断排毒达数周、数月甚至数年之久。

二、传播途径

经口鼻密切接触为主要传播途径，接吻是青年人感染本病的主要渠道。飞沫传播虽有可能，但并不重要，少数经输血传播。

三、易感人群

人群普遍易感，多见于儿童及青少年，35 岁以上患者少见。本病病后可获较稳固持久的免疫力，90% 以上的成人均有抗 EB 病毒抗体，再次感染者极少，但有人在原发感染后可转入潜伏性感染或病毒携带状态。

【病因病机】

一、中医病因病机

本病的发生与外感疫毒、正气虚弱等因素有关，"疫气"或"疫毒"不同于风、寒、暑、湿等病邪，而本病就是由这种疫毒所引起的，人们一旦与之接触，自口鼻入人体内而发病。疫毒侵犯人体多因正气虚弱，小儿乃稚阴稚阳之体，易受外邪侵袭，因而该病多见于儿童。中医学认为，本病是由于机体正气不足，温热邪毒侵袭人体而致脏腑功能失调。温毒侵犯肺卫，正邪交争则见恶寒、发热、头痛、咽痛、咳嗽等卫表证候；小儿为纯阳之体，温毒侵袭极易化热化火，故见壮热不退、烦渴，毒热上攻则咽喉肿痛或糜烂，毒热灼津液为痰，流注经络则瘰疬丛生（淋巴结肿大）；痰热内盛煎熬血分，血脉瘀滞、瘀阻腹部则腹中积聚痞块（肝脾肿大）；胆汁泌于肝而藏于胆，热毒熏蒸肝胆，则肝失疏泄，胆汁不循常道，浸渍面目，外溢肌肤而发黄疸，胁肋疼痛；热毒内陷心肝，引动肝风，则可见高热嗜睡，甚则严重者可见昏迷抽搐，毒热外发则见斑疹显露；邪毒久羁耗伤气阴，则见神疲气短盗汗，手足心热。

二、西医病机和病理

本病发病机理尚未完全阐明。目前多数研究证实，病毒进入口腔后可侵入咽部上皮细胞或扁桃体的 B 淋巴细胞内进行复制，引起咽炎、扁桃体炎。继而侵入血循环导致病毒血症，并进一步累及淋巴系统的各组织和器官。由于 B 淋巴细胞表面有 EBV 受体，而 T 细胞缺如，因此 EBV 只感染 B 细胞导致受感染的 B 细胞表面抗原性发生改变，形成 EBV 感染的 B 细胞，并引起 T 淋巴细胞强烈防御反应，而转化为细胞毒性效应细胞，直接破坏携带 EBV 基因组的 B 细胞，病人血中大量的异常淋巴细胞（又称异型淋巴细胞）就是这种具杀伤能力的细胞毒性 T 淋巴细胞（CTL）。除以上两种淋巴细胞外，还存在对 EBV 抗原起反应的 T 细胞和抑制性 T 细胞（能控制受 EBV 诱导而发生多克隆性激活的 B 细胞）。这些免疫反应性 T 细胞和大量 EBV 感染的 B 细胞的相互作用，是造成传染性单核细胞增多症独特临床表现的原因。本病的发病机制除主要由于 B、T 细胞交互作用外，还有免疫复合物的沉积及病毒对细胞的直接损伤等因素。遗传性与获得性免疫缺陷者，缺乏这种免疫抑制，导致 B 细胞增殖失控甚至发生免疫母细胞性 B 细胞肉瘤，或其他恶性淋巴增殖病，如 Burkitt 淋巴瘤、原发性中枢神经系统淋巴瘤、骨髓移植受者的供体细胞淋巴瘤以及儿童 AIDS 病人的淋巴性间质性肺炎等。

初次感染较大量的 EBV 者可发病，因为宿主免疫系统针对 EBV 感染而产生的 T 淋巴母细胞使外周血单核细胞显著增多，并出现许多异型淋巴母细胞。初次感染后，血清中出现特异性中和抗体。这些抗体虽能防止外源性再感染，但不能完全清除潜伏在 B 细胞中的 EBV。在体内潜伏或呈低度增殖的病毒与宿主免疫保持相对平衡状态。少量的 EB 病毒在咽部继续发生低效价的增殖性感染。在血循环和淋巴组织中只能检出极少数的感染病毒的细胞。这种 EBV 低度持续感染状态可保持终身。

本病多为自限性过程，病理变化了解较少，以少数尸体解剖所见，单核－巨噬细胞系统为主要病变所在，其特征是淋巴组织良性增生。淋巴结肿大，但不化脓，淋巴细胞及单核－巨噬细胞高度增生，胸腺依赖副皮质区的 T 细胞增生最为显著。肝、脾、心肌、肾、肾上腺、肺、中枢神经系统均可受累，主要为异常的多形性淋巴细胞浸润及局限性病灶。异型淋巴细胞可分为三型：

1. Ⅰ型　细胞大小中等，边缘不整；核偏心，卵圆、肾形成分叶状，染色质呈斑点样排列；胞质呈细致的海绵样，嗜碱性深蓝色合并空泡，有嗜阿尼林颗粒（称空泡型）。

2. Ⅱ型　较Ⅰ型为大，核染色质疏松，核型不规则；胞质不均匀，嗜碱性弱而无空泡（称不规则型）。

3. Ⅲ型　与第Ⅰ型相似但较大，核较幼稚，有 1~2 个或 2 个以上的的核仁，染色质呈网状结构；胞质嗜碱性强，有多数空泡（称幼稚型）。

【临床表现】

本病潜伏期在儿童多为 5~15 天不等，大多 10 天左右，成人多为 30~40 天。起病急缓不一，部分病例有前驱症状，表现为全身不适、乏力、头痛、畏寒、食欲不振、恶心呕吐等，一般不超过 1 周。80% 的患者有发热、颈淋巴结肿大以及咽痛三联症。

1. 发热　除极轻型病例外，多有发热。热型不定，大多数为中等度发热，体温多在 38℃~40℃之间。重者可达 40~41℃，热程 1~2 周，部分病人低热长达数月，热渐退或骤退，多伴有出汗和寒战。中毒症状多不严重。病程早期可有相对缓脉。

2. 淋巴结肿大　淋巴结肿大为本病的主要表现，70% 以上患者在病程的第一周内即可有浅表淋巴结肿大。全身淋巴结均可被累及，但以颈部最为常见，其次为腋下及腹股沟部位。肿大淋巴结直径 0.5~4cm，中等硬度，光滑，无粘连及明显压痛，不化脓，消退缓慢，常在热退后数周才消退，肠系膜淋巴结受累时可引起腹痛等症状。

3. 咽痛　约半数以上的患者咽痛，常见咽部、扁桃体、悬雍垂充血肿胀，若局部肿胀严重者可出现呼吸困难及吞咽困难，少数患者局部有溃疡或伪膜形成，可见出血点。齿龈也可肿胀或有溃疡。喉和气管的水肿和阻塞少见。

4. 肝、脾肿大　约 50%~70% 的患者脾肿大，一般为轻度肿大，多在肋下 2~3cm，少数病例脾肿大明显，偶有脾破裂，检查时应轻按以防脾破裂。20% 左右的患者肝肿大，肝功能异常、ALT 升高者达 70%，个别病人发生肝功能衰竭，部分病人可出现黄疸。

5. 皮疹　10% 以上的病人在病程 4~10 天出现多型性皮疹。以丘疹和斑丘疹最常见，可出现荨麻疹或猩红热样皮疹，呈多形性。多见于躯干部，皮疹持续 1 周左右隐退，无脱屑。约 25% 的患者发病第二周在软硬腭交界处可见 5~10 个针尖样淤点，称腭疹，2 天内转为褐色，4～5 天后消退，此体征有助于诊断。

6. 神经系统症状 重症患者可出现无菌性脑膜脑炎、脑干脑炎、格林 - 巴利综合征等。脑脊液改变与其他病毒性脑膜脑炎相似，但少见异常淋巴细胞。

7. 其他 由于 EBV 感染可造成多脏器损害，因此少数病例可见心包炎、心肌炎、间质性肾炎、间质性肺炎以及因淋巴组织坏死、溃疡而导致的胃肠道出血等等。

本病病程一般为 2～3 周，亦可长达数月。偶有复发，但病情较轻。预后大多良好，病死率为 1% 以下。多死于脾破裂、心肌炎或严重并发症如脑干脑炎及继发感染等。有先天性免疫缺陷者感染本病后病死率极高。

【实验室检查】

一、血象

血象改变是本病的重要特征。白细胞总数早期正常或稍增多，1 周后逐渐升高，一般为 10×10^9 ～ $20 \times 10^9/L$，高者可达 $50 \times 10^9/L$，各种单核细胞数可达 60% 以上，其中异型淋巴细胞可达 10% ～30%，超过 10% 或其绝对值超过 $1.0 \times 10^9/L$ 时具有诊断意义。异常淋巴细胞依其形态分为 Ⅰ、Ⅱ、Ⅲ 型，临床常见 Ⅰ、Ⅱ 型。一般病后 4～5 天出现，1 周后达高峰，1～2 个月后减少，此种异常淋巴细胞也可见于其他病毒性疾病，如水痘、出血热、病毒性肺炎等，但其占白细胞的百分比一般均低于 10%。此外，部分病例有血小板计数减少，可能与病毒直接损伤及免疫复合物作用有关。

二、骨髓象

增生活跃，淋巴细胞比例增高，可见异型淋巴细胞，但比血象中少，缺乏诊断意义，可用于除外其他疾病如血液病等。

三、血清学检查

1. 嗜异性凝集试验 患者早期血清中常出现一种 IgM 嗜异性抗体，能凝集绵羊或马红细胞，阳性率可达 80% ～90% 以上，抗体效价在 1∶64 以上有诊断意义，一般发病 4 周内达高峰，恢复期迅速下降。嗜异性凝集试验阳性出现时间不等，早者病后 2～3 天，迟者可长达 10 周才出现。因此逐周测定效价，递增 4 倍以上者诊断意义更大。5 岁以下小儿试验多为阴性。正常人、血清病患者以及少数患恶性组织细胞病、单核细胞白血病、结核病等患者其嗜异性凝集试验也可呈阳性，但除外血清病，抗体凝集效价均低，可作豚鼠肾和牛红细胞吸附试验予以鉴别。

2. EBV 抗体测定 一般用于嗜异性凝集试验阴性，而临床疑为本病的患者。近年来常用免疫荧光法和 EIA 法检测血清中 EBV 特异性抗体，抗 VCA IgM 是近期受 EBV 感染的标志，抗 EAIgG 是近期感染或 EBV 复制活跃的标志，具有诊断价值。我国成人调查抗 VCA IgG 和抗 EBNA IgG 多数呈阳性，表明国内成人多存在无症状的不显性既往感染。

3. EBV DNA 检测 Southern 印迹法可检测整合的 EBV DNA；原位杂交可确定口咽上皮细胞中 EBV 的存在；多聚酶链反应可敏感、迅速、特异地检出标本中的 EBV DNA。

4. 其他 部分病人有蛋白尿、肝功能异常，心脏受累时 ALT 也有异常。

【诊断与鉴别诊断】

一、诊断要点

1. 流行病学资料　儿童及青壮年多见，6 岁以下小儿多呈急性或隐性感染，当出现局部流行时，对诊断有重要参考价值。

2. 临床表现　主要为发热、咽痛、颈部及其他部位淋巴结肿大、肝脾肿大、多形性皮疹，少数可出现神经症状。

3. 实验室检查　外周血异型淋巴细胞大于 10% 和嗜异性凝集试验阳性。对嗜异性凝集试验阴性者可测定特异性 EBV 抗体（VCA IgM、EA IgG）以助诊断。

二、鉴别诊断

1. 巨细胞病毒感染　临床表现与传染性单核细胞增多症相似，如发热、肝脾大、淋巴细胞增多等。该病肝脾肿大是由于病毒对靶器官细胞的作用所致，传染性单核细胞增多症则与淋巴细胞增殖有关。另外，巨细胞病毒感染中咽痛和颈淋巴结肿大较少见，血清中无噬异凝集素及 EB 病毒抗体。确诊有赖于病毒分离及特异性抗体检测。

2. 急性淋巴细胞性白血病、结核病、何杰金病等　必要时做淋巴结活检或骨髓细胞学检查明确诊断。

3. 急性感染性淋巴细胞增多症　该病多见于幼儿，大多有上呼吸道症状，淋巴结肿大少见，无脾肿大，白细胞总数增多，主要为成熟淋巴细胞，可持续 4~5 周，嗜异性凝集试验阴性，血清中无 EBV 抗体出现。

另外，本病还须与疱疹性咽峡炎、链球菌感染所致的渗出性扁桃体炎、淋巴结结核、血清病、风疹、病毒性肝炎等鉴别。明确诊断须依据血清学和病原学检查。

三、并发症

1. 神经系统　可并发急性浆液性脑膜炎、脑膜脑炎、脊神经根炎、脑干炎、急性传染性多发性神经根炎等，发生率 1%。多于病后 2~3 周发生，极少有后遗症发生。

2. 呼吸系统　2%~5% 的患者发生间质肺炎，肺淋巴结肿大，少数伴有淋巴结肿大。约 30% 的患者可并发咽峡部溶血性链球菌感染。

3. 心血管系统　约有 6% 的患者并发心肌炎。

4. 肾　本病可累及肾实质与间质，发生类似肾炎的病理改变，发生率高达 13%，临床表现似一般肾炎。肾脏病变一般为可逆性。

5. 其他　脾破裂，发生率约为 0.2%，通常见于发病的 10~21 天内。偶见溶血性贫血、胃肠道出血和血小板减少症、粒细胞缺乏症、继发感染等。

【治疗】

一、治疗原则

本病主要是对症治疗，多呈自限性，预后良好。采用中西医结合治疗对缩短病程具有较好疗效。

二、治疗方法

（一）一般治疗

急性期应注意卧床休息，进食宜清淡，注意口腔卫生，高热时可用温水、酒精擦浴。

（二）病原治疗

如无继发感染，一般不选用抗生素，忌用氨苄西林或阿莫西林，因为会使皮疹出现的机会增加。抗病毒制剂如阿糖腺苷、阿昔洛韦、干扰素等确切疗效有待进一步证实。

（三）对症治疗

重症患者如有咽部或喉头水肿，以及有中枢神经系统并发症、血小板减少性紫癜、溶血性贫血、心肌炎、心包炎等可短疗程应用激素，如可选用强的松每日 30～50mg 口服，或氢化可的松每日 100～200mg 静滴，疗程 3～5 天。应警惕脾破裂的发生，一旦发生，需及时确诊，迅速补充血容量，输血或进行脾切除术，可使患者获救。抗病毒治疗，有报道干扰素治疗本病亦有显著疗效，有待临床重复试验。

（四）辨证论治

1. 辨证论治

小儿传染性单核细胞增多症以毒热痰瘀为病理变化的主要环节，其中热毒为致病的主要因素，而痰瘀则是病变过程中的病理产物，同时又可与热毒胶结而形成新的致病因素，故病情变化多样，临床表现复杂，治疗上当分期治疗。早期邪在肺卫，当疏风宣肺，清热解毒；中期毒热炽盛，以清热解毒化瘀为主，如普济消毒饮及茵陈汤加减，热伤心营以清营透热凉血，清营汤加减；后期气阴两伤，以益气养阴为主，以竹叶石膏汤或沙参麦冬汤化裁。小儿素体稚阴稚阳，热病伤阴耗气，因而苦寒之剂慎勿过剂。在清热散结的同时不忘兼顾养阴益气，但在后期余邪留恋，不可一味扶正。

1）初期（邪郁肺卫证）

主症：发热，微恶风寒，头身疼痛，咳嗽，鼻塞流涕，咽红或疼痛，颈部淋巴结肿大，舌质淡红、苔薄白，脉浮数。

治则：疏风宣肺，清热解毒。

方药：银翘散加减。

组成：金银花 10g　连翘 10g　薄荷 10g　桔梗 10g　牛蒡子 10g　鲜芦根 20g　板蓝根 20g　淡竹叶 10g　甘草 6g

加减：咽喉红肿甚者，加射干、山豆根解毒利咽；咳重加杏仁、桑白皮宣肺止咳；热甚加黄芩、栀子清热解毒；淋巴结肿大明显加夏枯草、赤芍、昆布活血软坚。

2）极期

（1）热毒炽盛证

主症：壮热不退，烦躁不安，咽红面赤，口干唇红，颈腋腹股沟淋巴结肿大，大便干结，小便黄赤，舌质红苔黄，脉数。

治则：清热解毒散结。

方药：普济消毒饮加减。

组成：黄芩 10g　黄连 6g　连翘 12g　板蓝根 15g　牛蒡子 10g　玄参 15g　马勃

10g　夏枯草12g　赤芍10g

加减：高热不退加生石膏，可配合喉风散、西瓜霜片、草珊瑚片含服；淋巴结肿胀灼热甚者，加如意金黄散调醋外敷。

（2）毒郁肝胆证

主症：发热缠绵，面垢，食少纳呆，身目发黄或恶心欲呕，胁肋胀满，肝、脾及淋巴结肿大，小便黄赤，大便干结，舌红苔黄腻，脉弦数或滑数。

治则：清热解毒，利胆退黄。

方药：茵陈汤合柴胡疏肝散加味。

组成：茵陈30g　栀子10g　大黄10g　柴胡10g　白芍12g　连翘10g　郁金10g　板蓝根15g　夏枯草15g　滑石10g　茯苓10g

加减：胸胁胀痛甚者，加川楝子、延胡索理气活血止痛；呕吐者，加姜半夏、竹茹降逆止呕；肝脾肿大明显者，加丹参、桃仁、红花活血化瘀。

（3）热伤营血证

主症：发热持续，夜热尤甚，心烦不宁，甚者神昏，皮肤斑疹，甚则衄血，舌红少苔或无苔，脉细数。

治则：清营透热，凉血解毒。

方药：清营汤加味。

组成：水牛角3g　金银花15g　连翘10g　牡丹皮10g　生地黄10g　玄参10g　淡竹叶6g　川黄连3g

加减：皮疹密集及衄血者，加紫草、白茅根、地榆凉血止血；动风抽搐者，加羚羊粉、钩藤、地龙、白芍、白菊花平肝熄风止痉；神昏不清者加服紫雪散、安宫牛黄丸清热开窍；淋巴结肿大者加夏枯草、昆布软坚散结；痰涎壅盛加天竺黄、胆南星、竹沥豁痰开窍。

3）后期（气阴两虚证）

主症：神疲气短，咽燥，口渴，心悸，低热盗汗或五心烦热，失眠多梦，尿赤，舌质红，少苔或无苔，脉细数无力。

治则：养阴透热，益气生津。

方药：竹叶石膏汤加味。

组成：生石膏20g　淡竹叶6g　麦冬12g　沙参10g　天花粉10g　姜半夏6g　甘草6g

加减：低热不退者，加青蒿、知母滋阴清热；心烦失眠加酸枣仁、夜交藤安神；恶心者，加陈皮、姜半夏和胃降逆；气虚明显者，加人参、黄芪益气；大便干结数日未解者，加生地黄、火麻仁滋阴润便。

2.其他疗法

1）针灸疗法　热在卫分者，取少海、外关、曲池、三阴交、大椎、血海，用泻法；热在气分者，取曲池、合谷、血海、太冲、内关、大陵，用泻法；在营血者，十二井或十宣放血，大椎放血，取内关、曲池、水沟，用泻法；抽搐者，取人中、合谷、百会、涌泉，用泻法。

2）中成药　抽搐者，给予紫雪丹3g，每日3次，口服；神志不清者，鼻饲安宫牛黄丸；发热恶寒，咽喉疼痛明显者，给予银翘解毒丸口服或六神丸含服。

（五）单方验方

（1）三叶青3~9g，蚤休10g，滴水珠6g。水煎服，适用于湿热并黄疸型。

（2）板蓝根10g，地骨皮10g，蒲公英10g，紫花地丁10g，沙参10g，生地黄10g，玄参15g，甘草6g。水煎服。

（3）当归、芍药、益母草、川芎各10g，木香3g。水煎服，适用于血虚血瘀者。

（4）解毒通瘀汤　水牛角60g，生石膏、茵陈、板蓝根各30g，生地黄25g，赤芍、陈皮、玄参各15g，黄连、栀子、麦冬、大枣各10g，虎杖、双花、连翘各20g，生姜3片。治疗重型传染性单核细胞增多症。

（5）消结化瘀汤　桃仁、红花、赤芍、丹参、夏枯草、煅牡蛎、鳖甲、蒲公英、皂角刺各9g，乳香、没药各6g，三七3g。适用于无发热仅见肝脾淋巴结肿大者。

（6）热毒净方　黄芪12g，青黛9g，紫草9g，牡丹皮9g，黄芩9g，莪术、当归各10g，桃仁6g。

（7）达原柴胡饮（郑惠伯主任医师经验）　柴胡15g，槟榔15g，厚朴10g，草果10g，知母12g，赤芍15g，黄芩15g，甘草5g。水煎服，和解表里，开达膜原，辟秽化浊，清热燥湿，适用于传染性单核细胞增多症属湿温者。

（8）清热解毒汤（李玉林经验）　大青叶15g，板蓝根15g，金银花9g，黄芩12g，甘草6g。水煎服，清热解毒，适用于传染性单核细胞增多症属热毒郁肺者。

（9）传单合剂（蔡化理主任医师经验）　大青叶30g，蚤休12g，连翘12g，夏枯草30g，丹参15g，甘草9g。水煎服，3岁以下用1/3剂，3~6岁用1/3~2/3剂，6~12岁用2/3~1剂。清热解毒，消炎散结。

【预防】

本病尚无有效的预防措施。急性期患者应予以呼吸道隔离，其鼻咽分泌物应予以消毒处理。EB病毒疫苗的开发，受到不同EB病毒相关疾病所特有表型的限制。应用重组DNA技术制备的新疫苗正在研究中。

【预后】

本病系自限性疾病，预后大多良好，病死率约为1%~2%，死因多为并发咽喉部阻塞、脾破裂（未及时处理）、脑干脑炎（呼吸衰竭）、肠系膜淋巴结坏死大出血、心肌炎、再生障碍性贫血危象、继发感染等。在临床观察中，发现本病的儿童患者，有的转为恶性淋巴瘤、白血病，故本病是否与恶性肿瘤的发生有关，值得注意。

第二章　立克次体病

第一节　流行性斑疹伤寒

　　流行性斑疹伤寒（epidemic typhus），又称虱传斑疹伤寒（louse－borne typhus）或"典型斑疹伤寒"，是普氏立克次体（Rickettsia prowazekii）通过体虱传播的急性传染病。其临床特点为持续高热，头痛、瘀点样皮疹（或斑丘疹）和中枢神经系统症状，自然病程约为2~3周，患流行性斑疹伤寒后数月至数年，可能出现复发，称为复发型斑疹伤寒，又称Brill－Zinsser病。立克次体是1910年由Ricketts从389例斑疹伤寒病人血液中发现的。1913年，Prowazekii从患者中性粒细胞中也找到了病原体；此二人都在研究斑疹伤寒中牺牲。为纪念他们遂将流行性斑疹伤寒的病原体命名为普氏立克次体（Rickettsia prowazekii）。我国金代张戴人著《儒家亲事》初次提出"斑疹伤寒"病名，并能与伤寒鉴别。直到1850年上海流行时才有了准确记载。

　　本病历史上呈全球性分布，其流行常与天灾、饥饿、战争有密切的关系，故曾有"饥饿热"、"战争热"之称。中医学根据本病急性起病、高热、斑疹、有传染等特点，将其归属于"瘟疫"、"疫疹"、"疫斑"范畴。古代医籍对本病皮疹形态的描述颇为详细，如南宋·郭雍《伤寒补亡论》云："伤寒热病发斑为之斑，其形如丹砂小点，终不成疮，迟即消失，不复有痕。"清代《疹疫一得》有"斑疹伤寒"的病名，并创制清疫败毒饮予以治疗。

【病原学】

　　本病的病原为普氏立克次体，与其他立克次体在形态学上并无明显差别，在虱肠中发育阶段呈多形性变化。病原体基本形态为微小球杆状，沿长轴排列成链状，革兰染色阴性。通常寄生于人体小血管内皮细胞胞质内和体虱肠壁上皮细胞内，在立克次体血症时也可附着于红细胞和血小板上。病原体的化学组成和代谢物有蛋白质、糖、脂肪、磷脂、DNA、RNA、内毒素样物质、各种酶等，其胞壁组成近似革兰阴性杆菌的细胞壁。

　　病原体对热、紫外线、一般化学消毒剂均很敏感，56℃30分钟和37℃5~7小时即被杀灭，对低温及干燥有较强耐受力；-30℃以下可保存数月至数年，在干虱粪中可保存活力达数月。病原体可在组织培养中生长，在鸡胚卵黄囊中的生长尤为旺盛。以感染组织或分泌物注入虱肠内可获得几乎纯粹的病原体。接种于雄性豚鼠腹腔内，一般仅有发热和血管病变，而无明显阴囊反应。毒素样物质在试管中可使人、猴、兔等温血动物的红细胞溶解，注入大、小鼠静脉时可引起呼吸困难、痉挛、抽搐性四肢麻痹，并导致血管壁通透性增强、血容量减少等，动物一般于6~24小时内死亡。

【流行病学】

一、传染源

感染普氏立克次体的患者是该病唯一的传染源，从潜伏期末 1~2 日至热退后数日均具有传染性，发热期第一周传染性最强，恢复期除少数外一般无传染性，复发的患者也具有传染性。病原体也可以长期隐伏于单核吞噬细胞系统，当人体免疫力低下时再次增殖、复发。

二、传播途径

人虱为传播媒介，主要是体虱，其次为头虱，阴虱一般不传播。人虱在适宜的温度下存活（29℃左右最活跃），以吸人血为生，叮咬患者后，立克次体在虱子肠壁上皮细胞内繁殖，随虱粪排出，当人瘙痒而搔抓时，病原可通过皮肤抓痕侵入。干虱粪中的立克次体，偶尔可通过呼吸道或眼结膜感染人体。因体虱喜生活于 29℃左右的环境，当病人发热或死亡后即转移至健康人体而造成传播。

三、人群易感性

人群普遍易感，感染后可获得比较持久的免疫力。

四、流行特征

寒冷地区多发，冬春季发病较多，主要是因为穿衣服较多而洗换较少有利于人虱孳生及活动，战争、饥荒、贫困等导致卫生条件差与本病流行相关。

【病因病机】

一、中医病因病机

中医学认为引起本病的基本病因为疫毒，因外感疫毒，正气虚弱不能抗邪而致。有湿热疫毒与温热疫毒之分。本病的临床证候及其病机演变与病因、体质、气候变化三者有密切关系。邪毒从皮肤、口鼻入侵人体后，正气较充或感邪轻微者只出现卫气同病，或热毒内窜血络，症状较轻，皮疹量少。体质较差尤其阴液不足者或感邪较重者，起病急骤，变化较快，初起即可见到卫气营血同病的表现，易于出现气营（血）两燔，表现热毒极盛，斑疹紫暗，全身中毒症状明显，甚而出现热毒内闭心包见神志不清、谵妄，或引动肝风见抽搐痉厥等危重证候。正气不支尤其阳气不足者则极易外闭内脱、阳气外脱而亡。若正气尚能抗邪，则病情可逐渐恢复，后期多见气阴两虚的表现。若其人脾湿内蕴，再感湿热疫毒，则表现为湿遏热伏之象，或为湿热疫毒郁于少阳，或为湿热弥漫三焦等；湿热合邪者，亦可邪从燥化，而入营、动血、动风、闭窍。气候的反常，每为促使疾病发生发展的重要因素，即所谓"非其时而有其气"，致天地间阴阳之气升降紊乱，天与人在气机上有较高的一致性，天地阴阳之气紊乱严重影响着人体的气机，从而增加了本病的易感性。

二、西医发病机制和病理

本病的主要发病机理为病原体所致的血管病变、毒素引起的毒血症和一些免疫、变态反应。立克次体侵入人体后，先在小血管和毛细血管的内皮细胞内繁殖，细胞破裂立克次体释放入血形成立克次体血症，立克次体散布到全身各器官的内皮细胞继续繁殖。病原体死亡，释放大量毒素可引起全身中毒症状。立克次体对血管内皮细胞的直接损伤和其释放的毒素将引起全身的微循环障碍。临床则表现出组织器官受损的相应症状。病程第2周随着体机体抗感染免疫的产生出现变态反应，使全身病变进一步加重。

基本的病理变化是小血管炎，典型的的特点是增生性、血栓性、坏死性血管炎及血管周围炎性细胞浸润所形成的立克次体肉芽肿，也称为斑疹伤寒结节。这种血管炎可分布全身各组织器官。多见于皮肤、心肌、中枢神经系统。中枢神经系统以大脑皮质、延髓、基底节的损害最重，桥脑、脊髓次之。脑膜可呈急性浆液性炎症。肺可有间质性炎症和支气管肺炎。肝脏汇管区有嗜碱性单核细胞浸润，肝细胞有不同程度的脂肪变性及灶性坏死与单核细胞浸润。肾脏主要呈间质性炎性病变。肾上腺可有出血、水肿和实质细胞退行性变，并有斑疹伤寒结节。

【临床表现】

一、多发群体

各年龄组对本病均具高度易感性，15岁以下的儿童得本病时病情较轻。据国内一些地区的报道，轻型或不典型病例并不少见，一次得病后有相当持久的免疫力，偶可再次感染发病。除复发型斑疹伤寒外，复发（短期内）极少见。

二、疾病病状

潜伏期5~21日，平均10~14日。常见以下几种类型。

（一）典型斑疹伤寒

常急性发病，少数患者有头痛、头晕、畏寒、乏力等前驱症状。

1. 侵袭期　多急起发热、伴寒战、继之高热。体温于1~2日内达39℃~40℃，呈稽留热型，少数呈不规则或弛张热型。伴严重毒血症症状，剧烈头痛、烦躁不安、失眠、头晕、耳鸣、听力减退。言语含糊不清，全身肌肉酸痛。此时患者面颊、颈、上胸部皮肤潮红，球结膜高度充血，似酒醉貌。肺底有湿性罗音。肝脾在发热3~4日后肿大、质软、压痛。

2. 发疹期　在病程第4~6出现皮疹。先见于躯干、很快蔓延至四肢，数小时至1日内遍及全身。严重者手掌及足底均可见到，但面部无皮疹，下肢较少。皮疹大小形态不一，约1~5mm，边缘不整，多数孤立，偶见融合成片。初起常为充血性斑疹或丘疹、压之退色，继之转为暗红色或出血性斑丘疹，压之不退色、皮疹持续1周左右消退。退后留有棕褐色色素沉着。随着皮疹出现，中毒症状加重，体温继续升高，可达40~41℃。与此同时，神经精神症状加剧，神志迟钝、谵妄、狂躁、上肢震颤及无意识动作，甚至昏迷或精神错乱。亦可有脑膜刺激征，但脑脊液检查除压力增高外，多正常。循环系统脉搏常随体温升高而加速，血压偏低，严重者可休克。部分中毒重者可发生中毒性心肌炎，表现为心音低钝、心律不齐、奔马律。亦有少数患者发生支气管炎或支气管肺炎。消化系统有食欲减退、恶心、呕吐、腹胀、便秘或腹泻。多数患者脾肿大，肝肿大较少。

3. 恢复期　病程第13~14病日开始退热，一般3~4日退净，少数病例体温可骤降至正常。随之症状好转，食欲增加，体力多在1~2日内恢复正常。严重者精神症状、耳鸣、耳聋、手震颤则需较长时间方能恢复。整个病程 2～3 周。

（二）轻型斑疹伤寒

少数散发的流行性斑疹伤寒多呈轻型。其特点为：①全身中毒症状轻，但全身酸痛，头痛仍较明显。②热程短，约持续 7～14 日，平均 8～9 日，体温一般 39℃ 左右，可呈弛张热。③皮疹少，胸腹部出现少量充血性皮疹。④神经系统症状较轻。兴奋、烦躁、谵妄、听力减退等均少见。⑤肝、脾肿大少见。

（三）复发型斑疹伤寒

流行性斑疹伤寒病后可获得较牢固的免疫力。但部分患者因免疫因素或治疗不当，病原体可潜伏体内，在第一次发病后数年或数十年后再发病。其特点是：①病程短，约 7～10 日。②发热不规则，病情轻。③皮疹稀少或无皮疹。④外斐氏试验常为阴性或低效价，但补体结合试验阳性且效价很高。

三、疾病危害

未经治疗的典型斑疹伤寒病死率为 10%～60%，老年人病死率较高，该病总体病死率小于 1.4%。

四、并发症

支气管肺炎最常见，也有因皮肤血管损害及血栓形成所致的肠端坏死。少数病例可并发心肌炎、脑膜脑炎、化脓性腮腺炎、中耳炎、全身疖肿、败血症，偶见胸膜炎、肾炎等。未经治疗的病例可有血压下降、昏迷、肾功能不全而死亡。

【实验室检查】

一、血尿常规

白细胞计数多在正常范围内，约 1/4 在 1 万/mm³ 以上，少数低于 5000/mm³。血小板数一般下降，嗜酸粒细胞显著减少或消失。蛋白尿常见，偶有红、白细胞及管型。

二、血清免疫学试验

宜取双份或三份血清标本（初入院、病程第 2 周和恢复期），效价有 4 倍以上增长者具诊断价值。常用者有外斐试验、补结试验、立克次体凝集试验、间接血凝试验等。

1. 外斐试验虽特异性较差，但由于抗原易于获得和保存，故仍广泛应用；其原理为某些立克次体与变形杆菌 OX19、OXK 或 OX2 的抗原部分相同，故患者血清对有关变形杆菌株可产生凝集反应。流行性斑疹伤寒患者血清对 OX19 株的凝集效价一般超过 1：320，但常在第 2 周末或恢复期始达有意义的水平或高峰；继而效价迅速下降，于 3～6 月内转为阴性。非立克次体病如变形杆菌尿路感染、钩端螺旋体病、回归热、疟疾、伤寒等也可出现阳性反应，其效价大多较低，且很少有动态改变。其他立克次体病患者对 OX19 株也可产生凝集反应，但除地方性斑疹伤寒，其凝集效价一般也较低。复发型斑疹伤寒虽也为普氏立克次体所引起，但外斐试验往往呈阴性，或凝集效价 <1：160。

2. 补结杭体在病程第 1 周内即可达有意义的效价（1：40），第 1 周阳性率为 50%～70%，第 2 周可达 90% 以上，低效价可维持 10～30 年，故可用于流行病学调查。以提纯的普氏立克次体颗粒性抗原作补结试验，不仅具有组特异性，且有种特异性，故可用以区别流行性斑疹伤寒和地方性斑疹伤寒。复发型斑疹伤寒患者的补结抗体出现也较早，大多在病后第8～10日达高峰，其组成以 IgG 为主，而流行性斑疹伤寒则主要是 IgM。

3. 以可溶性抗原作立克次体凝集试验，特异性高，操作简便，微量法更可节省抗原。阳性反应的出现较外斐试验为早，病程第5日即可有80%以上病例呈阳性；试管法 >1：40，微量法 >1：4 为阳性反应。2～3周时阳性率几达100%，效价于病程1月左右达高峰，继迅速下降而于数月内消失，因而不适用于追溯性研究。本试验具组特异性，可用以与其他组立克次体病如恙虫病、各种斑点热、Q 热等区别。地方性斑疹伤寒患者可出现效价较低的阳性反应。流行性斑疹伤寒现症患者的凝集抗体属于 IgM，而复发型斑疹伤寒病人的凝集抗体则主要属于 IgG。

4. 间接血凝试验的一些特点与微量凝集法相同，也只具组特异性。血凝抗体于病程第5～7日出现，迅速上升，高值维持2～10周，下降较补结抗体为快。一般以 >1：100 的效价为阳性标准。

5. 其他血清免疫学试验尚有间接免疫荧光试验、火箭免疫电泳、葡萄球菌蛋白 A（SPA）玻片协同凝集法等。

三、病原体分离

不适用于一般实验室。立克次体血症通常出现于病后1周内，宜在抗菌药物应用前采血接种于豚鼠腹腔或鸡胚卵黄囊中；或采集病人身上体虱在实验室内饲养观察，待虱发病死亡后，作涂片染色检查立克次体。豚鼠对普氏立克次体敏感，可用发病早期的患者血液3～5ml 注入雄性豚鼠腹腔内，经7～10天后动物出现发热反应，取鞘膜和腹膜作刮片检查，或取脑、肾上腺、脾等组织作涂片，染色后镜检，可找到位于胞质内的大量立克次体。豚鼠阴囊反应呈阴性，或仅有轻度发红而无明显肿胀，可供与地方性斑疹伤寒鉴别时的参考。

四、分子生物学检查

用 DNA 探针或 PCR 方法检测普氏立克次体特异性 DNA，具快速、特异、敏感等优点。

五、其他

有脑膜刺激征者，应作脑脊液检查，外观大多澄清，白细胞及蛋白稍增多，糖一般正常。心电图可示心肌损害，如低电压、T 波及 S－T 段改变等，少数患者可有肝、肾功能的改变。

【诊断与鉴别诊断】

一、诊断要点

1. 流行病学资料，如战争或饥荒之时、卫生条件差，多见于冬春季节等。
2. 发病急剧，神经症状多见，发热后3～6天出现出血性皮疹，常见肝脾肿大。
3. 血清外斐反应 OX19 变形杆菌株凝集效价升高（1：80～1：160 或更高）有诊断价值，但外斐反应并不是特异性的，最好用标准立克次体抗原作补体结合反应等特异性血清试验，如前后两份血清效价4倍增高，即可以确诊。

4. 必要时做动物接种，取病人血液0.5~1.0ml注入豚鼠腹腔或脑部，1周左右发病，可从脑、肾上腺、脾组织找到立克次体，并可作进一步鉴定。

二、鉴别诊断

1. **伤寒** 夏秋季节发病较多，起病较缓慢，头痛及全身痛不甚明显，皮疹出现较晚、淡红色、数量较少、多见于胸腹。可有相对缓脉。神经系统症状出现较晚、较轻。常有较明显的腹泻或便泌，或腹泻与便泌交替出现。白细胞数多减少。伤寒杆菌凝集反应及血、尿、粪、骨髓培养可获阳性结果。

2. **钩端螺旋体病** 夏秋季节发病，有疫水接触史。无皮疹，多有腹股沟和/或腋窝淋巴结肿大，腓肠肌压痛明显。可有黄疸、出血或咯血。钩端螺旋体补体结合试验或钩体凝溶试验阳性。乳胶凝集试验检查抗原有助于早期诊断。

3. **虱传回归热** 体虱传播，冬春发病，皮疹少见。白细胞计数及中性分类增多。发热时病人血液涂片可查见回归热螺旋体。流行季节偶有二病同存的可能。

4. **地方性斑疹伤寒** 临床表现酷似轻型流行性斑疹伤寒，变形杆菌OX19凝集试验也阳性。但无虱叮咬史，可能有鼠蚤叮咬史，立克次体凝集试验、补体结合试验及豚鼠阴囊试验可鉴别。在美国，本病尚需与洛基山斑点热相鉴别，后者的皮疹为离心性分布，腹部皮疹很少，且皮疹最先出现在足踝和手腕部。

5. **其他** 还应与恙虫热、流脑、大叶性肺炎、成人麻疹及流行性出血热鉴别。

【治疗】

一、治疗原则

彻底消灭病原体是治疗的关键。病情较重、症状明显的还应注意对症治疗。依据临床表现结合中医辨证论治，常能获得满意的疗效。

二、治疗方法

（一）一般治疗

病人必须更衣灭虱。卧床休息、保持口腔、皮肤清洁、预防褥疮。注意补充维生素C及B，进食营养丰富、易消化的流质软食，多饮开水。给高热量半流质饮食，供应足够水分，每日成人量宜为3000ml左右（年老者及有心功能不全者酌减），液入量每日保证约2500~3000ml。

（二）对症治疗

剧烈头痛和严重神经症状给予止痛剂和镇静剂，出现心功能不全时采用强心剂。有严重毒血症症状伴低血容量者可考虑补充血浆、右旋糖酐等，并短期应用肾上腺皮质激素，必要时加用血管舒缩药物、肝素等（参阅"感染性休克"）。慎用退热剂，以防大汗虚脱。有继发细菌感染，按发生部位及细菌药敏给以适宜抗菌药物。高热者予以物理降温或小剂量退热药，慎防大汗。中毒症状严重者可注射肾上腺皮质激素，输液补充血容量。头痛剧烈兴奋不安者，可给予异丙嗪、安定、巴比妥、水化氯醛等。心功能不全者可静脉注射毒

K0.25mg 或西地兰 0.4mg。

（三）病原治疗

①多西环素：单次剂量 0.2g 顿服，无复发，疗效较好，2~4 日后可再服 1 次。②四环素或氯霉素：首次剂量 1g，以后 0.5g，每 6h1 次，首次剂量最好静脉给药。热退后减量继续服 2~3 日。如联合应用甲氧苄氨嘧啶（TMP）0.1g，每日 2~3 次，则疗效更好。

（四）辨证论治

1. 邪袭肺卫

主症：发热微恶寒，头身疼痛，咽干咳嗽，舌边尖红、苔薄白，脉浮数。

治则：解表润燥，解毒清肺。

方药：葱豉桔梗汤加减。

组成：鲜葱白 10g　淡豆豉 15g　桔梗 10g　前胡 15g　薄荷 15g　金银花 15g　连翘 15g　葛根 10g　甘草 6g

加减：发热重，咳喘甚者，加黄芩；斑疹隐现者加牡丹皮、生地黄。

2. 气营（血）两燔

主症：壮热烦渴，面红如醉，头身疼痛，斑疹显露，胁下痞块，舌红绛，苔黄，脉洪大或滑数。

治则：清气凉营（血）。

方药：化斑汤加减。

组成：石膏 25g　知母 15g　玄参 15g　犀角（可用水牛角代替）10g　麦冬 15g　赤芍 15g　粳米 15g　甘草 6g

加减：神昏肢厥者，加服安宫牛黄丸或紫雪丹；寒热往来，胸胁苦满者，选蒿芩清胆汤加减。

3. 气阴两伤

主症：乏力倦怠，纳少便溏，手足心热，口干枯燥，舌红少津，脉细数。

治则：益气养阴，佐以清热。

方药：参苓白术散合沙参麦冬汤加减。

组成：党参 10g　白术 10g　茯苓 10g　白扁豆 10g　陈皮 10g　山药 15g　薏苡仁 15g　炒麦芽 10g　炙甘草 10g　沙参 10g　麦冬 10g　生地黄 10g　玉竹 10g　石斛 10g

（五）针灸疗法

1. 风池、合谷、外关、曲池、大椎、鱼际，均用泻法，适用于斑疹伤寒早期卫表之证。

2. 阴陵泉、外关、合谷，进针得气后，用紧按慢提手法，留针 20~30min，主治湿热郁蒸证。

3. 劳宫、列缺、血海、肝俞、脾俞，深刺得气后，用慢按紧提手法，不必留针，适用于热入营血证。

4. 十宣、风池、劳宫、行间、大椎，大椎取坐位，余穴取仰卧位，十宣用三棱针点刺放血，余穴均用提按手法，适用于热盛动风。

（六）民间单方验方

1. 清热解毒Ⅰ号方　连翘15g，金银花、大青叶、紫草各10g，甘草5g，水煎服。
2. 清热解毒Ⅱ号方　生石膏30g，知母、牡丹皮各10g，生大黄5g，水煎服。
3. 大青叶15g，崩大碗15g，狗肝菜15g，白花蛇舌草15g，水煎服，每日1剂，连用5～7日。

【预防】

灭虱是控制流行及预防本病的关键。

1. 管理传染源　早期隔离病人，灭虱治疗。灭虱、洗澡、更衣后可解除隔离。必要时可刮去全身毛发。女性可用药物灭虱，如10%的百部酒精擦湿头发裹以毛巾，1小时后篦洗头发，头虱与虱卵均可被杀。或用百部30g，加水500ml煮30分钟，取滤液擦湿发根部，然后包裹，次日清洗。对密切接触者，医学观察3周。

2. 切断传播途径　发现病人后，同时对病人及接触者进行灭虱，并在7～10日重复一次。物理灭虱，用蒸、煮、洗、烫等方法。温度保持在85℃以上30分钟。化学灭虱可用10%DDT粉、0.5%666粉或1%马拉硫磷等撒布在内衣里或床垫上。为防耐药性，以上几种药物可交替使用。

3. 保护易感人群　对疫区居民及新进入疫区人员应注射疫苗，以提高其免疫力。疫苗有一定效果，但不能代替灭虱。疫苗仅适用于某些特殊情况，如准备进入疫区者、部队、研究人员等。灭活疫苗能减少发病率、减轻症状、缩短病程，降低病死率。常用灭活鼠肺疫苗皮下注射。第一年共三次，间隔5～10日。成人剂量分别为0.5ml，1ml，1ml。以后每年加强注射1ml。国外有Golinevich化学疫苗，注射1针即可。减毒E株活疫苗已被国外部分国家广泛应用，皮下注射一次即可，免疫效果维持5年。

第二节　地方性斑疹伤寒

地方性斑疹伤寒（endemic typhus）也称鼠型斑疹伤寒（murine typhus），或者称为蚤传斑疹伤寒（flea-borne typhus），是由莫氏立克次体（Rickettsia mooseri）引起的，鼠蚤为媒介传播的急性传染病，其发病机制、临床表现、治疗措施等与流行型斑疹伤寒近似，但病情较轻、病程较短，皮疹很少呈出血性，病死率也低。

【病原学】

地方性斑疹伤寒的病原体是莫氏立克次体，其形态、体外抵抗力及培养条件与普氏立克次体相同，但在动物试验反应上有区别。莫氏立克次体接种豚鼠后5～6日，可见豚鼠发热，伴有阴囊肿大、皮肤发红、睾丸鞘膜有渗出性炎症，称为阴囊肿胀反应（Neil-Mooser反应），其睾丸鞘膜涂片，常可在细胞浆内找到大量的立克次体。而普氏立克次体接种豚鼠后，仅有轻度阴囊肿胀，但大量接种能引起阴囊反应，故实际鉴别价值有限。普氏与莫氏立克次体各含3/4种特异性抗原（颗粒性抗原）及1/4群特异性抗原（可溶性抗原），故两者间有交叉反应，可以群特异性免疫血清行荧光抗体染色及分离毒种的快速初步鉴定；再以颗粒性抗原作凝集试验，或以豚鼠恢复期血清作补体结合试验作为最终种的鉴定。

【流行病学】

一、传染源

家鼠是本病的主要传染源，以鼠——鼠蚤——鼠的循环流行。鼠感染后大多并不死亡，而鼠蚤只在鼠死后才吮人血而使人受染。因曾在虱体内分离到莫氏立克次体，因此病人也有可能作为传染源而传播本病。此外，牛、羊、猪、马、骡等也有可能作为传染源。

二、传播途径

鼠蚤吮吸病鼠血时，病原体随血进入蚤肠繁殖，但蚤并不因感染而死亡，病原体且可在蚤体长期存在。当受染蚤吮吸人血时，同时排出含病原体的蚤粪和呕吐物于皮肤上，立克次体可经抓破处进入人体；或蚤被打扁压碎后，其体内病原体也可经同一途径侵入。进食被病鼠排泄物污染的饮食也可得病，干蚤粪内的病原体偶可成为气溶胶，经呼吸道或眼结膜而使人受染。螨、蜱等节肢动物也可带有病原体，而成为传病媒介的可能。

三、易感人群

人群普遍易感，感染后可获得强而持久的免疫力，并与流行性斑疹伤寒有一定交叉免疫力。

四、流行特征

本病是自然疫源性疾病，全球散发，多见于热带和亚热带。国内华北、西南、西北发病率较高，晚夏和秋季多见，可与流行性斑疹伤寒同时存在于同一地区。

【病因病机】

基本上与流行性斑疹伤寒相似，但血管病变较轻，小血管中有血栓形成者少见。
中医对本病病因病机的认识与流行性斑疹伤寒相同。

【临床表现】

一、多发群体

人群对本病有普遍易感性，某些报告中以小学生和青壮年发病者居多。得病后有较强而持久的免疫力，对普氏立克次体有交叉免疫，感染莫氏立克次体也可与具相当的针对普氏立克次体的免疫性。

二、疾病病状

潜伏期为1~2周，临床表现和流行性斑疹伤寒相似，但病情轻，病程短，急性起病，出现发热，头痛，恶心，呕吐。患者神经系统症状较流行性斑疹伤寒轻，表现为头痛，头晕，失眠，较少发生烦躁谵妄昏睡及意识障碍，约50%可伴有脾轻度肿大，肝肿大较少见，本病预后良好，多在发病第2周恢复。但老年患者或未经治疗患者感染后可陷于极度衰弱恢复期延长。

1. 发热 起病多急骤，少数患者有 1 ~ 2 天的乏力、纳差及头痛等前驱期症状，体温逐渐上升。第 1 周末达高峰，多在 39℃ 左右稽留热或弛张热，热程多为 9 ~ 14 天，体温多逐渐恢复正常，最长 25 天，可伴发冷头痛全身痛及结膜充血。

2. 中枢神经系统症状 患者神经系统症状较流行性斑疹伤寒轻，表现为头痛，头晕，失眠，较少发生烦躁谵妄昏睡，及意识障碍约 50% 。也可有听力减退、烦躁不安，脑膜刺激征，昏迷及大小便失禁较罕见。

3. 皮疹 50% ~80% 的患者在发病第 5 天开始出现皮疹，初为红色斑疹，直径约 1 ~ 4mm，继成暗红色斑丘疹，压之退色，极少为出血性。常初发于胸腹部，于 24h 内迅速扩展至颈背肩臂下肢等处，颜面及掌跖部少见。近年来国内报道出现皮疹者不足 10%，皮疹出现时间及特点与流行性斑疹伤寒相似，但皮疹数量少，多为充血性，出血性皮疹极少见。皮疹于数日内可消退。

4. 其他 约 1/3 ~1/2 患者有轻度脾肿大，心肌很少受累，故循环系统症状和体征少见，并发症亦很少发生。少数病例病情严重发生多脏器功能衰竭而死亡。美国报道儿童地方性斑疹伤寒的特点有 49% 的患者有发热，头痛及皮疹有食欲不振，恶心，呕吐，及腹泻等消化系统症状者为 77%，病程 12 天（5 ~ 29 天）实验室检查可出现多个器官系统（如肝肾血液和中枢神经系统）的轻度异常，但严重并发症极少见。

5. 并发症 支气管炎最多见，支气管肺炎也有报道。

三、疾病危害

感染后病死率不到 5%。

【实验室检查】

一、血象

发病早期（7 天以内）1/4 ~1/2 的病例有轻度白细胞和血小板减少，随后近 1/3 的病人出现白细胞总数升高。大多数患者白细胞计数为正常，明显增多或减少者罕见。

二、血清学检查

1. 患者血清也可与变形杆菌 OX19 株发生凝集反应，效价为 1 : 160 ~ 1 : 640，较流行性斑疹伤寒为低。阳性反应出现于 5 ~ 17 病日，平均于 11 ~ 15 天，外斐试验虽然敏感，但特异性差，不可用以与流行性斑疹伤寒相区别。

2. 以莫氏立克次体为抗原与患者血清作凝集试验补体结合试验以及间接免疫荧光试验可与流行性斑疹伤寒相鉴别

3. 部分患者可有一过性血清谷丙转氨酶升高，凝血酶原时间可延长，但 DIC 较少见，部分病人血清天门冬氨酸氨基转移酶轻度升高，严重的病例可出现血肌酐和尿素氮升高。

4. DNA 探针杂交与 PCR 基因扩增技术联合检测患者血中立克次体 DNA 同样可用于本病的早期诊断。

三、动物接种

将患者血液注入雄性豚鼠的腹腔，动物一般于接种后 5 ~ 7 天开始发热，阴囊因睾丸鞘膜炎而肿胀，鞘膜渗出液涂片可见肿胀的细胞质内有大量的病原体，需要注意一般试验室不宜进行动物试验，以免感染在动物间扩散和实验室工作人员受染。

四、心电图

可显示低电压 ST－T 改变等，胸部 X 线检查常见肺部间质感染征象。

【诊断与鉴别诊断】

一、诊断要点

1. 流行病学资料　居住地是否有本病发生，近期是否去过流行区，当地鼠类密度及鼠蚤叮咬史尤为重要。

2. 临床特征基本同流行性斑疹伤寒，但症状轻，皮疹发生率低，病程短，一般为散发病例。

3. 实验室检查　通常以变形杆菌 OX19 凝集试验阳性为诊断依据，必要时行补体结合试验或立克次体凝集试验进一步确诊。

二、鉴别诊断

表 2－2－1　主要与流行性斑疹伤寒鉴别

鉴别点	流行性斑疹伤寒	地方性斑疹伤寒
病原体	普氏立克次体（R. Prowazekii）	莫氏立克次体（R. Mooseri）
基本宿主	人（对人的致病力大）	鼠（对人的致病力较小）
传染媒介	人身的体虱等（虱受染后不出 1 个月即死）	人蚤和鼠蚤（蚤受染后常经月不死）
流行季节	冬春季	四季散发，夏秋较多
流行地区	欧洲、我国北部等	墨西哥、我国各地区等
血清变形杆菌（OX_{19}）凝集试验	强阳性	强阳性
抗血清对抗原的反应	对普氏抗原强阳性；对艾氏抗原弱阳性	对普氏抗原强阳性；对莫氏抗原弱阳性
豚鼠试验：阴囊肿大	不明显（病原体或有或无）	明显（病原体甚多）

【治疗】

同流行性斑疹伤寒。

【预防】

1. 主要是灭鼠灭蚤，对病人及早隔离治疗。
2. 因本病多散发，故一般不用预防注射。

第三节 恙虫病

恙虫病（scrub typhus）或称沙虱毒、日本江河热（Japanese river fever）、洪水热（flood fever）、丛林斑疹伤寒（scrub typhus）、恙螨传立克次体病（chigger-borne ricket-tsiosis），是一种由恙虫立克次体（Rickettsia tsutsugamushi）所引起的急性发热性斑疹伤寒样疾病。其临床特征为急起发热，伴有皮疹，其被恙螨幼虫叮咬的原发感染部位经常存在溃疡或焦痂及局部或全身淋巴结肿大。

本病类似中医文献中记载的"沙虱病"，其记载最早见于晋·葛洪《肘后方·治卒中沙虱毒方》："山水间多有沙虱甚细，略不可见。人入水浴及以水澡浴，此虫在水中，着人身，及阴天雨行草中，亦着人，便钻入皮里……初得之，皮上正赤，如小豆黍米粟粒，以手摩赤上，痛如刺，三日之后，令百节强，疼痛寒热，赤上发疮，此虫渐入至骨，则杀人。"其描述的沙虱，即指本病传播媒介恙虫。《诸病源候论·蛊毒病诸候》称之为"沙虱候"，又名沙虱毒。本病是由被携带疫毒邪气的沙虱幼虫叮咬而引起，毒邪留滞局部，腐肌败血，以骤起发热，斑疹，叮咬处溃烂、结痂为主要表现，可归属于中医之"暑温"、"伏暑"、"湿温"范畴。

【病原学】

本病病原体是恙虫病立克次体，又称东方立克次体，呈双球、椭圆形或短杆状，多成对排列，大小不等，约 $(0.2 \sim 0.5)$ μm × $(0.3 \sim 1.5)$ μm，革兰氏染色阴性，寄生于细胞浆内。恙虫病立克次体是对人具致病力的立克次体中最弱的一种，有自然裂解倾向，不易在常温下保存。对热及一般消毒方法都很敏感，对低温的抵抗力较强。易感细胞有大鼠肺和猴肾细胞以及鸡胚卵黄囊等。一般对豚鼠不敏感，而对幼鼠致病力强，常用小白鼠腹腔接种，作病原体分离。恙虫病立克次体较易出现基因突变。有研究显示，恙虫病立克次体在国内外不同地区、不同株间的抗原性有较大差异，对人的致病力也不相同，故各地的发病率、复发和病情轻重也很不一致。据目前资料，根据抗原性的不同，可将恙虫病立克次体分为 10 个血清型，将来可能会有新的血清型出现。除特异性抗原外，恙虫病立克次体还具有与变形杆菌 OXK 的交叉免疫原性，因此在临床上可用变形杆菌 OXK 凝集反应外斐反应协助诊断。

【流行病学】

一、传染源

鼠类是主要传染源，如沟鼠、黄胸鼠、家鼠、田鼠等。野兔、家兔、家禽及某些鸟类也能感染本病。鼠类感染后多呈隐性感染，但体内保存立克次体时间很长，故传染期较长。人患本病后，血中虽有立克次体，但由于恙螨刺螫人类仅属偶然现象，所以患者作为传染源的意义不大。人患本病主要是由于在疫区的草地上工作、活动或坐卧时被带有本病原体的恙螨叮咬所致。

二、传播途径

恙螨幼虫是本病传播媒介。恙螨种类近 3000 种，但在我国能传播本病者仅数十种，主要为地里恙螨、红纤恙螨、高湖恙螨等。其生活史包括卵、幼虫、蛹、稚虫和成虫。仅幼虫营寄生生活须吸吮动物的体液，其余发育段皆为自营生活。由于幼虫一生中仅叮咬动物或人一次，所以由感染鼠类获得立克次体的恙螨幼虫，在当代无传播机会，经蛹、稚虫发育为成虫产卵。立克次体经卵传至下一代（第二代）幼虫，当第二代幼虫叮刺动物或人时，立克次体随唾液传入新的宿主，故称为隔代传播。

三、人群易感性

人群对恙虫病立克次体普遍易感，但病人以青壮年居多。感染后获得对原株病原体较持久的免疫力，对不同血清型、不同株的免疫力较弱，仅持续数月，故可再次感染不同株而发病。

四、流行特征

由于鼠类及恙虫的滋生、繁殖受气候与地理因素影响较大，本病流行有明显的地区性与季节性。该病分布很广，横跨热带及亚热带地区，以东南亚、澳大利亚及远东地区常见。我国主要发生于南部地区，以沿海岛屿为多发。新中国成立以后恙虫病的流行已基本得到控制，但近年来该病在一些地区又逐渐增多，呈现发病率上升、疫区不断扩大的趋势，其严重感染者可导致多器官损害，甚至危及生命。因此，恙虫病的诊断与防治工作应该引起足够的重视。流行季节与气温、雨量有明显关系，主要集中在夏秋季节，北方10、11 月为高发季节，南方则以 6 ~ 8 月为流行高峰期，11 月明显减少，而台湾、海南、云南因气候温暖，全年均可发病。本病多为散发，偶见局部流行。恙螨多生活在温暖潮湿地、灌木丛边缘、草莽平坦地带及江湖两岸。患者发病前 3 周内有在流行地区野外作业史。

【病因病机】

一、中医病因病机

本病以夏秋季发病率最高，夏秋之季气候炎热，雨水较多，热蒸湿动，暑湿及湿热病邪易于形成，并侵害人体而致病。

中医学认为，本病湿热袭表，热盛于湿，湿阻气运，热郁肺卫，故起病即见恶寒高热，头痛肢酸，肺失宣降则见咳嗽胸痛；湿热蕴阻中焦，湿阻气运则纳呆腹胀，胃气失降则见食欲不振，恶心呕吐；邪热上炎头面，则见面赤，目赤而畏光；湿热郁滞肌表，则见肌表赤疹生疮；若湿邪化热化火，亦可入侵营血分，出现烦躁、出血等症；或者邪热内闭心包而见神昏谵妄，甚则昏迷不醒，热甚引动肝风亦可出现抽搐等症。总之，其病理机制为湿热毒邪内遏机体，充斥三焦所致。

二、西医病因病理

受染的恙螨幼虫叮咬人体后，病原体先在局部繁殖，然后直接或经淋巴系统入血，在小血管内皮细胞及其他单核 - 巨噬细胞系统内生长繁殖，导致弥漫性小血管炎和小血管周围炎。并不断释放立克次体及毒素，诱发宿主免疫反应，引起立克次体血症和毒血症。立克次体死亡后释放的毒素是致病的主要因素。

本病的基本病变与斑疹伤寒相似，为弥漫性小血管炎和小血管周围炎。小血管扩张充血，内皮细胞肿胀、增生，血管周围单核细胞、淋巴细胞和浆细胞浸润。皮疹由立克次体在真皮小血管内皮细胞增殖，引起内皮细胞肿胀、血栓形成、血管炎性渗出及浸润所致。幼虫叮咬的局部，因毒素损害、小血管形成栓塞，出现丘疹、水泡、坏死出血后成焦痂，痂脱即成溃疡。全身浅表淋巴结肿大，尤以焦痂附近的淋巴结最为明显。体腔如胸腔、心包、腹腔可见草黄色浆液纤维蛋白渗出液，内脏普遍充血，肝、脾可因网状内皮细胞增生而肿大，心脏呈局灶或弥漫性心肌炎；肺脏可有出血性肺炎或继发性支气管肺炎；脑可发生脑膜炎；肾脏可呈广泛急性炎症变化；胃肠道常广泛充血。

【临床表现】

一、主要表现

人若被恙螨叮咬则可感染得病。病死率随毒株不同而有很大差异。病后对同型同株有较持久的免疫力。潜伏期 4~21 天，一般为 10~14 天。

1. 毒血症症状　起病急骤，先有畏寒或寒战，继而发热，体温迅速上升，1~2 天内可达 39~41℃，呈稽留型、弛张型或不规则型。伴有相对缓脉、头痛、全身酸痛、疲乏思睡、食欲不振、颜面潮红、结膜充血。个别患者有眼眶后痛。严重者出现谵语、烦躁、肌颤、听力下降、脑膜刺激征、血压下降，还可并发肺炎。发热多持续 1~3 周。

2. 焦痂及溃疡　为本病特征，约见于 67.1%~98% 的患者。发病初期于被恙螨幼虫叮咬处出现红色丘疹，一般不痛不痒，不久形成水泡，破裂后呈新鲜红色小溃疡，边缘突起，周围红晕，1~2 天后中央坏死，成为褐色或黑色焦痂，为本病的特征性表现，呈圆形或椭圆形，直径约 0.5~1cm，周围有红晕，痂皮脱落后形成溃疡，其底面为淡红色肉芽组织，干燥或有血清样渗出物，如无继发感染，则不痛不痒，无渗液。也偶有继发化脓现象。多数患者只有 1 个焦痂或溃疡，少数 2~3 个，个别多达 10 个以上，常见于腋窝、腹股沟、外阴、肛周、腰带压迫等处，也可见于颈、背、胸、足趾等部位。

3. 淋巴结肿大　全身浅表淋巴结常肿大，近焦痂的局部淋巴结肿大尤为显著。一般大小如蚕豆至鸽蛋大，可移动，有疼痛及压痛，无化脓倾向，消散较慢，在恢复期仍可扪及。

4. 皮疹　约 35%~100% 的患者在 4~6 病日出现暗红色斑丘疹。无痒感，大小不一，直径为 0.2~0.5cm，先见于躯干，后蔓延至四肢。轻症者无皮疹，重症者皮疹密集，融合或出血。皮疹持续 3~10 天消退，无脱屑，可留有色素沉着。有时在第 7~8 病日发现软硬腭及颊黏膜上有黏膜疹。

5. 其他　50% 的患者有脾大；10%~20% 的患者肝大。部分病人可见眼底静脉曲张，视乳头水肿或眼底出血。心肌炎较常见。亦可发生间质性肺炎、睾丸炎、阴囊肿大、肾炎、消化道出血、全身感觉过敏、微循环障碍等。

二、并发症

较常见的并发症是中毒性肝炎，支气管肺炎，心肌炎，脑膜脑炎，消化道出血和急性肾衰竭等。

【实验室检查】

一、血象

周围血液白细胞总数减少或正常，最低可达 $2 \times 10^9/L$，有并发症时则增高；分类常有核左移现象。

二、血清学检查

1. 变形杆菌凝集试验（外斐反应）　病人单份血清对变形杆菌 OXk 凝集效价在 1：160 以上或早晚期双份血清效价呈 4 倍增长者有诊断意义。最早第 4 天出现阳性，3～4 周达高峰，5 周后下降。本试验的特异性较差，有报告钩端螺旋体病患者也可出现阳性反应。

2. 补体结合试验　应用当地代表株或多价抗原，阳性率较高、特异性强，抗体持续时间长，可达 5 年左右。效价 1：10 为阳性。

3. 间接免疫荧光试验　测定血清抗体，于起病第 1 周末出现抗体，第 2 周末达高峰，阳性率高于外斐反应，抗体可持续 10 年，对流行病学调查意义较大。

4. 酶联免疫吸附试验（ELISA）　可检测患者血清中各种血清型的特异性 IgG 和 IgM 抗体。该法敏感度高、特异性强，可区分各种血清型。

三、病原体分离

必要时取发热期患者血液 0.5ml，接种于小白鼠腹腔，小白鼠于 1～3 周死亡，剖检取腹膜或脾脏做涂片，经吉姆萨染色或荧光抗体染色镜检，于单核细胞和巨噬细胞的胞质内可见立克次体。也可做鸡胚接种、组织培养分离病原体。

四、分子生物学检查

近年来很多科学家采用聚合酶链反应（PCR）的方法检测该病原体的核苷酸。本法特异性强，可用于本病的诊断与血清型鉴定。

【诊断与鉴别诊断】

一、诊断要点

1. 发病地区与季节；
2. 急起高热，恙螨幼虫叮咬处有焦痂或溃疡伴以局部淋巴结肿大，早期相对缓脉，脾大及晚期出现皮疹等典型临床表现；
3. 实验室检查白细胞偏低，血清外斐氏反应 OXK 凝集滴度增高。

二、鉴别诊断

应与伤寒、斑疹伤寒、炭疽、腺鼠疫、钩端螺旋体病等相鉴别。

1. 伤寒　起病徐缓，表情淡漠，有少数玫瑰疹，无焦痂溃疡，血培养有伤寒杆菌生长，肥达氏反应阳性，外斐氏反应阴性。恙虫病流行的地理区域不同，且常伴有焦痂和周围淋巴结肿大。

2. 斑疹伤寒 多见于冬春季节，无焦痂和局部淋巴结肿大，外斐氏反应 OX19 阳性，OXk 阴性，普氏或莫氏立克次体为抗原作补体结合试验阳性。

3. 钩端螺旋体病 腓肠肌疼痛明显，无焦痂、溃疡及皮疹。血片中可找到钩端螺旋体。钩端螺旋体补体结合试验和乳胶凝集试验阳性。

4. 皮肤炭疽 有牲畜接触史，病变多见于外露部位，毒血症状轻，无皮疹，血象白细胞总数多增高，取分泌物可查及炭疽杆菌，外斐反应阴性。

5. 疟疾疟疾有周期发作的寒战、高热、大汗，但无焦痂、皮疹，周围淋巴结不肿大。血片中可找到疟原虫。

【治疗】

一、治疗原则

主要以抗生素和中医治疗，辅以对症治疗。

二、治疗方法

（一）一般治疗

患者应卧床休息，多饮水，进流食或软食，注意口腔卫生，保持皮肤清洁。高热者可用解热镇痛剂，重症患者可予皮质激素以减轻毒血症症状，有心衰者应绝对卧床休息，用强心药、利尿剂控制心衰。

（二）病原治疗

多西环素有特效，0.1～0.2g 单剂顿服，偶有复发，复发时可重复治疗。也可用氯霉素 1～2g/d，分 4 次服用，体温正常后减半量，再服 7～10 天。用药后体温急剧下降，平均退热时间为 2～3 天。1%～2% 的患者于停药后 3～6 日复发，可重复用药。四环素族抗生素同样有效，用量同上。亦可加 TMP0.1g，每日 2 次，疗程 7 天。

（三）辨证论治

1. 热毒侵袭，卫气同病
主症：突然寒战，随后高热，头痛，全身不适，肌肉酸痛，面赤口干，舌苔薄腻，脉数大。

治则：外散表邪，清热利湿。

方药：银翘散加减。

组成：金银花 10g 连翘 15g 蒲公英 10g 大青叶 10g 荆芥 10g 石膏 30g（先煎） 滑石 10g 香薷 10g 薄荷 15g（后下）

加减：头身痛者，加葛根、秦艽；恶心呕吐者，加藿香、佩兰；便秘者，加大黄、芒硝；发热重，咳喘甚者，加黄芩。

2. 热入营血
主症：持续高热，面红目赤，口渴烦躁，肌肤斑疹、色暗红，舌红苔黄，脉洪数或滑数。

治则：清气凉血解毒。

方药：清热地黄汤合五味消毒饮加减。

组成：犀角（可用水牛角代替）10g　生地黄 10g　竹心 10g　牡丹皮 10g　玄参 10g　赤芍 10g　连翘 10g　生石膏 30g　知母 10g　蒲公英 10g　紫花地丁 10g　菊花 10g　金银花 20g

加减：皮疹明显者，加紫草、丹参、大青叶；高热者，加石膏、知母；惊厥者，加羚羊角、钩藤；神昏重者，可送服安宫牛黄丸。

3. 湿热阻遏中焦

主症：身热不扬、头晕昏沉嗜睡，肢体酸痛，恶心呕吐，纳呆腹胀，斑疹结痂、脱落、溃疡，舌红苔黄腻，脉滑数或濡数。

治则：清热利湿。

方药：三仁汤加减。

组成：杏仁 10g　肉豆蔻 10g　滑石 20g　竹茹 10g　法半夏 10g　蒲公英 20g　神曲 10g　麦芽 10g

加减：呕吐甚者，加竹茹、苏梗；寒热往来者，加草果、青蒿。

（四）民间单方验方

1. 五味消毒饮加减　金银花、菊花、蒲公英、知母各 15g，连翘、大青叶各 10g，石膏 30g。水煎服，每日 1 剂，此方适用于焦痂、溃疡明显者。

2. 白花蛇舌草 20g，白茅根、车前草、崩大碗各 30g。水煎服，每日 1 剂。

3. 穿心莲片　每次 5 片，每日 3 ~ 4 次。

4. 新加五味消毒饮（欧阳锜研究员经验）　黄连、生地黄、石菖蒲、远志、紫花地丁、天葵子、蒲公英、野菊花、金银花、玉枢丹（兑），水煎服，泻火解毒，开窍透邪，适用于恙虫病属火毒内陷者。

【预防】

预防措施以灭鼠为主，消灭恙螨孳生地。由于恙虫热的病原体抗原型别多、抗原性弱，目前尚无理想的预防接种疫苗。

1. 消灭传染源　主要是灭鼠。应发动群众，采用各种灭鼠器与药物相结合的综合措施灭鼠。

2. 切断传播途径　铲除杂草、改造环境、消灭恙螨孳生地是最根本的措施。流行区野外作业时，应铲除或焚烧住地周围 50m 以内的杂草，然后喷洒 1% ~ 2% 的敌敌畏，亦可用 40% 的乐果乳剂或 5% 的马拉硫磷乳剂配成 1‰的溶液以 20 ~ 25ml/m² 计算喷洒地面。

3. 个人防护　避免在溪边草地上坐卧，在杂草灌丛上晾晒衣服。在流行区野外军事训练、生产劳动、工作活动时，应扎紧袖口、领口及裤脚口；身体外露部位涂擦避蚊剂，如邻苯二甲酸二苯酯、苯甲酸苄酯或硫化钾溶液，以防恙螨幼虫叮咬。回营区后及时沐浴、更衣，如发现恙螨幼虫叮咬，可立即用针挑去，涂以酒精或其他消毒剂。目前尚无可供使用的有效疫苗，进入重疫区的人员，可服用强力霉素 0.1 ~ 0.2g 或氯霉素 1g，隔日 1 次，连用 4 周。

第三章 细菌感染

第一节 鼠 疫

　　鼠疫（plague）是由鼠疫耶尔森菌（yersinia pestis）引起的自然疫源性疾病，也叫做黑死病。鼠疫耶尔森菌等可以成为生物恐怖的武器，危害人类和平。因而鼠疫的防治更为重要。鼠疫是流行于野生啮齿动物的疾病。鼠作为重要传染源，人类主要是通过鼠蚤为媒介，经人得皮肤传入引起腺鼠疫，经呼吸道传入发生肺鼠疫。临床表现为发热、严重毒血症状、淋巴结肿大、肺炎、出血倾向。均可发展为败血症，传染性强，死亡率高，是危害人类最严重的烈性传染病之一，属国际检疫传染病，在我国《传染病防治法》中列为甲类传染病之首。

　　古代医学书籍中，虽无鼠疫之名，但有人认为《伤寒论》中的"阴阳毒"、"瘟疫"，其症状描述的与本病相似。《伤寒论》曰："阳毒之为病，面赤斑斑如锦纹，咽喉痛，唾脓血，五日可治，七日不可治，升麻鳖甲汤主之。阴毒之为病，面目青，身痛如被杖，咽喉痛。五日可治，七日不可治，升麻鳖甲汤去雄黄、蜀椒主之。"隋代医学家巢元方著《诸病源候论》（公元610年）和同时期孙思邈著的《千金方》中均曾提到"恶核"一症，根据病人的表现，乃是腺鼠疫的古称。14世纪鼠疫大流行波及我国，死亡1300万人。1644年山西潞安（今长治县）曾有过鼠疫发生。1793年清朝诗人师道南写的著名诗篇《鼠死行》，不仅对该病造成的悲惨情景作了生动描述，而且确切地反映了鼠间鼠疫与人间鼠疫的关系。诗中写道："东死鼠，西死鼠，人见死鼠如见虎，鼠死不几日，人死如坼堵，昼死人，莫问数，日色惨淡愁云护。三人行未十步，忽死两人横截路……"

【病原学】

　　鼠疫耶尔森菌亦称鼠疫杆菌，属肠杆菌科，为两端钝圆、两极浓染椭圆形革兰氏阴性小杆菌，无鞭毛，无芽孢，有荚膜，兼性需氧。在普通培养基上生长良好但缓慢，在陈旧培养基及化脓病灶中呈多形性。培养最适宜温度为28~30℃，最适宜pH值为6.9~7.1。

　　本菌菌体含有内毒素，并能产生鼠毒素和一些有致病作用的抗原成分。已证实有18种抗原，即A~K、N、O、Q、R、S、T及W（VW），其中F、T及VW为最主要抗原，为病原菌的特异性抗原。F抗原为荚膜抗原，有高度免疫原性及特异性，检测其中的F1可用于本病的血清学诊断，其抗体有保护作用。V和W抗原为菌体表面抗原，为本菌的毒力因子，与细菌的侵袭力有关。T抗原即鼠毒素，存在于细胞内，可引起局部坏死和毒血症，有良好的抗原性，动物和人感染后可产生抗毒素抗体。内毒素可引起中毒症状和病理变化，亦为本菌致病致死的毒性物质。

　　本菌对外界抵抗力较弱，对干燥、热和一般消毒剂均甚敏感。阳光直射、100℃1min可致细菌死亡。耐低温，在冰冻组织或尸体内可存活数月至数年，在脓液、痰、蚤类和土壤中可存活 1 年以上。

【流行病学】

一、传染源

主要是鼠类或其他野生啮齿动物，其中以黄鼠和旱獭最为重要，其他如猫、羊、兔、骆驼、狼、狐等也可能成为本病的传染源。褐家鼠是次要储存宿主。但是人间鼠疫的主要传染源。各型鼠疫患者均可作为人间鼠疫的传染源，肺鼠疫患者痰中可排出大量鼠疫杆菌，因而成为重要传染源。

二、传播途径

经鼠蚤传播，即鼠——蚤——人的传播方式。人鼠疫流行前常有鼠间鼠疫流行，一般先由野鼠传家鼠。寄生鼠体的疫蚤叮咬人吸血时，因其胃内被菌栓堵塞，血液反流，病菌随之进入人体造成感染，含菌的蚤类亦可随搔抓进入皮内。最近研究发现，本病有由蜱类传播的可能性。

1. 经皮肤传播　因接触患者含菌的痰、脓或动物的皮、血、肉及疫蚤粪便，通过破损皮肤黏膜受染。

2. 经消化道传播　剥食染菌的动物，经消化道受染。

3. 经呼吸道传播　含菌的痰、飞沫或尘埃通过呼吸道飞沫传播，并引起人间鼠疫的大流行。

三、人群易感性

人群对鼠疫普遍易感，预防接种可使易感性降低。可有隐性感染，并可成为无症状带菌者。患病后可获得持久免疫力。

四、流行特征

人间鼠疫以亚洲、非洲、美洲发病最多，我国主要发生在云南和青藏高原。男性普遍高于女性，以 10～39 岁居多，职业则多发于农牧人员及其子女，有明显的季节性，人间鼠疫多发生在夏秋季，与狩猎及鼠类繁殖活动有关。

【病因病机】

一、中医病因病机

中医认为，本病乃感受疫疬毒邪所致，疫毒随疫蚤叮咬进入人体或由皮肤、口鼻入侵人体，初入肺卫，正邪相争，见高热、寒战、头痛、身痛、咽痛、咳嗽等症；而后疫毒循经窜扰，注入血脉而燔炽营血，见身出疫核（淋巴结肿大），焮红肿痛，常破溃成脓，现代医学称此为"腺鼠疫"。疫毒之邪传变迅速，令肺气壅遏，故见咳喘气促，甚则灼伤肺络，咳咯血痰；亦可热毒迫肠，见呕吐、腹痛、腹泻，甚则伤及肠络而致便血，此即所谓"肺型鼠疫"。热毒极盛，正气不足，无力抗邪，邪毒上蒸清窍而闭阻心包，出现神昏谵语，吐衄便血，斑疹紫黑，甚至因疫毒炽盛或失治误治，使津液及元气急骤耗损而为内闭外脱之凶险证候，此为"败血型鼠疫"，如不及时抢救，很快即可死亡。

二、西医发病机制和病理

病原菌经皮肤侵入后，经淋巴管至淋巴结，引起剧烈的出血坏死性炎症反应（腺鼠疫），严重者病原菌进入血液循环，引发原发性败血型鼠疫。细菌可沿血循环及淋巴管扩散，波及浅表淋巴结及纵隔、肺门淋巴结。

鼠疫的基本病理改变为淋巴管、血管内皮细胞损害和急性出血坏死性炎症。局部淋巴结有出血性炎症和凝固性坏死；肺部充血水肿；全身各组织脏器均可有充血、水肿、出血及坏死性改变。

【临床表现】

腺鼠疫潜伏期多为 2～8 天，原发性肺鼠疫及败血症型鼠疫潜伏期为数小时至 3 天，曾接受预防接种者，可长达 9～12 天。

起病急骤，有畏寒、发热及全身毒血症症状，可有呕吐、腹泻及身体各部位出血，亦可有呼吸急促、发绀、血压下降及全身衰竭等。临床分腺鼠疫、肺鼠疫和败血症型鼠疫，各具其特征性表现。

一、腺鼠疫

最为常见，除有发热和全身毒血症症状外，主要表现为急性淋巴结炎。病初即有淋巴结肿大且发展迅速，淋巴结及其周围组织显著红、肿、热、痛，于病后 2～4 日达高峰。腹股沟淋巴结最常累及，依次为腋下、颈部，多为单侧。若治疗不及时，淋巴结很快化脓、破溃，于 3～5 日内因严重毒血症、休克、继发败血症或肺炎而死亡。

二、肺鼠疫

可原发或继发于腺鼠疫。起病急，高热及全身毒血症症状，很快出现咳嗽、呼吸短促、胸痛、发绀、咳痰，初为少量黏液痰，继之为泡沫状或鲜红色血痰，肺部仅听到散在湿罗音或胸膜摩擦音，较少的肺部体征与严重的全身症状不相称。常因心力衰竭、出血、休克等而于 2～3 天内死亡。临终前患者全身皮肤发绀呈黑紫色，故有"黑死病"之称。

三、败血症型鼠疫

多继发于肺鼠疫或腺鼠疫，为最凶险的一型。起病急骤，寒战、高热或体温不升，谵妄或昏迷，进而发生感染性休克、DIC 及广泛皮肤出血和坏死等，病情发展迅速，如不及时治疗常于 1～3 天死亡。

四、其他类型鼠疫

1. 皮肤鼠疫　细菌侵入皮肤，出现红斑，数小时后形成水疱或脓疱，表面覆有黑色痂皮，所属淋巴结肿大不重，全身毒血症状轻或缺如。

2. 肠鼠疫　除全身中毒症状外，突出表现有呕吐、腹痛、里急后重、腹泻和黏液血性粪便等。

3. 眼鼠疫　细菌由眼部侵入，引起结膜充血、肿胀，疼痛显著，迅速发展为化脓性结膜炎。

4. 脑膜炎型鼠疫　多继发于败血症型鼠疫，脑膜炎表现显著，脑脊液内可查到鼠疫杆菌。

5. 扁桃体鼠疫　细菌从口腔侵入，表现为急性扁桃体炎而无明显全身症状，此与机体免疫力有关。

【实验室检查】

一、常规检查

1. 血象　白细胞总数增高，可高达 $30 \times 10^9/L$ 以上，有时可呈类白血病反应，中性粒细胞亦明显升高，红细胞和血小板可减少。

2. 尿、大便常规检查　尿检可有蛋白尿及血尿。大便可有血便或黏液血便。

二、细菌学检查

对确诊极为重要。可取淋巴结穿刺液、脓、痰、血、脑脊液等作涂片、镜检和培养及动物接种。

三、血清学检查

1. 间接血凝法（PHA）　以鼠疫杆菌 F1 抗原检测血中 F1 抗体，感染后 5~7 天出现阳性，2~4 周达高峰，此后逐渐下降，可持续 4 年，常用于回顾性诊断和流行病学调查。

2. 酶联免疫吸附试验（ELISA）　用于测定 F1 抗体，亦可用抗鼠疫的 IgG 测定 F1 抗原。滴度 1∶400 以上为阳性。

3. 放射免疫沉淀试验（RIP）　此法可查出 28~32 年患过鼠疫康复者体内微量的 F1 抗体，用于追溯诊断及免疫学研究。

4. 荧光抗体法（FA）　用荧光标记的特异性抗血清检测可疑标本，可快速准确诊断。

四、分子生物学检测

主要有 DNA 探针和聚合酶链反应（PCR），近年来应用较多，具有快速、敏感、特异的优点。

【诊断与鉴别诊断】

一、诊断要点

1. 流行病学资料　起病前 10 天内到过鼠疫流行区，有鼠疫动物或病人接触史。

2. 临床表现　突然发病、高热、严重的全身中毒症状及早期衰竭、出血倾向，并有淋巴结肿大，肺部受累或出现败血症等。

3. 实验室检查　从淋巴结穿刺液、脓、血等标本中检出病原菌和（或）检出血清特异性 F1 抗体。

二、鉴别诊断

1. 腺鼠疫　应与一般急性淋巴结炎鉴别。

2. 肺鼠疫　与其他病原引起的肺炎鉴别，如大叶性肺炎、严重急性呼吸窘迫综合征、钩端螺旋体病肺出血型、衣原体及支原体肺炎等。

3. 败血症型鼠疫 与其他原因引起的败血症及肾综合征出血热鉴别。

【治疗】

一、治疗原则

西医以抗感染、支持、对症及局部治疗为主；中医以解热毒、清血热、化血瘀、扶正气为治则。中西医结合能增强疗效，缩短病程，提高治愈率。

二、治疗方法

（一）一般治疗

严格隔离。病室灭鼠、灭蚤。病人排泄物彻底消毒。医护人员要有严密的自身防护措施。

（二）对症支持治疗

急性期应卧床，保证热量供应，补充足够的液体。对于高热患者，用药物及物理退热；疼痛及烦躁不安者用止痛及镇静剂。中毒症状严重者可予肾上腺皮质激素短期应用，但必须与有效抗菌药物同用；呼吸困难、循环衰竭及合并 DIC 者，应予吸氧、抗休克及应用肝素钠治疗。

（三）病原治疗

早期足量应用抗生素是降低病死率的关键。常用药物为：链霉素成人每日 2g，分 2~4 次肌肉注射，热退后改为每天 1g，疗程 7~10 天。庆大霉素成人 160~320mg，分次静滴，用药 7~10 天。肺鼠疫链霉素首剂 1g，后每 4h 0.5g，热退后改为每 6h 0.5g，连用5~7 日。庆大霉素首剂 160mg，而后每 6h 80mg 静滴；也可用氯霉素、氨苄西林、磺胺及三代头孢菌素等。氨基糖苷类若与四环素或氯霉素合用，则剂量可酌减。磺胺药宜用于轻症及腺鼠疫，常用者为 SD，首剂 2~4g，后每 4h 1~2g，与等量碳酸氢钠同服；不能口服时静滴，体温正常 3~5 天后停药。

对于肺鼠疫、败血症型鼠疫等应联合用药，首选为链霉素加氯霉素或四环素，次选为庆大霉素加氯霉素或四环素。四环素和氯霉素在开始两天宜用较大剂量，成人每日 3~4g，分 4 次口服。不能口服时改为静脉点滴，四环素静滴时每日剂量不宜超过 2g；热退后即改口服，每日 1.5~2.0g，连用 6 天。

（四）局部治疗

腺鼠疫淋巴结切忌挤压，可局部用药外敷。如脓肿形成可切开排脓，皮肤病灶可局部用抗生素软膏，眼鼠疫可用抗生素眼药水。

（五）辨证论治

1. 卫气同病

主症：发热恶寒，头身疼痛，面红目赤，身起痰核，红肿热痛，甚则溃烂，烦渴欲饮，舌苔黄脉数。

治则：清热疏表，活血解毒。

方药：活血解毒汤加减。

组成：连翘9g　赤芍9g　桃仁2.5g　生地黄15g　红花15g　当归5g　柴胡6g　葛根6g　甘草6g　厚朴3g

加减：如疫核红肿较著，可加夏枯草、浙贝母消肿散结，也可外敷涂核散；如已溃成脓可加蒲公英、败酱草、大青叶解毒排脓，局部做外科处置。

2. 疫毒犯肺，气血两燔

主症：高热烦渴，狂躁谵语，大渴引饮，咳嗽胸痛，咯吐大量血痰，面红目赤，意识恍惚，舌红绛苔黄，脉滑数。

治则：清热宣肺，凉血解毒。

方药：清瘟败毒饮加减。

组成：生石膏30g　水牛角30g　板蓝根30g　生地黄15g　玄参15g　知母15g　赤芍15g　栀子10g　知母10g　黄芩10g　连翘10g　牡丹皮10g　紫草10g　黄连6g　甘草6g

加减：气虚偏重者，加黄芪、黄精益气生津；便秘加郁李仁润肠通便；血虚加当归、熟地黄补血；疫核未消加连翘、浙贝母清热散结。

3. 毒陷营血，热闭心包

主症：高热不已，神昏谵妄，斑疹显露，鼻衄呕血或有便血尿血，或有疫核，舌质红绛，脉细数。

治则：清血解毒，清营开窍。

方药：清营汤化服安宫牛黄丸。

组成：水牛角30g　生地黄24g　丹参24g　玄参20g　金银花20g　连翘20g　麦冬10g　竹叶心10g　黄连10g

加减：出血较甚者，加白茅根、牡丹皮、侧柏叶凉血止血；斑疹稠密者，加紫草、红花活血化斑；烦渴者加生石膏、知母泻热生津；疫核未消者，加夏枯草解毒散结。

4. 气阴耗伤，余毒未尽

主症：诸症悉减，但神疲乏力，面色无华，口干咽燥，大便干结，食少纳差，或有微热，或疫核未消尽，舌红少津，脉细弱而数。

治则：益气养阴，兼清余毒。

方药：竹叶石膏汤加减。

组成：淡竹叶10g　人参10g　麦冬10g　姜半夏10g　石膏24g　甘草15g　粳米15g

加减：如气虚偏重者，加黄芪、黄精益气生津；便秘者，加郁李仁润肠通便；偏于血虚者，加当归、熟地黄补血养阴；无痰者去姜半夏；疫核未消者，加连翘、浙贝母清热散结。

（六）民间经验方

化核散　青黛、生黄柏、山慈菇、浙贝母、赤小豆各等份，研细末，麻油调敷于肿大的淋巴结。

【预防】

一、管理传染源

1. 灭鼠、灭蚤，监测和控制鼠间鼠疫。

2. 加强疫情报告，严格隔离病人，患者和疑似患者应分别隔离。腺鼠疫隔离至淋巴结肿完全消散后再观察 7 天。肺鼠疫隔离至痰培养 6 次阴性。接触者医学观察 9 天，曾接受预防接种者应检疫 12 天。

3. 病人分泌物与排泄物应彻底消毒或焚烧。死于鼠疫者的尸体应用尸袋严密包套后焚烧。

4. 加强疫源地的监测，不仅鼠间鼠疫的情况，鼠疫宿主和媒介的密度消长也具有非常重要的预报价值。

二、切断传播途径

加强国际检疫和交通检疫，对来自疫区的车、船、飞机进行严格检疫并且灭鼠灭蚤。对可疑旅客应隔离检疫。

三、保护易感者

1. 入疫区的医护人员应做好个人防护，如接触患者应预防用药，可口服磺胺嘧啶每次 1.0g，每日 2 次。亦可用四环素，每次 0.5g，每日 4 次口服，均连用 6 天。

2. 预防接种的主要对象是疫区及其周围的人群及参加防疫、进入疫区的医务人员。使用鼠疫活疫苗 6 岁以下 0.3ml，皮下 1 次注射；15 岁以上 1ml，7～14 岁 0.5ml，也可用划痕法：15 岁以上在上臂外侧滴菌苗 3 滴，滴间距 2～3cm；7～14 岁 2 滴；6 岁以下 1 滴（菌苗浓度与注射者不同），在每滴菌苗上各划"#"字痕。通常于接种后 10 天产生抗体，1 个月后达高峰，免疫期 1 年，需每年加强接种 1 次。

第二节　霍　乱

霍乱是由霍乱弧菌所致的烈性肠道传染病。具有发病急、传播快的特点，临床以剧烈无痛性吐泻，米泔水样大便、脱水、微循环衰竭、电解质紊乱和急性肾功能衰竭为主要特征。临床表现轻重不一，一般以轻症多见。

霍乱是感受时行疫疠之邪，邪随饮食侵入人体胃肠，以起病急骤，卒然发作，上吐下泻，发热，腹痛或不痛为临床特征的一种急性病。因发病急骤、病情严重，病变常在顷刻之间挥霍缭乱，故名霍乱，民间亦有称为"绞肠痧"、"瘪螺痧"或"吊脚痧"等。

中医学早在《内经》即有"霍乱"病名。《素问·六元正纪大论》曰："土郁之发……民病心腹胀……呕吐霍乱"，"不远热则热至，不远寒则寒至，寒至则坚痞腹满，痛急下利之病生矣。热至则身热，吐下霍乱"。《灵枢·五乱》曰："清气在阴，浊气在阳，营气顺脉，卫气逆行，清浊相干……乱于肠胃，则为霍乱。"《灵枢·经脉》说："足厥阴，厥阴上逆则霍乱。"说明霍乱的主要表现为吐泻，脾胃运化失常则是本病发生的基本机理。其后的《伤寒论》对该病更设有专篇论述，不仅讲了霍乱的特征，还列出热多、寒多、亡阴、亡阳等不同类型以及治法方药，如"热多欲饮水者，五苓散主之；寒多不用水者，理中丸主之。""吐利汗出，发热恶寒，四肢拘急，手足厥冷者，四逆汤主之"。详细论述了该病的临床特征及治法，为后世对该病认识的发展奠定了基础。到隋唐时期，《诸病源候论》云："温凉不调，阴阳清浊二气有相干乱之时，其乱在于肠胃之间者，因过饮食而复发。"认为本病是由清浊之气，相互干扰，加上饮食不慎，以至引起吐泻。并首先提出"干霍乱"之名及其病因证候特点。《备急千金要方》中指出："原夫霍乱之为病也，皆因饮食，非关鬼神。"明确指出了本病多由饮食生冷不洁所引起。《三因极一病证方论》中载："转筋者，以阳明养宗筋，属胃与大肠，令暴下暴吐，津液顿亡……宗筋失养，必致挛缩。"重点论述了霍乱转筋的病机是由于大量津液亡失，筋脉失于濡养所致。本病于 1820 年开始传入我国，在此之前所称之霍乱，皆不能证实为烈性病的霍乱，直至晚清·王孟英的《霍乱论》始有本病的记载。他在前人的基础上对霍乱的好发季节、传染特点分别作了详尽论述，指出了寒霍乱、热霍乱的证治之法。王孟英云："凡霍乱盛行，多在夏热亢旱酷暑之年，则其证必剧。自夏末秋初而起，直至立冬后始息。""迨一朝卒发，渐至阖户沿村，风行似疫""热霍乱流行似疫，世之所同也。寒霍乱偶有所伤，人之所独有也"。

【病原学】

霍乱的病原为霍乱弧菌，霍乱弧菌是 1883 年第五次霍乱世界性大流行期间 Koch 在埃及发现。1905 年 Cotschlich 在埃及西奈半岛 El – Tor 检疫站从麦加朝圣者的尸体分离出与霍乱菌类似的特殊弧菌株并命名为 El – Tor 弧菌。1966 年国际弧菌命名委员会将先后发现的两种病原性弧菌统称为霍乱弧菌的两个生物型，即古典生物型和埃托生物型。在第七次世界性大流行中，后者逐渐取代了前者而成为霍乱流行的主要病原体。霍乱弧菌长 1 ~ 3μm，宽 0.3 ~ 0.6μm，菌体弯曲呈弧形或逗点状，新鲜标本涂片镜检，排列如"鱼群"样。革兰氏染色阴性，无芽胞和荚膜。菌体一端有单鞭毛，运动活泼。培养需氧，耐碱不耐酸，在 pH8.8 ~ 9.0 的碱性蛋白胨水或碱性琼脂平板上生长良好。各群弧菌的鞭毛抗原（H）大多相同，仅菌体抗原（O）不同。根据菌体抗原将弧菌分成 O1 ~ O6 群（现已增至 72 群）。霍乱弧菌的两个生物型均能与抗菌体抗原的血清抗体产生凝集，均属于 O1 群。凡不属 O1 群的其他弧菌皆为不凝集，统称非 O1 群弧菌。1980 年世界卫生组织将霍乱弧菌分为 O1 群霍乱弧菌、O1 群不典型霍乱弧菌及非 O1 群霍乱弧菌，此后多依此命名。学者们对霍乱弧菌菌体抗原进行分析研究得知 O1 群霍乱弧菌含有共同的特异性抗原 A 和不同的特异性抗原 B 和 C，据此将其分为三型，即稻叶型（Inaba，原型），含抗原 A、C；小川型（Ogawa，异型），含抗原 A、B：彦岛型（Hikojima，中间型），含抗原 A、B 和 C。1992 年在印度等地发生由非 O1 群霍乱弧菌引起的典型霍乱样疾病的流行，分离出新血清型霍乱弧菌，定名为 O139 霍乱弧菌。

霍乱弧菌产生三种（I ~ Ⅲ型）毒素。I 型毒素为内毒素，耐热，不能透析，系多糖体，存在菌体内部，能引起豚鼠、小白鼠死亡，对鸡胚及组织细胞具毒性，是制作菌苗引起抗菌免疫的主要成分。Ⅱ 型毒素为外毒素，即霍乱肠毒素（enterotoxin）或称霍乱原（choleragen）。不耐热，56℃ 30 分钟可灭活，不耐酸，有抗原性，可激发机体产生中和抗体，经甲醛作用后产生类毒素。霍乱肠毒素使机体水和电解质从肠腺大量分泌，形成霍乱腹泻症状，是霍乱弧菌在体内繁殖中的代谢产物。

霍乱弧菌对温热干燥抵抗力不强。耐碱不耐酸,在正常胃酸中仅存活 4 分钟,0.5%石炭酸中数分钟可致死。每立升含 1mg 余氯的水中 15 分钟致死,对常用浓度的肠道传染病消毒剂均敏感,1% 漂白粉液内 10 分钟致死。对多西环素、链霉素、四环素、复方新诺明、诺氟沙星及氧氟沙星等药物均敏感。

【流行病学】

霍乱病曾引起 6 次世界性大流行,每次大流行我国都遭到侵袭,引起大小流行近百次。第 7 次世界性大流行延续至今未止,5 大洲的许多国家皆有感染发生。

一、传染源

病人和带菌者是霍乱的主要传染源。病人在发病期间,可连续排菌 5 ~ 14 天,轻型和带菌者常被忽略,所以在散播疾病上也起重要的传染源作用。

二、传播途径

霍乱可通过水、食物、日常生活接触和苍蝇等不同途径进行传播或蔓延,其中水是主要传播途径。

三、人群易感性

缺乏免疫的人,男女老幼均对本病易感。在新感染区,成人比儿童容易受到感染;在地方性流行区,儿童发病率较成人为高,病后可获得一定程度的免疫力,再次发生严重感染者少见。接种霍乱菌苗后可使机体获得短暂的免疫力。

四、流行特征

1. 地方性与外来性:印度尼西亚的苏拉威西岛是埃尔托型霍乱的地方性疫源地。随着国际交往的频繁和旅游业的发展,本病可从一国传至另一国,这种外来性的传播会造成当地爆发流行。

2. 季节性与周期性:霍乱在热带地区全年均可发病。我国仍以夏秋季为流行季节,最早发病在 4 月份,最迟可到 12 月份,高峰期在 7 ~ 8 月份间。

【病因病机】

一、中医病因病机

霍乱的主要致病原因为感受暑湿、寒湿疫疠之气及不洁饮食,损伤脾胃,升降失司,清浊相干,气机逆乱所致。如《丹溪心法·霍乱》云:"内有所积,外有所感,致成吐泻。"

本病四季均有发生,但以夏秋湿邪较盛之季尤易发病,此时气候炎热、雨水较多、暑湿之气较盛,暑湿蒸腾,若失于调摄,极易感受暑湿秽浊疫疠之邪,或因贪凉露宿,致寒湿秽浊之气侵犯中焦脾胃,导致脾胃运化失常,气机逆乱,升降失司,清浊相干,乱于肠胃,而成上吐下泻之霍乱。明·李梴《医学入门·霍乱》说:"但此夏秋季……因外感四气,或日间感热,夜间受寒冷,或内素郁热,外又感寒,一时阴阳错乱。"《景岳全书·霍乱》云:"有外受风寒,寒气入脏而病者……有水土气令寒湿上皮伤脾而病者……有旱潦暴雨，清浊相混，误中痧气阴毒而病者。"清·雷少逸《时病论》指出："霍乱之证，在夏秋为多，得之于风、寒、暑、热，饮食生冷之邪，杂揉交病于中，正不能堪，一任邪之挥霍撩乱，故三焦混淆，清浊相干，乱于肠胃也。"均说明感受寒湿与暑湿与本病发生有密切的关系。明·楼英《医学纲目》中记载："岁土不及，风乃大行，民病霍乱飧泄。"说明气候变化的异常，非其时而有其气，也是导致霍乱发生的重要原因。若因饮食不洁，误进腐馁变质之物；或因贪凉饮冷，恣食生冷瓜果；或因暴饮暴食，造成脾胃损伤，运化失调，升降失司，以致清浊相干，乱于肠胃，终成霍乱。清·林佩琴《类证治裁·霍乱》云："霍乱多发于夏秋之交……饮食生冷失节，清浊相干，水谷不化。"《丹溪心法》中有"人于夏月，多食瓜果，多饮冷乘风，以致食留中焦，因食成痞，隔绝上下，造成霍乱"的记载。清·王士雄《霍乱论·总义》说："若其人中阳素馁，土不胜湿，而饮冷贪凉太过，冷则湿从寒化，而成霍乱亦有之。"以上论述说明饮食不慎，生冷失节，均可以导致本病的发生。

总之，本病的病位在脾胃、大小肠。归纳霍乱发生的病因，主要源于感受外来时邪和饮食不慎两个方面，二者多互为因果。由于饮食失调损伤脾胃，运化失常，最易使外界秽浊之气得以乘虚而入，外界之寒热湿邪困脾，则中气不健。若外感湿热秽浊之邪或素体中焦偏亢，邪可从热化，湿热内生，则病从热化而成为热霍乱；若素体中阳不足，脾失健运，或重感寒湿疫疠之邪，或贪凉饮冷，则病从寒化而成为寒霍乱；若疫毒凶悍，中焦气机闭塞，上下不通，见欲吐不吐，欲泻不泻，腹痛胀满，表情呆滞甚则昏迷，皮肤干皱，口唇干燥等为干霍乱。此证因剧烈吐泻，大量津液丢失，筋脉失去濡养，痉挛拘急，可以引起小腿及腿部肌肉痉挛，即民间所谓有"绞肠痧"或"吊脚痧"。阴津耗竭则有亡阴之弊，可见目眶下陷，皮肤松皱，甚至手足螺纹干瘪等一系列阴津耗竭之象，进而发展为阴损及阳，阴阳俱脱，危及生命。由于本病的发生比较急骤，来势凶猛，津液暴泻，极易损伤人体阴津和脾胃阳气，因此本病初起阶段是以邪实为主，到中后阶段常呈现邪气未去，而津液亡失，阳气虚脱的虚实夹杂的病理特点。其病机为脾胃肠损伤，纳运失司，升降失调，清浊相干，气机逆乱于脾胃肠。

二、西医发病机制和病理

霍乱患者具有特征性水样腹泻，从而导致脱水和代谢性酸中毒等系列变化。霍乱弧菌粘附并定居于小肠中，分泌的外毒素，是产生这些变化的主要因素。近年来的研究，使原有的理论更深入了一步。现在认为在小肠黏膜上皮细胞的刷状缘存在霍乱肠毒素的受体GM1已证明其为神经节苷脂，它是细胞膜内的水溶性脂肪。GM1的化学结构包括亲水性碳水化物与疏水性神经节苷脂两部分。前者为亲水糖链，后者为疏水长链烷基。脂溶性长链的烃基嵌在细胞膜中，糖链则暴露于细胞表面，可与霍乱肠毒素（CT）迅速紧密而不可逆地结合在一起。CT的亚单位B与GM1结合后，亚单位A得以穿入细胞膜。CT作为第一信使，引起前列腺素（PGE等，第二信使）的合成与释放增加。PGE使腺苷酸环化酶（AC）活性增高，催化ATP使之转化为环腺苷酸（cAMP，第三信使），从而使细胞膜内cAMP大量增加，促进细胞内一系列酶反应的进行，促使细胞分泌功能增强，细胞内水及电解质大量分泌。cAMP浓度增加抑制了肠绒对钠的吸收并主动分泌氯化钠，导致水及电解质大量丧失。CT一旦与GM1结合，则上述反应不可逆转，其作用的自然持续时间（腹泻时间）在临床上可短至数小时或长7～8日。现认为另一种O1群霍乱毒素（无CT

的基因）以及埃托生物型产生的可溶素，可能也是致病因子。此外，弧菌的动力鞭毛及菌体趋化因子受体与黏膜上皮中趋化因子形成的趋化性，是弧菌穿通粘液凝胶的先决条件。毒素共调菌毛（TCP）即是霍乱弧菌特有的定居因子，在致病性方面具有重要作用。

由于腹泻丢失大量肠液，产生严重脱水与电解质紊乱，血液浓缩，微循环衰竭。肌肉痉挛及低钠、低钾、低钙等是由伴随腹泻丢失了大量电解质所致。碳酸氢根的丧失，导致代谢性酸中毒。胆汁分泌的减少，使吐泻物呈米泔水样。由于循环衰竭、肾血流量不足、低钾及毒素的影响，可使肾功能严重受损。死亡的主要原因是低血容量性循环衰竭和代谢性酸中毒。霍乱患者的液体丧失发生于整个小肠，按单位长度丧失液体量估计，以十二指肠最多，回肠最少。没有胃液过度分泌的证据，肠道吸收功能依然正常。

霍乱病程中形成的病理改变常甚轻微，仅表现为杯状细胞中黏液的明显减少、肠腺和微绒毛轻度扩张以及黏膜固有层轻度水肿。患者死后病理解剖所见，主要为严重脱水现象、尸体迅速僵硬，皮肤发绀，手指皱缩，皮下组织及肌肉极度干瘪。胃肠道的浆膜层干燥，色深红，肠内充满米泔水样液体，偶见血水样物，肠黏膜发炎松弛，但无溃疡形成，偶有出血。淋巴滤泡显著肿大，胆囊内充满黏稠胆汁。心、肝、脾等脏器多见缩小。肾脏无炎性变化，肾小球及间质的毛细血管扩张，肾小管上皮有浊肿变性及坏死。其他内脏及组织亦可有出血及变性等变化

【临床表现】

一、临床特点

潜伏期1~3天（数小时~7天）。多为突然起病，少数有乏力、头昏、腹泻和腹胀等前驱症状。古典生物型与O139霍乱弧菌引起者症状较重，埃尔托生物型所致者常为轻型，隐性感染者较多。典型患者多突然发病，少数患者发病前半天~2天可有头昏、乏力或轻度腹泻等症状。典型病程可分三期。

（一）泻吐期

本期持续数小时或1~2天，先泻后吐，一般不伴发热（O139血清型除外）。

1. 腹泻　腹泻为首发症状，无里急后重感，大多不伴腹痛（O139型除外），大便初为黄色稀便，后为水样便或米泔水样便，有肠道出血者排出洗肉水样便，无粪臭。大便呈多频次，每日可达十余次，甚至排便失禁。O139血清型霍乱常见的特征是发热、腹痛，而且并发菌血症等肠道外感染。

2. 呕吐　一般发生在腹泻之后，多为喷射性，无恶心，呕吐物初为胃内容物，后为水样，严重者可呕吐"米泔水"样液体。轻者可无呕吐。

（二）脱水期

此期一般为数小时~3天，病人迅速出现失水和电解质紊乱，甚至循环衰竭。本期病程长短主要决定于治疗是否及时和正确与否。

1. 脱水　由于短期内大量液体及盐类的排出，引起一系列水及电解质失衡的表现，可出现程度不等的脱水，分为轻、中、重三度。轻者皮肤黏膜稍干燥，皮肤弹性略差，一般约损失水分1000ml，儿童70~80ml/kg；中度脱水时皮肤弹性差，眼窝凹陷，声音轻度嘶哑，血压下降和尿量减少，丧失水分约3000~5000ml，儿童80~100ml/kg；重度脱水

则出现皮肤干皱，没有弹性，声音嘶哑，眼眶下陷，两颊深凹，腹呈舟状，神志淡漠甚至不清。如不及时补液则可出现代谢性酸中毒及循环衰竭，可危及患者生命。重度脱水者脱水约4000ml，儿童100～120ml/kg。

2. 循环衰竭　严重失水可导致失水性休克，表现为四肢厥冷，脉搏细速，甚至不能触及，血压下降或不能测出。由于脑部供血不足，脑缺氧而出现意识障碍，开始为烦躁不安，继而呆滞、嗜睡甚至昏迷。

3. 尿毒症酸中毒　表现为呼吸增快，严重者出现Kussmaul大呼吸外，可有意识障碍，如嗜睡、感觉迟钝甚至昏迷。

4. 肌肉痉挛　由于呕吐、腹泻使大量钠盐丢失，严重的低血钠引起腓肠肌和腹直肌痉挛，表现为痉挛部位的疼痛和肌肉呈强直状态。

5. 低血钾　频繁的腹泻使钾盐大量丢失，血钾可显著降低，临床表现为肌张力减弱，膝反射减弱或消失，腹胀，亦可出现心律失常，EKG有Q－T间期延长，T波平坦或倒置和出现U波。

（三）恢复期

脱水及酸中毒纠正后，症状消失而逐渐恢复正常。有少数病人可有轻重不一的发热，一般体温高达38～39℃，持续1～3天自行消退，可能是循环衰竭改善后肠毒素继续吸收所致。

二、临床类型

根据临床表现，可分为5型。

1. 无症状型　感染后无任何症状，仅呈排菌状态，称为接触或健康带菌者，排菌期一般为5～10天，个别人可迁延至数月或数年，成为慢性带菌者。

2. 轻型　起病缓慢，病人微感不适，腹泻每日不超过10次，为稀便或稀水样便，一般无呕吐、无脱水表现，血压、脉搏都正常，持续腹泻3～5天后恢复。

3. 中型　吐泻次数较多，每日达10～20次。大便呈米泔水样，有一定程度的脱水，血压下降，收缩压90～70mmHg（9.31～12kPa），尿量减少，24小时尿量在500ml以下。

4. 重型　吐泻频繁，脱水严重，出现循环衰竭，表现为血压低，甚至不能测出，脉搏细速或不能触及，24小时尿量50ml以下。

5. 暴发型　亦称"干性霍乱"，罕见。起病急骤，尚未出现吐泻症状，即迅速进入中毒性休克而死亡。

三、并发症

1. 急性肾功能衰竭　发病初期由于剧烈吐泻导致脱水，而出现少尿，此为肾前性少尿，经及时补液尿量能迅速增加而不发生肾衰。若补液不及时，脱水加重引起休克，由于肾脏供血不足，可引起肾小管缺血性坏死，表现为尿量减少和氮质血症，严重者出现尿闭，可因尿毒症而死亡。

2. 急性肺水肿　代谢性酸中毒可导致肺循坏高压，后者又因补充大量不含碱的盐水而加重。

3. 其他　低钾综合征、心律不齐及流产等。

【实验室检查】

一、血常规及生化检查

由于失水引起红细胞、血红蛋白及红细胞压积增高，白细胞计数 $10 \sim 20 \times 10^9/L$ 或更高，中性粒细胞及大单核细胞增多。血清钾、钠、氯化物和碳酸盐均降低，血 pH 下降，尿素氮、肌酐升高。治疗前由于细胞内钾离子外移，血清钾可在正常范围内，当酸中毒纠正后，钾离子移入细胞内而出现低钾血症。

二、尿常规

少数病人尿中可有蛋白、红白细胞及管型。尿比重为 $1.010 \sim 1.025$ 之间。

三、粪便检查

1. 常规镜检　可见黏液和少许红、白细胞。
2. 涂片染色　粪便涂片并作革兰氏染色镜检，可见革兰氏阴性弯曲的弧菌，无芽孢，无荚膜。
3. 动力试验和制动试验　将新鲜粪便作悬滴或暗视野显微镜检，可见穿梭状运动的弧菌，即为动力试验阳性。随后加上一滴 O1 群抗血清，细菌如停止运动，证明标本中有 O1 群霍乱弧菌；如细菌仍运动，再加上一滴 O139 抗血清，细菌活动消失，则为 O139 霍乱弧菌。
4. 增菌培养　所有怀疑霍乱患者的粪便除作显微镜检查外，都应进行增菌培养。用 1% 的碱性蛋白胨水（pH 值 8.4 ~ 8.6）增菌 6 ~ 8h 后转种到霍乱弧菌能生长的选择性培养基，数小时后有菌落生长，再与特异性的抗血清作玻片凝集试验，确定致病菌型。
5. 分离培养　常用庆大霉素琼脂平皿或碱性琼脂平板。前者为强选择性培养基，$36 \sim 37\,℃$ 培养 8 ~ 10h 霍乱弧菌即可长成小菌落。后者则须要培养 10 ~ 20h。选择可疑或典型菌落，应用霍乱弧菌 "O" 抗原的抗血清作玻片凝集试验，若阳性即可出报告。近年国外亦有应用霍乱毒素基因的 DNA 探针，做菌落杂交，可迅速鉴定出产毒 O1 群霍乱弧菌。
6. 快速诊断　采用 ELISA 法应用抗纯化的弧菌外膜蛋白的血清来检测粪便中的弧菌抗原，可快速诊断霍乱。
7. 分子生物学检查　采用 PCR 技术，从病人泻吐物或已初步增菌的标本中检出霍乱弧菌编码肠毒素的基因序列。方法快速，特异性强，敏感性高。

四、血清学检查

血清免疫学检查主要用于流行病学的追溯诊断和可疑病人的诊断。若抗凝集素抗体双份血清滴度 4 倍以上升高有诊断意义。

【诊断与鉴别诊断】

1. 确定诊断　符合有下列之一者：
（1）有泻吐症状，粪便培养霍乱弧菌阳性；
（2）流行区人群，有典型症状，但粪便培养阴性，经血清凝集抗体测定效价呈 4 倍或 4 倍以上增长；

（3）疫源检索中发现粪便培养阳性前 5 天有腹泻症状者，可诊断为轻型霍乱。

2. 疑似诊断　具有以下之一者：

（1）有典型症状，病原学检查尚未肯定前；

（2）流行期有明确接触史，并出现无其他原因能解释的泻吐症状。

疑似者应进行隔离消毒，填写疑似报告，并每日做粪便培养。若连续 2 次阴性，可否定诊断并做更正报告。

3. 鉴别诊断

（1）急性胃肠炎　包括产肠毒素的副溶血性弧菌（致病性嗜盐菌）、O139 群以外的非 O1 群霍乱弧菌、金黄色葡萄球菌、变形杆菌、梭状杆菌等，均可引起食物中毒性感染。多数有食用不洁食物史，同餐者往往集体发病，起病急骤，早期常有发热和其他中毒症状。先有呕吐而后腹泻，排便前往往有肠鸣、阵发性腹部剧痛，大便不是米泔样，常为水样或类似痢疾样脓血便，个别重型患者大便可有清水样或洗肉水样（特别是副溶血性弧菌所致者），很少发生肌肉痉挛、虚脱和高氮质血症。

（2）急性细菌性痢疾　痢疾杆菌侵袭肠黏膜，引起肠黏膜炎症及溃疡，并由此排出炎性渗出物，临床上常见有发热，大便为黏液、脓血便，量少，有腹痛及里急后重。大便镜检有大量的脓细胞。也有以水泻为主、里急后重不明显的不典型患者。大便培养痢疾杆菌阳性。

（3）大肠杆菌性肠炎

①产肠毒素性大肠杆菌（ETEC）性肠炎，潜伏期 4～24 小时，有发热、恶心呕吐及腹部绞痛，腹泻每日 10 次左右，黄水或清水样便，无脓血便，严重腹泻者亦可产生重度脱水，婴幼患儿常因此而危及生命。

②肠致病性大肠杆菌（EPEC）性肠炎，大便为水样或蛋花汤样，重者也会有脱水及全身症状。

两者粪便培养均可获得相应的大肠杆菌。

（4）鼠伤寒沙门氏菌感染　侵犯各年龄组，6 个月以内婴儿易罹患，新生儿发病尤为严重，多发生于 5～8 月份，可有发热、腹泻或败血症，腹泻每日 2～20 次，大便为稀水便，亦可有脓血便，常引起不同程度脱水，大便培养可获得鼠伤寒沙门氏菌。

（5）空肠弯曲菌肠炎　本菌可侵袭空肠及结肠引起病变。现已证实本菌亦可产生肠毒素而致病，潜伏期 3～5 日，起病初期有发热或有乏力、头痛及肌痛等症状，继而腹痛腹泻，大便为水样、黏液状、胆汁样或呈血性。严重病例可有重度脱水及循环衰竭。个别患者还可表现为急腹症。一般典型病例不难与霍乱鉴别，大便培养可有弯曲菌阳性。

（6）耶尔森氏菌、气单胞菌及其他寄生虫性肠炎　有时也需与之进行鉴别。

（7）病毒性肠炎　常见病原为人轮状病毒，侵犯各年龄组，多见于婴幼儿，好发于秋冬季，可呈流行性。

【治疗】

一、治疗要点

霍乱属我国甲类传染病。治疗原则：严格隔离，及时补液辅以抗菌和对症治疗。中医防治除据其发病特点辨证论治外，尚需注意其病在早期为一派实象，以祛邪为主，后期由于吐泻太过，人体正气阴阳亡失，当以扶正祛邪相兼，甚则以扶正为主。对亡阳休克者，尚可选用参附注射液、四逆注射液等静脉注射。亡阴者可用生脉注射液静脉注射。

二、治疗方法

（一）严格隔离

应按甲类传染病严格隔离。确诊和疑似病例应分别隔离，病人排泄物应彻底消毒。症状消失后，连续两次粪便培养阴性方可解除隔离。

（二）及时补液

及时补充液体和电解质是治疗的关键。

1. 静脉补液　适用于高度脱水、不能吸收的中度脱水和极少数轻度脱水病人。补液原则：早期、迅速、足量，先盐后糖，先快后慢，纠酸补钙，见尿补钾。通常选择与患者丢失电解质浓度相似的 541 溶液，其每升含 NaCl 5g，$NaHCO_3$ 4g，KCl 1g。补液量和补液速度根据病情调整。轻度失水者应以口服补液为主，若有呕吐无法口服者给予静脉补液 3000～4000ml/d，初 1～2 小时宜快速，5～10ml/min；中度失水者补液 4000～8000ml/d，最初 1～2 小时快速滴入，至血压、脉搏复常后，减至 5～10ml/min；重度失水须每日补液 8000～12000ml，需两条静脉管道，先以 40～80ml/min，以后减至 20～30ml/min，休克纠正后减速，脱水纠正。

2. 口服补液　适用于轻度脱水患者，为减少静脉输液量，也可适用于中、重度经静脉补液后已纠正休克的患者。在第一个 6 小时，成人口服液量为 700ml/h，儿童每小时 15～25ml/kg，腹泻严重时入液量可适当增加。以后每 6 小时口服量按前一个 6 小时出液量的 1.5 倍计算。

（三）抗菌治疗

作为辅助治疗，可减少腹泻量，缩短病程，清除病原菌。常用药物有多西环素，成人每日 200mg，小儿 6mg/kg，分 2 次口服；环丙沙星成人 250～500mg，每日 2 次口服，或 200mg 每日 2 次静脉点滴；诺氟沙星 200mg，每日 3 次；复方磺胺甲基异噁唑成人每日 2 次，每次 2 片，小儿每日 6mg/kg，分 2 次口服等。最好根据药敏试验选择用药。

（四）对症治疗

纠正酸中毒，纠正休克和心力衰竭及低血钾，加用抗肠毒素治疗，如氯丙嗪等。对急性肾功能衰竭病人必要时可采用透析治疗。

（五）辨证论治

1. 寒性霍乱

主症：骤发泄泻，泻出物为淡黄色稀水便，继则吐泻交作，吐泻物如清水样或如米泔水样，吐出物不酸浊，泻出物不甚臭秽，口不渴或渴喜热饮，面色苍白，四肢清冷，舌淡苔白腻，脉濡弱；甚则吐泻物澄澈清冷，眼眶凹陷，指螺皱瘪，手足厥冷，筋脉挛急，脉沉微细。

治则：温中散寒，芳香化浊。

方药：轻证用藿香正气散加减，重证用附子理中汤加减。

组成：①藿香正气散加减：藿香15g　紫苏10g　桔梗5g　白芷10g　厚朴10g　姜半夏15g　陈皮10g　茯苓30g　炒白术10g　苍术10g　公丁香10g　甘草5g

②附子理中汤加减：制附片10g（先煎）　炮姜10g　党参10g　炒白术10g　肉桂10g　茯苓20g　炙甘草10g

加减：呕吐甚者，加吴茱萸；筋脉挛急者，加吴茱萸、木瓜。

2. 热性霍乱

主症：吐泻骤作，呕吐如喷，泻下如米泔汁，臭秽难闻，头痛，发热，口渴，脘闷心烦，小便短赤，腹中绞痛，甚则转筋拘挛，舌苔黄腻，脉濡数。

治则：清热化湿，辟秽泄浊。

方药：燃照汤加减。

组成：滑石15g　淡豆豉10g　焦栀子5g　酒黄芩15g　制厚朴10g　制半夏12g　白蔻仁2g　省头草15g　蚕砂15g　木瓜15g　吴茱萸8g

加减：筋脉挛急，腹中绞痛者，加吴茱萸、白芍；如脘闷吐甚，一时难服汤药，或汤药仓促未备，可先服玉枢丹以辟秽止吐，待呕吐稍止，再进汤药；如症见手足厥冷，唇面手甲皆青，自汗腹痛，口渴，呕吐酸秽，泻下臭恶，小便短赤，六脉俱伏者，此为热遏于内，热深厥深，真热假寒之象，应急投竹叶石膏汤。

3. 干霍乱

主症：卒然腹中绞痛，痛甚如刀劈，欲吐不得吐，欲泻不得泻，身热，烦躁闷乱，甚则面色青惨，昏聩如迷，四肢逆冷，头汗如雨，舌淡苔白，脉象沉伏。

治则：利气宣壅，辟秽解毒。

方药：玉枢丹每服3g，捣碎冲服，每日2～3次或行军散每服0.6～0.9g，每日2～3次。

加减：若邪气过盛，可先用烧盐方探吐，一经吐出，不仅烦躁闷乱之症可减，而使下窍宣畅，二便自然通利。

4. 亡阴证

主症：吐泻并作不止，吐泻物如米泔水样，疲软无力，目眶凹陷，指螺皱瘪，声嘶，面色黄白，心烦，口渴引饮，呼吸短促，尿少尿闭，舌质干红，脉象细数。

治则：益气养阴，救逆生津。

方药：生脉散或大定风珠加减。

组成：人参5g　麦冬10g　乌梅10g　五味子6g　干姜9g

5. 亡阳证

主症：吐泻交作不止，四肢厥冷，汗出身凉，呼吸微弱，语声低怯，恶寒倦卧，精神萎靡，舌质淡白，脉象沉细，甚则细微欲绝。

治则：益气固脱，回阳救逆。

方药：通脉四逆汤合猪胆汁汤加减。

组成：附片15g　干姜10g　炙甘草6g　猪胆汁10g

加减：大汗淋漓者，可加龙骨、煅牡蛎，重用人参、附片。

（六）其他疗法

1. 针刺疗法　剧烈吐泻者，针刺大陵、天枢、内关、足三里；小腿肌肉疼痛不止，针刺承山、阳陵泉、手三里；热霍乱可针刺大肠俞、公孙、阴陵泉、足三里、大横；干霍乱针刺十宣、内关、阴陵泉、承山、大肠俞。

2. 刮痧疗法 常在肩颈、脊背、胸前、胁肋、两肘臂、两膝弯等处，皆宜用棉纱线或苎麻绳、青线或瓷碗口，蘸菜油自上而下刮之，以红紫色绽为度。

3. 濯洗疗法 用生大蒜研烂，贴两脚心，或吴茱萸 30g 研末，盐水调和，涂两足心，或用盐汤加热淋洗，并以手蘸摩擦之，亦可用烧酒摩擦转筋处，以软散为度。

4. 熨灸疗法 用于霍乱中属寒者，炒盐一包熨心腹或背，熨至手足转暖；吴茱萸、食盐各数十克炒热包熨脐下。

（七）民间经验方

1. 连朴饮（清代名医王孟英经验） 制厚朴 6g，川黄连（姜汁炒）、石菖蒲、制半夏各 3g，香豉、焦栀各 9g，芦根 60g，水煎服，清热化湿，适用于霍乱属湿热蕴伏者。

2. 解毒活血汤（清代名医王孟英经验） 连翘、丝瓜络、淡紫菜各 9g，石菖蒲 3g，川黄连（吴茱萸水炒）9g，蚕砂、紫花地丁、益母草各 15g，生薏苡仁 24g，金银花 12g。先用地浆水煮生绿豆 120g，取清汤煎药，和入生藕汁，稍凉徐徐服，清热化湿，活血通络，适用于霍乱而见转筋吐下、肢厥汗多、脉伏溺无、口渴腹痛、面黑目陷者。

3. 附子理中泻黄汤（陈伯庄教授经验） 制熟乌附片 12g（先煎），炮黑干姜 12g，党参 18g，炒白术 15g，炙甘草 8g，炒黄芩 8g，黄连（盐水炒）4g，法半夏 12g，木炭 5 寸（先将木炭烧红，醋淬 3 次入煎），灶心黄土 250g（先煎水滤汁煎药）。用灶心土水煎药，先缓进，后急服，每日服 2 剂，温补脾肾，清热和胃。适用于霍乱吐泻不已、目陷转筋者。

4. 八味香薷饮（欧阳锜研究员经验） 黄连、香薷、石菖蒲、佩兰、木瓜、陈皮、扁豆、厚朴、茯苓、甘草、行军散（兑），水煎服，祛暑清热，和胃化湿。适用于霍乱属暑邪内犯者。

5. 丁附治中汤 丁香 3g，制附子 10g（先煎），人参 10g，干姜 9g，白术 10g，青皮 10g，橘红 10g，甘草 6g，适用于寒霍乱。

6. 蚕矢汤 蚕砂 10g，薏苡仁 15g，豆卷 15g，木瓜 15g，黄连 10g，法半夏 10g，黄芩 10g，通草 10g，栀子 10g，吴茱萸 10g。适用于热霍乱。

7. 厚朴汤 高良姜 15g，厚朴 15g，枳壳 15g，槟榔 15g，大黄 9g（后下），芒硝 10g（冲服）。适用于干霍乱经抢救后仍欲泻得泻者。

【预后】

以往病死率很高，曾有达 50%～60% 者。近几十年来，由于诊疗技术的提高，已降至 1% 左右。老、幼及孕妇预后较差。

【预防】

一、控制传染源

尽早严格隔离治疗，做好疫源检索，建立腹泻肠道门诊。对密切接触者严格检疫和预防性用药，可给予多西环素 200mg 顿服，次日口服 100mg；或诺氟沙星，每次 200mg，每日3次，连用2天。搞好国境卫生检疫和国内交通检疫。

二、切断传播途径

加强饮水消毒和食品管理，制订有效的控制霍乱的计划，对病人和带菌者的排泄物彻底消毒，消灭苍蝇等传播媒介。

三、提高人群免疫力

原来广泛使用的全菌灭活菌苗的保护率仅52%，亚单位B菌苗的保护率也只有50%，维持免疫时间均不到6个月，而且只能降低发病率，不能减少带菌率，效果很不理想。对渔民、船民、码头职工给予霍乱菌苗接种，在疫区及邻近地区开展有计划的选择性接种，对减少急性病例，缩短流行过程，仍可起到一定作用。

当前预防接种的研究集中于口服菌苗方面，包括：灭活弧菌与B亚单位的联合菌苗（WC/rBS）及口服减毒活菌苗（如CVD103－HgR菌苗）、口服杂交菌苗（如将霍乱弧菌O抗原基因插入伤寒杆菌Ty2la株中的EX645及EX879等）等，这些菌苗均有较好的预防作用。

WC/rBS菌苗和CVD103－HgR菌苗安全、无不良反应，相比，这两种口服菌苗比过去的非肠道菌苗保护率高、抗体持续时间长；但其不能使2岁以下的幼儿产生有效的保护作用。到高危地区旅游的人群要接种WC/rBS和CVD103－HgR两种口服菌苗。紧急接种首选CVD103－HgR菌苗，接种后7日即呵产生保护性抗体。而WC/rBS需接种2剂，至少间隔1周，在接种第2剂后1周才能产生保护性抗体。

第三节　细菌性痢疾

细菌性痢疾（bacillary dysentery）是由志贺氏菌引起的一种常见的肠道传染病，亦称志贺氏菌病或志贺氏菌感染。以结肠的炎症与溃疡为主要病变。主要临床表现为畏寒、高热、腹痛、腹泻、里急后重、排黏液脓血便等，严重者可出现感染性休克和（或）中毒性脑病。

本病属于中医学"痢疾"范畴，中医学对本病的认识较早，在2000多年前就有所记载。《内经》谓之"肠澼"。《素问》云："饮食不节，起居不时者……下为飧泄，久为肠澼。"《难经》称为"大瘕泄"。东晋葛洪始以"痢"称本病。《伤寒论》云："热痢下重者，白头翁汤主之。"《金匮要略》称之为"下痢"。《丹溪心法》提出"时疫痢"。《诸病源候论·卷十七·痢病诸候》正式提出"痢疾"病名，将其分为"赤白痢""血痢""脓血痢""热痢"等，并指出休息痢为"胃脘有停饮，因痢积久，或冷气，或热气乘之，气动于饮，则饮动，而肠虚受之，故为痢也。"唐·孙思邈《备急千金要方》提出热毒痢、血痢。元·危亦林《世医得效方》按病因病机分为时邪痢、气痢、积痢、噤口痢等。明·龚廷贤《寿世保元》曰："痢者，古之滞下是也。多由感受风寒暑湿之气，及饮食不节，有伤脾胃，宿积郁结而成也。其症大便窘迫，里急后重，数至圊而不能便，腹中疼痛，所下或白，或赤，或赤白相杂，或下鲜血，或如豆汁，或如鱼脑，脓血相杂，或如屋漏水。此为感之有轻重，积之有浅深也。其湿热积滞，干于血分则赤，干于气分则白；赤白兼下，气血俱受邪也。"明·秦景明《症因脉治》对痢疾的记述比较全面，按痢疾的病因、证候及病机分为寒湿痢、湿热痢、燥热痢、疫痢、七情痢、劳役痢、饮食痢及休息痢。清·陈念祖《医学从众录》则从湿热病邪的属性来区分赤白痢，如"湿胜于热，则伤阳明气分，而为白痢；热，阳邪也，热胜于湿，则伤阳明血分，而为赤痢，湿热俱盛，则为赤白俱见"。

【病原学】

志贺氏菌也称痢疾杆菌，为革兰氏阴性的短小杆菌，有菌毛、无荚膜，兼性厌氧，在普通培养基上即可生长。志贺氏菌属有菌体抗原 O 及表面抗原 K，有其群与型的特异性，根据抗原结构和生化不同将志贺氏菌属分为 4 群和 42 个血清型。A 群，痢疾志贺氏菌 10 个血清型；B 群，福氏志贺氏菌 13 个血清型；C 群，鲍氏志贺氏菌 18 个血清型；D 群，宋内志贺氏菌 1 个血清型。各型志贺氏菌死亡后均能产生内毒素，是引起全身反应如发热、毒血症及休克的重要原因。志贺氏菌的外毒素即神经毒素，可引起肠毒素样反应，导致相应的临床表现。

志贺氏菌存在于患者和带菌者的粪便中，在体外生存力较强。温度越低，存活时间越长。进食被污染的食物后，可引起食物型大暴发。志贺氏菌对各种消毒剂均敏感。

【流行病学】

菌痢为最常见的肠道传染病之一，以夏秋季多发。

一、传染源

为急性、慢性菌痢病人及带菌者。非典型病人、慢性病人和带菌者由于症状不典型，在流行病学中具有重要意义。

二、传播途径

通过粪－口途径传播。细菌随病人粪便排出体外，污染食物、水和生活用品及手，经口使人感染。在流行季节，食用被手或苍蝇等污染的食物而受感染，为食物型暴发流行；因水源被粪便污染而致水型传播。

三、人群易感性

人群普遍易感，3 岁以下学龄前儿童和青壮年为多。病后可获得一定免疫力，持续时间短，不同菌群及血清型之间无交叉保护性免疫，易于重复感染。

四、流行特征

本病终年均可发病，但多流行于夏秋季，有明显季节性，夏秋季有利于苍蝇孳生及细菌繁殖，且人们喜食生冷食物，故夏秋季多发。主要集中在温带或亚热带地区。以儿童发病率最高，其次为中青年，此可能与活动范围大及接触病原菌机会较多有关。

【病因病机】

一、中医病因病机

中医学认为本病的病因是外感湿热疫毒之气，内伤饮食生冷，损伤脾胃、肠腑而成。

本病发生有明显的季节性，多流行于夏秋季节。清·李用粹《证治汇补》云："肠澼者，谓湿热积于肠中，即今痢疾也，故曰无疾不成痢，痢乃湿、热、食积三者。"清·林佩琴《类证治裁》亦言："痢多发于秋，即《内经》之肠澼也。症由胃腑湿蒸热壅，致气血凝结，挟糟粕积滞，进入大小腑，倾刮脂液，化脓血下注……因其闭滞不利，故亦名滞下也。"中医认为本病的发生多与季节有关，常由于饮食不当，如误食不洁之物，或过食生冷，或过食肥甘厚味等伤及脾胃所致。本病病位虽在大肠，但可上攻脾胃，下及肝肾，甚则邪陷心包，伤及心神。本病主要病机为湿热、疫毒、寒湿积滞于肠间，使肠腑传导失司，通降不利，致大便失常；湿热蕴结肠道，熏灼脉络，使肠之气血凝滞，气滞则腹痛、里急后重；肠腑脂膜血络受损，血瘀化脓则痢下赤白脓血，形成痢疾。急性菌痢中，若外感湿热或过食肥甘酒炙、不洁之物滋生湿热，湿热壅于胃肠，气血阻滞，化为脓血而为湿热痢；若外感寒湿，或恣食生冷、瓜果、不洁之物而寒湿内生，寒凝湿滞，气血滞涩，则形成寒湿痢；若疫毒内壅，热邪炽盛，蒙蔽心包，引动肝风，则形成疫毒痢；若湿热疫毒上攻于胃，致下痢不食或呕吐不能食，则成为噤口痢。

慢性菌痢多数是由于急性菌痢久治不愈逐渐演变而来。因日久正气受损，邪气留恋；或素体虚弱，正气不足，虽然经过正规治疗，仍不能彻底祛邪外出，形成正虚邪恋，反复发作的慢性菌痢。若急性菌痢迁延日久，邪不尽去，与湿热、寒湿、食积蕴结于肠，困阻脾胃，脾胃气虚，正虚邪恋，时发时愈，则形成休息痢；若热重于湿，热盛伤阴，或素体阴虚，感受邪气，久痢不愈，形成阴虚痢；若下痢日久不愈，损伤中阳，甚至脾虚及肾，见脾阳不足或脾肾阳虚称为虚寒痢。

二、西医发病机制和病理

志贺氏菌经口进入人体后是否发病，取决于人体抵抗力、细菌数量和致病力。目前认为志贺氏菌致病必须具备以下条件：①具有介导细菌吸附的光滑型脂多糖 O 抗原；②具有能侵袭上皮细胞并在其中繁殖的基因编码；③侵袭、繁殖后可产生毒素。

志贺氏菌进入消化道后，胃酸可将大部分细菌杀死，正常肠道菌群对志贺氏菌有干扰作用，肠道分泌型 IgA 可以阻止志贺氏菌对肠黏膜上皮的黏附。在营养不良、饮食失常、胃酸缺乏或稀释、过劳等人体抵抗力低下的情况下均可增加发病机会。志贺氏菌侵入肠黏膜上皮和固有层，并在其中繁殖，释放毒素，可致固有层小血管循环衰竭，因而出现炎症、坏死和溃疡，表现为腹痛、腹泻、脓血便，因致病菌很少侵犯黏膜下层，极少进入血流引起败血症，内毒素可致全身发热。

中毒性菌痢多见于儿童，发病原理尚不明确，可能与某些儿童特异性体质对细菌毒素呈现强烈反应，引起微血管痉挛、缺血缺氧以及内毒素的直接作用或通过溶酶体酶的释放等多因素，导致 DIC，重要脏器功能衰竭、脑水肿和脑疝。

肠道病变主要分布在乙状结肠与直肠，重症者可累及整个结肠，甚至回肠下段。急性期的肠黏膜基本病变是弥漫性纤维蛋白渗出性炎症，肠黏膜弥漫性充血、水肿、分泌大量分泌物，严重者肠黏膜大片脱落与黏膜脓性渗出物共同形成灰白色假膜，脱落后可形成黏膜溃疡。病变通常局限在固有层，故肠黏膜穿孔少见。中毒性痢疾结肠病变轻微，显著的病变为全身多器官的微血管痉挛和渗出性增加，大脑及脑干水肿，可见点状出血与神经细胞变性。部分病例有肾上腺皮质萎缩和出血。

【临床表现】

潜伏期数小时至 7 天，多为 1～3 天。志贺氏菌感染的表现一般较重，但预后较好；宋内氏菌引起者较轻；福氏菌感染介于二者之间，但排菌时间长，易转为慢性。

一、急性菌痢

（一）普通型（典型）

中医称为湿热痢。起病急骤，畏寒高热，继以腹痛、腹泻和里急后重，每天排便10～20 次，初为稀水样便后为脓血便，量少，左下腹痛伴肠鸣音亢进。自然病程为 1～2 周。少数可转为慢性。

（二）轻型（非典型）

无明显发热，全身毒血症状和肠道表现均较轻，腹痛不著，腹泻每日不超过 10 次，为黏液便或水样，无脓血，里急后重不明显，病程 3～6 天。易误诊为肠炎或结肠炎。

（三）重型

多见于年老体弱、营养不良等抵抗力低下患者。除发热、腹泻每日 30 次以上，还可出现严重腹胀和中毒性肠麻痹。部分患者表现为中毒性休克，少数出现心、肾功能不全。

（四）中毒型

中医称为疫毒痢。多见于 2～7 岁体质较好的儿童。起病急骤，突起畏寒、高热，体温可达40℃以上，同时出现烦躁、谵妄，伴精神萎靡、四肢厥冷、面色青灰、昏迷等，可迅速发生呼吸和循环衰竭。但肠道病变较轻，甚至无腹痛、腹泻，按临床表现可分为 3 型。

1. 休克型（循环衰竭型）　此型多见，以感染性休克为主要表现，由于全身血管痉挛，循环衰竭，可出现面色青灰，四肢厥冷，皮肤发花、发绀，血压下降，并可出现心、肾功能不全的症状。

2. 脑型（呼吸衰竭型）　是中毒性菌痢最严重的一种表现。由于脑血管痉挛引起脑缺氧、脑水肿甚至脑疝，临床表现主要为惊厥、昏迷和呼吸衰竭。早期表现为嗜睡、烦躁、频繁呕吐、呼吸增快，后期常神志不清、频繁惊厥、血压升高、瞳孔忽大忽小，两侧大小不等，对光反射迟钝或消失，呼吸深浅不均，节律不整，可呈叹息样呼吸，最后减慢以至停顿。

3. 混合型　一般先出现高热、惊厥，如未能及时抢救，则迅速发展为呼吸衰竭及循环衰竭。预后最为凶险。

二、慢性菌痢

病程迁延反复超过 2 个月者即为慢性菌痢。导致慢性化的原因：一为原有营养不良、胃肠道疾患、肠道分泌型 IgA 减少、急性期治疗不彻底等机体因素；二为细菌菌型因素，如福氏菌易致慢性感染，有些耐药菌株感染也可引起慢性菌痢。临床可分为三型。

1. 慢性迁延型　急性菌痢发作后迁延不愈，常有腹痛、腹泻、黏液或脓血便，或腹泻便秘交替，可长期间歇排菌。

2. 急性发作型 半年内有痢疾史，常因某些因素如饮食不当、过劳受凉而诱发，可出现腹痛、腹泻、脓血便等。

3. 慢性隐匿型 有急性痢疾史，无临床症状，大便培养阳性，乙状结肠镜检查有异常改变。为重要传染源。

三、并发症及后遗症

1. 志贺菌败血症 是志贺菌感染的重要并发症，发生率为0.4%～7.5%，多发生于儿童。主要临床表现是持续高热、腹痛、腹泻、恶心呕吐，大便为黏液水样或血便或黏液血性便，多有严重脱水，少数病人无腹泻。可有嗜睡、昏迷、惊厥，麻疹样、紫癜样皮疹，可有肝脾肿大，严重者可有溶血性贫血、感染性休克、溶血性尿毒症综合征、肾功能衰竭及DIC。死亡原因主要是感染性休克及溶血性尿毒症综合征。

2. 关节炎 见于急性期或恢复期偶可并发大关节的渗出性关节炎，为变态反应所致。小儿脑型中毒型菌痢者，可有耳聋、失语及肢体瘫痪后遗症。

【实验室检查】

一、血象

急性期白细胞总数升高，中性粒细胞有中等程度升高。慢性期可有轻度贫血。

二、粪便检查

典型菌痢粪便中肉眼只见黏液，无粪质，量少。镜检可见大量脓细胞、红细胞及巨噬细胞，大便培养可检出致病菌。标本应取脓血或黏液部分，应在使用抗菌药物之前采集。

三、免疫学检查

如免疫荧光抗体法、玻片固相抗体吸附免疫荧光技术等，有简便、快速、敏感性高等优点，但可出现假阳性。

四、乙状结肠镜检查

慢性期患者肠黏膜呈颗粒状，可见溃疡或息肉形成。自病变部位刮取分泌物做培养可提高检出率。

【诊断与鉴别诊断】

一、诊断要点

应根据流行病学史、症状、体征及实验室检查进行综合分析。确诊则须依赖于病原学检查。菌痢多发生于夏秋季，病人有菌痢病人接触史或有不洁饮食史。急性菌痢的发热、腹泻、腹痛、脓血样便及里急后重等症状有诊断价值。免疫学与分子生物学检查可增加早期诊断的敏感性与特异性。

慢性菌痢病人有急性菌痢史，迁延反复，病史超过2个月。乙状结肠镜检查及X线钡剂检查对于鉴别慢性菌痢和其他肠道疾患有一定价值。

中毒性菌痢以儿童多见，高热、惊厥、意识障碍及呼吸、循环衰竭，而消化道症状不明显，应尽早用肛门直诊取标本或以盐水灌肠取材作涂片镜检和细菌培养。

二、鉴别诊断

1. 急性菌痢　应与下列疾病鉴别。

（1）阿米巴痢疾　起病一般缓慢，少有毒血症状，里急后重感较轻，大便次数亦较少，腹痛多在右侧，典型者粪便呈果酱样，有腐臭。镜检仅见少许白细胞、红细胞凝集成团，常有夏科－雷登结晶体，可找到阿米巴滋养体。乙状结肠镜检查，见黏膜大多正常，有散在溃疡。易并发肝脓肿。

（2）细菌性胃肠型食物中毒　由于进食细菌及毒素污染的食物引起，常见病原菌有沙门氏菌、变形杆菌、大肠杆菌及金黄色葡萄球菌等。有集体进食同一食物及在同一潜伏期内集体发病的病史。有恶心、呕吐、腹痛、腹泻等急性胃肠炎表现，大便多为稀水便、脓血便，里急后重少见。确诊有赖于从病人呕吐物、粪便及可疑食物中检出同一病原菌。

（3）其他病原菌引起的肠道感染　如侵袭性大肠杆菌、邻单胞菌、气单胞菌及空肠弯曲菌等，其临床表现与急性菌痢类似。诊断有赖于粪便培养出不同的病原菌。

2. 慢性菌痢　应与下列疾病鉴别。

（1）结肠癌及直肠癌　有继发感染时可出现腹痛、腹泻及脓血便，用抗菌药物治疗后症状有所改善。但久治无效，伴进行性消瘦。肛门指诊及进一步作钡灌肠、乙状结肠镜或纤维结肠镜检查来协助诊断。

（2）非特异性溃疡性结肠炎　有反复的腹泻及脓血便，但抗生素治疗无效。大便培养无致病菌。乙状结肠或纤维结肠镜检查，见肠黏膜脆弱易出血，有散在溃疡。晚期病人钡灌肠 X 线检查，可见结肠袋消失呈铅管样改变。

（3）慢性血吸虫病　有腹泻及脓血便。但有血吸虫病疫水接触史，肝脾肿大，直肠镜黏膜活检到血吸虫卵。

3. 中毒性菌痢

（1）休克型　应与其他细菌引起的感染性休克和中毒性休克相鉴别，如败血症及暴发型流行性脑脊髓膜炎，均有发热及休克。血及大便培养检出不同的致病菌。

（2）脑型　须与乙型脑炎鉴别，多发生在夏秋季，均有发热、昏迷及惊厥。但乙脑病情发展较中毒型菌痢缓慢，以意识障碍为主，休克极为少见。脑脊液检查有异常改变，除颅压增高外，有蛋白及白细胞轻度增高，乙脑特异性 IgM 抗体阳性。

【治疗】

一、治疗原则

本病中医辨证重在辨清虚实寒热，总的治则为热痢清之，寒痢温之，初痢实则通之，久痢补之，寒热交错者温清并用，虚实夹杂者通涩兼施。西医治疗应根据不同的临床类型而定。

二、治疗方法

（一）辨证论治

细菌性痢疾的主要病理为湿热壅滞于肠腑，在治疗上《景岳全书》倡导："凡治痢疾，最当察虚实，辨寒热。"朱丹溪主张痢疾的治疗原则是"初得一二日间，以利为法……有热先退热，然后看其气病血疾加减用药"。刘河间则提出"后重则宜下，腹痛则宜和，身重则宜除湿，脉弦则祛风""行血则便脓自愈，调气则后重自除"，迄今仍为治痢正法，并介绍"治诸痢者，黄连黄柏为君，以至苦大寒，正主湿热之病"等宝贵经验。明清以后对痢疾的认识更加深入，如叶天士认为"治痢大法，不过通塞二义"；喻昌提出"逆流挽舟"法；蒲松园提出治痢四忌："温补""大下""发汗""利小便"。故菌痢治疗当以清热化湿、清肠止痢为基本原则，配合调气、行血诸法。历代医家在长期医疗实践中创立了诸多行之有效的治痢方剂，如《伤寒论》谓："热利下重者，白头翁汤主之"，并记载有桃花汤，开清肠解毒和温里固下之法门；唐·李绛《兵部手集方》中的香连丸和《河间六书》的芍药汤成为后世治湿热痢必备方；《太平惠民和剂局方》所载的真人养脏汤至今仍用于治疗久痢滑脱不禁。

本病初起，多为实证、热证，治宜清热化湿解毒，兼以调气行血导滞，忌用收敛止泻之品；若热毒壅盛，发病急骤，治宜清热解毒，辅以开窍镇痉。下痢日久，多属虚实夹杂，治宜标本兼顾，攻补兼施。若属脾阳不振，治宜温中理脾；若属于阴虚者，应注意养阴润肠；若下痢时发时止，经年不愈，为正虚邪恋，治宜扶正祛邪。

1. 湿热痢

主症：发热，恶心呕吐，腹痛腹泻，痢下脓血赤白夹杂，每日十多次或数十次，里急后重，肛门灼热，小便短赤，脘腹痞闷，舌苔黄腻，脉象滑数。

治则：清热化湿解毒，调气行血。

方药：芍药汤加减。

组成：黄连6g　黄芩10g　大黄10g　黄柏10g　金银花15g　当归12g　赤芍10g　木香6g　槟榔10g　枳壳10g　葛根10g　荆芥10g　马齿苋30g　甘草6g

2. 寒湿痢

主症：恶寒肢冷，腹痛，腹泻，里急后重，下痢脓血，下痢白多赤少或纯下白冻，伴有口淡乏味，脘闷不舒，头重身困，小便清白，舌质淡红，舌苔白腻，脉濡缓。

治则：温中燥湿，散寒导滞。

方药：胃苓汤加减。

组成：苍术10g　厚朴6g　白术10g　陈皮10g　藿香10g　茯苓15g　泽泻10g　黄连4g　赤芍10g　木香5g　桂枝10g　炮姜10g　当归10g　甘草5g

3. 疫毒痢

主症：起病急骤，壮热口渴，头痛，烦躁不安，甚或神昏惊厥，腹痛剧烈，肛门灼痛，里急后重，下痢鲜紫脓血，甚至四肢厥冷，呼吸急迫，舌质红绛、苔黄燥，脉滑数，严重者并可出现四肢厥冷，呼吸急促等虚脱危象。

治则：清热解毒，凉血止痢。

方药：白头翁汤加减。

组成：白头翁30g　黄连10g　黄芩15g　黄柏10g　秦皮10g　生地黄15g　赤芍10g　大黄10g（后下）　当归10g　白芍15g　木香10g　牡丹皮10g　金银花20g　甘草5g

加减：若见壮热、神昏、惊厥者可用神犀丹加减，清热解毒、开窍镇痉，或根据病情选用安宫牛黄丸、紫雪丹、至宝丹等。

4. 休息痢

主症：下痢时作时止，或迁延不愈达 2 个月以上，甚至经年不愈，平素便次不多，夹杂赤白黏冻，或为暗红色，腹部隐痛，饮食减少，倦怠无力，发作时则腹痛，腹泻，里急后重，便下脓血，每因饮食不当、过度劳累、起居不慎、感受外邪、忧思郁怒而诱发，舌淡苔腻，脉细涩、濡缓、虚数或虚大无力。

治则：发作时以清化湿热为主；休止时以健脾益气为主。

方药：连理汤加味。

组成：人参 10g　　白术 12g　　干姜 10g　　当归 10g　　黄连 6g　　黄柏 12g　　槟榔 10g　木香 6g　　枳实 10g　　炒麦芽 15g　　炒谷芽 15g　　甘草 7g

加减：发作时去人参、白术、干姜，黄连、黄柏、槟榔加量，休止时去黄连、黄柏。

5. 虚寒痢

主症：久痢迁延不愈，时轻时重，下痢紫暗稀薄，带有白冻，或大便混有黄白黏液，甚则滑脱不禁，腹痛绵绵，喜温喜按，口淡不渴，肢冷畏寒，神疲体倦，纳食减少或腰膝酸软，面色白，舌质淡、苔薄白，脉沉细无力。

治则：温补脾肾，收涩固脱。

方药：真人养脏汤加减。

组成：党参 12g　　炒白术 12g　　诃子肉 12g　　肉豆蔻 10g　　木香 10g　　干姜 10g　　赤石脂 10g　　当归 10g　　官桂 3g

加减：若阳虚寒盛，加附子助阳散寒；气虚明显，加黄芪、黄精补益中气；滑脱不禁者，加罂粟壳涩肠固脱。

6. 阴虚痢

主症：下痢日久不愈，赤白脓血黏稠如冻，或纯下鲜血，量少难出，腹中灼痛或隐隐作痛，虚坐努责，发热，盗汗，口渴，至午后或夜间加剧，神疲乏力，食少纳呆，舌红或红绛、苔少或花剥或光亮无苔，脉细数。

治则：清肠止痢，养阴润肠。

方药：黄连阿胶汤合驻车丸加减。

组成：黄连 6g　　阿胶 10g　　当归 10g　　白芍 10g　　瓜蒌 10g　　石斛 10g　　炮姜 9g　沙参 15g　　甘草 5g

7. 噤口痢

主症：下痢赤白脓血，恶心呕吐，不能进食，食入即吐，胸脘痞闷，胃脘如物堵塞，舌苔浊厚或黄腻，脉濡数。

治则：辛开苦降，清化湿热。

方药：半夏泻心汤加减。

组成：法半夏 10g　　黄芩 10g　　党参 10g　　大黄 10g　　竹茹 10g　　佩兰 10g　　石菖蒲 10g　　黄连 6g　　生甘草 6g　　大枣 10 枚　　生姜 3 片

（二）西医治疗

1. 急性菌痢

1）一般治疗　消化道隔离至临床症状消失，粪便培养 2 次阴性。卧床休息，以少渣易消化流质及半流质饮食为宜，注意水、电解质平衡。有失水者应酌情补液。

2）病原治疗 抗生素的选择应根据当地流行菌株药敏试验或粪便培养结果进行选择。常用药物包括以下几种。

（1）喹诺酮类 抗菌谱广，口服吸收好，可选用诺氟沙星，成人 0.2 ~ 0.4g，每天 4 次口服，小儿每日 20 ~ 40mg/kg，分 2 ~ 4 次口服，疗程 5 ~ 7 天。亦可选用环丙沙星、左旋氧氟沙星等，病情重不能口服者，可静脉点滴。但近年耐药菌株逐渐增多且应注意其毒副作用。

（2）复方磺胺甲基异噁唑 每片含 SMZ 400mg，TMP 80mg，成人每次 2 片，每天 2 次，儿童酌减。对磺胺类过敏、白细胞减少及肝肾功能不全者忌用。

（3）其他 阿奇霉素、多西环素、庆大霉素、氨苄西林及三代头孢等药物，可根据药敏结果选用。

3）对症治疗 对于高热腹痛患者，可采用退热药物及解痉药物；毒血症状严重者可予肾上腺皮质激素。

2. 中毒性菌痢

1）一般治疗 同急性菌痢，由于病情变化快，应密切观察病情变化。

2）抗菌治疗 可选用喹诺酮类，如环丙沙星 0.2 ~ 0.4g 静脉滴注，每日 2 次。亦可选用左旋氧氟沙星静脉滴注，待病情明显好转后改为口服。亦可选用三代头孢类抗生素治疗。

3）对症治疗

（1）降温镇静 高热易引起惊厥而加重脑缺氧及水肿，应积极用退热药及物理降温，如体温不降并伴躁动不安及反复惊厥者，用亚冬眠疗法，氯丙嗪和异丙嗪各 1 ~ 2mg/kg 肌肉注射，尽快使体温保持在 37℃ 左右；反复惊厥者给予安定、水合氯醛或苯巴比妥钠。

（2）休克型 应积极抗休克治疗。①扩充血容量，纠正酸中毒，快速静脉滴入低分子右旋糖苷 40 或葡萄糖氯化钠溶液，首剂 10 ~ 20ml/kg，具体视病情及尿量而定。若有酸中毒，可给予 5% 的碳酸氢钠 3 ~ 5ml/kg 滴入。②使用血管活性药物，在扩充血容量的基础上，应用血管扩张剂如山莨菪碱，解除微血管痉挛，成人每次 10 ~ 20mg，儿童每次 0.3 ~ 0.5mg/kg，或阿托品成人每次 1 ~ 2mg，儿童每次 0.03 ~ 0.05mg/kg 静脉输入，每 5 ~ 15min 1 次，待面色红润、四肢回暖及血压回升后可停用，一般 3 ~ 6 次可奏效。如血压仍不升则用升压药，多巴胺、酚妥拉明或阿拉明，以增加心肌收缩力，降低周围血管阻力及改善重要脏器的血流灌注。③注意保护重要脏器功能，有心力衰竭者用强心药。④短期使用肾上腺皮质激素有助于改善病情，如氢化可的松每日 5 ~ 10mg/kg，一般用 3 ~ 5 日。

（3）脑型 ①脑水肿用 20% 的甘露醇，每次 1 ~ 2g/kg 快速静脉推注，6 ~ 8h 重复使用。及时应用山莨菪碱以改善脑血管痉挛。应用肾上腺皮质激素。②防治呼吸衰竭：应保持呼吸道通畅、给氧，如出现呼吸衰竭给予呼吸兴奋剂如盐酸山梗菜碱，必要时须行气管切开及应用人工呼吸机。

3. 慢性菌痢

以综合治疗为主。

1）一般治疗 生活规律，适当锻炼，避免过度劳累与紧张，进食富营养、易消化、少渣、无刺激的食物，积极治疗并存的胃肠道疾病。

2）抗菌治疗 抓紧致病菌的分离鉴定和药敏检测，致病菌不敏感或过去曾用过的无效药物不宜采用。宜采用联合用药，足疗程、多疗程。

3）局部灌肠疗法 用 5% 的大蒜素液 100ml 或 0.1% 的新霉素 100~200ml，每日 1 次，10~15 次为 1 个疗程，可重复使用。灌肠液内加用小量肾上腺皮质激素，以增加其渗透作用而提高疗效。

4）对症治疗 可适当应用镇静、解痉药物。

5）调整肠道菌群 限制乳类及豆制品，应用微生态制剂，如乳酸杆菌或双歧杆菌制剂，以调整肠道菌群，金双歧成人每次 2 粒，每日 3 次。米雅 - BM（酪酸菌，宫入菌）可促进肠道正常细菌生长，每次 40mg，每日 3 次。

（三）其他疗法

1. 针灸疗法 取上巨虚或足三里、天枢，配曲池、内关，行泻法，留针 30 分钟；中毒性痢疾加合谷、大椎、十宣放血；若食入即吐、不思饮食加中脘；慢性痢疾宜针刺脾俞、胃俞、肾俞、大肠俞、三阴交、足三里，并灸神阙、关元、气海，采用平补平泻法或补法，留针 30~45 分钟，急性发作型每日 2~3 次，慢性迁延型每日 1 次。

2. 灌肠疗法 大黄 20g，赤芍 30g，煎汁，分 2 次保留灌肠，每日 2 次，治疗急性痢疾；白头翁 30g，乌梅、黄连、赤芍、槟榔各 6g，凤尾草 10g，加水浓煎 200ml，将药液导入肛门内约 10cm 处，抬高臀部以利吸收，每日 2 次，小儿按年龄酌减，治疗热痢挟滞者。

（四）民间经验方

1. 开噤散加减 黄连 10g，石菖蒲 12g，丹参 15g，石莲子 12g，茯苓 15g，陈皮 6g，冬瓜皮 30g，陈米 30g，荷叶蒂 30g。适用于细菌性痢疾普通型之下痢呕恶不能食的噤口痢。

2. 二白苦艾汤 白头翁 100g，白芍 30g，艾叶 30g，苦参 100g。浓煎取汁 250ml。适用于慢性菌痢。

3. 番石榴叶单方 番石榴叶（嫩叶为佳）30g，水煎服，每日 1~2 剂，适用于慢性菌痢。

4. 六君子汤加味 适用于噤口痢之脾胃虚弱证，下痢，呕恶不能食，舌淡，脉弱者，方用六君子汤加石菖蒲 10g，姜汁（兑）10g。

5. 合痢汤 白头翁 15g，黄连、炮姜、炙甘草各 6g，黄芩、川楝子各 12g，秦皮、木香、厚朴、陈皮、延胡索各 10g，白术、薏苡仁各 30g。每日 1 剂，用于急性菌痢。

6. 乌梅诃子饮 乌梅、诃子、山楂、地榆、白芍、炙甘草适量，加水煎服，每日 1 剂，治疗休息痢。

7. 鲜铁苋 去其老根及老茎，成人每日 100g，加冷开水 100ml 捣烂取汁，治疗急性菌痢。

8. 大黄 20g，赤芍 30g，煎汁 120ml，分 2 次保留灌肠，每日 2 次，同时煎服葛根芩连汤、治疗急性菌痢。

【预后】

急性菌痢一般预后良好，经一周左右的治疗大多痊愈，但病人具有下列情况易病程迁延发展为慢性病变：①病人感染为福氏痢疾杆菌；②急性期治疗不及时，不彻底；③原有营养不良、胃肠道疾患、肠道寄生虫病或肠道分泌性 IgA 减少等局部或全身抵抗力低下。

中毒型菌痢的死亡率约为 8% ~ 10%，我国现已降至 1.5% 以下。中毒型菌痢病人中 80% 为儿童，以 1 ~ 7 岁最多见，约占小儿中毒型菌痢的 80% 以上，其次为 7 ~ 12 岁，而 1 岁以内极少见。临床类型中脑型约为 80%，休克型占 10%，余下 10% 为混合型，偶可见并发呼吸窘迫综合征。此型最为凶险，死亡率高。中毒型菌痢病人出现休克或少尿时，氨基糖苷类抗生素的选用宜谨慎，以免加重药物的耳肾毒性。

【预防】

1. 管理传染源　隔离急、慢性病人和带菌者，予以彻底治疗。从事饮食业、保育及自来水厂工作的人员，更须作较长期的追查，必要时暂时调离工作岗位。

2. 切断传播途径　注意个人和环境卫生，养成饭前便后洗手的习惯。对饮食业、儿童机构工作人员定期检查带菌状态。一旦发现带菌者，应立即予以治疗并调离工作。

3. 保护易感人群　采用口服活菌苗有较好的保护效果。口服痢疾活菌苗，如 F2a 型"依链株"（为在含链霉素培养基上反复传代的无毒菌株）活菌苗，它不能在肠黏膜层繁殖而不致病，但能刺激肠黏膜产生局部保护性抗体—分泌型 IgA，免疫力可维持 6 ~ 12 个月，与其他菌型无交叉免疫。基因工程杂交菌苗亦正在研制中。

第四节　伤寒与副伤寒

Ⅰ伤寒

伤寒是伤寒杆菌引起的急性肠道传染病。主要的病理特征是全身网状内皮系统的增生反应，以回肠下段淋巴组织的病变最为显著。典型的临床特征为持续发热、相对缓脉、全身中毒症状、玫瑰疹、脾肿大与白细胞减少等。肠出血和肠穿孔是主要的严重并发症。

早在距今两千多年前的古典医籍中已有"伤寒"病名的记载，但其中记载的"伤寒"常为多种热性病的总称。如《素问·热论》曰"今夫热病者，皆伤寒之类也"。现代传染病中的伤寒和副伤寒与古医籍记述之"伤寒"不同。根据现代伤寒的临床表现和病理特点，当属于中医学"湿温"的范畴，部分病例也可归属于"暑湿""暑温"范畴，若在一定范围内引起流行又称为"瘟疫"或"湿热疫"。

【病原学】

伤寒杆菌属沙门氏菌属，革兰氏染色阴性，有鞭毛，能运动，无芽孢，普通培养基上能生长，含胆汁碱性培养基中生长良好，在人体胆囊中易形成慢性带菌。伤寒杆菌发酵葡萄糖产酸，不能分解乳糖和蔗糖，生化试验能将伤寒杆菌与其他沙门氏菌初步鉴别。用血清学试验测定菌体抗原和鞭毛抗原可进一步证实伤寒杆菌。菌体分解后产生强烈的内毒素。内毒素为类脂质、碳水化合物及蛋白质的复合物，是致病的重要因素。

伤寒杆菌具有菌体抗原（O 抗原）、鞭毛抗原（H 抗原）和表面抗原（毒力抗原）（VI 抗原）。菌体抗原、鞭毛抗原与其相应抗体的凝集反应（肥达氏反应），是为伤寒血清学辅助诊断的方法。表面抗原保护菌体抗原不被菌体抗体所凝集，并且能够干扰血清的杀菌能力和吞噬作用，故该菌株可在巨噬细胞内生存繁殖，也是决定细菌毒力大小的重要因素。表面抗原可刺激人体产生毒力抗体，伤寒患者急性期出现毒力抗体，恢复期消失。如果伤寒患者毒力抗体测定阴性，则标志伤寒杆菌从体内已消失。因此，用毒力抗原凝集试验检测可发现人群中的伤寒带菌者，但有 10% 的带菌者呈假阴性反应须注意。

伤寒杆菌在自然界中生活能力强，耐低温。水中可存活 1~3 周，粪便中可存活 1~2 个月，在牛奶、蛋、肉类中能生存繁殖，冰冻环境中可生存数月。常用消毒剂均很敏感，可被杀灭。60℃ 30min 死亡，光照数小时即死亡，消毒饮用水含氯达 0.2~0.4mg/L 时可迅速杀灭。

【流行病学】

一、传染源

病人和带菌者均是传染源，动物不感染本病。患者在病程中从粪便、尿排出大量伤寒杆菌，呕吐物、呼吸道分泌物可存在活菌，排菌直至恢复期或更长。临床症状消退后仍排菌者，称恢复期带菌者。排菌期超过 3 个月以上称慢性带菌者，带菌期限长短不一，有的可持续多年，甚至终身排菌。带菌者排菌量很大，1g 粪便含 10^8~10^9 活菌，细菌来自胆管。慢性带菌者中，儿童较成人为少。没有伤寒病史，但不断排出伤寒杆菌，称健康带菌者。在流行地区，病家周围常见健康带菌者。各种带菌者尤其是健康带菌者，对传播伤寒起着重要作用。

二、传播途径

主要通过粪－口途径传播，水源污染是重要途径。牛奶是传播的另一方式，常因处理牛奶者污染牛奶所致。苍蝇及蟑螂污染食物可传播伤寒。日常生活接触，主要是污染的手接触食物和不良的卫生习惯等构成。

三、人群易感性

人群对伤寒普遍易感，伤寒病后获得良好免疫，再感染者不多见。伤寒与副伤寒甲、乙之间无交叉免疫。（预防接种后产生相应的抗体，对儿童的效果较成人为佳。）

四、流行特征

伤寒世界各地均有发生，尤以温带地区多见。在居住拥挤、供水卫生及卫生设施差的居民中，伤寒发病率较高。在战争、自然灾害等社会动乱年代，伤寒易于流行。伤寒病例一年四季都可发生，夏秋季为多。目前我国伤寒发病率已大大减少。

【病因病机】

一、中医病因病机

本病的发生主要是由于感受湿热疫毒或暑湿病邪，并与人体脾胃功能失调有密切关系。夏秋之季，气候炎热，雨水较多，热蒸湿动，易产生湿热病邪，故本病在夏秋发生较多。

宋·朱肱《伤寒类证活人书》对湿温的病因病机有精辟的论述，如："湿温者……必其人尝伤于湿，因而中暑，暑湿相搏，则发湿温"。叶天士在《外感温热篇》中提到："在阳旺之躯，胃湿恒多；在阴盛之体，脾湿亦不少；然其化热则一。"薛生白《湿热病篇》云："太阴内伤，湿饮停聚，客邪再至，内外相引，故病湿热"，指出了本病多因内外合邪为病。炎夏盛暑，人处暑湿热交蒸之中，饮食易于腐败，人们又常贪凉饮冷，易误食不洁之物，极易感受湿热或暑湿之邪，病邪由口鼻而入，主要蕴结脾胃而造成病损。

湿热首先侵袭卫分，以湿邪阻遏卫气为主要病理变化。湿热郁于肌表则见头痛恶寒、身重疼痛、身热不扬等卫分证；然后入里侵及气分，致脾胃受损、运化失常、湿邪停聚、阻遏气机，则见胸闷脘痞、舌苔厚腻等气分证。由于湿性重浊黏腻，其与热或暑相合，胶着难解，以致湿热留恋于气分不解，传变缓慢。感邪后病变脏腑主要在脾胃，胃为燥土，脾为湿土，实则阳明，虚则太阴，出现湿热稽留气分的病理变化，又常因人体脾胃功能失调的差异而有所不同。《湿热病篇》对上述病机作了详尽的论述，指出："湿热病属阳明太阴经者居多，中气实则病在阳明，中气虚则病在太阴。"湿热熏蒸，酿成痰浊，日久不愈，则可蒙蔽清窍，导致神昏；热重于湿者，又可化燥化火，灼伤肠络，热迫血溢，导致出血便血，肠络出血过多，气随血脱而阳气外亡；湿热留恋不解，湿伤气，热伤阴，病至后期，往往出现邪去正衰余邪未净之证。

总之，本病是由于感受湿热外邪，经口鼻而入，蕴结于中焦，阻滞气机，湿热熏蒸弥漫而成，临床主要表现为持续发热、脘痞腹胀、苔腻脉缓、表情淡漠、玫瑰疹。本病以发病较缓、传变较慢、病势缠绵难愈、病程较长、邪热稽留气分为特点，病机以脾胃湿热为主，病变重心在脾胃。

二、西医发病机制和病理

伤寒杆菌进入胃肠道以后，主要通过小肠上部的局部淋巴结，经淋巴进入血流，引起短暂的菌血症。单核 – 巨噬系统细胞迅速移走血中的伤寒杆菌，而伤寒杆菌则在淋巴结、肝、脾的细胞内大量繁殖，产生局部的炎症，此时相当于临床的潜伏期。细菌从这些部位再次进入血流，引起第二次菌血症。此次菌血症时间较长，细菌播散到全身的器官，引起各个系统的病变，临床症状则变为明显。胆囊是一个很容易受感染的器官，通过肝和胆管，或经血流而受感染。伤寒杆菌在胆囊大量繁殖，大量伤寒杆菌随胆汁进入小肠，再次感染肠。病程第 2～3 周时，大便容易培养出伤寒杆菌与此有关。脾脏受感染，临床上出现脾肿大，伤寒杆菌在脾脏内停留，形成持续的感染灶，引起伤寒的复发。每例伤寒病人肠壁都受到侵犯，感染来自血流的细菌，可以直接感染肠壁淋巴结和集合淋巴结，淋巴细胞增生，淋巴组织肿胀、破裂及坏死，细菌则进入肠腔。

伤寒感染过程中，宿主与细菌进行激烈的斗争，除感染剂量外，宿主的抵抗力，菌株的致病力及内毒素在发病上均有重要的作用。胃内 pH < 1.5 时不利于细菌生长，而 pH > 4 时则利于存活。

病理变化随年龄的增加而显著。肠系膜淋巴结、肝和脾充血肿大，有局灶性坏死，单核 – 巨噬细胞系统增生，伴有单核细胞增生，肝细胞混浊肿胀。肠道黏膜、淋巴组织炎症和坏死明显，溃疡愈合后不遗留瘢痕，侵蚀血管可引起出血。炎症穿透肌层和浆膜而引起穿孔。胆囊炎症不常见，这与伤寒杆菌在胆囊中大量繁殖不成比例。常有气管炎。玫瑰疹由局部充血、单核细胞浸润和细菌所组成。

【临床表现】

一、临床表现

潜伏期一般为 10 天左右。典型伤寒的自然病程约 4 周，可分为 4 期。

（一）典型伤寒（普通型）

1. 初期（侵袭期）　开始即发热，缓慢起病，体温与日俱增，5～6 天后高热可达 40℃，伴畏寒，无寒战和出汗、轻咳、全身不适。

2. 极期　病程第 2～3 周。

（1）高热　成稽留热，未经治疗者可持续两周左右。

（2）相对缓脉或重脉　有此表现者最多不超过 75% 的患者。

（3）消化系统症状　食欲下降，腹胀明显，可便秘也可腹泻，由于病变在回盲部，因而有右下腹压痛。

（4）神经系统症状　由内毒素引起，表现表情淡漠、无欲状、耳鸣、重听、反应迟钝，甚者可有谵妄、昏迷等中毒性脑病表现。

（5）肝脾肿大　约 80% 的患者可出现脾肿大，肋下 1cm 左右。肝肿大不如脾肿大多见，可有肝功能异常，丙氨酸氨基转移酶升高，偶可出现黄疸，此系中毒性肝损伤。

（6）皮疹　病程第六天开始，约 1/3 的患者在前胸、腹部、上肢伸面出现淡红色充血性小丘疹，称玫瑰疹，数量不多，3～5 天消退。

3. 缓解期　病程第 3～4 周。高热，体温逐渐下降，各种症状减轻，脾脏也可回缩，因肠道病变尚未完全愈合，因此期食欲有所改善，往往饮食不当，造成肠出血、肠穿孔，须特别注意。

4. 恢复期　病程第 4～5 周。体温下降至正常，食欲好转，约需 1 个月恢复正常。

（二）不典型伤寒

1. 轻型　体温 38℃ 左右，全身中毒症状轻，病程 2 周左右可痊愈。

2. 逍遥型　症状轻微，诊断不明，照常活动，可因突然肠出血、肠穿孔而明确诊断。

3. 迁延型　起病如普通型，发热迟迟不退，长达 2 个月，常见免疫功能低下者，也多见于伴血吸虫病患者。

（三）儿童伤寒

与成人相比症状不典型，相对缓脉或重脉不明显，中毒症状轻，玫瑰疹少见，白细胞计数常有减少，少数病初期白细胞可增高。

（四）伤寒的复发和再燃

1. 复发　患者热退后 1～3 周发热、皮疹、脾肿大等临床表现再次出现，血培养阳性，但一般症状较初发为轻，病程也短，血清抗体滴度仍在较高水平，肠出血及肠穿孔等症状也可发生。既往天津市传染病医院曾报道 1 例复发达 6 次之多，其与胆囊、单核 - 巨噬细胞系统中潜伏的伤寒菌再次进入血液循环有关。

2. 再燃 病程已进入恢复期，但体温尚未降至正常时又再次升高。多与停药过早，细菌未完全控制有关。

二、并发症

1. 支气管炎和支气管肺炎 是伤寒最常见的并发症。病程极期常有肺炎，多为其他细菌继发感染所致。

2. 心肌炎 儿童伤寒较常见，多于病程极期出现。轻者心肌炎的临床症状可不明显，如果进行心电图检查可见异常变化，血清天冬氨酸氨基转移酶、丙氨酸氨基转移酶升高。重症患儿精神萎靡，面色苍白，呼吸急促，心悸，脉搏快速，心脏听诊第一心音低钝，常闻Ⅱ级收缩期杂音。严重者血压下降，甚至出现心力衰竭或心源性休克，心电图出现 P - R 间期延长、T 波改变及 ST 段偏移等。如能及时发现，及时治疗，待感染控制以后，病情恢复，上述症状亦消失。

3. 肠出血 肠出血仅指肉眼能看到的黑便或便血。此并发症幼儿很少见，多见于 5 岁以上的儿童及成年人。常发生于病程的 2 ~ 3 周，伴有腹泻、腹痛及脉搏增快，大量出血可发生休克，患者面色苍白，出冷汗，血压下降，粪便呈暗红色血性。出血时间持续 1 ~ 7 天不等。

4. 肠穿孔 为最严重的并发症，不及早发现及正确处理，往往可以致命。多在病程 2 ~ 3 周中发生，且不一定有肠出血。主要症状有：

（1）突然腹痛，以右下腹为重；

（2）体温突然下降，形成腹膜炎后体温再度上升；

（3）脉搏快而弱；

（4）腹膜炎，有右下腹压痛、腹肌紧张、反跳痛、肝浊音界消失，X 线检查可见气腹，坐位时可见膈下积气；

（5）血白细胞突然增高；

（6）中毒症状明显加重，患者表情焦灼，烦躁不安或神志不清，眼球下陷。

5. 中毒性肝炎 多发生在病程 1 ~ 2 周，表现肝肿大，触痛，血清丙氨酸氨基转移酶、天冬氨酸氨基转移酶增高，可见黄疸，血清胆红素多在 85μmol/L 以下。临床上常误诊为病毒性肝炎，此并发症随着伤寒病情好转，肝功能迅速恢复正常。

6. 其他 伤寒可并发中毒性脑病，胆囊感染常无症状，转移性脓肿可发生于身体各个器官。心内膜炎、肾盂肾炎、脑膜炎、骨髓炎、腰椎部的脊椎炎及关节炎偶有发生。

【实验室检查】

一、血常规

白细胞可减低，多为（3 ~ 5）×10⁹/L，中性粒细胞减少，嗜酸性粒细胞减少或消失。后者随病情好转逐渐回升，病程第 2 周嗜酸性粒细胞 > 0.02，绝对计数 > 0.04×10⁹/L 者，可基本排除伤寒。白细胞减少在儿童病例仅占少数，两岁以下幼儿白细胞总数常增高，可高至（20 ~ 25）×10⁹/L。

二、病原菌培养

1. 血培养　病程早期阳性率高，发病第一周血培养阳性者可达90%，此后，阳性率逐渐降低。血液的杀菌活性集中于血清，故取血后用血清作凝集反应，余下的血凝块作细菌培养，可提高培养的阳性率，全血培养阴性时，血凝块培养常常仍阳性。

2. 骨髓培养　骨髓培养阳性率较血培养更高，血培养阴转后如作骨髓培养常仍为阳性。病程各期均能分离出伤寒杆菌，病程第3～5周时阳性率最高，可达85%。

3. 尿培养　病程3～4周时尿培养阳性率约为25%。阳性者为一过性菌尿症。肾脏没有伤寒病灶，肾脏仅仅是排菌的器官。

4. 粪便培养　病程第3周时阳性率最高。大便培养阳性要排除患者是否为带菌者，或为带菌者伴有其他感染。病程6周后便培养阳性率迅速降低。

5. 胆汁培养　胆汁中所含伤寒杆菌的数量大于大便中伤寒杆菌的数量，大便中含杂菌很多，杂菌含量大大超过伤寒杆菌的数量。十二指肠引流所获之标本不仅含伤寒杆菌量较多，含杂菌量亦较少，如做培养，阳性率明显高于大便培养，诊断价值较大。在判断带菌者是否已经治愈时，十二指肠引流液培养较大便培养提供的证据更为可靠。

三、伤寒血清凝集反应（亦称肥达氏反应）

此试验是用已知的伤寒杆菌抗原测定病者体内的相应抗体。由于 O 为数种沙门氏菌共有的菌体抗原，而 H、A、B、C 为伤寒、副伤寒甲、乙、丙特异的鞭毛抗原。故诊断伤寒与副伤寒时，必须具有菌体 "O" 抗体和鞭毛 "H" 抗体都增高才有意义。多种因素可以影响本试验的结果。

（1）一些细菌如沙门氏杆菌、大肠杆菌及其他细菌，与伤寒杆菌有共同的抗原成分，因而能激起相同的抗体。

（2）注射伤寒菌疫苗可以刺激抗体产生，而且抗体在血清中持续很长的时间。

（3）一些疾病如结核病、免疫性疾病（系统性红斑狼疮、风湿热、溃疡性结肠炎等）可出现肥达氏反应假阳性。

（4）一些热病如流行性感冒、布氏菌病、斑疹伤寒等，可以激起 "回忆性反应"，导致鞭毛 "H" 抗体增高。

（5）患者抗体反应的差异性如有的患者在伤寒病全过程中抗体滴度均处于低水平；有的患者的抗体出现较晚；还有少数患者抗体滴度甚至不升高，而血培养伤寒杆菌阳性。

（6）各个医疗、防疫单位实验室条件、技术熟练程度可以有很大差别，因此，同一个患者的血清标本，如在不同的单位检验，可以得出完全不同的结果。肥达氏反应第一周阳性率仅约20%，至第四周可达80%。早期诊断有局限性，一般 "O" 抗体≥1：80，"H" 抗体≥1：160有诊断价值。

以上资料说明，由于多种因素可以影响肥达氏反应的结果，临床医生在判断此试验的报告结果时，必须结合临床表现、流行病学资料及个体免疫反应的差异性加以仔细的分析。

（四）其他免疫学检查

可用酶联免疫吸附试验，乳胶凝集试验（LAT），间接血凝试验（HIA），间接免疫荧光试验（IFAT）等方法检测伤寒杆菌的抗原、抗体，尤其检测抗原有助早期诊断。

【诊断与鉴别诊断】

一、诊断要点

（1）流行病学资料，注意流行地区，流行季节。

（2）如患者有持续1周以上不明原因的发热，须考虑伤寒的可能。

（3）如有缓起逐渐上升的发热，相对缓脉，玫瑰疹，肝脾肿大，血白细胞减少，嗜酸性粒细胞减少或消失，伤寒的临床诊断可成立。

（4）作血或骨髓培养可确定诊断。进行多次肥达氏试验，如"O"抗体效价逐渐升高，尤其升高四倍以上时，亦可诊断为伤寒感染。

（5）作血清免疫学检测，检测抗原。

二、鉴别诊断

1. 上呼吸道感染　发热多伴有咳嗽和咽充血，有时可闻及干鸣音，易误认为上呼吸道感染。夏秋为伤寒流行季节，如遇患者持续发热1周不退，一般药物治疗无效，不能用上呼吸道感染解释时，应作全面检查，应考虑伤寒之可能，及时取血培养，作肥达氏反应及血清免疫学检测，可确定诊断。

2. 粟粒性结核　此病的临床症状与伤寒很相似，有的患者肥达氏反应偶可阳性，更易误诊为伤寒。有结核病患者接触史，表现气短、心率快，肺部可闻及捻发样细小啰音，结核菌素试验与X线胸部拍片可协助诊断。结核性脑膜炎依据发热、呕吐、嗜睡、颈抵抗等神经系统症状，以及脑脊液的改变，可与伤寒鉴别。

3. 败血症　伤寒的起病和热型常与败血症相似，而且少部分败血症血白细胞计数不增高，应注意与各种细菌引起的败血症相鉴别，血培养结果，肥达氏反应血清免疫学检测可兹诊断。

4. 风湿病　本病一般有扁桃体感染史，关节痛、皮疹、心脏杂音及抗链球菌溶血素"O"阳性等。

5. 急性血吸虫病　在我国南方血吸虫病流行区须注意与伤寒进行鉴别。本病有与疫水接触史，可有痢疾症状，嗜酸性粒细胞增高，环卵膜试验阳性，可与伤寒鉴别。

6. 疟疾　在疟疾流行地区，与疟疾的鉴别很重要，血涂片查疟原虫可证实诊断。

7. 病毒性肝炎　临床上可将伤寒被误诊为病毒性肝炎者，多因发热、血清转氨酶升高或伴有黄疸而误诊。病毒性肝炎持续发热1周以上者少见，血培养及肥达氏反应可鉴别两病。

8. 胆道感染　多与进食油腻有关，表现为右上腹剧烈疼痛，向右肩背放射，墨非征阳性，畏寒发热，部分患者有黄疸，血白细胞数及中性粒细胞计数升高，B超、X线胆囊造影、逆行胰胆管造影等检查有利于确诊。

【治疗】

一、治疗原则

清热解毒的中药对伤寒杆菌及其他细菌均有一定的抑制作用，故尽早实行中西药结合治疗十分重要。若初起病情不重，热度不高，可在中医辨证论治的同时，反复做血、大便等有关检查，可暂不用抗菌素。若病情较重，可在中西药并用时，及时留取标本做相应检查，但在病情极期，应以西药抗感染、对症治疗及并发症防治为主。

二、治疗方法

（一）辨证论治

本病以脾胃湿热为主要病机，治疗以清热除湿，使湿去热除为原则。湿热在卫表者，宜芳化宣透；在气分者，宜清热化湿，依湿热的偏盛，或清热解毒为主兼化湿，或化湿为主兼清热；上蒙清窍者，兼施开窍；化燥动血者，兼凉血止血；伤阴耗气者，宜益气养阴；气随血脱者，宜益气固脱，摄血止血。

1. 湿阻卫表型

主症：恶寒少汗，身热不扬，午后热盛，头重如裹，身重肢倦，胸闷脘痞，脉濡缓。

治则：芳香辛散，宣化表里湿邪。

方药：藿朴夏苓汤加减。

组成：藿香 10g　姜半夏 10g　赤茯苓 10g　杏仁 10g　生薏苡仁 10g　白蔻仁 10g　猪苓 10g　泽泻 10g　淡豆豉 10g　厚朴 10g　金银花 10g　连翘 10g　黄连 6g

加减：表证不明显者用三仁汤加减。

2. 湿热中阻型

主症：发热较高，稽留不退，脘痞腹胀，渴不欲饮，恶心呕吐，小便短黄，舌红苔黄腻，脉濡数。

治则：清热化湿解毒。

方药：王氏连朴饮加减。

组成：黄连 10g　厚朴 12g　菖蒲 12g　姜半夏 10g　山栀 10g　淡豆豉 10g　芦根 20g

加减：若湿象较重，胸闷脘痞，身重不渴，腹胀便溏，舌苔滑腻者，治以宣气化湿，佐以淡渗，方药用三仁汤加减；若热象较著，高热烦渴，面赤大汗，气粗，舌苔黄腻，脉洪者，治以清热化湿，方用白虎汤加味。

3. 湿热痰蒙型

主症：身热，汗多，神情淡漠，耳鸣重听，时有谵语，或神识昏蒙，时明时昧，舌苔浊腻微黄，脉濡数。

治则：清热化湿，豁痰开窍。

方药：菖蒲郁金汤加减。

组成：石菖蒲 10g　郁金 10g　山栀子 10g　连翘 15g　薏苡仁 30g　滑石 20g　淡竹叶 10g　鲜竹沥 20g（分冲）　生姜汁 5 滴（分冲）　甘草 5g

加减：痰浊偏盛者合服苏合香丸；热邪偏盛者可加至宝丹。

4. 三焦湿热型

主症：身热蕴蒸不退，面赤耳聋，胸闷腹胀，脘闷纳呆，咽痛咳嗽，口渴而不甚多饮，下利，尿赤，舌红苔黄腻，脉滑数。

治则：清热利湿，宣通三焦。

方药：杏仁滑石汤加减。

组成：滑石 15g　通草 15g　黄连 6g　杏仁 10g　黄芩 10g　厚朴 10g　姜半夏 10g 橘红 10g　郁金 10g　炒栀子 10g　白蔻仁 10g　玉枢丹 1.5g

加减：表情淡漠，听力下降者可加石菖蒲、郁金、苍耳子、蝉蜕等；腹胀纳呆甚者加藿香、佩兰；小便短赤者加车前草、凤尾草。

5. 热盛动血型

主症：身体灼热，神情烦躁，口燥咽干，便下鲜血或暗红血水或柏油样便，小便短赤，舌红苔黄干，或舌绛少津，脉细数。

治则：清热解毒，凉血止血。

方药：清热地黄汤加减。

组成：水牛角 60g（先煎）　生地黄 20g　赤芍 15g　牡丹皮 10g　紫草 10g　茜根 15g　地榆炭 10g

加减：壮热躁狂，脉滑数有力者，加大黄、黄芩、连翘；便血明显者，合用云南白药，每次 2~3g，冲服，每日 3 次。

6. 气随血脱型

主症：便血不止，面色苍白，精神委顿，汗出肢冷，体温骤降，舌质淡白，脉细微欲绝。

治则：益气固脱，养血止血。

方药：独参汤合黄土汤加减。

组成：人参 5g　灶心土 30g　生地黄 20g　白术 12g　制附子 10g（先煎）　阿胶 10g　黄芩 10g　甘草 6g

7. 气阴两伤，余热未清型

主症：发热渐退，或见低热，汗出，面色苍白，形体消瘦，口干喜饮，饥不欲食，倦怠乏力，舌红苔少而干，脉细数。

治则：养阴益气，兼消余邪。

方药：生脉散合竹叶石膏汤加减。

组成：太子参 15g　麦冬 10g　五味子 10g　淡竹叶 10g　生石膏 15g　粳米 15g 天花粉 10g　玉竹 10g　鲜芦根 15g　生谷芽 15g　生麦芽 15g　甘草 5g

加减：胸腹痞闷者加藿香、荷叶；若余热已清，而食少便溏者，去淡竹叶、石膏，加怀山药、白术、茯苓。

（二）一般治疗及护理

1. 护理

（1）伤寒患者一旦确诊，应收入伤寒隔离病室治疗，按消化道疾病隔离，隔离至临床症状消失后，间隔 5 天送大便培养，连续两次阴性为止。

（2）患者发热期及并发心肌炎、肠出血者应绝对卧床休息。每日用朵贝液漱口两次，重症患者应勤变换体位，防止发生压疮及肺部感染。

（3）患者饮食采用高热量、多维生素、易消化的流质或无渣半流质，如牛奶、豆浆、米粥、面汤、馄饨、藕粉、果汁、蛋羹、蛋汤、饼干、蛋糕、肉末、肉松、鱼片等。

（4）每日注意观察患者大便的颜色及腹部的情况，如遇腹痛、脉搏加快、体温骤降、大便含血等症状，应警惕肠出血、肠穿孔并发症发生。

2. 对症治疗　早期除供给足够的热量外，还应输液纠正水和电解质失衡。高热宜用物理退热法，温酒精浴、冰敷等，应用退热药剂量宜小，用常用量的 1/3 ~ 1/2 即可，以避免出汗过多及虚脱。便秘（3 ~ 4 天不排便）可用低压盐水灌肠。毒血症、中毒性心肌炎酌情加用肾上腺皮质激素以减轻中毒症状。

（三）抗菌治疗

1. 氟喹诺酮类　有很明显的抗菌作用，是目前治疗伤寒的首选药。诺氟沙星（norfloxacin）用量 0.4g，每日 2 ~ 3 次，疗程 10 ~ 14 天；氧氟沙星（ofloxacin）用量 0.3 ~ 0.4g，每日 2 次，疗程 10 ~ 14 天；环丙沙星（ciprofloxacin）用量 0.5 ~ 0.75g，每日 2 次，疗程 10 ~ 14 天；左氧氟沙星（levofloxacin）用量 0.2g，每日 2 次。

2. 氯霉素　成人剂量 1 ~ 2g/d，小儿 25 ~ 50mg/（kg·d）分 4 次口服，待体温降至正常 2 ~ 3 天后，减半量持续两周，注意对血常规的影响。

3. 头孢菌素　第三代头孢菌素疗效较好，有效率可达 90% 以上，常用头孢他定、头孢曲松、头孢噻肟等。成人 2 ~ 4g/d，小儿 100mg/（kg·d），分两次静脉滴注，疗程 10 ~ 14 天。一般不做首选。

（四）并发症处理

1. 肠出血　患者应禁食，绝对卧床休息，必要时给镇静剂，酌量输血，用止血药，可静脉滴注维生素 K 止血。上述内科处理无效者，请外科急会诊，考虑手术治疗。

2. 肠穿孔　应禁食，请外科会诊作手术处理，加强抗生素治疗及一般支持疗法。

3. 心肌炎　绝对卧床休息；高渗葡萄糖静脉注射；重者加用激素，心功能不全时可小剂量应用洋地黄；静脉滴注维生素 C、氯化钾，肌注维生素 B$_1$。

（五）带菌者治疗

1. 药物治疗　带菌者治疗较困难，联合用药疗效优于单独用药，口服给药应用方便，价格亦较便宜，易于推广使用。

2. 手术疗法　药物治疗无效者可以考虑胆囊摘除术治疗慢性带菌者。

（六）其他治疗

1. 针灸疗法

（1）天枢、中脘、梁门、关元、足三里、血海、膈俞、风池、曲池、合谷、太阳，针灸并用，实证以针为主，虚证以灸为主，每日 1 次，留针 30 ~ 60min，留针阵动，主治伤寒各证型。

（2）湿遏卫气证，针刺合谷、内关、列缺、足三里。

（3）湿热中阻证，针刺中脘、天枢、足三里、阴陵泉、内关。

（4）湿热酿痰，蒙蔽心包证，针刺人中、涌泉、曲池、内关、丰隆、十宣放血。

（5）热盛动血证，针灸内关、大陵、水沟、风池、曲池、大椎、印堂，均可用泻法。

2. 中成药

（1）湿热中阻，卫气同病时，可用藿香正气丸，每次 6g，每日 2 次，口服；或藿香正气水 5～10ml，每日 3 次，口服。

（2）湿邪化热，高热稽留，伴神昏谵语者，可用安宫牛黄丸 1/2～1 丸，每日 1～2 次，口服或鼻饲。

（七）民间经验方

1. 十大功劳、海金沙、地锦草、大青叶、铁苋菜、黄芩、旱莲草、生石膏各 15g，水煎服，每日 1 剂。

2. 金银花汤　金银花、连翘、黄芩、黄柏、板蓝根、生地黄、地锦草、牡丹皮各 12g，水煎分 2 次服，每日 1 剂，用于邪在气分者。

【预防】

1. 控制传染源　及早发现，隔离患者和带菌者。患者的大小便、便器、食具、衣物等必须严格消毒。保育员、饮食行业人员应定期做粪便培养及 "Vi" 抗体检测，慢性带菌者可不应从事上述工作。对密切接触者医学观察至少 3 周。

2. 切断传播途径　加强食品卫生管理，保护水源，做好粪便、污水的处理。消灭苍蝇。养成良好卫生习惯。

3. 保护易感者　流行区居民、清洁工人、带菌者家属等为主动免疫对象。通常用伤寒、副伤寒甲和副伤寒乙三联混合菌苗，成人每周 1 次，连用 3 次，分别以 0.5ml、1ml、1ml 菌苗做皮下注射，儿童酌减。

【调护】

注意观察体温、脉搏、血压、腹部情况及大便性状变化，注意保持口腔及皮肤清洁，经常改变体位，以防褥疮和肺部感染。发热期应多饮水，每天 2000ml～3000ml。饮食应为流食或半流食的无渣饮食，少食多餐，适当补充维生素 B 及 C，退热以后方可逐渐增加饮食，切忌饮食不节。

Ⅱ 副伤寒

副伤寒是由许多不同血清型沙门氏菌引起的急性消化道传染病。有副伤寒甲、乙、丙三种。在我国副伤寒发病率约占伤寒的 1/5 左右。它们有共同的菌体抗原 "O"，有各自特异的鞭毛抗原，肥达氏反应借此可分别作出诊断。

【流行病学】

传染源是病人和携带者，因为副伤寒沙门氏菌在食物中存活时间较长，故通过食物传播发病的较多。年龄不同各型发病也不同，成年人副伤寒甲多见，儿童则多见副伤寒乙。

【临床表现】

（一）副伤寒甲、乙

二者的临床表现与伤寒相似，但多数病程短，约 2～3 周，病情轻，起病多先有急性胃肠炎症状，如腹痛、呕吐、腹泻，约持续 2~3 天，而后症状减轻，体温很快升高，皮疹较大且比伤寒多。可合并肠出血、肠穿孔，但较少发生。

（二）副伤寒丙

其临床表现复杂，病程约 1~3 周不等，有三种类型。

1. **伤寒型** 此型与副伤寒甲、乙相似，常有血清丙氨酸氨基转移酶升高。

2. **胃肠炎型** 以急性胃肠炎症状为主。发热、恶心、呕吐、腹痛、腹泻持续 2~5 天。

3. **败血症型** 急起病，高热、寒战，热型不规则，持续 1~3 周，皮疹多见，并有肝、脾肿大，甚至出现黄疸，免疫功能低下者可发展成毒血症。支气管肺炎、胸膜炎、脓胸等；骨关节局限性脓肿，化脓性脑膜炎、化脓性心包炎、心内膜炎及肾盂肾炎。

【诊断治疗】

副伤寒的中西医诊治可比照伤寒。

第五节　细菌性食物中毒

细菌性食物中毒（bacterial food poisoning）是由于进食被细菌或细菌毒素污染的食物引起的急性感染中毒性疾病。常由食物保存不当或加热不彻底所致。病理特点是炎症性肠炎及分泌性肠炎。临床特点以呕吐、腹泻为主要表现，潜伏期短，发病急，病程短，恢复快；可有严重的并发症和一定的病死率。诊断较易，确诊须有细菌学证据。通常只须对症治疗，少数须使用抗菌药物。按照临床表现特点的不同可分为胃肠型和神经型两大类。以胃肠型多见。

中医学无细菌性食物中毒名称，但根据胃肠型食物中毒的临床表现，当属中医"呕吐"、"泄泻"等范畴，病情严重者属"霍乱"范畴。神经型食物中毒属中医"痿证"等范畴。

胃肠型食物中毒

胃肠型食物中毒较常见，其特点为多发生于夏秋季，集体发病，潜伏期短，以恶心、呕吐、腹痛、腹泻等急性胃肠炎表现为主要临床特征。

【病原学】

引起食物中毒的细菌很多，常见的有下列 7 种：

一、沙门氏菌（Salmonella）

为肠杆菌科沙门氏菌属，据其抗原结构和生化试验，目前已有 2000 余种血清型，其中以鼠伤寒沙门氏菌、肠炎沙门氏菌和猪霍乱沙门氏菌较为多见。该菌为革兰氏阴性杆菌，需氧，不产生芽胞，无荚膜，绝大多数有鞭毛，能运动。对外界的抵抗力较强，在水和土壤中能活数月，粪便中能活 1~2 个月，在冰冻土壤中能越冬。不耐热，55℃、1h 或 60℃、10~20 分钟死亡，5% 石炭酸或 1：500 升汞 5 分钟内即可将其杀灭。多种家畜（猪、牛、马、羊）、家禽（鸡、鸭、鹅）、鱼类、飞鸟、鼠类及野生动物的肠腔及内脏中能查到此类细菌。细菌由粪便排出，污染饮水、食物、餐具以及新鲜蛋品、冰蛋、蛋粉等，人进食后造成感染。致病食物以肉、血、内脏及蛋类为主，值得注意的是该类细菌在食品中繁殖后，并不影响食物的色、香、味。

二、副溶血性弧菌（嗜盐菌）

为革兰氏阴性、椭园形、荚膜球杆菌。菌体两端浓染，一端有鞭毛，运动活泼。本菌广泛存在于海水中，偶亦见淡水。在海水中能存活 47 日以上，淡水中生存 1~2 日。在 37℃、pH7.7、含氯化钠 3~4% 的环境中生长最好。对酸敏感，食醋中 3 分钟即死。不耐热，56℃、5 分钟即可杀死，90℃、1 分钟灭活。对低温及高浓度氯化钠抵抗力甚强。目前已发现本菌有 12 种菌分为Ⅰ、Ⅱ、Ⅲ、Ⅳ、Ⅴ型。从患者粪便分离出菌株属于Ⅰ、Ⅱ、Ⅲ型，自致病食物分离的菌株 90% 以上属于Ⅳ、Ⅴ型。致病性菌株能溶解人及家兔红细胞，称为"神奈川"试验（kanagawa test）阳性。其致病力与其溶血能力平行，这是由一种不耐热的溶血素（分子量 42000）所致。本菌能否产生肠毒素尚待证明。带鱼、黄鱼、乌贼、梭子蟹等海产品带菌率极高，被海水污染的食物、某些地区的淡水产品如鲫鱼、鲤鱼等及被污染其他含盐量较高的食物如咸菜、咸肉、咸蛋亦可带菌。

三、大肠杆菌

为两端钝圆的革兰氏阴性短杆菌，多数菌株有周鞭毛，能运动，可有荚膜。体外抵抗力较强，在水和土壤中能存活数月，在阴凉处室内尘埃可存活 1 个月，含余氯 0.2ppm 的水中不能生存。本菌属以菌体（O）抗原分群，以荚膜（K）抗原（A、B、L）和鞭毛（H）抗原分型，目前已发现 170 多个血清型。本菌为人和动物肠道正常寄居菌，特殊条件下可致病。在大肠杆菌中，能引起食物中毒的菌种有 16 个血清型，亦称为致病性大肠杆菌（enteropathogenic E coli EPEC），其中常见的血清型为 O111、O114、O128、O55、O20、O119、O86、O125、O127 等。

四、变形杆菌

为革兰氏阴性、两端纯圆、无芽胞多形性小杆菌，有鞭毛与动力。其抗原结构有菌体（O）及鞭毛（H）抗原 2 种。依生化反应的不同，可分为普通、奇异、莫根、雷极及不定变形杆菌 5 种。前三种能引起食物中毒。本菌广泛存在于水、土壤、腐败的有机物及人和家禽、家禽的肠道中。此菌在食物中能产生肠毒素。莫根变形杆菌并可使蛋白质中的组氨酸脱羧成组织胺，从而引起过敏反应。致病食物以鱼蟹类为多，尤其以赤身青皮鱼最多见。近年来，变形杆菌食物中毒有相对增多趋势。

五、金黄色葡萄球菌（staphylococcusaureus）

本菌为革兰氏阳性球菌，无荚膜，无芽孢，不运动，需氧或兼性厌氧，可有 β-溶血、触酶阳性，能分解葡萄糖。本菌属有数十个种别。一般分成凝固酶阳性组及阴性组。凝固酶阳性的葡萄球菌常为金黄色葡萄球菌，但一些中间葡萄球菌及猪葡萄球菌亦产生此酶。所有其他葡萄球菌均为凝固酶阴性，其中最主要的是表皮葡萄球菌及腐生葡萄球菌。

金黄色葡萄球菌为常见的食物中毒病原，能产生至少 7 种肠毒素：分别为 A、B、C1、C2、C3、D、E，以 A 型最常见。这些毒素耐热，煮沸 30min 仍不能将其破坏。又能抵御各种酶，如胃蛋白酶及胰蛋白酶等。这些毒素的作用机制未明，受体也未能明确。常见食物载体为火腿肠、鲜猪肉、罐头牛肉及奶油酥皮点心。

六、产气荚膜杆菌（clostridium perfringens）

又名魏氏杆菌（cl，wilchil）为厌氧革兰氏阳性粗大芽胞杆菌，常单独、成双或短链状排列，芽胞常位于次极端；在体内形成荚膜，无鞭毛，不活动。芽胞体外抵抗力极强，能在 110℃存活 1~4 小时，能分泌强烈的外毒素，依毒素性质可分六型（A、B、C、D、E、F），引起食物中毒者主要是 A 型和 F 型，其中以 A 型（能产生肠毒素）为多，C 及 F 型偶可引起出血坏死性肠炎。本病在自然界分布较广，污水、垃圾、土壤、人和动物的粪便、昆虫以及食品等均可检出。致病食物由于存放较久或加热不足，细菌大量繁殖，产生毒素引起中毒。

七、肉毒杆菌（clbotulinum）

亦称腊肠杆菌，属革兰氏阳性厌氧梭状芽胞杆菌，次极端有大形芽胞，有周鞭毛，能运动。本菌芽胞体外抵抗力极强，干热 180℃、15 分钟，湿热 100℃、5 小时，高压灭菌 120℃、20 分钟则可消灭。5% 苯酚、20% 甲醛，24 小时才能将其杀灭。本菌按抗原性不同，可分 a、b、c、d、e、f、g7 种血清型，对人致病者以 a、b、e、3 型为主，f 型较少见，c、d 型主要见于禽畜感染。各型均能产生外毒素，是一种嗜神经毒素，剧毒，对人的致死量为 0.01mg 左右，毒素对胃酸有抵抗力，但不耐热。a 型毒素 80℃、5 分钟即可破坏，b 型毒素 88℃、15 分钟可破坏。毒素在干燥、密封和阴暗的条件下，可保存多年。由于此毒素的毒性强，且无色、无臭、无味、不易查觉，必须注意防范

【流行病学】

一、传染源

带菌的动物如家畜、家禽及其蛋品、鱼类及野生动物为本病主要传染源，患者带菌时间较短，做为传染源意义不大。

二、传播途径

被细菌及其毒素污染的食物经口进入消化道而得病。食品本身带菌，或在加工、贮存过程中污染。苍蝇、蟑螂亦可做为沙门氏菌、大肠杆菌污染食物的媒介。

三、人群易感性

人群普遍易感，感染后多无明显免疫力，故可重复感染。

四、流行特征

本病在 5~10 月较多，7~9 月尤易发生，此与夏季气温高、细菌易于大量繁殖密切相关。常因食物采购疏忽（食物不新鲜、或病死性畜肉）、保存不好（各类食品混杂存放、或贮存条件差）、烹调不当（肉块过大、加热不够、或凉拌菜）、生熟刀板不分或剩余物处理不当而引起。节日会餐时、饮食卫生监督不严，尤易发生食物中毒。

【病因病机】

一、中医病因病机

中医学认为，本病的发生，是由于感受外邪和饮食不慎所致，二者常常兼而有之，密切相关，主要病变在脾、胃、肠。

1. 感受外邪 夏季炎热，雨水偏盛，暑湿相合则为暑湿邪气；若过于乘凉饮冷，或秋季阴雨过多，寒湿相兼则为寒湿病邪。在人体脾胃功能低下的情况下，外邪通过饮食侵袭人体而发病，使脾胃受伤，运化失常，气机不利，升降失常，清气不升，浊气不降，故发生呕吐、腹泻。《内经》首先指出了本病风、热、寒、湿的致病特点。"寒气客于肠胃，厥逆上出，故病而呕也。"清·沈金鳌《杂病源流犀烛·泄泻源流》说："湿盛则飧泄，乃独由于湿耳。不知风寒热虚，虽皆能为病，苟脾强无湿，四者均不得顺干之，何自成泄？是泄虽有风寒热虚之不同，要未有不原于湿者也。"可见外邪引起泄泻，实与湿邪关系最为密切。

2. 饮食不慎 饮食不洁，误进腐馊变质之物，或贪凉饮冷，恣食生冷果瓜，暴饮暴食，损伤脾胃，致运化失职，水谷精华不能吸收，清浊混淆而成呕吐、腹泻。明·张景岳在《景岳全书·呕吐》篇中论述甚详："呕吐或因暴伤寒凉，或暴伤饮食，或因胃火上冲，或因肝气内逆，或以痰饮水气聚于胸中，或以表邪传里，聚于少阳、阳明之间，皆有呕证，此皆呕之实邪也。"实者有邪，祛其邪则愈。《景岳全书·泄泻》篇中指出："泄泻之本，无不出于脾胃……若饮食失节，起居不利，以致脾胃受伤，则水反为湿，谷反为滞，精华之气，不能输化，乃致合污下降而泻痢作矣。"说明泄泻多因饮食所伤而致，其关键在于脾胃功能障碍。

发病后，暑湿或寒湿病邪多趋归中焦，形成以脾胃证候为主的临床特征。脾主运化，生发清阳之气；胃主受纳，传输糟粕之物，病邪侵袭，致脾气不运，胃不受纳，中焦痞塞，水湿不行。水湿下注，则腹泻不止；饮食随胃气上逆则呕吐频频。中焦为一身之枢，邪踞其中，则三焦不运，气机受阻故胸闷、脘痞、腹胀等症，是必并见。若属暑湿为患，则暑湿交阻，而见身热心烦，汗出口黏，便溏不爽，小溲黄浊，苔腻脉濡数等证。因湿渐化热后，又可见热炽口渴、烦躁不久便泻暴急等症。同时，因饮食难化亦可兼见吐泻酸腐、脘腹饱胀、苔厚腻、脉沉实等食滞之证。《古今医统》明确指出："虽有风、寒、湿、热之异，人抵伤暑居多，盖由夏果内伤元气，脾胃俱虚，必因饮冷停寒酒色所伤，外因受凉，邪气所郁，不得发越。"正如《直指方》所言："胃伤暑毒，露卧卑湿，当风取凉，风冷邪气入于肠胃，加以嗜好肥腥，饮啖生冷，居处不节，激而发焉，于是邪正相干，中脘即闭，气不得通，吐利暴作。"

少数患者因素体正气不足，若吐泻过度，邪气可内陷厥阴，而见神昏痉厥等证。若为寒湿所致，多见恶寒面白、溲清便稀、苔白脉缓等证，其寒湿内盛，阳气受伤，又可形成肢冷倦卧、吐泻清冷、气短脉沉等中阳虚馁诸症，甚者可导致阳气外越的危证。疾病后期，邪气消退后，中气受损之象进一步明显，若脾阳不振则见纳呆便溏、肢倦溲清等；若胃阴不足，则见口渴便干、心烦溲赤等。

本病发生有明显的季节性，多见于夏秋季节，多在集体单位内发生，突然发病，潜伏期短，有进食同一被污染食物的病史。

二、西医发病机制和病理

当细菌污染食物后，细菌可在食物中大量繁殖，产生各种毒素（包括肠毒素及内毒素）。被细菌及其毒素污染的食物，由口进入胃肠道。人体是否发病和病情轻重，取决于进入人体的细菌和毒素的量的多少，以及人体的抗病能力。如细菌及毒素量多，人体抵抗力弱，则细菌及毒素可侵袭胃肠黏膜引起炎症，发生腹痛、呕吐及腹泻等急性胃肠炎症状。致病因素主要有：①细菌毒素中的肠毒素可以激活肠黏膜上皮细胞中的腺苷环化酶，使三磷酸腺苷（ATP）转化为环磷酸腺苷（cAMP），cAMP 浓度增高，可活化一系列细胞内的酶系统，使肠液分泌增加，同时肠毒素还能抑制肠黏膜吸收肠液而使肠液在肠腔内大量聚积，促进肠蠕动，引起腹泻；②细菌的内毒素可引起发热并使消化道蠕动增快，产生呕吐及腹泻等症状；③有些病原菌，如沙门氏菌、空肠弯曲菌、侵袭性大肠杆菌等能侵袭肠上皮细胞引起损害；④莫根变形杆菌能使蛋白质中的组氨酸脱羧而形成组胺，引起过敏反应。由于频繁的呕吐及腹泻，可使细菌及毒素大量排出体外，除沙门氏菌属感染外，其他细菌发生败血症或严重毒血症者少，病情亦较轻，多呈自限性。重症病例可有胃及小肠黏膜充血、糜烂、出血；部分病例有结肠炎症及结肠黏膜出血；还可出现肝、肾、肺等器官中毒性病变。

【临床表现】

一、临床特征

细菌性食物中毒的特征为：①在集体用膳单位常呈爆发起病，发病者与食入同一污染食物有明显关系；②潜伏期短，突然发病，临床表现以急性胃肠炎为主，肉毒中毒则以眼肌、咽肌瘫痪为主；③病程较短，多数在 2~3 日内自愈；④多发生于夏秋季。

一般由活菌引起的感染型细菌性食物中毒多有发热和腹泻。如沙门氏菌食物中毒时，体温可达 38~40℃，还有恶心、呕吐、腹痛、无力、全身酸痛、头晕等。粪便可呈水样，有时有脓血、粘液。副溶血性弧菌食物中毒，起病急、发热不高、腹痛、腹泻、呕吐、脱水、大便为黄水样或黄糊状，1/4 病例呈血水样或洗肉水样。细菌毒素引起的细菌性食物中毒，常无发热。葡萄球菌肠毒素食物中毒的主要症状为恶心、剧烈反复呕吐、上腹痛、腹泻等。肉毒中毒的主要症状为头晕、头痛、视力模糊、眼睑下垂、张目困难、复视，随之出现吞咽困难、声音嘶哑等，最后可因呼吸困难而死亡。患者一般体温正常、意识清楚。

1. 沙门菌食物中毒　潜伏期一般为 4~24 小时，亦可短至 2 小时，长达 2~3 日。起病急，先有腰痛、恶心、食物中毒引起腹痛、腹泻、呕吐，继而腹泻、水样便、恶臭，偶带脓血，一日大便数次至数十次不等。严重病例可发生抽搐、甚至昏迷。老、幼、体弱者若不及时抢救，可发生死亡。

2. 变型杆菌食物中毒　可分过敏型及胃肠型两类。潜伏期，过敏型为 30~120 分钟，胃肠型为 3~20 小时。多数病例在 1~2 日内迅速痊愈，短者仅数小时，长者可达数日。

3. 副溶血性弧菌食物中毒　潜伏期 1~26 小时，突然发病，发热不高，多以上腹部绞痛开始，迅速出现呕吐和腹泻，一日大便数次至十数次，大便为黄水样或黄糊状，1/4

病例呈血水样或洗肉水样。吐泻严重者，可致脱水和休克。病程一般为 2 ~ 4 日。

4. 葡萄球菌食物中毒　潜伏期为 1 ~ 6 小时，突然起病，上腹痛和腹泻，以呕吐最为显著。一船在数小时至 1 ~ 2 日内迅速恢复。

5. 肉毒杆菌食物中毒　潜伏期一般为 12 ~ 36 小时，可短至 2 小时，长达 8 ~ 10 日。起病突然，先感头痛、头晕、全身软弱、乏力等，随即出现神经麻痹症状，如复视、斜视、视力模糊、瞳孔散大、对光反射消失、眼睑下垂等。病员可于 4 ~ 10 日后逐渐恢复健康，但全身乏力，眼肌瘫痪可持续数月之久。严重者在发病 3 ~ 10 日内因呼吸衰竭、心力衰竭或继发性肺炎等而死亡

二、并发症与后遗症

1. 溶血 - 尿毒综合征　常见于疾病高峰期发生，现认为是一种细菌外毒素（VTx）引起。主要表现为急性溶血、血小板减少及肾功能障碍。

2. 血栓性血小板减少性紫癜

3. 格林 - 巴利综合征　常于腹泻起病 1 ~ 2 周后出现，肢体迟缓性麻痹，常由下肢开始，很快向上发展，进而呼吸肌麻痹，须人工呼吸肌辅助呼吸。病死率较高。

4. 瑞特综合征（Reiter syndrome）　表现为周围性关节炎、无菌性尿道炎及眼结合膜炎，常与 HLA - B27 有关。

【实验室检查】

一、病原菌培养

将可疑污染食物、呕吐物和粪便作细菌培养，可分离出相同的病原菌。

二、血清凝集试验

取急性期和恢复期病人的血清与相应的细菌作凝集试验，如恢复期血清中抗体滴度较急性期血清抗体滴度增高 4 倍以上，则有诊断意义。

【诊断与鉴别诊断】

一、诊断要点

（1）同进某种可疑食物后 ≥2 人患病，病状雷同，气温高季节发病，病例集中。

（2）急性胃肠炎表现。

（3）细菌学检查发现病原菌阳性，或条件致病菌数量明显增高。

有上述（1）、（2）两项时可作临床诊断。有（1）、（2）、（3）三项者，可作确定诊断。细菌性食物中毒的暴发流行只有不到半数能确定诊断。任何一起食物中毒常只有部分病例能确定病原。

二、鉴别诊断

本病尚须与非细菌性食物中毒、菌痢、霍乱、病毒性胃肠炎等作鉴别。

1. 非细菌性食物中毒　包括化学性食物中毒（误食被砷、汞及有机磷农药等污染的

食物引起的食物中毒）和生物性食物中毒（误食毒蕈、毒鱼等引起的食物中毒）。与细菌性食物中毒的相同点是可有胃肠道症状，有共同的可疑食物。不同点是非细菌性食物中毒的潜伏期更短，仅数分钟到数十分钟，除表现有急性胃肠炎症状外，尚有神经系统、肝、肾等脏器的中毒症状；呕吐物及粪便培养无病原菌生长。

2. 急性细菌性痢疾 无明显进食污染食物和短时间内同食者集体发病病史。发热，全身中毒症状较明显，腹泻以脓血便或黏液便为主，里急后重明显。大便培养有痢疾杆菌生长。

3. 霍乱 来自霍乱流行地区，有霍乱病人接触病史，常有先泻后吐，吐泻严重的特点。一般无腹痛，吐泻物呈米泔水样，脱水明显，可有肌痉挛。大便培养有霍乱弧菌。

4. 急性出血性坏死性肠炎 全身中毒症状重，可发生感染性休克。腹部有阵发性或持续性绞痛，并有明显压痛、反跳痛和肌紧张等腹膜刺激症状。大便可呈血水样，大便培养无致病菌生长。

5. 病毒性胃肠炎 无明显进食污染食物史，大便呈稀便或水样便，多呈蛋花汤样，大便培养无病原菌。

【治疗】

一、治疗原则

胃肠型细菌性食物中毒的病原菌或毒素常随着剧烈的吐泻很快排除体外，故治疗应以对症治疗为主，一般可不用抗菌药物。配合辨证论治可减轻症状，缩短病程。

二、治疗方法

吐泻症状应视为人体的保护性反应，如未造成严重后果，不应止吐、止泻，但要补充吐泻所致的水盐丢失。本病轻重差异极大，应特别强调不同病情不同对待。

（一）对症支持疗法

1. 一般处理 应适当休息，给予易消化的流质或半流质饮食。对侵袭性细菌食物中毒应予消化道隔离。

2. 对症处理 腹痛、呕吐症状严重者，可用山莨菪碱（654－2）10mg肌肉注射，亦可口服654－2片10mg，每日3次。对高热者可给予小量退热剂，如阿司匹林等。过敏型变形杆菌食物中毒，可用抗组胺类药物。

3. 补液治疗 凡有液体丢失，不管有无脱水表现，均给予口服补液，以口渴解除为度。恶心、呕吐不一定是口服补液的禁忌证。有时口服补液后很快又吐出，因毒素排出而能减轻上腹不适及恶心、呕吐。严重呕吐时可给予静脉补液，乳酸钠林格氏液是合适的液体，或林格氏液，或2份林格氏液加1份M/6乳酸钠液。静脉补液同时尽可能口服补液以减少费用。严重呕吐及腹泻可造成一过性低血容量性血压下降甚至休克，此时口服补液及静脉补液相结合尤为适合。

（二）病原治疗

食物中毒多为自限性疾病。肠毒素引起食物中毒时，抗生素对治疗和预防作用很小，可以不用。对侵袭性细菌，如沙门氏菌、弯曲菌、侵袭性大肠埃希菌及志贺氏菌等可用抗菌治疗。第三代头孢菌素、氟喹诺酮类均有良效。口服氨基糖苷类抗生素，特别是口服其注射制剂有很好疗效。如硫酸庆大霉素 8 万 U，口服，每日 3 次，连续 1～3 日；或硫酸阿米卡星 0.2g，口服，每日 2 次，连续 1～3 日，可获良效。对感染后肠毒素引起的食物中毒，病情较重的病人可酌情选用上述抗菌药物。

（三）辨证论治

1. 湿热型

主症：吐泻交作，腹痛如绞，吐出物酸腐热臭，混有食物和黏液，泻出黄色水样或带有黏液和泡沫的热臭大便，心烦口渴，小便黄赤灼热，或有发热，头痛，身痛，舌苔黄腻，脉濡数。

治则：清热化湿，芳香泻浊。

方药：①湿热霍乱，兼有转筋拘挛者可选用蚕矢汤：蚕砂 12g，木瓜 9g，炒薏苡仁 12g，大豆卷 9g，姜川黄连 6g，姜半夏 9g，酒炒黄芩 9g，通草 6g，吴茱萸 4.5g，炒山栀 9g。

②对吐利较重者可选用燃照汤：滑石 15g，香豉 9g，焦山栀 9g，酒炒黄芩 9g，川厚朴 9g，姜半夏 9g，白蔻仁 6g。

③如热深厥深，四肢厥逆，可用白虎汤：生石膏 60g，知母 12g，炙甘草 6g，粳米 1 匙。水煎服，吞服紫雪散 1.5～3g，日服 1～2 次，小儿酌减。

加减：若脘痞、干呕较甚者，加竹茹和胃止呕；挟食滞者，加焦六曲、山楂消食导滞；小便短赤者，加车前草渗湿利尿；四肢酸楚，筋脉拘急者，加生白芍以舒筋。

2. 寒湿型

主症：吐泻交作，吐出清水食物或米泔水样，泻出淡黄色的稀便甚则如米泔水，不甚臭，腹部冷痛，喜按喜温，口不渴或喜热饮，或恶寒发热，头痛身痛，胸脘痞闷，甚或伴见恶寒肢冷，舌苔白而浊腻，脉濡弱。

治则：芳香化湿，散寒温中。

方药：①病证初起，病情较轻而湿邪偏重者可用藿香正气散：藿香 15g，紫苏 12g，白芷 6g，大腹皮 12g，茯苓 12g，炒白术 12g，陈皮 6g，姜半夏 12g，厚朴 9g，桔梗 6g，炙甘草 6g。

②寒湿霍乱、阳虚寒盛转筋者可用附子理中汤：附子 12g（先煎），干姜 3g，人参 6g，白术 9g，炙甘草 6g。

加减：兼见心烦、口渴、舌苔黄者，加黄连配干姜寒温并用、和中道而止吐泻；呕逆甚脉沉伏者，加吴茱萸、肉桂、丁香温胃降逆；如大汗淋漓，四肢厥冷者，重用附子回阳救逆；手足厥冷，转筋拘急甚者，加吴茱萸、木瓜，或加重附子用量温经通络；身倦无力，面色暗淡，脉沉细者，加党参、白术、炮姜温中扶阳，重症可每日 2 剂。

3. 暑秽型

主症：卒然腹中绞痛，痛如刀劈，欲吐不得吐，欲泻不得泻，烦躁闷乱，甚则面色青惨，昏聩如迷，四肢厥冷，头汗如雨，舌淡苔白，脉象沉伏。

治则：辟浊解秽，利气宣壅。

方药：玉枢丹 1.5~3g 吞服。

加减：暑秽过盛，邪浊位高，可先以食盐（烧）以热汤调服，刺激咽喉以探吐；腹胀较重，欲吐不能者，加乌药、沉香、厚朴破气散滞；腹痛如绞或似刀劈者，可用吴茱萸、青盐略研炒热熨脐下以温通阳气；小便不通者，加冬葵子、滑石利尿通浊；病势已减者，可用藿香正气散以善其后。

4. 伤食型

主症：腹痛肠鸣，大便臭如败卵，泻后痛减，脘腹胀满，嗳腐酸臭，不思饮食，舌苔垢浊或厚腻，脉滑。

治则：消食导滞。

方药：保和丸。

组成：神曲15g　山楂15g　莱菔子9g　姜半夏12g　陈皮9g　茯苓12g　连翘12g

加减：腹痛胀甚，大便泻下不畅，可加枳实、槟榔通腑导滞；积滞化热者，加黄连清热厚肠；恶心呕吐者，加肉豆蔻、竹茹和胃止呕；食欲不振者，加藿香、佩兰芳香醒胃；舌苔垢腻者，加苍术、薏苡仁芳香和淡渗同用，以增强祛湿之功。

5. 亡阴型

主症：吐泻频繁，神疲乏力，目眶凹陷，螺瘪，声嘶，面色苍白，心烦，口渴引饮，呼吸短促，尿少或闭，舌红少津，脉细数。

治则：益气养阴，生津救逆。

方药：①气阴两伤者选用生脉散：红参9g，麦冬9g，五味子9g。

②重伤阴液以至虚风内动者选用大定风珠：生白芍18g，阿胶9g，生龟版12g，干地黄18g，麻仁6g，五味子6g，生牡蛎12g，麦冬18g，炙甘草12g，鸡子黄2枚，鳖甲12g。

加减：吐泻频剧者，加竹茹、竹沥、法半夏以降逆止呕，加五味子、乌梅以涩肠止泻；神疲乏力明显者，加西洋参补益气阴；声嘶甚者，加诃子肉固肾开音，兼涩肠而止暴泻；面色苍白明显者，加黄精合人参大补元气；心烦甚者，加龙骨、牡蛎重镇安神；口渴引饮明显者，可用竹沥水频饮，清热生津；呼吸短促甚者，加五味子补肾纳气；尿少或尿闭甚者，可加生地黄、玄参、麦冬益水之源；舌红少津，脉细数明显者，以鲜生地绞汁频饮，或鲜芦根煎汤频饮，养阴生津。

6. 亡阳型

主症：吐泻过剧，四肢厥冷，汗出身凉，呼吸微弱，语声低怯，恶寒倦卧，精神萎靡，舌质淡白，脉沉细，或细微欲绝至数不清等。

治则：回阳救逆。

方药：通脉四逆汤。

组成：熟附子15g（先煎）　干姜3g　炙甘草6g

加减：如四肢厥逆，下利，利忽自止，而恶寒脉沉微不显，应加人参回阳复阴；如下利，四肢厥冷，脉微欲绝，病情较重者，须重用干姜温里通阳；若兼见面赤烦躁，可去甘草加葱白驱阴通阳；腹痛甚者，加白芍和阴缓急止痛；呕吐剧烈者，加生姜降逆止呕；咽痛者，加桔梗清利咽喉；大汗淋漓不止者，加山茱萸敛汗固脱。

（四）其他疗法

1. 针灸疗法　主穴取中脘、天枢、内关、足三里、阴陵泉、气海、里内庭、公孙、神阙、关元等，配穴取合谷、上脘、下脘，耳穴取胃、交感、神门、大肠、小肠、脾、皮质下等，每日 1 次，留针 20～30 分钟，对于偏寒者，可用温针灸，适用于胃肠型食物中毒者。

2. 外敷疗法

（1）热泻散　黄连 12g，滑石 30g，广木香 15g，吴茱萸 10g。诸药混合粉碎为末，过筛，取药末 10～15g，撒于 2～8cm² 胶布中间，分别贴于神阙、大肠俞，每日 1 次，适用于胃肠型食物中毒中湿热或暑湿泄泻者。

（2）姜黄散　吴茱萸 15g，生姜 30g，大枣 10 枚。共为末，加热布包后熨天枢穴，适用于寒邪内侵的腹痛者。

（3）生大蒜捣烂，敷双侧涌泉穴，适用于急性腹泻，热偏甚者。

（五）民间经验方

（1）鲜藿香 1 把，捣汁用开水冲服，或用藿香 15g，水煎服，适用于胃肠型食物中毒。

（2）紫苏 15g，水煎服，适用于胃肠型食物中毒。

（3）鲜生姜 1 块，捣烂，开水冲服或水煎服，适用于胃肠型食物中毒呕吐者。

（4）仙鹤单煎剂　仙鹤草 30g，煎成 100ml，每日 1 次，口服，小儿酌减，适用于副溶血性弧菌食物中毒者。

（5）鲜辣蓼草、地锦草、鱼腥草、马齿苋、鬼见愁、鸡眼草、铁苋菜、酢浆草等中药，可任选 1～2 种，每日 60g，水煎服，每日 2 次，适用于副溶血性弧菌食物中毒者。

（6）川黄连 9g，木香 9g，甘草 6g。水煎服，每日 2 次，适用于胃肠型食物中毒者。

【预防】

做好饮食卫生监督，对炊事人员定期进行健康检查及卫生宣传教育，认真贯彻《食品卫生法》，应特别加强节日会餐的饮食卫生监督。

（一）禁止食用病死禽畜。因伤致死，经检验肉质良好者，食用时应注意；弃去内脏，彻底洗净，肉块要小，煮熟、煮透；刀板用后洗净消毒。已变质的肉坚决不食。肉类、乳类在食用前应注意冷藏（6℃以下）。

（二）肉要煮透，接触熟食的一切用口要事先流水洗净，切生鱼生肉的刀板要经清洗消毒才能切熟食。蒸煮螃蟹要在沸水中充分煮透。吃剩的螃蟹存放超过 6h 者应再煮一次才能吃。醉、腌蟹不能杀菌，最好不吃；必要时加醋拌浸，可以杀菌。

（三）生鱼生肉和蔬菜应分开存放。剩余饭、菜、粥等要摊开存放通风清凉处所，以防变馊，下餐前须彻底加热。

（四）售卖食品时，切实做到货款分开，以免食物污染。

（五）饭菜按就餐人数做好计划，现做现吃，避免剩饭剩菜。

（六）消灭苍蝇、鼠类、蟑螂和蚊类，不在食堂附近饲养家畜家禽。

（七）沙门氏菌、葡萄球菌感染者及带菌者，应暂时调离饮食工作单位，并予适当治疗。

神经型食物中毒（肉毒中毒）

　　神经型细菌性食物中毒（botulism），又称肉毒中毒，是由于进食含有肉毒梭状芽孢杆菌（clostridium botulinum，简称肉毒杆菌）外毒素的食物而引起的中毒性疾病，临床上以脑神经支配的眼肌、舌咽肌甚至呼吸肌麻痹为主要表现，如抢救不及时常危及生命。

【病原学】

　　肉毒中毒的病原菌是肉毒杆菌，系严格厌氧的革兰氏阳性梭状芽孢杆菌，有周鞭毛，能运动。芽孢耐热力极强，10% 的盐酸经 1h 和 20% 的甲醛经 24h 才能使芽孢死亡。肉毒杆菌广泛存在于自然界，以芽孢形式存在于土壤或海水沉渣中，亦可存在于家畜如牛、羊、猪等粪便中。火腿、腊肠、罐头或瓶装食物被肉毒杆菌污染时，于 16～31℃ 缺氧情况下可大量生长繁殖而产生外毒素。其外毒素是一种剧毒性神经毒素，按外毒素抗原性不同，可分为 A、B、Ca、Cb、D、E、F、G 8 型，引起人类疾病者主要为 A、B 和 E 型，偶有 F 型。A 型对神经组织亲和力最强，E 型次之，B 型较弱。肉毒杆菌外毒素是一种嗜神经毒素，毒力强大，一般对人的致死量约为 0.1～1μg。外毒素不甚耐热，80℃ 30min 或煮沸 10min 即可被破坏；经甲醛处理后，注射动物可产生抗毒素，不同型的外毒素只能被相应型别的抗毒素中和。

【流行病学】

一、传染源

　　动物是主要的传染源。肉毒杆菌存于在变质的肉食品、动物肠道，芽孢可在土壤中存活较长时间，但仅在缺氧情况下才能大量繁殖。

二、传播途径

　　进食被肉毒杆菌外毒素污染的食物传播，偶可因伤口感染致病。

三、易感人群

　　本病好发于夏秋季，人群普遍易感。患者无传染性。病后不产生免疫力。

【病因病机】

一、中医病因病机

　　湿热疫毒随饮食而入，流窜静脉，经气不行，肢体失养而致肢体痿软。

二、西医病因病理

　　肉毒杆菌外毒素是一种嗜神经毒素，经胃和小肠上段吸收，通过淋巴和血液循环到达运动神经突触和胆碱能神经末梢，抑制神经传导介质乙酰胆碱的释放，使肌肉不能收缩而发生瘫痪。创伤性肉毒中毒是由于 A、B 型肉毒梭菌芽孢感染伤口所致。婴儿肉毒中毒是由于婴儿摄入 A、B 型肉毒杆菌污染的蜂蜜等食品后，芽孢在特殊厌氧环境的婴儿肠道内大量繁殖并产生外毒素，经肠黏膜吸收后引起发病。发病年龄一般小于9个月。

病理变化主要是脑神经核及脊髓前角退行性变，脑及脑膜充血水肿，并有广泛的点状出血及小血栓形成。镜下可见神经细胞变性，脑神经根水肿。

【临床表现】

潜伏期一般为12~36小时，可短至2小时，长达8~10天。潜伏期愈短，病情愈重。起病急剧，以中枢神经系统症状为主，胃肠道症状缺如或很轻微。初起时全身软弱、头痛、头晕，继而出现眼睑下垂、瞳孔扩大、复视、斜视及眼内外肌瘫痪；重症患者有吞咽、咀嚼、言语、呼吸等困难，声音嘶哑或失音，抬头困难、共济失调，但肢体完全瘫痪者少见。因胆碱能神经传递的阻断，可出现腹胀、尿潴留及唾液和泪液的减少等。体温多正常，病人神志清楚，感觉正常。脑脊液检查正常。死亡多是由于呼吸中枢麻痹、心力衰竭或继发肺炎所致，病死率可达50%。存活者于4~10天后逐渐恢复，呼吸、吞咽及言语困难先后缓解，随后其他肌肉瘫痪也渐复原。

婴儿肉毒中毒大多为混合喂养，临床表现则与上述症状不完全相同，其首先症状常为便秘，继之迅速出现脑神经麻痹，病情进展迅猛。有的患婴数小时内即发生呼吸停止。有的患婴呈隐匿型，另有表现为暴发型的。

创伤性肉毒中毒潜伏期约8~14日，表现与食物中毒型相同，但无胃肠道症状，可以有发热和毒血症表现。

【实验室检查】

一、细菌培养

取污染食物作厌氧菌培养，可分离出肉毒杆菌。

二、动物中毒试验阳性

即用原可疑食品的浸出液注入小白鼠腹腔内，动物发生典型的瘫痪症状并迅速死亡。

【诊断与鉴别诊断】

一、诊断要点

进食可疑食品集体发病；有典型的咽干、便秘、中枢神经系统损害等症状和体征；对可疑食物和粪便作厌氧培养，但检出细菌仅作辅助检查，其目的通过培养检出外毒素而获确诊。创伤性肉毒中毒可检测病人创口肉毒杆菌或血清中的外毒素；将检查标本浸出液接种于小鼠等试验动物腹腔内，如实验动物发生肢体麻痹死亡则诊断成立；婴儿肉毒中毒诊断主要依据检测患儿粪便中肉毒杆菌和外毒素。

二、鉴别诊断

1. 河豚或毒蕈中毒　有误食河豚或毒蕈史。河豚或毒蕈中毒亦可出现神经麻痹症状，但主要为指端麻木及肢体瘫痪。肉毒中毒主要为颅神经麻痹，出现肢体瘫痪者少见。

2. 脊髓灰质炎　多见于小儿，有发热、肢体疼痛和肢体瘫痪。脑脊液检查有蛋白和白细胞数增多。

3. 流行性乙型脑炎　发病有明显季节性，在每年 7 ~ 9 月份，有发热、惊厥和昏迷，脑脊液蛋白和白细胞数增加。乙脑特异性 IgM 抗体阳性。

【治疗】

一、治疗原则

有条件者应尽早使用抗毒素治疗，同时注意一般治疗及对症治疗，中医药治疗可减轻症状，促进康复。

二、治疗方法

（一）清除毒素

应尽早用 5% 的碳酸氢钠溶液或 1∶4000 的高锰酸钾溶液洗胃。洗胃后可注入 50% 的硫酸镁导泻，以排出毒素。

（二）对症处理

呼吸困难时吸氧，保持呼吸道通畅，必要时行气管插管或切开、人工呼吸。吞咽困难时鼻饲或静脉补充营养。有继发感染者应用抗生素治疗。有神经麻痹者，行针刺治疗。注意电解质平衡很重要。

（三）抗生素及抗毒素治疗

大剂量青霉素治疗可减少肠道内肉毒杆菌数量，防止毒素继续产生及吸收。注射多价抗毒素对本病有特效，使用应早期、足量，疗效高，在发病后 24 小时或发生肌肉瘫痪前治疗效果最佳，5 万 ~10 万 U 静脉及肌肉各半量注射，必要时 6h 后再重复应用一次。本品注射前须作皮肤过敏试验，阳性者须按脱敏方法进行注射。

（四）创伤型肉毒中毒

病人必须彻底清创，并给予抗血清治疗。

（五）婴儿肉毒中毒

婴儿肉毒中毒主要为支持和对症治疗。婴儿血中很少有毒素，故一般多不用抗毒血清与抗生素。有报道显示应用抗生素后会引起毒素的释放。

（六）辨证论治

1. 湿热浸淫型

主症：四肢软瘫，眼睑下垂，张目困难，瞳孔扩大，重者吞咽困难，咀嚼无力，言语及气息微弱，舌苔黄腻，脉滑数。

治则：清热化湿，化瘀通络。

方药：加味二妙散加减。

组成：黄柏10g　苍术18g　牛膝12g　防己10g　地龙10g　当归12g　海风藤18g　络石藤18g　鸡血藤20g　萆薢15g

2. 脾虚湿滞型

主症：肢体痿软日久不复，倦怠乏力，纳谷不香，腹胀，舌淡，苔白腻，脉濡细。

治则：健脾化湿，益气通络。

方药：参苓白术散加减。

组成：党参20g　白术15g　茯苓20g　山药20g　扁豆15g　砂仁9g　陈皮12g
姜半夏10g　桔梗12g　莲肉10g

【预防】

严格管理食品，尤应注意罐头食品的制造及火腿等腌腊食品的包装和保存。正确的食品消毒是预防本病的关键。食物中有肉毒杆菌时有产气、变味等现象，但亦不尽然，因此切勿尝食可疑食物。罐头盒鼓起者（胖罐头）及色香味改变者，必须煮沸后丢弃，亦不可用以喂饲家畜。腌腊食物及家庭自制的瓶装食物应煮沸6～10min后始可进食，禁止食用发酵或腐败的食物。由于婴儿发病年龄一般为9个月以内，常因进食含毒素的蜂蜜发病，故1岁以下的婴儿不宜喂服蜂蜜。

若同食者发生肉毒中毒症状，或所进食品有肉毒杆菌外毒素存在时，应立即接受多价肉毒杆菌抗毒血清1000～2000U注射，以防发病。

第六节　弯曲菌肠炎

弯曲菌肠炎（campylobacter enteritis）是由弯曲杆菌引起的小肠结肠炎。本病是一种非常多见的肠道传染病。病人临床表现有菌血症、毒血症所致的全身症状及腹痛、腹泻、里急后重、脓血便等肠道症状。本病能自限，呈世界分布，可有严重并发症。

根据本病特征，可归属中医"湿温"等病证范畴。

【病原学】

弯曲菌见于动物和人的生殖器、肠道及口腔中。本菌现已知至少有三个属，15个种。部分种有致病性。本菌主要引起人和动物腹泻及动物流产。

弯曲菌外形纤细，长0.5～5μm，宽0.2～0.5μm，有一或多个弯曲，多弯曲时可长达8μm，呈S状，类似飞翔的海鸥。菌体一或两端有单鞭毛，长约为菌体的2～3倍，具有特征性螺旋状运动。不形成芽孢，衰老时呈球菌状，且着色不佳，但扫描电镜下为圆饼状。微需氧，对各种碳水化合物不发酵、不氧化、不产酸。生长不需要血及血清，对营养要求不高，在普通营养琼脂上即能生长，产生氧化酶，不水解明胶，不分解尿素，也不产生色素。对氧气敏感，在普通空气下暴露过久，即不易存活；但拱形菌对氧气不敏感。弯曲菌嗜热，在25℃下不生长，在30℃下尚能繁殖；而不嗜热拱形菌是例外。本菌虽为革兰氏阴性杆菌，但对红霉素敏感，对多黏菌素B耐药，这是很特殊的。对一般消毒剂敏感。

弯曲菌中最主要的是空肠弯曲菌，在腹泻病人的分离株中约占65%以上；其次是结肠弯曲菌，二者约占90%以上。海鸥弯曲菌及猪弯曲菌等均比较少见。近年来发现一些不典型弯曲菌，耐氧，可在普通空气下生长；不嗜热，能在 15～25℃ 下生长而不能在 43℃ 下生长，此类菌可归成一个新弯曲菌种，现改称拱形菌属，含巴策勒拱形菌及不嗜热拱形菌两种。上述细菌均能引起人的腹泻。

空肠弯曲菌能水解马尿酸，而其他种别则不能。这是确定空肠弯曲菌的重要特性。利用另外一些生物化学特性、表型特征及对一些抗菌药物的敏感性可以对这些细菌进行鉴别。弯曲菌有侵袭力，有内毒素，也分泌一些外毒素如肠毒素等。

【流行病学】

一、传染源

弯曲菌感染来源主要是动物，在家禽、家畜粪便中有大量细菌，而且各种动物的带菌率均很高，如牛的带菌率为 43%，家禽 91%，猪为 88%，犬为 49%，猫为 53%。在外环境中此菌也广泛存在，如 53% 的河水样本可检出弯曲菌。病人作为传染源的可能性是存在的，因病人从粪便大量排出细菌，但家庭续发病例不多。

二、传播途径

在发达国家主要通过肉制品如肉、禽肉和牛奶而感染，所以弯曲菌引起的食物中毒逐渐增多。在发展中国家主要是通过污染的手或动物及病人粪便污染食物和水而传播。可以认为本病是经粪 - 口传播，人 - 人传播也有可能，偶尔在托幼机构中流行，但一个家庭两个以上患病者少见。

三、易感人群

人类对本病普遍易感，各年龄组均可患病。但在发达国家有两个年龄高峰，即 5 岁以下及 21～30 岁年龄组。在发展中国家则随年龄增长，患病率逐渐降低。这种差别可能与接触本菌机会的多少以及人体免疫力的增长状况有关。

四、流行特征

患者病后可产生一定的免疫力，血液中抗体效价增高。本病全年均可发病，以春末及秋季较多见。

【病因病机】

一、中医病因病机

中医认为本病多因感受湿热病邪所致。由于饮食不节，劳倦过度等，湿热病邪由口鼻而入，侵及人体，初起多表现卫气同病，湿郁卫表见发热、恶寒、身重疼痛等卫分症状，湿热困阻脾胃，阻遏气机，见恶心，胸闷脘痞，腹痛，苔白而腻；继之随病情发展，湿郁化热，卫分症状消失，湿热留滞脾胃，致脾胃运化失常，升降失司，出现腹胀，腹痛，大便泻下。本病经过顺利者，大多病变可停留在气分，湿热渐退，脾胃未醒，经调治则趋于痊愈；少数湿热化燥，可伤及肠络见便下鲜血，或湿热酿痰上蒙心窍，阻滞经络，见神昏，谵语，四肢瘫痪等。

二、西医病因病理

目前普遍认为侵袭力是决定弯曲菌在肠道致病的主要因素，该菌进入肠道后在微氧环境中大量繁殖，侵犯空肠、回肠及结肠，侵袭肠黏膜造成肠黏膜非特异性炎症。也有人认为有些菌株产生内、外毒素能引起肠腔内液体分泌增加致腹泻。总的来说，弯曲菌引起人类肠炎的机理尚未完全阐述清楚，有待今后进一步研究。

弯曲菌肠炎受累的部位有空肠、回肠及结肠，其病理表现主要是急性溃疡性肠炎，肉眼检查可见弥漫性充血、水肿、渗出性及溃疡性改变。直肠活检标本上可见中性粒细胞、单核细胞和嗜酸性粒细胞浸润。

【临床表现】

潜伏期平均3～5天，暴发流行时潜伏期短至数小时。临床起病急，出现发热、恶心、呕吐、腹痛、腹泻等症状，里急后重少见，轻症大便呈水样，重症排脓、血、黏液便，排便2～20次/天，病程数日至数周不等，一般7～14天，但20%的病人可复发或病程延长。该病也可引起肠道外感染，如败血症、心内膜炎等，多见于免疫力低下者及中老年患者。文献中有中毒性巨结肠、假膜性肠炎及下部肠道大出血等严重病例的报告，也有儿童及年轻人肠系膜淋巴结炎、急性阑尾炎的报告，个别病人可伴有伤寒症状或类似脑膜炎症状。高热严重的幼儿患者可出现惊厥。弯曲菌还可导致泌尿系感染、胆囊炎或反应性关节炎。个别衰弱或老年患者可死亡。

近来文献中经常报告在弯曲菌肠炎后可发生格林－巴利综合征（Guillain－Barre syndrome，GBS）。GBS发生于多种感染之后，血清学证明弯曲菌感染是其中最多、最突出的原因。现已证明空肠弯曲菌的某些血清型与GBS有关，可在腹泻开始5～15日内出现GBS，而这种GBS较一般GBS的病情重、后遗症多、病死率高。GBS病人中多有腹泻，在一些GBS病人粪便中可分离到弯曲菌。发生GBS的机制尚不甚清楚，但普遍认为，某种血清型的弯曲菌与神经系统的髓素蛋白（myelin protein）有相同或相似的抗原性。弯曲菌感染后血清中产生大量抗体，可作用于神经系统的髓素蛋白，通过免疫反应导致脱髓鞘改变而出现GBS。

【实验室检查】

一、常规检查

1. 外周血检查　血象提示白细胞轻、中度增多，中性粒细胞增多。
2. 粪便检查　粪便涂片染色是简易的早期诊断方法，可见到弯曲菌特征性运动，即螺旋状运动，该方法特异性及灵敏度较高。

二、病原学检查

1. 细菌培养　此乃是目前最主要的诊断方法。取新鲜粪便标本（或肛拭子）插入Carry－Blair运送培养基或碱性蛋白胨水，在24小时内直接或经增菌后接种于有抗生素（万古霉素6mg/L，多黏菌素 B 2500U/L，甲氧苄氨嘧啶5mg/L，两性霉素 B2mg/L）硫乙醇酸钠培养基，置43℃、微氧（5%～10%）、高 CO_2（3%～10%）条件下培养45h。菌落直径 3~5mm，单个生长或融合成片，灰白，湿润，微溶血。见到上述可疑菌落时作涂片染色或作暗视野显微镜检查，细菌革兰氏染色阴性，氧化酶试验阳性，触酶试验阳性，即可初步确定为弯曲菌。提纯作生化试验和细菌药物敏感试验，以进一步确定细菌种别。病人高热时可作血培养，取静脉血 5ml，接种于布鲁肉汤。培养条件同上。

2. 免疫学检查　弯曲菌感染患者血清中有效价较高的特异性抗体，可制备试剂用试管凝集法、间接荧光法、酶联吸附法或被动血凝法等测定。

三、血清学检查

取早期及恢复期双份血清做间接凝血试验，抗体效价呈 4 倍或以上增长，即可确诊。

【诊断与鉴别诊断】

一、诊断要点

流行季节急起发热、恶心、呕吐、腹痛、腹泻，大便水样或脓、血、黏液便，新鲜粪便涂片染色可见急速运动的弯曲菌可初步诊断。确诊有赖于粪便细菌培养和血清学诊断。

二、鉴别诊断

1. 细菌性痢疾　典型菌痢有高热、腹痛、腹泻、泻脓、血便、腹痛，在下腹或左下腹明显压痛，且有肠索伴明显里急后重，粪检有较多脓细胞吞噬细胞。重者常脱水这都有利于和本病区别。

2. 其它细菌所致腹泻　如鼠伤寒致病性大肠杆菌、耶氏菌亲水气单胞菌、其他厌氧菌等。单从临床有时很难鉴别，怀疑时应依靠病原学和血清学来确诊。

3. 肠道外感染者　须与沙门菌病及布氏菌病鉴别。

【治疗】

一、治疗原则

主要是病原治疗，辅以中医辨证论治可提高疗效。

二、治疗方法

（一）一般治疗

消化道隔离，对患者的大便应彻底消毒，隔离期从发病到大便培养转阴。发热、腹痛、腹泻重者给予对症治疗并卧床休息，饮食给易消化的半流食，必要时适当补液。

（二）病原治疗

该菌对庆大霉素、红霉素、氯霉素、链霉素、卡那霉素、新霉素、四环素族、林可霉素均敏感，对青霉素和头孢菌素有耐药。临床可据病情选用肠炎可选红霉素成人 0.8~1.2g/日，儿童 40~50mg/kg/日，口服疗程 2~3 日。喹诺酮类抗菌药，如氟哌酸疗效也佳，但对幼儿可影响骨骼发育，细菌性心内膜炎首选庆大霉素，脑膜炎首选氯霉素，重症感染疗程应延至 3~4 周以免复发。

（三）辨证论治

1. 邪遏卫气

主症：发热，恶寒，身重疼痛，恶心，胸闷脘痞，腹痛，舌苔白而腻，舌边尖红，脉濡缓。

治法：芳香宣化

方药：藿朴夏苓汤。

组成：藿香10g　厚朴15g　姜半夏12g　茯苓20g　泽泻10g　陈皮12g　杏仁10g　薏苡仁20g　肉豆蔻10g　通草10g

加减：恶寒明显，加苏叶、香薷；恶心，胸闷脘痞，加生姜、陈皮；腹泻，加茯苓、薏苡仁、黄芩、黄连、葛根，或用三仁汤。

2. 湿热中阻

主症：发热、腹痛、腹泻，大便呈水样稀便、黏液或脓血黏液便，腹泻次数多为4～5次，频者可达20余次，少数可有里急后重，舌尖红、苔白腻或黄腻，脉濡数。

治法：清热化湿。

方药：芍药汤合王氏连朴饮。

组成：白芍20g　黄芩10g　甘草10g　黄连10g　厚朴12g　姜半夏10g　栀子10g　淡豆豉10g

加减：发热甚，口渴口苦，小便短少，加柴胡、连翘、泽泻、茯苓、车前子或六一散；腹痛明显，加木香；腹胀，舌苔白厚腻，加肉豆蔻、陈皮等。

3. 脾气未醒

主症：身热渐退，食少纳呆，倦怠无力，大便溏，舌淡、苔白微腻，脉濡数。

治法：益气健脾

方药：参苓白术散。

组成：党参20g　白术15g　茯苓10g　甘草10g　山药20g　砂仁9g　扁豆10g　桔梗10g　陈皮12g

加减：食少纳呆，加山楂、炒麦芽、肉豆蔻。

4. 痰湿阻络

主症：神情呆滞，四肢瘫痪或麻痹，活动受限，食少乏力，舌淡太白，脉细缓。

治法：健脾利湿，化痰通络。

方药：菖蒲郁金汤合补阳还五汤。

组成：菖蒲10g　郁金10g　姜半夏10g　陈皮12g　黄芪20g　桂枝10g　芍药12g　当归12g

配合针灸，推拿及功能锻炼有助康复。

【预防】

1. 消化道隔离病人　对病人排泄物、所用物品进行消毒，接触病人后及时洗手，病人恢复后或使用红霉素48小时后可解除隔离。

2. 动物预防　玩赏动物（如猫、狗等）可以是感染的来源，对此类动物可给予预防性投药（如红霉素等）。

3. 家禽、家畜预防 有带菌和排菌可能，切断传播途径是预防工作的首要任务。养成饭前便后洗手的良好卫生习惯，特别是接触家畜和家禽以后要进行洗手。

4. 疫苗 引起腹泻的弯曲菌种类较多，互相之间无交叉免疫，开发疫苗较困难，故目前尚无疫苗用于预防。

第七节 布氏杆菌病

布氏杆菌病（Brucellosis）又称波浪热（简称布病），1860 年发现于地中海，亦称地中海弛张热或马耳他热。1887 年英国人布鲁斯（Bruce）首先发现病原体，故又称布鲁菌病。本病是由布氏杆菌（Brucella）引起的、以缓慢起病为特征的疾病，临床表现为长期发热、多汗、关节炎、睾丸炎、肝脾肿大、易复发、易变慢性，严重威胁着人和多种动物的生命健康。是目前流行最广、危害最大的人畜共患疾病之一，堪称世界性传染病。因其可作为生物武器，已经引起高度重视。

本病属中医学"湿温"、"湿毒"、"寒湿"、"湿痹"等范畴。

【病原学】

布鲁氏菌为革兰氏阴性短小杆菌，初次分离时多呈球状、球杆状和卵圆形，故有人建议称"布鲁氏菌"。该菌传代培养后渐呈短小杆状，菌体无鞭毛，不形成芽胞，毒力菌株可有菲薄的荚膜。1985 年 WHO 布鲁氏菌病专家季员会把布鲁氏菌属分为 6 个种 19 个生物型，即羊种（生物型 1~3），牛种（生物型 1~7.9）。猪种（生物型 1~5）及绵羊型副睾种，沙林鼠种，犬种（各 1 个生物型）。我国已分离到 15 个生物型，即羊种（1~3型），牛种（1~7.9 型），猪种（1.3 型），绵羊副睾种和犬种各 1 个型。临床上以羊、牛、猪三种意义最大，羊种致病力最强。多种生物型的产生可能与病原菌为适应不同宿主而发生遗传变异有关。自 1887 年 Bruce 首次从死亡士兵的脾脏中分离到羊种布鲁氏菌（B. melitensis，也称马耳他布鲁氏菌）；1897 年丹麦 Bang 和 1912 年美国学者 Traum 分别从流产母牛的羊水和猪流产胎儿分离到牛种布鲁氏菌（B. abortus）和猪布鲁氏菌（B. suis）；1920 年由 Meyer 将牛、羊和猪三种菌同归于布鲁氏菌属；1921 年南非的 Bevan 和 1924 年 Keefer，以及 Viviani 在意大利，Evans 在北美从病人身上分离到牛种和猪种布鲁氏菌，从而在流行病学上首次证实了病牛和病猪是人布鲁氏菌病的另两种传染源；1953年、1956 年和 1966 年，Buddle、Stoenne、Canmichael 又分别发现了绵羊布鲁氏菌（B. ovis）、沙林鼠布鲁氏菌（B. neotomae）和犬种布鲁氏菌（B. canis）。2007 年英国科学家从海洋哺乳动物体内分离到鲸型布鲁氏菌（B. ceti）和鳍型布鲁氏菌（B. pinnipedialis），2008 年，德国和捷克科学家又发现了田鼠种布鲁氏菌（B. microti），至此，布鲁氏菌属依据其宿主的偏好性共分为 9 个种。不过，基因和免疫学的证据表明，传统的六种布鲁氏菌之间关系密切，一些微生物学家建议根据基因重新进行分类，将经典的 6 个种降级为生物型，归类于羊种布鲁氏菌（B. melitensis）。另外，海洋哺乳动物布鲁氏菌与陆地品种在基因上有所不同。对人类来说，布鲁氏菌可造成严重的公共卫生问题，马尔他布鲁氏菌（Brucella melitensis，也称为山羊布鲁氏菌、羊种布鲁氏菌）对人类健康的危害最大。布鲁氏菌引起的人类疾病还有以下几种名称：马尔他热、地中海弛张热、波浪热或波状热。

本菌生长对营养要求较高，目前实验室研究多用牛、羊新鲜胎盘加 10% 兔血清制作培养基，其效果较好。但即使在良好培养条件下生长仍较缓慢，在不良环境，如抗生素的影响下，本菌易发生变异。当细菌壁的脂多糖（LPS）受损时细菌落即由 S 型变为 R 型。当胞壁的肽聚糖受损时，则细菌失去胞壁或形成胞壁不完整的 L 型布鲁氏菌。这种表型变异形成的细菌可在机体内长期存在，伺环境条件改善后再恢复原有特性。

本菌有 A、M 和 G 三种抗原成份，G 为共同抗原，一般牛种菌以 A 抗原为主。A 与 M 之比为 20∶1；羊种菌以 M 为主，M 比 A 为 20∶1；猪种菌 A∶M 为 2∶1。制备单价 A、M 抗原可用其鉴定菌种。布鲁氏菌的抗原与伤寒、副伤寒、沙门菌、霍乱弧菌、变形杆菌 OX19 等的抗原有某些共同成份。本菌致病力与各型菌新陈代谢过程中的酶系统，如透明质酸酶、尿素酶、过氧化氢酶、琥珀酸脱氢酶及细胞色素氧化酶等有关。细菌死亡或裂解后释放内毒素是致病的重要物质。

布鲁氏菌在自然环境中生活力较强，在病畜的分泌物，排泻物及死畜的脏器中能生存 4 个月左右，在食品中约生存 2 个月。加热 60℃ 或日光下曝晒 10~20 分钟可杀死此菌，对常用化学消毒剂较敏感。

【流行病学】

在世界 200 多个国家和地区中有 170 多个国家和地区有人、畜布氏菌病存在和流行，主要集中在非洲、亚洲、南美洲和部分欧洲地区，约占世界 1/5~1/6 的人受此病威胁，目前全世界患者约有 500~600 万人，年新发病人约有 50 万。在中国 31 个省市区中有 25 个省市区的人、畜有此病存在和流行，主要流行于内蒙古、吉林、黑龙江、新疆、甘肃、青海和西藏等牧区，受威胁的人口约有 3.5 亿，有 1200 多个县是此病的疫区县，现有患者 30~50 万，年新发病人数为 5000~6000 人。

一、传染源

目前已知有 60 多种家畜、家禽，野生动物是布鲁氏菌的宿主。与人类有关的传染源主要是羊、牛及猪，其次是犬。染菌动物首先在同种动物间传播，造成带菌或发病，随后波及人类。病畜的分泌物、排泄物、流产物及乳类含有大量病菌，如实验性羊布氏菌病流产后每毫升乳含菌量高达 3 万个以上，带菌时间可达 1.5~2 年，所以是人类最危险的传染源。各型布鲁氏菌在各种动物间有转移现象，即羊种菌可能转移到牛、猪，或相反。羊、牛、猪是重要的经济动物，家畜与畜产品与人类接触密切，从而增加了人类感染的机会。患者也可以从粪、尿、乳向外排菌，但人传人的实例很少见到。

二、传播途径

布氏杆菌是一种致病性很强的病原菌，主要通过皮肤及消化道黏膜进入人体，亦可通过呼吸道黏膜及眼结膜进入。本菌不但可以通过破损的皮肤，也能通过完整的皮肤，在直接接触病畜或病畜的阴道分泌物、排泄物时而感染；也可在屠宰病畜，剥皮，挤奶，加工肉类制品时感染。消化道感染主要是食用污染的食品、水和未煮熟的奶、奶制品及肉类而感染。细菌污染环境后形成气溶胶，可经呼吸道感染。

三、人群易感性

人群对布氏杆菌普遍易感。牧民感染率最高。患病后有一定的免疫力。各型之间有交叉免疫。复发率为 2%~7%，疫区居民可因隐性感染而获得免疫。

四、流行特征

人间流行程度主要决定于畜间流行情况。同时也与人和家畜及其产品接触机会的多少和密切程度有关。我国人群感染率，牧区高于半农半牧区、农区、城镇。年龄分布以青壮年感染率最高，儿童及老年人较低。男性多于女性。一年四季均可发病，以 2~4 月发病率最高，这种季节性高发与此季为产羔季节有关。

【病因病机】

一、中医病因病机

中医认为，本病的病因病机为机体外感湿热毒邪，病邪侵犯体表关节，进而深入中焦，伏于膜原，渐次入血，随血游走，伤及肝脾，遍及全身。热盛者，阴液耗损，壮热烦渴；湿盛者，气机受阻，头痛身重，肌肉关节酸痛；湿热浸淫，热腾腠开，津液外达则多汗；气阴两亏则见气短，心慌，疲乏无力；湿热郁闭关节，流连不去，气血运行不畅，痹阻于内，则全身关节疼痛，如兼杂外邪，风、寒、湿三者中任一为主者，可见行痹、痛痹、着痹的症状；阴血受其煎熬，则阴液亏损，虚热内生；日久元气耗伤，气血阻滞，络脉凝瘀，则见心慌失眠，关节酸痛。筋脉拘急。病机关键早期在于湿热毒盛，晚期多为气血亏损，风湿痹阻。病变脏腑主要为肝、脾、胃。

二、西医病因病理

本病发病机制较为复杂，目前认为与细菌毒素以及变态反应有关。

布氏杆菌进入机体之后，主要经淋巴管侵入局部淋巴结生长、繁殖，如未被消灭则大量繁殖成为原发病灶。当大量的病原菌通过淋巴屏障进入血流则发生菌血症。菌体在血液中释放脂多糖（lipopolysaccharide，LPS）以及布氏菌毒力相关调控（BvrS）和感觉（BvrR）蛋白等毒力因子，导致毒血症。部分病菌被单核－巨噬细胞吞噬后仍在繁殖，并随血流播散到肝、脾、骨髓和肾等全身各部位，形成新的病灶。病原菌可以多次进入血流引起临床症状反复加重。当病灶部位的 T 淋巴细胞被细菌致敏并再次接触抗原后，能释放细胞因子，趋化和激活巨噬细胞聚集于布氏杆菌周围，不断吞噬和杀灭布氏杆菌，形成包裹感染灶的肉芽肿。未被巨噬细胞清除的布氏杆菌，可以寄生于单核－巨噬细胞内，在一定情况下大量繁殖，并再次冲破所寄生的细胞，引起复发。

单核－巨噬细胞系统在急性期以弥漫性增生为主，慢性期以迟发性变态反应为主，可出现有上皮细胞、浆细胞、淋巴细胞等形成的肉芽肿。在羊和猪布氏杆菌病中常发生化脓性肉芽肿。变态反应可导致血管破坏，引起血管内膜炎、血栓性脉管炎、脏器的浆液性炎症，如骨关节、神经系统以及心、肾、生殖系统脏器的病变。

【临床表现】

轻重不一，症状各异，呈多脏器病变或局限于某一部位。羊型最重，猪型次之，牛型最轻或无症状。潜伏期一般 7～60 天，一般为 2 周，少数患者可达数月至 1 年左右。

一、急性期

80% 起病缓慢，常出现前驱期症状，如全身不适，疲乏无力，食欲减少，头痛、肌痛、烦躁或抑郁等。持续 3～5 天。少数突然发病，以寒战、高热、多汗、游走性关节痛为主要表现。

1. 发热　以长期不规则的低热和弛张热多见，典型的波浪热已不多见。波浪热呈每波 1 至数周，波间间歇数日至数周。2～3 波后常自行缓解。羊布氏杆菌感染发热明显，牛布氏杆菌感染低热者多。高热时可无明显不适，但体温下降后自觉症状加重，这种发热与其他症状相矛盾的现象，以及相对缓脉的现象有一定的诊断意义。

2. 多汗　是本病的突出症状之一，患者发热或不发热，亦有多汗。大量出汗后可发生虚脱。

3. 关节疼痛　在发病初与发热并行。亦可在发病后 1 个月出现。关节疼痛多发生于大关节，多个或单个，不对称，局部红肿。急性期疼痛初为游走性、针刺性疼痛或钝痛，慢性期固定在某个关节。关节炎可分两类：一为感染性，常累及一个关节，滑囊液可分离出布氏杆菌；另一类为反应性，为多关节炎。此外，可有滑膜炎、腱鞘炎和关节周围软组织炎。肌肉疼痛，尤其下肢肌肉及臀部肌肉，重者呈痉挛性疼痛。

4. 生殖系统症状　男性常见症状之一是单侧的睾丸炎和附睾炎以及鞘膜积液；女性可发卵巢炎、输卵管炎、子宫内膜炎以及特异性乳房肿痛。偶有流产发生。

5. 肝、脾及淋巴结肿大　约半数患者可出现肝、脾肿大。牛布氏杆菌感染者肝损害为非特异性肝炎或肉芽肿，未经治疗可发展为肝硬化。猪布氏杆菌感染则常引起肝化脓性变，脾多为轻度肿大。淋巴结肿大与感染方式有关，经口感染者以颈部、咽后壁和颌下淋巴结肿大为主，接触性传染者多发生在腋下或腹股沟淋巴结。有时腹腔或胸淋巴结亦可受累。淋巴结可无疼痛，可消散，亦可化脓、破溃而形成瘘管。

6. 神经系统症状　主要为神经痛，为神经根和神经干病变所致。以腰骶神经根受累为多，肋间神经与坐骨神经亦常被侵犯。少数可发生脑膜脑炎、脊髓炎等。

此外尚有少数患者可发生肾炎、膀胱炎以及顽固性咳嗽，咳白色泡沫痰，鼻出血和便血等。

（二）慢性期

由急性期没有适当治疗发展而来，也可无急性病史。病程长于 1 年者症状无特异性，常类似神经官能症，表现为乏力、多汗、头痛、低热、抑郁、烦躁、失眠、注意力不集中、关节和肌肉疼痛等症状，也可表现为固定或反复发作的关节和肌肉疼痛以及骨和关节的器质性损害。功能障碍仅因气候变化或劳累过度才加重。久病后可出现体力衰竭、营养不良和贫血等。

慢性期临床可分两型：①慢性活动型，体温正常或低热，症状和体征反复发作并逐渐加重，血清学检查阳性；②慢性相对稳定型，体温正常，体征和症状仅因气候变化或劳累过度而加重。

【实验室检查】

一、血常规

白细胞数计数正常或轻度减少，淋巴细胞或单核细胞增多。部分患者有血小板减少。血沉在各期均增高，慢性期出现轻或中度贫血。

二、病原学检查

急性期血培养阳性率可达 80%，慢性期阳性率较低，骨髓培养阳性率高。患者血液、骨髓、乳汁、子宫分泌液均可作细菌培养。因初次分离较困难，须采集两份标本，一份用含肝浸液的肉汤做培养基，在 CO_2 孵箱中培养；另一份在一般环境中孵育，至少要观察 2 周时间。

三、血清学检查

1. 血清凝集试验　血清试管凝集法（SAT）或孟加拉玫瑰红平板凝集试验（RBPT），第一周可阳性，第二周强阳性。急性期阳性率高达 80% ~ 90%，慢性期 30% ~ 60%。检测特异性 IgM 和 IgG。后者常用于普查，前者常用于诊断。滴度 >1：160 有意义。

2. 抗人球蛋白试验（coombs test）及酶联免疫吸附试验（ELISA）　检查各类 Ig 抗体，敏感性和特异性强，尤其对慢性病人。二者阳性滴度均大于 1：320。

3. 其他免疫学试验　包括免疫荧光抗体检测、2 – 巯基乙醇（2 – ME）试验、RIA等。

上述血清学试验，与霍乱弧菌、结核杆菌、土拉伦菌及耶尔森菌等其他细菌感染有交叉反应。

四、皮肤试验

为细胞介导的迟发性变态反应，在发病 20 天以后。方法：以布氏杆菌抗原作皮内试验，阴性有助于排除疾病感染；阳性仅反映过去曾经感染。接种疫苗者也可呈阳性，因此，对有症状者可视为布氏杆菌病病人。

五、PCR 技术

近年来开展 PCR 检测布氏杆菌 DNA，能快速、准确地作出诊断。

【诊断与鉴别诊断】

一、诊断要点

1. 流行病学资料　包括流行地区（多为牧区），有接触羊、猪、牛等家畜或其皮毛，饮用未消毒的羊奶、牛奶等流行病史，对诊断有重要参考意义。

2. 临床表现　急性期有发热、多汗、关节疼痛、神经痛和肝脾大、淋巴结肿大等。慢性期有神经、精神症状，以及骨、关节系统损害症状。

3. 实验室检查　血、骨髓或其他体液等培养阳性或 PCR 阳性可以确诊。血清学检查阳性，结合病史和体征亦可作出诊断。

二、鉴别诊断

1. 风湿热　常有环形红斑、心肌炎、血白蛋白增高、抗链球菌溶血素"O"阳性。
2. 伤寒　表情淡漠，相对缓脉，玫瑰疹，血、骨髓、尿等伤寒杆菌培养及肥达反应阳性。
3. 结核病　痰菌检查阳性，结核菌素实验强阳性，X 线胸片多有结核病灶。
4. 败血症　全身中毒症状明显，血及骨髓细菌培养相应病原菌阳性。

【治疗】

一、治疗原则

1. 早治疗。诊断一经确立，立即给予治疗，以防疾病向慢性发展；
2. 联合用药，剂量足，疗程够。一般联合两种抗菌药，连用 2～3 个疗程；
3. 中西医结合治疗。以药为主，佐以支持疗法，以提高患者抵抗力；增强战胜疾病的信心。

二、治疗方法

（一）急性期

1. 一般治疗和对症治疗　包括卧床休息，补充维生素和营养。保持水、电解质平衡。中毒症状明显和并发睾丸炎、心肌炎、脑膜炎、脑炎等严重者，可适当应用肾上腺皮质激素。与抗生素同时使用，疗程 3～5 天。

2. 病原治疗　布氏杆菌可在细胞内生长，因此应选择能进入细胞内的药物。为提高疗效，减少复发和防止耐药菌株的产生，采用联合用药和多疗程疗法。①临床常用四环素（2g/d，4 次分服）与链霉素（1g/d，分 1～2 次肌肉注射）联合治疗，每疗程 3 周，间歇 5～7 天，一般要 2～3 疗程。强力霉素较四环素方便，0.1～0.2g/d。②目前认为利福平治疗效果最佳，其抗菌活性高，有高效、长效、低毒的特点。其与链霉素或多西环素合用有协同作用。WHO 推荐多西环素 200mg/d 和利福平 600～900mg/d 联用，疗程 6 周。亦可多西环素 200mg/d，疗程 6 周加氨基糖苷类如链霉素 1g/d，肌肉注射 2 周。③复方新诺明能渗透到细胞内，对急性期患者退热较快。常用剂量为每日 4～6 片，分 2 次口服。连服 4～6 周。每日 4 片，2 次分服，疗程 6～8 周。④喹诺酮类，有很好的细胞内渗透作用，在人体内分布广泛，可进入吞噬细胞内，可以选用。

3. DNA 疫苗　有报道，一种布鲁氏菌 DNA 疫苗将表达的目的蛋白以肽的形式递呈给 MHCI 后能激活抗原特异性 T 细胞，诱发细胞介导的免疫反应，为控制布鲁氏菌病提供了一条可行途径。

4. 并发症的治疗

（1）脑膜炎　选用容易通过血脑屏障、对布氏杆菌有效的抗菌药物。利福平与链霉素效果较好，也可以应用第三代头孢菌素与利福平联用。

（2）心内膜炎 患者病死率高。宜用四环素治疗，疗程 2～3 个月；链霉素治疗 6 周。四环素亦可与庆大霉素及复方 SMZ 联合治疗本病。也可在上述基础上加利福平。但成功的治疗常须换瓣。

（二）慢性期

治疗较为复杂，包括病原治疗、脱敏治疗及对症治疗。

1. 病原治疗 急性发作型、慢性发作型、慢性活动型、具有局部病灶或细菌培养阳性的慢性患者，均须病原治疗。方法同急性期。

2. 菌苗疗法 少量多次注射布氏杆菌抗原使致敏 T 细胞少量多次释放细胞因子，可以避免激烈的组织损伤而又消耗致敏 T 细胞。使机体脱敏，减轻变态反应的发生。用于皮下、肌肉或静脉注射。每次注射剂量依次为 40 万、60 万、80 万、200 万、350 万、1050 万、2550 万、6050 万菌体，每天、隔日或间隔 3～5 天注射 1 次，以 7～10 次有效注射为 1 疗程。菌苗疗法可引起全身剧烈反应，如发冷、发热、原有症状加重，部分患者出现休克、呼吸困难。有神经、心肌、肝、肾、肺损害者忌用。菌苗疗法也可与抗菌药物同用。

3. 水解毒和溶菌素疗法 水解毒和溶菌素由弱布氏杆菌经水解及溶菌后制成，其作用与菌苗相似。

4. 对症治疗 包括理疗等。

（三）辨证论治

急性期湿热毒邪外犯肌表，内侵脏腑，以邪实为主，治疗以清热化湿解毒为主；慢性以虚证为主，虚实夹杂，治疗以益气养血、活血通络为主，佐以清除余邪。

1. 湿热内蕴型

主症：畏寒发热，午后热甚，肌肉关节疼痛，汗多湿衣，纳差脘痞，舌苔腻，脉濡数。

治法：清热利湿解毒。

方药：甘露消毒丹加减。

组成：藿香 12g　佩兰 12g　肉豆蔻 10g　滑石 20g　菖蒲 10g　黄芩 10g　连翘 12g　射干 10g　木通 9g　茯苓 20g

加减：热盛者加金银花、大青叶、黄连；湿盛者加苍术、厚朴、泽泻。

2. 湿热伤营型

主症：发热反复，烦热多汗，关节疼痛，肝脾肿大，睾丸肿痛，舌苔干黄，脉细数。

治法：清热解毒，滋阴养血。

方药：清营汤合三仁汤加减。

组成：水牛角 20g　薏苡仁 20g　丹参 18g　生地黄 20g　玄参 18g　麦冬 12g　黄连 10g　连翘 18g　杏仁 12g　滑石 20g　厚朴 10g　芦根 20g

加减：吐血，咯血，加大、小蓟，藕节；热毒重者加大青叶、紫花地丁。

3. 正虚邪恋型

主症：无热或微热、疲乏无力，心烦失眠，纳差，苔白腻，脉沉细数。

治法：益气养血安神，兼清余邪。

方药：人参养荣汤加减。

组成：人参10g　白术18g　茯苓20g　当归12g　川芎9g　白芍18g　生地黄20g
酸枣仁20g　朱砂6g　知母10g　牡丹皮10g　黄连10g

4. 正气亏虚，关节痹阻

主症：腰腿关节或肌肉疼痛，甚至畸形，痛有定处，伴见疲乏无力，口咽干燥，舌淡，脉细数或细涩。

治法：益气血，补肝肾，祛风湿。

方药：独活寄生汤加减。

组成：独活12g　桑寄生20g　秦艽12g　防风10g　细辛3g　当归12g　白芍15g
白术12g　茯苓20g　党参20g　牛膝10g

加减：关节疼痛遇寒疼痛甚者，加桂枝、制川乌；关节疼痛游走者，加威灵仙，防己；病久痰瘀痹阻，关节畸形，加穿山甲、地龙、乌鞘蛇、白芥子、地鳖虫。

【预后】

本病一般预后良好，未经抗生素治疗者1～3个月内可康复，但易复发。死亡原因是心内膜炎、严重的神经系统并发症等。少数人遗留关节病变和肌痉挛。

【预防】

1. 管理传染源　对牧场、乳厂和屠宰场的牲畜定期卫生检查。检出的病畜，及时隔离治疗，必要时宰杀之。病畜的流产物及死畜必需深埋。对其污染的环境用20%漂白粉或10%石灰乳消毒。病畜乳及其制品必需煮沸消毒。皮毛消毒后还应放置三个月以上，方准其运出疫区。病、健畜分群分区放牧，病畜用过的牧场需经三个月自然净化后才能供健康畜使用。

2. 切断传播途径　加强对畜产品的卫生监督，禁食病畜肉及乳品。防止病畜或患者的排泄物污染水源。对与牲畜或畜产品接触密切者，要进行宣传教育，做好个人防护。

3. 保护易感人群及健康家畜　除注意防护外，重要措施是进行菌苗免疫。对接触羊、牛、猪、犬等牲畜的饲养员，挤奶员、兽医、屠宰人员、皮毛加工员及炊事员等，均应进行预防接种。人用19—BA菌苗及104M菌苗，以后者效果稍好。但免疫期均为一年，需每年接种一次，而多次接种又可使人出现高度皮肤过敏甚至病理改变。另外，接种后产生的抗体与自然产生的抗体无法鉴别，给诊断带来困难，因此近年主张不要广泛使用。新近从牛型布鲁氏菌体中提取PI，进行了人群接种，表明免疫原性强，反应较轻，并有利于感染与免疫之鉴别。将来可能代替104M活菌苗，用于人群接种。对健康畜行预防注射，菌苗有牛型19号菌苗及猪型2号菌苗。预防注射对孕畜可引起流产，故应在配种前进行。近年牧区试验的猪型2号苗饮水免疫、羊5号菌苗气雾免疫及对羔羊和犊牛口服（100菌）免疫等都取得了很好效果，各地可因地制宜地采取。

第八节 炭 疽

炭疽（anthrax）出自古希腊语"anthrakos"一词，意思是煤炭。炭疽是一种由炭疽杆菌引起的人畜共患急性传染病。主要因食草动物接触土生芽孢而感染所导致的疾病。人类因接触病畜及其产品或食用病畜的肉类而发生感染。炭疽杆菌从皮肤侵入，引起皮肤炭疽，使皮肤坏死形成焦痂溃疡与周围肿胀和毒血症，也可以引起肺炭疽或肠炭疽，均可并发败血症。炭疽呈全球分布，以温带、卫生条件差的地区多发。目前人类炭疽的发病率明显下降，但炭疽芽孢的毒力强、易获得、易保存、高潜能、可视性低、容易发送，曾被一些国家作为一种生物武器和恐怖行动。吸入 1g 炭疽芽孢的千分之一，人可致死。利用发送方式和气候条件，邮寄 1kg 炭疽芽孢，可使千万人感染死亡。

本病属中医的温病范畴，若有局部溃疡则归属于"温毒"，以其有传染而名"疫疔"，因溃疡的形态又喻为"鱼脐疔"。

【病原学】

炭疽杆菌是德国兽医 Davaine 在 1849 年首先发现的。Peur 在 1881 年发现了减毒的芽孢疫苗能预防炭疽，使炭疽成为第一个能用有效菌苗预防的传染病。Sterne 在 1939 年发现的动物疫苗，直至现在仍在使用。炭疽杆菌为致病菌中最大的革兰氏阳性杆菌，长 5 ~ 10μm，宽 1 ~3μm，菌体两端平削呈竹节状长链排列，无鞭毛。在体内形成荚膜，在体外可形成芽孢，芽孢呈卵圆形，位于菌体中部。在血琼脂平板上形成较大而凸起的灰白色不透明菌落，边缘不规则，如毛发状，不溶血，在肉汤培养基中生长时呈絮状沉淀而不混浊。本菌繁殖体对日光、热和常用消毒剂都很敏感，其芽孢的抵抗力很强，在煮沸 10min 后仍有部分存活，在干热 150℃ 可存活 30 ~60min，在湿热 120℃ 40min 可被杀死。在 5% 的石炭酸中可存活 20 ~40 天。炭疽杆菌的芽孢可在动物、尸体及其污染的环境和泥土中存活多年。

【流行病学】

一、传染源

主要是草食动物牛、马、羊、骡、骆驼、猪、犬等受染病畜。人与人之间的传播尚未确定。

二、传播途径

直接或间接接触病畜和染菌的皮、毛、肉、骨粉或涂抹染菌的脂肪均可引起皮肤炭疽；吸入带芽孢的尘沫可引起肺炭疽；进食带菌肉类可引起肠炭疽。其中皮肤接触病畜及食用病畜肉是炭疽的主要原因。

三、人群易感性

各年龄人群普遍易感，感染后可获得较持久的免疫力。

四、流行特征

呈全球性分布，主要在南美洲、东欧、亚洲及非洲地区。我国全年均有发生，多数为散发病例。有职业性，多发于牧民、农民、屠宰与肉类加工和皮毛加工工人以及兽医等。夏季因皮肤暴露多而较易感染。

【病因病机】

一、中医病因病机

中医认为，炭疽是由接触病畜时，温热毒邪侵入人体所致。病邪或从皮毛而入，或从口鼻而入。从皮毛而入者，毒邪积聚，气滞血凝，以致局部肿胀；热毒燔灼，肌肤腐烂，则成溃疡；死血凝结，其色乃黑。从口鼻而入者，或毒壅于肺，甚而化火，灼伤肺络；或直入中道，化火灼伤肠络。若热毒猖獗，或其人正气不支，则毒邪内陷走散，最为凶险，可导致心窍闭阻，肝风引动、正气外脱等逆证。

二、西医发病机制和病理

炭疽杆菌能产生毒力很强的外毒素，其是由三种毒性蛋白即保护性抗原（protectiveantigen，PA）、水肿因子（edema factor，EF）及致病因子（lethal factor，LF）所组成的复合体。可引起组织水肿和出血。其荚膜多糖抗原可保护该菌不被吞噬细胞所吞噬。炭疽杆菌芽孢常从皮肤侵入，在皮下迅速繁殖产生强烈外毒素和形成抗吞噬的荚膜，引起局部组织缺血、坏死和周围水肿以及毒血症。其荚膜多糖抗原可阻碍细胞吞噬作用，使该菌易于扩散而引起邻近淋巴结炎和毒血症，以至侵入血流发生败血症。该菌也可以从呼吸道吸入，引起严重肺炎和肺门淋巴结炎；或经胃肠道侵入，引起急性肠炎和局部肠系膜淋巴结炎。也有经口咽黏膜侵入的，引起口咽炭疽。患肺炎和肠炎者易发生败血症。如发生败血症，则该菌播散全身，引起各组织器官的炎症，如并发血源性肺炎和脑膜炎等。炭疽杆菌的外毒素可损伤微血管的内皮细胞而释放出组织凝血活酶，导致 DIC，也可引起微循环障碍而发生感染性休克。

炭疽的特征性病理特征为受累组织及脏器的出血性浸润、坏死和周围水肿。皮肤炭疽呈痈样水肿，焦痂，溃疡，周围有凝固性坏死区。肺炭疽呈出血性支气管炎、小叶性肺炎及梗死区，纵隔高度胶冻样水肿，支气管周围淋巴结肿大。肠炭疽主要病变在回盲部，表现为弥漫性出血性炎症改变及周围肠壁高度水肿，肠系膜淋巴结肿大，腹腔内有血性浆液性渗出液，内含大量炭疽杆菌。

【临床表现】

潜伏期皮肤炭疽一般 1～5 天。肺炭疽可短至 12 小时，可长至 12 个月；肠炭疽 24 小时。自然感染炭疽以皮肤炭疽为主，生物恐惧相关炭疽以吸入炭疽为主。

一、皮肤炭疽

最为多见，约占炭疽病例的 95%。分为炭疽痈和恶性水肿。

1. 炭疽痈　多见于面、颈、肩、手和脚等裸露部位皮肤，初起为丘疹或斑疹，逐渐形成水疱、溃疡，最终形成黑色似煤炭的干痂，以痂下有肉芽组织，周围有非凹陷性水肿，坚实，疼痛不显著，溃疡不化脓为其特性。发病 1 ~ 2 天后出现发热、头痛、局部淋巴结肿大等。

2. 恶性水肿　累及部位多为组织疏松的眼睑、颈、大腿等部位，无黑痂形成而呈大块水肿，扩散迅速，可致大片坏死。局部可有麻木感及轻度胀痛，全身中毒症状明显，如治疗不及时，可引起败血症、肺炎及脑膜炎等并发症。在未使用抗生素的情况下，皮肤炭疽病死率为 20% ~ 30%。

二、肺炭疽

只有少数人会得肺炭疽，临床上亦较难诊断。肺炭疽多为原发吸入感染，偶有继发于皮肤炭疽，常形成肺炎。通常起病较急，出现低热、干咳、周身疼痛、乏力等流感样症状。经 2 ~ 4 天后症状加重，出现高热、咳嗽加重、痰呈血性，同时伴胸痛、呼吸困难、发绀和大汗。肺部啰音及喘鸣。X 线胸片显示肺纵隔增宽，支气管肺炎和胸腔积液。患者常并发败血症、休克、脑膜炎。在出现呼吸困难后 1 ~ 2 天死亡，病死率在 80% ~ 100%。

三、肠炭疽

临床上较少见。患者出现剧烈腹痛、腹胀、腹泻、呕吐，大便为水样。重者继之高热，血性大便，可出现腹膜刺激征及腹水。并发败血症，因中毒性休克在发病 3 ~ 4 天死亡，病死率为 25% ~ 70%。

四、其他类型

口咽部感染炭疽，出现严重的咽喉疼痛，颈部明显水肿，局部淋巴结肿大。水肿可压迫食管引起吞咽困难，压破气道可出现呼吸困难。

肺炭疽、肠炭疽及严重的皮肤炭疽常引起败血症。除局部症状加重外，患者全身中毒症状加重，并因细菌全身扩散，引起血源性炭疽肺炎、炭疽脑膜炎等严重并发症，病情迅速恶化而死亡。病死率几乎 100%。

【实验室检查】

一、血常规检查

白细胞总数明显增高，一般为 10×10^9 ~ 25×10^9/L。甚至可高达 60×10^9 ~ 80×10^9/L，中性粒细胞显著增多，血小板可减少。

二、细菌涂片与培养

根据临床表现可分别取分泌物、痰液、大便、血液和脑脊液作直接涂片染色镜检，可见粗大的革兰氏阳性杆菌；培养可有炭疽杆菌生长。

三、动物接种

将上述标本接种于家兔、豚鼠与小白鼠皮下，24 小时后出现局部的典型肿胀、出血等阳性反应。接种动物大多于 48 小时内死亡，从其血液与组织中可查出和培养出炭疽杆菌。

四、血清免疫学检查

有间接血凝试验，补体结合实验、免疫荧光法与 ELISA 法等检测血中抗荚膜抗体。炭疽患者发病后 3 天开始产生此抗体，1 周后大多呈阳性。恢复期血清抗体较急性期增加 4 倍以上，即为阳性。ELISA、免疫荧光法敏感性和特异性较高，阳性率达 80% ~ 100%。Ascoli 沉淀实验主要用于检验动物毛与脏器是否染菌。

五、炭疽皮肤试验

用减毒株的化学提取物皮下注射，症状出现 2 ~ 3 天后，82% 的患者出现阳性结果，4 周后达 99%。

【诊断与鉴别诊断】

一、诊断要点

1. 接触史　仔细询问接触史对临床诊断炭疽十分重要。重点询问患者的职业和新近有无接触病畜或其皮毛的密切接触史。

2. 临床表现　皮肤炭疽的焦痂溃疡，肺炭疽的出血性肺炎，肠炭疽的出血性肠炎，败血症的严重全身毒血症与出血倾向等。

3. 确诊　需要细菌涂片染色检查，细菌培养以及动物接种等。

二、鉴别诊断

1. 皮肤化脓性感染、恙虫病的焦痂　应与皮肤炭疽鉴别。化脓性皮肤感染其溃疡多为化脓性，疼痛明显，无炭块样焦痂形成；恙虫病的焦痂溃疡多位于隐蔽部位，形状较小，可资鉴别。

2. 大叶性肺炎　应与炭疽鉴别，后者全身中毒症状较重，胸片可见纵隔增宽、胸水表现，体征与病情严重程度不成正比。

3. 肺鼠疫　临床表现与肺炭疽相似，但流行病学资料及细菌学检查可资鉴别。

4. 急性菌痢　里急后重及痉挛性腹痛较明显，无腹膜炎表现。大便病原菌检查可于肠炭疽鉴别。

5. 急腹症　应与肠炭疽区别。两者均可见突发腹痛、腹膜刺激征等，但后者全身中毒症状重，并可见呕吐、血水样大便等，结合流行病学资料可资鉴别。

【治疗】

一、治疗原则

本病起病急骤，病情较重，早期有效的病原治疗能迅速阻断病程。配合辨证论治，可提高疗效。炭疽病的中医治疗总以清热解毒为原则，或兼以祛湿，或佐以活血，或兼以扶正。尤其是引起播散性血管内凝血患者在西医治疗基础上配合凉血活血药、感染性休克患者配合扶正固脱中药，治疗效果比单纯西医治疗更佳。

二、治疗方法

炭疽治疗原则是严格隔离，早诊断，早治疗，杀灭机体内细菌。

（一）基础治疗

给予高热量流质或半流质饮食，必要时静脉补液。严重病例可用激素缓解中毒症状，一般用氢化可的松 100～300mg/d，短期静脉滴注，但必须同时应用抗生素；对于皮肤炭疽者的局部伤口切忌挤压及切开引流，否则会引起感染扩散和败血症，可用 1：5000 的高锰酸钾液湿敷，或以 1：2000 的高锰酸钾液冲洗后，敷以抗菌软膏（如红霉素软膏），再用消毒纱布包扎。肺炭疽、颈部皮肤炭疽病病人，应注意保持呼吸道通畅；严重者输血治疗。循环衰竭者应在补充血容量的基础上给予抗休克治疗。

（二）病原治疗

炭疽杆菌对青霉素敏感，临床作为首选用药。一般首选青霉素 G，孕妇只能使用青霉素，老年人首选多西环素（强力霉素）。青霉素用量：皮肤炭疽 240 万～320 万 U，分 3～4 次肌肉注射，疗程 7～10 天；恶性水肿 800 万～1000 万 U，分 3 或 4 次静滴，疗程 2 周以上；其他型炭疽 1000 万～2000 万 U，静脉滴注，并可合用氨基糖苷类药物，疗程 2～3周。青霉素过敏者，可用氯霉素 2g，分 3 次或 4 次口服。多西环素 0.2～0.3g，分 2 或 3次口服。环丙沙星 0.5g，每天 2 次口服（儿童禁用）。红霉素 1.5g，分 3 次或 4 次口服。对于恐怖相关炭疽患者，因病情较重、病死率较高，可选用环丙沙星、氨苄西林等联合用药治疗。先静脉给予环丙沙星 400mg/12h 或多西环素 100mg/12h，病情稳定后可口服环丙沙星每次 500mg，每日 2 次，或多西环素每次 100mg，每日 2 次，疗程 60 天。

（三）炭疽恐惧症的治疗

首先要对炭疽感染者进行隔离及治疗，以降低病死率，阻止或减少新的炭疽感染者出现；其次，按照恐惧症的治疗原则采取措施，一般先用药物控制焦虑和惊恐发作，再用行为疗法逐步治疗。恐惧症的心理疗法包括系统脱敏法、示范疗法、电子游戏法和电震疗法等。

（四）辨证论治

1. 毒壅肌肤（皮肤炭疽）

主症：局部肌肤先起红斑，继之变为丘疹、水疱、溃疡，上盖黑焦痂，周边小水疱，伴发热，头痛，关节痛，全身不适，舌质红、苔黄，脉数。

治法：清热解毒

方药：五味消毒饮加减。

组成：金银花20g　野菊花10g　蒲公英15g　紫花地丁10g

加减：烦渴者，加生石膏，知母；大便秘结者，加生大黄、枳实。

2. 肺热炽盛（肺炭疽）

主症：初起头重鼻塞，干咳，胸闷，继而气促，喘鸣，血痰，胸痛，多汗，寒战高热，口唇紫绀，舌质红、苔黄，脉数。

治法：清热宣肺。

方药：麻杏石甘汤合千金苇茎汤加减。

组成：麻黄9g　杏仁12g　石膏30g（先煎）　桃仁12g　苇茎20g　黄芩10g　鱼腥草10g　知母10g　川贝母10g

加减：若咯血痰者，加水牛角、生地黄、赤芍。

3. 热毒蕴肠（肠炭疽）

主症：呕吐，腹痛，腹泻，水样便，甚至剧烈腹痛，腹泻血样便，高热，寒战，舌质红、苔黄，脉数。

治法：清热解毒和中。

方药：约营煎加减。

组成：生地黄20g　白芍18g　甘草10g　地榆10g　黄芩10g　黄连9g　槐花10g

加减：便血者，加茜草、白及；腹痛甚，加延胡索、木香、砂仁。

4. 热入营血（炭疽败血症）

主症：高热，多汗，烦躁，尿赤便秘，或见吐血，斑疹，灼热燥扰，甚至肢厥，神昏，谵语，抽搐，舌质红绛、苔黄，脉数。

治法：清热解毒凉血。

方药：清营汤加减。

组成：水牛角20g　生地黄20g　玄参18g　淡竹叶10g　麦冬12g　丹参10g　黄连10g　金银花20g　连翘10g

加减：抽搐者，加地龙、石决明；神昏谵语者，加安宫牛黄丸鼻饲或醒脑静注射液静滴；斑疹显露者，加紫草、赤芍。

【预防】

1. 隔离　炭疽病病人应该严格隔离至痊愈，其分泌物、排泄物及其污染的物品与场所，均应按杀灭芽孢的消毒方法进行彻底消毒，不可随意丢弃。患病或病死动物应焚烧或深埋，严禁食用。

2. 检疫与防护　加强对炭疽病的检疫，防止在动物间传播。小量实验操作可用2级生物专柜，若操作量较大则应用3级生物专柜。当怀疑有炭疽杆菌气溶胶产生时，除一般个人防护外，还应佩带罩眼和呼吸器。战时，个人应穿防护服、戴防毒面具和防疫口罩；无防护器材时，可用手帕或其他纺织品捂住口鼻，并扎紧袖口和裤脚，将上衣塞入裤腰，颈部用毛巾围好，戴手套，外穿雨衣。集体防护可构筑工事或利用地形地物等。

3. 疫苗接种　对有关人员接种疫苗。目前采用皮肤划痕法，每次疫苗用量0.1ml；国外多采用保护性抗原肌注。对密切接触者应进行医学观察8天，必要时尽早进行药物治疗。当前的疫苗具有效力不稳定、对吸入性炭疽的保护率低、免疫程序繁琐、存在副作用等缺点。近年来人们在改造传统疫苗的同时又有一些新的发现，如保护性抗原（PA）的抗体，在体内可杀死芽孢；通过黏膜免疫能够诱导机体分泌IgA抗体；抗多聚谷氨酸（γ-D-GA）抗体可以同炭疽杆菌的繁殖体作用，从而杀死繁殖体，寻找到新的免疫原。DNA疫苗、活载体疫苗的出现为新一代安全、免疫程序简单、具更高保护率的疫苗奠定了基础。

4. 炭疽恐惧症的预防　首先，应加强部队对炭疽杆菌等生物武器袭击的防护措施训练，保证部队在战时或重大事件后能够及时采取有效措施，减少伤亡；其次要增强部队的凝聚力，提倡团结协作、互相关心和奉献精神，鼓舞官兵斗志，坚定必胜信心，从而增强对战时各种威胁的心理承受力，减少恐惧症的发生；第三，平时加强对部队的科普宣传，在官兵中普及炭疽杆菌等生物武器的知识及其基本医学防护知识，以减少恐惧心理。

第九节 白 喉

白喉（diphtheria）是由白喉棒状杆菌引起的急性呼吸道传染病，属于乙类传染病，主要通过呼吸道飞沫或与感染病人接触传播。其临床特征为咽喉鼻等处灰白粗厚的假膜形成及外毒素引起的心肌、神经及其他脏器的损害，伴有全身中毒症状如发热、乏力、恶心呕吐头痛等。人群普遍易感，呈世界性分布，尤多见于温带地区。四季均可发病，以秋季、冬季、初春较多，大多预后良好，重症病人有一定的死亡率。

根据本病的证候特点，白喉病属"温病"范畴，中医学文献中的"喉痹"、"缠喉风"、"锁喉风"、"白蚁疮"、"白缠喉"、"白喉风"、"马喉痹"的描述均与本病有相似之处。1864 年张绍修所著《时疫白喉捷要》则正式提出了"白喉"的病名，书中描述："白喉有时疫一症，其发有时，其传染甚速，或一人患发，竟至传染一家，甚至一乡一村皆发，其症至危至险，最急最恶之症也。若不急治即能杀人，而治者不得其诀，以致束手无策，然非临症日久莫能知。"此书为我国第一部详细记载白喉的专著，对本病的病因、病理、证治有了系统的认识。

【病原学】

白喉杆菌为革兰氏阳性、无芽孢、无假膜、无动力的棒状杆菌，细长稍弯，因粗细不一，一端或两端膨大呈棒状，常排列成 L、Y、V 状或栅栏状，也可呈多形态，故名棒状杆菌。以奈瑟染色菌体着色不均匀，两端染成着色斑的颗粒称为异染颗粒，是本菌形态特征之一。白喉棒状杆菌为需氧菌或兼性厌氧菌，在含血、血清或鸡血的培养基上生长良好，最适温度为 37℃，pH 值为 7.2～7.5。含有亚蒂酸钾血液琼脂培养能抑制其他细菌的生长而促进白喉杆菌的生长，菌落呈黑灰色，以此可与非致病的类白喉杆菌鉴别。在亚蒂酸钾血液琼脂培养上，按菌落的不同、生化特性和致病性强弱，分为轻型、中间型、重型，其中中间型产毒株较多，重型次之，轻型较少。轻型与白喉散发有关，中间型、重型与流行发病有关。临床病情的轻重与分型无关。

白喉棒状杆菌侵袭力较弱，对湿热的抵抗力不强，但能产生强烈的外毒素，其是含溶源性的 B 噬菌体产生的一种不耐热的多肽。外毒素合成基因存在于噬菌体的基因上，其仅在缺铁培养基上由溶源白喉杆菌产生。缺乏溶源性噬菌体的白喉杆菌不产生毒素，可经体外注射溶源性噬菌体获得产毒性。这种变化可自然发生。故在预防上应对携带病毒进行干预。白喉外毒素很不稳定，容易被酸和热脱毒，制成类毒素，用于接种和制备抗毒素血清。

白喉棒状杆菌对一般消毒剂敏感，加热 60℃经 10min、煮沸迅速被杀死。在 5% 的石炭酸、0.1% 的升汞或 3% 的来苏儿溶液中灭活。但对干燥、寒冷和日光的抵抗力较其他无芽孢的细菌为强，在各种物品、食品及衣服上能生存数日至数周，在干燥的假膜上可生存 3 个月。本菌对青霉素和常用抗生素比较敏感。

【流行病学】

一、传染源

患者和带菌者是本病的传染源。人类是白喉杆菌的唯一宿主。潜伏期末即有传染性，不典型、轻症、鼻白喉以及皮肤白喉患者在白喉传播中具有重要意义。带菌者可分为恢复期带菌者和健康带菌者。带菌者现已成为本病的主要传染源。恢复期带菌者带菌时间的长短与以下因素有关。①单用抗毒素治疗时，约有 3% 的患者成为长期带菌者（3 个月以上）。并用抗毒素和抗生素者绝大多数（90%）在 4 天内细菌消失，偶有 3 个月后仍带菌者。②疾病类型：咽白喉比鼻白喉消失快。③伴有链球菌感染、慢性扁桃体炎或咽峡炎者细菌消失慢。健康带菌者一般占人群的 1%～2%，流行期间高达 10%～20%，易被忽视而成为重要的传染源。

二、传播途径

主要由飞沫直接传染，亦可经过污染的玩具、衣服、用具等间接接触传播，或者通过污染的牛奶和食物引起暴发流行，偶可经破损的皮肤或黏膜而传染。手术（如扁桃体摘除）后尤易感染本病。

三、人群易感性

人群对白喉普遍易感，但不同年龄组差异较大。新生儿通过胎盘及母乳从母体获得免疫，出生 3 个月开始下降，到 1 岁时几乎完全消失，以后通过隐性感染和预防接种重新获得免疫。以往 50% 为 5 岁以内的幼儿，后来以 7 岁儿童居多，以后随着年龄的增长，易感性逐渐增高。由于白喉预防接种的广泛开展，儿童免疫力普遍增强，疾病高发年龄后移，近年来发现患者大多为成年人。患病后可获得持久性的免疫力。

可以依靠锡克（Schick）试验来判断人群免疫水平，阴性者有免疫力，阳性者易感。近年来间接血凝试验或 ELISA 法测定人群白喉毒素抗体水平与锡克试验符合率较高，且方法简便，特异性强、敏感性高，有可能会取代锡克试验。

四、流行特征

世界各地均有白喉发生，温带较多见，热带较少见。常年可有发病，以秋、冬和初春为多见。通常散发，偶可形成暴发或流行。疾病与拥挤的居住环境和干燥的气候有关。

【病因病机】

一、中医病因病机

中医认为肺肾阴虚、肺胃积热或幼儿脏腑未充、体质娇嫩、抵抗力弱，是本病发生的内因；秋冬季久旱不雨，气候干燥，燥热疫气横行乃其外因。风热或燥热疫毒侵犯人体，自口鼻而入，外邪引动内热，内外合邪，搏于肺胃二经，咽喉为肺胃之门户。《重楼玉钥》指出："白喉乃由热毒蕴结肺胃二经，复由肠寒，下焦凝滞，胃气不能下行，而上灼于肺，咽喉一线三地，上当其行，终日蒸腾，无有休息，以致肿且滞，溃见闭矣……"系统地论述了白喉发病的全过程。疫毒之邪自口鼻侵入肺胃，肺主气属卫，胃为卫气之本，故而邪郁肌表，继而燔炽于里，火毒充斥三焦，肺胃热毒循经上攻，熏灼咽喉，炼津灼液，血凝膜腐，以致咽喉腐烂，乳蛾红赤腐糜，白膜布生。轻则见喉肿、咽痛；重则毒化为火，炼液成痰，上冲咽喉，而见咳声嘶哑，状如犬吠，甚则痰火交结，闭阻气道，见面色苍白，痰鸣唇绀，吸气困难等喉部梗阻证候。邪毒炽盛可见白膜迅速扩展，阻塞气道，见鼻煽痰鸣，声如拽锯，口气秽臭，发热烦躁，甚则面唇青紫，胸胁凹陷；邪毒攻注经脉，可见颈项肿胀疼痛，甚则连及胸背，形如牛颈。病情继续发展，热毒沿肺系深入，喉及气道腐败，可致气道壅塞，有甚者肺气衰竭。邪正交争，若正能胜邪，疫毒衰减，阴液为之受损，可呈现肺肾阴虚、余毒不尽之证；亦有素体阴分不足，感邪后即为阴虚肺热证者。心肺同居上焦，若邪毒入心，损伤气阴，心气心血耗损，则出现心悸、怔忡、气短、脉结代，严重者可造成脉微细欲绝等心阳虚脱之危象；疫毒内窜经脉，因肺朝百脉，故肺系受邪，百脉不运，经脉为之失养，肌肉为之痿痹，见吞咽困难、肢体瘫痪等症。

二、西医发病机制和病理

白喉的病变分为局部假膜性炎症及外毒素引起的全身中毒症状两个方面。外毒素与易感细胞膜上的特异性受体结合，使核糖体内蛋白合成必需的延长因子失活，影响 mRNA 和 tRNA 的作用，使多肽链氨基酸序列停止增加，阻碍了细胞蛋白质的合成，导致局部黏膜上皮细胞大量坏死，造成局部渗出性炎症，组织水肿，血管充血，大量纤维蛋白渗出，渗出的纤维蛋白与坏死细胞、白细胞和细菌凝结在一起，覆盖在破坏的黏膜表面，形成本病的特征性假膜。假膜一般为灰白色，有混合感染时呈黄色或污秽色，伴出血时呈黑色。假膜质地致密，开始薄继之变厚，边缘较整齐不易脱落，用力剥脱时可出血、假膜形成处及周围组织呈轻度充血肿胀，假膜可由扁桃体向咽峡、鼻、喉、气管、支气管等处扩展，鼻咽、气管处的假膜易于脱落造成呼吸窒息，成为白喉早期致死的主要原因。偶有眼结膜、外耳道、阴道和皮肤伤口等处也可形成假膜。

虽然白喉杆菌侵害是局部的，但外毒素进入血液和淋巴到达各脏器，与各组织细胞结合后可引起全身性病变化，其中以心肌、末梢神经、肾上腺等较著。心肌细胞混浊肿胀，有脂肪变性、玻璃样及颗粒样变性，间质水肿、重者肌纤维可断裂、心肌坏死及单核细胞浸润，传导束可受累。神经病变多见于末梢神经，髓鞘常呈脂肪变性，神经轴索肿胀、断裂、但少有坏死，故神经系统病变多为可逆者。感觉神经和运动神经均可受累，但以运动神经为主，距咽部较近的 IX、X 对脑神经较易受损，也可发生于四肢。肾脏可呈混浊肿胀及肾小管上皮细胞脱落。肝细胞可呈脂肪变性，肝小叶呈中央坏死

【临床表现】

潜伏期 1~7 天，多为 2~4 天，起病缓慢，根据病变的不同，临床将白喉分为四种类型，发生率依次为咽白喉、喉白喉、鼻白喉和其他部位的白喉，成人和年长儿童以咽白喉居多，其他类型的白喉较多见于幼儿。

一、咽白喉

此型最为常见，占发病人数的 80%，毒血症轻重与白喉外毒素吸收量、治疗早晚及人体免疫力有关。

1. 轻型　发热及全身症状轻微，局部仅有轻度咽痛，扁桃体稍红，假膜呈点状或小片状，有时无假膜形成，但白喉杆菌培养阳性，流行时此型多见，易漏诊或误诊。

2. 普通型　起病缓慢，有乏力、纳差、恶心、呕吐、头痛、咽痛，轻、中度发热，婴幼儿可出现烦躁、哭闹及流泪。扁桃体红肿，其上可见乳白色或灰色片状假膜，可伴有颌下淋巴结肿大及压痛。

3. 重型　全身症状严重，高热、面色苍白、极度乏力、恶心呕吐、脉搏增快，严重者出现血压下降。局部假膜迅速扩大，波及腭弓、上腭、悬雍垂、咽后壁及鼻咽部，甚至口腔黏膜。假膜增厚，呈大片状，呈灰色、黄色、污秽灰色，甚至出血呈黑色。口腔有腐烂味，颈部淋巴结肿大。

4. 极重型　起病急，假膜超出扁桃体范围，多呈黑色，扁桃体和咽部高度肿胀，影响呼吸和吞咽，口中有腐臭味，颈部淋巴结肿大，出现淋巴结周围炎，颈部和锁骨上窝软组织明显水肿呈现"牛颈"。全身中毒症状严重，高热或体温不升、烦躁不安、气促、面色苍白、唇指发绀、脉快细弱、血压下降，可有心脏扩大、心律失常或奔马律。亦可见出血和血小板减少等危重表现。病死率极高。

二、喉白喉

喉白喉占 20% 左右。多为咽白喉向下蔓延所致，少数为原发性。多见于 1 ~ 5 岁小儿。原发性者外毒素吸收少，全身中毒症状并不严重，起病时呈犬吠样咳嗽，声音嘶哑，甚至失声，吸气性呼吸困难进行性加重，可见鼻翼煽动，三凹征，口唇发绀，烦躁不安。

三、鼻白喉

与咽白喉同时发生者症状重。继发者多。原发者多见于婴幼儿。因外毒素吸收少全身症状轻微或无，主要表现为慢性鼻炎，多为单侧，有鼻塞、血性分泌液流出，而引起鼻孔周围皮肤红肿溃烂，结痂，持久不愈。张口呼吸影响哺乳。易被忽略误诊。鼻镜检查可见表皮剥脱，鼻前庭及鼻中隔处有白色假膜。

四、其他部位的白喉

白喉杆菌可侵入眼结膜、耳、女孩外阴部、新生儿脐部及皮肤损伤处，产生假膜及化脓性分泌物。眼、耳及外阴部白喉多为继发性，皮肤白喉在热带地区较多见，病程长。皮肤损伤处经久不愈，愈合后可有黑色素沉着。患者很少有全身中毒症状，但可发生末梢神经麻痹。咽白喉患者吞入脱落的假膜可致肠白喉，大便见血色黏液及整片假膜。

【并发症】

1. 中毒性心肌炎　最为多见，其发生率多在 10% 左右。多发生于病程的第 2 ~ 3 周。常为致死原因，恢复期也可突发致死。心肌炎表现为高度乏力，面色苍白，烦躁不安，心前区疼痛，心脏可扩大，心律失常，25% ~ 65% 的患者可出现心电图异常。

2. 周围神经麻痹 约占 10% ~20% 的患者，以运动神经麻痹为主，多发生于病程3~4 周。临床上以软腭麻痹最多见，表现为言语不清，上鼻音，进流质饮食常从鼻孔反流，呛咳，悬雍垂反射消失；其次可见于眼肌、咽肌、喉肌、面肌、四肢肌、肋间肌及膈肌麻痹，引起相应部位的运动障碍，经数日或数月恢复，不留后遗症。

3. 继发性感染 大气管肺炎多见于幼儿。喉白喉患者假膜向下延伸至气管和支气管时，有助于肺炎的发生。气管切开后若护理不当并发肺部感染。其他继发感染并发急性咽峡炎、化脓性中耳炎、淋巴结炎、败血症等。

4. 其他 少数患者可并发中毒性肾病及中毒性脑病。

【实验室检查】

一、血常规

白细胞总数升高，可达 $(10 \sim 20) \times 10^9/L$，中性粒细胞达 80% 以上，有核左移。重症病人可有血小板减少。

二、尿常规

可有蛋白尿，中毒症状重者可有红、白细胞及管型出现。

三、脑脊液

蛋白增加。

四、细菌学检查

采取标本从伪膜边缘取材可以提高阳性率。

1. 直接涂片 查找棒状杆菌对病人的及时治疗极为重要。阿氏染色菌体为蓝绿色，异染颗粒为蓝黑色。奈氏染色菌体为黄褐色，异染颗粒为深紫色。细菌常呈 V、L、Y 形排列。

2. 细菌培养 如以压锑酸盐涂抹伪膜，后伪膜变黑或深灰，亦说明有棒状杆菌感染，可区分白喉与类白喉杆菌。培养阳性时分离的毒株应作分型和毒力试验以便确诊。

五、血检测白喉特异性抗体

病人双份血清特异性抗体 4 倍以上增加可以诊断。近年用 IFA 检查阳性率特异性高，有助于早期诊断。

六、其他检查

对疑有喉白喉者，应作喉镜检查，以观察有无伪膜，并可由此取材作病原检查。喉镜检查对诊断喉白喉必不可少。

【诊断与鉴别诊断】

一、诊断要点

根据流行病学资料和临床典型表现，可作出临床诊断，经病原学检测可确诊。

1. 流行病学资料　当地白喉流行，1 周内曾去过流行疫区，有白喉接触史，未接种白喉类毒素。

2. 临床表现　患者局部假膜的特征及中毒症状。喉白喉有犬吠样咳嗽、音哑、喉梗阻，鼻白喉有顽固性血性分泌物及鼻周慢性炎症等。发现疑似白喉患者，立即送分泌物涂片及培养。并及早采用抗毒素治疗。

3. 病原学诊断　根据分泌物涂片及培养阳性结果和血清抗体检查临床可以确诊。

二、鉴别诊断

（一）咽白喉的鉴别诊断

1. 其他细菌、霉菌或其他原因所致的咽峡炎　它们的共同特性为扁桃体及咽部分泌物容易擦去，咽后壁与悬雍垂很少有分泌物（如该处有白色分泌物说明不被吞咽擦去，一定附着紧密应警惕白喉）。此外白喉如无混合感染，咽痛相对较轻，起病比一般化脓性咽峡炎稍缓。

2. 鹅口疮　口腔有广泛的霉菌斑块。易擦去。

3. 奋森咽峡炎　咽涂片或培养可有奋森螺旋体。

4. 粒细胞减少的坏死性咽峡炎　除局部表现外，有全身的血液学改变。

5. 传染性单核细胞增多症　其咽部表现可酷似白喉，白膜亦不易擦去，但其颜色比白喉鲜明，更重要的是该病全身淋巴结肿大、脾肿大、肝功异常，外周血异常淋巴细胞增多。嗜异凝集试验与 EBV 特异性抗体阳性。

（二）喉白喉的鉴别诊断

须与急性喉炎、变态反应性喉头水肿、喉头与气管异物等鉴别，它们均有特殊病变，发病比白喉急。喉镜检查可明确鉴别。

（三）鼻白喉的鉴别诊断

应与慢性鼻炎鉴别。鼻镜检查无伪膜，涂片及培养无白喉菌。

【治疗】

一、治疗原则

治疗白喉应以西医治疗为主，中医治疗为辅。使用抗毒素和抗生素治疗后，能有效的缩短带菌时间，减少并发症发生，使白喉病死率迅速降低。在此基础上再根据辨证论治理论进行治疗，可减轻毒血症。

二、治疗方法

（一）一般治疗

1. 休息患者卧床休息，减少活动　一般不少于 3 周，重者延至 4~6 周，合并心肌炎者绝对卧床休息，过早活动易引起猝死。

2. 保证热量　保持水电平衡。

3. 室内通风 相对湿度 60% 为宜。

4. 要注意口腔和鼻部卫生 注意口腔清洁，保持气道畅通，应以各种含漱液漱口，超声雾化或蒸气吸入，以利消除咽痛、便于呼吸道分泌物排出。要特别警惕白喉脱膜时发生窒息。

（二）病原治疗

应抗毒素和抗生素同时使用，可有效地缩短带菌时间，控制病情，减少并发症。

1. 抗生素治疗 能抑制白喉棒状杆菌生长，从而阻止毒素的产生。常选用青霉素 80 万 ~ 160 万 U，每日 2 ~ 4 次，用至症状消失和白喉棒状杆菌培养阴转为止。对青霉素过敏者或应用青霉素 1 周后培养仍是阳性者，可改用红霉素，每日 40 ~ 50mg，疗程 7 ~ 10 天。头孢菌素也可选用。

2. 抗毒素治疗 是本病的特异性治疗。抗毒素可以中和血清中游离的外毒素，不能中和已与敏感细胞结合的外毒素。应在发病早期足量使用，在病程最初 3 天应用者效果较好，以后疗效即显著降低。剂量决定于假膜的范围、部位及治疗的早晚。咽白喉假膜局限在扁桃体者，给 2 万 ~ 4 万 U；假膜范围广泛中毒症状重者给 4 ~ 10 万 U。喉白喉和鼻白喉患者给 1 万 ~ 2 万 U，发病 3 天后方治疗者剂量加倍。抗毒素可以肌注或稀释静滴（每分钟 < 10 滴），全量 1 次输毕。24h 病变继续扩大者可再以同量肌内注射 1 次。抗毒素治疗 1 ~ 2 周后部分病人可出现血清病，有发热、皮疹、血管神经性水肿与关节痛，应按血清病给抗过敏治疗。注射抗毒素前应询问过敏史并作皮肤过敏试验，试验阴性者方可应用，阳性者按脱敏法给药。如脱敏失败可以清热、养阴、清肺中药治疗。以生地黄、玄参、麦冬各 20g 为主药，结合辨证论治。

（三）对症治疗

1. 硫酸镁消除烦躁不安 10% 的硫酸镁 5ml，每日 1 ~ 2 次，深部肌肉注射。本药除镇静外还可减少毒素与神经细胞膜的结合。

2. 气管切开 如吸痰不能解除气道梗阻或有严重呼吸肌麻痹导致严重缺氧，应及时行气管切开及用呼吸机通气。

（四）并发症的治疗

中毒症状重者或并发心肌炎应给予肾上腺皮质激素治疗。必要时可用镇痛剂。

（五）辨证论治

1. 风热袭表

主症：发热，微恶风寒，头痛，周身及关节酸痛，无汗或微汗，口微渴，咽喉红肿疼痛，可见点状或小片状白色伪膜，不易拭去，影响吞咽，舌腭弓、咽腭弓、悬雍垂等处发红、水肿、疼痛，颌下淋巴结肿大、触痛，舌边尖红，苔薄微黄，脉浮数。

治则：疏风清热，解毒利咽。

方药：银翘散加减。

组成：金银花 15g 连翘 9g 薄荷 3g（后下） 牛蒡子 9g 甘草 4.5g 土牛膝根 15g 桑叶 9g 蝉蜕 3g 玄参 9g 山豆根 6g

加减：表证甚者，可加荆芥、防风；若咽红唇裂、口干面赤、小便短赤者，加木通、黄柏、淡竹叶；若大便干燥，加枳实、全瓜蒌润肠通便；若头晕目赤者，去葛根加夏枯草；若热毒甚者加土牛膝根解其热毒。

2. 疫毒炽盛

主症：壮热心烦，咽干疼痛，灰白色假膜迅速蔓延，咽白喉假膜范围超出扁桃体，甚至颈部肿胀，状如"牛颈"，喉白喉假膜至喉部，喉间痰声如锯，甚则发展至气管，声音嘶哑，犬吠样咳嗽，甚至吸气性呼吸困难，胸高胁陷，面唇青紫，烦躁不安，大便秘结，小便短黄，口渴，舌红苔黄，脉滑数。

治则：泻火解毒，涤痰通腑。

方药：黄连解毒汤合仙方活命饮加减。

组成：生石膏15g 板蓝根15g 生地黄15g 土牛膝根15g 山栀10g 龙胆草10g 马兜铃10g 瓜蒌10g 黄芩10g 玄参10g 黄连3g 黄芩9g 黄柏9g 甘草3g

加减：若舌起芒刺，津伤明显，恐其苦燥伤阴，可加鲜石斛、鲜生地黄、鲜沙参以清热生津；痰液壅盛，加青礞石、鲜竹沥涤痰；若咽痛甚者，加射干、僵蚕、薄荷、板蓝根，并含化六神丸；大便秘结者，加酒大黄、玄明粉、皂荚。

3. 痰热胶结

主症：高热不退，咽喉伪膜灰白或灰黄、灰黑，继续增多，伪膜向下部气道蔓延，延至软腭、悬雍垂，甚至喉的深部阻塞气道，呼吸困难，咳声为犬吠，声音嘶哑或失音，面色苍白，口唇青紫，舌红苔黄，脉细数。

治则：化痰宣肺，清热解毒。

方药：麻杏石甘汤加减。

组成：麻黄5g 生地黄15g 金银花15g 土牛膝根15g 杏仁10g 瓜蒌10g 浙贝母10g 葶苈6g 生石膏20g（先煎） 连翘10g 甘草6g

加减：喘促气急、喉间痰鸣、鼻煽唇绀，加雄黄、郁金、巴豆以破结气、散恶血、涌吐痰涎。

4. 阴虚肺燥

主症：咽喉红肿而干燥少津，灰白色伪膜或点状或片状或块状附于乳蛾或咽壁，不易剥脱，强行撕下，则其下层组织出血，且很快再被白膜覆盖；软腭、扁桃体、悬雍垂常呈贫血状水肿，伴见心烦不安，口干舌燥，咳嗽痰少，痰粘咳出不爽或痰中带血，胸闷胸痛，低热颧红，五心烦热，或有盗汗，大便干结，舌红少津，脉细数。

治则：养阴润燥，清肺解毒。

方药：养阴清肺汤加减。

组成：生地黄30g 玄参12g 麦冬12g 薄荷2g（后下） 白芍9g 牡丹皮9g 甘草3g 金银花15g 土牛膝根15g 川贝母9g 板蓝根15g 山豆根15g

加减：此方为治疗白喉的著名方剂，适用于本证，亦为本病常用的有效方剂。若咳甚者加沙参、杏仁、桑叶；咽痛肿甚者加僵蚕、板蓝根；若热甚者，加连翘、野菊花、大青叶；若口渴咽燥者，加鲜芦根、天花粉；若恶寒畏风者，加荆芥、牛蒡子、蝉蜕。

5. 疫毒凌心

主症：咽喉疼痛较剧，鼻煽声哑，喉中痰鸣，咳如犬吠，精神萎靡，面色苍白，神倦乏力，心悸，冷汗淋漓，四肢不温，较大儿童自诉心慌、胸闷，四肢欠温，头部出汗，脉息细弱或结代，并可产生突然虚脱。

治则：益气养阴，豁痰解毒。

方药：三甲复脉汤加减。

组成：炙甘草10g　白芍10g　麻仁10g　阿胶10g　麦冬10g　龟版10g　鳖甲10g　酸枣仁10g　干地黄15g　生牡蛎15g　黄芪15g　土牛膝根15g　人参5g

加减：若肺肾气阴大伤、元气虚脱者，可重用人参，并加阿胶、生龟版、山萸肉；冷汗淋漓、四肢厥冷、元阳欲脱者，加炮附子、煅龙牡。

6. 心肾亏损

主症：面色苍白，精神麻木，心悸胸闷，舌淡苔白，脉结代或数急。

治则：养阴复脉，补气固脱。

方药：炙甘草汤加减。

组成：党参15g　炙甘草15g　阿胶12g（烊化）　麦冬12g　生地黄20g　麻仁15g　瓜蒌15g　薤白12g　五味子10g

7. 气阴两虚

主症：高热已退或有微热，神疲乏力，气短懒言，咽干口燥，纳少，舌瘦薄，苔少或有裂纹，脉弱而数。

治则：益气养阴。

方药：沙参麦冬汤加减。

组成：沙参9g　玉竹6g　麦冬9g　天花粉4.5g　白扁豆4.5g　桑叶4.5g　枇杷叶9g　人参叶10g　甘草3g

加减：久热久咳者，加地骨皮。

8. 毒窜经络

主症：病之后期，语塞咽梗，吞咽不利，目斜视或眼睑下垂，或口眼㖞斜，肢体瘫痪，舌淡红，苔白，脉细。

治则：养血益气，舒筋活络。

方药：养正汤加减。

组成：熟地黄20g　何首乌15g　玉竹12g　麦冬12g　山药30g　白芍12g　桑枝10g　木瓜12g　鸡血藤15g　丹参20g

加减：若血虚明显，加当归补血；气虚者可加人参、黄芪补气。

（六）外治疗法

（1）清凉散　硼砂9g，人中黄6g，黄连3g，薄荷2g，青黛2g，梅片1.5g，研细末，每日吹喉2～3次。

（2）锡类散、冰硼散吹喉，每日2～3次。

（3）土牛膝根鲜汁喷喉，每2小时1次。

（七）民间经验方

1. 抗白喉合剂（天津市传染病医院制剂） 生地黄 10.5g，玄参 15g，麦冬 9g，黄芩 18g，连翘 18g 等。制成合剂 60ml，10 岁以上每次 25ml，每日 4 次，2 日后减为 2 次，10 岁以下每次 15～20ml。

2. 土牛膝单方 土牛膝根 30g，加水浓煎，取汁 400ml，5 岁以下 100ml，5 岁以上 200ml，每日服 2 次，至症状消失，适用于白喉各型，热度较重者尤佳。

3. 加减沙参麦冬汤（赵心波教授经验） 北沙参 6g，麦冬 10g，桑叶 6g，玉竹 6g，天花粉 10g，玄参 6g，金银花 10g，锦灯笼 6g，生甘草 3g。水煎服，清热解毒利咽，适用于小儿白喉。

4. 清波吹喉散（马清波老中医经验） 五倍子 30g，鼠妇 30 个。每 1 个五倍子装入鼠妇 6 个，用白面做薄饼包裹，放火上烧黄黑，去面皮，将鼠妇研为细面，每将药粉少许，吹入喉中烂处，咽下无妨，每日 3～4 次，清热解毒，消炎止痛，适用于白喉之属于温毒外袭、犯肺灼胃、上冲咽喉者。

5. 抗白喉合剂（李正华经验） 淡竹叶、石膏、麦冬、山豆根、射干、牛膝各 15g，生地黄、玄参各 21g，白芍、黄柏、牡丹皮、连翘各 10g，甘草 3g。水煎服，清热解毒，养阴凉血，适用于白喉属热蕴肺胃证者。

6. 吹喉药 3 号（何世英教授经验） 儿茶 3g，没药 3g，黄芩 3g，冰片 3g，硼砂 3g，五倍子 5.6g。共为细末，装瓶密封，以药鼓将药末少许吹入咽部，每日数次，清热解毒，利咽去腐，适用于极重型白喉。

【预防】

1. 控制传染源 患者及早隔离治疗，至连续 2 次细菌培养阴性或症状消失 30 天为止。接触者检疫 7 天，培养阴性、锡克试验阳性者注射白喉类毒素预防。带菌者应隔离，抗生素治疗 7 天，连续 3 次培养阴性解除隔离。

2. 切断传播途径 患者及带菌者呼吸道隔离。用具、衣被暴晒、煮沸 15min 或作 5% 的石炭酸等浸泡 12 小时消毒。分泌物用加倍量消毒剂，居室用消毒剂喷洒、通风。

3. 保护易感人群 预防接种是主要的预防措施，幼儿可用百日咳、白喉、破伤风（百白破）混合疫苗计划免疫；7 岁以上儿童及成人只用吸附精制白喉、破伤风类毒素。初种肌注 2 次，每次 0.5ml，相隔 4～8 周。联合国（世界）卫生组织建议：对儿童应进行 5 次（2 个月、4 个月、6 个月、12～15 个月、4～6 岁）百白破（DPI）疫苗注射，以后每 10 年进行 1 次白喉类毒素（Td）加强注射。对密切接触白喉的易感者，可用抗毒素被动免疫，成人 1000～2000U，儿童 1000U 肌注。注射前也应作皮试，免疫期 2～3 周。

第十节 百日咳

百日咳（whooping cough，pertussis）是由百日咳杆菌所引起的急性呼吸道传染病。本病多发生于儿童。其临床特征为阵发性痉挛性咳嗽伴有深长的"鸡鸣"样吸气性吼声，周围血液淋巴细胞增多。如未得到及时有效的治疗，病程可迁延数个月左右，故称"百日咳"。本病传染性很强，常引起流行。患儿的年龄越小，病情越重，可因并发肺炎、脑病而死亡，近三十年来，由于菌苗的广泛接种，我国百日咳的流行已大大减少，发病率、病死率亦明显降低。

本病属于中医学温病范畴，与古籍记载的"顿咳"、"顿呛"、"痉咳"、"鹭鸶咳"、"天哮咳"、"疫咳"等病证相似。

【病原学】

百日咳杆菌属鲍代菌属，共有四种杆菌：①百日咳杆菌；②副百日咳杆菌（B. parapertussis）；③支气管败血性杆菌（B. bronchiseptica）；④鸟型鲍代菌（B. ariam）。百日咳杆菌是本病的主要病原。②③可致的病例仅占少部分，临床不易区分。人工培养极不容易，直至1906年才被法国细菌学家Bordet与Gengou两氏自早期患儿痰内分离出，其特制之培养基即称为Bordet与Gengou氏（薄－姜氏）培养基（内含甘油、马铃薯、血液琼脂），在发病初期，利用上述培养基，当小儿咳嗽时可以采用咳碟法及深部鼻咽拭子培养，可分离出细菌，其阳性率可达70%以上。

此细菌革兰氏染色阴性，为细小卵圆形，长$1\sim1.5\mu m$，宽$0.3\sim0.5\mu m$，大多单独存在，偶有两端相接而成双排列。但自液体培养内所制标本，则可见短链排列，无鞭毛，不能活动，亦不产生芽孢，难染色，光滑型（R）的具有荚膜。此菌对自然因素的抵抗力很弱，离开人体很快死亡，干燥不利于细菌存活。一般室内温度下可存活2h，阳光下照射只能存活1h，在55℃30min灭活，对紫外线的抵抗力也很弱，普通消毒剂都能起作用。

百日咳杆菌具有多种抗原物质。①凝聚原：为百日咳杆菌外膜蛋白中的一种成分，为保护性抗原。②丝状血凝素（filamentous hemagglutnin，FHA）：也称附着因子，可诱导保护性抗体的产生，为研制疫苗重要的抗原成分。③外膜蛋白（pertactin，prn）：又称百日咳杆菌黏附素，是一种保护性抗原，可诱生细胞免疫和体液免疫应答。以上三种抗原成分对百日咳杆菌黏附于呼吸道上皮细胞的过程起重要作用。④毒素：a. 百日咳毒素（pertussis，PT），也称百日咳外毒素，是一种蛋白质，存在于百日咳杆菌的细胞壁中，在介导百日咳杆菌黏附于纤毛上皮细胞中起作用，促使淋巴细胞增多；b. 内毒素（endotoxin，ET），为耐热的脂多糖，此毒素能引起发热及痉挛性咳嗽等症状；c. 气管细胞毒素（tracheal cylotoxin，TCT），能特异性地损害气管纤毛上皮细胞，使之变性坏死；d. 腺苷酸环化酶毒素（adenylate cyclase toxin，ACT），激活腺苷酸环化酶，而损害中性粒细胞和巨噬细胞的杀菌活力，使百日咳杆菌持续感染。此外尚有非保护性抗体的不耐热毒素（heat labile toxin，HLT）。

【流行病学】

一、传染源

患者是唯一的传染源，非典型或轻型患者在本病的流行中起着更重要的作用。从潜伏期末 1 ~ 2 天，至发病后 6 周内都有传染性，以病初 1 ~ 3 周为最强。少见带菌者。

二、传播途径

咳嗽时病原菌随飞沫传播，易感者吸入带菌的飞沫而被感染，由于该菌在体外生存力弱，间接传播可能性小。

三、易感人群

人群对百日咳普遍易感，新生儿也不例外，因自胎盘传入的母体抗百日咳抗体，为非保护性抗体，不能保护新生儿。无论菌苗全程免疫者或自然感染者，均不能提供终生免疫。这是由于百日咳发病率较低，接触百日咳杆菌机会少，免疫力不强，因此均可再次感染。

四、发病情况

一般为散发性，儿童集体机构可发生流行。自菌苗接种后发病率明显下降，有些国家中断菌苗接种则发病率上升，发展中国家发病率较高。我国百日咳发病率也有明显下降，接种菌苗后一般可获数年免疫力。据统计，接种超过 12 年者，百日咳发病率可达 50%，因此百日咳的发病率可向大儿童及成年人转移。

五、流行特征

本病分布遍及全世界，多见于寒带及温带，全年均可发病。但以冬、春两季高发。平常为散发，在幼儿园等集体机构、居住条件差的地区可发生局部流行

【病因病机】

一、中医病因病机

中医认为本病的发生主要是由于素体正气不足，内隐伏痰，外感时行，疠气从口鼻而侵袭于肺，夹痰交结气道，肺失清肃所致。小儿肺气娇弱，易感时行外邪，年龄愈小，肺愈娇弱，感染机会愈多。

邪从口鼻而入，先犯肺卫皮毛，故病之初起，以肺失清肃的卫表症状为主，有风寒、风热之不同，可见恶风寒、发热等表证。表邪不解，继之入里而壅于肺，若风邪与内蕴伏痰搏结，郁久化热，煎津酿痰，痰热互结，阻塞肺系气道，壅塞不宣，肺失清肃，不能宣降，以致肺气上逆而痉咳阵作。故病初起，可见肺卫表证，继而痉咳发作，甚则数十声不已，必待痰涎咳出，气机得畅，咳嗽方可缓解。

由于疫邪与伏痰胶结日久，除造成肺气上逆外，还可殃及他脏，如气逆犯胃则呕吐；气逆犯肝则两胁作痛；气逆化火伤络，则衄血、咳血、眼结膜充血、痰中带血等；如痰热蒙蔽心窍，引动肝风，则见惊厥闭气；又肺为水之上源，与大肠相表里，肺失治节则大肠、膀胱失约，故痉咳时常见二便失禁；面目浮肿。病至后期，久咳伤气，肺脾气虚，则

咳而无力、自汗、纳呆、气短及声怯；或肺阴耗伤，见咽干、声嘶、痰粘而少、手足心热、盗汗等，发作以傍晚与夜间较甚；如脾气虚甚，中气下陷，则见疝气、脱肛等正气受损之症。年幼或体弱小儿罹此病，由于脏腑娇嫩，稚阴稚阳，形气未充，神气怯弱，感邪后痰热蕴阻，肺热叶举，可兼见肺气闭郁，痰热上蒙清窍的喘憋；若痰浊内阻，痰动风生，可见昏迷、抽搐之变证。

二、西医病因病理

百日咳杆菌随飞沫到达易感者的呼吸道后在上呼吸道黏膜繁殖，由于多种抗原物质，尤其在毒素的共同作用下除引起发热等症状外，细菌黏附于呼吸道黏膜上皮细胞中，使纤毛上皮细胞发生变性、坏死和脱落，致使呼吸道的正常排异功能被破坏，宿主吞噬细胞功能受损，细菌不能被清除。黏膜内神经末梢到大脑呼吸中枢与咳嗽中枢建立起非条件反射，由于炎性细菌脓性渗出物大量积聚于气管、支气管内，不能顺利排出，而增加了对神经系统的刺激，因而出现了剧烈的痉挛性咳嗽，在大脑皮层产生强烈的兴奋灶－优势灶，这时呼吸道的任何非特异性的，如精神兴奋，紧张或受了煤气味、辣味等刺激，甚至受到其他轻微呼吸道以外的刺激时，就会引起频繁而剧烈的咳嗽，有时见到医护人员或其他患儿咳嗽也会发生痉挛性阵咳，总之百日咳开始是无条件反射性咳嗽，而后渐渐变为条件反射性咳嗽。当有中枢神经症状时，显然与百日咳内毒素及由脑内血管之出血引起的中枢神经系统的损害有关。百日咳杆菌感染后表现痉挛性咳嗽在大脑建立兴奋灶外，对宿主免疫功能也有明显的损害。通过对鼠的试验研究，证实 $CD_4{}^+$ T 细胞和 Th1 细胞分泌的细胞因子介导的免疫反应在百日咳杆菌感染中起主要保护作用。

百日咳杆菌引起的病理改变主要在气管、支气管黏膜，但鼻咽部也可以看到病变，主要表现为上皮细胞坏变、胞浆出现空泡，胞核碎裂、溶解，细胞死亡、脱落。上皮的中层和基底层有多核细胞和单核细胞浸润。支气管及肺泡周围粒细胞和淋巴细胞聚集，形成间质炎症。并发脑病时脑组织充血水肿，神经细胞变性，并有多处小出血灶。

【临床表现】

一、临床表现

病初起时并无特殊症状，发病相当缓慢，因而病程究竟自何时开始，以及潜伏期究竟有多长时间，有时很难确定。潜伏期约为 7～10 天，最长 21 天。

（一）普通型

一般病程约为 6～8 周，或更长，典型的百日咳表现为 3 个阶段：即其他或炎症期，痉挛或阵咳期，减退或恢复期。每期持续的时间也颇有参差，常随病势之轻重和是否及时治疗等有所不同。此型多发生在 6 个月以上的儿童，现分述如下。

1. 其他期或炎症期　在这时期中，起初是一两声干咳，无痰，一切病状几乎和普通感冒完全相同，故起病时不易发现，仅少数的病儿之母亲见患儿精神不好。倘病历中不述及在短期内曾和百日咳患儿接触的经过，就很难怀疑到本病，此期之症状偶有轻微发烧，但在两三天后，体温和一般感冒现象都逐渐减退，而咳嗽仍不见减轻，此点恰与一般感冒相反，咳嗽通常在夜间发生，初很轻微，未予重视，以后日见加重，变为白天咳嗽也频繁，同时伴有打喷嚏、流鼻涕，眼泪特别多，以及食欲、精神都欠佳，此时客观检查，肺部无特殊所见，给予普通药物如化痰止咳剂及一般消炎类药物，并不能阻止病程的发展，在少数病例还可发生声音嘶哑。

2. 痉咳期　由普通感冒样的咳嗽转入痉挛性咳嗽的过程亦是逐步发展的。咳嗽次数与严重情况日趋加重，痉挛性咳嗽常从夜里开始。在这时期内，气管和支气管的黏膜纤毛失去其向上运动以排出支气管内所分泌黏液的功能，所以这种黏液愈积愈多，妨碍了正常的呼吸。刺激传达大脑后即反射出强烈的痉挛性咳嗽来清除呼吸道的分泌物。表现为由一连串短促的、毫无间歇的咳嗽动作，没有吸气的余地，常要继续十余次，甚至几十次，以后必然要吸一口长气，此时呼吸道上部发生痉挛，声门因而收窄，声带也随之紧张，大量空气通过这样一个变形的气道时，就发出一种特殊的高音声调，极像鸟啼声，医学上称为"回钩"。因此，我国古代医学书籍中鹭鸪咳之名是很切合实际的。这种过程重复出现两三次甚至十几次，并一次比一次为重。初咳时仅面部潮红，微感不适，流涕，流泪，舌外伸，终至脸面发肿，颜色青紫，甚至括约肌松弛，遗尿，遗屎。同时随着剧烈的咳嗽发作，前额皮下静脉怒张，充血，以及鼻黏膜、眼结膜等纤细血管破裂，发生溢血。有一部分患儿这时还可能发生脱肛现象，有疝气的更可因咳嗽用力而加重，咳嗽剧烈时，呼吸道所积聚的大量黏液脓性渗出物即由气管、支气管一涌而出，且胃部所积食物亦往往随之倾吐而出，每次发作，大多以咳后呕吐告终结，历时几十分钟，至数小时后，再重复发作。这种咳嗽通常没有诱因，但患者如遇各种外界刺激，如气温突变，吞咽食物，咽部检查或吸入刺激性的煤气、辣味或烟草的烟味以及其他患儿咳嗽等，常有促使阵咳发作的可能。阵发次数多数在痉挛期的第三周中达到最高点，这时一般患儿每昼夜内平均阵发数约在10～15次之间，晚间阵发次数常比白天多。每次咳嗽所历时间大多和病情的轻重成正比。患儿在阵发咳嗽间歇期内的一般状况，各个患儿亦不尽相同。咳嗽不频繁且无并发症者，每次阵咳结束后，仍能照常饮食游戏。反之，如果年龄很小，身体虚弱，或阵咳频繁，机体一般抵抗力就会日见降低，就是在咳嗽间歇期也是面色苍白，精神衰弱，甚至面部浮肿，两唇发暗。本期病程长短，亦随患儿病情的轻重而异，轻者1周至2周，重者可达3周以上。一般痉挛期约持续4～5周左右。

本期除咳嗽外，中枢神经系统、心血管系统和肺脏均有变化。①呼吸系统之变化，其他期初期，叩诊、听诊无特殊变化。痉挛期时，发生气管炎，临床上听诊出现干性啰音和少许中等以上湿性啰音，部分患儿由于出现肺气肿，叩诊可呈鼓音。X光所见，肺野透明度增加，膈肌穹隆部平坦，伴有肺气肿相，肺门纹理增强，具有网状或蜂窝状较粗之阴影。除肺气肿外可有纵隔气肿及颈部皮下气肿。也可出现肺不张，以右侧肺上中叶，左侧下叶为多见，也为合并肺炎之基础。②心血管系统之变化，部分病人外观颜面浮肿，唇紫绀，皮肤发紫，四肢出现紫绀及浮肿，血压一般升高，心右界增大，血流速度减慢及毛细血管通透性受损，处于痉挛状态，溢血因此而起。③神经系统之变化，百日咳的咳嗽发作不一定因毒素和细菌引起，也可因非特异性刺激引起。如以玩具、动作等诱导病儿时，能使病儿大脑皮层之兴奋灶转移，可抑制咳嗽的发生。④消化系统之变化，以腹泻、呕吐较多见，严重者，则易发生营养不良，手足搐搦症，剧咳时可引起血压升高，可引起疝气及脱肛。检查口腔时，在已出牙之患儿可发现舌系带溃疡。

3. 恢复期　由第二期终止至完全不咳为止，阵发性咳嗽的发作次数逐渐减少，持续时间也缩短，咳后回声也日见消失，而回复到普通支气管炎咳嗽的情况。此期约持续两三周，但亦能迁延不愈持续到半年以上，尤其在不断的患感冒或支气管炎时，仍可以有典型的阵咳，这种间发性疾患可能促使主要的症状重新出现（特殊的痉挛性鸟啼声咳嗽）。这是一种假性复发，因为此时机体内已无百日咳杆菌存在，血液方面也失去了百日咳特有的变化，乃是一种痕迹反射。

（二）窒息型

新生儿以及 6 个月以下之小儿，患百日咳时，缺乏上述典型之三个过程，通常其他期缩短，有时甚至无其他期的表现，在阵咳发作时，而无特殊之痉挛咳嗽，咳嗽的动作快，间歇短，往往在几声短促而声小的咳嗽后，出现呼吸停止，有时一昼夜发生 20～30 次，时间不一，数秒至数分钟。第一次呼吸暂停，病儿可自行缓解，后随病情之发展，暂时性呼吸停止之时间延长，次数也在逐渐增多，越年小之婴儿常在每次咳嗽后即出现窒息，喉头壅痰，若不能及时吸痰并施行人工呼吸，往往会有死亡的危险，若呼吸停止之同时，伴发全身强直性痉挛和肺炎者，则使病情更加恶化。人工呼吸下窒息时间可长达 40min 之久，积极抢救自主呼吸多数仍能恢复。

肺部的变化与年长儿不同，乳儿主要侵犯毛细支气管，X 线上肺纹理增粗，见有三角形阴影，1 岁以下的小儿，肺气肿征明显，肺泡间质变化显著，X 线上透明度增加，呈网状阴影，融合性肺炎多见于幼儿。

二、并发症

1. 肺炎　多发生于痉咳期，其病程之第三、四、五周，以年龄幼小和身体瘦弱的患儿居多。肺炎发生时，有不规则之发热，表现颜面青绀者，也以年龄小者为明显，肺炎越严重，阵咳次数越少，越不典型；当肺炎症状消失时，阵咳次数反而增多。白细胞计数，以淋巴细胞所占之百分数不增高为多见，病理以间质性肺炎为多见，或呈小局灶性肺炎或融合性肺炎的过程。胸膜也可能发生病变，年幼儿发生脓性胸膜炎，年长儿多出现叶间胸膜炎。

2. 气胸及皮下气肿　百日咳患儿多有轻重不同之肺气肿，当肺内压力继续增大，发生破裂时，则有空气溢出肺脏而停留在胸膜腔里，发生气胸或纵隔气肿，因而肺部受压而萎缩，患者表现气急，当气体流到皮下时出现皮下气肿，多由颈部开始，严重者蔓延至颈部、鼠蹊部，检查由于皮下积气的游动，触摸时有“踏雪”感，若在胸部听诊时误认为水泡音。气胸和皮下气肿一部分患者可自然吸收痊愈，当积气过多时，可影响心脏甚至死亡。此外尚能留下发生引起支气管哮喘和支气管扩张症的后患。

3. 百日咳脑病　表现高热、抽搐、意识障碍、瘫痪、异常动作，多见于患重型百日咳并发肺炎的年幼儿，表现阵挛性，或阵挛强直性癫痫状抽搐，而局限在身体一侧或一肢的较少见，两次惊厥期之间，有多数患儿虽然一切恢复正常，但神志不清，呼吸节律不齐，甚至频繁呕吐，神经反射异常，瞳孔肌和眼球活动发生病变的也不少。甚至在抽搐后，留下肢体不同的瘫痪状态，这种危险的抽搐一天可重复数次，有时因窒息而死亡。其发生之机制可能是脑血循环障碍、脑出血、炎症变化、代谢异常、呼吸性碱中毒等几个因素综合作用的结果。

4. 中耳炎　化脓性中耳炎也为常见之并发症，症状不甚严重，应注意检查，及时发现，给予适当处理，很易痊愈。

【实验室检查】

一、血常规

白细胞总数和淋巴细胞的百分比虽在其他期中已开始上升,平均白细胞总数约在 $20 \times 10^9/L$ 左右,但升至有诊断价值时,往往已到痉挛期,因而用来作早期诊断有局限性。

二、细菌培养

用薄-姜氏培养基,可采用以下两种方法。

1. 咳碟法 患儿自动或诱发咳嗽时,用 B-G 培养基平碟暴露于离患儿口部 6~8cm 处,直对口部同时做小小的四方摆动,约 10s 即可,1 次可多放几个咳碟,其阳性率会更高。

2. 深部咽拭培养 上海报道,以鼻咽拭子培养,阳性率高达 90% 以上,鼻咽拭子必须确实插入鼻咽,留至 30~60s,等待患儿咳嗽后取出,立即大量抹在培养基上。不再用铂环画线分布,这些操作必须在清洁无尘土飞扬的室内进行。

上述两种方法皆应注意培养基免受其他细菌和空气的污染,培养基内,最好含有 0.35U/ml 的青霉素。培养工作,愈早施行其阳性率也愈高,发病第一周阳性率可达 59%~98%,第二周为 53%~79%,第四周不足 45%。依靠细菌培养,目前尚不能达到满意之效果。咳碟法也存在一定的缺点,如 1 岁以下婴儿与病程早期中不易获得成功,尤其杂菌多也影响阳性率。

三、鼻、咽部涂片荧光抗体染色早期诊断百日咳

与荧光素(异硫氰基荧光黄)结合的抗血清,能特异性地与相应抗原相结合,因而使该抗原具有荧光,借荧光显微镜而被检出,所需时间短,数小时即可作出鉴定。要求:①所用荧光血清必须与其他抗原无交叉反应;②要熟悉病原菌的形态特征,而且要熟悉引起此种传染病可能有哪些细菌。

四、血清学检查

留急性期和恢复期双份血清用凝集试验或补体结合试验方法测特异性抗体。ELISA 法可测 IgM、IgG、IgA 抗体作为早期诊断的依据。

五、分子生物学检测

用 PCR 检测患儿鼻咽分泌物有百日咳杆菌 DNA,具有快速敏感特异的价值。

六、嘌呤环化酶(AC)活性检测

其优点是快速、阳性率高,早期诊断有较大前途。

【诊断与鉴别诊断】

一、诊断要点

1. 流行病学资料 本病早期缺乏特征性症状和体征,故对有咳嗽的儿童要注意询问当地百日咳流行情况,百日咳接触史,预防接种史等,有助于百日咳的诊断。

2. 临床表现 典型的阵发性痉挛性咳嗽和鸡鸣样吸气吼声，面目浮肿，舌系带溃疡。对感冒症状减轻或消退后咳嗽反而加剧，尤以夜间为甚，又无明显肺部体征者应考虑百日咳诊断。

3. 实验室检查 此时若有外周血白细胞计数及分类淋巴细胞明显增高，细菌检查或免疫学检查阳性，则可作出诊断。

二、鉴别诊断

1. 急性支气管炎和肺炎 由乙型流感杆菌、腺病毒、呼吸道合胞病毒、副流感病毒等引起的支气管炎，在起病数日后即可发生剧烈咳嗽及痉咳，但痉咳后无鸡鸣样吼声，无夜间加重，全身感染中毒症状较重，肺部常有固定音，白细胞计数正常或偏高。经适当治疗后，症状在短期内即可减轻或消失。

2. 支气管淋巴结结核 肿大的肺门淋巴结压迫气管、支气管，或侵蚀支气管壁，可引起痉挛性咳嗽，但无鸡鸣样回声、无日轻夜重现象。可根据结核病中毒症状、结核菌素试验、肺部 X 线改变等做出诊断。

3. 气管支气管异物 可突然发生阵发性痉咳，有异物吸入史，白细胞不增高，X 线可见节段性肺不张，做支气管镜检查可发现异物。

4. 百日咳综合征 在普遍进行百日咳预防免疫的人群中，仍可有散发的类似"百日咳"病例出现。常分离出腺病毒、其他呼吸道病毒、肺炎支原体和副百日咳杆菌等，而无百日咳杆菌。其临床症状、肺部 X 线表现和血象所见，与典型百日咳有相似之处，需靠病原学检查鉴别。衣原体感染可有类似百日咳样咳嗽，但无鸡鸣样回声。副百日咳杆菌引起者症状轻，病程短。

【治疗】

一、治疗原则

百日咳的治疗应强调早期进行，治疗的关键是消灭病原菌。正确使用抗菌药物，辅以合理辨证论治，可控制症状，防治并发症，甚至可缩短病程。

二、治疗方法

（一）一般治疗

按呼吸道传染病隔离，保持室内安静、空气新鲜、温度适当，注意避免诱发患儿痉咳的因素，进食营养丰富，易于消化的食物，注意补充各种维生素和钙剂。镇静剂能减少患儿因恐惧、忧虑、烦躁而诱发的痉咳，同时保证睡眠，可服用异丙嗪（非那根）每次 1m/kg、苯巴比妥等。咳嗽剧烈可用镇咳药，若痰液粘稠可用雾化吸人。如惊厥时用安定、复方氯丙嗪或苯巴比妥等药物止惊。小婴儿痉咳严重时应有专人守护。发生窒息时及时吸痰或作人工呼吸和给氧，如发生脑水肿，及时进行脱水治疗，防止脑疝出现。

（二）抗菌治疗

其他期应用抗生素可以减轻甚至不发生痉咳，进入痉咳期后应用，则不能缩短百日咳的临床过程。但可以缩短排菌期及预防继发感染，首选红霉素，百日咳杆菌对红霉素敏感，能渗进呼吸道分泌物中达到有效浓度，剂量：每日 30～50mg/kg，口服或静脉滴注。7～14 为一疗程。近年一些新的大环内酯抗生素如罗红霉素每日 5～10mg/kg，分 2 次口服，7～10 天为一疗程。阿奇霉素每日 10mg/kg，一次顿服，3 天为一疗程。后两者具有抗菌作用强，胃肠道反应较少等优点，可酌情选用。氨苄青霉素临床疗效差，氯霉素，虽有较好疗效，但偶可引起粒细胞减少。

（三）并发症治疗

合并支气管炎或肺炎时给予抗生素治疗，单纯肺不张可采取体位引流、吸痰、肺部理疗等，必要时用支气管镜排除局部堵塞的分泌物。合并脑病时可用复方氯丙嗪或苯巴比妥钠抗惊厥治疗。出现脑水肿可用 20% 甘露醇，每次 1g/kg 静脉注射，必要时尚可用地塞米松静脉滴注。免疫球蛋白可用于脑病患儿，亦可使痉咳减轻，内含高价抗毒素及特异免疫球蛋白，用量 15ml/kg，静脉注射，72 小时内见效。

（四）辨证论治

根据本病由表及里，痰浊恋肺，耗阴伤气的病理特点，临床可分如下三期论治。

1. 初咳期　约 1～2 周，咳嗽初起，证候与感冒相似，又可分为以下几种证型。

（1）风热犯肺

主症：咳嗽，喷嚏，流涕，或发热等伤风感冒症状，二三日后咳嗽日甚，痰稀白，量不多，或痰稠不易咯出，咳嗽阵作，咳停后喉间声响如鸡鸣，痰黏稠，夜间咳甚，口渴，舌尖红，舌苔薄白或薄黄，脉浮数，小儿见指纹色紫。

治则：疏风清热，宣肺止咳。

方药：桑菊饮加减。

组成：桑叶 9g　菊花 9g　连翘 12g　薄荷 4g（后下）　杏仁 9g　桔梗 6g　芦根24g　生甘草 3g

加减：若痰稠难咯，加贝母、瓜蒌；咳呕并作，加枇杷叶、竹茹；热偏重咳嗽甚者，则予麻杏石甘汤加味（麻黄、杏仁、生石膏、生甘草、百部、天竺黄）。

（2）风寒袭肺

主症：恶寒重，发热轻，咳嗽剧作，咳声重浊，鼻流清涕，喉中声作如鸡鸣，夜间为甚，痰白清稀，面白唇淡，舌苔薄白，脉浮紧，小儿见指纹淡红。

治则：疏风散寒，温肺化痰。

方药：金沸草散加减。

组成：金沸草 6g　旋覆花 10g　前胡 10g　川贝母 10g　制半夏 6g　荆芥 6g　百部6g　细辛 3g　甘草 3g　生姜 3 片

加减：若咳剧而喘，颜面浮肿者可加紫菀、葶苈子等；痰多者加白芥子、射干；清涕不止，加苍耳子、辛夷。

2. 痉咳期（痰热闭肺）　约 4～6 周，常于病后第二周开始，病程长短不一。

主症：阵发性痉挛性咳嗽持续，日轻夜重，咳时连声不已，咳至尾声伴有深吸气性鸡鸣样回声，痰多而黏，吐出痰涎及食物后，痉咳得以暂时缓解，咳甚时面红目赤，或见痰中带血，口干欲饮，痉咳反复发作，情绪激动或闻及刺激性气味易引起发作，轻症昼夜痉咳 5～6 次，重症多达 40～50 次，常伴有涕泪俱作，弯腰曲背，胁痛眼肿，甚则面红耳赤，或双目出血，或鼻血，或痰中带血，舌质红，舌苔黄腻，脉滑数。本期部分患儿可出现变证，突然神昏抽搐，牙关紧闭，喉中痰鸣或壮热持续，舌质红苔黄，脉滑数或弦数，或指纹紫滞。

治则：宣肺清热，止咳化痰佐以和胃降逆。

方药：桑白皮汤加减。

组成：桑白皮 12g　川贝母 9g　黄芩 9g　杏仁 12g　葶苈子 9g　冬瓜仁 12g　百部 12g　枳实 9g　青黛 9g　法半夏 6g　苏子 9g　黄连 6g　栀子 6g

加减：痉咳频作者，加僵蚕、蜈蚣解痉镇咳；呕吐者，加代赭石、枇杷叶、紫石英降逆止呕；呛咳少痰者，去黄芩，加北沙参、麦冬润肺止咳；咳血、衄血者，加白茅根、侧柏叶、三七凉血止血；目睛红赤者，加龙胆草清泻肝火；胁痛者，加柴胡、郁金、桃仁疏肝活血；痰中带血者加白茅根、侧柏叶；痰黏咯出不爽者加瓜蒌、胆南星；声嘶喉干者加木蝴蝶、胖大海等；婴儿发生神昏抽搐者，按惊风处理。

3. 恢复期　约 2~3 周，此期阵发性痉咳渐减轻，鸡鸣样回声渐消失，临床又可分为以下几型。

（1）脾肺气虚

主症：阵发性咳嗽逐渐减轻，咳声低弱，痰稀色白，气短声怯，神倦乏力，形体虚弱，纳差食少，面色淡白，自汗或盗汗，大便不实，舌淡苔薄白，脉沉细无力，小儿见指纹青淡。

治则：益气健脾，补肺止咳。

方药：人参五味子汤加减。

组成：党参 12g　白术 10g　茯苓 10g　五味子 8g　麦冬 8g　炙甘草 3g　生姜 3 片　大枣 7 枚

加减：若气短、自汗，加黄芪；久咳无力，加百部、紫菀；食少、便溏，加山药、白扁豆；痰多而稀，加干姜、细辛。

（2）肺阴亏虚

主症：神疲乏力，咳嗽次数减少，程度减轻，咳时呈干呛状，干咳少痰，伴低热，手足心热，两颧发红，夜卧不安，唇燥咽干，盗汗，舌质红苔薄净或光剥无苔，脉细数，小儿见指纹淡紫。

治则：滋阴润肺，清化痰热。

方药：沙参麦冬汤加减。

组成：沙参 10g　麦冬 10g　玉竹 9g　天花粉 9g　生甘草 3g　生白扁豆 9g　杏仁 6g　桔梗 3g　桑叶 6g　桔梗 6g

加减：若盗汗，加地骨皮、山茱萸；形瘦、气短，加西洋参。

（五）其他疗法

1. 针灸疗法

（1）取肺俞、定喘、丰隆、天突为主穴，配列缺、合谷、大椎，用平补平泻法，不留针，每日 1 次，7 次为 1 疗程，用于痉咳期。

（2）取穴尺泽、合谷，每日针刺 1 次，7 日为 1 疗程，有止咳化痰之功。

（3）刺四缝，每日 1 次，每次一侧手，交替针刺，7 次为 1 疗程，用于痉咳期。

2. 外治疗法

（1）紫皮大蒜5～7瓣，去皮，捣成蒜泥，敷贴涌泉穴，24h换药1次，连敷4～6次，用于初咳期、痉咳期。

（2）吴茱萸、葶苈子、甘遂、细辛各10g，共碾细末，入冰片1g调匀，取10g以鸡蛋清调成糊状，分3份，分别敷贴涌泉（双）、神阙穴，每日换药1次，用于痉咳期。

（3）用百部、黄连、白及、麻黄、矮地茶、甘草各90g，芦根180g，每500g药中加1500g麻油，煎后去渣，制成膏药，在天突、身柱、双侧库房等，每穴贴1张，4天更换1次。

3. 百日咳合剂（天津市传染病医院制剂）　根据实践研制而成，应用临床已三十多年，疗效良好。

（六）民间经验方

1. 紫菀散方　紫菀10g，款冬花10g，百部10g。每日1剂，水煎服，治疗百日咳寒热不明显者。

2. 四味百部饮　百部10g，浙贝母10g，沙参15g，前胡10g。每日1剂，水煎服，适用于百日咳痉咳期。

3. 百部单方　百部10～30g，水煎服，每日3次，连服7～10天。

4. 顿咳百龙汤（马莲湘教授经验）　炙百部9g，地龙6g，南沙参6g，北沙参6g，天门冬6g，麦冬6g，瓜蒌皮6g，鹅不食草6g，炙紫菀6g，化橘红6g，浙贝母9g。每日1剂，煎取2次，和匀约80～100ml，分4～5次服，润肺化痰，降逆镇咳，适用于百日咳痉咳期。

5. 肃肺鹭咳丸（赵心波教授经验）　百部12g，紫菀10g，杏仁10g，黄芩10g，桑白皮15g，桔梗6g，生石膏30g，白前10g，蒌仁10g，麻黄6g，法半夏6g，葶苈子10g。上药共研细末，炼蜜为丸，每丸重3g，1岁以内每次服半丸，1～3岁，每次服1丸，均每日2～3次，清肺止咳，适用于百日咳痰盛咳呛，气逆鼻衄，呕逆者。

6. 四味百部饮（赵清理教授经验）　百部6g，贝母4.5g，沙参9g，前胡4.5g，水煎取汁，溶入白糖适量服之，化痰止咳，适用于百日咳之发作期。

7. 咳而安（何世英教授经验）　款冬花4.7g，川贝母9g，知母6g，麦冬9g，玄参9g，天冬9g，野百合9g，甘草3g，牡丹皮4.7g，马兜铃4.7g，枇杷叶6g，北沙参9g。共为细末，炼蜜为丸，每丸重1.6g，每日总量1岁2丸，3岁4丸，6岁6丸，百日咳高潮期可加量0.5～1倍，减轻后再恢复一般用量，滋阴润肺，止嗽化痰，适用于百日咳属阴虚证者。

8. 紫菀丝瓜汤（朱进忠主任医师经验）　紫苏6g，姜半夏6g，陈皮6g，大黄1.5～3g，黄芩6g，薄荷6g，丝瓜络9g，杏仁6g，紫菀6g，百部12g。水煎服，润肺止咳，通腑泻热，适用于百日咳见久咳不止、腹胀便结者。

9. 蜈蚣百部散（蔡化理主任医师经验）　蜈蚣3条，百部10g，胆制僵蚕10g，麻黄6g，细辛3g，延胡索6g，甘草3g。共为细末，装瓶备用，1岁以下每次0.2～0.3g，1～3岁每次0.5～1.0g，3～6岁每次1.0～1.5g，依此类推，每日3次，每次不超过2.5g，温开水送服，温肺化痰，解痉止咳，适用于百日咳之痉挛性咳嗽。

10. 小陷胸汤加减（欧阳锜研究员经验）　黄连6g，姜半夏10g，瓜蒌30g，葶苈子

15g，白茅根30g，甘草10g。水煎服，清热泻火，宽膈祛痰，适用于百日咳属热痰互结者。

【预防】

本病在儿童中易造成流行发病，在儿童集体机构为消灭传染源，对疑似病儿及早作细菌学检查，同时予以隔离，直至排除百日咳为止。

（一）对接触者的检疫措施

在集体小儿机构中，一旦发生百日咳患儿，为及时防止蔓延，应采取下列隔离措施。

1. 健康儿检疫组　注意是否咳嗽，对曾作过百日咳预防接种者，可即注射1ml的百日咳疫苗，以刺激其特异性抗体之产生。

2. 百日咳患儿疗养组

3. 诊断未定的咳嗽患儿组　进行医学观察7天。

（二）自动免疫

1. 3个月以上至7岁以下易感儿童　可接种百日咳菌苗，共皮下注射3针：0.5ml、1.0ml、1.0ml，每针间隔7~10天，以后每1~2年加强注射1ml，免疫力维持1~2年。

2. 百日咳菌苗　白喉类毒素及破伤风类毒素的三联制剂（简称"白、百、破"）。其预防效果较单纯百日咳菌苗为佳。共皮下注射3针，每次0.5ml，每月1次，免疫力可维持2~5年，3岁时再作加强预防注射1次。

第十一节　猩红热

猩红热（scarlet fever）是由产红疹毒素（erythrogenic toxin）的A组乙型溶血性链球菌（roup A β–hemolytic streptococcus）引起的一种急性呼吸道传染病。本病冬春季多见，儿童居多。典型患者的主要临床特征为高热、咽峡炎、全身弥漫性鲜红色细小皮疹和疹退后皮肤脱屑等。少数患者于病后2~3周发生变态反应性心、肾、关节等的并发症。

本病属中医"温病"范畴，称为"烂喉痧"、"烂喉丹痧"；因其发生有一定的时令季节性，多在冬春暴暖之时暴发，所以又名"时喉痧"；因本病传染性强，往往引起流行，故又有"疫喉痧"之称，除此之外还有"喉痧"、"阳毒"、"疫痧"、"痧疹"等名称。

中医学很早就有了类似本病的记载，早在《金匮要略》及《伤寒准绳》就称之为"阳毒"，似为本病的最早描述。如东汉·张仲景在《金匮要略》中云："阳毒之为病，面赤斑斑如锦纹，咽喉痛，唾脓血……"其证与本病极为相似。隋代巢元方《诸病源候论·伤寒斑疮候》指出："伤寒病……热毒乘虚出于皮肤，所以发斑疮隐疹如锦文，重者喉口身体皆成疮也。"此论述与本病较接近，但因缺乏系统全面的阐释而难以确认。《诸病源候论·丹候》所载"丹毒，人身体忽然焮赤，如丹涂之状"和《诸病源候论·时气阴阳毒候》所载"若病身重腰脊痛，烦闷，面赤斑出，咽喉痛，或下利狂走，此为阳毒"，症状叙述亦类似本病，且将其归于"时候痧"，指出其有一定的传染性，甚至能酿成流行。在医学史上，有关本病的明确记载是在清代叶天士医案中所载，且在《临证指南医案·卷五·疫门》记录了治疗以咽痛、痧疹为主证的病案，其表现酷似本病，可以认为是本病首次较为可靠的病例记录。清代顾玉峰《痧喉秘阐介》谓丹痧乃"热淫浮越者是也，其琐碎小粒者为痧，痧者沙也……其痧如云头突起者为丹，丹者丹也。"清代金葆三在《烂喉丹痧辑要》中进一步记载有"烂喉痧"一证："于冬春之际，不分老幼，遍相传染，发则壮热烦渴，丹密肌红，宛如锦纹，咽喉肿烂，一团火热内炽……孰知初起之时，频进解肌散表，温毒外达，多有生者。"对本病的发病特点、发病季节、年龄、证候、治法等作了详尽论述。清代陈耕道《疫痧草》说："疫痧之毒，有感染，有传染……口鼻吸受其毒而发者为感染，家有疫痧人，吸受病人之毒而发者为传染。"阐述了本病由疫毒时邪从口鼻吸入，聚于咽喉，当气候寒温失常，正虚邪实之时，疫毒迅速传变，而见高热、烦躁、神昏、全身出现猩红色皮疹等证。本病在清代中叶以后时有流行，因而当时的医家积累了丰富的临床经验，著有专书多种，对于烂喉痧的发生、病机、证治及防治经验等作了较为系统的论述，积累了丰富的经验。

【病原学】

本病的病原菌为乙型溶血性链球菌，也称化脓性链球菌，直径为 $0.5 \sim 2.0\mu m$，革兰染色阳性。该菌对热及干燥抵抗力不强，56℃30 分钟及一般消毒剂均能将其杀灭，但在痰液和脓液中可生存数周。刚从体内检出时常有荚膜，无鞭毛、芽胞，易含血的培养基上生长，并产生完全（β 型）溶血。按该细菌细胞壁表面的所含的抗原不同，可分为 A~U（无 I、J）19 组，猩红热主要由 A 组引起。已知该细菌有 M、R、T、S 四种表面抗原，与痢疾有关的主要为 M 蛋白。M 蛋白是细菌的菌体成分，对中性粒细胞和血小板都有免疫毒性作用。而脂壁酸对生物膜有较高的亲和力，有助于链球菌黏附于人的上皮细胞。

乙型溶血性链球菌的致病力来源于细菌本身及其产生的毒素和蛋白酶类。细菌产生的毒素有：①致热性外毒素，即红疹毒素，链球菌能产生 A、B、C、D4 种抗原性不同的致热性外毒素，其抗议体无交叉保护力，均能致发热和猩红热皮疹，并以抑制吞噬系统和 T 细胞的功能，触发 Schwartzman 反应；②链球菌溶血素有溶解红细胞、杀伤白细胞、血小板以及损伤心脏的作用，可分为 O 和 S 两种溶血素。

乙型溶血性链球菌的生物蛋白酶有：①链激酶，可溶解血块并阻止血浆凝固；②透明质酸酶，能溶解组织间的透明质酸，最终有得于细菌在组织内扩散；③链道酶，又称为脱氧核糖核酸酶（DNase），能裂解具有高黏稠度的 DNA，从而破坏宿主的组织和细胞，④烟酰胺腺嘌呤二核苷酸酶，可损害含有这种成分的组织和细胞，⑤血清混浊因子，是一种 a 脂蛋白酶，可使马血清混浊，对机体产生特异性非特异性免疫反应有抑制作用，有利于细菌的感染和扩散。

【流行病学】

一、传染源

主要是猩红热患者和咽部带菌者。自发病前 1 天至疾病高峰期传染性最强。乙型溶血性链球菌引起的咽峡炎，排菌量大且不被隔离，通过呼吸道飞沫传播是重要的传染源。偶有病人通过物品及食品而感染。

二、传播途径

主要通过空气飞沫传播。亦可经皮肤伤口或产道等处感染，后者称"外科型猩红热"或"产科型猩红热"。由于本菌不耐干燥，污染用物引起的间接传播的可能性很小。

三、人群易感性

由于目前对本病无有效的干预措施，人群对猩红热普遍易感，其发病水平呈一种自然流行状况。患猩红热后可产生对红疹毒素的免疫力，且较持久，但抗菌免疫有型之间的特异性，且型间多无交叉免疫，再感染 A 群链球菌可不发疹，而仍可引起咽峡炎。由于红疹毒素有 5 种血清型，其间无交叉免疫，而且近年猩红热轻型较多，早期应用抗生素使病后免疫不充分，故患猩红热后仍可再发病。

四、流行特征

全年均可发病，以温带、冬春季节发病较多，北方多于南方。5 ~ 15 岁儿童为好发年龄，1 岁以下及 50 岁以上少见。特别易发于托幼机构和小学校。近年来，轻症病人较多，重症病人已少见。

【病因病机】

一、中医病因病机

中医认为，本病乃感受痧毒疫疠之邪，从口鼻而入，蕴于肺胃而致。气候寒温失调，人体正气亏虚则是本病的诱发原因。具体讲本病多发于冬春季节，丁甘仁说："因此证发于夏秋者少，冬春者多。乃冬不藏精，冬应寒而反温，春犹寒禁，春应温而反冷，《内经》所谓非其时而有其气，酿成疫疠之邪也。邪从口鼻入肺胃，咽喉为肺胃之门户，暴寒束于外，疫毒郁于内，蒸腾肺胃两经，厥少之火，乘势上亢，于是发为烂喉丹痧。"烂喉丹痧是因疫疠之邪所致，但冬应寒而反温，春应温而反冷，即非时而有其气，这种气候的反常变化均与本病的发生有关，这同样也是烂喉痧多发于冬春季的原因，而且往往造成流行传染。若人体正气亏虚，不能抗邪，即感受毒邪发而为病。如陈耕道《疫痧草·辨论疫毒感染》说："其人正气适亏，口鼻吸受其毒而发者为感发，家有疫痧人，吸受病人之毒而发者为传染，所自虽殊，其毒则一也。"此外，平素阴虚内热之体，或小儿气血未充，易感邪而发病。

疫疠时邪自口鼻而入，初起袭于肌表，伤于肺卫，出现发热憎寒、咳嗽、咽痛、头痛等邪在卫表之证。热毒进一步内犯肺胃，郁而化火。咽喉为肺胃之门户，毒火上熏咽喉，而致咽喉红肿疼痛，溃烂起腐，所谓"热盛则肿，毒盛则烂"。肺主皮毛，胃主肌肉，痧毒之邪蕴结于肺胃，外窜肌肤，发为丹痧，密布肌表，宛如锦纹。舌为心之苗，邪毒内灼，心火上炎，灼津耗血，则舌生芒刺，舌光无苔，状如草莓，故有"草莓舌"之称。

邪毒进一步化火入里，传入气营，或内逼营血，痧疹色泽转红紫或见瘀点，壮热烦渴、神昏谵语、舌紫绛等。痧毒疫疠之邪，以外透为顺，内陷为逆。感邪较轻者，正气能抗邪外出，则邪在肺胃而外解；若邪毒炽盛，或正气素亏者，则邪毒不仅可内陷营血，出现气营（血）两燔的重证，而且可迅速内陷厥阴，使心火内炽，肝风内动，风火相煽，出现高热、神昏、惊厥之证。血热甚者，可致血热妄行，而出现皮疹紫红或瘀点，甚至出现内闭外脱而死亡。《疫痧草·辨论疫邪所由来》云："疫毒直干肺脏，而喉烂气秽，盛者直陷心包，怕神昏不救，瞬息之间，人命遂夭殂。"

病之后期，邪消热退，常见肺胃津亏之证，多有全身乏力，气短，咽干口渴，肌肤干燥脱屑。亦有少数患者，出于余毒留恋不去而变生其他疾患，如流窜关节而致痹证，舍于心脉而为胸痹心悸，舍于肾而致水道不利而为水肿，聚于肺则为咳喘，壅于肌肤而变生疮毒肿疡等。总的来讲，本病的病机特点主要为邪犯肺胃，外透肌表，内燔营血，伤阴耗血，病位主要在肺、胃，病性属热。

二、西医发病机制和病理

乙型溶血性链球菌的致病力来源于细菌本身及其产生的毒素和蛋白酶类。细菌本身的M蛋白和细菌荚膜能抵抗机体吞噬细胞的作用，在链激酶、透明质酸酶等作用下使炎症扩散并引起组织坏死。产生的毒素包括致热性外毒素（即红疹毒素）和溶血素：前者能致发热、使皮肤血管充血水肿、上皮细胞增殖，白细胞浸润，形成猩红热样皮疹；红疹毒素除了与各种免疫反应及细胞反应有关外，还能通过增强机体对链球菌各种产物的超敏反应引起致热反应及皮肤红斑反应。溶血素有溶解红细胞、杀伤白细胞、血小板以及损伤心脏等。而毒素入血后，引起全身毒血症表现，如发热、头晕、头痛等。产生的蛋白酶类包括链激酶、透明质酸酶、链道酶、菸酰胺腺嘌呤二核苷酸酶以及血清混浊因子，致使宿主组织和细胞破坏、炎症扩散并引起组织坏死。A族链球菌有超过100种M蛋白血清型，机体感染后产生的抗M蛋白抗体只可以抵抗同型细菌的再次感染，机体感染后获得的抗菌免疫每个血清型之间没有交叉免疫性，因此儿童可能多次发生猩红热。

【病理改变】

病原体侵入机体后，通过产生和释放的毒素和酶类等多种致病因子的协同作用，导致三种病变。

1. 化脓性病变　A组链球菌感染机体后主要通过细胞壁的脂壁酸附着到宿主细胞上，因其M蛋白的抗吞噬作用而迅速繁殖，并产生溶血素、外毒素，使宿主细胞死亡，并通过破坏机体组织的防卫屏障，使感染得以扩散，引起化脓性改变。

2. 中毒性病变　为毒素入血后引起的全身毒血症表现。皮肤：引起皮肤血管充血、水肿、上皮细胞增殖，白细胞浸润，以毛囊周围最为明显，形成典型的猩红热样皮疹，最后表皮死亡脱落，形成"脱屑"。黏膜：亦可见出血，形成"内疹"。肝、脾、淋巴结：可见间质血管周围有单核细胞浸润及不同程度的充血、脂肪变性。心肌：可有混浊肿胀和变性，重者可坏死。肾脏呈间质性炎症。

3. 变态反应性病变　主要表现为心、肾及关节滑膜囊浆液性炎症，原因可能与A组溶血性链球菌某些型与受感染者心肌、肾小球基底膜或关节滑膜的抗原产生交叉免疫反应，也可能是形成了抗原抗体复合物沉积在上述部位而致免疫损伤。

【临床表现】

本病潜伏期通常1~7天，平均2~5天。临床可见典型患者和非典型患者。典型病例起病急骤，并具有发热、咽峡炎和全身弥漫性皮疹三大猩红热特征性表现。

一、典型猩红热

病程可分以下三期。

（一）发热期

典型病例起病急，从发热至出红疹的时间数小时至1.5天，有发热、头痛、咽痛、纳差等全身不适症状。体温一般38～39℃，重型可达40℃以上。年长儿及成年人常有寒战，幼儿高热时可出现惊厥。咽痛明显时致厌食。咽部及扁桃体充血及炎症明显，有时局部可见黄色或白色化脓性渗出物，但易被拭去。上腭黏膜充血及轻度肿胀，病初可见红色小点或出血点，称"黏膜疹"。于发疹同时口腔黏膜充血，舌乳头肿胀，舌质红，覆白苔，初期为"草莓舌"，此为猩红热的早期特征，2～3天后舌苔脱落，形成"杨梅舌"。颈前及颌下淋巴结常肿大。

（二）出疹期

皮疹是本病的重要体征，见于全身中毒症状最为明显的时期。此期表现以下两大特点。

1. 咽峡炎　表现为咽部疼痛，吞咽时疼痛尤甚。体检可见咽部充血，扁桃体肿大，并覆盖有脓性分泌物；颚部可见充血或出血性黏膜疹；颌下淋巴结肿大疼痛。

2. 皮疹　其特征如下：

（1）出疹时间　多在发病后1～2天内出血。

（2）出疹顺序　始于耳后、颈部和上胸部，24小时内蔓延至全身。

（3）形态特征　典型皮疹是在全身弥漫性充血潮红的基础上，散布着针尖大小、密集而均匀的点状充血性斑丘疹，触摸有沙粒感。皮疹多于48小时达高峰。

（4）伴随表现　①出疹的同时出现舌乳头肿胀、舌被白苔，肿胀的舌乳头凸起覆以白苔的舌面，称"草莓舌"；2～3日后舌苔脱落，舌面光滑呈绛红色，舌乳头突起，称"杨梅舌"。②颜面部仅有充血而无皮疹，口鼻周围充血不明显，与面部充血形成反差，称为"口周苍白圈"。③皮肤皱褶处，皮疹密集，常因压迫摩擦引起出血，形成紫红色线条，称"帕氏线"。

此期，全身中毒症状明显，未经抗菌治疗的病例，平均1周左右退热而进入恢复期。

（三）恢复期

病程1周末开始脱屑及脱皮，此为猩红热恢复期特征。首先面颈部出现脱屑，渐波及躯干和四肢，呈片状脱皮，手掌、足底可呈手套及袜套状脱皮，约2周脱完。重型患者有时可脱屑、脱皮数次，持续4周。

二、非典型猩红热

临床可分以下四型。

1. 轻型　为最常见的类型。临床表现为轻至中度发热，咽峡炎轻微，皮疹少仅见于躯干部，疹退后脱屑不明显，病程短，但仍有发生变态反应并发症的可能，应予以注意。

2. 重型（中毒型）　中毒症状明显，高热、头痛、剧烈呕吐，甚至神志不清，可出现中毒性心肌炎、中毒性肝炎、中毒性休克等。咽峡炎不重，但皮疹明显，可为出血性。一旦发生休克，皮疹则变得隐约可见。病死率高，近年少见。

3. 脓毒型　罕见。咽部明显的化脓性炎症、坏死、溃疡、渗出物多，往往形成化脓性假膜；常波及临近组织，形成化脓性中耳炎、鼻窦炎、乳突炎及颈淋巴结炎，甚至颈部软组织炎；也可侵入血循环引起败血症和迁徙性化脓病灶。见于营养不良的儿童，目前少见。

4. 外科型或产科型　病原菌经伤口或产道侵入而致病，咽峡炎缺如，皮疹始于伤口或产道周围，然后波及全身，中毒症状较轻，预后较好，不须要隔离。

三、并发症

1. 化脓性并发症　由细菌直接侵入邻近组织和器官所致，如中耳炎、颈淋巴结炎、鼻窦炎、支气管肺炎等。

2. 中毒性并发症　由细菌毒素及各种生物因子引起，常发生于疾病早期，多为一过性，预后良好。如中毒性心肌炎、心包炎、关节炎等。

3. 变态反应性并发症　主要有风湿热、急性肾小球肾炎和关节滑膜炎等，常发生于病程的 2 ~ 4 周，多能自愈，预后良好。

【实验室检查】

一、血常规

白细胞总数升高，可达（10 ~ 20）×10⁹/L，中性粒细胞增高可达80%以上，胞浆内可见中毒颗粒，出疹后嗜酸性粒细胞增多，可占 5% ~ 10%。病程 2 周血清抗 O 效价升高。

二、尿液检查

单纯猩红热，尿中可有一过性少量蛋白；并发肾炎时，尿蛋白明显增加，并出现红、白细胞及管型。

三、病原学检查

咽拭子或伤口培养出 A 组乙型溶血性链球菌。在猩红热病程早期阳性率即相当高，对皮疹不太明显或典型的病例尤具诊断价值。有 10% 的患儿培养阴性，再次培养又有一部分可获阳性结果。

四、免疫学检测

急性期咽拭涂片用乳胶凝集法快速测抗原阳性。

1. C 反应蛋白测定　常在发病第三天升高，持续 1 个多月。

2. A 组溶血性链球菌糖类抗原试验

3. 红疹毒素试验　皮内注射 1 个皮肤单位的红疹毒素，24 小时后发红，直径超过 10mm 者为阳性，表示为无抗毒素免疫力而易感。

4. 抗链球菌抗体检查　但无临床早期诊断价值，一般要在发病后 7 天后才有可能转为阳性。

【诊断与鉴别诊断】

一、诊断要点

1. 流行病学资料 注意发病季节、发病年龄及猩红热或咽峡炎患者的接触史有助于诊断。

2. 临床表现 具有突起发热、咽峡炎和典型的皮疹三大主要特征。出疹期间伴随出现的草莓舌、口周苍白圈、帕氏线。疾病后期皮肤脱屑等。

3. 实验室检查 分泌物培养分离出 A 组溶血性链球菌或免疫荧光法检测证实上述细菌的存在为确诊的主要依据。抗链球菌"0"溶血素及多价红疹毒素退色试验有参考价值。

二、鉴别诊断

1. 其他咽峡炎 其他化脓菌引起的咽峡炎临床无法与出疹前猩红热鉴别,须靠咽培养确诊。发病 2 天后除金黄色葡萄球菌可与猩红热一样有皮疹外,一般化脓菌感染无猩红热样皮疹。

2. 白喉 咽白喉起病相对比猩红热缓慢,咽痛亦较轻,其伪膜与基底紧密粘连,咽涂片与培养为白喉棒状杆菌。白喉无皮疹。

3. 金黄色葡萄球菌感染 某些金黄色葡萄球菌菌株也可产生红疹毒素而引起猩红热样皮疹。与猩红热的鉴别点有:金黄色葡萄球菌感染皮疹多在起病 3~5 天开始,持续时间短,消退较快;无皮肤脱屑;全身中毒症状重,皮疹消退后全身症状不减;查体常有局部或迁徙性感染灶;病灶分泌物可培养出金黄色葡萄球菌。

4. 病毒感染 有些病毒感染可引起高热、咽峡充血及猩红热样皮疹,如柯萨奇病毒感染可引起发热、咽炎及皮疹等等。对此类疾病须根据病史详细观察皮疹特点,进行血常规白细胞计数和分类,以及作咽拭子培养进行鉴别。

5. 猩红热样药疹 服用颠茄类过量,莨菪碱类制剂、氨基比林、苯巴比妥、氨苄西林类、头孢菌素类等药物有时可发生猩红热样皮疹,可根据出疹前有服药史、皮疹分布不均匀等诊断为药疹。

6. 痱子 盛夏痱子弥漫分布于躯干、四肢、背胸部,颇似轻度猩红热。但痱子顶尖呈细小疱状,痒感明显,且无发热及全身症状。

7. 缓症链球菌感染(链球菌中毒性休克综合征) 20 世纪 90 年代初,江苏海安地区报道数千例类猩红热暴发流行,经鉴定为缓症链球菌(属于溶血性草绿色链球菌)感染。以中青年为主,表现常较重,全身中毒症状严重,高热、中毒性胃肠炎及中毒性休克,软组织感染显著,多脏器受损,可有肝、肾损害,可有猩红热样皮疹及脱皮,咽峡炎不明显。须细菌培养方能鉴别。在国外,溶血性草绿色链球菌引起的链球菌中毒性休克综合征罕见,均发生于有肿瘤、器官移植、免疫缺陷等严重基础疾病的败血症患者。

【治疗】

一、治疗原则

西医治疗,以抗感染为主,辅以全身及对症支持疗法。早期应用足量和足够疗程的敏感抗生素可缩短病程，减少并发症，是保证疗效的关键。中医治疗以清泻热毒为主。本病初起，邪在肺胃，治宜辛凉清解，以透邪外出。病邪入里后，依据临床表现的不同分别采用清热解毒、苦寒泻下、清营凉血、清气凉营等不同治法。后期则以清营养阴为主。

二、治疗方法

（一）一般治疗

轻型及典型病例可在家中卧床休息及接受治疗，勿外出，以免传染他人。进行呼吸道隔离，直至咽拭子培养阴性或隔离 7 天为止。居室注意通风及空气新鲜。咽峡炎及扁桃体炎每天 3 次用温盐水或温开水漱口。饮食以半流质易消化的食物为宜。皮疹瘙痒明显者可用炉甘石洗剂涂擦，注意皮肤清洁卫生。

（二）病原治疗

青霉素 G 钾或钠盐为首选药。青霉素有迅速消灭溶血性链球菌的作用。迄今为止，溶血性链球菌对青霉素耐药率仍低于 4%。用药前必须先作咽培养及细菌敏感试验，以作为日后确诊或调整用药的依据。成人每次 60 万～80 万 U，每日 2～3 次，小儿每天 2 万～3 万 U/kg，分 2～4 次肌注或静脉点滴，疗程 5～7 天。停药 3 天后再作咽拭子培养以明确是否彻底消灭咽部潜在的病原菌。若仍有病原菌潜伏形成带菌者，应按药敏试验结果再用药。对青霉素过敏者可用红霉素、洁霉素、头孢菌素、利福平治疗。重型猩红热应住院治疗，予以静脉补液及静脉应用抗菌药物，注意急性期并发症出现，及时采取相应措施。

（三）特异性免疫球蛋白应用

近年来应用特异性免疫球蛋白或静脉应用人血丙种球蛋白预防及治疗溶血性链球菌感染，对新生儿、婴幼儿及免疫功能低下者有一定疗效。

（四）并发症的治疗

化脓性病灶发生在青霉素的治疗前，可加大青霉素的剂量，若发生在青霉素治疗后，则应考虑改用其他抗生素。并发风湿热者可抗风湿治疗，并发肾小球肾炎和关节炎可予相应治疗。

（五）辨证论治

1. 邪侵肺卫

主症：突然起病，恶寒发热，无汗，头痛，四肢酸楚，周身不适，口微渴，咽部红肿疼痛，常影响吞咽，上有白腐糜烂，上腭有粟粒样红疹，皮肤潮红，可见隐约细小红点状如锦纹，不及一日，由耳后、颈部开始出现鲜红痧点，并向胸背、四肢等全身播散，很快遍及全身，舌红、苔薄白或薄黄，脉浮数有力，本证见于前驱期。

治则：辛凉宣透，清热利咽。

方药：清咽栀豉汤（《疫喉浅论》）。

组成：生山栀 10g　香豆豉 10g　金银花 10g　苏薄荷 3g　牛蒡子 9g　粉甘草 3g　蝉蜕 3g　白僵蚕 6g　水牛角 15g（磨冲）　连翘壳 10g　苦桔梗 5g　马勃 4g　芦根 15g　灯芯 2g　淡竹叶 3g

加减：初起咽喉红肿而未糜烂者，可局部外用玉钥匙（焰硝、硼砂、冰片、僵蚕

《三因极一病证方论》），上为末，研匀，以竹管吹半钱许入喉中。表郁较重，可酌情加入荆芥、防风等以辛散表邪，表解即撤去；乳蛾红肿者，加土牛膝根、板蓝根清咽解毒；颈部疫核肿痛者，加夏枯草、紫花地丁清热软坚化痰；汗出不畅者，加防风、薄荷祛风发表。斑疹显现者可加水牛角、大青叶等。

烂喉痧初期治疗，丁甘仁认为应"以畅汗为第一要义"，当表则表之，切忌早用寒凉，否则邪遏在内，必至出现内陷神昏或泄泻等恶候，亦不可表散太过，盖过则邪火愈炽，伤津劫液，引动肝风，发为痉厥等险象。初期治疗应突出"清透"法，以便病邪从汗而解，水煎服，每日1剂，早晚分2次口服。

2. 毒在气营

主症：壮热不解，烦躁不安，面赤口渴，咽喉肿痛，伴有糜烂白腐，甚则气道阻塞，声哑气急。肌肤丹痧猩红弥漫，甚则色紫如瘀点。痧由颈、胸开始，继而弥漫全身，按之色褪，松之复现，颜面红晕，唯口周苍白略青，舌质鲜绛无苔，状似杨梅，脉象滑数有力，本证见于出疹期。

治则：清气凉营，泻火解毒。

方药：凉营清气汤加减（《丁甘仁医案·喉痧证治概要》）。

组成：犀角尖（可用水牛角代替）1.5g（磨冲）　鲜石斛24g　黑栀6g　牡丹皮6g　鲜生地黄24g　薄荷叶2.4g　川黄连1.5g　赤芍6g　玄参9g　生石膏24g　生甘草2.4g　鲜竹叶30g　连翘壳24g　芦根50g　白茅根50g　金汁50g（冲服）

加减：若热毒内陷心包而神昏谵语者加服安宫牛黄丸或紫雪丹1丸，以清心开窍；若热盛动风而见抽搐者，加羚羊角2g，钩藤15g；若肢凉、脉细欲绝、血压下降者，应考虑用参附龙牡汤或独参汤等救逆固脱；若有化脓性病变者，加金银花、蒲公英、野菊花各15g；壮热无汗者，加淡豆豉、浮萍表散透邪；苔糙、便秘者，加生大黄、芒硝通腑泻火。

3. 疹后阴伤

主症：丹痧遍身布齐后，逐渐消退，皮肤干燥脱屑，状如麸壳，不留斑迹。咽喉糜烂疼痛亦渐减轻，身热渐退，唯午后仍低热，唇口干燥，或伴有干咳，精神倦怠，周身乏力，食欲不振等症，舌红少津苔剥脱，脉细稍数。

治则：养阴生津，兼清余热。

方药：清咽养营汤（《疫喉浅论》）。

组成：西洋参9g　生地黄9g　茯神6g　麦冬6g　白芍6g　天花粉12g　天冬6g　玄参12g　知母9g　炙甘草3g

加减：若低热不退者，加地骨皮、银柴胡；纳差者，加鸡内金、谷芽、麦芽。若兼腰痛、尿血，为阴伤动血，宜加女贞子、旱莲草、白茅根、小蓟、山栀仁等以凉血止血；若兼四肢酸痛，甚则关节难以屈伸者，宜加丝瓜络、川牛膝、赤芍、桃仁等以化瘀通络；若口干、舌红少津明显者，加玄参、桔梗、芦根以增强养阴生津、清热润喉作用；大便干结者加知母、火麻仁以清肠润燥。

4. 余毒未尽

主症：发热，心悸，胸闷，神乏，多汗，肢节疼痛，舌苔薄，脉数无力或结代。

治则：益气养血，滋阴宁心。

方药：炙甘草汤加减。

组成：甘草15g　人参10g　当归10g　丹参15g　生地黄12g　麦冬15g　石斛10g

五味子 10g　　柏子仁 10g　　桂枝 5g

加减：发热不退者，加银柴胡、白薇各 9g；胸闷者加瓜蒌、枳壳各 9g；关节疼痛者加木瓜 9g，伸筋草 20g。

（六）其他疗法

1. 针灸疗法　取大椎、曲池、合谷、尺泽、委中为主穴，配以少商、太冲、阴陵泉、尺泽，用毫针刺，不留针，委中以三棱针点刺出血，余穴用泻法，不留针，每日 1 次，用于热毒壅盛、高热不退者。

2. 推拿疗法　开天门、运太阳、推坎宫、清天河水、清肺经、揉小天心、推四横纹、清板门，用于邪犯肺胃，病尚在表者；清天河水、退六腑、分手阴阳、拿曲池、掐合谷、揉阳池，清高热不退者。

3. 外治疗法

（1）咽喉肿腐可用冰硼散、锡类散、西瓜霜吹喉，若已溃烂可用金不换散，珠黄散吹喉，每日 2～3 次。

（2）颈肿者可外敷冲和膏或紫金锭。

（3）脱屑期可涂炉甘石洗剂。

4. 中成药

（1）银黄口服液　用于邪侵肺卫证。

（2）三黄片　用于毒在气营证。

（3）透表回春丸　用于猩红热初起，咽喉肿痛，皮疹隐现者，1～3 岁每次服 1/3 丸，3～6 岁每次服 1/2 丸，6 岁以上每次服 1 丸，每日 2～3 次。

（4）紫草丸　用于猩红热邪入气营，高热不退，疹出较甚者，1～3 岁每次服 1/3 丸，3～6 岁每次服 1/2 丸，6 岁以上每次服 1 丸，每日 3 次。

（5）小儿瘄疹金丸　用于猩红热邪热客于肺卫者，1～3 岁每次服 1/3 丸，3～6 岁每次服 1/2 丸，6 岁以上每次服 1 丸，每日 2 次。

（6）小儿清热散　治疗猩红热属邪热炽盛，热甚动风之证，1～3 岁每次服 0.3g，3～6 岁每次服 0.5g，6 岁以上每次服 0.6g，每日服 2～3 次。

（7）醒脑静注射液　本品为安宫牛黄丸改型剂，适用于中毒型或脓毒型猩红热，症见高热神昏谵语，每次 16～20ml 加入 5% 的葡萄糖注射液 250ml 中静脉滴注，每日 1～2 次。

（七）民间经验方

1. 普济消毒饮加减　金银花 10g，连翘 10g，黄芩 6g，牛蒡子 3g，射干 6g，马勃 5g，芦根 3g，蝉蜕 3g，荆芥穗 5g。本方具有疏散解毒清热之效，适用于猩红热初起，邪在肺卫皮疹未透者。

2. 石青合剂　生石膏 1800g，大青叶 900g，生甘草 240g。上药水煎后去渣，浓缩至 450ml，再加糖浆 150ml，每日服 30～60ml，分 3 次服，用于猩红热之热入营血，毒热炽盛者。

3. 凉血解毒汤　生石膏 20g，知母 9g，芦根 25g，牡丹皮 10g，玄参 9g，生地黄 9g，牛蒡子 6g，桔梗 6g，焦栀子 6g，绿豆衣 10g。水煎服，每日 1 剂，分 3 次服，用于猩红热毒热炽盛者。

4. 柑橘汤 桔梗9g，天花粉9g，连翘9g，地骨皮9g，麦冬6g，大青叶6g，锦灯笼6g，蝉蜕3g，甘草3g。水煎服，每日1剂，分2次服，用于猩红热后期疱疹消退，身热咽痛减轻，皮肤脱屑，身有微热者。

5. 花斑汤 人参3g，知母3g，石膏末12g，甘草1.5g，粳米5g。水煎服，每日1剂，分2次服，用于猩红热后期余热未退，气阴已伤者。

6. 其他 土牛膝、板蓝根各30g，或蒲公英30～60g。煎汤服，每日1剂，7～10天为1疗程。

【预防】

1. 管理传染源 有接触史者医学观察7天，并可用长效青霉素120万U肌内注射预防。发现患者即报传染病疫情卡至卫生防疫站，并隔离患者至治疗后7天或咽拭子培养阴性，特别在儿童集体机构应严格执行。

2. 切断传播途径 流行期间应尽量不去或少去公共场所。接触患者时应戴口罩，病人的分泌物和排泄物应随时消毒。

3. 保护易感人群 目前尚无有效的疫苗可供注射。

第十二节 流行性脑脊髓膜炎

流行性脑脊髓膜炎（epidemic cerebrospinal meningitis），简称"流脑"，是由脑膜炎奈瑟菌引起的以脑膜化脓性炎症为主的急性呼吸道传染病。其主要临床表现为突然高热、剧烈头痛、频繁呕吐、皮肤黏膜出血点、脑膜刺激征等。少数暴发型者则表现为末梢循环衰竭，或脑水肿。本病多发于冬春季，3～4月份为高峰。

本病大抵当归属于中医学的"风温"、"春温"、"冬温"、"瘟疫"等范畴。在婴幼儿若表现为拒食、呕吐、嗜睡、极度烦躁、惊厥、囟门突起等症状，此当属于中医"急惊风"范畴。

【病原学】

脑膜炎双球菌属奈瑟氏菌属，革兰氏染色阴性，有荚膜，不溶血。从带菌者鼻咽分泌物，患者的血液、脑脊液及皮肤淤点可分离出此菌。本菌对外界抵抗力很弱，由于含有自身溶解酶，离开人体后很快自溶。细菌产生的内毒素是本病的主要致病因素。因细菌的抗原结构不同，可分为13个血清群，即A、B、C、D、X、Y、Z、29E、W135、H、I、K和L。此外，尚有一些未定群菌株。国外一些国家流行以B群为主，美国在1970年以后，C群已成为主要流行菌群。国内流行以A群为主，其次为由B群和C群引起。近年来，B群所致的发病率逐年上升，尤其在儿童中以B群为主，其病情较A群感染严重。

【流行病学】

一、传染源

受感染者（病人和带菌者）是本病的传染源。人感染后约90%为无症状的亚临床感染，出现症状者不足 10%。患者在潜伏期末即开始排菌，病后 3 周内大多数患者停止排菌，应用有效药物治疗后，排菌时间可缩短。

二、传播途径

病菌随传染源的鼻咽分泌物排出体外，经空气、飞沫传播。因病菌对外界抵抗力极弱，须与传染源密切接触才能被感染。

三、易感人群

人群对本病普遍易感。人群可由隐性感染或轻型感染而获得免疫，病后免疫较牢固，再次感染发病虽有可能，但少见。50% 的新生儿从母体获得抗本病的杀菌抗体，出生后抗体滴度很快下降，至 12 个月时降至最低水平，以后由于感染机会增加，抗体滴度又逐渐上升。

四、流行情况

我国各地均有本病发生，但不同地区、不同年份流行程度悬殊。由于相隔一段时间后人群免疫力下降及新的易感者增加，大约每隔 3～5 年出现一次小流行，8～10 年发生一次较大流行。大城市人口密集，接触频繁，本病终年皆可发生，一旦发生流行，发病率亦高。本病流行高峰在 2～4 月之间，7～10 月可散在发生。

【病因病机】

一、中医病因病机

中医认为本病好发于冬春季节，由于人体正气不足，阴精亏损，卫外不固，抵御外邪能力减弱，复感瘟疫毒邪，正虚邪袭，即可发病。小儿脏腑娇嫩，形气未充，更易感染本病，故本病儿童为多。

瘟疫毒邪多从口鼻侵入人体，首先犯于肺经，始见于"温邪上受，首先犯肺"。肺主气属卫，邪犯肺经，故致卫气郁闭，肺失宣降，出现发热、恶寒、咳嗽等肺卫证候，若邪犯太阳经脉，则伴见颈项强直。此时病邪尚在卫表，若感邪较轻，机体抵抗力较强，则卫气可抗邪外出，温邪外解而愈或抵御病邪不致继续内犯，在临床上仅见类似感冒的表现，并不出现流脑之典型症状。故人体能否受邪或感邪后能否发生流脑，主要取决于体内正气，即人体抵御病邪能力的强弱。

若毒邪迅速由肺卫传入气分，临床多见卫气同病，即见高热、烦渴、有汗不解；热邪燔灼太阳经脉，则头痛如劈，颈项强直；邪热犯胃，热毒上冲，胃气上逆，则呕吐如注，甚则吐为喷射，夺口而出。若卫气分邪热不解，则热邪化火深入于营分、血分，见气营同病或营血同病。邪热波及营血，血热伤络，血溢于肌肤，则可见皮肤斑疹隐隐，毒愈盛则斑疹愈多，甚则出血。此外，若肝经热盛，邪热横窜经筋，引动肝风，风火相煽，则见手足抽搐、双目上视、角弓反张等症。同时，因营血热盛致心神被扰，可见烦躁不安，若邪热炼液成痰，痰热蒙闭心包，则可发生神昏谵语。邪热疫毒炽盛，病情进展急剧，邪毒蒙闭清窍，阳气不达四末，临床见壮热、剧烈头痛、频繁抽搐、四肢厥冷、胸腹灼热、面赤气粗、牙关紧闭等热甚厥深的窍闭证。若邪毒太盛或素体虚弱，则见热毒内陷、正气欲脱之危象，见面色青灰，大汗出，血压下降，呼吸衰微，肢冷脉厥，甚至气不摄血，全身瘀斑迅速增多或出血、衄血。另外，由于病者心气不足，或平素痰热较重，热毒可直迫营血，致使暴发型流脑起病多急骤，迅速出现"逆传心包"，见神昏谵语；邪陷血分而很快出现周身斑疹及出血等；邪犯肝经，引起肝风内动，见惊厥抽搐。至病后期，邪热渐衰，病邪得去，病渐痊愈。若见低热缠绵、肌痛不舒、神倦纳少、动则易汗，则为气阴两虚之表现，缓补调理，则可康复。

综上所述，本病传变规律多按卫气营血发展，病初卫分症状持续时间极短且症状不明显。病中瘟疫毒邪入里，侵及气分、营分、血分，发生各种传变。若人体正气甚虚且感邪较重，则可在发病之初即见气、营、血分症状。后期多因化火化燥，导致肝肾之阴消灼。本病传变迅速，各阶段临床表现多无明显界限，往往相互交叉，重叠互见。

二、西医发病机制和病理

脑膜炎双球菌从鼻咽部侵入人体，感染本菌后因病菌的毒力大小、数量多少及机体免疫反应不同，受感染者表现各种不同的临床类型。人群中大多数由于已有一定的免疫力，故对其感受性不强，表现为健康带菌或隐性感染。此种带菌现象因机体产生免疫力而自愈。部分感染者由于抵抗力不强，可表现为有出血点的暂时菌血症，尤其在流行期间、流行地区易于发现。这类感染者症状轻微，可伴有上呼吸道炎症，仅少数发展成为败血症或脑膜炎。另外，少数受感染者表现暴发型败血症或脑膜炎，多在 24 小时内发生休克或脑疝。现已证实，脑膜炎双球菌的脂多糖内毒素可引起微循环障碍及内毒素休克。暴发型败血症的患者由于多发性出血、严重休克、血小板减少、凝血酶原时间延长、纤维蛋白原减少、血中出现纤维蛋白降解产物、微血管内微血栓形成，因而表现为弥漫性血管内凝血现象。弥漫性血管内凝血一旦发生又加重微循环障碍，使病情进一步恶化。

1. 脑膜的病变　炎症反应波及各层脑膜，但以软脑膜为主，有充血、少量浆液性渗出和局灶性小出血点。随病情发展则有大量纤维素、中性粒细胞及细菌出现，以大脑半球表面及颅底为显著。

2. 颅神经和脑实质的病变　由于化脓性病变在颅底发生粘连、压迫和直接侵袭，可引起视神经、外展神经、动眼神经、面神经、听神经等的损害。脑组织表面受毒素影响而有退行性改变。还可因炎症性病变而使脑组织充血和水肿，局灶性粒细胞浸润及出血。

3. 血管的病变　在败血症期尤其是暴发性败血症患者，可见血管内皮损害，血管壁有炎症、坏死和血栓形成，同时可见血管破裂出血。表现皮肤、皮下、黏膜和浆膜的血管有灶性出血现象。

4. 脑疝形成　在暴发型脑膜炎患者，病变以脑组织为主。由于充血和水肿，颅内压明显增高，当压力迫使脑组织向阻力较小的颅内凹陷处突出时，即形成枕骨大孔疝或海马沟回疝。

5. 其他　少数患者病程迁延，脑室孔堵塞而引起脑脊液循环障碍，可发生脑积水。有些患者在病程中可发生变态反应性关节炎，大关节有浆液渗出。此外，还可以发生迁徙性化脓性心包炎、心内膜炎、肺炎等。

【临床表现】

一、临床表现及分型

潜伏期 2～4 天。由于婴幼儿有其解剖生理特点，如颅骨骨缝未闭合、颅内压增高时，因有缓冲余地，因而脑膜刺激症状不明显，表现前囟饱满或隆起，由于神经系统发育不完善，正常婴儿亦可出现阳性病理反射，故出现病理性反射对临床诊断意义不大。此外，婴幼儿流脑表现起病急剧，除发热、呕吐外，常常拒乳、腹泻、睡眠不安、脑性尖叫、惊厥，容易误诊为上呼吸道感染或消化不良。

临床上流脑分为以下四型。

（一）普通型

90%以上的患者属于此型。按病情发展过程可分为以下三个阶段，但临床上常不易明确划分。

1. 上呼吸道感染期　以突然发热为主要表现，缺乏明显的上呼吸道感染症状。部分患者有咽喉肿痛，鼻咽黏膜充血。此期持续时间不超过 24 小时。

2. 败血症期　热度更高，恶寒、头痛、全身乏力、肌肉酸痛、神志淡漠。少数患者有关节痛或关节炎。皮疹可见于 70%左右的患者，主要为淤点和淤斑，大小 1～2mm 至 1cm，分布于全身皮肤。数目少者寥寥无几，可散在腋下或鼠蹊部，仔细检查方可发现。少数病人有脾肿大。多数患者在 1～2 天内发展为脑膜炎。

3. 脑膜炎期　多数患者于发病 24 小时左右出现此期症状。有持续高热，头痛剧烈，呕吐频繁，血压可增高，皮肤感觉过敏，怕光，烦躁和惊厥，颈项强直，克氏症、布氏征阳性。1～2 天后可进入谵语、昏迷状态。严重者可出现呼吸或循环衰竭。

（二）轻型

体温中等度升高，呕吐轻微，神志清醒，可无皮肤出血点，须作腰穿检查脑脊液以确定诊断。本型也有部分患者以全身出血点为主要表现，脑膜刺激症缺如，脑脊液检查阴性。在流脑流行地区，人群中易发现此型患者，这种病人应诊为脑膜炎双球菌菌血症。

（三）暴发型

又可分为以下 3 型。

1. 循环衰竭型（休克型）　早期患者面色苍白，唇周青紫，皮肤发花，四肢发凉，脉搏细弱，尿量减少，神志尚清醒，血压正常或脉压差减少。晚期患者口唇发绀，四肢末端青紫冰冷，呼吸急促，心率快，心音低钝，血压明显下降或测不出。神志逐渐昏迷，并有鼓肠，吐咖啡样物等症状。有些患者出血点迅速增加，融合成片而成淤斑，此病在病起后短时间内发生严重紫癜、出血和休克，即过去称为华－佛氏综合征。

2. 脑膜脑炎型　颅内压增高症状，剧烈头痛，躁动不安，频繁呕吐，反复惊厥，双侧肢体肌张力增高或强直，面色苍白，神志尚清楚，但很快转入昏迷状态，病人血压升高，甚至发生脑疝，出现中枢性呼吸衰竭。

脑疝可表现为小脑幕切迹疝（又名颞叶钩回疝）和枕骨大孔疝（又名小脑扁桃体

疝）。前者因动眼神经受压可使疝侧瞳孔扩大，大脑脚受压导致同侧或对侧偏瘫，压迫中脑可发生神志障碍，呈去大脑强直状态。后者因压迫延髓可发生呼吸突然的变化如呼吸节律不整，抽泣样、叹息样、点头样或潮式呼吸，亦可发生呼吸突然停止，随之心跳停止而死亡。

3. 混合型　同时具有休克型和脑膜炎型之症状。

（四）慢性败血症型

较少见。此型表现长期间歇或不规则发热，有出血点及淤斑，关节疼痛，脾脏肿大，末梢血常规白细胞增多，血培养阳性。少数患者可发生化脓性脑膜炎或心内膜炎，则预后不良。

二、并发症和后遗症

1. 硬膜下腔积液　多发生于2岁以下的婴幼儿。在脑膜炎治疗的过程中忽又出现发热、烦躁、神志障碍、喷射性呕吐、惊厥等颅内压增高症状，囟门膨隆，颅缝张开，头围增大，听诊有破壶音。进行硬膜下穿刺可确诊。

2. 变态反应性关节炎　发生于少数重症患者。肘关节、肩关节、膝关节等大关节易累及。多在病后6～9天，流脑症状明显改善，血液和病变部位细菌培养呈阴性，但仍持续发热，关节肿胀疼痛，活动受限。关节腔穿刺抽出混浊液体。可能因在关节等部位形成抗原抗体免疫复合物，继而引起局部无菌性炎症反应所致。预后良好，不须特殊治疗。短期使用肾上腺皮质激素，能迅速恢复。

3. 脑实质受损　暴发型脑膜脑炎型患者，尤其是并发海马沟回疝的患者，急性期脑水肿和脑疝抢救缓解后，可出现脑实质受损的征象，如失明、失语、智力障碍及癫痫等。

4. 单纯疱疹　流脑并发单纯疱疹者约30%～60%，多发生在病程的第3天左右。以口唇周围、面颊部位多见，亦有发生在四肢、指趾、躯干、外阴部等处。此种疱疹出现对流脑诊断有辅助价值。但在其他热性病（大叶性肺炎、流感等）以及肺炎双球菌性脑膜炎患者亦偶可见到。

5. 其他　如心肌炎、心包炎、支气管肺炎偶可发生。

【实验室检查】

一、血常规

白细胞总数明显增加，一般为（15～30）×10^9/L，高者可达40×10^9/L以上，中性粒细胞常占90%左右。

二、淤点涂片检查

在新出现之出血点处，用酒精消毒，待干燥后用无菌针头刺破皮肤，挤出少量血液或组织液，置于玻片上，用革兰氏染色或美兰染色后进行镜检。

三、脑脊液检查

脑脊液外观混浊，压力增高，白细胞数在1.0×10^9/L以上，中性粒细胞占多数。蛋白明显增高，糖含量减少，氯化物降低，涂片镜检可找到革兰氏阴性双球菌。

四、病原菌分离

血液或脑脊液可培养出脑膜炎双球菌。

五、血清学试验

近年来开展的使用对流免疫电泳、乳胶凝集抑制试验、反向间接血凝试验、免疫荧光抗体法及酶联免疫吸附试验等检测脑膜炎双球菌抗原，阳性率可达 80% 以上。或用间接血凝试验测定患者病后期血清中之抗体，有助诊断或确诊。

【诊断与鉴别诊断】

一、诊断要点

流脑的诊断根据以下五点综合分析判定。

1. 流行病学资料　本病多发生于儿童，冬春为流行季节，2~4 月为发病高峰。
2. 临床表现　发病急，突然高热，剧烈头痛，频繁呕吐，皮肤黏膜出血点或瘀斑，神志改变及脑膜刺激征，甚至出现感染性休克、抽搐、脑疝、呼吸衰竭。
3. 末梢血白细胞　末梢血白细胞明显增多，中性粒细胞常在 90% 以上。
4. 脑脊液　脑脊液检查符合化脓性脑膜炎改变。涂片可找到革兰氏阴性双球菌。培养脑膜炎双球菌阳性。

二、鉴别诊断

（一）无菌性脑膜炎

多种病因的综合征。肠道病毒、腮腺炎病毒、淋巴细胞脉络丛脑膜炎病毒、单纯疱疹病毒、EB 病毒、钩端螺旋体，以及局部病灶如中耳炎、乳突炎、鼻旁窦炎等，均可引起无菌性脑膜炎的症状及脑脊液改变。表现发病急，有脑膜刺激症状。脑脊液外观清晰，细胞数轻度或中度增高，细菌学检查阴性。注意观察原发病的临床症状，容易与流脑相鉴别。

（二）肺炎球菌性脑膜炎

多见于婴幼儿。常常继发于肺炎、中耳炎或鼻窦炎，少数可能以上呼吸道或创伤处为侵入途径。本病与流脑的临床表现及脑脊液改变不易区别。但肺炎球菌性脑膜炎时出血点很少见。脑脊液涂片镜检及细菌培养可鉴别。

（三）流感杆菌脑膜炎

主要见于 1 岁以下婴儿，2 个月龄内和 4 岁以后少见。常继发于脑膜邻近的感染灶。临床表现发热、嗜睡、易激动、凝视和突然尖声哭叫。脑脊液涂片检查和培养可检出流感杆菌。

（四）结核性脑膜炎

患者多有肺或其他部位的结核病灶。常缓慢起病、低热、头痛、呕吐等。脑实质损害多在起病两周出现，第 III、VI、VII 对颅神经可受损，颈项强直亦明显。脑脊液检查压力增高、外观透明或呈毛玻璃样混浊，静置后可形成薄膜，白细胞计数每立方毫米 50 ~ 500 个，淋巴细胞占多数，糖及氯化物减少。脑脊液涂片、培养和动物接种检出结核杆菌可确诊。如果抗结核治疗效果显著，亦支持本病的诊断。

（五）金黄色葡萄球菌脑膜炎

为一种严重全身感染性疾病。多见于儿童，尤其是 2 岁以下的婴幼儿。半数病儿继发于皮肤疖肿或败血症，个别由中耳炎、乳突炎、颅骨髓炎、扁桃体炎等蔓延而来。本病特点是起病急剧，高度中毒症状，常有各种类型皮疹，如淤点、淤斑、荨麻疹、小脓疱等。脑脊液呈化脓性改变，涂片和培养可发现葡萄球菌。

（六）乙型脑炎

发病有严格的季节性，多集中于七、八、九 3 个月。夏季散发之流脑，尤其皮肤无出血点或不显著的患者，与乙脑鉴别较困难。本病之惊厥、昏迷等症状多在起病 3 ~ 4 天才出现，而流脑则多发生于起病 24h 内。本病的血中白细胞增高不如流脑显著。脑脊液呈无菌性脑膜炎改变，涂片及培养未发现细菌。血清学可最后确诊本病。

（七）与其他原因所致出血点的鉴别

流脑的出血点在不同的病儿，其形态、大小、数目相差很大，有时易与下列疾病相混淆。

1. 过敏性紫癜或血小板减少性紫癜　过敏性紫癜有发热、精神和食欲不振，出血点多见于下肢及臀部，常对称分布，分批出现。大部分患儿多合并胃肠道症状，如腹痛、呕吐、关节肿胀疼痛。有血尿、蛋白尿、管型等肾炎症状。血液白细胞计数正常。根据以上特点可与流脑鉴别。

血小板减少性紫癜之皮疹散在出现，出血点大小不一，血小板计数减少，脑脊液检查正常等与流脑相区别。

2. 虱子、跳蚤的叮咬　流脑流行季节，尤其在农村，被跳蚤、虱子叮咬后皮肤可出现出血点，若又患有上感，发热、头痛时容易误认为流脑。此类出血点大小相似，皮肤发痒，有被抓破的痕迹，应注意鉴别。

【治疗】

一、治疗思路

中医治疗本病的重点是首先解决病人"高热"问题，要根据温病"营气血"辨证论治。尤其对神志异常应高度重视。急则治其标，缓则治其本为基本治疗原则，不要拘泥于一病一方，可多种疗法综合应用。西医治疗本病，早期诊断、及时应用敏感抗菌药物效果很好。普通型以抗菌治疗为主，配合对症治疗。暴发型在采取抗菌治疗的同时，根据不同情况，积极采取抗休克、降温、减轻脑水肿及预防脑疝、制止抽搐、纠正呼吸衰竭等综合治疗措施，可显著降低病死率。在西医治疗的基础上，根据中医辨证使用中药，会取得更好的治疗效果。所以在治疗本病时，应积极采取中西医两种疗法，综合救治。

二、治疗方法

（一）辨证论治

1. 邪犯肺卫（上感期）

主症：发热，微恶风寒，头痛，全身不适，咽喉干痛，鼻塞流涕，舌苔薄黄，脉浮数而有力。

治则：辛凉解表，泻热解毒。

方药：银翘散加减。

组成：金银花 20～30g　连翘 15～20g　薄荷 12g（后下）　桔梗 12g　牛蒡子 12g　荆芥穗 10g　淡豆豉 10g　白僵蚕 10g　野菊花 20g　板蓝根 30g　大青叶 15g　防风 10g　甘草 3g

加减：如咽喉肿痛较甚，可加山豆根、射干；如恶寒较重，无汗口渴，为表邪较甚，可加入紫苏叶、荆芥、葱白以解表邪；如头痛较烈，可酌加葛根、蔓荆子、钩藤。

2. 卫气同病（败血症期）

主症：高热，恶寒或寒战，无汗或有汗，全身酸痛，头痛项强，恶心呕吐，口渴引饮，皮下斑疹隐隐，烦躁不安，表情淡漠，舌质略红或正常，舌苔白或微黄，脉浮数或弦数。

治则：清气和卫，解毒透邪。

方药：银翘散合白虎汤加减。

组成：金银花 20～30g　连翘 15～20g　薄荷 10g（后下）　牛蒡子 12g　生石膏 45～60g（先煎）　知母 15g　粳米 60g　板蓝根 30g　芦根 15g　大青叶 15g　蝉蜕 5g　甘草 5g

加减：头痛剧烈加钩藤、野菊花、龙胆草；呕吐频繁加姜半夏、藿香、竹茹；易惊加钩藤、葛根、僵蚕；口渴甚者加白茅根、生地黄、玄参；斑疹较多加牡丹皮、生地黄、栀子、大青叶。

3. 气营（血）两燔（脑膜炎期）

主症：持续高热不退，以夜间为甚，头痛剧烈如劈，呕吐频繁或呈喷射状，昏睡，心烦躁扰不宁或神昏谵语，斑疹密布并融合成片，颈项强直，手足抽搐，甚则角弓反张，婴儿可见前囟隆起，舌质红绛，苔黄燥，脉滑数或细数。

治则：清气凉营（血），解毒化斑。

方药：清瘟败毒饮加减。

组成：生石膏 45～60g　知母 12～15g　黄连 12g　黄芩 12g　栀子 15g　连翘 15g　生地黄 30g　牡丹皮 12g　赤芍 12g　丹参 15g　玄参 15g　麦冬 15g　大青叶 15g　知母 10g　紫草 10g　龙胆草 9g　钩藤 9g　地龙 15g　淡竹叶 6g　甘草 6g　犀角粉（可用水牛角粉代替）1g（分冲）

加减：呕吐重者先服玉枢丹，头痛甚者加石决明、龙胆草、珍珠母，重用栀子；神昏谵语加服安宫牛黄丸；手足抽搐加全蝎、蜈蚣；斑疹成片色鲜紫重用生地黄、大青叶、紫草；若大便秘结可加大黄、芒硝；昏迷者可加石菖蒲、天竺黄、竹沥汁。

4. 热闭心包（脑膜炎期）

主症：高热骤起，头痛剧烈，呕吐频繁呈喷射状，躁动不安，抽搐不止，甚则角弓反张，神志不清，或可见气息微弱，呼吸不匀，以至发生呼吸停止，舌质红绛，舌苔黄腻或黄燥，脉象弦数。

治则：清热解毒，豁痰开窍。

方药：清营汤加味合安宫牛黄丸。

组成：玄参 15g　水牛角 30g　莲子心 15g　竹叶心 10g　连翘心 10g　麦冬 15g　竹沥汁 10g　板蓝根 15g

另服安宫牛黄丸 1 丸，每日 2 次。

加减：若见痰涎壅盛，可加天竺黄、猴枣散以清热豁痰；若大便秘结，可加生大黄、芒硝以通腑泻热。

5. 热盛动风（脑膜炎期）

主症：高热头痛，颈强，躁扰不安，惊厥抽搐，甚则角弓反张，剧烈呕吐，斑疹紫黑，舌绛无苔，脉象弦数。

治则：清热解毒，凉肝熄风。

方药：羚角钩藤汤加减。

组成：羚角粉 2g（分冲）　钩藤 12g　地龙 10g　生石膏 30g　生地黄 15g　犀角粉（可用水牛角粉代替）1g（分冲）　板蓝根 15g　龙胆草 6g　僵蚕 6g　菖蒲 10g　蜈蚣 5g　甘草 5g

加减：可加服安宫牛黄丸或紫雪丹，以清心开窍。

6. 内闭外脱（败血症休克型）

主症：起病急骤，高热后体温骤降，神昏谵语，肌肤斑纹成片，其色紫暗，口唇及四肢末端紫绀，身出冷汗，呼吸微弱，面色苍白，昏迷不醒，皮肤花纹，舌质淡、苔灰黑而滑，脉微欲绝，或脉细数无力。

治则：扶正开窍固脱。

方药：生脉散合参附汤加减，合用安宫牛黄丸。

组成：人参 15～30g　五味子 15～20g　麦冬 15～20g　附子 30g（先煎）　山茱萸 15～20g　生龙骨 30g　生牡蛎 30g　丹参 15g

加减：高热加青蒿、生石膏；头痛、颈硬加全蝎、葛根；呕吐加法半夏、竹茹或黄连、苏叶；抽搐加羚羊角、蜈蚣、地龙、全蝎；昏迷加服至宝丹；瘀斑成片，皮肤发花，口唇肢端发绀，可加赤芍、红花以散血化；冷汗淋漓，四肢厥冷，脉微欲绝，阳气外脱，当加用附子，与人参合用回阳固脱。

7. 气阴两虚

主症：低热不退，或夜热早凉，形体消瘦，心烦不安，神情倦怠，肌肉酸痛，或手足拘急，心烦易怒，口干易汗，纳食不香，大便秘结，小便短赤，舌质红绛少津、或干痿，脉细数。

治则：养阴益气，兼以清热。

方药：青蒿鳖甲汤加减。

组成：青蒿 15～20g　鳖甲 15g　知母 12～15g　牡丹皮 12～15g　生地黄 20～30g　黄芪 30g　五味子 12g　黄精 30g　太子参 30g　北沙参 20～30g

加减：汗多者加龙骨；不思饮食加茯苓、白术、焦三仙。

（二）西医治疗

1. 普通型

（1）抗菌治疗　青霉素，儿童每日每千克体重20万U~40万U，静脉滴注。磺胺嘧啶，儿童每日75~100mg/kg，分4~6次口服。头孢噻肟每次1~2g，3~4次/日，静脉滴注。头孢曲松每次1~2g，1~2次/日，静脉滴注。

（2）对症治疗

①高热　50%酒精擦浴。扑热息痛每次0.3g~0.6g，2~3次/日。阿司匹林每次0.3g~0.6g，3次/日。

②抽搐　地西泮，儿童每次0.1~0.3mg/kg，静脉注射。水合氯醛，儿童每次60~80mg/kg，鼻饲或保留灌肠。

2. 暴发型

（1）抗菌治疗　青霉素，每日每千克体重20万U~40万U，分3~4次静脉滴注。

（2）抗休克治疗

①补充血容量　儿童每日60~80ml/kg，静脉输入。可选用低分子右旋糖酐、2:1液、生理盐水、10%葡萄糖注射液等。

②纠正酸中毒　5%碳酸氢钠，首次5ml/kg，静脉推注或静脉滴注。

③血管活性药物　山莨菪碱，每次0.3~0.5mg/kg，10~15分钟静脉注射1次，病情好转后延长注射时间并逐渐停用。多巴胺、间羟胺各20mg，加入液体200ml内，静脉滴注，滴速每分钟20~40滴。

④糖皮质激素　氧化可的松，每日100mg~150mg，静脉滴注。地塞米松，每日5mg~10mg，静脉滴注。一般不超过3日。

⑤处理DIC　肝素，每次0.5~1mg/kg加入10%葡萄糖注射液100ml内静脉滴注，4~6小时可重复1次。

（3）减轻脑水肿、降低颅内压　20%甘露醇，1~2g/kg快速静脉加压滴注，50%葡萄糖注射渡40ml~60ml静脉推往，两者4~6小时交替1次。地塞米松，儿童每日2mg~5mg，静脉滴注。

（4）制止抽搐　地西泮，儿童每次0.1~0.3mg/kg，静脉推注。亚冬眠疗法，乙酰普马嗪0.3~0.5mg/kg种异丙嗪1~2mg/kg，肌肉或静脉注射，4~6小时可重复1次。

（5）高热处理　同普通型。必要时，加冰袋冷敷或亚冬眠疗法。

（6）呼吸衰竭　①保持呼吸道通畅并给予吸氧。②使用呼吸兴奋剂：洛贝林，儿童每次0.15~0.2mg/kg，静脉注射；尼可刹米，儿童每次5~10mg/kg，静脉注射。③气管插管、气管切开及使用人工呼吸器。

（三）其他疗法

1. 针灸疗法

1）高热　针刺大椎、曲池、合谷等穴位，亦可十宣放血。

2）头痛　针刺印堂、百会、风池、行间、合谷等穴。

3）惊厥　针刺人中、合谷、太冲、劳宫、神门等穴。

4）休克　针刺人中、素髎、内关、涌泉、合谷、足三里等穴。

2. 中成药疗法

羚羊角粉，对高热有良好的控制效果。安宫牛黄丸、犀黄丸对高热之神昏均可使用。近来运用比较广泛的清开灵注射液静滴，不但可控制高热，还可有效的消炎杀菌。

（四）民间经验方

1. 凉膈散加减　大黄6g（后下），芒硝6g（冲），黄芩15g，栀子12g，穿心莲15g，千里光30g，薄荷6g（后下），连翘15g，野菊花15g，板蓝根30g，甘草6g。适用于流脑普通热结胸膈证。

2. 清宫汤加减　水牛角30g（先煎），玄参20g，莲心3g，淡竹叶心12g，连翘15g，麦冬12g，板蓝根30g。适用于流脑极期阶段，热闭心包者。

3. 复方清营汤（何任教授经验）　犀角（可用水牛角代替）1.5g，玄参9g，麦冬12g，鲜生地黄25g，丹参9g，黄连3g，淡竹叶心4.5g，金银花9g，连翘12g，紫雪丹2.5g（分冲）。水煎服，凉营清热解毒。适用于流行性脑脊髓膜炎属温邪入营、热盛引动肝风者。

4. 龙胆清脑汤（印会河教授经验）　龙胆草9g，大青叶30g，菊花9g，钩藤15g，金银花12g，连翘9g。水煎服，出现红紫斑点，加牡丹皮、赤芍；项强加僵蚕、全蝎；高热口渴加葛根、石膏；昏睡加竹沥、石菖蒲；呕吐加玉枢丹清透邪热。适用于流行性脑脊髓膜炎普通型，以发热、头痛为主者。

5. 解毒开窍方（张季高主任医师经验）　生地黄15g，生石膏10g，黄连、赤芍、牡丹皮、僵蚕各5g，栀子、淡竹叶、大青叶、生大黄、钩藤、玄参各10g，羚羊角、甘草各3g。安宫牛黄丸1丸（分冲），水煎服（鼻饲），每6h1次，清热解毒化斑，辛凉开窍。适用于流行性脑脊髓膜炎，属温热之邪燔灼营血、内陷心包者。

6. 疫疠解毒清心汤（王海滨教授经验）　犀角（可用水牛角代替）10g，玄参50g，黄连10g，鲜生地50g，牡丹皮15g，生石膏200g，黄芩15g，知母15g，焦栀子15g，鲜菖蒲100g，白茅根100g。水煎服，清营透热，清心开窍。适用于流行性脑脊髓膜炎属温热疫毒深入营血、内陷心包者。

7. 龙胆解毒汤（朱进忠主任医师经验）　龙胆草15g，栀子15g，黄芩15g，黄连15g，大青叶30g，板蓝根30g，金银花15g，连翘15g，赤芍15g，玄参15g，钩藤15g，知母12g，生石膏30g。水煎服，清热解毒，凉营熄风。适用于流脑属气营两燔者。

【预防】

1. 一般预防

（1）患者最好就地治疗，有效治疗3天后可解除隔离。对密切接触者应进行医学观察7天，并可用磺胺嘧啶治疗2天，按治疗量给予。

（2）流脑流行期间要搞好室内外环境卫生，注意通风，加强个人卫生。托幼机构或小学尽可能不开或少开大型集会，减少传播机会。

（3）基层医务人员和农村医生要早期发现患者，做到早期隔离和早期治疗。

2. 预防接种

流脑吸附菌苗有一定效果，接种对象主要为15岁以下儿童。剂量7岁以下第一次注射0.3ml，4～6周后第二次注射0.5ml。8岁以上第一、二次注射均为0.5ml。以后每年加强注射 1 次，均为 0.5ml。禁忌证包括癫痫、心脏病、肾脏病、结核病、急性传染病、发热者及过敏儿童，均不应接种。

第十三节　肺结核

肺结核是结核分支杆菌引起的肺部感染慢性疾病，临床以咳嗽、咯血、低热、乏力、盗汗、消瘦为主要表现。病理特点是渗出、结核结节、干酪样坏死以及空洞的形成。1882年 koch 发现结核菌和 20 世纪 50 年代初异烟肼（INH）的问世标志着抗结核化疗新时代的到来。但自 20 世纪 80 年代中期，发达国家由于 AIDS 流行等原因，结核病疫情回升，出现了多重耐药菌，结核菌与人体免疫缺陷病毒（HIV）的双重感染，给结核病的防治带来许多新的挑战。在发展中国家，近 40 年来结核病防治工作虽然取得了成绩，但疫情依然严重，结核病仍旧是全球感染与传染病的第一"杀手"。1990 年我国结核病流行病学抽样调查，肺结核患病率为 523/10 万人，平均死亡率约为 30/10 万，是我国十大死亡病因之一。肺结核占各器官结核总数的 80% ~ 90%，临床将肺结核分为原发型和继发型 2 类。

肺结核属于中医"肺痨"的范畴。肺，指病位在肺，痨即劳损、痨虫。历代医籍中"痨瘵"、"传尸"、"尸疰"、"鬼疰"、"劳疰"、"虫疰"、"毒疰"、"冷疰"、"劳嗽"、"急痨"、"疳痨"等，皆为"肺痨"之别称。

【病原学】

1882 年，罗伯特科霍（Robert Koch）发现结核分支杆菌是结核病的病原菌。结核分支杆菌（M. tuberculosis），简称结核杆菌，在细菌分类学上属厚壁菌门、裂殖菌纲、放线菌目、分支杆菌科、分支杆菌属，其中引起人类结核病的主要为人型结核菌，牛型结核菌感染少见。

结核菌为呈细长、略弯的杆菌，大小约（1 ~ 4）μm ×（3 ~ 6）μm，无鞭毛，无芽孢，不能运动，无菌丝，其细胞壁脂质含量较高，约占干重的 60%，大量分支菌酸（mycolic acid）包围在肽聚糖层外，影响染料的穿透。近年来发现结核杆菌在细胞壁外尚有一层荚膜，对细菌有一定的保护作用。由于分支杆菌能抵抗强脱色剂盐酸乙醇的脱色，故又称抗酸杆菌（acid - fast bacilli）。常用齐尼抗酸染色法染色，即以 5% 的碳酸复红加温染色后分支杆菌为红色，用 3% 的盐酸乙醇不能脱色，再用亚甲蓝复染，其他细菌和物质为蓝色。结核杆菌为专性需氧菌，生长缓慢，在一般培养基中每分裂一代需 18 ~ 24h，营养丰富时也需 5h。常用含新鲜全卵液、氨基酸、甘油、马铃薯、孔雀绿及无机盐等的改良罗氏固体培养基，一般 2 ~ 4 周可见菌落生长。在液体培养基中生长较在固体培养基生长迅速，生长时间可缩短 1 ~ 2 周。结核杆菌不发酵糖类。由于其细胞壁中含有大量脂质，故对乙醇敏感，对干燥抵抗力强，对湿热敏感。70% 的乙醇 2min、湿热 62 ~ 65℃ 15min 或煮沸即可杀灭结核杆菌，但在干燥痰内可存活 6 ~ 8 个月。

此外，结核杆菌对紫外线敏感，日光直射数小时即可杀灭。结核杆菌不产生内毒素和外毒素，其致病性可能与细菌在组织细胞内大量繁殖引起的炎症、菌体成分和代谢物质的毒性以及机体对菌体成分产生的免疫损伤有关。①荚膜。荚膜的主要成分为多糖，含部分脂质和蛋白质。其对结核杆菌的作用有：a. 荚膜能与吞噬细胞表面的补体受体 3（CR3）结合，有助于结核杆菌黏附和侵入宿主细胞；b. 荚膜中的多种酶可降解宿主组织中的大分子物质，提供结核杆菌繁殖所需的营养；c. 荚膜能防止宿主的有害物质进入结核杆菌，甚至如小分子 NaOH 也不易进入。故检测结核杆菌标本用 4% 的 NaOH 消化时，一般细菌很快杀死，而结核杆菌可耐受数十分钟。结核杆菌入侵后，荚膜还可抑制吞噬体与溶酶体的融合。②脂质。研究表明，结核杆菌的毒力可能与其所含复杂的脂质成分有关，特别是糖脂质更为重要。a. 索状因子，是分支杆菌酸和海藻糖结合形成的一种糖脂，又称海藻糖 6′，6′－双分子酸酯。能使细菌在液体培养基中呈蜿蜒索状生长，与结核杆菌毒力密切相关，丧失独立的结核杆菌在液体培养基中培养不呈蜿蜒索状生长。它能破坏细胞线粒体膜，影响细胞呼吸，抑制白细胞游走和引起慢性肉芽肿。b. 磷脂，以结合形式存在于结核杆菌的细胞壁中，主要有磷酸肌醇甘露醇、磷脂酰乙烷胺、磷脂酰肌醇和心脂等。能促使单核细胞增生，并使炎症病灶中的巨噬细胞转变为类上皮细胞，形成郎罕氏巨细胞，从而形成结核结节。c. 硫酸脑苷脂（sulfatide），也是海藻糖的衍生物，可抑制吞噬细胞中吞噬体与溶酶体的结合，使结核杆菌能在吞噬细胞中长期存活。d. 蜡样脂 D，是一种肽糖脂和分支菌酸的复合物，可用甲醇从有毒株或卡介苗中提出，具有佐剂作用，可激发机体产生迟发型超敏反应，对干酪样病灶的液化、坏死、溶解和空洞的形成起重要作用。③蛋白质。结核杆菌的菌体蛋白质以结合形式存在于菌体内，为一种完全抗原，是变态反应的反应原，与免疫反应无关，和蜡质 D 结合后能使机体发生超敏反应，引起组织坏死和全身中毒症状，并在形成结核结节中发挥一定作用。

【流行病学】

一、传染源

该病的传染源主要为开放性肺结核患者。在巴氏消毒法发明之前，带菌牛亦是重要传染源，现已很少见。

二、传播途径

1. 呼吸道传播最为常见，可经飞沫及尘埃传播。当病人咳嗽、喷嚏、大声说话，呼出的气体将含有结核杆菌的大小不等的飞沫扩散到空气中，小的飞沫水分很快蒸发，形成以结核杆菌为核心的飞沫核漂浮在空气中；大的飞沫落在地面上，干燥后结核杆菌附着于粉尘上，漂浮于空气中。健康人吸入含结核杆菌的飞沫或尘埃而被感染。

2. 消化道感染较少见，饮用未经消毒的牛奶及进食结核杆菌污染的食物可引起消化道感染，偶可经肠壁淋巴滤泡形成感染。

3. 罕见经皮肤创口接触及经胎盘引起的母婴垂直传播。

三、易感人群

人群普遍易感。某些疾病如糖尿病、矽肺、胃大部切除术后、麻疹、百日咳等可诱发感染。过度劳累、营养状况差、妊娠等也是本病的诱发因素。近年因艾滋病、吸毒、免疫抑制剂的应用，耐药菌株的增加，肺结核的发病率呈上升趋势。

四、流行特征

自 20 世纪 80 年代中期以来，在发达国家由于 AIDS 流行，结核疫情死灰复燃，并出现了多重耐药菌。目前全球约有 1/3 的人感染结核杆菌，95% 的结核病例及 98% 的结核病死亡病例发生在发展中国家。此外，据估计，目前全球有 5000 万难民及移民，其中一半已感染结核菌，由于其生活的流动性与特殊性，一旦发病通常难以接受合理治疗，亦是造成结核病特别是耐药结核病播散的原因之一。WHO 估计，当今全球至少有 2/3 以上的患者处于发生多种药物耐药的危险中。高耐药率及多种药物耐药结核菌的不断扩散，将使结核病难以用现有的化学疗法加以控制。2000 年第四次全国结核病流行病学调查统计：我国结核菌感染者近 3.3 亿，活动性肺结核病人 600 万，约占世界结核病患者的 1/4，传染性肺结核 150 万，每年死于肺结核者 25 万，为各种传染病死亡人数总和的 2 倍。近 10 年以来，我国结核病流行表现出高感染率、高患病率、高病死率及高耐药率的特点。而高耐药率是结核病难治和流行的重要原因。由于卡介苗的广泛使用，本病的发病年龄后移，老年患者数量增加。

【病因病机】

一、中医病因病机

肺痨的致病因素，主要有两个方面：一为感染痨虫，一为正气虚弱。

1. 感染痨虫 古人所称的痨虫即今日所见的结核杆菌。"痨虫"传染是形成本病的唯一外因，因直接接触本病患者，"痨虫"侵入人体而成病，如问病、吊丧、看护，骨肉亲属与患者朝夕相处，都是导致感染的条件。这种感性认识，已为近百年来的发现所证实。

2. 正气虚弱 肺痨可发生在各种年龄、体质、经济情况的人。一般来讲，通常在正气虚弱时罹患肺痨。凡先天禀赋不足，小儿发育不良；或因后天失养，如酒色过度，耗伤阴血，情志不遂，忧思过度，劳倦伤脾导致正气虚损，痨虫入侵；因病后失养，如麻疹、哮喘等病后或外感咳嗽延久不愈，以及产后失于调养或营养不良也可导致痨虫入侵。

痨虫感染和正气虚弱两种病因相互影响，痨虫是发病的原因，正虚是发病的基础，正气旺盛，感染后不一定发病，正气不足，则感染后易于致病，同时，病情的轻重与内在正气的强弱也有重要关系。另一方面，外因感染既是耗伤人体气血的直接原因，同时又反映病变发生发展的规律，区别于它病的特殊因素。

总的说来，本病是因体质虚弱或精气耗损过甚，痨虫乘机侵袭肺部引起。其病变部位虽然在肺，但因脾为生化之源，脾虚则水谷精气不能上输于肺，肺津不足，无以自养，使肺阴日虚；肾为先天之本，肾精亏损，则虚火上扰，肺津受灼，也可使肺气化源不足。因此，本病的发生和发展与脾、肾两脏的关系极为密切。一般病始于肺，肺阴不足，继则阴虚火旺，肺肾同病，兼及心肝，终则阴损及阳，元气耗损，出现脾肾阳虚，或脾肾阴阳两虚之证，但从疾病的整个过程来说，阴虚的症状贯穿始终。

由于本病病情轻重、病变发展阶段不同，病理之演变也各异。一般初期多以阴虚为主，继之阴虚火旺，或气阴两虚，重者阴损及阳，表现为阴阳气血俱虚，或兼痰浊、瘀血阻滞之本虚标实之候。

二、西医发病机制和病理改变

吸入肺泡的结核杆菌被肺泡巨噬细胞吞噬，可被巨噬细胞非特异杀菌活性所杀灭，而当细菌数量多、毒力强时，细菌繁殖并致巨噬细胞死亡，释放出结核杆菌，再感染其他巨噬细胞。在这一过程中，机体将产生细胞介导的免疫反应和迟发型变态反应。而后者是宿主获得抗结核免疫力的最主要免疫反应，包括巨噬细胞吞噬结核杆菌、处理与呈递抗原、T细胞对抗原的特异性识别与结合以及因此而增殖与分化、细胞因子释放和杀菌等步骤。

结核病的免疫主要是以T细胞为主的细胞免疫，表现为淋巴细胞的致敏与吞噬细胞功能的增强。入侵的结核菌被吞噬细胞吞噬后，经加工处理，将抗原信息传递给T淋巴细胞，使之致敏。当致敏的T淋巴细胞再次接触结核菌，可释出多种淋巴因子（包括趋化因子、巨噬细胞移动抑制因子、巨噬细胞激活因子等），使巨噬细胞聚集在细菌周围，吞噬并杀灭细菌，然后变成类上皮细胞及郎罕氏（Langhans）巨细胞，最终形成结核结节，使病变局限化。

结核菌侵入人体后4~8周，人体对结核菌及其代谢产物的免疫反应，属于第Ⅳ型（迟发型）超敏反应。与不同亚群T淋巴细胞释放的炎性介质、皮肤反应因子及淋巴细胞毒素等有关。局部出现炎性渗出，甚至干酪坏死，常伴有发热、乏力及食欲减退等全身症状。此时如用结核菌素作皮肤试验可呈阳性反应。注射局部组织充血水肿，并有大量致敏的T淋巴细胞浸润。感染结核菌后，尚可发生皮肤结节性红斑、多发性关节炎或疱疹性结合膜炎等，均为结核病变态反应的表现，常发生于原发结核感染的患者。

给予未经感染的豚鼠初次接种一定量的毒力株结核杆菌，最初几天可无明显反应，约10~14天之后，注射局部发生红肿，逐渐形成溃疡，经久不愈，结核菌大量繁殖，到达局部淋巴结，并沿淋巴结及血液循环向全身播散，豚鼠易于死亡，表明豚鼠对结核菌无免疫力。如将同量结核菌注入4~6周前已受少量结核菌感染的豚鼠体内，则所发生的反应明显与上述不同。注射后，动物高热，2~3天之后，注射局部出现组织红肿、溃疡、坏死等剧烈之反应，但不久即可愈合、结痂、局部淋巴结并不肿大，不发生全身性结核播散，亦不致死亡。这种由于再感染引起的局部剧烈变态反应，通常易愈合，亦无全身播散，是豚鼠对结核菌已具有免疫力的结果。机体对结核菌再感染与初感染所表现出不同反应的现象，称为科霍（Koch）现象。肺部首次（常为小儿）感染结核菌后（初感染），细菌被吞噬细胞携至肺门淋巴结（淋巴结肿大），并可全身播散（隐性菌血症），此时若机体免疫力低下，可能发展为原发性进行性结核病。但在成人（往往在儿童时期已受过轻度结核感染，或已接种卡介苗），机体已有一定的免疫力，此时的再感染，多不引起局部淋巴结肿大，亦不易发生全身播散，而在再感染局部发生剧烈组织反应，病灶多为渗出性，甚至干酪样坏死、溶化而形成空洞。

人体对结核菌的自然免疫力（先天免疫力）是非特异性的。接种卡介苗或经过结核菌感染后所获得的免疫力（后天性免疫力）则具有特异性，能将入侵的结核菌杀死或严密包围，制止其扩散，使病灶愈合。获得性免疫显著强于自然免疫，但二者对防止结核病的保护作用是相对的。人体感染结核菌后，因具有免疫力而不发展成结核病。锻炼身体有助于增强免疫；反之，麻疹、糖尿病、矽肺、艾滋病及其他慢性疾病营养不良或使用糖皮质激素、免疫抑制剂等，减低人体免疫功能，容易受结核菌感染而发病，或使原先稳定的病灶重新活动。年龄可影响人对结核感染的自然抵抗力，老人与幼儿是易感者，与老年时细胞免疫低下及幼儿的细胞免疫系统尚不完善有关。

（一）结核病的基本病理改变

结核病变的性质和范围、从一种病理类型转变为另一类型的可能性与速度与人体的免疫力及变态反应性、结核菌入侵的数量及其毒力有着密切关系。因此病变过程相当复杂，基本病理变化亦不一定全部出现在结核患者的肺部。渗出、变质、增生是结核病的三种基本病理变化，特征性改变是结核结节和干酪样坏死。由于结核杆菌数量、毒力、感染方式、机体免疫及超敏反应状态的不同，病变部位出现的反应亦有所不同。在渗出性反应中，血管通透性增加的微血管反应是结核炎症的主要特征；变质性反应特点是干酪样坏死；增殖性反应则表现为类上皮细胞结节（结核结节）的形成。此三种组织反应通常同时存在，互相转换，导致结核病理改变的多样性。

1. 渗出性病变　表现为小血管充血、渗出，渗出物以浆液及细胞成分为主。肉眼可见渗出病灶呈灰白或灰黄色，半透明混浊状，边缘模糊，分界不清。镜下可见病灶中渗出物为含有蛋白的浆液、纤维素、巨噬细胞和淋巴细胞等，并可检出结核杆菌。其发展演变取决于机体变态反应与免疫力之间的相互平衡。剧烈变态反应可致病变坏死，进而液化，若免疫力强，病变可完全吸收或演变为增生性病变。

2. 变质性病变　表现为干酪样坏死，肉眼见坏死组织呈黄灰色，质松而脆，状似干酪，故名干酪样坏死。坏死区域周围逐渐有肉芽组织增生，最后成为纤维包裹的纤维干酪性病灶。镜检可见一片凝固的、染成伊红色的、无结核的坏死组织。干酪性坏死病灶中结核杆菌很少，坏死灶多年不变，既不吸收也不液化。若局部组织变态反应剧烈，干酪样坏死组织发生液化，经支气管排出即形成空洞，其内壁含有大量结核杆菌。

3. 增生性病变　开始时可有一短暂的渗出阶段。当大单核细胞吞噬并消化了结核菌后，细菌的磷脂成分使大单核细胞形态变大而扁平，类似上皮细胞，称"类上皮细胞"。类上皮细胞聚集成团，中央可出现郎罕氏巨细胞。后者可将结核菌抗原的信息传递给淋巴细胞，在其外围常有较多的淋巴细胞，形成典型的结核结节，为结核病的特征性病变，"结核"也因此得名。结核结节中通常不易找到结核菌。增生为主的病变多发生在菌量较少、人体细胞介导免疫反应占优势的情况下。

上述三种病变可同时存在于一个肺部病灶中，但通常有一种是主要的。例如在渗出性及增生性病变的中央，可出现少量干酪样坏死；而变质为主的病变，常同时伴有程度不同的渗出与结核结节的形成。

（二）结核病变的转归

干酪样坏死病灶中结核菌大量繁殖引起液化，与中性粒细胞及大单核细胞浸润有关。液化的干酪样坏死物部分可被吸收，部分由支气管排出后形成空洞，或在肺内引起支气管播散。当人体免疫力增强及使用抗结核药物治疗时，病灶可逐渐愈合。渗出性病灶通过单核-巨噬细胞系统的吞噬作用而吸收消散，甚至不留瘢痕，较小的干酪样坏死或增生性病变亦可经治疗后缩小、吸收，仅留下轻微纤维瘢痕。病灶在愈合过程中常伴有纤维组织增生，形成条索状瘢痕。干酪样病灶亦可因失水、收缩及钙盐沉着，最终形成钙化灶而愈合。

（三）结核病灶的播散与恶化

人体初次感染结核菌时，结核菌可被细胞吞噬，经淋巴管带至肺门淋巴结，少量结核菌可进入血液循环播散至全身，但可能并无显著临床症状（隐性菌血症）。若坏死病灶侵蚀血管，结核菌可通过血循环，引起包括肺在内的全身粟粒型结核，如脑膜、骨、肾结核等。肺内结核菌可沿支气管播散，在肺的其他部位形成新的结核病灶。吞入大量含结核菌的痰进入胃肠道，亦可引起肠结核、腹膜结核等。肺结核可直接扩展至胸膜引起结核性胸膜炎。

结核病理改变的演变与机体全身免疫功能及肺局部免疫力的强弱有关。纤维化是免疫力强的表现，而空洞形成则常表示其免疫力低下。

【临床表现】

典型肺结核起病缓慢，病程较长，有低热、倦怠、食欲不振、咳嗽及少量咯血等表现。但多数患者病灶轻微，无显著症状，经 X 线健康检查时偶被发现。亦有以突然咯血才被确诊，追溯其病史可有轻微的全身症状。少数患者因突然起病及突出的毒性症状与呼吸道症状，而经 X 线检查确认为急性粟粒型肺结核或干酪样肺炎。老年肺结核患者，易被长年慢性支气管炎的症状所掩盖。偶见未被发现的重症肺结核，因继发感染而有高热，甚至已发展至败血症或呼吸衰竭才去就医。鉴于肺结核的临床表现常呈多样化，在结核病疫情已基本得到控制、发病率低的地区，医务人员在日常诊疗工作中尤应认识其不典型表现。

（一）症状

1. 全身症状　表现为午后低热、乏力、食欲减退、消瘦、盗汗等。若肺部病灶进展播散，常呈不规则高热。妇女可有月经失调或闭经。

2. 呼吸系统症状　通常为干咳或带少量黏液痰，继发感染时，痰呈黏液脓性。约 1/3 的患者有不同程度的咯血，痰中带血多因炎性病灶的毛细血管扩张所致；中等量以上咯血，则与小血管损伤或来自空洞的血管瘤破裂有关。咯血后常有低热，可能因为小支气管内残留血块吸收或阻塞支气管引起的感染；若发热持续不退，则应考虑结核病灶播散。有时钙化的硬结结核病灶可因机械性损伤血管，或合并支气管扩张而咯血。大咯血时可发生失血性休克；偶因血块阻塞大气道引起窒息。此时患者表现出极度烦躁、心情紧张、挣扎坐起、胸闷气促、发绀等，应立即进行抢救。

病灶炎症累及壁层胸膜时，相应胸壁有刺痛，一般多不剧烈，随呼吸及咳嗽而加重。慢性重症肺结核时，呼吸功能减退，常出现渐进性呼吸困难，甚至缺氧发绀。若并发气胸或大量胸腔积液，其呼吸困难症状尤为严重。

（二）体征

早期病灶小或位于肺组织深部，多无异常体征。若病变范围较大，可查及患侧肺部呼吸运动减弱，叩诊呈浊音，听诊时呼吸音减低，或为支气管肺泡呼吸音。因肺结核好发于肺上叶尖后段及下叶背段，故锁骨上下、肩胛间区叩诊略浊，咳嗽后偶可闻及湿啰音，对诊断有参考意义。肺部病变发生广泛纤维化或胸膜粘连增厚时，患侧胸廓常呈下陷、肋间隙变窄、气管移位及叩诊浊音，对侧可有代偿性肺气肿征。

（三）临床类型

1998 年中华医学会结核病分会将结核病分为五类：原发性肺结核（Ⅰ型）、血行播散型肺结核（Ⅱ型）、继发型肺结核（Ⅲ型）、结核性胸膜炎（Ⅳ型）及肺外结核（Ⅴ型）。

1. 原发性肺结核　指初次感染即发病的肺结核，又称初染结核。典型病变包括肺部原发灶、引流淋巴管和肺门或纵隔淋巴结的结核性炎症，三者联合称为原发综合征。有时 X 线上仅显示肺门或纵隔淋巴结肿大，也称支气管淋巴结结核。此型多见于儿童，偶见于未受感染的成年人。多数原发性肺结核临床症状轻微，少数病例有低热、轻咳、食欲减退、消瘦、盗汗、乏力、疱疹性角膜结膜炎及皮肤结节性红斑等。

2. 血行播散型肺结核　此型多由原发性肺结核发展而来，多见于儿童。成人多为继发性肺结核或肺外结核病灶破溃入血而引起，包括急性、亚急性和慢性三种。急性粟粒性结核为大量结核杆菌一次进入体肺循环并在肺内形成许多散在均一如粟粒大的结核病灶所致，有严重的毒血症状，高热、寒战、虚弱、脉搏细速、呼吸困难，甚至发绀，但咳嗽常不明显。胸部检查常无阳性体征。血液学可见各类血细胞减少或类白血病反应。若结核杆菌少量多次进入肺循环，在肺及其他脏器内形成大小不等、新老不一的病灶，成为亚急性和慢性血行播散型肺结核。亚急性和慢性血行播散型肺结核症状视细菌数量的多少和人体免疫力高低的不同而异。亚急性病人可有反复畏寒、发热，常有盗汗、乏力、食欲不振、消瘦、咳嗽、咯痰或咯血等症状。慢性病人常无明显症状。

3. 继发型肺结核　指原发感染过程中肺内遗留下的潜在病灶重新复燃（内源性）或结核杆菌再次感染（外源性）所引起的肺结核，多见于成年人。本型多数病人起病缓慢，只有少数干酪性肺炎的病人发病急剧。继发型肺结核临床表现多种多样，常见症状有两类：一是全身中毒性症状如午后低热、盗汗、乏力、食欲不振、消瘦、失眠、心悸和月经不调等；二是结核病灶引起的胸部症状，如咳嗽、咯血、咳痰等。

4. 结核性胸膜炎　是由结核杆菌及其代谢产物进入正处于高度过敏状态的胸膜腔中所引起的胸膜炎症。结核杆菌可通过病变直接蔓延、淋巴播散和血行播散三种途径到达胸膜腔。可分为干性胸膜炎和渗出性胸膜炎两种。干性胸膜炎症状轻重不一，部分病人无明显自觉症状，且可以自愈；有的起病急，有畏寒、发热，主要症状为局限性针刺样胸痛，胸痛可随深呼吸和咳嗽而加剧。查体可有呼吸运动受限，局部压痛，呼吸音减低。听诊可闻及胸膜摩擦音，咳嗽后性质不变。渗出性胸膜炎病变多为单侧，胸腔内可有数量不等的渗出液。典型表现为起病急，有发热、乏力、盗汗等结核中毒症状，病初有刺激性剧烈胸痛，随胸水量增加，胸痛反而减轻或消失。如急性大量积液可出现呼吸困难、端坐呼吸和发绀。查体少量积液可无明显体征；大量积液时患侧胸壁饱满，肋间隙增宽，气管移向健侧，叩诊积液部分呈浊音或实音，听诊呼吸音减低或消失。

（四）并发症

1. 咯血　肺结核咯血原因多为渗出和空洞病变存在或支气管结核及局部结核病变引起支气管变形、扭曲和扩张。肺结核患者咯血可引起窒息、失血性休克、肺不张、结核性支气管播散和吸入性肺炎等严重合并症。

咯血者应进行抗结核治疗，中、大量咯血应积极止血，保持气道通畅，注意防止窒息和出血性休克发生。一般改善凝血机制的止血药对肺结核大咯血疗效不理想。脑垂体后叶素仍是治疗肺结核大咯血最有效的止血药，可用 5～10U 加入 25% 葡萄糖 40ml 缓慢静注，持续 10～15min。非紧急状态也可用 10～20U 加入 5% 葡萄糖 500ml 缓慢静滴。对脑垂体后叶素有禁忌的患者可采用酚妥拉明 10～20mg 加入 25% 葡萄糖 40ml 静注，持续 10～15min 或 10～20mg 加入 5% 葡萄糖 250ml 静滴（注意观察血压）。近年支气管动脉栓塞术介入疗法治疗肺结核大咯血收到近期良好的效果。

2. 自发性气胸　肺结核为气胸常见病因。多种肺结核病变均可引起气胸：胸膜下病灶或空洞破入胸腔；结核病灶纤维化或瘢痕化导致肺气肿或肺大疱破裂；粟粒型肺结核的病变位于肺间质，也可引起间质性肺气肿性肺大疱破裂。病灶或空洞破入胸腔，胸腔常见渗出液体多，可形成液气胸、脓气胸。

3. 支气管扩张　肺结核病灶破坏支气管壁及支气管周围组织、支气管结核本身也可导致支气管变形和扩张，称为结核性支气管扩张，可伴有咯血。

4. 肺部继发感染　肺结核空洞（尤其纤维空洞）、胸膜肥厚、结核纤维病变引起的支气管扩张、肺不张及支气管结核所致气道阻塞，是造成肺结核继发其它细菌感染的病理基础。细菌感染常以 G‑杆菌为主，且复合感染多。

肺结核治疗疗程长，由于长期使用抗生素（如链霉素、阿米卡星、利福平等），部分年老、体弱及同时应用免疫抑制剂者，可以继发真菌感染。常见在空洞、支气管扩张囊腔中有曲菌球寄生，胸部 X 线呈现空腔中的菌球上方气腔呈"新月形"改变，周围有气带且随体位移动，临床表现可有反复大咯血，内科治疗效果不佳。也有少数患者可继发白色念珠菌感染。继发感染时应针对病原不同，采用相应抗生素或抗真菌治疗。

5. 心、肺功能衰竭　是肺结核严重的并发症，肺结核治疗无效，形成慢性病变破坏肺组织，形成肺气肿、肺大疱，进而影响肺功能，导致慢性呼吸功能衰竭。气胸和并发感染则可引起急性呼吸功能衰竭。长期缺氧，肺内纤维组织牵拉血管壁，造成肺动脉高压，可继发肺心病、右心功能衰竭。以上均应进行相应的积极处理。

【实验室检查】

一、结核菌检查

痰中找到结核菌是确诊肺结核的主要依据。涂片抗酸染色镜检快速简便，在我国非典型分支杆菌尚属少见，故抗酸杆菌阳性，肺结核诊断基本即可成立。直接厚涂片阳性率优于薄涂片，为目前普遍采用。荧光显微镜检查适合于大量标本快速检查。无痰或儿童不会咳嗽，可采用清晨的胃洗液找结核菌，成人亦可通过纤维支气管镜检查，或从其刷洗液中查找结核菌。痰菌阳性表明其病灶是开放性的，具有传染性。培养法更为精确，除能了解结核菌有无生长繁殖能力外，且可作药物敏感试验与菌型鉴定。结核菌生长缓慢，使用改良罗氏培养基通常需 4～8 周，培养虽较费时，但精确可靠，特异性高，若涂片阴性或诊断有疑问时，培养尤其重要。培养菌株进一步作药物敏感性测定，可为治疗特别是复治时提供参考。

应用聚合酶链反应（PCR）法，使所含微量结核菌 DNA 得到扩增，用电泳法检出。1个结核菌约含 1fgDNA，40 个结核菌即可有阳性结果。该法不必体外预培养，特异性强，快速简便并可鉴定菌型，不足之处是可能出现假阳性或假阴性。

二、影像学检查

胸部 X 线检查可以发现肺内病变的部位、范围、有无空洞、空洞大小和洞壁厚薄等。X 线对各类结核病变的透过度不同，通过 X 线检查大致能估计结核病灶的病理性质，并能早期发现肺结核，以及判断病情发展及治疗效果，有助于决定治疗方案。不同病因引起的肺内病变，可能呈现相似的 X 线影像，故亦不能仅凭 X 线检查轻易确定肺结核的诊断。X 线摄片结合透视有助于提高诊断的准确性，可发现肋骨、纵隔、膈肌和被心脏遮盖的细小病灶，并能观察心、肺、膈肌的动态影像。

肺结核的常见 X 线表现包括：纤维钙化的硬结病灶，表现为密度较高、边缘清晰的斑点、条索或结节；浸润性病灶，表现为密度较淡，边缘模糊的云雾状阴影；干酪样病灶，表现为密度较高，浓淡不一，有环形边界透光区的空洞等。肺结核病灶通常在肺上部，单侧或双侧，存在时间较长，且有多种不同性质的病灶混合存在及肺内播散迹象。

凡 X 线胸片上显示渗出性或渗出增殖性病灶、干酪样肺炎、干酪样病灶和空洞均提示为活动性病变；增殖性病变、纤维包囊紧密的干酪硬结灶及纤维钙化灶等，均属非活动性病变。活动性病灶的痰中仍可找到结核菌。由于肺结核病变多为混合性，在未达到完全增殖或纤维钙化时，均仍应考虑为活动性。

胸部 CT 检查可为临床提供横断面图像，减少重叠影像干扰，对于早期发现微小或隐蔽性病变，了解病变范围及肺病变鉴别等方面均比普通胸片有较大优势。CT 也可应用于引导穿刺、引流和介入性治疗。

三、结核菌素试验

旧结核菌素（old tuberculin，OT）是结核菌的代谢产物，由液体培养长出的结核菌提炼而成，主要含有结核蛋白，OT 抗原不纯，可能引起非特异性反应，在人群中做普查时，可用 1∶2000 的 OT 稀释液 0.1ml（5IU），在左前臂屈侧做皮内注射，经 48 ~ 72 小时测量皮肤硬结直径，如小于 5mm 为阴性，5 ~ 9mm 为弱阳性（提示结核菌或结核分支杆菌感染），10 ~ 19mm 为阳性反应，20mm 以上或局部出现水泡与坏死者为强阳性反应。

结核菌素的纯蛋白衍化物（purified protein derivative，PPD）由旧结核菌素滤液中提取结核蛋白精制而成，为纯结核菌素，不产生非特异性反应。国际上常用的 PD – RT23，已经取代 OT。我国从人型结核菌制成的 PPD（PPD – C）及从卡介苗制成 BCG – PPD，纯度均较好，已广泛用于临床诊断，皮内注射 0.1ml（5IU）硬结平均直径≥5mm 为阳性反应。结核菌素试验除引起局部皮肤反应外，偶可引起全身反应。临床诊断通常使用 5IU，如无反应，可在 1 周后再用 5IU（产生结核菌素增强效应），如仍为阴性，大致可除外结核感染。

结核菌素试验仍是结核病综合诊断中常用手段之一，有助于判断有无结核菌感染。若呈强阳性反应，常表示为活动性结核病。结核菌素试验阳性反应仅表示曾有结核感染，并不一定现在患病。我国城市成年居民曾患结核感染率在 60% 以上，故用 5IU 结核菌素进行检查，其一般阳性结果意义不大。结核菌素试验婴幼儿的诊断价值较成人为大，因年龄越小，自然感染率越低；3 岁以下强阳性反应者，应视为有新近感染的活动性结核病，有必要进行治疗。如果 2 年内结核菌素反应从 <10mm 增加至 10mm 以上，并增加 6mm 以上

时，可认为有新感染。

结核菌素试验阴性反应除表示没有结核菌感染外，尚应考虑以下情况。结核菌感染后需4～8周才建立充分的变态反应，在该变态反应产生之前，结核菌素试验可呈阴性。应用糖皮质激素等免疫抑制药物，或营养不良、麻疹、百日咳等患者，结核菌素反应亦可暂时消失。严重的结核病及各种重危患者对结核菌素无反应，或仅出现弱阳性，与人体免疫力及变态反应暂时受抑有关，待病情好转，可转为阳性反应。其他如淋巴细胞免疫系统缺陷（如白血病、淋巴瘤、结节病、艾滋病等）患者或年老体衰者的结核菌素反应亦常为阴性。

四、其他检查

1. 血常规 结核病患者血象通常无改变，严重病例常有继发性贫血，急性粟粒型肺结核时白细胞总数减低或出现类白血病反应。

2. 血沉 血沉增快常见于活动性肺结核，但并无特异性诊断价值，血沉正常亦不能排除活动性肺结核。

3. 酶联免疫吸附试验 患者无痰或痰菌阴性而须与其他疾病鉴别时，用酶联免疫吸附试验（ELISA法）检出患者血清中特异性抗体，可能对肺外结核的诊断提供参考。

4. 支气管镜检查 支气管镜检查对于发现支气管内膜结核、了解有无肿瘤、吸取分泌物、解除阻塞或作病原菌及脱落细胞检查，以及取活组织作病理检查等，均有重要诊断价值。浅表淋巴结活检，有助于结核的鉴别诊断。

近年来，应用分子生物学及基因工程技术，以非培养方法来检出与鉴定临床标本中的结核菌，展示其敏感、快速及特异性高等优点，如核酸探针（DNA probe）、染色体核酸指纹术等。

【诊断与鉴别诊断】

一、诊断依据

1. 结核菌检查 痰中找到结核菌是确诊肺结核的主要依据。

2. 症状 低热、乏力、盗汗、食欲不振、体重减轻、咳嗽、咳痰、咯血、胸痛、气急等。

3. 体征 病灶部位呼吸音减弱或闻及支气管肺泡呼吸音及湿啰音。

4. 胸部X线检查 可见肺部结核病灶。

5. 血沉增快，结核菌素试验呈强阳性。

关于肺结核活动性的判定，主要依据痰菌和X线检查。儿童特别是婴幼儿肺结核则主要依靠结素试验和X线检查。痰菌阳性肯定属活动性。X线胸片上凡渗出性和渗出增殖性病灶、干酪样肺炎、干酪灶和空洞（除净化空洞外）都是活动性征象。增殖性病灶、纤维包裹紧密的干酪硬结灶和纤维钙化灶属非活动性病变。肺结核病变多为混合性，在未达到完全性增生或纤维钙化时仍属活动性，对这类病变的判断易受读片误差影响，故在X线片上非活动性应是病变达到最大限度吸收。需有旧片对比或随访观察才能确定，初次胸片不能肯定活动性的病例可作为"活动性未定"，给予动态观察。我国规定痰菌阳性的活动性肺结核在管理上划为Ⅰ组，具有传染性；痰菌阴性而X线片显示活动性为Ⅱ组，为非传染性。活动性肺结核为化疗的适应症。病变无活动性、痰菌连续阴性（每月至少1次）6个月以上或空洞虽然存在，但痰菌连续阴性1年，称为稳定期，属登记管理Ⅲ组。稳定性病例经2~3年观察，病灶不变，疲菌持续阴性，即为临床痊愈，注销登记管理。

二、鉴别诊断

肺结核的症状、体征、X线等表现易与多种呼吸道及全身性疾病相混淆。在表现不典型和缺乏细菌学或病理学确诊根据时容易误诊。因此常须认真询问病史，作相应检查，仔细分析，作好鉴别诊断才能减少误、漏诊。最常须鉴别的是肺癌、肺炎、肺脓肿、慢性支气管炎、支气管扩张、发热性疾病。

1. **肺癌** 中心型在肺门处有结节影或有肺门纵隔淋巴结转移，须与淋巴结结核鉴别；周围型在肺周围有小片浸润、结节，须与结核球或结核浸润性病灶鉴别。肺癌患者多为40岁以上，中心型以鳞癌为主，常有长期吸烟史，一般不发烧，呼吸困难或胸闷、胸痛逐渐加重，常有刺激性咳嗽、有痰血，进行性消瘦，有锁骨上转移者可触及质硬淋巴结，某些患者可有骨关节肥大征。X线结节可有分叶毛刺，无卫星灶，一般无钙化，可有空泡征；外周型可见胸膜内陷征。痰70%可检得癌细胞而TB可50%查到结核菌。纤支镜检中心型可见新生物，活检常可获病理诊断，刷片、BAL（支气管肺泡灌洗）可查到癌细胞，结核者可查到TB。结核菌素试验肺癌往往阴性而结核常呈强阳性。ELISA法查血清PPD－IgG（标准精制结核菌素IgG抗体）或LAM－IgG［LAM是阿拉伯糖甘露糖脂（lipoarabinomannan）分支杆菌细胞壁外表面特有的一种成分］结核常呈阳性。而血清唾液酸与CEA（癌胚抗原）测定（＋），常提示癌症。上述各项不能确诊时应剖胸探查。如有更多结核活动性指征，如痰PCR法TB－DNA阳性，结核菌素1U强阳性或0.1U一般阳性或ELISA法PPD－IgG或LAM－IgG（＋）可试行抗结核治疗观察以资鉴别。

2. **肺炎** 肺部非细菌性（支原体、病毒、过敏）常显示斑片影，与早期浸润性肺结核的表现相似，而细菌性肺炎出现大叶性病变时可与结核性干酪肺炎相混，都须鉴别。支原体肺炎常症状轻而X线重，2~3周自行消失；过敏性者血中嗜酸性粒细胞增多，肺内阴影游走性，各有特点，易于鉴别。细菌性肺炎可起病急、寒战、高热、咳铁锈色痰，有口唇疱疹而痰TB（－），肺炎链球菌阳性，抗生素治疗可恢复快，<1个月全消散。故与炎症鉴别一般不先用抗结核治疗而先抗炎治疗，可较快弄清诊断，避免抗痨药不规则使用造成耐药。

3. **肺脓肿** 浸润型肺结核如有空洞常须与肺脓肿鉴别，尤以下叶尖段结核空洞须与急性肺脓肿鉴别，慢性纤维空洞型须与慢性肺脓肿鉴别。主要鉴别点在于，肺结核者痰TB（＋），而肺脓肿者TB（－），肺脓肿起病较急，白细胞总数与中性粒细胞增多，抗生素效果明显，但有时结核空洞可继发细菌感染，此时痰中TB不易检出。

4. **慢性支气管炎** 常与慢性纤维空洞型患者症状相似，但X线与痰菌检查易于鉴别。慢支患者X线仅见纹理改变未见实质TB灶，而慢纤洞患者有明确严重病变，且TB（＋）。

5. **支气管扩张** 症状为咳嗽、咳脓痰、反复咯血，易与慢性纤维空洞型相混，但X线一般仅见纹理粗乱或卷发影。

6. 其他伴有发热的疾病 急性粟粒性结核以高热、肝脾大、白细胞减少或类白血病样反应而与伤寒、败血症、白血病表现有相混处，须要根据各自特点仔细鉴别。成人支气管淋巴结结核有发热和肺门淋巴结肿大易与纵隔淋巴瘤、结节病相混，可用结核菌素试验、血清 PPD – IgG 检查、ACE 测定、Kveim 试验（结节病抗原试验）、活检等方法鉴别，必要时可抗结核药治疗观察。结核与肿瘤鉴别时宜先用抗结核药，如有激素应在应用抗结核药之后，以免干扰诊断和造成播散。

【治疗】

一、治疗原则

肺痨病位在肺，以阴虚为病理特点，如《丹溪心法》所谓："痨瘵主乎阴虚。"本病的致病因素是感染痨虫，而正气的亏虚决定了其发病与发展转变过程。因此，肺痨的治疗当以补虚培元、抗痨杀虫为基本治则。

肺结核的治疗，早在明代虞抟的《医学正传·劳极》中就指出："凡人觉有此病，便宜早治。治之之法，一则杀其虫，以绝其根本；一则补其虚，以复其真元。"确立了杀虫与补虚两大治疗原则。"杀虫"即西医的抑制和杀灭结核菌。多年来中医在抗痨抗菌药物方面积累了丰富经验，尤其是补虚。中、西两者结合，对改善肺结核病人体质虚弱状态，提高机体免疫力，缩短疗程，降低复发率，促进痰菌阴转具有重要的价值；西药抗结核菌的疗效显著；但随着抗结核药物的广泛使用，其副作用及随之产生的耐药性日益增加，对此中药的治疗往往显示出明显的疗效。

化学药物治疗（简称化疗）适用于临床上有结核毒性症状，痰菌阳性，X 线片示病灶具炎症成分，或病灶正在进展或好转阶段。化疗方案有多种，当化疗失败，应重新拟订正确的化疗方案。对药物失效或疾病危及生命的单侧特别是局限性病变，外科手术治疗是优先选择的治疗方法。

二、治疗方法

（一）辨证论治

1. 肺阴亏耗型

主症：干咳少痰，声音发嘶，痰唾黏白，咯血时作，痰中带血，或有潮热，手足心热，胸痛，口燥咽干，饮食减少，舌边尖红，脉细数。

治则：滋阴润肺，止咳杀虫。

方药：月华丸加减。

组成：沙参 15g 生地黄 10g 熟地黄 10g 天冬 10g 麦冬 10g 阿胶 10g 川贝母 10g 茯苓 10g 百部 12g 山药 12g

加减：咳痰少而粘者，加甜杏仁；咳痰带血明显者，加仙鹤草、大蓟、藕节、白茅根；低热为主者，加地骨皮、银柴胡、青蒿；胸部憋闷者加丹参、延胡索；纳食不香者加谷芽、麦芽。

2. 阴虚火旺型

主症：咳呛气急，痰少质粘，或吐稠黄痰，咳血反复发作，量多色鲜红，混有泡沫，胸肋掣痛，盗汗，潮热，午后为甚，颧赤，口渴，心烦失眠，性急善怒，形体日瘦，男子可见梦遗，女子可见月经量少或闭经，舌红绛而干，脉细弦数。

治则：滋阴清热，潜阳安神。

方药：百合固金汤合秦艽鳖甲散加减。

组成：百合30g　龟版15g　鳖甲15g　麦冬12g　生地黄12g　熟地黄12g　知母10g　秦艽10g　银柴胡10g　地骨皮10g　青蒿10g　阿胶（烊化）10g　五味子10g

加减：若肺肾阴虚明显者加龟版、冬虫夏草；火旺较甚，加胡黄连、黄芩；咳嗽痰黏黄量多，加瓜蒌仁、鱼腥草、天花粉；咳血不止加牡丹皮、黑栀子、大黄炭、川牛膝；盗汗较著加浮小麦、煅牡蛎、煅龙骨、碧桃干。

3. 气阴亏耗型

主症：咳嗽无力，干咳少痰，或痰唾黏白，或痰中有时带血，如丝如缕，或有潮热，手足灼热，胸痛，口燥咽干，畏风自汗，声嘶失音，饮食减少，气短懒言，神疲乏力，舌红、少苔，脉细数或虚大。

治则：益气养阴，润燥止咳。

方药：保真汤加减。

组成：人参10g　白术10g　当归10g　生地黄10g　熟地黄10g　茯苓15g　黄芪15g　白芍12g　赤芍12g　天冬12g　麦冬12g　陈皮12g　厚朴12g　五味子10g　地骨皮10g　柴胡10g　甘草6g　黄柏8g

加减：咳嗽痰多质稀者，去天冬、麦冬、熟地黄，加炙紫菀、款冬花、杏仁；咳血甚加阿胶、仙鹤草、三七；骨蒸盗汗显著者加鳖甲、煅牡蛎、山萸肉；食少便溏，脾虚症状明显者，去熟地黄、天冬、麦冬、地骨皮，加炒扁豆、薏苡仁、莲子肉、砂仁、炒麦芽健脾和胃；若有空洞或干酪病变而无咳血者，加炮山甲、皂角刺。

4. 阴阳两虚型

主症：咳喘少气，痰白有沫，或夹血丝，血色暗淡，骨蒸劳热，自汗盗汗，形寒肢冷，咳逆喘息，气不得续，动则更甚，或五更泄泻，男子遗精阳痿，女子闭经，舌淡苔剥，脉虚大无力或细弱。

治则：滋阴补阳，培元固本。

方药：补天大造丸加减。

组成：党参15g　黄芪15g　白术10g　白芍10g　山药10g　茯苓10g　紫河车10g　熟地黄15g　龟版15g　鹿角胶10g（烊化冲服）　甘草6g

加减：咳嗽明显可加贝母、紫菀、款冬花、杏仁等；咯血加白芨、小蓟、侧柏叶、阿胶、三七等；盗汗明显可加地骨皮、冬桑叶、糯稻根、胡黄连等；空洞可加贝母、知母、白及、白花蛇舌草等。

（二）西医治疗

肺结核治疗的基本原则是：早期、适量、联合、规律、全程。治疗应有严格的治疗方案，不能随意更改药物和剂量及缩短疗程，切忌"用用停停"，应规范化、联合用药，综合治疗，彻底治愈。

1. 化学药物治疗

（1）抗结核药物　目前公认的抗结核药物有异烟肼、利福平、链霉素、吡嗪酰胺等一线杀菌剂和乙胺丁醇、对氨水杨酸、氨硫脲、卷曲霉素、卡那霉素、丙硫异菸胺等二线抑菌剂。其剂量用法见表 3 - 13 - 1。近年来临床应用的抗结核新药主要有利福霉素类和喹诺酮类。前一类中比较成熟和具有临床前景的有利幅喷丁和利福布丁；后一类中有氧氟沙星、左旋氧氟沙星和环丙沙星。

表 3 - 13 - 1　常用抗结核药物表

药名	缩写	成人每日剂量（g）	间歇疗法每日量（g）	副反应
异烟肼	H/INH	0.3 ~ 0.4	0.6 ~ 0.8	偶有肝功能损害，周围神经炎
利福平	R/RFP	0.45 ~ 0.6	0.6 ~ 0.9	肝功能损害，过敏反应
链霉素	S/SM	0.75 ~ 1.0	0.75 ~ 1.0	听力障碍，眩晕，肾功能损害
吡嗪酰胺	Z/PZA	1.5 ~ 2.0	2.0 ~ 3.0	胃肠不适，肝功能损害，尿酸血症
乙胺丁醇	E/EMB	0.75 ~ 1.0	1.5 ~ 2.0	视神经炎，关节痛
对氨水杨酸钠	P/PAS	8 ~ 12	10 ~ 12	胃肠道不适，过敏反应
卡那霉素	K/KM	0.75 ~ 1.0	0.75 ~ 1.0	听力障碍，眩晕，肾功能损害
氨硫脲	T/Tb1	0.1 ~ 0.15	–	胃肠道不适，肝功能损害，造血抑制
卷曲霉素	Cp/CMP	0.75 ~ 1.0	0.75 ~ 1.0	听力障碍，眩晕、肾功能损害
丙硫异烟胺	1321Th	0.5 ~ 0.75	0.5 ~ 1.0	胃肠道不适，肝功能损害

①异烟肼　成人每日 300ml，口服。结核性脑膜炎和急性粟粒型肺结核，剂量可加倍。加大剂量可并发周围神经炎，用维生素 B_6 预防。大剂量维生素 B_6 可影响 INH 的疗效，故一般剂量 INH 不宜加用维生素 B_6。本药常规剂量副作用较少，偶见周围神经炎、中枢神经系统中毒（抑制或兴奋）、肝脏损害。单独使用该药 3 个月，痰菌约有 70% 耐药。

②利福平　为利福霉素的半合成衍生物，是广谱抗生素。常与 INH 联用。成人每日 0.45g ~ 0.6g，口服。该药副作用轻，短暂肝脏损害。近年来有一些长效利福类衍生物问世，如利福喷丁，每周口服 1 次，疗效与每日服利福平相仿。

③吡嗪酰胺　能杀灭吞噬细胞内、酸性环境中的结核菌。每日 1.5g，分 3 次口服，副反应有高尿酸血症、关节痛、胃肠道反应和肝损害。

④链霉素　为广谱氨基甙类抗生素，对结核菌有杀菌作用，成人每日肌注 1g，间歇疗法为每周 2 次，孕妇慎用。该药的副作用是损伤第Ⅷ对颅神经，反应严重者须及时停药。肾功能损害者不宜用。其他氨基甙类药如卡那霉素、卷曲霉素亦有疗效，但不如链霉素，副反应相仿。

⑤乙胺丁醇　对结核菌有抑制作用，与其他抗结核药联用时，可延缓细菌对其他药物耐药性的出现。每次 0.75g，每天 1 次。副反应有视神经炎和胃肠道不适，停药后多能恢复。

（2）初治　凡未经抗结核药物治疗或治疗未满 1 月者为初治。通常分两阶段，第一阶段为初期强化治疗，旨在杀灭生长繁殖的细菌，使痰菌转阴，病灶吸收，迅速控制病情。第二阶段为维持期维持巩固治疗，在于消灭生长代谢缓慢及间歇生长的半休眠菌，防止复发。

①长程化疗方案 联合 INH、SM 和 PAS（或 EMB）治疗，每日用药，总疗程 1.5 年，其中 SM 仅用于强化阶段 2～3 个月。痰菌阴性、组织破坏不严重的继发性肺结核病例可用 INH ＋ SM 强化 3 个月，然后停用 SM，代之以 PAS（或 EMB）联合 INH 维持治疗。长程治疗曾被推荐为标准治疗，但因疗程长、费用高、不易坚持规则治疗的缺点，当前趋向于短程和间歇化疗。

②短程化疗方案 优点是便于规则用药和全程管理，减少治疗失败，治疗费用相对减少。以 INH、RFP、PZA 强化治疗 2 个月，继以 INH、RFP 巩固治疗，总疗程 6 个月。重症患者或初始耐药率高的地区应加用 SM 或 EMB。1991 年我国制订的短程化疗统一方案规定在初治涂阳病人时可选择 2S（或 E）HRZ/4HR，即 SM（或 EMB）、INH、RFP、PIA 每日 1 次，2 个月，维持期 INH 和 RFP 每日 1 次，4 个月；或 2S（或 E）HRZ/4H3R3（即继续期 INH ＋ RFP 每周 3 次，4 个月）。在涂阴病人，强化治疗或维持治疗包括总疗程可进一步缩短。

③间歇化疗方案 有不完全间歇和完全间歇 2 种。前述的 2SHRZ/4H3R3 即属不完全间歇，强化治疗阶段仍是每天给药，痰菌阳性、病情较轻的病人应用间歇治疗当以不完全间歇为宜。在推行国家结核控制计划大规模治疗中目前多倡导全程间歇，以减少服药次数，减少督导工作量和药物毒副反应。世界银行和 WHO 协助我国的结核病控制项目即全程间歇督导方案 2H3R3Z3S3/4H3R3 或 2H3R3Z3/4H3R3。

（3）复治 复治范围：凡初治失败、规则用药满疗程后痰菌复阳、不规则化疗超过 1 个月、慢性排菌患者的治疗均列为复治。复治目标：①细菌转阴和治愈；②为手术治疗创造条件。复治方案：由 2～3 种估计敏感的药物组成。既往若未用过 RFP、EMB 或 PZA，则此 2～3 种药联合疗效最佳，疗程 6～9 月个或稍长。若用过 RFP，则复治仅在第二线抗结核药中选择。喹诺酮类药物为复治提供了新的选择机会。但必须与其他有效药物联合。复治方案中均保留 INH。复治方案的拟定须保证方案的整体性和所联合药物的可靠性，绝不要逐个药物试加。

2. 对症治疗

（1）毒性症状 结核病的毒性症状在有效抗结核治疗 1～2 周内多可消失，通常不必特殊处理。干酪样肺炎、急性粟粒性肺结核、结核性脑膜炎有高热等严重结核毒性症状，或结核性胸膜炎伴大量胸腔积液者，均应卧床休息及尽早使用抗结核药物。亦可在使用有效抗结核药物的同时，加用糖皮质激素（常用泼尼松，每日 15～20mg，分 3～4 次口服），以减轻炎症及过敏反应，促进渗液吸收，减少纤维组织形成及胸膜粘连。待毒性症状减轻后，泼尼松剂量递减，至 6～8 周停药。糖皮质激素对已形成的胸膜增厚及粘连并无作用。因此，应在有效的抗结核治疗基础上慎用。

（2）咯血 若仅痰中带血或小量咯血，以对症治疗为主，包括休息、止咳、镇静，常用药物有喷托维林、土根散、可待因、卡巴克络（安络血）等。年老体衰、肺功能不全者，慎用强镇咳药，以免因抑制呼吸中枢，使血块不能排出而引起窒息。要除外其他咯血原因，如二尖瓣狭窄、肺部感染、肺梗死、凝血机制障碍、自身免疫性疾病等。

中等或大量咯血时应严格卧床休息，胸部放置冰袋，并配血备用。取侧卧位，轻轻将存留在气管内的积血咳出。垂体后叶素 10U 加于 20～30ml 生理盐水或葡萄糖液中，缓慢静脉注入（15～20 分钟），然后以 10～40U 于 5% 的葡萄糖液 500ml 中静脉点滴维持治疗。垂体后叶素有收缩小动脉，包括心脏冠状动脉及毛细血管的作用，减少肺血流量，从而减轻咯血。该药尚可收缩子宫及平滑肌，故忌用于高血压、冠状动脉粥样硬化性心脏病的患者及孕妇。注射过快可引起恶心、便意、心悸、面色苍白等不良反应。

若咯血量过多，可酌情适量输血。大咯血不止者，可经纤支镜发现出血部位，用去甲肾上腺素 2～4mg 加入 4℃生理盐水 10～20ml 局部滴入。或用支气管镜放置 Fogarty 气囊导管（外径 1mm，充气 0.5～5.0ml）堵塞出血部位止血。此外，尚可用 Kinoshita 方法，用凝血酶或纤维蛋白原经纤支镜灌洗止血治疗，必要时应作好抢救的充分准备。反复大咯血用上述方法无效，对侧肺无活动性病变，肺功能储备尚可，又无明显禁忌证者，可在明确出血部位的情况下考虑肺叶、段切除术。

咯血窒息是咯血坏死的主要原因，须严加防范，并积极准备抢救，咯血窒息前症状包括胸闷、气憋、唇甲发绀、面色苍白、冷汗淋漓、烦躁不安。抢救措施中应特别注意保持呼吸道通畅，采取头低脚高 45°的俯卧位，轻拍背部，迅速排出积血，并尽快挖出或吸出口、咽、喉、鼻部血块。必要时用硬质气管镜吸引、气管插管或气管切开，以解除呼吸道阻塞。

3. 手术治疗

肺结核病施行手术治疗的指征：①化疗正规、有力治疗 9～12 个月，痰菌仍然阳性的干酪性病灶、厚壁空洞、阻塞性空洞；②单侧毁损肺、支气管结核致管腔狭窄伴肺不张或肺化脓症；③药物不能控制的大咯血；④结核性脓胸或伴支气管胸膜瘘；⑤疑肺癌或并发肺癌可能。这些病人大多病情严重，有过反复播散、病变范围广、功能损害重，能否胜任或适宜手术尚须参考心肺功能、播散病灶控制情况，并就手术效果、风险程度、康复预计目标等全面衡量，以作出合理选择。

（三）其他疗法

1. 针灸疗法

1）针刺法　取膏肓、膈俞、胆俞、足三里、三阴交、大椎、风门、肺俞等穴，每次 2～3 穴，针刺，平补平泻。

2）隔姜灸　适用于浸润型肺结核。任选下述两种方法中的一种。

（1）灸法一　第一方：主穴为膏肓，配足三里、三阴交，每日交替，主穴施隔姜灸 3 壮，配穴施艾卷灸，灸 10 次，休治 10 日，然后换用第二方。第二方：主穴为膈俞、胆俞，配穴为足三里、三阴交，交替取穴，灸法与休治同前，直至满 3 个月为 1 疗程后停止。第三方：溶解期处方，主要用于有空洞的病人，主穴为腰眼、膏肓，配穴为足三里、三阴交，每日主穴、配穴各取 1 穴，每穴每次灸 3～10 壮，每周 6 次，灸 10 次，休治 10 日。

（2）灸法二　第一方：三阳络（双）、孔最（双），每日交替，足三里（双），每日艾灸 10min。第二方：三阳络（双）、孔最（双）、足三里（双）加阿是穴（病变附近），灸法同前。

2. 敷贴疗法　五灵脂 15g，白芥子 15g，甘草 6g，共研细末，加入大蒜泥 15g，同捣匀，入醋少量，摊纱布上，敷贴于颈椎至腰椎夹脊，约 1～2h 后皮肤有灼热感则去之，每周 1 次。

（四）民间经验方

（1）沙参 20g，百部 12g，大蓟、小蓟各 15g。水煎服。

（2）白及 30g，百合 9g，桃仁 10g。水煎服。

（3）浮小麦 30g，生地黄 12g，生龙骨、生牡蛎各 15g。水煎服。

（4）白及末 240g，川贝母、紫河车粉各 60g，海螵蛸 15g。共研细末，每次 10g，每日 2 次。

（5）芩部丹　黄芩 18g，百部、丹参各 9g。用于空洞型结核，痰菌反复阳性者。

（6）葎草合剂　葎草 1500g，百部、白及各 500g，夏枯草 250g，白糖 2000g。反复加水蒸馏浓缩至 5000ml，每日 50ml，分 3 次服，用于各型结核。

（7）抗痨丸　沙参、麦冬、五味子、人中白、百部、白及、胡黄连、生地黄、白术、甘草各 10g。用于浸润型结核。

（8）壁虎粉胶囊　壁虎，放瓦上焙干研细，装胶囊，每服 3 ~ 4 粒，每日 3 次，用于肺、肺门淋巴结核以及胸椎、腰椎结核。

（9）铁破汤　铁包金、穿破石各 30 ~ 60g，阿胶、白及、瓜蒌、杏仁、紫菀、百部、枇杷叶各 10g。用于各型结核。

（10）白及散　白及、百部、牡蛎、炮山甲等份研细。每服 3 ~ 5g，每日 3 次，用于病情稳定者。

（11）鱼白片　鱼腥草、百部、穿心莲、干蟾皮、金荞麦。制片，每片 0.35g，每次 4 ~ 5 片，每日 4 次，适用于各型结核。

（12）侧柏全叶晒干、粉碎、过筛后制成水丸，每次 10g，每日 3 次。

（13）蜈蚣去头足，焙干研末内服，每次 3 条，每日 3 次，连服 1 个月，停药休息 1 周，主治空洞型肺结核。

（14）黑豆 15g，浮小麦 30g，乌梅 3g。水煎服，每日 1 剂，治肺结核盗汗、自汗。

【预后】

肺结核的预后与体质的强弱、病情轻重、治疗是否及时正规等密切相关。若体质强壮、病情较轻、治疗及时正规，则预后良好；反之则预后较差。

【预防】

肺结核是一个流行较广的慢性传染病，处理必须以预防为主。预防结核病的传播必须抓好三个环节。

1. 控制传染源　结核病的主要传染源是结核病人，尤其是痰结核菌阳性患者早期接受合理化疗，痰中结核菌可在短期内减少，以至消失，几乎 100% 可获治愈，因此早期发现病人，尤其是结核菌阳性者，并及时给予合理的化疗是现代防痨工作的中心环节。早期发现病人的方法是对以下人群及时进行 X 线胸片和痰细菌学检查：①慢性咳嗽、咯血经抗生素治疗无效者；②开放性肺结核病人周围的接触者；③结核菌素试验强阳性儿童的家庭成员；④厂矿工人尤其是矽肺患者；⑤定期对结核病较流行地区的人群进行胸部 X 线检查，可早期发现一些无症状病人。

2. 切断传染途径　结核菌主要通过呼吸道传染。因此禁止随地吐痰，对结核菌阳性病人的痰、日用品以及周围的东西要加以消毒和适当处理，室内可用紫外线照射消毒，每日或隔日一次，每次 2 小时，患者用过的食具应煮沸消毒 10 ~ 15 分钟，被褥在烈日下暴晒 4 ~ 6 小时，痰盒、便器可用 5% ~ 10% 的来苏浸泡 2 小时，最好将痰吐在纸上烧掉或用 20% 的漂白粉溶液浸泡 6 ~ 8 小时。

3. 接种卡介苗 它是一种无致病力的活菌苗，接种于人体后可使未受结核菌感染者获得对结核病的特异性免疫力，保护率约为 80%。可维持 5～10 年，因而隔数年后对结核菌素试验转阴者还须复种。接种对象是未经结核菌感染，结核菌素试验阴性者，年龄越小越好，一般在出生后 3 个月内注射，主要为新生儿和婴幼儿，中小学生和新进入城市的少数民族地区公民，结核菌素试验阴性者进行接种与复种，接种方法有皮内注射和皮上划痕两种，以皮内注射为佳。卡介苗接种效果肯定，尤其是儿童，包括急性粟粒型肺结核和结核性脑膜炎的发病率已经明显减少，但种卡介苗所产生的免疫力也是相对的，应重视其他预防措施。

4. 已感染者的预防治疗 对已经感染结核菌的人，用抗结核药物预防结核病的发生是非常有效的。在我国高感染率的情况下，应对以下特殊人群或重点对象进行药物预防，这样可以减少结核病的发生。

（1）人类免疫缺陷病毒（HIV）感染者。

（2）与新诊断传染性肺结核病人有密切接触的结核菌素试验阳性幼儿和青少年。

（3）未接种卡介苗、5 岁以下结核菌素试验阳性的儿童。

（4）结核菌素试验阳性的下述人员：糖尿病病人、矽肺病人、长期使用肾上腺皮质类固醇激素治疗者、接受免疫抑制疗法者。

（5）X 线胸片有非活动性结核病变而又没有接受过抗结核治疗的人。

（6）结核菌素试验强阳性者。

第四章　螺旋体病

第一节　钩端螺旋体病

钩端螺旋体病是由有致病力的钩端螺旋体所致的一种自然疫源性急性传染病。其流行几乎遍及全世界，在东南亚地区尤为严重。我国大多数省、市、自治区都有本病的存在和流行。钩端螺旋体病是全身性感染疾病，病程常呈自限性，由于个体免疫水平上的差别以及菌株的不同，临床表现可以轻重不一。轻者可为轻微的自限性发热；重者可出现急性炎症性肝损伤、肾损伤的症状如黄疸、出血、尿毒症等，也可出现脑膜的炎性症状如神志障碍和脑膜刺激征等；严重病人可出现肝、肾功能衰竭、肺大出血甚至死亡。

中医学中并无钩体病这一病名，根据好发季节，其应属中医学的暑湿、暑温、伏暑等范畴；又可根据其临床不同特点而有不同划分：如有黄疸者属"急黄"范畴；有肺出血者，属"暑瘵"范畴；有脑膜刺激征者，属"暑风"范畴；而因为农民在收割时被感染，民间多称钩体病为"稻田热"、"打谷热"、"秋收热"等。近来有学者将本病命名为"稻瘟病"。早在《内经》即有本病所致出血的类似记载，该书中写到："岁火太过，炎暑流行，肺金受刑，民病血溢血泄。"明·张风逵在《伤暑全书》中云："盛暑之月，火能灼金。"又云："令人咳嗽气喘，骤吐血、衄血，头目不清，胸膈烦渴不宁。"再云："是年仲夏雨水太盛……即能暴发。"这与钩体病的表现、发病季节、流行情况极为一致。

【病原学】

钩端螺旋体属于螺旋体目（order Spiroehaetalis）密螺旋体科（family Treponema – taceae），钩端螺旋体属（genus Leptospira）。是一种纤细的螺旋状微生物，菌体有紧密规则的螺旋，长 $4\sim20\mu m$，宽约 $0.2\mu m$。菌体的一端或两端弯曲呈钩状，沿中轴旋转运动。旋转时，两端较柔软，中段较僵硬。

钩端螺旋体不易着色，在普通显微镜下难以看到，需用暗视野显微镜观察，在黑色背影下可见到发亮的活动螺旋体（如图）。亦可用镀银法染色检查，菌体呈深褐色或黑色。由于钩端螺旋体的直径很小，菌体柔软易弯曲以及其特有的运动方式，所以能穿过孔径为 $0.1\sim0.45/\mu m$ 的滤膜，并能穿入含1%琼脂的固体培养基内活动。

钩端螺旋体对热、酸、干燥和一般消毒剂都敏感。在人的胃液中30分钟内可死亡。在胆汁中迅速被破坏，以致完全溶解。在碱性水中（pH7.2~7.4）能生存1~2个月，在碱性尿中可生存24小时，但在酸性尿中则迅速死亡。

50~56摄氏度半小时或60摄氏度10分钟均能致死，但对低温有较强的抵抗力，经反复冰冻溶解后仍能存活。钩端螺旋体对干燥非常敏感，在干燥环境下，数分钟即可死亡。常用的消毒剂如：1/20,000来苏溶液，1/1000石碳酸、1/100漂白粉液均能在10~30分钟内杀死钩端螺旋体。

当前钩端螺旋体属分为两个种即：问号钩端螺旋体（L. interrogens）和双曲钩端螺旋体（L. biflexa），前者对人与动物致病，后者自由生活。

【流行病学】

1. 传染源 钩体的宿主非常广泛，多种动物均可感染，家畜如猪、犬、牛、羊、马等；野生动物如鼠、狼、兔、蛇、蛙等均可成为传染源。但主要传染源为鼠类、猪和犬。钩体在动物的肾脏内生长存留，随尿排出，污染水及土壤。带菌期猪排菌可达 1 年；鼠、犬排菌可长达数月至数年。黑线姬鼠为南方稻田型的主要传染源，其带菌率高、带菌期长，尿液污染稻田水及土壤使农民受染；猪为北方钩体病的主要传染源，是雨水型和洪水型钩体病的主要传染源。犬亦可感染及携带钩体，其毒力低、致病力弱。病人血液、尿、痰、精液及脑脊液中亦可分离出钩体，但病人带菌率低且数量少，同时人尿为酸性，不适宜钩体生存，故病人作为传染源的意义不大。

2. 传播途径 主要是间接接触传播。人在下田割稻、接触生活用水、抗洪、泅渡、开荒生产、饲养家畜、宰割病畜及坑道井下作业接触被污染的疫水或土壤均可受到感染；病原体通过破损的皮肤或黏膜侵入体内而受染；患钩体病的孕妇可经羊水、胎盘传给胎儿；亦可通过消化道、呼吸道黏膜受染。

3. 人群易感性 人对钩体病普遍易感，隐性感染率较高，疫区人群特异性抗体检出率约为 60%。非疫区居民进入疫区，尤易受染。病后对同型钩体产生特异性免疫，但仍可感染其他型钩体，故可二次感染发病。

4. 流行特征

（1）流行形式 主要为稻田型、洪水型、雨水型和散发型。我国南方水稻区省份以稻田型为主，主要由黄疸出血群钩体引起，传染源是鼠类，以黑线姬鼠为主。北方各省呈洪水型暴发流行，平原低洼地也可呈雨水型，主要传染源为猪。以上各型均可造成流行，国内有多起洪水后暴发流行的报道，亦存在散发型。

（2）流行季节 因钩体生存需要适当的温度和湿度，同时钩体病的发生与流行多是由于水污染传播，故其发病具有明显的季节性。稻田型主要集中于夏秋季之交水稻收割期间，以 7~9 月份为高峰；雨水型多在雨季（6~9 月）；洪水型发病高峰与洪水高峰一致，常在 6~9 月。

（3）易感人群 青壮年发病多，20~40 岁约占病例总数的 40% 左右，疫区儿童常下河洗澡、嬉水，亦易感染。农民、渔民，畜牧业及屠宰工人发病率高。

【病因病机】

一、中医病因病机

关于钩体病的发病原因，吴又可在《温疫论》中说："杂气者，方土之气也，盖其气从地而起，有是气必有是病"，"气者物之变也，物者气之化也"。明确指出了方土疫疠之毒气疫气是自然疫源性传染病发生的主要外因。本病是由于先天禀赋及后天因素所致人体阴阳失衡，脾肺虚损，营卫失和等引起机体卫外能力降低，从而在夏秋湿热蕴蒸，温邪流行之际，接触疫水，感受暑湿邪气而发生的一种外感急性热性传染病。

中医学认为本病初期证候多有暑热或湿热的特点，且多发于夏秋暑湿当令之际，可以认为本病以暑、热、湿邪为主。暑气当令之时，天暑下逼，地湿上蒸，暑湿疫毒交混而生，天为阳，地为阴，人生于天地之间，为天地间阴阳之产物，因此人的阴阳变化与天地阴阳变化具有相应性，表现在：人身阳气的升降运动随天地阴阳的变化而呈现出一定的规律性。春天阳气升发，夏天升至极位，秋天阳气下降，冬天阳气蛰藏，夏秋之季为阳气至于极位当降之时，同时也是阴气内生之时，此内生之阴因于阳升于上不足于内于下，湿因在下在内阳虚而生，故于此时在内机体脾虚化湿无力，同气相通，易引外来湿热相侵，本病为湿热疫毒犯于机体所致。初起邪在卫表，但为时甚短，迅速传入气分。气分暑湿交蒸，熏于上、阻于中、流于下可致三焦受累，甚至三焦气机闭塞，水道壅滞而变生癃闭。暑湿浸润肝胆，胆汁外移则为黄疸。若暑湿化燥化火，火毒伤及肺络，则为衄血、咯血，此即所谓暑瘵；或燔灼肝经，内闭心包则出现痉厥。病至后期，疫毒得以外泄，病情则逐渐向愈，或有津气受损之证。部分患者因暑湿疫邪留恋而出现继发证，常见的继发证为肝经伏毒上攻目系而致目赤、目痛、视物不明；或余毒与气血痰浊搏结阻滞筋脉，流窜经络而致肢体拘急、痴呆、失语等。

总之，本病病邪从口鼻或皮毛入侵人体，沿卫、气、营、血由表向里传变，亦有起病就出现气分证候者，病情发展，湿热邪毒郁蒸于里，进而弥漫三焦，累及肺、脾、肝、胆等脏腑经络。

二、西医发病机制和病理

钩体经皮肤、黏膜侵入人体后，经微、小血管和淋巴管进入血液循环，在血流中大量繁殖，形成钩体血症（leptospiremia），并释放溶血素、细胞致病作用物质、细胞毒因子及内毒素样物质等致病物质，引起临床症状。钩体大量侵入内脏如肺、肝、肾、心及中枢神经系统，致脏器损害，并出现相应脏器的并发症。本病感染后发病与否及病情的轻重与钩体的菌型、菌量、毒力及人体免疫力有关。

钩体侵入人体后，血液中粒细胞、单核-巨噬细胞增多，呈现对钩体的吞噬作用。发病1周后，血液中可出现特异性 IgM 抗体，继之出现 IgG 抗体，3~4 周抗体滴度最高。随着抗体水平上升，钩体血症逐渐消除，组织病变亦逐渐恢复。部分患者对钩体毒素出现迟发性变态反应，致使首次热退后或在恢复期可出现后发热、眼和神经系统后发症。

钩体病的病变基础是全身毛细血管损伤而引起的中毒性微血管功能改变。轻者除中毒反应外，无明显的内脏损伤，重者可有明显的病理改变。

1. 肺脏　是本病常见的病变部位，主要表现为肺毛细血管广泛扩张充血、弥漫性点片状出血。肺泡含有红细胞纤维蛋白及少量白细胞。部分肺泡内含有渗出的浆液。肺间质呈现轻重不等的充血、水肿、较轻的炎性反应。电镜下可见肺泡毛细血管和肺泡上皮细胞缺口，缺口处可见毛细血管修复现象。有的上皮细胞与内皮细胞质内线粒体肿胀、变空及嵴突消失。有的细胞内有变性的钩体。

2. 肝脏　肝脏变大，光镜下可见肝小叶显示轻重不等的充血、水肿及肝细胞退行性变与坏死。肝窦间质水肿，肝索断裂，炎性细胞浸润，以单核细胞和中性粒细胞为主；汇管区胆汁淤积。电镜下肝细胞胞浆内线粒体肿胀，嵴突减少或消失、变空。毛细胆管的微绒毛减少。在肝细胞和星状细胞内可见变性钩体。

3. 肾脏　肾组织广泛充血、水肿。肾小管退行性变与坏死。肾间质水肿、单核和淋巴细胞浸润，可见小出血灶。间质内亦可见钩体。电镜下肾小球上皮细胞不规则，呈灶性足突融合和灶性基底膜增厚。近曲管上皮细胞刷毛显著减少或完全消失。多数肾组织中可查见钩体。

4. 脑膜及脑 可见充血、出血，神经细胞变性及炎性细胞浸润。

5. 心脏 心脏常常扩大，心外膜和心内膜有点状出血和灶性坏死。镜下可见心肌变性，心肌细胞有混浊肿胀；心肌间质炎症，可见大单核细胞、淋巴细胞及中性细胞浸润；间质有出血、水肿。心肌线粒体肿胀，嵴突消失，肌纤维断裂。

6. 其他器官组织病变 骨骼肌尤其是腓肠肌肿胀、横纹消失、玻璃样变。脑膜及脑实质可出现血管损害和炎症浸润。在肌肉间质中可找到出血及钩体。脾及淋巴结可有网状细胞增生。肾上腺皮质可见出血灶，髓质有灶性炎症。胰腺可见中性粒细胞及淋巴细胞浸润并可出现坏死灶。子宫、睾丸和前列腺均有出血灶。

【临床表现】

一、临床表现

潜伏期 2~20 天，平均 10 天。钩体病临床表现复杂，轻重差异很大，表现不一。根据发病原理可将本病分为败血症期和免疫反应期。据临床特点又可分为流感伤寒型、肺出血型、黄疸出血型、脑膜脑炎型、肾功能衰竭型及后发症等。

（一）早期（感染中毒期）

起病后 1~3 天，表现为发热及全身毒血症症状。

（二）中期（脏器损伤期）

起病第 3 天后，部分患者出现明显的脏器损害，分为 5 型。

1. 流感伤寒型（又称单纯型或感染中毒型） 约 80% 以上的钩体病属于此型，此型主要表现为发热及毒血症症状，无明显脏器损害，特点如下。

（1）发热 急起发热，多呈稽留热，部分病人亦可呈弛张热。1~2 天体温达 39℃ 以上。畏寒或寒战，可伴明显乏力。

（2）头痛及全身肌肉疼痛 全身肌肉酸痛，尤以腓肠肌、腰肌为著，外观无任何红肿迹象，局部触痛拒按，但疼痛程度可与发热不平行。

（3）眼结合膜充血 发病第 1 天即可出现，随后迅速加重，整个结膜充血呈红色或粉红色，重者结膜下出血，但无疼痛、畏光、流泪，也无分泌物。热退后仍可存在。

（4）乏力 全身酸软无力，热不高或热退后仍明显乏力。肢体酸软，甚至难以下床站立和行走。

（5）腓肠肌压痛 发病第 1 天即可出现，轻者感觉轻度胀痛，进而压之疼痛，犹如刀割。

（6）表浅淋巴结肿大与压痛 于发病第 2 天即可出现。主要为双侧腹股沟淋巴结，其次为腋窝淋巴结。常如黄豆大小，个别大如鸽卵，质较软有轻压痛，局部无红肿及化脓。

（7）其他表现 少数患者可有咽痛、扁桃体肿大、鼻衄、食欲不振、恶心、呕吐、腹痛腹泻及肝脾轻度肿大等。

以上表现持续时间长短不一，短者 3~5 天，重者达 10 天左右，但多数为自限性，预后良好。

2. 肺出血型 为本病病情最重、病死率最高的一型，此型亦是我国较常见的一型。起病初期与流感伤寒型相似，但 3～4 天后病情加重，可根据病情轻重不同分为普通肺出血型和弥漫性肺出血型。

（1）普通肺出血型（也称一般肺出血型） 咳嗽或痰中带血，为鲜红色泡沫。肺部可闻及少量湿性啰音，胸部 X 线可见肺纹理增粗或散在点、片状阴影，但无明显呼吸困难，经积极治疗可痊愈。

（2）弥漫性肺出血型（又称"肺大出血型"） 临床上先有钩体败血症早期表现，于 2～5 病日突然发展成肺弥漫性出血。病人出现烦躁、面色苍白、剧烈咳嗽、口唇发绀、呼吸困难、咯出鲜红色血痰，双肺布满湿性啰音。心率加速并可出现奔马律。X 线示双肺广泛的点片状阴影或大片融合阴影。若病情继续恶化，则极度烦躁，神志恍惚，甚至昏迷。喉部痰鸣、呼吸不规则或减慢，极度紫绀，继而口鼻涌出大量不凝的血性泡沫液体。最终因窒息或呼吸循环衰竭而死亡。少数患者呈暴发型，发病开始未见咯血，而在人工呼吸或死后搬动时才从口鼻涌出大量血液。

3. 黄疸出血型（又称 Weil's disease） 早期表现同流感伤寒型。于病程 3～5 天，退热前后，出现乏力、食欲不振、恶心、呕吐和黄疸、肝脏肿大及肝功能异常。黄疸多于病程 10 天左右达高峰。深度黄疸者可发展成急性或亚急性肝坏死，出现凝血机制障碍、肝性脑病及急性肾功能衰竭等。此型以往为致死的主要原因，近年国内此型已减少，且多表现为轻型病例。

4. 脑膜炎型或脑膜脑炎型 起病后 2～3 天左右，出现剧烈头痛、频繁呕吐、颈项强直，克氏征与布氏征阳性等脑膜炎表现，部分患者出现嗜睡、谵妄或昏迷、抽搐及瘫痪等脑实质受损表现，重者可发生脑水肿、脑疝，导致呼吸衰竭而死亡或留有后遗症。单纯脑膜炎者预后较好，可完全恢复，脑炎或脑膜炎者病情较重。

5. 肾功能衰竭型 各型钩体病人都有不同程度肾脏损害的表现（故有人认为此型不单独为一型），如尿中有蛋白、红细胞、白细胞与管型，多可恢复正常。仅少数病人因肾功能衰竭，而发生氮质血症。此型常与黄疸出血型合并出现，单独肾功能衰竭者少见。

多数患者病情逐渐恢复而痊愈，少数病情恢复后可再次出现发热等临床症状，称为后发症。常见的表现有四。①后发热，经治疗或自然热退后 3～4 天，再次发热，多无其他感染症状，此时无钩体血症，血中嗜酸性粒细胞可增高，不须治疗，2～3 天可自行消退。少数患者甚至出现第 3 次发热。②反应性脑膜炎，少数患者在后发热时可出现头痛、呕吐及颈项强直等脑膜炎表现，但脑脊液检查正常、培养阴性，用青霉素治疗无效，预后良好。③神经系统后发症，钩体病急性期热退后 2～5 个月，个别可在 9 个月后，发生脑内动脉炎、蛛网膜下隙出血、脊髓炎、周围神经炎、精神异常等，其中以闭塞性脑动脉炎较严重。多由波摩那型钩体引起，好发于儿童及青壮年，多系隐性感染，因而诊断困难。临床表现为偏瘫、失语，可短暂反复发作。脑脊液蛋白轻度增多，白细胞轻度或中度增加，脑脊液钩体补体结合试验阳性。血清钩体补体结合试验与显凝试验阳性。脑血管造影显示脑基底部多发性动脉炎。除与迟发性变态反应有关外，亦有人认为系钩体直接损害脑血管所致。④眼后发症，本病在我国北方流行区常见，南方较少，与波摩那群感染有关。常发生于热退后 1 周至 1 个月。表现为虹膜捷状体炎、脉络膜炎或葡萄膜炎、球后视神经炎、玻璃体浑浊等，其中以葡萄膜炎和虹膜捷状体炎病情较重。

二、并发症

本病的并发症以眼部并发症和远期神经系统的并发症为突出。

眼部的并发症以葡萄膜炎为主,其中多为前部葡萄膜炎(虹膜睫状体炎),常出现玻璃体混浊,虹膜表面有白色沉着物。其次为视网膜及视神经等改变,还有一些患者并有巩膜、瞳孔、眼肌的改变。多数在病期 2~8 周内出现。绝大多数预后良好,也有少数迁延时间较长或复发的。从患者的前房液及实验动物的眼组织分离出钩端螺旋体的事实说明,眼部病变的发病很可能由于病原体本身及其毒素直接引起,同时也应考虑到并存过敏反应的可能。

神经系统的并发症表现为晚期脑病。患者在急性期后可出现持续性头痛、头昏或肢体麻木等症状,在病后 2~5 月出现中枢性肢体瘫痪及运动性语言障碍为主的神经系统症状,部分患者也可能出现精神症状。目前认为,晚期脑病并发症可能由于过敏反应引起的脑血管管腔狭窄或闭塞性病变,进而造成脑组织供血障碍所致。

【实验室检查】

一、血常规检查

外周血白细胞总数和中性粒细胞轻度增高或正常。黄疸出血型常增高,白细胞总数常于 20×10^9/L。

二、尿常规检查

约 70% 的患者有轻度蛋白尿,可见少量红细胞、白细胞及管型。

三、血沉

黄疸出血型常加快。

四、生化检查

黄疸出血型患者有肝功能异常,血清转氨酶和胆红素水平均升高。

五、脑脊液检查

脑膜炎型患者脑脊液检查可见脑脊液压力升高,脑脊液外观呈毛玻璃状,细胞数在 5×10^8/L 以下,以淋巴细胞为主,蛋白含量增高,糖正常或稍低,氯化物正常。脑脊液中可分离出钩体。

六、病原体检查与血清学检查

确诊依据。

1)病原体分离与血培养 病程早期取血,有脑膜炎者取脑脊液。取血、脑脊液等标本离心后取沉淀涂片,以暗视野镀银染色或甲苯胺染色后镜检,可查见典型活动的钩体,阳性率约为 50%。也可作血培养,阳性率不高,约为 20%~70%。

2)血清学检查 检测抗原、抗体。

(1)显微镜凝集试验 以活标准型钩体作抗原,与患者血清混合,如血中有特异性抗体，则发生凝集现象，称显凝试验。血清效价达到或超过 1∶400，或早晚两次血清效价递增 4 倍以上有诊断意义。血清中抗体多在病后 1 周出现，以后逐渐升高，2～3 周达高峰，可持续多年，故多用于流行病学调查，而不能作早期诊断。

（2）补体结合试验　测定属特异性抗体。效价 1∶20 有诊断价值。抗体在病后 2～3 天即可查出，可协助早期诊断。但此法不能分型。此外，有酶联免疫吸附试验，荧光抗体测定、反向血凝、红细胞凝集试验等。

七、采用 PCR 方法检测钩体 DNA

该方法灵敏、特异，在病程第一周即可检出，但对实验室要求较高，应严格操作，避免污染而出现假阳性。

八、X 线胸片检查

肺出血型可见双肺呈毛玻璃状或双肺有弥散性点、片状或融合性片状阴影。

【诊断与鉴别诊断】

一、诊断要点

1. 疑似病例

（1）起病前 3 周内或在流行地区、流行季节有疫水接触史，或有接触猪、鼠尿史。

（2）起病急骤、畏寒、发热、头痛、腰痛、腓肠肌痛、乏力、结膜明显充血但不痛，全身浅表淋巴结肿大者。

2. 确诊病例

（1）临床诊断　疑似病例并具有下列任何一组或一组以上症状者：①肺出血。②黄疸及皮肤、黏膜、内脏出血。③脑膜脑炎症状。④胃肠道症状及休克。⑤肾炎症状：腰痛、尿蛋白。

（2）实验确诊　具有以下任何一项者：①采早期血液或脑脊液标本检测到钩体，或培养或接种动物病原体阳性。②早期及恢复期双价血清显微镜凝集试验抗体效价 4 倍以上升高。③采第 2 周后尿液培养或接种动物，病原体阳性。④血清特异性 IgM 抗体阳性。

二、鉴别诊断

钩体病的临床表现复杂多样，早期临床表现不典型或在非流行月份，极易出现误诊，故须进行鉴别。

（一）流感伤寒型应与下列疾病鉴别

1. 流感　急起高热，无疫水接触史，无腓肠肌疼痛与压痛，无淋巴结肿痛。发热一般在 3 天以内，白细胞多不增高，血培养及特异性抗体阴性。

2. 伤寒　起病缓慢，发热呈梯形上升，白细胞数降低，血、骨髓培养可有伤寒杆菌生长，肥达氏反应阳性。

（二）黄疸出血型应与下列疾病鉴别

急性黄疸型病毒性肝炎主要症状为食欲减退，厌油，发热不高，中毒症状不重，无腓肠肌疼痛与压痛。白细胞中性粒细胞正常或稍低。肝功能改变明显，尿胆红素、尿胆原阳性，肝炎病毒标志物阳性。

（三）肺出血型应与下列疾病鉴别

1. 大叶性肺炎　急起发热、胸痛、咳嗽、咳铁锈色痰。肺部有实变体征。白细胞与中性粒细胞显著升高。X线显示大片阴影。

2. 肺结核或支气管扩张　咳嗽咯血，多无急性发热等中毒症状。常有肺结核或支气管扩张咯血史。X线示肺结核或支气管扩张，流行病学资料和相应的病原学检查，或特异性抗体检测可协助鉴别。

此外脑膜炎型或脑膜脑炎型应与病毒性脑膜炎、结核性脑膜炎及流行性乙型脑炎相鉴别。肾功能衰竭型须与急性肾炎、肾综合征出血热等相鉴别。

【治疗】

一、治疗原则

早期选择有效的抗菌药物杀灭病原体是本病的治疗关键，青霉素为首选。对肺弥漫性出血型、黄疸出血型、肾功能衰竭型等患者应以西医西药治疗为主，必要时配合中医辨证用药。对疾病恢复期的病人或后发症患者，可以只用中医中药治疗。

二、治疗方法

（一）辨证论治

1. 邪遏卫气

主症：恶寒或寒战，身热不扬，头身疼痛，小腿尤甚，目赤咽红，胸闷脘痞，纳呆呕恶，腹胀泄泻，舌苔薄白或黄，脉濡数或浮滑。

治则：清热化湿解表。

方药：新加香薷饮加减。

组成：藿香10g　香薷10g　金银花20g　连翘20g　黄芩10g　淡豆豉10g　蒲公英10g　青蒿10g　黄连10g　厚朴10g　扁豆花10g

加减：若身痛腿疼明显者，加防己、蚕砂；痞闷胀满甚者，加肉豆蔻、茯苓、滑石；热盛者，加石膏、知母；呕恶者，加竹茹、姜半夏；咳痰带血者，加杏仁、贝母、白茅根。

2. 邪蕴三焦

主症：高热烦渴，汗出不解，脘痞泛恶，胸闷咳嗽，腰痛，尿少或尿闭，便溏不爽，舌红苔黄腻。

治则：清热利湿，宣通三焦。

方药：三石汤加减。

组成：石膏20g　知母10g　黄柏10g　金银花10g　竹茹10g　寒水石10g　滑石10g　车前草10g

加减：尿血者，加紫草、牡丹皮、茅根。

3. 湿热发黄

主症：面目肌肤发黄，迅速加深呈金黄色，右胁肋胀满疼痛拒按，可触及包块，伴高热、咯血、衄血、便血、尿血等，大便干结，小便深黄短少，舌红绛、苔黄燥，脉弦数。

治则：清热解毒，凉血退黄。

方药：茵陈汤合清热地黄汤加减。

组成：茵陈 10g　栀子 10g　大黄 10g　犀角（可用水牛角代替）10g　生地黄 10g　牡丹皮 10g

加减：高热烦渴者，加石膏、知母；神昏谵语者，加服安宫牛黄丸；出血者，加白茅根、侧柏叶、旱莲草、地榆、小蓟、紫草。

4. 热伤肺络

主症：发热口渴，烦躁面赤，咳嗽气急，咯痰带血，甚则大量咯血，鼻衄，胸闷疼痛，舌红苔黄，脉滑数。

治则：清热解毒，凉血通络。

方药：桑菊饮合清营汤加减。

组成：水牛角 30g　生地黄 30g　牡丹皮 15g　赤芍 15g　金银花 15g　鱼腥草 15g　连翘 10g　淡竹叶 10g　滑石 10g　甘草 10g　黄连 6g　木通 6g　桑叶 10g　菊花 10g

5. 气血两盛

主症：高热持续，剧烈头痛，目赤羞明，恶心呕吐，烦躁不安，甚则神昏谵语，肌肤斑疹，颈项强直不利，舌绛苔黄，脉数。

治则：清气凉营，泻热解毒。

方药：清瘟败毒饮或清营汤加减。

组成：金银花 20g　连翘 20g　石膏 30g　犀角（可用水牛角代替）10g　生地黄 10g　牡丹皮 10g　玄参 10g　龙胆草 10g　黄连 10g

加减：神昏谵语者，加服安宫牛黄丸；颈项强直者，加羚羊角、钩藤。

（二）一般治疗与对症、支持治疗

卧床休息，给予易消化饮食，补充足够的液体量及热量，维持体液与电解质平衡。体温过高者，可物理降温。密切观察病情，警惕青霉素治疗后的赫氏反应与肺弥漫性出血的征象。烦躁者可给镇静剂，如苯巴比妥钠 0.1~0.2g 或异丙嗪与氯丙嗪各 25mg 肌注。

（三）病原治疗

应尽早应用有效抗菌药物。钩体对青霉素 G 高度敏感，故首选青霉素 G，常用 40 万 U 肌注，每 6~8 小时 1 次，体温恢复正常后继续用 3 天即可，疗程一般 5~7 天。但部分患者首剂后会发生赫氏反应。一般在首剂青霉素注射后 2~4 小时发生，表现为突起发冷、寒战、高热，甚至超高热，持续 0.5~2 小时，头痛及全身疼痛，心率、呼吸加快，继发大汗，发热骤退，重者可发生低血压或休克。赫氏反应后病情恢复较快。但一部分病人在此反应之后，病情加重，诱发肺大出血。因此多主张青霉素 G 从小剂量如 5 万 U 开始，亦可与肾上腺糖皮质激素联合应用，可能会减少赫氏反应。赫氏反应的机理可能与抗生素使螺旋体死亡、裂解，释放大量内毒素有关。此外，钩体对其他多种抗菌药物，如链霉素、庆大霉素、四环素、氯霉素、红霉素、头孢噻吩等敏感。若对青霉素过敏，可选用上述药物，庆大霉素每天 16~24 万 U，分次肌注，5~7 天为一个疗程；链霉素 0.5g，每日

2 次，疗程 5 天。

（四）各器官损害的治疗

1. 肺出血型的治疗

（1）抗菌治疗见上。

（2）镇静药物　使病人完全安静，避免一些不必要的检查和搬动。可选用一些镇静药物，如盐酸哌替啶 100mg 肌注，或加用适量苯巴比妥钠或异丙嗪肌注。亦可用 10% 的水合氯醛 20～30ml 灌肠。

（3）肾上腺皮质激素　氢化可的松 200～300mg 加入 5% 的葡萄糖中静滴，每日可用至 400～600mg，毒血症状重者可用至 1000～2000mg/d，或地塞米松 10～20mg 静推。危重患者可用琥珀酸钠氢化可的松 500mg，用至热退后或主要症状明显减轻立即减量。

（4）强心　心率明显加快者可应用毒毛旋花子苷 K 0.125～0.25mg 或 10% 的葡萄糖 10～20ml 缓慢静推；必要时 4～6h 可重复 1 次，24h 内毒毛旋花子苷 K 不超过 1mg。

（5）止血　可酌情给云南白药、三七、维生素 K 等。有播散性血管内凝血者可给肝素治疗。亦可输新鲜全血、血小板等。

（6）给氧　保持呼吸通畅，及时吸出呼吸道分泌物或血凝块。如血管堵塞气管须气管插管或气管切开，清除血块，加压或高速给氧。病情严重者输液速度不易过快，一般每分钟 20 滴左右。如合并感染中毒休克，可在严密观察下适当加快输液速度。

2. 黄疸出血型的治疗　病原治疗同上，其他按急性黄疸型肝炎治疗，黄疸重者可按重型肝炎治疗（具体参见病毒性肝炎节）。

3. 肾功能衰竭型的治疗　参阅流行性出血热的治疗。

4. 脑膜脑炎型的治疗　病原治疗同上，可酌情给予甘露醇降低颅内压，余参阅流行性乙型脑炎节。

5. 后发症的治疗　后发热一般采取对症治疗，无须特殊治疗，可自行恢复。

（1）眼后发症　虹膜睫状体炎应及早应用阿托品扩瞳、热敷、眼药水滴眼，尽可能使瞳孔扩大至最大限度。将已形成的虹膜后粘连分开。必要时可使用氢化可的松球结膜下注射。口服烟酸和维生素 B_1、B_2 等。

（2）神经系统后发症　早期应用大剂量青霉素，并给予肾上腺皮质激素。口服维生素 B_1、B_{12} 及血管扩张药，亦可选用中药治疗。

（五）其他疗法

1. 针灸疗法　适用于早期和钩体血症型。针刺大椎、曲池、合谷或尺泽、委中、内关、三阴交，用泻法；头痛加针太阳穴，并发眼部疾患加承泣、睛明、肝俞；瘫痪者可选用针灸或按摩，取曲池、合谷、大椎、陶道、足三里。亦可行针刺淋巴结，轮选腹股沟、腋窝、颌下淋巴结，留针 15min，每次左右各一，每日 2 次，体温正常后改每日刺一个淋巴结，至体温正常 3 日停。此期可穴位注射青霉素，用法：青霉素皮试阴性后，以 5 万 U 分注于上述穴位 2 对，每日 2 次，各穴轮用至体温正常。

2. 中成药

（1）发热可用柴胡注射液 4ml，肌注；穿心莲片 6 片（1g），每日 3 次，口服。

（2）神昏谵语者，可用安宫牛黄丸 1 丸化服或鼻饲。

（3）出血可用白及粉 15g 或三七粉 3g，每日 3 次，口服；大蒜泥敷双足涌泉穴；云南白药 0.3g，每日 4 次，口服。

（六）民间经验方

（1）土茯苓合剂　土茯苓 60g，青蒿 15g，甘草 6g。水煎服，每日 1 剂，有较好的退热及改善症状的功能。

（2）金银花合剂　金银花、板蓝根、紫花地丁各 30g，黄芩 20g，黄连 15g。水煎服，每日 1 剂，适用于各型钩体病，多在 1 日内退热，2～4 日内主要症状改善。

（3）石膏 100g（先煎），生地黄、黄芩、连翘各 30g，淡竹叶、桔梗、甘草各 15g，牡丹皮、赤芍、栀子、知母、黄连各 15g，玄参 20g。常用于黄疸出血型。

（4）金银花、连翘、黄芩、生薏苡仁各 15g。水煎服。出血加赤芍 15g，玄参 10g，蒲公英 15g；黄疸加茵陈 20g，黄柏 10g。

（5）五鲜饮　鲜鱼腥草、鲜旱莲草、鲜白茅根各 50～60g，鲜青蒿 10～20g，鲜薄荷 5～10g，大黄 10～15g。随证加减。

（6）狗仔花、土茯苓各 60g，黄芩、连翘、金银花各 12g，柴胡 9g，佩兰 18g，葛根 15g，甘草 3g。随证加减，水煎服。

【预后】

本病预后相差悬殊，大多数患者预后良好，可痊愈。预后与治疗的早晚、个体差异、疾病类型有关。起病 48 小时内接受抗生素与相应治疗者恢复快，很少死亡。但如迁延至中晚期，则病死率增高。低免疫状态者易演变为重型，肺弥漫性出血型病死率为高达 10%～20%。葡萄膜炎与脑动脉栓塞者可有后遗症。

【预防】

采取综合预防措施，灭鼠和预防接种是控制钩体病暴发流行，减少发病的关键。

1. 消灭和管理传染源　开展灭鼠保粮灭鼠防病群众运动。结合"两管（水、粪）、五改（水井、厕所、畜圈、炉灶、环境）"工作，尤应提倡圈猪积肥、尿粪管理，从而达到防止污染水源、稻田、池塘、河流的目的。疫区在流行前 1 个月可给猪予以疫苗注射，对带菌者和病畜进行检查治疗。对病人的血、脑脊液等严密消毒处理。

2. 切断传播途径　做好环境卫生，结合工农业生产改造疫源地，防洪排涝。保护水源和食物，防止鼠和病畜尿污染。在流行地区和流行季节避免在疫水中游泳、嬉水、涉水。收割水稻前放干田水，或放农药处理，加强个人防护、皮肤涂布防护药。

3. 增强个人免疫力　疫区居民、部队及参加收割、防洪、排涝可能与疫水接触的人员，尽可能提前 1 个月接种与本地区流行菌型相同的钩体多价菌苗。每年 2 次，间隔 7 天。剂量成人第 1 次 1ml，第二次 2ml。全程注射后人体产生的免疫力可持续 1 年左右。以后每年仍须同样注射。有心肾疾患、结核病及发热患者不予注射。

4. 药物预防　对钩体病流行地区、流行季节高危易感者如儿童、青少年、老年人可每周口服多西环素 0.2g，实验室工作人员意外接触钩体、疑似感染本病但无明显症状时，可注射青霉素每天 80～120 万 U，连续 2～3 天。

第二节 回归热

回归热（relapsing fever）是由回归热螺旋体引起的急性传染病，因经虫媒（虱或蜱）传播，故属于虫媒传染病，其主要临床特点为急起急退的周期性高热伴全身肌肉酸痛、肝脾肿大和出血倾向，严重者可有黄疸。按其传播媒介不同，分为虱传回归热（louse - borne relapsing fever）和蜱传回归热（tick - borne relapsing fever）两种类型，前者又称流行性回归热（epidemic relapsing fever），后者也叫地方性回归热（endemic relapsing fever）。

中医学中无此病名记载，但有类似临床表现的记录，当属"湿温"、"暑湿"范畴。

【病原学】

回归热螺旋体（B. ricurrentis）属于疏螺旋体属或称包柔氏螺旋体属（borrelia）。虱传回归热螺旋体仅一种，称回归热螺旋体或欧伯门亚螺旋体（B. obermeieri）。蜱传回归热螺旋体有十余种。两型回归热螺旋体形态基本相同，长 $10 \sim 30 \mu m$，宽 $0.3 \sim 0.5 \mu m$，有 $3 \sim 30$ 个粗大而不规则的螺旋体，两端尖锐，运动活泼。革兰氏染色阴性。瑞氏（Wright）或姬姆萨（Giemsa）染色呈紫红色。培养较为困难，在一般培养基上难以生长，需含血清、腹水或兔肾脏碎片的培养基在微氧条件下培养才能增殖。耐寒，在凝血块中 $0℃$ 可存活 3 个月，但对热、干燥及化学消毒剂敏感。回归热螺旋体壁不含脂多糖，但有内毒素样活性。体表抗原极易发生变异。

【流行病学】

一、传染源

虱传回归热的唯一传染源是患者，蜱传回归热为一种自然疫源性传染病。鼠类等啮齿动物既是传染源又是贮存宿主。牛、羊、马、驴等家畜及狗、蟾蜍、蝙蝠等均可成为传染源，人作为传染源的意义不大。

二、传播途径

虱传回归热的传播以体虱和头虱为传播媒介。虱吸血后，螺旋体经虱胃肠道壁进入体腔大量繁殖，但不进入唾液腺，故虱叮咬人时不能传播。虱体腔内的螺旋体经皮肤创面，或经手接触眼、口、鼻部黏膜侵入人体而感染。偶可经输血及胎盘感染。

蜱传回归热的传播媒介为不同种类的软蜱。蜱可终身携带螺旋体，并可经卵传代。故蜱不仅是传播媒介，也是病原体的贮存宿主。蜱吸血感染后在其体内大量繁殖，体腔内、粪便和唾液均含有螺旋体，故叮咬吸血时即可传染，亦可经破损皮肤侵入人体，偶可经胎盘或输血感染。

三、易感人群

人类对虱传及蜱传回归热均普遍易感。病后可产生免疫力但不持久，患病 1 年后可再感染。两型回归热之间无交叉免疫。

四、流行特征

虱传回归热分布广泛，见于世界各地，流行季节为冬春季。平时多为散发，贫困、卫生条件差、战争、灾荒情况下易引起大流行，本病在新中国成立后已基本绝迹，蜱传回归热多流行于热带及亚热带地区，春夏季（4~8月）多发，常呈散发。

【病因病机】

一、中医病因病机

中医学认为，本病的主要致病因素是湿热病邪。湿为阴邪，其性重浊黏腻，与热相合，蕴蒸不化，胶着难解，故本病传变较慢，病程较长。初起湿热病邪侵犯卫气，继之气分湿热渐重，留恋于中焦脾胃，久而不解，最终导致弥漫三焦。本病若经过顺利，病变可停留于气分不再发展，若感邪严重，湿热化燥化火，可深逼营血分，除有营血分一般见症外，还可见脉络受损，甚至气随血脱而阳气外亡。

二、西医发病机制和病理

回归热患者症状的发作是由于大量螺旋体及其代谢产物进入血循环所引起。此时从淋巴结的免疫细胞产生各种抗体，其中主要包括凝集素、制动素、杀螺旋体素及溶解素等。上述抗体在免疫球蛋白M（IgM）的协同作用下，可使血循环中螺旋体的活动性减低且集聚成簇，继而被大量溶解，致使患者体温下降而转入间歇期。但隐藏在肝、脾、骨髓及脑组织中的螺旋体多不能完全被消灭，而于间歇期继续繁殖再次进入血循环引起症状发作。有时特别是在初发期，由于抗体产生尚不十分完备，血中的螺旋体未能全部被清除，因此少数病例尤其是儿童患者在间歇期也能从其血中找到螺旋体。钟氏（1936~1937）曾于北京观察到3例回归热患者于整个间歇期，甚至在痊愈后两周内血中始终存在回归热螺旋体。上述现象可以解释为何在流行区本病可能通过输血传染，同时也可以解释为何初发期患者血中螺旋体的数量较多，而随着发作次数的增多，血中螺旋体越来越少。

回归热的主要病理变化以肝、脾最为显著，其次肾、心肌、骨髓及中枢神经系统与视网膜等也常受累。患者的皮肤、胃肠粘膜、子宫及肾脏均可见多数小出血点。脾脏肿大，质地柔软，有多处出血性梗塞病灶及典型的粟粒状病变。镜下示马氏淋巴小体中心呈坏死现象，周围有单核细胞浸润，其中含有很多螺旋体。肝脏也肿大并有肝细胞混浊肿胀及退行性变。在网状内皮细胞内可找到螺旋体。肾脏与心肌也均显示退行性变。骨髓显著充血，成白细胞呈高度活跃状态。脑组织肿胀，偶见出血性脑脊髓膜炎，脑组织中可找到螺旋体。

【临床表现】

一、虱传回归热

虽然在不同地区的回归热患者，其临床特征与严重程度以及复发次数均可能随着患者的年龄、营养状况、体力消耗程度及抵抗力等具体情况的不同而有所差异，但其基本临床症状仍大致相同。

1. 潜伏期　回归热的潜伏期长短不一，一般约为3~15天。个别病例的潜伏期可长达 3 周。

2. 前驱期 少数患者于发热前 1～2 天可能出现畏寒、头痛、关节肌肉疼痛、精神不振、全身乏力及眩晕等前驱症状。

3. 发热期 绝大多数患者起病急骤，最初有畏寒甚至寒战，数小时后体温达 38 摄氏度左右，伴有剧烈头痛及四肢、背部肌肉疼痛，压痛明显。1～2 天内体温迅速升至 40～41 摄氏度，稽留不退，晨间略低。一部份患者体温也可呈弛张热型，尚有少数患者特别是儿童热型可不规则。患者食欲减退且常感胃脘部疼痛，恶心呕吐颇为常见。多数病人有轻度咳嗽，鼻衄也不少见。由于高热，不少患者尤其是儿童或老年患者，常出现神智不清、谵妄或抽搐。个别患者尚可出现疱疹、腹痛、腹泻或便秘等症状。约 1/3 的患者巩膜可出现轻度黄疸，重症者全身皮肤发黄。发热早期，常于颈、肩部位出现红色斑疹或出血性皮疹，以后延及胸腹部。半数以上的病例眼结膜及咽部充血，眼底病变亦非罕见。

大多数患者高热一般持续 6～7 天。体温下降前常出现短暂的上升，随后于 2～4 小时内自 40～41℃迅速降至 37℃或更低，并伴有大量出汗，呈虚脱状态。血中螺旋体也常于退热前消失。

4. 间歇期 随着体温骤降，出汗甚多，衣被常被汗液湿透。患者极度衰竭，皮肤苍白，体温常低于 37℃，甚或低至 35℃。约经 8～4 天逐渐 El 升至常温。历时约 7～9 天症状又重复发作。在此无热阶段，患者多疲乏无力，精神萎靡，不少患者尚觉肌肉疼痛与四肢麻木。

5. 复发期 经 7～9 天的无热间歇期后，患者先出现低热，体温下降后又复上升，所有初发期的各种症状又重复出现。复发期发热的期限大致和第一次无热期相近，如以后再次复发，则发热期逐渐缩短而无热间歇期则愈见延长。一般在体温重复上升之前，血中即可再次出现螺旋体，但其数量常较初发期为少。

我国南方所见的虱传回归热病例大多只发作一次。其它地区的患者复发次数一般 1～2 次的为最多。钟氏曾报道未经治疗的虱传回归热患者，复发次数平均为 5～8 次。

二、蜱传型回归热

蜱传回归热的临床症状与虱传回归热基本相似，但一般较轻微。发热多呈不规则的间歇热型。被蜱叮螫处常出现紫红色隆起的炎性反应，伴有痒感与微痛，且局部淋巴结常见肿大。腰痛及呼吸道症状较多见，而腓肠肌疼痛则较少见。复发次数比虱传回归热为多，一般为 3～9 次。

三、并发症

1. 支气管炎及肺炎为本病较常见的并发症，此外，腮腺炎、中耳炎、结膜炎等也非罕见。

2. 弥漫性血管内凝血（DIC）虽不多见，但当患者有出血倾向时应考虑到此合并症存在之可能性。若血小板减少同时第 V 因子活性减低，均预示可能发生弥漫性血管内凝血。

3. 本病恢复后很少残留后遗症。个别患者可能遗留面肌麻痹、眼睑下垂或偏瘫失语等神经系统症状。

【实验室检查】

一、血常规

约 1/3 的患者出现轻度贫血，且于多次发作后贫血加重。白细胞增多为本病常见现象，约 60% 的患者白细胞高达（10－20）×10^9/L，中性多核白细胞也相对增多。血小板及出、凝血时间多属正常，但凝血酶原时间常延长。于患者发热期间可自其末梢血中找到大量回归热螺旋体，且以初发期血中螺旋体最多。蜱传回归热患者末梢血中螺旋体一般较少，但在间歇期血中也可找到螺旋体。

二、尿常规

患者尿中常出现少量蛋白、白细胞及管型，偶尔尚可出现血尿。

三、脑脊液检查

少数患者腰穿压力增高，脑脊液蛋白含量及白细胞均轻度增加，以淋巴细胞为主。

四、涂片检查

在发热期采血涂片暗视野检查，可查到包柔体。在滚动的红细胞附近很容易发现活动的包柔体。

采取血液、骨髓或脑脊液同时涂厚膜或薄膜，吉姆萨或瑞特染色可查到包柔体。

五、动物接种

取病人血 1～2ml 接种于小鼠腹腔，逐日尾静脉采血，1～3 天内即可检出包柔体。区别两种包柔体，可将标本接种于豚鼠，豚鼠对蜱包柔体易感，但虱包柔体对豚鼠无致病性。

【诊断与鉴别诊断】

一、诊断要点

根据发病季节与地区、个人卫生情况及有体虱孳生等流行病学资料，发热与间歇交替出现的典型热型，剧烈头痛、全身肌肉疼痛、肝脾肿大等临床症状，结合实验室检查从末梢血中检出螺旋体，本病即可确诊。

此外检查患者衣服或身上的体虱中是否有螺旋体，也具有诊断价值。钟氏曾观察到在回归热流行期间，无论是在患者的潜伏期、发热期或间歇期，或危重频死阶段，其身上或衣、被上体虱的体腔中均含有大量回归热螺旋体，采用暗视野直接镜检或作涂片染色检查均极易找到。

蜱传回归热患者的体温曲线多不规则，血中螺旋体又较稀少，诊断有时较为困难，其诊断方法与诊断虱传回归热相同。此外，被蜱叮螫部位的局部炎症和相应的淋巴结肿大，以及鼠类及蜱的发现，也均有助于诊断。

二、鉴别诊断

本病早期易与疟疾、伤寒、斑疹伤寒及钩端螺旋体病等相混淆，应注意予以鉴别。

1. 疟疾 本病多见于夏、秋蚊虫孳生季节，畏冷发热及出汗等症状呈周期性出现，患者于间歇期多无何症状，脾大但无皮疹，白细胞偏低，末梢血片或骨髓涂片中可找到疟原虫。

2. 伤寒 起病缓慢，体温逐渐上升，病程持续约4周，体温下降也较缓慢。患者常有相对缓脉，血清肥达氏反应呈阳性，并可自血、尿、便中分离出伤寒杆菌。

3. 斑疹伤寒 发病季节与回归热相同，二者甚至可同时发生于同一患者，且发病均急，均有剧烈头痛及肝、脾肿大，但斑疹伤寒患者皮疹较多且为出血性，病程较长，血清外斐氏反应为阳性。

4. 钩端螺旋体病 本病多见于夏、秋季节，患者黄疸较重，出血倾向明显，并常有腓肠肌疼痛与压痛，血清钩端螺旋体补体结合试验为阳性，并可自血、尿或脑脊液中分离出病原体。

此外蜱传回归热患者呼吸道症状较明显，尚应注意与流行性感冒及肺炎等呼吸道急性传染病相鉴别。

【治疗】

一、治疗原则

本病主要是在彻底灭虱的基础上，进行病原学治疗和对症治疗。中医治疗针对其病因以清热化湿为主。

二、治疗方法

（一）一般治疗及对症治疗

高热护理，流质饮食，维持水、电解质平衡。毒血症状严重者可酌情用激素。有出血倾向时可用安络血、维生素K等。高热骤退时易发生虚脱及循环衰竭，应注意观察，及时处理。

（二）病原治疗

首选四环素族抗生素。常用四环素，2g/d，分4次口服，疗程7~10天，亦可用强力霉素100mg顿服。氯霉素、链霉素及青霉素（后者对虱传型有效，蜱传型有耐药株且不能杀灭脑内螺旋体）亦可应用，但疗效不及四环素族。在用抗生素治疗过程中，须防止发生赫氏反应，如有发生，可用激素、强心及升压药物。

（三）辨证论治

1. 邪在卫分

主症：发热，恶寒或有寒战，汗出，口渴，头痛身疼，小腿疼痛，小便微黄，舌苔黄白，脉浮数。

治法：清暑解表，邪热渗湿。

方药：银翘散加减。

组成：金银花12g　连翘15g　薄荷9g　淡竹叶10g　桔梗12g　荆芥10g　芦根20g

2. 湿热弥漫三焦

主症：高热口渴，腰酸肢痛，尿短少而黄，大便秘结或下利，舌质红、苔黄腻、脉滑数。

治法：清热解毒，利湿。

方药：三石汤加减。

组成：飞滑石 20g　生石膏 30g（先煎）　寒水石 20g　杏仁 12g　竹茹 10g　金银花 12g　白通草 10g

3. 湿热郁蒸

主症：高热，烦躁，头痛，全身酸痛，面目肌肤黄染，腿痛乏力，常伴衄血、便血、尿血、皮肤斑疹，甚则神昏谵语，舌红或绛，苔黄而干。

治法：清热凉血，解毒利湿。

方药：清瘟败毒饮加减。

组成：生石膏 30g（先煎）　生地黄 20g　水牛角 20g　黄连 10g　栀子 12g　桔梗 12g　黄芩 10g　知母 12g　赤芍 15g　玄参 20g　甘草 10g

4. 热入心包，肝风内动

主症：高热，头痛剧烈，颈项强直，烦躁不安，恶心呕吐，四肢拘急抽搐，神志不清，舌红绛，少苔或无苔，脉弦数。

治法：清营开窍，熄风安神。

方药：清营汤加减。

组成：水牛角 20g（先煎）　生地黄 20g　玄参 20g　淡竹叶 10g　黄芩 10g　黄连 10g　丹参 15g　麦冬 12g

5. 气阴两伤，余热未尽

证候　面色苍白，形体消瘦，神疲懒言，或低热不退，脉细弱，舌嫩红、苔黄而干或光剥无苔。

治法：益气生津，清解余热。

方药：竹叶石膏汤加减。

组成：生石膏 30g（先煎）　淡竹叶 10g　姜半夏 12g　麦冬 15g　人参 10g（先煎）　甘草 10g　粳米 30g

【预防】

1. 管理传染源　虱传回归热患者及可疑者均应立即隔离至体温正常后 15 天。接触者灭虱后观察 14 天。

2. 切断传播途径　虱传回归热以灭虱为主，可采用煮烫 30 分钟、干热 65℃～80℃ 30～60 分钟、冷冻 −20℃9 小时等杀死虱或虱卵。亦可采用熨烫或药物灭虱，常用药物有敌敌畏、马拉硫磷。虱传回归热以防鼠灭鼠，防虱灭虱为主。

3. 保护易感人群　除搞好个人卫生，消灭体虱，野外作业做好个人防护外，对进入疫区而确被疫虱叮咬者投以多西环素 0.1g 口服。

第五章 原虫感染

第一节 疟 疾

疟疾是由雌性按蚊叮咬人体时将其体内寄生的疟原虫传入人体内引起的疾病。临床以间歇性、定时性、发作性寒战、高热和大汗，以及贫血、脾肿大为特征。本病中西医病名相同。

本病中医病名亦为"疟疾"，中医认为被疟蚊叮咬，疟邪入血，卫气与疟邪交争为病，以往来寒热，休作有时，头痛，汗出而解，日久左胁下有痞块等为主要表现的疫病类疾病。发无固定时日，有神志昏迷，或黄疸等病情严重之疟疾，称为瘴疟（相当于恶性疟疾）。发作日久不愈之疟关，为久疟。

【病原学】

疟原虫（malaria parasite）是疟疾的病原体，寄生于人及多种哺乳动物，少数寄生于鸟类和爬行类动物，目前已知有一百三十余种。寄生于人体的疟原虫有四种：间日疟原虫（P. Lasmodium）、恶性疟原虫（P. Falciparum）、三日疟原虫（P. Malarial）和卵形疟原虫（P. Ovale）。我国以前两种为常见，卵形疟仅发现数例。

疟原虫的发育过程分两个阶段，即在人体内进行无性增殖、开始有性增殖和在蚊体内进行有性增殖与孢子增殖。人体四种疟原虫的生活史基本相同，现以间日疟原虫生活史为例。

（一）在人体内发育

疟原虫在人体内先后经历肝细胞和红细胞内发育过程。在肝细胞内为裂体增殖，称红细胞外期（红外期）；在红细胞内发育包括红细胞内裂体增殖期（红内期）和配子体形成的有性期开始。

1. 红细胞外期（exo‐erythrocytic stage） 唾液腺内含有疟原虫子孢子的雌性按蚊刺吸人血时，子孢子随蚊的唾液进入人体，约30min孢子侵入肝细胞。子孢子入侵肝细胞是由于子孢子表面有一种蛋白（环子孢子蛋白，CSP）能与肝细胞表面的疟原虫受体相结合，使两者接触。然后，子孢子释放由棒状体内贮存的分泌物，作用于接触的肝细胞膜，而主动侵入肝细胞。在肝细胞内，虫体中部呈球状突出，前后端收缩，呈圆形，转变为滋养体（trophozoite）。以后，核开始分裂，进行裂体增殖，形成裂殖体（schizont）。裂殖体逐渐长大，反复进行核分裂，至一定程度胞质也分裂，分别包绕核，形成许多裂殖子（merozoite），即为成熟裂殖体（matureschizont）。感染第7天的间日疟原虫的成熟裂殖体，直径约42μm，胞质内有空泡，内含裂殖子约12000个。裂殖子呈圆形或椭圆形，大小为0.3～0.7μm，由核和少量的胞质组成。当裂殖体发育成熟后，被寄生的肝细胞破裂，裂殖子散出，进入血窦，一部分裂殖子被吞噬细胞吞噬而消失，一部分则侵入红细胞内发育。

目前认为间日疟原虫的子孢子在进入肝细胞后，在发育繁殖的速度上可能是多态的（polymorphism），即有发育快的，称速发型子孢子（tachysporozoites，TS）；和发育慢的，称为迟发型子孢子（bradysporozoites，BS）。当子孢子进入肝细胞后速发型继续发育完成红外期裂体增殖；而迟发型孢子视虫株的不同，经过一段或长或短（数月或年余）的休眠期后，才完成红外期的裂体增殖。经休眠期的子孢子被称之为休眠子，休眠子可能与疟疾复发有关系。

2. 红细胞内期（erythrocytic stage）　由肝细胞释放出的红细胞外期裂殖子侵入红细胞内进行裂体增殖，称为红细胞内期（红内期）。包括滋养体和裂殖体两个阶段。疟原虫经 Giemsa 染剂或 Wright 染剂染色，光学显微镜观察，核为紫红色或红色，胞质为蓝色，疟色素不着色，仍呈棕褐色。

（1）滋养体（trophozoite）。是疟原虫在红细胞内摄取营养和发育的阶段。当裂殖子侵入红细胞后，虫体胞质较少，中间出现大空泡，胞质呈环状，细胞核位于虫体一侧，颇似戒指的宝石。因此，早期滋养体又称为环状体（ring form）。环状体继续发育，长大。间日疟原虫和卵形疟原虫约经 8~10h，恶性疟原虫约经 10h，三日疟原虫约经 24h，虫体增大，伸出伪足，为运动细胞器，同时胞质中出现少量疟色素（malarial pigment）；随着虫体继续发育，疟色素增多，伪足活动增加，出现多种形态，虫体有 1 或 2~3 个空泡。受染的红细胞胀大可达 1 倍，颜色变淡，并出现能染成淡红色的小点，称薛氏小点（Schüffner's dots）。恶性疟原虫的早期滋养体在外周血液中经十几小时的发育，逐渐隐匿于各种器官组织的毛细血管中，继续发育成滋养体。

（2）裂殖体（schizont）。约经 40h，间日疟原虫晚期滋养体发育成熟，虫体变圆，胞质内空泡消失，核开始分裂，称未成熟裂殖体（immature schizont）。之后核继续分裂，胞质随之分裂，疟色素渐趋集中。最后，分裂的每一小部分胞质包绕一个胞核，形成裂殖子。这时含有裂殖子的虫体称为成熟裂殖体。间日疟原虫的成熟裂殖体常充满于被寄生的红细胞，最后形成 12~24 个裂殖子。在红细胞受染后 48h 左右，形成成熟裂殖体。此时红细胞出现泡状隆起，胀大而失去其双凹面形状。由于裂殖子的运动，导致红细胞破裂，裂殖子逸出进入血浆。从红细胞释出裂殖子的全过程约需 1min。在血液中的裂殖子，一部分被吞噬细胞吞噬，一部分侵入健康的红细胞，重复裂体增殖过程。

3. 配子体形成　疟原虫经过几次红细胞内裂体增殖，部分裂殖子在红细胞内不再进行裂体增殖，而发育为雌性配子体（female gametocyte，即 macrogamete cyte）或雄性配子体（male gametocyte，即 microgametocyte），这是疟原虫有性生殖的开始。间日疟原虫配子体呈圆形或椭圆形，疟色素均匀分布于虫体内，核 1 个。雌性配子体胞质致密，色深蓝，虫体较大，占满胀大的红细胞；核稍小，深红色，多位于虫体一侧。雄性配子体胞质浅蓝而略带红色；核较大，淡红色，多位于虫体的中央。成熟的雌雄配子体如被适宜的按蚊随同血液吸入蚊胃后，即可继续发育。否则经一定时间后即变性，而被吞噬细胞吞噬。

四种疟原虫寄生的红细胞时期不同。间日疟原虫和卵形疟原虫主要寄生于网织红细胞，三日疟原虫多寄生于较衰老的红细胞，而恶性疟原虫可寄生于各时期的红细胞。配子体在人体末梢血液中开始出现的时间也有差别。间日疟原虫在裂体增殖期出现 2~3 天后可在末梢血液中查见到配子体，而恶性疟原虫则在 7~10 天之后。

（二）在蚊体内发育

当按蚊刺吸疟疾患者血液时，疟原虫随血液进入蚊胃后，仅雌、雄配子体能存活并继续进行配子生殖，而红细胞内期的各无性发育阶段的疟原虫均被消化。在蚊胃内，雌、雄配子体发育成雌、雄配子。雄配子（male gamete）钻进雌配子（female gamete）体内，受精形成合子（zygote）。合子变长，成为动合子。动合子穿过胃壁，在胃弹性纤维膜下形成圆球形的卵囊（oocyst）。卵囊长大，囊内的核和胞质反复分裂进行孢子增殖，生成成千上万的子孢子。子孢子随卵囊破裂释出或由囊壁上的裂孔逸出，集中于按蚊的唾液腺，当受染按蚊再吸血时，子孢子即可随唾液进入人体，又开始在人体内的发育。在最适宜的条件下，疟原虫在按蚊体内发育成熟所需时间：间日疟原虫约为9~10天，恶性疟原虫约为10~12天，三日疟原虫约25~28天，卵型疟原虫约为16天。

【流行病学】

一、传染源

疟疾病人及带虫者是疟疾的传染源。且只有末梢血中存在成熟的雌雄配子体时才具传染性。配子体在末梢血液中的出现时间、存在时间及人群的配子体携带率，随虫种不同而异。如间日疟在无性体出现2~3天之后出现配子体；而恶性疟则在无性体出现7~10天后。复发者出现症状时血中即有成熟的配子体。疟区的轻症患者及带虫者，没有明显临床症状，血中也有配子体。这类人员也可成为传染源。

传染期：间日疟1~3年；恶性疟1年以内；三日疟3年以上，偶达数十年；卵形疟2~5年。

猴疟偶可感染人类，成为动物传染源。

二、传播途径

疟疾的自然传播媒介是按蚊。按蚊的种类很多，可传播人疟的有六十余种。据其吸血习性、数量、寿命及对疟原虫的感受性，我国公认中华按蚊、巴拉巴蚊、麦赛按蚊、雷氏按蚊、微小按蚊、日月潭按蚊及萨氏按蚊等七种为主要传疟媒介按蚊。人被有传染性的雌性按蚊叮咬后即可受染。

偶尔输入带疟原虫的血液或使用含疟原虫的血液污染的注射器也可传播疟疾。罕见通过胎盘感染胎儿。

三、人群易感性

人对疟疾普遍易感。多次发作或重复感染后，再发症状轻微或无症状，表明感染后可产生一定免疫力。高疟区新生儿可从母体获得保护性IgG。但疟疾的免疫不但具有种和株的特异性，而且还有各发育期的特异性。其抗原性还可连续变异，致宿主不能将疟原虫完全清除。原虫持续存在，免疫反应也不断发生，这种情况称带虫免疫（premunition）或伴随免疫。

人群发病率因流行程度及机体状况而不同。高疟区，成人发病率较低，儿童和外来人口发病率较高。某些先天性因素，如地中海贫血、卵形红细胞血症、G-6-PD缺乏者等对疟原虫有抗性。血型因素，东非人为Duffy血型，西非人则多为FyFy型，Duffy血型抗原为间日疟原虫的入侵受体，所以西非黑人对间日疟不易感，而东非间日疟一直流行。此外营养好的儿童发生重症疟疾者较瘦弱者多。

四、流行特征

疟疾分布广泛，北纬60°至南纬30°之间，海拔2771m高至海平面以下396m广大区域均有疟疾发生。我国除青藏高原外，遍及全国。一般北纬32°以北（长江以北）为低疟区；北纬25°～32°间（长江以南，台北、桂林、昆明连线以北）为中疟区；北纬25°以南为高疟区。但实际北方有高疟区，南方也有低疟区。间日疟分布最广；恶性疟次之，以云贵、两广及海南为主；三日疟散在发生。

本病流行受温度、湿度、雨量以及按蚊生长繁殖情况的影响。温度高于30℃或低于16℃均不利于疟原虫在蚊体内发育。适宜的温度、湿度和雨量利于按蚊孳生。因此，北方疟疾有明显的季节性，而南方常终年流行。疟疾通常呈地区性流行，然而，战争，灾荒，易感人群介入或新虫株导入，可造成大流行。

【病因病机】

一、中医病因病机

中医认为，本病起病主要是因感受疟邪。《内经》将引起疟疾发生之疟邪称之为"疟气"，如《素问·疟论》云疟气为"风寒之气不常也""藏于皮肤之内，肠胃之外，此荣气之所舍也""疟气随经络以内薄""疟气者，必更盛更虚，当气之所在也"。疟邪之特殊性，一是与其他外感六淫不同，二是具有传染性、地域性，如明·李梴《医学入门》所云"疫疟一方，长幼相似"。《景岳全书·疟疾》进一步肯定疟疾因感受疟邪所致，并非痰、食引起。秦景明《症因脉治·疟疾总论》对瘴疟的症状及病机作了较全面的论述。清·叶天士《三时伏气外感篇》指出："疟之为病，因暑而发者居多。"邵新甫在《临证指南医案·疟》中明确指出诸疟由伏邪所致，非旦夕之因为患也。

由于本病四时皆有，多发于夏秋，故多挟暑气、湿气而发，少数亦可兼挟风寒，岭南则易兼挟山岚瘴气而发为瘴疟。明·吴又可《温疫论》云："或间日，或每日，时恶寒，而后发热如期者，此瘟疫解，疟邪未尽也，以疟法治之。"指出本病的发病与感受风、寒、暑等外邪有密切关系。对于瘴毒引发疟疾（瘴疟）的认识，隋·巢元方《诸病源候论》载："此病生于岭南，带山瘴之气，其状发寒热，休作有时，皆由山溪源岭瘴湿毒气故也。"

摄生不慎，饮食所伤，食滞成痰也可引发本病。宋·严用和《济生方》说："饥饱失时，致脾胃不和，痰积中脘，遂成此疾（指疟疾），所谓无痰不成疟。"清·雷少逸《时病论》更明确提出："痰疟者，因夏月多食瓜果油腻，郁结成痰，或素系痰体，其痰居于太阴脾脏，伏而不发，一旦外感凉风，痰随风起，变为疟疾矣。"指出劳倦过度，起居失宜，营卫空虚，抗病能力减弱亦可诱发疟病。

由于疟邪与正气相争，虚实更作，阴阳相移，从而发生疟疾的一系列症状。其症状的发生取决于疟邪与卫气的离合。疟邪与营卫相搏，邪气外出与卫气相争则恶寒，内入于气分则发热，正气抗邪外出则汗出，热随汗出而退，身凉如常。疟邪与营卫相离，则发作停止，但由于疟邪仍伏于半表半里，蓄积待发，故热暂退而邪仍在，暂休一时后，若疟邪与卫气再相遇,以上症状则会再次复发。正如《素问·疟论》曰:"夫疟气者,并于阳则阳胜,并于阴则阴胜。阴胜则寒,阳胜则热。""阴阳上下交争,虚实更作,阴阳相移","卫气相离,故病得休;卫气集,则复病也"。

因人体的营卫运行是有规律的,即古人所说"卫气者,一日、一夜周于身",所以疟疾寒热发有定时。由于疟邪伏藏于半表半里,然其部位有深浅不同,故疟发的时间又有每日发、间日发、三日发等区别。一般认为,邪伏较深者,发作间隔时间较长,但亦每每迁延难愈。疟疾的病变多在卫、气分。少数病例亦可内传营血,犯于心、肝厥阴之经而出现神昏、惊厥,其病情较为凶险。

本病以寒战壮热,休作有时多见,称为正疟,疟疾以正疟最为多见;而热偏盛者为温疟;寒偏盛者为寒疟;由瘴毒所致为瘴疟;若疟疾久而不已,耗伤气血,正虚邪恋,遇劳即发则为劳疟;若疟疾久发不愈,血瘀痰凝,积而郁结于胁下,则形成疟母,或可损伤气津。总之,疟疾的发生主要是由于疟邪、瘴毒侵入人体,兼感风、寒、暑、湿时令邪气,伏于膜原,邪正相持于半表半里。每逢人体正气不足,饮食劳倦等诱因,则其邪可出入于营卫之间而引起发病。

二、西医发病机制和病理改变

疟原虫在肝细胞和红细胞内的增殖并不引起症状,当红细胞被裂殖子胀破后,大量裂殖子、代谢产物、红细胞碎片进入血中,被吞噬细胞吞噬,刺激其产生内源性致热原,作用于下丘脑体温调节中枢而引起寒战、高热,继以大汗。并根据疟原虫裂殖体增殖成熟周期呈间歇性发作。当机体免疫力增强到一定程度,虽血中仍有疟原虫增殖,但可不出现疟疾发作,而成为带疟原虫者。

疟疾反复发作使大量红细胞被破坏,故临床上出现贫血;由于疟原虫在人体内增殖引起强烈的吞噬反应,以致全身单核巨噬细胞系统显著增生,故有肝脾肿大,骨髓增生,周围血中单核细胞增多,血浆球蛋白增高。

脑型疟疾中,脑微血管内广泛血栓形成,引起阻塞、出血、局部缺氧,产生脑水肿、昏迷、呼衰。其他如肾、肺以及胃肠也可产生同样变化,分别引起肾损害、肺水肿。

【临床表现】

潜伏期 从人体感染疟原虫到发病(口腔温度超过37.8℃),称潜伏期。潜伏期包括整个红外期和红内期的第一个繁殖周期。一般间日疟、卵形疟14天,恶性疟12天,三日疟30天。感染原虫量、株的不一,人体免疫力的差异,感染方式的不同均可造成不同的潜伏期。温带地区有所谓长潜伏期虫株,可长达8~14个月。输血感染潜伏期7~10天。胎传疟疾,潜伏期就更短。有一定免疫力的人或服过预防药的人,潜伏期可延长。

(一)间日疟(tertian malaria)

多急起,复发者犹然。初次感染者常有前驱症状,如乏力、倦怠、头痛、四肢酸痛、食欲不振、腹部不适或腹泻、不规则低热。一般持续2~3天,长者1周。随后转为典型发作。分为三期。

1. 发冷期 骤感畏寒,先为四肢末端发凉,迅觉背部、全身发冷。口唇、指甲发绀,颜面苍白,全身肌肉、关节酸痛。进而全身发抖,牙齿打战,持续约10min,乃至1h许,寒战自然停止，体温上升。此期患者常有重病感。

2. 发热期　冷感消失以后，面色转红，紫绀消失，体温迅速上升，通常发冷愈显著，则体温就愈高，可达40℃以上。表现辗转不安、呻吟不止、谵妄，甚至抽搐或神志不清；部分患者剧烈头痛、顽固呕吐。患者面色赤红、气促，结膜充血，皮肤灼热而干燥，脉洪而速，尿短而色深。患者常诉心悸，口渴，欲冷饮。此过程持续2~6h，个别达十余小时。发作数次后唇鼻常见疱疹。

3. 出汗期　高热后期，颜面手心微汗，随后遍及全身，大汗淋漓，常湿透衣服，约2~3h后体温降低，甚至低至35℃。患者自觉舒适，但十分困倦，可安然入睡。醒来后，又可照常工作。此刻进入间歇期。

整个发作过程约6~12h，典型者间歇48h又重复上述过程。一般发作5~10次，因体内免疫力产生而自然终止。

多数病例早期发热不规律，可能系血液内有几批先后发育成熟的疟原虫所致。部分病人在几次发作后，由于某些批次疟原虫被自然淘汰而变得同步。

数次发作以后患者常有体弱，贫血，肝脾肿大。发作次数愈多，脾肿大、贫血愈显著。由于免疫力的差异或治疗的不彻底，部分病人可致慢性。

（二）三日疟（quartan malaria）

发作与间日疟相似，但为3日发作一次，发作多在早晨，持续4~6h。脾肿大、贫血较轻，但复发率高，且常有蛋白尿产生，尤其儿童感染，可形成疟疾肾病。三日疟易混合感染，病情重，很难自愈。

（三）卵形疟（ovale malaria）

与间日疟相似，我国仅云南及海南有个别报道。

（四）恶性疟（subtertian malaria）

起病缓急不一，临床表现多变，其特点：①起病后多数仅有冷感而无寒战；②体温高，热型不规则，初起经常呈间歇发热，或不规则热，后期持续高热，长达二十余小时，甚至一次刚结束，接着另一次又发作，不能完全退热；③退热出汗不明显或不出汗；④脾肿大、贫血严重；⑤可致凶险发作；⑥前驱期血中即可检出疟原虫，无复发。

（五）凶险型疟疾

88.3%~100%由恶性疟疾引起，偶可因间日疟或三日疟发生。在暴发流行时5岁以下的幼儿，外来无免疫力的人群发生率可呈20倍的增长；即便是当地人群，治疗不及时也可发生。临床上可以观察患者原虫数量作为监测项目，若厚片每视野达300~500个原虫，就可能发生；如每视野600个以上则极易发生。临床上主要有下列几种类型。

1. 脑型　最常见。其特点：①常在一般寒热发作2~5天后出现，少数突然晕倒起病；②剧烈头痛，恶心、呕吐；③意识障碍，烦躁不安，进而嗜睡，昏迷；④抽搐，半数患者可发生，儿童更多；⑤如治疗不及时，可出现脑水肿，致呼吸、循环或肾功能衰竭；⑥查体有脾肿大，2/3的患者在出现昏迷时肝脾已肿大；贫血、黄疸、皮肤出血点均可见；神经系统检查，脑膜刺激征阳性，可出现病理反射；⑦实验室检查，血涂片可查见疟原虫。腰椎穿刺脑脊液压力增高，细胞数常在50个/μL以下，以淋巴细胞为主；生化检查正常。

2. 胃肠型　除发冷发热外，尚有恶心、呕吐、腹痛、腹泻，稀水样便或血便，可似痢疾伴里急后重。有的仅有剧烈腹痛，而无腹泻，常误诊为急腹症。吐泻重者可发生休克、肾衰而死亡。

3. 过高热型　疟疾发作时，体温迅速上升达42℃或更高。患者气急、谵妄、抽搐、昏迷，常于数小时后死亡。

4. 黑尿热　是一种急性血管内溶血，并引起血红蛋白尿和溶血性黄疸，重者发生急性肾功能不全。其原因可能是自身免疫反应，还可能与 G－6－PD 缺乏有关。临床以骤起寒战、高热、腰痛、酱油色尿、排尿刺痛感，以及严重贫血、黄疸，蛋白、管型尿为特点。本病地理分布与恶性疟疾一致，国内除西南和沿海个别地区外，其他地区少见。

（六）其他疟疾

1. 输血疟疾　潜伏期7~10天，临床症状与蚊传者相似。只有红细胞内期，故治疗后无复发。

2. 婴幼儿疟疾　临床表现多不典型，或低热，或弛张热，或稽留高热，或不发热。热前常无寒战，退热也无大汗。多有吐泻、抽搐或微循环障碍。病死率高。检查有脾肿大、贫血、血中有大量疟原虫。

3. 孕妇疟疾　易致流产、早产、死产，即便生下婴儿也可成先天疟疾，成活率极低。所以妊娠疟疾应积极治疗。

（七）再燃和复发

疟疾发作数次后，由于机体产生的免疫力或经彻底治疗而停止发作，血中原虫也被彻底消灭，但迟发性子孢子经过一段休眠期的原虫增殖后再入血流并侵入红细胞，引起发作，称为复发。复发主要见于间日疟和三日疟。再燃指经治疗后临床症状得到控制，但血中仍有疟原虫残存，当抵抗力下降时，疟原虫增殖，临床症状再现。再燃多在初发后3个月内。复发则不一，间日疟复发多在1年内；三日疟在2年内，个别几十年还可复发。

二、并发症和后遗症

1. 黑尿热　是恶性疟最严重的并发症，见于重疟区，病死率高。

2. 肝损害　疟疾可引起肝炎，伴有黄疸与肝功能减退，尤以恶性疟为甚。慢性疟疾多次发作有致肝硬化的可能。

3. 肺部病变　部分疟疾病人在发作时，其胸部 X 线检查可发现有肺部炎症性改变，大多呈小片状阴影。呼吸道症状轻微或缺如，大多在抗疟治疗3~7日内消退。

4. 肾损害　重症恶性疟和间日疟病人，尿中可出现蛋白质与红细胞，但经抗疟治疗后较易恢复。三日疟长期未愈的部分病人，可出现肾病综合征，早期给予抗疟治疗，病变可逆；但变为慢性后，抗疟药难以奏效，病情逐步发展，甚至导致肾功能衰竭。

5. 其他　在脑型凶险发作的恢复期，少数病人可出现手颤、四肢瘫痪、吞咽障碍或语言障碍等后遗症，一般经治疗可恢复。

【实验室检查】

一、血象

红细胞和血红蛋白在多次发作后下降，恶性疟尤重；白细胞总数初发时可稍增，后正常或稍低，白细胞分类单核细胞常增多，并见吞噬有疟色素颗粒。

二、疟原虫检查

1. 血液涂片（薄片及厚片）染色　查疟原虫，并可鉴别疟原虫种类。
2. 骨髓涂片染色　查疟原虫，阳性率较血片高。

三、血清学检查

抗疟抗体一般在感染后2~3周出现，4~8周达高峰，以后逐渐下降。现已应用的检测方法有间接免疫荧光、间接血凝与酶联免疫吸附试验等，阳性率可达90%。一般用于流行病学检查。

【诊断与鉴别诊断】

一、诊断要点

1. 流行病学资料　在有疟疾流行区和流行季节居住、旅游史，疟疾发病史或近期输血史。
2. 临床表现　典型的间歇性定时寒战、高热、大汗，继以明显缓解间歇，间日1次或3日1次。脾肿大或贫血，严重的有高热、昏迷、抽搐症状。
3. 实验室检查　血象白细胞减少，分类计数大单核细胞增多，贫血。血片、骨髓穿刺涂片检查可发现疟原虫。
4. 诊断性治　试用氯喹3天治疗方案，一般服药24~48小时后发热被控制，未再发作者可能为疟疾。如发热未能控制而患者又不来自疟原虫耐药区，则基本可排除疟疾。

二、鉴别诊断

（一）一般非典型疟疾应与下列疾病相鉴别

1. 败血症　疟疾急起高热，热型稽留或弛张者，类似败血症。但败血症全身中毒症状重，有局灶性炎症或转移性化脓病灶，白细胞总数及中性粒细胞数增高，血培养可有病原菌生长。
2. 钩端螺旋体病　本病流行多在秋收季节，与参加秋收接触疫水有密切关系。临床典型症状"寒热酸痛一身乏，眼红腿痛淋巴大"可供鉴别。
3. 丝虫病　急性丝虫病有时须与疟疾鉴别，鉴别要点是血片中找到微丝蚴。
4. 伤寒、副伤寒　一般起病不急，持续高热，常无寒战及大汗，有听力减退，相对缓脉，玫瑰疹，白细胞减少，嗜酸性粒细胞减少或消失，肥达氏反应阳性，血或骨髓培养阳性等特点，不难鉴别。
5. 急性血吸虫病　来自流行区，近期接触过疫水，有皮疹，嗜酸性粒细胞明显增高，血吸虫皮试阳性，大便孵化阳性，即可确诊为血吸虫病。

6. 其他 如粟粒性结核、胆管感染引起的长热程发热也要注意鉴别。

（二）脑型疟疾

本病发生易与流行性乙型脑炎、中毒性痢疾、中暑相混淆。通常要仔细反复查找疟原虫。中毒痢还应作便常规及培养。一时难以鉴别的可试用抗疟药治疗以等待检查结果。

（三）黑尿热

应与急性溶血性贫血鉴别，如胡豆黄、阵发性血红蛋白尿。

【治疗】

一、治疗原则

对疟疾的治疗，中医药有其特色，特别对高热，寒热往来，以及后期体虚而余邪未尽之患者的治疗，有一定优势。中西药物配合使用，可杀灭疟原虫，减轻疟状。

二、治疗方法

（一）辨证论治

1. 正疟

主症：寒战壮热，休作有时，初起呵欠乏力，肢体酸楚，继则畏寒战栗，头面足皆冷，面色苍白，皮肤如鸡皮状，寒罢则内外皆热，头痛面赤，口渴引饮，数小时后，遍身汗出，汗出淋漓，而后热退身凉，神倦嗜卧，诸症消失，舌红苔薄白或黄腻，脉弦，病多间日一发，少数一日或三日一发。

治则：和解少阳，祛邪截疟。

方药：小柴胡汤加减。

组成：柴胡12g 黄芩12g 法半夏10g 常山10g（酒炒） 槟榔15g 草果8g 生姜10g 人参8g 大枣6g 甘草3g

加减：表实恶寒甚而汗少者，加桂枝、羌活、防风，以解表发汗；胸脘满闷，湿邪偏盛，可去人参，加苍术、厚朴，以燥湿除满；口渴热盛者，加知母、葛根，或加青蒿，或用蒿芩清胆汤；口苦口干较明显者，可加知母、白芍；苔白厚腻，口不甚渴或不欲多饮者，可加厚朴。

2. 温疟

主症：热多寒少，或但热不寒，汗出不畅，头痛如劈，骨节烦疼，口渴引饮，时呕，大便秘结，小便红赤，舌红、苔黄，脉弦数。

治则：清解里热，疏表达邪。

方药：白虎加桂枝汤加减。

组成：石膏24g（先煎） 知母12g 桂枝12g 柴胡12g 青蒿15g 生地黄15g 麦冬15g 太子参20g 甘草6g

加减：若热盛伤津，加玉竹、麦冬、石斛、天花粉，润燥救阴；若胸闷泛恶、尿黄、舌红苔腻带黄，加黄连、黄柏、滑石、茯苓，清热化湿；兼痰多者，加枳实、瓜蒌仁、陈皮，理气祛痰。

3. 寒疟

主症：但寒不热，或寒多热少，头痛，肢体疼痛，口不渴或渴喜热饮，胸胁痞满，神疲肢倦，舌质淡红、苔白腻，脉弦紧。

治则：散寒截疟。

方药：柴胡桂枝干姜汤合七宝截疟饮。

组成：柴胡12g　桂枝12g　厚朴12g　干姜6g　炙甘草6g　陈皮6g　瓜蒌根15g　牡蛎10g　黄芩9g　草果9g　常山9g　槟榔9g

加减：汗出不畅者去牡蛎；但寒不热、倦怠嗜卧、胸痞泛恶者，可去黄芩，或用附子理中汤合蜀漆散加减；寒湿内盛，胸脘痞闷者加青皮；头痛较甚者可加白蒺藜；寒战较甚者，可加荆芥穗；肢体疼痛者，可加羌活、秦艽。

4. 瘴疟

（1）热瘴（热毒炽盛）

主症：热甚寒微或壮热不寒，头身烦疼，面红目赤，胸闷呕吐，烦渴饮冷，便秘尿赤，甚则神昏谵语，痉厥或狂躁不宁，舌质红绛、苔黑垢，脉洪数或弦数。

治则：辟秽除瘴，清热保津。

方药：清瘴汤加减。

组成：青蒿15g　玉竹15g　茯苓20g　生地黄20g　柴胡12g　姜半夏12g　知母12g　陈皮6g　竹茹6g　黄芩9g　黄连4g　枳实10g　常山（酒炒）10g　益元散30g。加减：热盛伤津，舌质深绛，加生地黄、玄参、石斛、瓜蒌根，养阴生津；大便秘结，加生大黄、元明粉，通腑泄热；热盛动风，抽搐神昏，加紫雪丹、羚羊角、钩藤。

（2）冷瘴（寒湿内阻）

主症：寒甚热微，或但寒不热，恶寒战栗，汗多肢冷，皮肤唇甲苍白或发青，或有呕吐腹泻，甚则神昏不语，舌苔白厚腻，脉弦滑。

治则：散寒辟秽，解毒除瘴。

方药：加味不换金正气散。

组成：藿香15g　佩兰15g　苍术15g　茯苓20g　厚朴12g　姜半夏12g　槟榔12g　常山10g（酒炒）　陈皮6g　石菖蒲8g　草果10g　鲜荷叶30~60g　甘草3g

加减：痰湿重者加茯苓、莱菔子、白芥子，并重用陈皮、姜半夏；中阳不振加大建中汤；四肢厥冷加四逆汤。

5. 劳疟（正虚邪恋）

主症：疟疾日久不愈，或瘥后复发，或稍劳即发，寒热时作，面色萎黄，形体消瘦，倦怠嗜卧，少气懒言，食少，自汗心悸，或胁下痞块，舌质淡，脉细无力。

治则：调和营卫，扶正祛邪。

方药：何人饮加减。

组成：人参10g　当归10g　何首乌15g　陈皮6g　生姜5g　甘草3g　常山10g　青蒿15g

加减：气虚懒言，极度疲乏，纳呆者可加北黄芪、升麻等；津液受伤较甚，口干，咽干，手足心热，舌红少津者去当归加乌梅、白芍等。

6. 疟母（痰瘀交结）

主症：疟疾反复发作，终年不愈，胁下结成癖块，胀痛不舒，面色晦暗，神疲乏力，舌紫暗或见瘀斑，脉弦而涩。

治则：软坚散结，祛瘀化痰，截疟消癖。

方药：鳖甲煎丸加减。

组成：炙鳖甲3.3g　射干1.8g　黄芩1.8g　鼠妇1.8g　桂枝1.8g　干姜1.8g　大黄1.8g　石苇1.8g　厚朴1.8g　阿胶珠1.8g　柴胡1.8g　芍药1.5g　牡丹皮1.5g　炒地鳖虫1.5g　炒葶苈子0.3g　姜半夏0.3g　人参0.3g　瞿麦0.6g　桃仁0.6g　赤硝3.6g　炙蜂房1.2g（为末）

另取打铁炉下灰，用清酒浸灰，加入鳖甲煮烂，绞取汁，和其他药末为丸，如梧桐子大，每服7丸，每日3次。

（二）西医治疗

1. 抗疟原虫治疗

（1）控制临床发作　选用消灭裂殖体的药物。

①氯喹　对血内各种疟原虫无性体具有较强杀灭作用，有效控制症状，是控制临床发作最常用、最有效的药物。一般用药24~48小时退热，48~72小时血涂片原虫转阴。制剂为双磷酸氯喹（含基质60%）首剂1g，第2、3天各0.75g。氯喹的不良反应有食欲减退、恶心头痛等，少数病人可出现精神症状，停药后可自行好转。老年人或有心脏病者应用时应予注意，因过量可引起心动过速、心律失常和血压下降。

②甲氟喹和青蒿素及衍生物　这2种药物对红细胞内的裂殖体均有迅速的强大杀灭作用。对耐氯喹的恶性疟疾有效好疗效，头昏、恶心等不良反应轻微。

（2）防止复发和传播的药物　伯氨喹能杀灭肝细胞内的疟原虫裂殖休（包括迟发型）有病因预防和防止复发作用，杀灭疟原虫配子体必防止传播。对红细胞裂殖体作用差，不能单独用于治疗。用量为成人磷酸伯氨喹3片（每片含基质22.5mg）口服，每日1次，连续使用8天。

（3）预防药物　乙胺嘧啶能杀灭各种疟原虫裂殖体，为较好的预防药。对红细胞内期未成熟裂殖体有抑制作用，对已成熟裂殖体无效，含乙胺嘧啶的血液被按蚊吸入后，可抑制配子体在蚊体内的生长发育而有防止传播作用。口服25mg可维持有效1周以上。

（4）治疗方案

①间日疟　氯喹口服，基质0.6g（磷酸氯喹1g，即4片），6~8小时后0.3g，第2、3天各1次，每次0.3g。肌注剂量为基质2.5mg/kg，每4小时1次，或3.5mg/kg，每6小时1次，总量不超过25mg/kg。静滴剂量为基质10mg/kg，4小时滴完，续以基质5mg/kg于2小时滴完，每日2次，总量不超过基质25mg/kg。紧接控制发作药物后口服磷酸伯氨喹3片（每片含基质22.5mg）口服，每日1次，连续使用8天。

青蒿素1g口服，6~8小时后0.5g，第2、3天各1次，每次0.5g。亦应加服伯氨喹。

②耐氯喹恶性疟　酌情选用奎宁口服，如硫酸奎宁0.65g（基质0.54g），每日3次，连用7~10天。甲氟喹750mg，顿服1次。蒿甲醚肌注，首剂0.2g，以后每日0.1g，连用4天。

③预防复发　伯氨喹成人3片口服，每日1次，连用8天。恶性疟疾只服2~4天，杀配子体，防传播。

2. 对症治疗

（1）一般疟疾　重者输液。

（2）脑型疟疾　高热或昏迷酌用氢化可的松静滴；抽搐可选用地西泮或氯丙嗪肌注或静滴；脑水肿应用20%甘露醇静脉注射。

（3）黑尿热　停用奎宁、伯氨喹，改用氯喹、乙胺嘧啶或青蒿素等抗疟治疗。控制溶血反应，可选用输液，配合激素和碳酸氢钠使用，贫血严重者输同型鲜血。

（三）其他疗法

1. 针灸疗法

（1）取大椎、间使、陶道、后溪为主，配足三里、至阳、脾俞、合谷等穴，采用强刺激留针20～30min，一般于发病前2h针刺，每日1次，5天为1疗程；或主穴大椎，配间使、后溪，头痛加太阳，进针后施提插手法，要求有强烈得气感，留针20～30min，每隔5min运针1次，3次为1疗程。

（2）发病前2h针大椎、后溪，得气后用艾条雀啄法温灸大椎，潮红为度，留针及温灸30min，期间不定时做捻转手法。

2. 外敷疗法

（1）二甘散（生甘草、生甘遂各10g，共碾成极细粉末，装入小瓶密封用）敷贴，即在疟疾发作前2～3h，先将患者肚脐常规消毒后取二甘散0.5g，放入神阙穴中，外用3cm×3cm胶布固定，病愈后3天去掉药。

（2）山大蒜、番薯叶共捣烂，敷桡骨动脉。

（3）旱莲草（鲜）25g，樟脑2g，麝香少许，共捣如泥备用，应用前临时配制，穴位选择一组为内关（双）、大椎；二组为陶道、劳宫，一般情况下仅取第一组穴位即可，不愈者再用第二组穴。操作：于疟疾发作前3～4h，取药量约一小指大一团，放于穴位上，用3cm×3cm的塑料布盖其上，外面再以胶布条固定，5h后取下，对发作无规律者，可连贴2～4h后再去药，敷贴药物后，局部除有轻度痒感外，无其他不适。对1次未愈者，可于下次发病前6h再予贴敷，贴2次为1疗程。

（四）民间经验方

（1）鸦胆子去壳取仁，用胶囊或桂圆肉、馒头皮包囊，每次饭后吞服10～15粒，每日服3次，连服7天。

（2）鲜青蒿一握，捣汁，在发作前4h、2h、1h各温服（勿煮沸）1次。

（3）桃叶7张，胡椒7粒，共研捻成团（或单用桃叶10g），在疟发作前3h将药团敷于单侧寸口（动脉搏动处）约一炷香之久。

（4）云母猪苓汤（吴考槃教授经验）　云母10g，猪苓10g，蜀漆10g（炒），当归6g，防己6g，白薇6g，柴胡12g，黄芩6g，法半夏6g。水煎服，疟发前1h服。寒多者去黄芩，加龙骨；热多者去姜半夏，加知母；舌腻纳呆者，加草果；久疟不止者，加党参、白术、牡蛎、鲜生姜、红枣，聚歼疟邪，适用于多种疟疾。

（5）疟疾方（孙一民主任医师经验）　赤芍、白芍各6g，柴胡、黄芩、知母各9g，清半夏6g，常山9g，草果6g，槟榔9g，苇根、连翘各15g，菊花、桑叶各9g。水煎服，和解表里，截疟，适用于疟疾初起。

（6）绝疟丸（朱良春主任医师经验）　生半夏、炮干姜各150g，绿矾、五谷虫各60g。共研细末，水泛为丸，每服2g，儿童酌减，须于疟发前4～5h以温开水送服，和解寒热，化痰截疟，适用于每日疟或间日疟。

（7）通疟汤（赵锡武教授经验）　柴胡9~15g，常山3~6g，厚朴9g，石膏18g，甘草9g，当归9g，麻黄6g，葛根9g，苍术9g，草果9g（或用白蔻仁代替），生姜9g，大枣4枚，知母12g。水煎服，清热化痰截疟。

（8）鳖甲牡蛎汤（李聪甫研究员经验）　制鳖甲15g，茯苓10g，酒白芍10g，金铃子（醋炒）10g，生牡蛎10g，制香附7g，山楂炭7g，延胡索（醋炒）7g，醋青皮5g，广木香3g，柴胡3g，油安桂1g，甘草梢2g。水煎服，消积化痞，疏肝软脾，适用于疟母。

（9）解疟退热汤（王鹏飞老中医经验）　青黛3g，柴胡3g，草豆蔻6g，生地黄9g，寒水石9g，地骨皮9g，龙胆草9g。水煎服，平肝退热，和解少阳，适用于小儿疟疾。

【预后】

间日疟与三日疟的预后良好。恶性疟易有凶险发作，尤其是脑型疟疾，若不予早期及时治疗，病死率很高。黑尿热的病死率为25%~30%。

【预防】

要控制和预防疟疾，必须认真贯彻预防为主的卫生工作方针，针对疟疾流行的三个基本环节采取综合性防治措施。

一、管理传染源

及时发现疟疾病人，并进行登记、管理和追踪观察。对现症者要尽快控制，并予根治；对带虫者进行休止期治疗或抗复发治疗。通常在春季或流行高峰前1个月进行。凡两年内有疟疾病史、血中查到疟原虫或脾肿大者均应进行治疗，在发病率较高的疫区，可考虑对15岁以下的儿童或全体居民进行治疗。

二、切断传播途径

在有蚊季节正确使用蚊帐，户外工作时使用防蚊剂及防蚊设备。灭蚊措施除大面积应用灭蚊剂外，最重要的是消除积水、根除蚊虫孳生场所。

三、保护易感者

进入疟区，特别是流行季节，在高疟区必须服药预防。一般自进入疟区前2周开始服药，持续到离开疟区6~8周。下列药物可据条件酌情选用。

（1）乙胺嘧啶　4片每周1次，或8片每两周1次。长期服用可致巨细胞性贫血，还可产生耐受性。（乙胺嘧啶每片6.25mg）

（2）哌喹或磷酸哌喹　服基质0.6g，每20~30天服1次。耐氯喹地区也可采用。

（3）复方防疟药　防疟片1号，含乙胺嘧啶20mg，氨苯砜100mg，第一、二日每日1片，以后每周1片。防疟片2号，每片含乙胺嘧啶17.5mg，周效磺胺250mg，第一、二日每日2片，以后每10日2片。防疟片3号，含磷酸哌喹250mg，周效磺胺50mg，每月1次，每次4片。

（4）氯喹　2片每10日1次，接受输血者可服氯喹，每日（1片）基质0.15g，连服3~5日。

服用预防药物可出现一些副作用，如头晕、头昏、恶心、呕吐等，所以重症肝、心、肾疾病及孕妇应慎用或忌用。为防止耐药株产生，每3个月调换1次药物。

第二节　阿米巴病

阿米巴病（amebiasis）是溶组织内阿米巴原虫引起的疾病。多数情况下，原虫寄生于大肠腔内，呈携带状态。病变发生于结肠，最常见的为结肠溃疡与炎性损伤，引起从慢性轻度腹泻到暴发性痢疾等各种类型的阿米巴肠病。少数病例病原体可进一步移行到肝、肺和脑，引起相应脏器的阿米巴病，最常见的是阿米巴肝脓肿。偶尔蔓延到肛周皮肤、泌尿、生殖等器官。本病为全球分布，多见于热带与亚热带。据统计，在全球超过5亿的阿米巴感染者中，侵袭型的年发病率高达4千万例以上，至今每年死于阿米巴病的人数不少于4万，在医学上的重要性被认为仅次于疟疾与血吸虫病。

肠阿米巴病

肠阿米巴病是溶组织内阿米巴寄居于肠内引起的肠道感染。受感染的人，多数处于无症状的病原体携带状态，也有部分由于阿米巴滋养体侵袭组织引起腹泻、黏血便等症状，称为阿米巴痢疾。本病易于复发成为慢性，也可发生肝脓肿等并发症。本病属中医"痢疾"范畴。

【病原学】

溶组织内阿米巴的生活史中有滋养体、囊前期滋养体、包囊和囊后滋养体各期，其中囊前期和囊后滋养体分别是滋养体转化为包囊和包囊转化为滋养体的短暂过渡期，仅出现于肠道寄生阶段。整个生活史过程仅须一种哺乳类宿主，人是主要的适宜宿主。猿、猕猴、犬、猪、鼠均有自然或实验感染的报道，但并无重要流行病学意义。

滋养体期系该阿米巴的基本生活型，通常在结肠腔内以二分裂法繁殖。在光镜下观察活体，可见较白细胞稍大的折光性活动小体，在适宜温度下运动活泼，常伸出单一伪足作定向阿米巴运动。在肠腔内增殖的滋养体可随肠内容物下移，随着肠内环境的变化，如水分逐渐被吸收等，停止活动，团缩，排出未消化食物，形成囊前期，囊前期形成后，胞质分泌囊壁包裹于质膜之外，形成圆形的包囊期。包囊直径在 $10 \sim 20 \mu m$ 之间，电镜下可见囊壁为双层。包囊初期只有一个胞核，随后二次分裂为4核，偶见8核，粪便中可查到成熟度不同的1核、2核或成熟的4核包囊，包囊为阿米巴的传播阶段，仅见于宿主的粪便内，4核包囊具感染性，在传播上起重要作用。入侵组织的滋养体不形成包囊，复合体内侵袭与非侵袭种的包囊则无法从形态学上加以区分。肠下段经碱性消化液作用后，囊壁变薄，虫体活跃，随即脱囊而出，形成含4个胞核的囊后滋养体。此期历时甚短，脱囊后核很快各分裂一次，继之胞体分为8个个体较小的小滋养体，在回盲部定居于结肠黏膜皱褶或肠腺窝间，以宿主肠黏液、细菌及已消化食物为营养，发育至一定大小后不断以二分裂增殖。在肠腔内的滋养体称小滋养体，小滋养体在某种因素影响下可不同程度地入侵肠壁，可吞噬红细胞和组织细胞转变为大滋养体，也称组织型滋养体，其体积较大（20 ～

40μm），运动活泼，并不断破坏肠壁组织，引起原发病灶；侵入肠组织的滋养体可随血流至肝或其他部位；也可能随坏死组织脱落入肠腔，在急性期肠蠕动增加的情况下，大滋养体无成囊的充分时间，致使大量排出体外。由于滋养体对外环境的抵御力很弱，故在传播上不起作用。而在无症状带虫者的正常粪便中可排出大量包囊，成为流行病学上的重要传染源。

溶组织内阿米巴营兼性厌氧代谢，主要以酵解糖原获取能量。在肠腔或人工培养基上，阿米巴原虫与某些细菌有明显的共生现象，共生菌不仅是肠腔内阿米巴的食料，还可造成对原虫有利的相对厌氧环境，并维持适度的酸碱条件。

【流行病学】

1. 传染源　阿米巴病的传染源主要为粪便里持续有包囊排出的带虫者、慢性及恢复期患者。阿米巴滋养体在体外极易死亡，即使吞食后也易为胃酸杀灭，所以急性阿米巴患者传播意义不大。

2. 传播途径　由阿米巴包囊污染的水和食物，经口感染是主要传播途径。在卫生条件差的地区，水源被含有包囊的粪便污染，可酿成该地区的暴发流行或高感染率。包囊在手的表面可存活5min，在指甲缝中可存活45min。因此卫生习惯不良的饮食业工作者，可通过手使包囊污染食物。用粪便做肥料的地区，食用未洗干净或未煮熟的蔬菜也是常见的传播因素。苍蝇、蟑螂也可起传播作用。

3. 人群易感性　人群普遍易感。婴儿与儿童发病机会相对较少。感染后可获得高滴度抗体，但不具保护作用，故重复感染较多见。

4. 流行特征　阿米巴病呈世界性分布，全球高发地区位于墨西哥、南美洲东部、东南亚、西非等，地处北纬10°至南纬10°之间的热带和亚热带地区，平均感染率在20%以上，个别地区如埃及可达57%～87%。大多见于经济条件、卫生状况、生活环境较差的地区，农村高于城市。

【病因病机】

一、中医病因病机

中医认为本病多因饮食不节（洁）而外受湿热、寒湿、疫毒之邪。其病机的转化又根据人体体质阴阳盛衰的不同而变化不定，素体阳虚者，湿从寒化，寒湿内蕴，再加之饮食不洁，邪气食积于肠中，遂为寒湿之痢。素体阳盛者，湿热内蕴，食用不洁之物，从热而化，乃成湿热之痢。然而，"痢因暑热者多，寒者少""种种痢疾，总由湿热入胃（肠）"，所以临床上以湿热痢为多见，实证为主。疫毒鸱张者，伤及气血而为"疫毒痢"。如因治疗不及时，或素体中焦虚弱，正虚邪恋，或治疗不当，苦寒太过，收涩过早，以致迁延日久不愈，或时愈时发，反复不休，而为"久痢""休息痢"；或正虚邪留，虚实并见，寒热错杂；或正气疲惫，由脾及肝肾，使病情复杂。

痢疾为病发于夏秋之交，此时暑、湿、热三气交蒸，互结而侵袭人体，加之饮食不节（洁），邪从口入，滞于脾胃，积于肠腑，饮食、湿热积滞其中，与气血胶结，传导失常，脂络受伤，遂成痢疾。清·何梦谣《医碥·痢》曰："不论何脏腑之湿热，皆得入肠胃，以胃为中土，主容受而传之肠也。"由此可知，脾胃损伤，可直接影响于肠，所以痢疾病变与脾胃有密切的关系。痢疾的病机主要是邪滞于肠，气血壅滞，肠道传化失司，脂膜血络受伤，腐败化为脓血而成痢。由于时邪疫毒或饮食不节而积滞于大肠，以致气血壅滞，与病邪相搏结，肠腑气机阻滞，通降不利，因而产生腹痛、大便失常之症。热郁湿蒸，气血凝滞，腐败肠间，以致肠腑脂膜血络受损，化为赤白脓血下痢，所谓"盖伤其脏腑之脂膏，动其肠胃之脉络，故或寒或热，皆有脓血"。

本病四季均可发病，但以夏秋季节为最多，无论男女老幼，对本病"多相染易"。

二、西医病因病理

阿米巴痢疾的病原体是溶组织内阿米巴原虫。溶组织内阿米巴原虫有2种形态：滋养体和包囊。包囊是传播疾病的唯一形态，是原虫的感染型，随粪便排出体外，对外界有较强的抵抗力。阿米巴痢疾的传染源为带虫者和慢性患者。阿米巴包囊被吞入后，包囊内核继续进行分裂，至小肠下部，包囊被消化，释放出小滋养体，与人形成共居生活。当机体免疫力低下、肠黏膜损伤、肠道功能紊乱等情况发生时，小滋养体侵入肠壁，转变为大滋养体而致病。当机体免疫力增强，大滋养体又变为小滋养体，并沿肠道继续下移，转变成包囊随粪便排出体外。

病变部位主要在盲肠、升结肠。典型病变为肠道黏膜上出现许多孤立而颜色较淡的小脓肿，破溃后形成边缘不整的烧瓶状溃疡，溃疡腔内充满棕黄色坏死物质，内含滋养体。继发细菌感染时，肠黏膜呈广泛急性炎症改变，并有大量中性粒细胞浸润。临床表现为严重的全身反应及肠道症状，称为暴发型。溃疡底部血管破裂可造成肠出血，溃疡穿透浆膜则造成肠穿孔。慢性病变过程，组织破坏与修复反复进行纤维组织增生，肠壁增厚，部分形成肠息肉、肠狭窄。

【临床表现】

一、临床表现

潜伏期长短不一，数周至数月，大多3周以上。

1. 无症状型　粪便中有包囊排出而无症状，其中80%感染的是非致病株，少数患者感染的是致病株，但肠道病变局限表浅，有抗体形成，当机体抵抗力下降时可转变成痢疾或肝脓肿。

2. 普通型　由于病变程度不同，致病情轻重不一，症状无特异性。起病缓慢，常有低热或不发热，腹部不适，腹胀，间歇性腹泻，大便每日数次至十余次，可伴里急后重，粪质较多，腥臭，黏液血便呈果酱样。体征有盲肠与升结肠部位轻压痛，间歇期大便基本正常。大便镜检可发现滋养体，症状持续数周至数月，可自行缓解。

3. 暴发型　少见，但病情较重，易见于体弱、营养不良、孕妇或服用激素者。常起病急骤，高热，大便每日十余次，伴里急后重，剧烈腹痛，大便呈黏液水样或明显脓血，伴呕吐，可有不同程度的腹水、电解质紊乱，甚至休克。易并发肠出血与肠穿孔。如不及时抢救，可于1~2周内死亡。

4. 慢性型　由于普通型未治愈而使病程迁延数月或更长，腹泻，每日3~5次，伴腹痛，有少量黏液或血液，或腹泻与便秘交替。症状可持续或间歇。由于病程久可伴有乏力，贫血，腹胀，排便规律改变或肠道功能紊乱等，大便中可找到滋养体或包囊。

二、并发症

1. 肠道并发症

（1）肠出血 肠黏膜溃疡侵袭肠壁血管引起不同程度的血便或肠出血。大量出血少见，发生后常致休克。

（2）肠穿孔 多见于阿米巴溃疡深及浆膜或暴发型患者。穿孔以慢性经过多见，常无剧烈腹痛，而有进行性腹胀、肠鸣音消失及局限性腹膜刺激征。穿孔部位常在盲肠、阑尾和升结肠。有肠粘连时形成局部脓肿或内瘘。

（3）阑尾炎 阿米巴阑尾炎症状与一般阑尾炎相似，易发生穿孔或形成脓肿。

（4）结肠病变 由增生性病变引起，包括阿米巴瘤（amoeboma），肉芽肿及纤维性狭窄。多见于盲肠、乙状结肠及直肠等处，可有腹痛、大便习惯改变或间歇性痢疾样发作，部分病人可发生完全性肠梗阻或肠套叠。

（5）肛周瘘管 多为肛周 - 直肠瘘管，管口常有粪臭味的脓液流出。

2. 肠外并发症 阿米巴滋养体自肠道经血液或淋巴蔓延至肠外远处器官，形成相应脏器脓肿或溃疡，如阿米巴肝脓肿、阿米巴肺脓肿、阿米巴脑脓肿、阿米巴腹膜炎、阿米巴胸膜炎、泌尿或生殖系阿米巴病等。其中，最常见的是阿米巴肝脓肿。

【实验室检查】

一、血象

周围血中白细胞总数和分类正常，重型和普通型继发细菌感染时，白细胞总数及中性粒细胞比例增高。慢性患者有轻度贫血。

二、大便检查

镜检见大量成团的红细胞和少量白细胞，可找到阿米巴滋养体和包囊。

三、免疫学检查

1. 酶靶试验：用特异性抗体结合阿米巴痢疾患者粪便中的溶组织素，特异性及敏感性高。

2. 血清学检查：用免疫荧光、酶联免疫吸附试验方法检出血清中特异性抗体，体内有侵袭性病变时呈阳性。

四、结肠镜检查

直肠和乙状结肠可见到大小不等的散在溃疡，边缘略突出，从溃疡面刮取材料行镜检，可查到阿米巴滋养体。

【诊断与鉴别诊断】

一、诊断要点

1. 有饮食不洁史，或与带包囊者、慢性患者有密切接触史。
2. 起病缓慢，腹泻，粪便量多，呈暗红色果酱样，有腥臭味，右下腹压痛明显。
3. 粪便镜检见大量粘集成团的红细胞，白细胞少，可查到阿米巴滋养体和包囊。
4. 血清中查到特异性抗体或粪便中查出阿米巴溶组织素。
5. 高度怀疑不能成立诊断者，可用甲硝唑等作诊断性治疗，效果肯定可作出诊断。

二、鉴别诊断

1. 细菌性痢疾　全身症状较重，腹痛明显，腹泻次数多，左下腹痛为主，大便粪质少，呈黏液脓血便。镜检可见成堆脓球，粪便培养可找到痢疾杆菌。
2. 血吸虫病　有疫水接触史，起病缓慢，间歇性腹泻，肝脾肿大。外周血嗜酸性粒细胞升高，粪便可检出虫卵或孵化出毛蚴，血中如查获虫卵可溶性抗原即可确诊。
3. 肠结核　发热，盗汗，营养障碍，粪便多呈黄色稀糊状，有黏液而少脓血，腹泻与便秘交替。大多有原发结核病灶存在。
4. 结肠癌　一般年龄较大，常有排便习惯改变，并有不畅感，粪便多呈糊状或大便变细含血液。可有低热、消瘦、贫血等临床表现。指肛检查，钡剂灌肠或纤维镜检可有助于诊断。
5. 慢性非特异性溃疡性结肠炎　临床表现与阿米巴痢疾较难区别，病原体检查多次阴性，血清阿米巴抗体阴性。抗阿米巴诊断治疗无效时可考虑本病。

【治疗】

一、治疗原则

以抗阿米巴治疗、辨证论治为主，辅以对症治疗，注意并发症的治疗。

二、治疗方法

（一）辨证论治

1. 肠道湿热型（湿热痢）

主症：感受暑湿、湿热疫毒，或进食不洁之品，以致湿热蕴结肠胃，气机壅阻，血行癖滞，肠膜腐败，化为脓血，本型多见于普通型，腹痛，里急后重，腹泻，胸痞呕恶，暗红色糊状便如果酱样，腥臭，或身热不扬，头身重痛，小便短黄，舌苔黄腻，脉滑数。

治则：清热化湿，凉血解毒。

方药：白头翁汤加减。

组成：白头翁15g　黄连6g　黄柏10g　秦皮10g　金银花10g　广木香10g　甘草5g

煎汤送服鸦胆子胶囊（鸦胆子9g，研碎去油，胶囊分装）。

加减：下痢血多者，可加地榆炭清热止血。

2. 疫毒蕴结型（疫毒痢）

主症：因感受暴戾疫毒之邪，侵及肠胃，熏灼肠道，伤及气血，甚或内闭心包，引动肝风，本型多见于暴发型，高热，寒战，恶心呕吐，频繁腹泻，日数十次，甚至失禁，大便如血水样或脓血样，奇臭，腹痛，里急后重，头痛烦躁，舌质红绛、苔黄少津，脉滑数，闭窍动风者则有神昏谵语，痉厥。

治则：清热解毒凉血。

方药：白头翁汤合清热地黄汤加减。

组成：白头翁15g　黄连6g　黄柏10g　秦皮10g　水牛角10g　牡丹皮10g　生地黄10g　赤芍10g　大黄10g　广木香10g　金银花10g　连翘10g　送服鸦胆子胶囊

加减：闭窍动风者，加全蝎、钩藤、石决明，配服紫雪丹以开窍熄风；肢厥虚脱者急服参附汤，脱证解除后，按原证治疗。

3. 寒湿中阻型（寒湿痢）

主症：素体中阳不足或过用寒凉伤及中阳，湿热从阴化寒化湿，以致寒湿内停，气滞血凝，肠中津液凝滞，本型多见于慢性阿米巴痢疾急性发作期，便下脓血或黏液，腹部隐痛而里急后重不明显，中脘痞闷，口淡乏味，头重，肢体困倦，小便清白，舌苔白腻，脉濡缓。

治则：温化寒湿，行气和血。

方药：胃苓汤加减。

组成：苍术10g　厚朴10g　陈皮10g　茯苓10g　泽泻10g　白术10g　猪苓10g　当归10g　炮姜9g　肉桂6g　广木香6g

加减：湿热征象明显者，可用白头翁汤加减，以清化湿热。

4. 热毒伤阴型（久痢）

主症：久痢伤阴，热毒未去，或素体阴虚，感邪病痢，本型多见于慢性阿米巴痢疾，下痢果酱样大便，或伴脓血、臭秽、脐腹灼痛，心烦口干，舌红少苔，脉细数。

治则：养阴清肠。

方药：黄连阿胶汤合驻车丸加减。

组成：黄连6g　黄芩10g　阿胶10g　白芍10g　当归10g　仙鹤草10g　地榆10g　石斛15g　沙参15g

5. 脾虚肠热型（休息痢）

主症：下痢日久，中阳受损而湿热内留，寒热夹杂，虚实相兼，本型多见于慢性阿米巴痢疾，时发时止，日久难愈，纳少倦怠，怯冷，临厕腹痛里急，大便夹有粘冻臭秽，或为赤冻，舌淡苔腻，脉虚数。

治则：温中清肠，佐以调气补血。

方药：连理汤加减。

组成：党参15g　白术10g　炮姜10g　仙鹤草10g　广木香10g　槟榔10g　当归10g　白头翁10g　黄连6g　甘草5g

6. 脾肾阳虚型（久痢）

主症：下痢日久，病及脾肾，阳气亏损，寒湿阻滞，本型多见于慢性阿米巴痢疾，病势时缓时急，痢下稀薄带暗红色粘冻，腹痛绵绵，得温得按稍缓，口淡不渴，食少神疲，畏寒，舌淡苔薄，脉虚数。

治则：温补脾肾。

方药：附子理中汤加减。

组成：附子9g　干姜9g　人参5g　甘草5g　白术10g　白蔻仁10g　茯苓10g

加减：痢久脾虚气陷，导致少气脱肛者，可用补中益气汤加减。

（二）一般治疗

急性期应卧床休息，肠道隔离至症状消失、大便连续3次查不到滋养体和包囊，加强营养，必要时输液或输血。

（三）病原治疗

（1）甲硝唑（灭滴灵）　0.4～0.8g，每日3次，连服5～7日，儿童50mg/（kg·d），分3次服，连用3～5日。不能口服者可静脉滴注。注意本药副作用：偶有恶心、头昏、心悸，白细胞降低等。

（2）甲硝磺酰咪唑　成人每日2.0g，儿童每日50mg/kg，清晨顿服，连用3～5日。

（3）氯散糖酸酯（氯胺苯酯）　对轻型和包囊携带疗效为80%～90%，是安全有效的抗肠腔内阿米巴药物，0.5g，每日3次，连服10日。

（4）吐根碱（盐酸依米丁）　对大滋养体有直接杀灭作用，能迅速控制急性痢疾症状和肠外并发症，但对肠腔内小滋养体和包囊无效。成人每日60mg或1mg/kg，深部肌肉注射，连用6日。因其对心脏、肾脏有副作用，现已少用。

（5）抗生素　巴龙霉素、土霉素均为0.5g，每日4次，7～10日为一疗程，红霉素0.3g，每日4次，5～10日一疗程。

（6）中药　鸦胆子（苦参子）仁、白头翁、大蒜等均有一定效果。

（四）并发症治疗

肠出血时及时补液、止血或输血，肠穿孔应在抗阿米巴药及抗菌药物治疗后进行手术治疗。

（五）其他疗法

1. 针灸疗法

（1）取大肠俞（双）、关元、神阙、足三里（双），用艾条依次灸上述各穴位10min，开始2～3天内上下午各灸1次，好转后每日1次，连灸4天，适用于各型阿米巴痢疾。

（2）腹痛者，针足三里、关元、天枢、气海；里急后重者加阴陵泉、三阴交；恶寒者加曲池、风府；赤冻下痢者加腕骨。

2. 中成药

（1）益脾结肠丸，每次6g，每日2～3次。

（2）结肠宁，每日1支，保留灌肠。

（六）民间经验方

（1）白头翁15～30g，水煎，分3次服，7～10日为1疗程。

（2）紫皮大蒜 1～2 枚/日，分次生食，连用 10 日，也可用 5%～10% 的大蒜浸液 100ml 保留灌肠，每日 1 次，连用 6 日为 1 疗程。

（3）白头翁 30g，连翘 20g，黄柏、栀子各 10g。煎液去渣保留灌肠，每日 1 次。

（4）白头翁、铁苋菜、苦参各 30g，金银花、连翘各 15g。煎水去渣保留灌肠。

（5）白花蛇舌草 45g，白头翁 130g。煎水，加 654-230mg，扑尔敏 12mg，保留灌肠，每日 1 次。

（6）解毒宽肠汤　当归、杭白芍各 12g，薤白 15g，酒炒黄连、莱菔子各 9g，木香 4.5g。主治猝发阿米巴痢疾。

（7）阴虚血痢方　金银花 30g，生首乌 24g，干生地黄、杭白芍、南沙参、明玉竹、旱莲、阿胶（烊冲）各 15g，生地榆、枯黄芩、杭寸冬、生甘草、茜草根各 10g。主治慢性阿米巴痢疾阴虚血痢型。

（8）阿米巴肠病 Ⅰ 号方　白头翁 20g，秦皮、黄芩、黄连、苦参各 10g，当归、芍药、甘草、陈皮各 9g。每日 1 剂，用于急性阿米巴痢疾或合并细菌感染者。

（9）阿米巴肠病 Ⅱ 号方　白头翁 18g，桃仁、大黄、甘草、当归、山楂各 9g，没药、川芎、广木香各 6g。每日 1 剂，用于阿米巴痢疾之果酱样大便者。

（10）阿米巴肠病 Ⅲ 号方　白头翁 10g，当归、地榆、秦皮各 9g，木香、甘草各 6g，用于慢性阿米巴痢疾间歇发作者。

（11）新鲜柞树叶洗净，加水浓煎 3 次，过滤取汁，用文火浓缩成 50% 的柞树叶煎液，每日 3 次，每次服 100ml，治疗慢性阿米巴痢疾及排包囊者。

（12）三宝粥　生山药粉 60g，三七粉 3～6g，鸦胆子 25～50g，白头翁 60～90g，白砂糖适量。将白头翁煎取 800ml，调和山药粉煮粥，放白砂糖调匀，送服三七粉和鸦胆子，治疗急、慢性阿米巴痢疾。

（13）四神丸加味（印会河教授经验）　破故纸 9g，吴茱萸 9g，肉豆蔻 9g，五味子 9g，灶心土 120g，鸦胆子仁 10 粒。鸦胆子仁用胶囊包装，先用灶心土煎汤代水煎药，送服鸦胆子胶囊，温肾固肠，兼以杀虫，适用于慢性阿米巴痢疾。

（14）白头翁汤加减（方原超经验）　白头翁 30g，黄芩 15g，黄连 9g，鸦胆子、厚朴、藿香各 9g。水煎服，清热利湿杀虫，适用于阿米巴痢疾属湿热证者。

（15）解毒生化汤（陈勇经验）　金银花 20g，白芍 15g，甘草 6g，三七末 3g（分冲），鸦胆子 10 粒（龙眼肉包）。将前 3 味药水煎，送服后 2 味药，清热解毒，活血杀虫，适用于急性阿米巴痢疾。

（16）解毒消炎液（崔文彬教授经验）　苦参 12g，槐花 12g，炒白芍 15g，败酱草 20g，鱼腥草 15g，防风 10g，荆芥 10g，雄黄 12g，煨诃子 12g，煨儿茶 15g，枯矾 5g，椿树皮 30g，炙甘草 10g。水煎浓缩，每次 200ml，睡前保留灌肠，清热解毒，涩肠止泻，适用于阿米巴痢疾。

【预后】

预后良好，治疗不彻底者易复发。有并发症或暴发型者预后差。

【预防】

根据溶组织内阿米巴须通过宿主粪便排出的大量包囊污染水源、食物而传播的特点，其防治措施应侧重于以下几个方面。

（1）查治病人和带虫者以控制传染源，特别要发现和治疗从事饮食工作的包囊携带者及慢性患者，必要时应予鉴别虫种，决定治疗对策。

（2）管理粪便，保护水源为切断阿米巴病传播途径的主要环节。因地制宜进行粪便无害化处理，杀灭其中包囊，并严密防止粪便污染水源，是防治阿米巴病的关键措施。

（3）注意饮食饮水卫生，养成良好的个人习惯，消灭害虫，搞好环境卫生，防止病从口入，均属保护易感人群的有力措施。

肝阿米巴病

又称阿米巴肝脓肿（amebic liver abscess），多继发于肠道阿米巴病，是肠道阿米巴病最常见的并发症，以长期发热、右上腹或右下胸痛、全身消耗及肝脏肿大、压痛、血白细胞增多等为主要临床表现，且导致胸部并发症。本病属于中医学"肝痈"、"胁痛"范畴。

【病因病机】

一、中医病因病机

中医认为本病的病因病理乃由于饮食不洁，感受湿热病邪和虫毒，侵犯肠胃，内伤于肝，经脉受阻，气血壅滞，热毒蕴结，烂肉腐肌，积久形成脓肿，初为湿热为患，病程日久，缠绵不愈，耗气伤阴，正虚邪恋，后期表现为气阴两虚，邪恋不除之证。按病情的发展可将该病分早、中、后三期，病变主要在肝胆，涉及脾胃。

二、西医发病机制与病理

结肠溃疡中阿米巴滋养体借其侵袭能力进入门静脉系统，到达肝脏，也可通过肠壁直接侵入肝脏，或经淋巴系统到达肝内。侵入肝脏繁殖的阿米巴滋养体，从一开始便可引起灶性损害，炎症反应轻微为其特点。原虫在肝组织门静脉内因栓塞、溶组织及分裂作用，造成局部液化性坏死而形成脓肿。自原虫侵入至脓肿形成，平均需时1个月以上。脓肿所在部位深浅不一。以大的单个为多见，约80%位于肝右叶，尤以右叶顶部居多，因右叶接纳来自肠阿米巴病主要病变的盲肠和升结肠的血液回流之故。因原虫经门静脉血行扩散，故早期以多发性小脓肿较为多见，以后互相融合而形成单个的大脓肿。

脓肿中央为一大片坏死区，呈巧克力酱样，含有溶解和坏死的肝细胞、红白细胞、脂肪、夏科-雷登晶体及残余组织，质黏稠或稀薄。脓肿初期无明显的壁，为时较久的脓肿有多少不一的结缔组织形成的壁。滋养体常聚集在脓腔壁，约1/3病例在脓液中可找到滋养体，但未发现有包囊。慢性脓肿常招致大肠杆菌、葡萄球菌、变形杆菌、肠球菌、产气杆菌、产碱杆菌等继发感染。脓肿可因不断扩大，逐渐浅表化，以至于向邻近体腔或脏器穿破。如有穿破则感染率更高。感染后脓液呈黄色或黄绿色，具臭味，白细胞及脓细胞数量增多，临床上可有毒血症表现。脓肿形成使肝脏肿大，包膜受牵张而引起肝区疼痛。

【临床表现】

一、临床表现

本病的临床表现与脓肿的部位、大小、病程及有无并发症有关。大多缓慢起病，其主要的表现有：

（一）发热

呈间歇热或弛张热，体温常午后升高，傍晚达高峰，夜间热退而大汗。有并发症时，体温常高达 39℃以上。

（二）肝区疼痛

肝区痛为本病主要症状，常呈持续性钝痛，深呼吸及体位改变时加剧，夜间明显。由于脓肿多位于右叶顶部，故可刺激右侧膈肌，产生右肩疼痛。当脓肿到达肝表面时，常与邻近组织及脏器形成粘连。脓肿压迫右下肺可引起肺炎或胸膜炎症状，如气急、咳嗽、肺底浊音界升高，肺底闻及湿啰音，腋下有膜摩擦音等。脓肿位于肝下部时可引起右上腹痛或右侧腰痛，部分病人右下胸或右上腹饱满，或扪及肿块，伴有压痛。左叶肝脓肿约占 10%，病人有中上腹或左上腹痛，向左肩放射，剑突下肝肿大或中、左上腹包块，易向心包或腹腔穿破。

（三）其他

病人可出现食欲不振、腹胀、恶心、呕吐、腹泻等消化道症状；病程长者可出现消瘦、贫血等表现。

（四）体征

主要表现为右上腹饱满、压痛、肌肉紧张及肝区叩痛。肝脏往往呈弥漫性肿大，病变所在部位有明显的局限性压痛及叩击痛，肝脏下缘钝圆，有充实感，质地中等硬度。部分病人肝区有局限性波动感。

二、并发症

主要并发症为继发细菌感染及脓肿向周围组织穿破。继发感染时寒战、高热较明显，毒血症加重，血白细胞总数及中性粒细胞均显著增多。脓液呈黄绿色，或有臭味，镜检有大量脓细胞，但细菌培养阳性率不高。阿米巴肝脓肿易向周围组织穿破，如穿过膈肌形成脓胸或肺脓肿，穿破至支气管造成胸膜－支气管瘘，穿破至心包或腹腔引起心包炎或腹膜炎，穿破至胃、大肠、下腔静脉、胆总管、右侧肾盂等处，造成各脏器的阿米巴病。

【实验室检查】

一、血常规

急性期白细胞总数中度增高，中性粒细胞 80% 左右，有继发感染时更高。病程较长者白细胞总数大多接近正常或减少，贫血较明显，血沉增快。

二、粪便检查

少数病人可查到溶组织阿米巴。

三、肝功能检查

碱性磷酸酶活性增高，胆固醇和白蛋白大多降低，其他各项指标基本正常。

四、血清学检查

抗体阳性率可达90%以上，阴性者7日后复查，如阴性基本可以排除本病。

五、X线检查

可见右侧膈肌抬高，运动受限，胸膜反应或胸腔积液，肺底有云雾状阴影等。左叶肝脓肿时胃肠道钡餐透视可见胃小弯受压或十二指肠移位，侧位片见右肋前内侧隆起致心膈角或前肋膈角消失。偶尔在平片上见到肝区有不规则透光液气影，颇具特征性。

六、肝脏显影

超声波探查无创伤，准确方便，成为诊断肝脓肿的基本方法。脓肿所在部位显示与脓肿大小基本一致的液平段，并可作穿刺或手术引流定位，反复探查可观察脓腔的进展情况。CT、肝动脉造影、放射性核素肝扫描、磁共振均可显示肝内占位性病变，对阿米巴肝病和肝癌、肝囊肿鉴别有一定帮助。

七、肝穿刺引流

是确诊的重要步骤。选择局部压痛最明显处，或在超声显像定位下进行。一般多在右侧腋中线第7、8肋间穿刺抽脓。典型脓液呈棕褐色，无臭，镜检白细胞不多，诊断可以确立，有时在脓液中还可找到阿米巴滋养体。

【诊断与鉴别诊断】

一、诊断要点

（1）有上腹痛、发热、肝脏肿大和压痛。

（2）X线检查右侧膈肌抬高、运动减弱。

（3）超声波检查显示肝区液平段。若肝穿刺获得典型的脓液，或在脓液中找到阿米巴滋养体，或对特异性抗阿米巴药物有良好效应即可确诊为阿米巴肝脓肿。

二、鉴别诊断

（1）原发性肝癌。发热、消瘦、右上腹痛、肝肿大等临床表现与阿米巴肝脓肿相似。但后者常热度较高，肝痛较著。癌肿肝脏的质地较坚硬，并有结节。甲胎蛋白的测定、B型超声波检查、腹部CT、放射形核素肝区扫描、选择性肝动脉造影、磁共振等检查可明确诊断。肝穿刺及抗阿米巴药物治疗有助于诊断。

（2）细菌性肝脓肿。如表5-2-1。

表 5 - 2 - 1 肝脓肿诊断表

	阿米巴肝脓肿	细菌性肝脓肿
病史	有阿米巴肠病史	常继发于败血症或腹部化脓性疾患
症状	起病较慢、病程长	起病急，毒血症状显著，如寒战、高热、休克、黄疸
肝脏	肿大与压痛较显著，可有局部隆起，脓肿常为大型单个，多见于右叶	肿大不显著，局部压痛亦较轻，一般无局部隆起，脓肿以小型、多个性为主
肝穿刺	脓量多，大多呈棕褐色，可找到阿米巴滋养体	脓液少，黄白色，细菌培养可获阳性结果，肝组织病理检查可见化脓性改变
血象	白细胞计数轻、中度增高。细菌培养阴性	白细胞计数，特别是中性粒细胞显著增多，细菌培养可扶阳性结果
阿米巴抗体	阳性	阴性
治疗反应	下硝唑、氯喹、吐根碱等有效	抗生素治疗有效
预后	相对较好	易复发

（3）血吸虫病。在血吸虫病流行区，有疫水接触史，肝区痛较轻，脾肿大，血中嗜酸性粒细胞显著增加及粪便孵化阳性等可资鉴别。

（4）胆囊炎。起病急，右上腹痛阵发性加剧，且有反复发作史。黄疸多见且较深，肝肿大不显著，胆囊区压痛明显，可作胆囊造影及十二指肠引流予以鉴别。

【治疗】

一、治疗原则

阿米巴肝脓肿治疗务求彻底，以防复发或迁延。对位置较深，脓肿小者，多采用中西医结合内服药物治疗。对脓腔大，位置较浅者，可穿刺抽脓。若继发感染严重，或出现胸、腹腔穿破等并发症，经内科治疗无效时可行外科切开引流。

二、治疗方法

（一）辨证论治

阿米巴肝脓肿急性期以实证为主，慢性期实证兼虚，根据其病因、病机及舌、脉、症可分为以下证型进行施治。

1. 热毒蕴结型

主症：发热，畏寒，热退则盗汗，肝区肿大且疼痛，口干口苦，大便干结，小便短赤，舌红苔黄厚腻，脉弦数。

治则：清热解毒。

方药：柴芩汤合黄连解毒汤加减。

组成：柴胡 12g 大黄 12g 赤芍 12g 蒲公英 10g 银花藤 10g 败酱草 10g 牡

丹皮10g　山栀10g　甘草10g　黄芩20g　白头翁20g　黄连30g　皂角刺30g　红藤30g

2. 湿热中阻型

主症：发热恶寒，汗出而热不退，不思饮食，肢软倦怠，苔黄腻，脉濡数。

治则：清热化湿。

方药：甘露消毒丹加减。

组成：柴胡10g　石菖蒲10g　薄荷10g　黄芩15g　射干15g　川贝母15g　连翘30g　滑石30g　赤茯苓30g　茵陈20g　藿香20g　丹参20g　肉豆蔻8g

3. 痰湿蕴结型

主症：肝区胀痛，不能侧卧，按之痛剧，腹部膨满，起病缓慢，苔白腻，脉弦滑。

治则：理气化痰。

方药：舒肝涤痰汤加减。

组成：白头翁30g　瓜蒌仁30g　茯苓15g　香附12g　郁金12g　当归10g　佛手10g　橘红10g　姜半夏10g　竹茹10g　苏梗10g　枳壳10g

4. 肝脾湿热型

主症：右胁肿痛，发热不规则，午后热增，汗出热不退，不思饮食，疲倦肢软，大便干稀不调，苔黄腻，脉濡数。

治则：清肝排脓。

方药：白头翁汤加减。

组成：白头翁30g　生薏苡仁30g　赤茯苓30g　败酱草30g　黄柏10g　秦皮10g　甘草10g　黄连6g　茵陈20g　枳壳10g

5. 热毒蕴结，气虚血瘀

主症：多见于本病中期化脓阶段，高热或发热不规则，伴恶寒，右胁肿痛，神疲乏力，纳食减退，甚则出现黄疸、出血等，舌暗红或有瘀斑，苔薄黄腻，脉滑数或弦缓。

治则：清热解毒，益气活血。

方药：清肝解毒汤加减。

组成：龙胆草30g　红藤30g　败酱草30g　黄芪30g　沙参20g　麦冬10g　川芎10g　赤芍12g　炒白术12g　皂角刺15g

6. 肝郁化火型

主症：寒热往来，胸胁闷痛，腹胀痛，胃脘嘈杂，呕逆不食，大便干结，舌红苔黄，脉弦数。

治则：清肝泻火。

方药：柴胡清肝饮加减。

组成：柴胡10g　青蒿10g　青皮10g　牡丹皮10g　甘草10g　黄芩15g　紫草15g　郁金15g　连翘20g　生地黄20g　竹茹12g

7. 热毒伤津型

主症：恢复期口干咽燥，喜凉饮，午后潮热，面色不华，食纳不佳，神疲体瘦，大便干燥，舌红或稍绛，苔少或无苔，脉细数。

治则：养阴生津，兼清余毒。

方药：益胃汤加减。

组成：沙参30g　生地黄30g　芦根30g　玉竹15g　玄参15g　连翘15g　麦冬20g　山栀10g　牡丹皮10g　淡竹叶10g　赤芍10g　枳壳12g　大黄8g

（二）病原治疗

1. 甲硝唑。为首选药物，0.4g每日3次，疗程10天，如临床上需要可重复疗程。治愈率90%以上。其衍生物替硝唑及奥硝唑等疗效亦佳，对阿米巴肝脓肿的疗效优于肠阿米巴病，可以选用。

2. 磷酸氯喹。口服后完全吸收，肝内浓度较血浆高数百倍，对阿米巴肝脓肿有较好的疗效。成人0.5g（基质0.3g），每日3次，2日后0.25g，每日3次，连用3周。用药7天未见效可改它药。

3. 依米丁。因对心脏有毒性，不宜做首选药物。

（三）肝穿刺排脓

在用药的同时也可穿刺排脓，脓腔较大者可在抽脓后注入土根碱30～60mg。抽出脓液应作培养，若继发细菌感染，应加用敏感抗生素。

（四）抗生素治疗

有混合感染时，视细菌种类及其对药物的敏感性，选用适当的抗生素。

（五）外科治疗

适应证如下：①经抗阿米巴药物治疗及穿刺引流失败者；②左叶肝脓肿，穿刺引流有损伤邻近脏器的危险，或脓肿位置较深，穿刺危险较大者；③继发细菌感染，药物治疗不能控制者；④穿破入腹腔或邻近内脏，引流不畅者；⑤多发性脓肿，致穿刺引流困难或失败者。

（六）其他疗法

1. 针灸疗法　取肝俞、足三里、阳陵泉或期门、合谷、气海，两组穴位交替使用，用泻法，每日1次，每次留针15～20min。

2. 外敷疗法

（1）鲜芙蓉叶300～500g，捣烂敷贴肝区肿痛处，适用于肝脓肿初起，热痛较甚者。

（2）鲜蒲公英300～500g，捣烂外敷，用法同上。

（七）民间经验方

1. 车前草汤　车前草、茵陈各15g，大黄6g。水煎服，每日1剂，送服鸦胆子8粒，适用于阿米巴肝脓肿肝旺郁热者。

2. 冬瓜仁汤　冬瓜仁30g，生薏苡仁15g，桃仁10g。每日1剂，水煎服，适用于本病湿热瘀结型。

3. 马齿苋饮　鲜马齿苋汁50ml，大枣5枚。水煎服，适用于余毒未尽型。

4. 二半三白汤　半边莲9g，半枝莲15g，白花蛇舌草、白花益母草、茵陈各18g，白花败酱草30g，两面针根9g。每日1剂，水煎2次服，用于阿米巴肝脓肿合并细菌性感染者。

5. 解毒祛湿排脓汤　白头翁30g，黄连、青皮、赤芍各9g，苦参、秦皮各18g，黄柏、常山、薏苡仁、川楝子各 12g，柴胡 15g，当归尾、生甘草各 6g。每日 1 剂，水煎服，视病情服药 30 ~ 90 天，有排脓之功。

6. 内消托毒方　黄芩、金银花、蒲公英各 15g，皂角刺、天花粉、紫花地丁、连翘、丹参各 10g，牡丹皮、甘草各 6g。每日 1 剂，水煎服，有托毒排脓之功。

7. 白丁汤　白头翁、紫花地丁、蒲公英、车前草各 20 ~ 25g，连翘、茵陈各 15 ~ 20g，柴胡、郁金、秦皮、赤芍、制乳没、生甘草各 10 ~ 15g。水煎服，每日 1 剂，适用于本病前期。

8. 脓疡散　青蒿 3g，紫草、寒水石各 9g，乳香、牙皂各 6g。水煎服，每日 1 剂，每剂煎汁 100 ~ 200ml，分服 3 次，服药 30 剂左右，用于儿童肝脓肿。

9. 阿米巴肝脓肿方　柴胡、生地黄、蒲公英、蚤休、山栀、胆草、白头翁、天花粉各适量，脓血多者加桃仁、冬瓜仁、薏苡仁，气虚者加生黄芪、黄精，水煎分服，用于成脓期。

10. 肝脓疡方　白花蛇舌草 50g，丹参、白头翁各 30g，旱莲草 20g，五灵脂、桃仁、赤芍、当归、金银花、鳖甲、生地黄、黄芩各 15g，甘草 5 ~ 10g，大黄 10 ~ 15g。水煎服，随证加减，用于成痈期。

【预后】

阿米巴肝脓肿自 1913 年应用依米丁治疗后，病死率在 10% 左右，但儿童仍高达 20%。近来由于甲硝唑及其衍生物的应用，病死率已下降到 1% ~ 2%。阿米巴肝脓肿治愈后，在解剖和功能上能达到完全恢复。

【预防】

及时彻底治疗阿米巴痢疾及带包囊者，注意饮食卫生，管好粪便，保护水源，杜绝阿米巴包囊传播是预防的要点。

第三节　黑热病

黑热病（Kala - azar）又称内脏利什曼病（Visceral Leishmaniasis），是由杜氏利什曼原虫引起、经白蛉传播的慢性地方性传染病，临床特征为长期不规则发热、消瘦、进行性肝脾肿大、全血细胞减少症和血浆蛋白增加为特征。本病在世界分布广泛，19 世纪初印度即有此病流行的记载，因患者皮肤常变黑，并常有发热，故称之为黑热病。

祖国传统医学中尚无黑热病这一病名，根据该病的证候特点将其归属于"虚劳""内伤发热"的范畴。历代医籍对虚劳的论述甚多，在《内经》中有"五劳""五损"之说，《素问·通评虚实论》所说的"精气夺则虚"可视为虚证的提纲，而《素问·调经论》所谓"阳虚则外寒，阴虚则内热"，进一步说明虚证有阴虚、阳虚的区别，并指明阴虚、阳虚的主要特点。《难经·十四难》论述了"五损"的症状及转归。《金匮要略·血痹虚劳病脉证并治》首先提出了虚劳的病名。《诸病源候论·虚劳病诸候》云："虚劳而热者，是阴气不足，阳气有余，故内外生于热，非邪气从外来乘也。"比较详细地论述了虚劳的原因及各类症状，对五劳、六极、七伤的具体内容作了说明。清·尤在泾《金匮翼·劳倦发热》指出：“劳倦发热者，积劳成倦，阳气下陷，则虚热内生也。”清·吴谦《医宗金鉴·虚劳总括》说：“虚者，阴阳、气血、营卫、精神、骨髓、津液不足是也。损者，外而皮、脉、肉、筋、骨，内而肺、心、脾、肝、肾消损是也。成劳者，谓虚损日久，留连不愈，而成五劳、七伤、六极也。”上述记载说明本病病程长，病情复杂，临床表现多种多样。

【病原学】

寄生于人和其他哺乳动物单核－巨噬细胞内的无鞭毛体称利杜体（Leishman－Donovan body），虫体很小，卵圆形，虫体大小为（2.9～5.7）μm×（1.8～4.0）μm。经瑞氏染色后原虫细胞质呈淡蓝色或深蓝色，内有一个较大的圆形核，呈红色或淡紫色。动基体（kinetoplast）位于核旁，着色较深，细小，杆状。在1000倍的显微镜下有时可见虫体前端颗粒状的基体（basal body）有一条根丝体（rhizoplast）。在透射电镜下，虫体由内外两层表膜包被。每一层为一个单位膜。在内层表膜下有排列整齐的管状纤维，称为膜下微管（subpellicular microtubule），微管数目、直径、间距等在种、株鉴定上有一定意义。虫体前端的表膜向内凹陷，形成一袋状腔，称为鞭毛袋。内有一根很短的鞭毛（即光镜下的根丝体）。基体为中空圆形。动基体为腊肠状，其内有一束与长轴平行的纤丝，该纤丝由DNA组成。由于动基体在虫体发育过程中可分出新的线粒体，因此，实际上它是一个大线粒体。其他线粒体呈泡状或管状，内有少数排列不整齐的板状嵴。类脂体呈圆形或卵圆形。内质网不发达，呈管状或泡状。核一个，卵圆形，大小约1.5μm×1.0μm。核膜两层可见核孔。核仁1～2个。前鞭毛体（promastigote）寄生于白蛉消化道。成熟的虫体呈梭形，大小为（14.3～20）μm×（1.5～1.8）μm，核位于虫体中部，动基体在前部。基体在动基体之前，由此发现一鞭毛游离于虫体外。前鞭毛体运动活泼，鞭毛不停地摆动。在培养基内常以虫体前端聚集成团，排列成菊花状。有时也可见到粗短形前鞭毛体，这与发育程度不同有关。

杜氏利什曼原虫的生活史发育过程中需要两个宿主即白蛉和人或哺乳动物。

1. 在白蛉体内发育　当雌性白蛉（传播媒介）叮刺病人或被感染的动物时，血液或皮肤内含无鞭毛体的巨噬细胞被吸入胃内，经24小时，无鞭毛体发育为早期前鞭毛体。此时虫体呈卵圆形，鞭毛也已开始伸出体外。48小时后发育为短粗的前鞭毛体或梭形前鞭毛体。体形从卵圆形逐渐变为宽梭形或长度超过宽度3倍的梭形，此时鞭毛也由短变长。至第三、四天出现大量成熟的前鞭毛体，长11.3～15.9μm（有时可达20μm），活动力明显加强，并以纵二分裂法繁殖，分裂时，基体、动基体及核首先分裂，然后虫体自前向后逐渐一分为二个子体。原来的鞭毛留在一个基体上，另一个基体重新生出一根鞭毛。在数量激增的同时，逐渐向白蛉前胃、食道和咽部移动。1周后具感染力的前鞭毛体大量聚集在口腔及喙。当白蛉叮刺健康人时，前鞭毛体即随白蛉唾液进入人体。

2. 在人体内发育　感染有前鞭毛体的雌性白蛉叮吸人体或哺乳动物时，前鞭毛体即可随白蛉分泌的唾液进入其体内。一部分前鞭毛体被多形核白细胞吞噬消灭，一部分则进入巨噬细胞。前鞭毛体进入巨噬细胞后逐渐变圆，失去其鞭毛的体外部分，向无鞭毛体期转化。同时巨噬细胞内形成纳虫空泡（parasitophorous vacuole）。此时巨噬细胞的溶酶体与之融合，使虫体处于溶酶体的包围之中。无鞭毛体在巨噬细胞的纳虫空泡内不但可以存活，而且进行分裂繁殖，最终导致巨噬细胞破裂。游离的无鞭毛体又进入其他巨噬细胞，重复上述增殖过程。

【流行病学】

一、传染源

我国黑热病传染源在平原疫区为该病患者及带虫者；在山丘疫区以犬为主；自然疫源地地区，传染源可能是野生动物。

二、传播途径

全世界各流行地区确定为利什曼病传播媒介的白蛉有二十余种，我国传播黑热病的白蛉种类，主要有中华白蛉（Phlebotomus chinensis）、长管白蛉（P. longiductus）、吴氏白蛉（P. wui）和亚历山大白蛉（P. alexandria）。蒙古白蛉（P. mongolensis）在我国分布也比较广，但对黑热病不起传播作用。白蛉一般于5月出现，以后密度逐渐上升，至8月底趋下降。其季节消长与传播利什曼病密切相关。

三、易感人群

婴幼儿以及从外地新进入疫区的成年人均易受到感染，应视为易感人群，他们的临床表现多较疫区居民为重。黑热病主要是儿童和青少年的疾病。山区疫区儿童占多数，荒漠地区则2岁以下患者占90%以上。

四、流行特征

根据传染来源的不同，黑热病在流行病学上可大致分为三种不同的类型，即人源型、犬源型和自然疫源型；分别以印度、地中海盆地和中亚细亚荒漠内的黑热病为典型代表。我国由于幅员辽阔，黑热病的流行范围又广，包括平原、山丘和荒漠等三种不同类型的地区，因此这三种不同类型的黑热病在国内都能见到。它们在流行历史、寄生虫与宿主的关系以及免疫等方面，有着明显的差别，在流行病学上也各有其特点，现归纳如下。

（1）人源型。多见于平原，分布在黄淮地区的苏北、皖北、鲁南、豫东以及冀南、鄂北、陕西关中和新疆南部的喀什等地，主要是人的疾病，可发生皮肤型黑热病，犬类很少感染，病人为主要传染源，常出现大的流行。患者以年龄较大的儿童和青壮年占多数，婴儿极少感染，成人得病的比较多见。传播媒介为空栖型中华白蛉和新疆的长管白蛉。

（2）犬源型。多见于西北、华北和东北的丘陵山区，分布在甘肃、青海、宁夏、川北、陕北、冀东北、辽宁和北京市郊各县，主要是犬的疾病，人的感染大多来自病犬（储存宿主），病人散在，一般不会形成大的流行。患者多数是10岁以下的儿童。婴儿发病率较高；成人很少感染。传播媒介为近野栖或野栖型中华白蛉。

（3）自然疫源型。分布在新疆和内蒙古的某些荒漠地区，亦称荒漠型。主要是某些野生动物的疾病，在荒漠附近的居民点以及因开垦或从事其他活动而进入这些地区的人群中发生黑热病。患者几乎全是幼儿。来自外地的成人如获感染，可发生淋巴结型黑热病。传播媒介为野栖蛉种，主要是吴氏白蛉，亚历山大白蛉次之。

有些地区，还能见到由荒漠型发展到犬源型或从犬源型过渡到人源型的各种中间类型。在犬源型黑热病流行的西北等山丘地区，很可能有自然疫源的同时存在，犬的感染可不断地来自某些野生动物中的保虫宿主。

【病因病机】

一、中医病因病机

多种原因均可导致虚劳。明·汪绮石《理虚元鉴·虚证有六因》所说的"有先天之因，有后天之因，有外感之因，有境遇之因，有医药之因"，对引起虚劳的原因作了比较全面的归纳。多种病因作用于人体，引起脏腑气血阴阳的亏虚，日久不复，而成为虚劳。

以上各种病因，或是因虚致病，因病成劳；或是因病致虚，久虚不复成劳，而其病性，主要为气、血、阴、阳的亏耗。病损部位主要在五脏，尤以脾、肾两脏更为重要。引起虚损的病因，往往首先导致某一脏气、血、阴、阳的亏损，而由于五脏相关，气血同源，阴阳互根，所以在虚劳的病变过程中常互相影响：一脏受病，累及他脏；气虚不能生血，血虚无以生气；气虚者，日久阳也渐衰；血虚者，日久阴也不足；阳损日久，累及于阴；阴虚日久，累及于阳。以致病势日渐发展，而病情趋于复杂。

发生内伤发热的共同病机是气血阴精亏虚，脏腑功能失调，常常以肺卫气虚、血虚失养、瘀血阻滞引起发热为多见。气虚、血虚所致者属虚，血瘀而致者属实，部分患者可由两种病机同时引起发热。从病机的转化来说，久病往往由实转虚，由轻转重，其中以瘀血病久，损及气、血、阴、阳，分别兼见气虚、血虚，而成为虚实兼夹之证的情况较为多见。

二、西医发病机制和病理

杜氏利什曼原虫引起的病变主要见于脾、肝、淋巴结、骨髓等器官。最严重的危害是病原体可侵入脑脊液。黑热病患者几乎全身组织内均显示吞噬细胞的大量积聚，且大多数被无鞭毛体所寄生。同时浆细胞也大量增生。在各种器官中受累最重的是脾、肝、骨髓、淋巴结。脾肿大滤泡的数量显著减少且萎缩。

在黑热病病人的血清中，最明显的改变是球蛋白的大量增加和白蛋白减少。出现白蛋白、球蛋白比例倒置。白蛋白的减少可能与浆细胞的大量增加有关。随着病情的发展，常出现全血细胞下降，白细胞的减少一般比红细胞为早，贫血出现较晚，严重的贫血说明病情危重。可能由于脾功能亢进所致。血小板的减少约在发病两个月后明显，且此后下降很快。伴有细菌感染时，贫血常更加严重，血小板急剧下降，引起出血时间延长。

【临床表现】

本病潜伏期长短不一，一般为3~5个月（10余日至2年以上），起病隐匿，通常为亚急性或慢性过程，但也有急性起病者。

一、典型症状和体征

发热持续3~6个月后，典型症状逐渐显著，主要表现为：

1. 发热　早期发热为主要症状，症状轻而不典型，长期不规则发热，约1/2~1/3的病例呈双峰热。其他热型可类似伤寒、疟疾、布鲁氏菌病、结核等。发热早期多持续3~5周后消失，间歇数周后可再次升高，如此复发与间歇交替出现转为长期不规则发热。发热时可伴有畏寒、盗汗、食欲不振、乏力、头晕等症状。患者对发热常能耐受。

2. 脾、肝、淋巴结肿大　其中脾肿大最为常见，出现率在95%以上。脾脏呈进行性肿大，自 2～3 周即可触及，质地柔软，半年可平脐，呈中等硬度，表面多光滑，年余可达盆腔，后期则因网状纤维结缔组织增生而变硬。若并发脾梗塞或脾周围炎，则可引起脾区疼痛和压痛，晚期可伴脾功能亢进。肝脏肿大稍晚，较脾肿大轻，偶见黄疸和腹水。淋巴结呈轻、中度肿大，无明显压痛。

3. 其他　晚期患者可因长期发热营养不良，极度消瘦，致使患儿发育障碍。皮肤有色素沉着，偶致肝硬化，亦可因脾功能亢进，常并发红细胞、白细胞及血小板减少，使患者易发生贫血、感染、鼻衄、牙龈出血等症状。黑热病时出现免疫缺陷，易并发各种感染性疾病，如肺炎、麻疹、痢疾、结核、坏疽性口腔炎是造成黑热病患者死亡的主要原因。

二、特殊临床类型

1. 皮肤型黑热病　大多分布于平原地区。王兆俊 1983 年报告皮肤损害与内脏同时并发者，占 58.0%；一部分病人（32.3%）发生在内脏病消失多年之后；还有少数（9.7%）既无内脏感染，又无黑热病病史的原发病人。皮肤损伤除少数为褪色型外，多数为结节型。结节呈大小不等的肉芽肿，或呈暗色丘疹状，常见于面部及颈部，在结节内可查到无鞭毛体。皮肤型黑热病易与瘤型麻风诊断混淆。此型黑热病更常见于印度、苏丹。

2. 淋巴结型黑热病　较少见，婴幼儿发病为主，此型患者的特征是无黑热病病史，局部淋巴结肿大，大小不一，部位较表浅，无压痛，无红肿，嗜酸性粒细胞增多。淋巴结活检可在类上皮细胞内查见无鞭毛体。

三、并发症

黑热病严重的并发症有以下几种

1. 走马疳或称坏死性口腔炎　患者口腔粘膜及其附近组织呈快速坏死，常由齿龈与颊粘膜开始，迅速波及鼻、上腭、下颌、眼眶及咽部，甚至可能穿孔。

2. 急性粒细胞缺乏症　急性颗粒性白细胞缺乏症的出现，与黑热病病程长短，严重程度，肝脾肿大程度，或已经存在的贫血和白细胞减少程度均不呈平行关系。

3. 肺炎　多见于儿童患者。临床表现虽如一般肺炎，但起病多凶猛，发热可达41℃。呼吸困难、紫绀、循环衰竭、昏迷、惊厥皆不少见。

【实验室检查】

一、病原检查

（一）穿刺检查

1. 涂片法。以骨髓穿刺物做涂片、染色、镜检。此法最为常用，原虫检出率为80%～90%。淋巴结穿刺应选取表浅、肿大者，检出率为 46%～87%。也可作淋巴结活检。脾穿刺检出率较高，可达90.6%～99.3%，但不安全，少用。

2. 培养法。将上述穿刺物接种于 NNN 培养基，置22～25℃温箱内。经1周，若培养物中查见活动活泼的前鞭毛体，则判为阳性结果。操作及培养过程应严格注意无菌。

3. 动物接种法。穿刺物接种于易感动物（如地鼠、BALB/c 小鼠等），1～2个月后取肝、脾作印片或涂片，瑞氏染液染色，镜检查找利杜体。

（二）皮肤活组织检查

在皮肤结节处用消毒针头刺破皮肤，取少许组织液，或用手术刀刮取少许组织做涂片，染色，镜检查找利杜体。

二、免疫诊断法

（一）检测血清抗体

如酶联免疫吸附试验（ELISA）、间接血凝试验（IHA）、对流免疫电泳（CIE）、间接荧光试验（IF）、直接凝集试验等，阳性率高，假阳性率也较高。近年来，用分子生物学方法获得纯抗原，降低了假阳性率。

（二）检测血清循环抗原

单克隆抗原抗体斑点试验（McAb – AST）用于诊断黑热病，阳性率高，敏感性、特异性、重复性均较好，仅需微量血清即可，还可用于疗效评价。

三、分子生物学方法

近年来，用聚合酶链反应（PCR）及 DNA 探针技术检测黑热病取得较好的效果，敏感性、特异性高，但操作较复杂。

【诊断与鉴别诊断】

一、诊断要点

1. 流行病学资料　有在流行区、白蛉季节旅游或居住史。
2. 临床表现　起病缓慢，有长期不规则发热但不伴有明显中毒现象，以及进行性脾脏肿大，晚期有鼻出血、牙龈出血、贫血、消瘦或营养不良。
3. 实验室资料　全血细胞减少，白细胞减少明显。血浆蛋白白/球比值下降或倒置。确诊有赖于病原体的检出，骨髓涂片是最常用的检测利杜体的方法。免疫学检测有助于本病的诊断。
4. 治疗性诊断　对高度疑似病例当病原体检测为阴性时，可采用葡萄糖酸锑钠作诊断性治疗，如有显著疗效，则有助于本病的诊断。

二、鉴别诊断

本病应与一些具有长期发热、肝脾肿大、白细胞减少的疾病进行鉴别。

1. 伤寒　持续发热 1 周以上，伴全身中毒症状，表情淡漠呈无欲状，腹胀，便秘或腹泻，相对缓脉，肝脾肿大及玫瑰疹，血白细胞和嗜酸性粒细胞减少，血肥达反应阳性，可临床诊断，确诊依赖于血液或骨髓培养伤寒杆菌阳性。
2. 疟疾　发病急，以间歇性寒战，高热与大量出汗后缓解为特点，发热呈规律性的间日或三日发作，反复发作后可出现贫血、脾肿大、黄疸等，外周血或骨髓涂片查到疟原虫可确定诊断。
3. 其他　还应与布氏杆菌病、白血病、血吸虫病、结核病、恶性组织细胞病、再生障碍性贫血等疾病鉴别。

【治疗】

一、治疗原则

黑热病的治疗应以西医治疗为主，中医治疗为辅。使用抗原虫药物锑剂治疗后，病死率显著降低，在此基础上如能根据辨证论治理论进行治疗，对减轻症状、加快疾病的恢复有很大帮助。

二、治疗方法

（一）一般治疗

卧床休息。注意口腔卫生。给予富营养、高维生素、易消化饮食。注意水、电解质平衡。贫血者给予铁剂和叶酸，必要时输血。脾功能亢进、脾肿大者且于杀虫治疗后未见缩小，脾亢持续者可考虑手术切除。

（二）病原治疗

1. 锑剂　五价锑剂、葡萄糖酸锑钠（sodium stibogluconate）仍是治疗黑热病的首选药物，具有疗效迅速显著、疗程短、不良反应少等优点。一般采用 6 日疗法，总剂量成人 90 ~ 130mg/kg（50kg 为限）、儿童 150 ~ 200mg/kg，等分 6 次，日一次静脉缓注或肌注。体质较差者，以上总量等分 6 次，每周注射 2 次，3 周为一疗程。治疗后 3 ~ 4 日内体温大多降至正常，一般情况好转，脾肿回缩，血象在治疗后半月逐渐回复，一疗程原虫消失率和治愈率在 80% ~ 95% 之间。副作用轻微，有鼻出血、咳嗽、恶心、呕吐、腹泻、腹痛等，有心脏病及肝功能损害者慎用，粒细胞显著减少者忌用。合用重组 IFN - γ 可提高本品的疗效。

2. 非锑剂　对锑剂无效、过敏或并发粒细胞缺乏症者可用喷他脒（pentamidine），临用时新鲜配制成 10% 的溶液，剂量为 4mg/kg，每日或间日肌注一次，10 ~ 15 次为一疗程。治愈率约 70% 左右。副作用有肌注局部硬结和红肿，剂量较大时可引起肾脏和胰腺损害，以及过敏反应如荨麻疹等；静脉注射可引起血压下降、出汗、呼吸急促、心悸、胸闷、眩晕、恶心、呕吐等，可给予肾上腺素皮下注射急救。

上述两药均无效者可试用以下两种方法。①两性霉素 B：剂量自 0.1mg/kg 开始，逐渐递增至 0.5mg/kg 或 1.0mg/kg，每日或间日一次，溶于 5% 的葡萄糖溶液中缓慢静滴，总剂量成人为 1.5 ~ 2.0g。为减轻毒副反应可并用小剂量的肾上腺皮质激素。②别嘌呤醇与酮康唑合用（别嘌呤醇 300mg/d，酮康唑 200mg，日 2 次，疗程 6 周）。

（三）并发症的治疗

凡有走马疳，颗粒性白细胞缺乏症，肺炎的患者，应及时给予足够的抗生素治疗，需要时可多次少量输新鲜血并注射丙种球蛋白。

（四）辨证论治

1. 气郁发热型

主症：发热多为低热或潮热，热势常随情绪波动而起伏，精神抑郁，胸胁胀满，烦躁易怒，口干而苦，纳食减少，舌红、苔黄，脉弦数。

治则：疏肝理气，解郁泻热。

方药：丹栀逍遥散加减。

组成：牡丹皮 10g　焦山栀 12g　柴胡 10g　当归 12g　白芍 12g　炒白术 12g　茯苓 12g　生甘草 6g　薄荷 3g（后下）　郁金 10g　合欢花 12g

加减：低热长期不退，可加青蒿 10g，炙鳖甲 15g，地骨皮 15g；目赤口干便燥，加当归龙荟丸 10g（分吞）；妇女若兼见月经不调，可加泽兰、益母草各 12g；日久伤阴，咽干舌燥苔剥者，去牡丹皮、焦山栀、当归、白术、茯苓，加旱莲草 30g，熟女贞 15g，六味地黄丸 12g（分吞）。

2. 湿郁发热型

主症：低热，午后热甚，胸闷脘痞，全身重着，不思饮食，渴不欲饮，呕恶，大便稀薄或黏滞不爽，舌苔白腻或黄腻，脉濡数。

治则：利湿清热。

方药：三仁汤加减。

组成：杏仁 10g　肉豆蔻 6g（后下）　生薏苡仁 30g　青蒿 10g（泡兑）　黄芩 10g　法半夏 10g

加减：汗泄不畅，加香薷 6g；汗多身热心烦加寒水石、生石膏各 30g；舌苔厚腻、腹胀加草果 10g，槟榔 10g；心烦懊恼加焦山栀 10g，淡竹叶 10g。

3. 肺卫气虚型

主症：发热，热势或高或低，头晕，乏力，恶风寒，汗出，纳差，舌质淡，苔白，脉细弱。

治则：益气补虚，固表除热。

方药：玉屏风散合补中益气汤加减。

组成：黄芪 15g　太子参 15g　白术 15g　防风 8g　升麻 8g　柴胡 8g　当归 6g　陈皮 6g　甘草 6g

加减：汗多者加浮小麦；恶风甚者加桂枝、白芍以调和营卫。

4. 血虚发热型

主症：发热多为低热，头晕眼花，身倦乏力，心悸不宁，面白少华，唇甲色淡，舌质淡，脉细弱。

治则：益气养血。

方药：归脾汤加减。

组成：黄芪 15g　党参 15g　当归 15g　茯苓 15g　白术 6g　木香 6g　龙眼肉 12g　酸枣仁 10g　远志 10g　甘草 5g

加减：若有阳虚发热之症，可用金匮肾气丸加减。

5. 血瘀发热型

主症：午后或夜晚发热，躯干或四肢有固定痛处或肿块，腹部积块明显，硬痛不移，舌质紫暗或有瘀斑，脉涩。

治则：活血化瘀。

方药：血府逐瘀汤加减。

组成：桃仁 12g　当归 15g　丹参 15g　炙穿山甲 15g　赤芍 15g　郁金 10g　白术 10g　鳖甲煎丸 10g　红花 6g　青皮 6g

加减：热甚者加白薇、牡丹皮清热凉血。

（五）民间经验方

1. 乌龟、鳖甲各 1 个，去头、尾、内脏，炖服，每周 1 次，作为阴虚发热的辅助治疗。

2. 银耳山药粥。银耳 10g，开水泡服，加山药 200g，粳米 60g，细火煮烂，放冰糖少许，每周服 1~2 次，可用于阴虚发热。

3. 酸枣仁 30g，当归 30g，琥珀 3g（冲）。治半夜发热。

4. 薏苡仁 30g，荷叶 6g，滑石 30g，黄柏 3g，玉米须 30g。治湿郁发热。

5. 圣愈汤。熟地黄、白芍、川芎、黄芪、人参治疗血虚发热。

6. 气虚柴胡汤。柴胡、黄芩、陈皮、甘草、人参、黄芪、当归、芍药治疗气虚发热。

7. 火郁方。连翘、薄荷、黄芩、桃仁、麦冬、甘草、郁金、瓜蒌、淡竹叶治疗气郁发热之热势亢盛者。

【预后】

本病预后取决于治疗是否及时以及有无并发症，如继发细菌感染（齿龈溃疡、走马疳、肺炎等）、急性粒细胞缺乏症（中性粒细胞显著减少或完全消失，病人常有高热、咽部溃疡与坏死等）。未经有效治疗的病人病死率可高达 95%，多在病后 1~2 年因继发感染等而死亡；采用特效治疗后病死率已降至 1% 左右。

【预防】

应以管理传染源和消灭白蛉的综合措施为主，以达到消灭黑热病的目的。

1. 管理传染源　治疗病人，管理犬类，发现病犬应予以捕杀。

2. 消灭传播媒介　在平原地区采用杀虫剂室内和畜舍滞留喷洒杀灭中华白蛉。在山区、丘陵及荒漠地区对野栖型或偏野栖型白蛉，采取防蛉、驱蛉措施，以减少或避免白蛉的叮刺。

3. 加强个人防护　在荒漠和山丘地区可用驱避剂防蛉驱蛉。可用细孔蚊帐、纱门纱窗等。至于自然疫源型流行区的疫源地分布和保虫宿主等问题仍有待查清，其防治对策也须研究。

第四节　弓形虫病

弓形虫病（toxoplasmosis）是由刚地弓形虫（Toxoplasma gondii）引起的人兽共患疾病。本病在世界各地普遍存在，具有广泛的自然疫源性，很多哺乳动物和鸟类包括各种家畜和家禽多受其感染，人群中的感染也很普遍。弓形虫感染（病）是由弓形虫引起的人兽共患病。通过先天性和获得性两种途径感染。人感染后多呈隐性感染，既没有或很少临床表现，又不易用常规方法检获病原体，在免疫功能低下时，可引起中枢神经系统损害和全身性播散性感染。先天性感染常致胎儿畸形，且病死率高，是优生学关注的严重问题。

中医无相对应的病名和成熟的治疗方法。

【病原学】

一、形态

弓形虫发育的全过程，可有 5 种不同形态的阶段：即滋养体、包囊、裂殖体、配子体和卵囊。

1. 滋养体　是指在中间宿主有核细胞内营分裂繁殖的虫体，又称速殖子（tachyzoite）。细胞内寄生的虫体呈纺锤形或椭圆形，可以内二芽殖、二分裂及裂体增殖三种方式不断繁殖，一般含数个至十多个虫体。被宿主细胞膜包绕的虫体集合体称假包囊（pseudocyst）。

2. 包囊　圆形或椭圆形，直径 $5 \sim 100\mu m$，具有一层富有弹性的坚韧囊壁。囊内滋养体称缓殖子（bradyzoite），可不断增殖，内含数个至数百个虫体，在一定条件下可破裂，缓殖子重新进入新的细胞形成新的包囊，可长期在组织内生存。

3. 裂殖体　在猫科动物小肠绒毛上皮细胞内发育增殖，成熟的裂殖体为长椭圆形，内含 $4 \sim 29$ 个裂殖子，以 $10 \sim 15$ 个居多，呈扇状排列，裂殖子形如新月状，前尖后钝，较滋养体为小。

4. 配子体　由游离的裂殖子侵入另一个肠上皮细胞发育形成配子母细胞，进而发育为配子体，有雌雄之分。雌配子体呈圆形，成熟后发育为雌配子；雄配子体量较少，成熟后形成 $12 \sim 32$ 个雄配子，雌雄配子受精结合发育为合子（zygote），而后发育成卵囊。

5. 卵囊　刚从猫粪排出的卵囊为圆形或椭圆形，大小为 $10 \sim 12\mu m$；具两层光滑透明的囊壁，内充满均匀小颗粒。成熟卵囊含 2 个孢子囊，每个分别由 4 个子孢子组成，相互交错在一起，呈新月形。

二、生活史

弓形虫生活史包括有性生殖和无性生殖阶段，全过程需两种宿主，在猫科动物体内完成有性世代，同时也进行无性增殖，故猫是弓形虫的终宿主兼中间宿主。在其他动物或人体内只能完成无性生殖，为中间宿主。有性生殖只限于在猫科动物小肠上皮细胞内进行，称肠内期发育。无性生殖阶段可在肠外其他组织、细胞内进行，称肠外期发育。弓形虫对中间宿主的选择极不严格，除哺乳动物外，鸟类、鱼类和人都可寄生，对寄生组织的选择也无特异亲嗜性，除红细胞外的有核细胞均可寄生。

1. 中间宿主内的发育　当猫粪内的卵囊或动物肉类中的包囊或假包囊被中间宿主如人、羊、猪、牛等吞食后，在肠内逸出子孢子、缓殖子或速殖子，随即侵入肠壁，经血或淋巴进入单核 - 巨噬细胞系统寄生，并扩散至全身各器官组织，如脑、淋巴结、肝、心、肺、肌肉等，进入细胞内发育繁殖，直至细胞破裂，速殖子重新侵入新的组织、细胞，反复繁殖。在免疫功能正常的机体，部分速殖子侵入宿主细胞后，特别是脑、眼、骨骼肌的虫体繁殖速度减慢，并形成包囊，包囊在宿主体内可存活数月、数年，甚至终身不等。当机体免疫功能低下或长期应用免疫抑制剂时，组织内的包囊可破裂，释出缓殖子，进入血流和其他新的组织细胞继续发育繁殖。

2. 终宿主内的发育　猫或猫科动物捕食动物内脏或肉类组织时，将带有弓形虫包囊或假包囊吞入消化道而感染。此外食入或饮入外界被成熟卵囊污染的食物或水也可得到感染。卵囊内子孢子在小肠腔逸出，主要在回肠部侵入小肠上皮细胞发育繁殖，经 3~7 天，上皮细胞内的虫体形成多个核的裂殖体，成熟后释出裂殖子，侵入新的肠上皮细胞形成第二、三代裂殖体，经数代增殖后，部分裂殖子发育为配子母细胞，继续发育为雌雄配子体，雌雄配子受精成为合子，最后形成卵囊，破出上皮细胞进入肠腔，随粪便排出体外，在适宜温、湿度环境中经 2~4 天即发育为具感染性的成熟卵囊，猫吞食不同发育期虫体后排入卵囊的时间不同，通常吞食包囊后约 3~10 天就能排出卵囊，而吞食假包囊或卵囊后约需 20 天以上。受染的猫，一般可排出 1000 万/日卵囊，排囊可持续约 10~20 天，其间排出卵囊数量的高峰时间为 5~8 天，是传播的重要阶段，卵囊具双层囊壁，对外界抵抗力较大，对酸、碱、消毒剂均有相当强的抵抗力，在室温可生存 3~18 个月，猫粪内可存活 1 年，对干燥和热的抗力较差，80℃ 1min 即可杀死，因此加热是防止卵囊传播最有效的方法。

【流行病学】

一、传染源

弓形体病的传染源为人和动物。妇女在妊期感染弓形体后，弓形体可通过胎盘传染给胎儿，在输血或器官移植时，如所供血液或器官中带有弓形体，也将会传染给接受者。弓形体感染者或病人对周围人群并无直接传染的危险性，因此，作为传染源的意义不大。对人起重要作用的传染源为动物，包括野生动物、家畜和家禽。几乎所有哺乳动物和很多鸟类都是本病的储存宿主。家畜家禽中猫、狗、猪、牛、羊、马、骆驼、兔、鸡、鸭、鸽等都可有弓形体感染。此外，一些冷血动物如蛇、蜥蜴、鱼等和无脊椎动物如蚯蚓、蜱、螨等也可有弓形体感染或实验证明可在体内保存弓形体。以上动物中，猫和猫科动物在本病传播方面有特别重要意义。wallace 等（1974）报告新几内亚不养猫地区，人群的弓形体抗体阳性率很低，在 2% 以下，而在养猫地区，人群抗体阳性率常在 14%~34%。有的地区，虽不养猫，但狩猎猫科动物的人群，也可有很高的抗体水平。

二、传播途径

1. 先天性弓形虫病　系通过胎盘传染，孕妇在妊娠期初步感染，无论是显性或隐性，均可传染胎儿，一般仅传染一次，胎儿受染的概率为 1/3 左右。

2. 后天获得性弓形虫病　主要经口感染，食入被猫粪中感染性卵囊污染的食物和水，或未煮熟的含有包囊和假包囊的肉、蛋或未消毒的奶等均可受染。猫、狗的痰和唾液中所含弓形虫可通过逗玩、被添等密切接触，经黏膜及损伤的皮肤进入人体。实验室工作人员和尸解受伤亦可受染。此外，尚可通过输血及器官移植传播，但发生率较低。

三、易感人群

人类普遍易感。胎儿和幼儿对弓形虫的易感性比成人高。动物饲养员、屠宰场工作人员以及兽医等较易感染。免疫功能低下者如接受免疫抑制剂治疗者、肿瘤、器官移植和艾滋病等病人易感染本病，且多呈显性感染。

四、流行特征

本病遍布全球，为动物源性疾病，动物和人类感染均极普遍，但多为隐性感染或原虫携带者。根据血清流行病学调查，感染率在 0.1% ~ 0.3% 不等，农村高于城市，成人高于儿童。动物饲养员、屠宰场工作人员以及医务人员等较易被感染。家畜的阳性率可达10% ~ 50%，常形成局部暴发流行，严重影响畜牧业发展，亦威胁人类健康。造成广泛流行的原因：①多种生活史期都具感染性；②中间宿主广，家畜家禽均易感；③可在终宿主与中间宿主之间、中间宿主与中间宿主之间多向交叉传播；④包囊可长期生存在中间宿主组织内；⑤卵囊排放量大，且对外环境抵御力亦强。

【发病机制和病理】

弓形虫的侵袭作用除与虫体毒力有关外，宿主的免疫状态亦起着重要作用，因此弓形虫病的严重程度取决于寄生虫与宿主相互作用的结果。根据虫株的侵袭力、繁殖速度、包囊形成与否及对宿主的致死率等，刚地弓形虫可分为强毒和弱毒株系，目前国际上公认的强毒株代表为 RH 株；弱毒代表为 Beverley 株，绝大多数哺乳动物、人及家畜家禽类对弓形虫都是易感中间宿主，易感性则因种而有所差异。

速殖子期是弓形虫的主要致病阶段，以其对宿主细胞的侵袭力和在有核细胞内独特的内二芽殖法增殖破坏宿主细胞。虫体逸出后又重新侵入新的细胞，刺激淋巴细胞、巨噬细胞的浸润，导致组织的急性炎症和坏死。电镜下观察到虫体藉尖端类锥体和极环接触宿主细胞膜，使细胞出现凹陷，虫体借助棒状体分泌一种酶，称穿透增强因子（penetration enhancing factor，PEF）；协同虫体旋转运动穿入细胞内发育繁殖。

包囊内缓殖子是引起慢性感染的主要形式，包囊因缓殖子增殖而体积增大，挤压器官，使功能受到障碍。包囊增大到一定程度，可因多种因素而破裂。游离的虫体可刺激机体产生迟发性变态反应，并形成肉芽肿病变，后期的纤维钙化灶多见于脑、眼部等。宿主感染弓形虫后，在正常情况下，可产生有效的保护性免疫，多数无明显症状，当宿主有免疫缺陷或免疫功能低下时才引起弓形虫病，即使在隐性感染，也可导致复发或致死的播散性感染；近几年多有报道艾滋病患者因患弓形虫脑炎而致死。

【临床表现】

本病的临床表现很复杂，可有从不显性感染到急性播散致死的不同表现。人体感染多无症状者，但有时可产生严重症状。

一、先天性弓形体病

先天性弓形体病仅见于妇女在妊期感染弓形体或原有弓形体感染于妊期有活动时才出现。至于妊前有慢性弓形体感染或仅血清学试验阳性者，则很少引起先天性弓形体病。一般认为，母体感染本虫后不论有无症状，约 33 ~ 40% 胎儿将被感染，但也有研究结果表明，这样妊娠的子女多数不受影响。先天性本病的常见临床表现有：

（1）妊娠或生产异常早产、流产或死产。

（2）脑积水或小头畸形　弓形体脑病，中脑导水管由于病变被阻塞时，可形成脑积水，出现大头畸形。脑实质损害阻碍正常发育时，可出现小头畸形。

（3）智力发育障碍　由于大脑发育受到损害，病儿出生后多有不同程度的智力发育不全或障碍。

（4）脑膜脑炎　可有发热、兴奋不安、恶心呕吐、惊厥、痉挛、震颤、颈部强直、病理反射等,严重者可出现昏睡、昏迷、瘫痪或角弓反张。脑脊液也多有异常改变。

(5) 脑内钙化灶 呈点状、斑状或带状,大小不一,多为双侧,以枕部和前囟部为多见。

(6) 弓形体眼病 先天性弓形体眼病多为双侧。典型损害为视网膜脉络膜炎:急性期或亚急性期常表现为眼底部单个或多发的黄白色棉球样斑状损害。急性期的炎性渗出物可使玻璃体混浊,以致妨碍眼底镜检查。当炎症消退,玻璃体变清时,通过眼底镜可观察到眼底单个或多发的灰色小面积损害,伴有轻度水肿和玻璃体反应。严重先天性本病,出生后即可发现有明显弓形体眼病,但在轻感染病例,眼症状多在 20～30 岁成人期出现。病人反复发作眼病,视力逐渐下降甚至失明。先天性弓形体眼病还可表现为斜视、眼肌麻痹、虹膜睫状体炎、白内障、视神经炎、视神经萎瘪和眼组织缺损等。

(7) 神经和精神症状 可表现为运动障碍、癫痫、精神异常等。

(8) 其它还可表现为发热、皮疹、肺炎、肝脾仲大、黄疸、消化道症状等。

严重的先天性本病可以出现所谓四联征,即视网膜脉络膜炎、脑积水、抽搐和脑内钙化。轻度感染病人,可能只表现为视网膜脉络膜炎、轻度精神或智力障碍。有时,本病在出生时症状并不明显,以后才逐渐表现出来。

二、获得性弓形体病

病原体多从肠道侵入,首先在肠上皮细胞内增殖并侵入局部淋巴结,以后再分散至其它器官组织。病程早期将出现虫血症,一般可持续 1～2 周。获得性弓形体病的症状比先天性本病更为复杂多样,常见的临床表现为:

(1) 淋巴结肿大 为获得性本病最常见的表现。在一部份病例它可能为本病唯一体征。任何部位淋巴结都可被侵犯,但最常见者为深部颈淋巴结,约半数病人可有普遍淋巴结肿大。一部份病人可伴有发热、疲乏无力和肌肉疼痛,少数病人还可有喉痛、头痛、皮疹和肝脾肿大。

(2) 脑膜脑炎 可有头痛、眩晕、抑郁、精神症状、知觉和运动障碍、眼球震颤、病理反射和脑脊液改变。有的还合并癫痫。

(3) 斑疹伤寒样发热、皮肤出现斑丘疹。

(4) 肺炎 有咳嗽、胸痛甚至咯血等呼吸系统症状,肺有病灶。曾不止一次从病人肺组织查见或分离出弓形体。

(5) 心肌炎 可引起心肌纤维坏死和心肌间质细胞浸润,还可出现心包炎。心电图可有异常改变。病人心肌可查见或分离到弓形体。

(6) 眼病 获得性弓形体眼病多侵犯单侧,可表现为视网膜炎、葡萄膜炎、虹膜睫状体炎、眼肌麻痹等。

(7) 肌炎 肌肉疼痛无力,局部肌肉压疼,肿胀或萎缩。可表现为多发性者。

(8) 胃肠症状 腹泻,类似结肠炎。

(9) 扁桃体炎 本病病人常有扁桃体炎,从切除的扁桃体中也曾分离到弓形体。

(10) 肝炎 本病病人的肝脏可受损害,发生间质性或实质性肝炎。肝脏肿大,触痛和肝功能障碍,有时脾也肿大,但很少发生黄疸。肝组织中也可发现弓形体。

一般说,获得性弓形体病较先天性者为轻,临床表现以淋巴结肿大和内脏器官症状为多见,而先天性本病则以中枢神经和眼症状为多见。

【实验室检查】

一、病原学检查

1. 涂片染色法　取急性期患者的体液（脑脊液、血液、骨髓、羊水、胸水）经离心后，沉淀物做涂片，或采用活组织穿刺物涂片，染色后，镜检弓形虫滋养体。此法简便，但阳性率不高，易漏检。此外，也可切片用免疫酶或荧光染色法，观察特异性反应，可提高虫体的检出率。

2. 动物接种分离法　或细胞培养法查找滋养体。采用敏感的实验动物小白鼠，样本接种于腹腔内，1周后剖杀取腹腔液镜检，阴性需盲目传代至少3次；样本亦可接种于离体培养的单层有核细胞。动物接种和细胞培养是目前常用的病原查诊方法。

二、血清学试验

鉴于弓形虫病原学检查的不足和血清学技术的进展，血清学诊断已成为当今广泛应用的诊断手段。方法种类较多。

1. 染色试验（dye test，DT）　为经典的特异血清学方法，采用活滋养体在有致活因子的参与下与样本内特异性抗体作用，使虫体表膜破坏不为着色剂亚甲蓝所染。镜检见虫体不被蓝染者为阳性，虫体多数被蓝染者为阴性。

2. 间接血凝试验（IHA）　此法特异、灵敏、简易，适用于流行病学调查及筛查性抗体检测，应用广泛。

3. 间接免疫荧光试验（IFA）　以整虫为抗原，采用荧光标记的二抗检测特异抗体。此法可测同型及亚型抗体，其中测IgM适用于临床早期诊断。

4. 酶联免疫吸附试验（ELISA）　用于检测宿主的特异性循环抗体或抗原，已有多种改良法广泛用于早期急性感染和先天性弓形虫病的诊查。

近年来将PCR及DNA探针技术应用于检测弓形虫感染，更具有灵敏、特异、早期诊断的意义。

【诊断与鉴别诊断】

一、诊断要点

本病临床表现复杂，诊断较难。遇某些临床表现，如脉络膜视网膜炎、脑积水、小头畸形、脑钙化等应考虑本病的可能。确诊有赖于实验室检查。

具备下列条件之一者，可确立诊断。

（1）临床送检标本，包括血清、脑脊液、胸水、骨髓或肝穿刺物中查出弓形虫。并辅以高抗体滴度的阳性血清，或用免疫荧光、免疫酶法对虫体加以确认。

（2）从临床送检标本中分离出弓形虫，并用各种特异性免疫学方法加以确认。

（3）病理切片中发现弓形虫包囊或滋养体，并有高抗体滴度的血清学阳性结果，或用特异性方法对虫体加以确认。

（4）在诊断试剂具有高度特异性的前提下，弓形虫CAg检测阳性，或DNA探针检测阳性或PCR检测阳性。

（5）仅作弓形虫抗体测定时，应同时采用两种方法，或同时对两种体液的检测，且抗体滴度较高，提示为现症感染，或抗体滴度在2～3周后复查有4倍以上增长（两次标本同时检测）。

二、鉴别诊断

1. 先天性弓形体病需与巨细胞病毒感染、疱疹和风疹等其它感染所引起的脑病相鉴别。曾发现巨细胞病毒感染和风疹与脑积水、小头畸形和啮钙化有关。小头畸形在巨细胞病毒感染比在弓形体病还多见。其他先天性畸形在先天性弓形体病并不常见。在弓形体脑病，脑室脑脊液蛋白含量常高于巨细胞病毒感染者。疱疹，巨细胞病毒感染和风疹都可引起视网膜脉络膜炎。弓形体性视网膜脉络膜炎需根据视网膜损害表现和免疫学检查结果与上述病毒、结核病、梅毒、钩端螺旋体病、布氏菌病、组织胞浆菌病和类肉瘤病等可引起的眼病相区别。本病引起的脑膜脑炎与细菌或霉菌所引起的脑膜脑炎可应用直接检查病原体、培养病原体和免疫学方法等来帮助鉴别。

2. 获得性弓形体病有淋巴结肿大者需与传染性单核细胞增多症、巨细胞病毒感染和淋巴瘤相鉴别；也需与结核病、布氏菌病、野兔热、猫抓热和一些全身性的病毒或立克次体感染相鉴别。本病与传染性单核细胞增多症的鉴别为本病的病程较后者为长，在本病看不到很多异常淋巴细胞，无嗜异性凝集抗体，血清转氨酶多正常或接近正常。与淋巴瘤的鉴别为在本病多无明显贫血，无肺门淋巴结肿大，淋巴结活检看不到肿瘤细胞。

【治疗】

一、治疗原则

主要是抗弓形虫滋养体治疗和对症支持治疗。

二、治疗方法

（一）病原治疗

多数用于治疗本病的药物对滋养体有较强的活性，而对包囊除阿齐霉素（azithromycin）和阿托伐醌（atovaquone）可能有一定作用外，余均无效。

1. 抗弓形虫药物

（1）乙胺嘧啶和磺胺嘧啶（SD）　联合对弓形虫有协同作用，前者成人剂量为第一日100mg，2次分服；继以日1mg/kg（50mg为限）；幼儿日2mg/kg，新生儿可每隔3～4天服药一次。同时合用亚叶酸10～20mg/d，以减少毒性反应。SD成人剂量为4～6g/d，婴儿100～150mg/kg，4次分服。疗程：免疫功能正常的急性感染患者为1个月，免疫功能减损者宜适当延长，伴AIDS的患者应给予维持量长期服用。SMZ–TMP可取代SD。乙胺嘧啶尚可和克林霉素合用，后者的剂量为成人0.6g，每6h　1次，口服或静注。

（2）螺旋霉素　成人2～3g/d，儿童50～100mg/kg，4次分服。适用于孕妇患者，因乙胺嘧啶有致畸可能，孕妇在妊娠4个月以内忌用。眼部弓形虫病亦可用螺旋霉素，若病变涉及视网膜斑和视神经乳头时，可加用短程肾上腺皮质激素。

（3）其他　乙胺嘧啶与阿奇霉素（1.2～1.5g/d）、克拉霉素（clarithromycin）（1g，12h 1次）、罗红霉素等合用均曾试用于治疗AIDS病伴弓形虫脑炎患者取得一定疗效。此外，不同的药物联合，包括克拉霉素、SD；阿齐霉素、SD；阿托伐醌、SD；克拉霉素、米诺环素；以及青蒿素、喷他脒等用于动物实验性感染均显示满意效果，对人体感染的作用尚有待确定。

2. 治疗方案 目前主要采用诱导维持疗法。前 4 ~ 6 周采用多种有效的抗弓形虫药物大剂量联合治疗，进行诱导强化治疗，而后进行弓形虫药物的长期维持治疗，即减少用药种类和减小药物剂量。

（二）支持疗法

可采用加强病人免疫功能的措施，如给予重组 IFN – γ、IL – 2 或 LAK 细胞等。对眼弓形虫病和弓形虫脑炎等可应用肾上腺皮质激素以防治脑水肿等。

【预防】

1. 控制传染源 控制病猫，妊娠妇女应作血清学检查。妊娠初期感染本病者应作人工流产，中、后期感染者应予治疗。供血者血清学检查弓形虫抗体阳性者不应供血。器官移植者血清抗体阳性者亦不宜使用。

2. 切断传播途径 勿与猫、狗等密切接触，防止猫粪污染餐具、食物、饮用水和饲料。不吃生的或不熟的肉类和生乳、生蛋等。加强卫生宣教、搞好环境卫生和个人卫生。

3. 保护易感人群 屠宰场及肉类加工厂和畜牧工作人员做好个人防护工作。预防本病的虫苗尚在研究中。

第六章 蠕虫感染

第一节 血吸虫病

血吸虫病是由血吸虫寄生在人体门静脉系统所引起的疾病。我国流行的为日本血吸虫病，由皮肤接触含尾蚴的疫水而感染，主要病变为肝与结肠内的虫卵肉芽肿。急性期有发热，肝肿大与压痛，腹泻或排脓血便，血中嗜酸粒细胞显著增多。慢性期以肝脾肿大为主。晚期则以门静脉周围纤维化病变为主，可发展为门静脉高压症。

中医认为是蛊毒由皮毛侵入肺部，下涉肠道，瘀积肝络，阻碍气、血、水液运行所致，以皮肤瘙痒、咳嗽、腹痛腹泻、肋下痞块、消瘦、腹水，大便检查见蛊虫卵为主要表现的寄生虫病。中医病名为"蛊虫病"。

【病原学】

日本血吸虫雌雄异体，寄生于人畜终宿主的肠系膜下静脉，虫体可逆血流移行于肠黏膜下层的静脉末梢。合抱的雌雄虫交配产卵于小静脉的小分支，每虫每天可产卵 2000 ~ 3000 个。卵呈椭圆形，（70 ~ 100）×（50 ~ 60）μm，壳薄无盖，色淡黄，侧方有一小刺。虫卵在血管内成熟，内含毛蚴，毛蚴分泌溶细胞物质，透过卵壳入肠黏膜，破坏血管壁并使周围肠黏膜组织破溃与坏死。由于肠的蠕动，腹腔内压力与血管内压力的增高，使虫卵与坏死组织落入肠腔，随粪便排出体外。虫卵入水后在 20 ~ 30℃经 12 ~ 24h 即孵化出毛蚴，在水中游动的毛蚴 1 ~ 2 天内，遇到钉螺（中间宿主）即主动侵入，在螺体肝、淋巴腔内发育为母胞蚴、子胞蚴，再经 5 ~ 7 周形成大量尾蚴，逐渐逸出螺体外，尾蚴入水或逸出于河边或岸上青草露水中。终宿主接触水中尾蚴时，尾蚴吸附于宿主的皮肤，利用分泌的溶蛋白酶溶解皮肤组织，脱去尾部进入表皮变为童虫。童虫侵入真皮层的淋巴管或微小血管至静脉系统，随血流至右心、肺、左心进入体循环，或由肺穿至胸腔，通过横膈入腹腔。约经 4 天后到达肠系膜静脉，并随血流移至肝内门脉系统，初步发育后再回到肠系膜静脉中定居，在此，雌雄合抱，性器官成熟，产卵。从尾蚴经皮肤感染至交配产卵最短需 23 ~ 35 天，一般为 30 天左右。成虫在宿主体内生存 2 ~ 5 年即死亡，有的成虫在病人体内可存活 30 年以上。

【流行病学】

寄生于人体的血吸虫主要有日本、埃及、曼氏、湄公河和间插血吸虫 5 种，广泛流行于东亚、非洲与中东地区的 70 多个国家。感染人数估计为 2 亿左右。流行我国的日本血吸虫病已有 2100 年以上的历史，在湖南长沙马王堆发掘出来的女尸（公元前 206 年）的内脏中就发现有血吸虫卵。

一、传染源

本病的传染源是病人与保虫宿主，在水网地区病人是主要传染源。在湖沼地区除病人外，耕牛与猪为重要传染源。在山丘地区野生动物和鼠类也是本病的传染源。

二、传播途径

1. 粪便入水：粪便污染水源方式有河边洗刷马桶，河边设置厕所，稻田采用新粪施肥等。病牛随地大便污染水源。

2. 钉螺孳生：有钉螺感染的地区才构成血吸虫病流行，但也有有螺无病地区。钉螺是血吸虫惟一的中间宿主，孳生在土质肥沃、潮湿环境中。钉螺水陆两栖，生活在水线上下；可附着水草、牛蹄或草鞋夹带等方式扩散至远处。冬季在地面荫蔽处蛰伏越冬，能深入地缝数厘米。

3. 接触疫水：居民因生产或生活而接触疫水，遭致感染。饮用不洁的水，尾蚴可自口腔黏膜侵入。

三、易感人群

人群对血吸虫普遍易感。患者以农村人群为多，与经常接触疫水有关。男多于女，以15～30 岁青壮年感染率最高。感染季节在夏秋季。感染后有部分免疫力，无免疫力的非流行区的人若遭受大量尾蚴感染，如在湖沼地区，则易发生急性血吸虫病。

【病因病机】

一、中医病因病机

本病由"夏月在水中，人行水上及以水洗浴"所引起。中医认为，本病乃感受"蛊毒"或"水毒"所致，由于其具有湿热性质，故本病急性期类似暑湿或湿温的表现。本病多发于夏季或夏秋之间，接触疫水后即可感染"蛊毒"。邪从皮肤腠理而入，首先侵袭肺卫，故初起可见发热、恶寒、咳嗽，或见皮肤风疹、瘙痒等症；若邪郁少阳则见往来寒热似疟，朝轻暮重，胁痛，恶心欲呕等；湿热内蕴脾胃，则见腹痛、腹泻、纳呆乏味；或留恋三焦而胸闷脘痞，腹胀便溏；或下迫大肠，便下脓血；湿热酿痰，内蒙清窍，则可见神蒙、呆滞；脉络郁久亦可化热，热伤血脉，血不循经，可致吐血、便血；日久病及于肾，肾气虚损，肾精不足则男子阳痿，女子闭经、不孕，小儿生长发育迟缓。

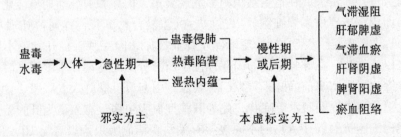

图 6-1-1　血吸虫病发病机制示意图

"蛊毒"伏于体内，日久不愈，蕴于肝胆，阻滞气血，瘀血结聚而成癥块，则胁下刺痛，甚或肌肉消瘦，腹胀大如鼓，腹壁青筋显露；气滞不通，水湿不化，内停而成腹胀、肢肿；最后可损耗阴津、阳气。

本病病机关键在于虫毒入脏，早期以邪实为主，后期以虚实夹杂为主，病变脏腑主要是肝、脾、肾，三脏病变引起气、血、水等瘀积于体内而发病。如上图所示。

二、西医病因病理

在血吸虫感染过程中，尾蚴、童虫、成虫和虫卵均可对宿主造成损害，损害的主要原因是血吸虫不同虫期释放的抗原均能诱发宿主的免疫应答，这些特异性免疫应答的后果便是一系列免疫病理变化的出现。因此，目前人们已普遍认为血吸虫病是一种免疫性疾病。

1. 尾蚴所致的损害　尾蚴钻入宿主皮肤后可引起尾蚴性皮炎，表现为尾蚴入侵部位出现瘙痒的小丘疹。初次接触尾蚴的人这种皮疹反应不明显，重复接触尾蚴后反应逐渐加重，严重者可伴有全身水肿及多形红斑。病理变化为局部毛细血管扩张充血，伴有出血、水肿和中性粒细胞及单核细胞浸润。尾蚴性皮炎发生机制中既有早期出现的速发型（Ⅰ型）超敏反应，也有较迟发生的细胞介导型（Ⅳ型）超敏反应。

2. 童虫所致的损害　童虫在宿主体内移行时，所经过的器官可因机械性损伤而出现一过性的血管炎，毛细血管栓塞、破裂、局部细胞浸润和点状出血。在童虫发育成成虫前，患者可有潮热、背痛、咳嗽、食欲减退甚至腹泻、白细胞特别是嗜酸性粒细胞增多等症状，这可能与童虫机械性损害及其代谢产物引起的变态反应有关。

3. 成虫所致的损害　成虫寄生于血管内，利用口、腹吸盘的交替吸附血管壁而做短距离移动，因而可引起静脉内膜炎。成虫的代谢产物，分泌、排泄物和更新脱落的表膜，在宿主体内可形成免疫复合物，引起免疫复合物型（Ⅲ型）变态反应。

4. 虫卵所致的损害　在组织中沉积的虫卵发育成熟后，卵内毛蚴释放的可溶性虫卵抗原经卵壳上的微孔渗到宿主组织中，通过巨噬细胞呈递给辅助性 T 细胞（Th），致敏的Th 细胞再次受到同种抗原刺激后产生各种淋巴因子，引起淋巴细胞、巨噬细胞、嗜酸性粒细胞、中性粒细胞及浆细胞趋向、集聚于虫卵周围，形成虫卵肉芽肿（Ⅳ型超敏反应）。虫卵肉芽肿的形成有利于隔离虫卵所分泌的可溶性抗原中的肝毒抗原对邻近肝细胞的损害，避免局部或全身免疫性疾病的发生或加剧，与此同时，沉积在宿主肝、肠组织中的虫卵引起的肉芽肿又可不断破坏肝、肠的组织结构，引起慢性血吸虫病，因此虫卵是血吸虫病的主要致病因子。

日本血吸虫产卵量大，在宿主组织内多成簇聚集，肉芽肿的急性期易液化而出现嗜酸性脓肿，虫卵周围出现许多浆细胞伴以抗原 - 抗体复合物沉着，称何博礼现象（Hoeppli phenomenon）。当卵内毛蚴死亡后，逐渐停止释放抗原，肉芽肿直径开始缩小，虫卵逐渐消失，代之以纤维化。在肝脏，虫卵肉芽肿位于门脉分支的终端，重度感染时门脉周围出现广泛的纤维化，阻塞窦前静脉，导致门脉高压，引起肝、脾肿大，腹壁、食道及胃底静脉曲张，上消化道出血及腹水等症状，此为肝脾型血吸虫病。有人认为肝脾型血吸虫病的发生与人类白细胞抗原（HLA）的不同表型有关，晚期血吸虫病患者与 HLA - A1 有显著关联，而与 HLA - B5 相关不显著，晚期血吸虫病肝硬化、巨脾腹水型者的 HLA - A1 和HLA - B13 出现频率显著增高。

血吸虫病的基本病变是由虫卵沉着组织中所引起的虫卵结节。虫卵结节分急性和慢性两种。急性由成熟活虫卵引起，结节中央为虫卵，周围为嗜酸性细胞包绕，聚积大量嗜酸性细胞，并有坏死，称为嗜酸性脓肿，脓肿周围有新生肉芽组织与各种细胞浸润，形成急性虫卵结节。急性虫卵结节形成10天左右，卵内毛蚴死亡，虫卵破裂或钙化，围绕类上皮细胞、异物巨细胞和淋巴细胞，形成假结核结节，以后肉芽组织长入结节内部，并逐渐被类上皮细胞所代替，形成慢性虫卵结节，最后结节发生纤维化。病变部位主要在结肠及肝脏，较多见的异位损害则在肺及脑。

1. 肠道病变 成虫大多寄生于肠系膜下静脉，移行至肠壁的血管末梢，在黏膜及黏膜下层产卵，故活组织检查时发现虫卵多排列成堆，以结肠，尤其是直肠、降结肠和乙状结肠为最显著，小肠病变极少，仅见于重度感染者。早期变化为黏膜水肿、片状充血，黏膜有浅溃疡及黄色或棕色颗粒。由于溃疡与充血，临床上见有痢疾症状，此时，大便检查易于发现虫卵。晚期变化主要为肠壁因纤维组织增生而增厚，黏膜高低不平，有萎缩、息肉形成、溃疡、充血、瘢痕形成等复杂外观。血吸虫病变所形成的息肉有转变为癌肿的可能，应予重视。由于肠壁增厚，肠腔狭窄，可致机械性梗阻。由于阑尾炎组织也常有血吸虫卵沉着，阑尾黏膜受刺激及营养障碍，易发生阑尾炎。

2. 肝脏病变 虫卵随门静脉血流入肝，抵达于门静脉小分支，在门管区等处形成急性虫卵结节，故在肝表面和切面可见粟粒或绿豆大的结节，肝窦充血，肝窦间隙扩大，窦内充满浆液，有嗜酸性粒细胞及单核细胞浸润；肝细胞可有变性，小灶性坏死与褐色素沉着。晚期可见门静脉周围有大量纤维组织增生，形成肝硬变，严重者形成粗大突起的结节。较大门静脉分支管壁增厚，管腔内血栓形成。由于肝内门静脉阻塞，形成门静脉高压，引起腹水、脾肿大及食管静脉曲张。

3. 脾脏病变 早期肿大，与成虫代谢产物刺激有关。晚期因肝硬化引起门静脉高压和长期淤血，致脾脏呈进行性肿大，有的病人肿大的脾脏可占据大部分腹腔甚至下抵盆腔，并伴有脾功能亢进现象。镜检可见脾窦扩张充血，脾髓内、血管周围及脾小梁的结缔组织增生，脾小体萎缩减少，中央动脉管壁增厚发生玻璃样变。脾脏中偶有虫卵发现。

4. 其他脏器 胃及肠系膜以及淋巴结、胰、胆囊等偶有虫卵沉积。血吸虫病侏儒患者有脑垂体前叶萎缩性病变和坏死，并可继发肾上腺、性腺等萎缩变化，骨骼发育迟缓，男子有睾丸退化，女子有盆腔发育不全。

异位性损害主要由于急性感染时大量虫卵由静脉系统进入动脉，以肺和脑的异位损害为多见。肺部可有大量虫卵沉积和发生出血性肺炎。脑部病变多见于顶叶皮层部位，脑组织有肉芽肿和水肿。

【临床表现】

一、临床表现

（一）侵袭期

自尾蚴侵入体内至其成熟产卵的一段时期，平均1个月左右。症状主要由幼虫机械性损害及其代谢产物所引起。在接触疫水后数小时至2~3天内，尾蚴侵入处有皮炎出现，局部有红色小丘疹，奇痒，数日内即自行消退。当尾蚴行经肺部时，亦可造成局部小血管出血和炎症，患者可有咳嗽、胸痛，偶见痰中带血丝等。另外，未抵达门脉的幼虫被杀死后成为异体蛋白，引起异体蛋白反应，而出现低热、荨麻疹、嗜酸性粒细胞增多等表现。

（二）急性期

本期一般见于初次大量感染1个月以后，相当于虫体成熟并大量产卵时期。大量虫卵沉积于肠壁和肝脏；同时由于虫卵毒素和组织破坏时产生的代谢产物，引起机体的过敏与中毒反应。临床上常有如下特点。

1. 发热　为本期主要的症状，发热的高低、期限和热型视感染轻重而异。热型不规则，可呈间歇或弛张热，热度多在39～40℃，同时伴有畏寒和盗汗。发热可持续数周至数月，轻症患者的发热较低，一般不超过38℃，仅持续数日后自动退热。

2. 过敏反应　以荨麻疹为常见，多见于发热期，广泛分布或仅局限于四肢，时发时愈，持续数日或2周。可伴有血管神经性水肿、淋巴结肿大与压痛等。血中嗜酸性粒细胞显著增多。

3. 胃肠道症状　虫卵在肠首，特别是降结肠、乙状结肠和直肠大量沉积，造成急性炎症，患者出现腹痛和腹泻。由于肠道嗜酸性脓肿，可引起表层黏膜坏死形成溃疡，故常呈痢疾样大便，可带血和黏液。此时若作乙状结肠镜检查，可见黏膜充血、水肿，并可发现黄色小颗粒（为虫卵结节）及少数溃疡。

重度感染者由于虫卵在结肠浆膜层和肠系膜内大量沉积，可引起腹膜刺激症状，腹部饱胀，有柔韧感和压痛，可误诊为结核性腹膜炎，少数患者可因虫卵结节所产生的炎症渗出及虫卵引起肝内广泛病变，致肝内血流不畅，淋巴液增多，漏入腹腔而形成腹水。

4. 肝脾肿大　绝大多数急性期患者有肝脏肿大，系由于大量虫卵结节形成，引起周围组织充血、水肿，造成肝脏急剧肿大，其质软，且有压叩痛。左右二叶均见肿大，以右叶更为明显，可能与肠系膜下静脉血流主要回入肝右叶有关。脾脏受虫卵毒素刺激而充血肿大，可明显触及。

5. 肺部症状　咳嗽相当多见，可有胸痛、血痰等症状。肺部体征不明显，但X线摄片可见肺纹理增多、片状阴影、粟粒样改变等。

（三）慢性期

多因急性期未曾发现、未治疗或治疗不彻底，或多次少量重复感染等原因，逐渐发展成慢性。本期一般可持续10～20年，因其病程漫长，症状轻重可有很大差异。流行期所见患者，大多数属于此类。由于虫卵长期反复地在肝脏及肠壁沉积，造成肝脏门静脉周围及结肠壁纤维化，病变日益加重，导致胃肠功能失调、肝功能障碍和全身代谢紊乱，甚至引起体力衰竭、营养不良、贫血、影响身体发育等严重后果。

1. 无症状者　绝大多数轻度感染者可始终无任何症状，过去亦无急性发作史，仅于体检普查，或其他疾病就医时偶然发现。患者可有轻度肝或脾脏肿大，或皮内试验阳性，血中嗜酸性粒细胞增高，或其大便查出虫卵或毛蚴孵化阳性。

2. 有症状者　血吸虫病变部位主要在乙状结肠和直肠，在肠壁可引起溃疡和出血，故腹泻与痢疾样大便颇为常见。患者肝、脾均见肿大，可发展为肝硬化，肝脏渐见缩小，质硬，表面不光滑。下腹部或有大小、形状不同的痞块，质硬、固定，或微有压痛。

（四）晚期

病人极度消瘦，出现营养不良性水肿，此时肝硬化多发展至后期，因门静脉栓塞形成，侧支循环障碍，出现腹水、巨脾、腹壁静脉怒张等晚期严重症状。患者可随时因门静脉高压而引起食道静脉破裂，造成致命性上消化道出血，或因此诱发肝功能衰竭。此外，性功能往往减退，乃因严重肝损害引起全身营养不良和对激素灭能作用减弱，垂体功能受到抑制，性腺及其他内分泌腺亦产生了不同程度的萎缩所致。患者面容苍老而消瘦，常有面部褐色素沉着、贫血、营养不良性水肿等。晚期时肝脏缩小，表面不平，质地坚硬，脾脏渐呈充血性肿大。临床上主要按其体征等将晚期血吸虫病分为巨脾型、腹水型、结肠增殖型、侏儒型，同一患者可兼有两种或两种以上的类型。

1. 巨脾型　患者常主诉左上腹有逐渐增大的块物，伴重坠感，95%以上的患者肝脾均肿大，但以脾肿大尤为显著，可达脐或脐下，并越过中线，甚者可达盆腔。脾质坚硬，表面光滑，内缘有明显切迹。本型患者肝功能可处在代偿期，一般情况尚佳，食欲良好，多数患者尚保存部分劳动力。

2. 腹水型　患者诉腹胀，腹部膨隆似青蛙腹，四肢细小。腹水可反复消长或逐渐加剧，病程长者可达 10~20 年，某些患者的腹水较明显或伴有下肢水肿。

3. 结肠增殖型　患者除晚期血吸虫病表现外，肠道症状较突出，如原因不明的腹痛、腹泻、便秘、大便变细或不成形及不全性肠梗阻与左下腹痞块等。

4. 侏儒型　儿童期反复感染血吸虫后，可严重影响生长发育，除血吸虫病表现外，患者身材呈比例性矮小，面容苍老，发育障碍，性器官不发育，第二性征缺如，但智力无减退。

二、异位损害及并发症

异位损害系指在偶然的情况下成虫或虫卵可超出其正常寄生的门静脉系统，而在异常部位造成病变，临床上以肺及脑部病变较为常见，偶见虫卵沉积皮肤、输卵管、子宫颈、心包、胰腺、肾上腺、睾丸、附睾等部位，引起局部病变。

1. 肺型血吸虫病　主要由虫卵引起，虫卵除可通过肝窦、下腔静脉、右心途径进入肺脏或经门－腔静脉吻合支进入肺脏外，也可由异位寄生在肺血管内的血吸虫直接产卵于肺脏，或由异位寄生于侧支循环血管内的成虫产出的卵经心脏再到肺脏。临床上表现多为干咳，伴少量白色泡沫状痰，偶可带血，由虫卵引起的肺源性心脏病也有报道。

2. 脑型血吸虫病　脑部的虫卵除可来源于门静脉及侧支循环外，也可来源于肺部，即通过扩大的肺血管经左心而进入脑部。急性期临床表现为脑膜脑炎症状，主要为头痛、嗜睡、意识障碍、昏迷、痉挛、偏瘫和视力模糊等，晚期表现主要为癫痫、头痛、呕吐、暂时性意识丧失、语言障碍、偏瘫等。脑型血吸虫病常易误诊为脑瘤，吡喹酮治疗后症状减轻或消失，CT 证明脑部肿块明显缩小，有助于作出正确判断。

并发症多见于慢性和晚期病例，以阑尾炎较多见。血吸虫病患者并发急性细菌性阑尾炎时易引起穿孔、阑尾炎脓肿、阑尾炎组织内虫卵沉积，阑尾穿孔易引起弥漫性腹膜炎并发症。血吸虫病患者的结肠病变严重时可产生结肠狭窄，引起排便困难以及其他肠梗阻症状，在血吸虫病肠道增殖性病变的基础上发生癌变者并不少见。重流行区普查结肠癌的发病率较非流行区高。发病年龄以 30~40 岁最多，20~30 岁者也不少。血吸虫病合并结肠癌多为分化性腺癌和黏液腺癌。临床表现主要是结肠梗阻、便血和腹部包块。钡剂灌肠 X 线检查可见充盈缺损，乙状结肠镜检与活组织病理检查可确定诊断。也可能合并感染如乙肝、伤寒等。

【实验室检查】

一、血象

白细胞总数多在（10～30）×10⁹/L之间，嗜酸粒细胞增高。但极重型急性血吸虫病患者血小嗜酸粒细胞常不增多，甚至消失，代之以中性粒细胞增多。慢性期嗜酸粒细胞仍有轻度增多。晚期则因脾功亢进，白细胞与血小板减少，并有不同程度贫血。

二、肝功能试验

急性血吸虫病患者血清中球蛋白显著增高，血清 ALT 轻度增高。晚期患者由于肝纤维化，血清白蛋白显著降低，并常有白蛋白与球蛋白比例倒置现象。慢性血吸虫病尤其无症状患者肝功能试验大多正常。

三、肝影像学检查

1. B 超声波检查　从 B 超图像可判断肝纤维化程度，提示门静脉高压，确定腹水等。
2. CT 扫描　晚期血吸虫病患者可显示肝包膜增厚、钙化，与肝内钙化中隔相垂直。重度肝纤维化可显示龟背样图像。

四、血清免疫学检查

包括皮内试验以及检测成虫、童虫、尾蚴与虫卵抗体的血清免疫试验：如环卵沉淀试验，间接荧光抗体试验，ELISA 试验，尾蚴膜试验等。免疫学检查方法的敏感性与特异性较高，有采血微量与操作较简便的优点。

五、粪便检查

粪便检查常用集卵孵化法。在流行病学调查时本法可测知人群感染率，感染度，又可考核防治效果。

六、直肠黏膜活组织检查

采取直肠镜检查，自病变处取米粒大小黏膜置于两玻片之间，在显微镜下检查发现血吸虫卵阳性率很高。所见虫卵多系黑色死卵与空壳、含成熟活动毛蚴虫卵极少、近期与远期变性卵不能区别，故不能考核疗效或作再次治疗依据。

【诊断与鉴别诊断】

一、诊断要点

1. 流行病学资料　疫水接触是诊断的必要条件。可参考患者的籍贯、职业、曾去过疫区并有疫水接触史。
2. 临床特点
（1）急性血吸虫病　夏秋季节在流行区有疫水接触史，并有尾蚴皮炎、发热、肝脾肿大伴压痛、腹痛、腹泻表现及血中白细胞总数和嗜酸性细胞显著增多应考虑本病的可能。
（2）慢性与晚期血吸虫病　可无明显症状或有长期不明原因腹痛、腹泻、便血、肝脾肿大；流行区青壮年近期出现局限性癫痫发作者应考虑本病。流行区有巨脾、腹水、上消化道出血、腹内痞块或侏儒等患者，应疑为晚期血吸虫病。

3. 实验室及其他检查

（1）病原学诊断 粪便检查发现虫卵或孵出毛蚴，肠黏膜活检虫卵阳性。

（2）免疫学诊断 采用以血清学诊断为主的综合查病方法有重要诊断价值。

二、鉴别诊断

1. 急性血吸虫病 须与败血症、疟疾、伤寒与副伤寒、急性粟粒性肺结核、病毒感染、其他肠道疾病鉴别。主要根据籍贯、职业、流行季节、疫水接触史、高热、肝脏肿大伴压痛、嗜酸性粒细胞增多，大便孵化阳性为鉴别要点。

2. 慢性血吸虫病 须与慢性菌痢、阿米巴痢疾、溃疡性结肠炎、肠结核、直肠癌等病鉴别。粪便孵化血吸虫毛蚴阳性可确诊。嗜酸性粒细胞增生有助于本病之诊断。肠镜检查及组织检查可有助于确诊。粪便常规检查、培养，X 线钡剂灌肠，诊断性治疗有助于诊断与鉴别诊断。

3. 晚期血吸虫病 须与门脉性肝硬变及其他原因所致的肝硬变鉴别。血吸虫病肝硬变的门脉高压所引起的肝脾肿大、腹水、腹壁静脉怒张改变较为突出，肝细胞功能改变较轻，肝表面高低不平。门静脉性肝硬变表现为乏力、厌食、黄疸、血管痣、肝肿大显著甚至缩小，不易摸到表面结节，且有活动性肝功能改变，如转氨酶升高等。

4. 异位血吸虫病 肺血吸虫病须与支气管炎、粟粒性肺结核、肺吸虫病鉴别。急性脑血吸虫病应与流行性乙型脑炎鉴别。慢性脑血吸虫病应与脑瘤及癫痫鉴别。

5. 尾蚴性皮炎 须与稻田皮炎鉴别。稻田皮炎由寄生于牛、羊、鸭等动物的门静脉中的动物血吸虫尾蚴侵袭皮肤引起，多见于我国东南、东北、西南各省市。宿主排卵入水，孵出毛蚴，入椎实螺，后尾蚴逸出螺体。人接触尾蚴后便立即进入皮肤，引起皮炎。皮炎初见呈红点，逐渐扩大变为红色丘疹，皮疹 1 周后消退，尾蚴被消灭，病变不再发展。

【治疗】

一、治疗原则

以西医为主的病原学治疗和对症治疗结合、适当采取内、外科结合，辅以中医的扶正祛邪辨证论治，中西医结合治疗，对慢性及晚期血吸虫病有较好疗效。中医药在加强全身支持疗法方面亦最起重要作用。

二、治疗方法

（一）辨证论治

本病初起以邪实为主，治宜祛邪；后期以本虚标实为主，宜扶正祛邪。急性期辨证关键在于虫毒入脏，湿热交蒸而蕴结，肝经阻塞，血瘀气滞。病邪久留不去，正气虚损，肝脾同病，血瘀气滞，藏统失司，虚中挟实。蛊病腹水的病因是虫毒所致，病位在肝，累及脾肾，以血瘀气滞水停表现为主。

1. 急性期血吸虫病

(1) 蛊毒侵肺

主症：发热恶寒，汗少，头痛，干咳少痰，或痰中带血，或皮肤红疹瘙痒，舌苔薄白，脉浮数。

治则：祛风解表，清肺解毒。

方药：荆防败毒散加减。

组成：荆芥 10g　防风 10g　柴胡 15g　枳壳 10g　陈皮 10g　前胡 10g　茯苓 30g　板蓝根 30g　黄芩 15g

加减：若痰中带血加白茅根，侧柏叶；皮肤红疹瘙痒加紫草，升麻。

(2) 湿热内蕴

主症：高热微寒，持续不退，口渴神呆，嗜睡，腹痛，泄泻或下痢赤白，甚则可见黄疸、腹水，舌质偏红、苔白腻或黄腻，脉濡数。

治则：清利湿热，化浊开窍。

方药：连朴饮合菖蒲郁金汤加减。

组成：黄连 10g　厚朴 15g　芦根 20g　石菖蒲 15g　郁金 15g　连翘 15g　滑石 30g

加减：有黄疸者加茵陈，虎杖，大黄；有腹水者加车前子，枳实，泽兰。

(3) 热毒陷营

主症：高热口渴，烦躁、谵妄或神昏，或头痛呕吐，抽搐，状如癫痫，舌红绛、苔黄，脉细滑数。

治则：清热解毒凉血。

方药：清瘟败毒饮加减。

组成：生石膏 40g　知母 15g　黄芩 15g　黄连 10g　生地黄 30g　赤芍 20g　牡丹皮 20g　水牛角 15g　玄参 15g

加减：神昏者，加石菖蒲，郁金；抽搐者，加钩藤，地龙，胆南星。

2. 慢性期血吸虫病

(1) 气滞湿阻

主症：胸闷，脘腹作胀，食后尤甚，嗳气则舒，胁痛或有腹痛，大便溏薄或带脓血，排便不爽，舌苔腻，脉弱而缓。

治则：行气祛湿。

方药：平胃散加减。

组成：苍术 15g　厚朴 15g　陈皮 10g　木香 10g　苏叶 10g　制香附 10g　黄连 3g　姜半夏 10g

加减：便带脓血者加当归，白芍。

(2) 肝郁脾虚

主症：胁肋胀痛，胸闷腹胀，食欲减退，大便不实或溏，精神不振，舌苔薄白，脉弦细。

治则：疏肝解郁健脾。

方药：逍遥散加减。

组成：柴胡 10g　白术 15g　当归 12g　薄荷 6g　茯苓 30g　枳壳 10g　炙甘草 6g　焦三仙 30g

（3）气滞血瘀

主症：胁肋疼痛或刺痛，脘闷腹胀，纳少嗳气，面黑，唇紫，舌质暗红、苔薄腻，脉弦数。

治则：理气活血化瘀。

方药：血府逐瘀汤加减。

组成：柴胡15g　枳壳10g　牛膝15g　桃仁10g　红花10g　生地黄20g　川芎10g　当归12g　郁金15g　延胡索10g　白术15g　制香附10g

3. 晚期血吸虫病

（1）肝肾阴虚

主症：腹胀胁痛，口干，尿少，心烦失眠，牙龈出血，面色晦滞，形体消瘦，舌质红或绛、少津，脉弦细数。

治则：滋养肝肾，凉血化瘀。

方药：六味地黄汤合一贯煎加减。

组成：生地黄30g　山药15g　山萸肉15g　牡丹皮15g　泽泻30g　茯苓30g　川楝子6g　枸杞子15g　沙参20g　桃仁10g　红花10g

加减：腹胀甚者，加莱菔子，大腹皮；潮热烦躁，加地骨皮，银柴胡。

（2）脾肾阳虚

主症：腹大胀满，神倦乏力，脘闷纳呆，肢冷畏寒，食少便溏，腰酸膝软，面色白，舌质淡，脉沉细。

治则：温补脾肾，行气化水。

方药：肾气丸合五苓散加减。

组成：肉桂9g　制附子10g　生地黄30g　山药15g　山萸肉15g　泽泻30g　茯苓30g　牡丹皮15g　泽兰15g　猪苓20g

（3）瘀血阻络

主症：病延日久，肝脾肿大，面色黄暗，疲劳乏力，食少腹胀，形体消瘦，面颈红痣，唇舌紫暗，舌苔薄白，脉细涩。

治则：活血化瘀，行气通络。

方药：调营饮加减。

组成：当归12g　川芎10g　赤芍15g　莪术10g　延胡索10g　大黄6g　瞿麦15g　葶苈子30g　陈皮10g　醋柴胡10g　丝瓜络10g　白术15g　炙甘草10g

（二）支持与对症疗法

急性期持续高热病人，可先用肾上腺皮质激素或解热剂缓解中毒症状和降温处理。对慢性和晚期患者，应加强营养，给予高蛋白饮食和多种维生素，并注意对贫血的治疗，肝硬变有门脉高压时，应加强肝治疗，以及外科手术治疗。患有其他肠道寄生虫病者应驱虫治疗。

（三）病原疗法

1. 吡喹酮（pyquiton）　为吡嗪啉化合物，无色无臭结晶粉末。微溶于乙醇，不溶于水。对幼虫、童虫及成虫均有杀灭作用。口服后容易从肠道吸收，于1h左右血浓度达最高峰。体内分布以肝脏浓度最高，代谢产物于24h内从尿中排出。目前所用国产普通片和肠溶片，各含药物 0.2g 及 0.05g。对急性血吸虫病临床治疗总药量为 120mg/kg，儿童为 140mg/kg，分 4~6 日服，每日 2~3 次，治愈率 100%。对慢性与晚期病人，一疗程总剂量成人 60mg/kg，儿童 70mg/kg，分 1~2 日服，每日 3 次。副作用少而轻，可有头昏、乏力、出汗、轻度腹疼等。本药具有高效、低毒、疗程短的优点，是目前较理想的抗血吸虫药物。

2. 硝硫氰胺（nighiocyamine，amoscanate）　为橙黄色粉末，不溶于水。系一种广谱驱虫药，动物试验对四种血吸虫均有作用。口服后从小肠吸收，体内分布在肝脏浓度最高，由胆汁和尿排泄，经胆汁排泄的部分可再吸收，进行肝－肠循环。部分可通过血脑屏障进入脑组织。治疗总剂量为 7mg/kg，最高不超过 350mg，分为三等分，每晚睡前服。疗程中宜低脂饮食，忌烟酒。适用于各期血吸虫病，远期疗效 85%。肝炎未满 1 年、慢性肝炎、肝硬化、晚期血吸虫病有肝功能明显减退、有精神病史及神经官能症、妇女在妊娠或哺乳期忌用。有器质性心脏病者慎用。药物副作用有头昏、乏力、眩晕、走路漂浮感、多梦、纳差、恶心、腹泻、腹痛、肝区痛等；少数有肢体麻木、肌颤、眼球震颤、期前收缩、心律失常等，停药 1 周消退。少数病人可出现黄疸及肝功能改变。偶见阿－斯综合征。

3. 双羟萘酸副品红（pararosnailline，pamoate，双副）　一种多苯甲烷类红色染料。能抑制乙酰胆碱酯酶，引起内源性乙酰胆碱蓄积，致使吸盘麻痹，虫体瘫痪，合抱分离与肝移。对各期血吸虫病均有较好疗效。每片 0.1g，每日总量 50~60mg/kg，分 3 次服，连服 20 天或 28 天为一疗程。远期疗效达 90% 以上，药物副作用有头昏、眼花、视力模糊、乏力、心悸、消化道症状等反应；严重者可有全身皮疹、粒细胞缺乏症等过敏反应。对有肝、肾功能障碍者慎用。

4. 呋喃丙胺（furpromide）与敌百虫（dipterex）联合疗法　呋喃丙胺无臭无味，口服后主要从小肠吸收，进入肠系膜上静脉与门静脉系统，对血吸虫成虫及童虫均有杀灭作用，因在消化道上部被降解，故对寄生在肠系膜下静脉及其分支的虫体影响不大，单独应用临床疗效差。敌百虫抑制虫体胆碱酯酶活力，引起虫体麻痹与肝移，两药联合应用有协同作用。呋喃丙胺疗程 10 天，每天量成人 60mg/kg，儿童 70mg/kg，成人最大量不超过每日 3g，首 1~2 日给半量以减轻反应，以后为全量，连用 8 天。

敌百虫毒性较低，在碱性溶液中易水解成敌敌畏，增加毒副作用。两药合用有协同作用，敌百虫肛栓每个 0.2g，在呋喃丙胺疗程的第 2~3 天开始，每晚用栓剂 1 个放入直肠离肛门 10cm 处，垫高臀部侧卧半小时，共用 3 次，虫卵转阴率达 90%，敌百虫肌注每日 100~150mg，疗程 3 天。

呋喃丙胺可引起食欲减退、恶心、呕吐、腹痛、腹泻、血便等胃肠道反应；并可引起肌痉挛以及神经精神症状，上述反应均能自行缓解，严重时终止治疗。敌百虫可引起头昏、头痛、失眠、多汗、流涎等胃肠道症状，对症进行处理后缓解，不影响继续治疗。个别病人可引起阿－斯综合征，可应用阿托品、解磷定等解毒药治疗，并停用敌百虫治疗。联合治疗对精神病史，神经官能症、溃疡病、肾炎、肝炎等疾病时忌用。

5. 其他抗血吸虫药　口服的没食子酸锑钠（sodium antimony subgallate、锑－273）和静脉注射的酒石酸锑钾两种。目前已少用。

（四）其他疗法

（1）晋·葛洪《肘后备急方·治卒大腹水病第二十五》中载有"若唯腹大，下之不去，便针脐下二寸，入数分，令水出孔合，须腹减乃止"，即放腹水的疗法，为大量腹水的治疗提供了思路。

（2）针刺疗法　急性期针刺大椎、曲池、合谷、天枢、三焦俞、十宣穴；慢性期针刺中脘、脾俞、足三里、内关。

（3）药物外治　可用甘遂末 15g 和芒硝 30g，或导水饼（巴豆 12g 研末，合轻粉 6g 做成饼）敷脐，每日换 1 次，用于腹水。

（五）民间经验方

（1）南瓜子去壳、去油粉剂有杀虫、退热及改善各种症状作用，杀幼虫作用强于成虫，多用于急性期，成人每次服 80g，每日 3 次，连服 4 周，儿童酌减，副作用有头晕、腹泻、食欲减退等。

（2）鸦胆子去壳取仁，每次 10 粒（0.4g），装入胶囊内吞服，每日 3 次，儿童减半，40 天为 1 疗程，有杀虫作用。

（3）半边莲 10g，水煎服，每日 3 次，对晚期血吸虫病肝硬化腹水有效。

（4）半边莲煎　半边莲 30g，猴结 5g，豆豉草 20g，绛梨木 20g，七叶莲 45g，樱桃根 30g。

（5）复方槟榔丸（杀虫方）　枣泥，槟榔，雄黄，茜草，红藤，治疗慢性血吸虫病。

【预防】

一、控制传染源

1. 普查与普治病人　在普查的基础上对查出的血吸虫病，普遍进行治疗，即可及时治疗病人保护劳动力，又可迅速控制传染源，兼收防治结合之效。我国血吸虫病流行区，多年来通过坚持不懈的防治，病人显著减少，有的地区消灭了血吸虫病，整个流行区感染度普遍下降。普查主要是采取综合查病的方法，根据病史、皮内试验、体检、环卵沉淀试验、虫卵孵化、直肠黏膜活组织检查等进行综合判断，确定须治疗的病人。近年来在疫区进行普查普治，对防治工作有重要意义。在实施中建立普查普治病人卡，并详细登记，正确统计与观察本病的消长情况。

2. 普查、普治病牛　普治病牛是控制传染源的又一重要措施。而且对发展畜牧业有重要意义。在普查的基础上，确定治疗对象，病牛的治疗用硝硫氰胺，以 2% 的水混悬液 1 次静脉注射疗法。剂量：水牛为 1.5mg/kg 体重，黄牛为 2mg/kg，1 次治愈率为 98% 以上。

二、切断传播途径

1. 查螺、灭螺　灭螺是切断传播途径的关键，灭螺应结合农田基本建设，兴修水利，彻底改变钉螺孳生和生存的环境。因地制宜采用物理方法和化学药物灭螺。

2. 粪便管理　防止人畜粪便污染水源，严格做到无害化处理，严格实行粪管制度。

3. 水源管理　保护水源，改善用水，做到饮用水无害化处理。

三、保护易感人群

不接触疫水，雨后与早晨不要在河边草地赤足行走。湖沼地区收割、捕捞、作战训练必须与疫水接触时，应确实做好个人防护。条件许可，可穿桐油布鞋、长筒胶鞋、塑料防护裤等，也可将1%的氯硝硫胺碱性溶液浸渍衣裤，以稀盐酸中和。与疫水接触前皮肤涂擦15%的邻苯二甲酸丁二酯，原液涂布1次能维持8h有效，乳剂涂布1次，防护效果维持4h。用2%的氯硝硫胺的脂肪酸制成的防蚴笔（2%的氯硝硫胺和10%的松节油制成）具有强大杀灭尾蚴作用，涂擦暴露皮肤，防护效果持续10h以上。已接触疫水者和怀疑接触疫水者，应在接触疫水之日起23～26天内服用吡喹酮40mg/kg，1次顿服。

第二节　并殖吸虫病

并殖吸虫病又称肺吸虫病，是由于寄生在人体内各脏器的并殖吸虫所致的一种自然疫源性慢性寄生虫病。为人兽共患蠕虫病。本病流行甚广，临床表现因虫种、寄生部位、发育状况及宿主反应的不同而异。寄生于肺部者常表现为咳嗽、胸痛与吐铁锈色痰等；寄生于脑、脊髓、腹腔与皮下组织者则可引起相应的临床表现。对某些虫种，其幼虫多不能发育为成虫，故主要表现为幼虫移行症。

全身症状为主要表现者，属于中医温病热毒炽盛；以肺部咳嗽、吐痰为主者，属于中医肺痈；以腹痛等为主要表现者，属于中医腹痛、泄泻、便血；而皮下结节或包块则属于中医痰核、瘰疬。

【病原学】

并殖吸虫因其生殖器官并列而命名。已知世界上有并殖吸虫48种，其中分布在亚洲的有31种，卫氏并殖吸虫、四川并殖吸虫是我国最重要的致病虫种。

1. 形态学　成虫是雌雄同体，有口、腹吸盘各1个，虫体富有肉质，为褐红色。卫氏并殖吸虫呈椭圆形，宽长之比为1：2左右，皮棘单生，腹吸盘位于虫体中横线之前。四川并殖（或斯氏狸殖）吸虫虫体呈长条形，两端较尖，皮棘混生（体前部多为单生，后部多为丛生），腹吸盘稍大于口吸盘，位于体前1/3处。血卵为椭圆形，壳较厚，呈金黄色，囊蚴呈圆球形或椭圆形。

2. 生活史　虫卵随终宿主的痰或吞下后随粪便排出，在澄清及流动的淡水中，在25℃～30℃条件下经3～4周发育成毛蚴，毛蚴钻入第1中间宿主体内，卫氏并殖吸虫的第1中间宿主为川卷螺，四川并殖吸虫（或斯氏狸殖吸虫）为拟钉螺，历时约3个月左右发育成尾蚴。尾蚴再进入第2中间宿主溪蟹或－蛄体内，经6～15周形成具有传染性的囊蚴。人或动物因生食或半生食含囊蚴的蟹类等而受染。囊蚴进入宿主小肠后，在肠腔内幼虫破囊而出，穿过肠壁而达到全身各组织，发育为成虫并产卵。

【流行病学】

一、传染源

病人、病兽与病畜都是卫氏并殖吸虫病的传染源。病人不是四川并殖（或斯氏狸殖）吸虫病的传染源，病兽、病畜等保虫宿主才是其传染源。

二、传播途径

本病的传播需通过中间宿主。第1、2中间宿主常共同栖于同一自然环境中。囊蚴只在溪蟹或蝲蛄死后肢体碎裂、腐烂时才能解脱出来，并污染水源。

三、易感人群

人群普遍易感。流行地区并殖吸虫抗原皮试阳性率可达20%，其中约1/3为隐性感染。

四、流行情况

并殖吸虫病流行于世界各地，我国约22个省、市、自治区，发现并殖吸虫和并殖吸虫病的存在。

【病因病机】

一、中医病因病机

在中医学中很早就有类似肺吸虫病的记载，如《诸病源候论·蛊毒候》："蛊毒千品，种种不同"，"吐血，赤痢，下血，肌肤消索，腹大如水状，腹内坚如石，面目青黄，小便淋漓，病变无常"。

本病病因，当为误食未熟之溪蟹或－蝲蛄而感受湿热邪毒，热毒壅盛则出现畏寒、发热、头胸腹痛，热毒雍于肺则出现咳嗽、咯血、咯痰。本病涉及湿热、热毒、瘀血、痰核、瘰疬，关系到肺、脾、胃、肝、肾等多个脏器。

二、西医发病机制和病理

肺吸虫囊蚴当被吞食后，约30~60分钟即在上段小肠内经胆汁等消化液的作用而脱囊，脱囊后尾蚴穿过肠壁到达腹腔，在腹腔内幼虫先钻入腹壁肌肉内，稍稍发育，约一周后再逸出到腹腔内。可暂时侵入肝脏或穿透横膈到达胸腔，在胸腔内生活数日至十几日后侵入肺实质，并在肺内定居发育，约经60~80天后即成熟排卵。

虫体虽大多穿过横膈进入胸腔，但亦可继续在腹腔内窜行，侵犯肝脏、脾脏、肾脏形成囊肿。虫体亦可直接沿神经根侵入脊椎管在脊髓旁形成囊肿，破坏或压迫脊髓，造成截瘫。窜向下腹可侵及膀胱或沿腹股沟管到阴囊，引起精索及阴囊内病变，有的虫体可穿过腹壁肌至皮下组织，并到处游走成为游走性皮下结节。

有些虫体可以在纵隔内游窜，进入心包致成心包炎。或沿纵隔血管向上到达颅底，再经颅底孔进入颅内，开始多侵犯颞叶及枕叶，主要病变为虫体穿行及暂时居留而形成互相沟通新旧不一的隧道及脓肿，在脑内多可找到虫体或虫卵，时间久后也可成为具有厚壁之脓肿，其壁也可部分钙化，有时虫体可向顶叶或底节、内囊视丘处穿行，甚而穿入侧脑室，引起种种严重症状甚或死亡。如侵入脊髓可引起截瘫，虫体侵犯小脑者较少见。虫体偶可侵入到眼眶内致成视力及眼球运动失常。

【临床表现】

早期可有腹痛、腹泄、食欲不振、皮疹、发热、胸闷、咳嗽等。因本虫可以侵犯全身各处，依侵犯部位不同可以出现不同的临床表现。

（一）潜伏期　潜伏期的长短与感染程度密切相关，最短可于食蟹后 4 小时发病，多数在 15 ~ 30 天。

（二）急性并殖吸虫病　初发症状为腹痛、腹泻、食欲减退，继之出现畏寒、发热，稍后出现咳嗽、胸痛、咳痰等症状。胸部 X 线检查可见到肺部病变、胸腔积液等。

（三）慢性并殖吸虫病　大多数患者早期症状不明显，发现时已进入慢性期。主要症状是胸痛、咳嗽、咳痰等症状，并伴有乏力、消瘦、盗汗等。

（四）临床类型

1. 胸肺型　这是卫氏并殖吸虫病中最多见的一种类型。主要表现为胸膜炎症状、胸痛、胸腔积液，咳嗽，咯果酱样血痰。

2. 中枢神经型（或脑脊髓型）　常同时有胸肺型并殖吸虫感染，症状亦由于侵犯部位而异临床表现亦多样化。主要症状为头部间歇性胀痛，有的剧烈者可伴有恶心、呕吐，是由于颅压增高或脑膜受侵所引起。其次为癫痫样发作（可呈现小发作或大发作类型）及瘫痪，可侵犯一个肢体也可为半身。有时表现为脑膜炎样症状，剧烈头痛、呕吐、颈强直，因脑部受损部位的不同，可出现偏盲、失明、各种类型盲症（精神盲、色盲、文字盲等）或失语症等。脊髓型者虽属少见，可先出现知觉异常，如下肢麻木感、刺激感，继而发生一侧或双侧下肢瘫痪，大小便失禁等，小脑受损者较罕见。

3. 皮下型　多与其他型并存，约有 3% ~ 20% 患者出现皮下结节，大小为 1 ~ 3cm（直径）多位于腹部至大腿间，亦可见于胸、背部或出现于四肢及颜面部。

4. 肝脏型　多以乏力、发热、肝脏肿大为主要表现，末梢血检查可见血沉加快，嗜酸性粒细胞增高。

5. 其他　心包型，多见于儿童，胸部 X 线检查见心包积液。阴囊肿块型等。

【实验室检查】

一、血象

白细胞总数增加，（10 ~ 30）× 10^9/L，急性期可达 40 × 10^9/L。嗜酸粒细胞增多，0.05 ~ 0.2（5% ~ 20%），急性期可高达 80% 以上。血沉中度或高度增速。

二、痰液检查

卫氏并殖吸虫病痰液常呈铁锈色，镜检可见虫卵，嗜酸粒细胞及夏——雷晶体。四川并殖（或斯氏狸殖）吸虫病患者痰中往往有多量嗜酸粒细胞和夏——雷晶体，极少查见虫卵。

三、粪便检查

虫卵可随咽下的痰液在粪中找到，卫氏并殖吸虫病患者可有 15% ~ 40% 阳性，四川并殖（或斯氏狸殖）吸虫病患者极少能找到虫卵。

四、其他体液检查

脑脊髓型患者的脑脊液可查见嗜酸粒细胞，蛋白含量轻度增加，偶见虫卵。胸水为草黄色或为血性。腹水黄色混浊，内含纤维素块、单核细胞或虫卵。

五、免疫学检查

1. 皮内试验：以1：2000并殖吸虫成虫抗原0.1ml注射于前臂皮内，15~20分钟后观察结果皮丘>12mm，红晕>25mm者为阳性反应，其阳性率可达95%。

2. 酶联免疫吸附试验：敏感性高，特异性强，该法与病人虫卵阳性符合率达100%。

3. 快速斑点酶联免疫吸附试验或单克隆抗体蛋白印迹试验，用于检测血清循环抗原，可作为早期诊断。

4. 间接血凝试验、间接荧光抗体试验、放射免疫测定、ABC酶联免疫吸附试验等检测循环抗体，在诊断上有参考价值。

六、X 线检查

脑脊髓型做CT和MRI有助于发现病变及定位。胸肺不同时期的X线影像改变如下：脓肿期可见直径1~2cm大小的石絮状，密度不均，边缘模糊，圆形或椭圆形浸润阴影。囊肿期表现为大小不等的结节影，或边缘清楚圆形或椭圆形的团块影，内含空泡，单房或多房。纤维瘢痕期表现为与血管走向并行的条索状影或大小不等的致密斑点状影，胸膜增厚及胸膜粘连极常见。

七、活体组织检查

四川并殖吸虫的皮下结节和包块病理检查可见典型的嗜酸性肉芽肿。

【诊断与鉴别诊断】

一、诊断要点

1. 流行病学资料　在流行地区有生食或半生食溪蟹、蝲蛄史或饮用生溪水史。

2. 临床表现　早期出现腹痛、腹泻、发热、咳嗽、咯铁锈色痰、胸痛、咯血、胸腔积液；或有游走性皮下结节或包块和（或）血中嗜酸粒细胞持续增高均应考虑本病，颅内压增高表现及癫痫反复发作者应考虑脑型并殖吸虫病。

3. 实验室检查　痰及大便检查发现虫卵或皮下结节活检见并殖吸虫的幼虫、成虫或虫卵为确诊本病的依据。

二、鉴别诊断

1. 结核病　胸肺型并殖吸虫病与肺结核和结核性胸膜炎的临床表现相似，腹型并殖吸虫病表现为腹膜炎、腹膜粘连、腹腔包块等也容易误诊为结核性腹膜炎。阳性流行病学史，免疫学检查及典型的X线改变可助鉴别。实验室检查血中嗜酸粒细胞增高，痰、粪中检出虫卵。

2. 颅内肿瘤　脑型并殖吸虫病应与颅内肿瘤相鉴别，从并殖吸虫的感染史、肺部的病变，痰内查到虫卵、实验检查阳性可与颅内肿瘤相鉴别。

3. 原发性癫痫　脑型并殖吸虫病的癫痫症状与原发性癫痫相似。但脑型并殖吸虫病既往无癫痫史，而且癫痫发作后，头痛及肢体无力等症状可持续数日之久，而原发性癫痫发作后，症状在几小时就可消失。

【治疗】

一、治疗原则

针对病原的治疗为治本的方法，且行之有效，中医药治疗克改善症状，加快痊愈，故中西医结合治疗可达缩短病程。

二、治疗方法

（一）辨证论治

1. 热毒壅盛，邪热壅肺

主症：发热，头痛，头昏，胸闷，胸痛，咳嗽，咯血痰，舌红苔黄，脉数。

治则：清热解毒，清肺化痰。

方药：清金化痰汤加减。

组成：黄芩 10g　栀子 10g　知母 10g　桑白皮 12g　浙贝母 9g　麦冬 12g

加减：加石膏、犀角（水牛角代替）清热泻火解毒；杏仁、瓜蒌、厚朴宣肺化痰、宽胸理气。

2. 肺阴不足，阴虚燥热

主症：气短乏力，干咳少痰，痰中带血，口干舌燥，潮热盗汗，舌红少苔，脉数无力。

治则：养阴润肺，清热凉血。

方药：保真汤加减。

组成：党参 15g　太子参 15g　黄芪 20g　白术 12g　茯苓 15g　炙甘草 12g　天冬 15g　麦冬 15g　生地黄 20g　熟地黄 20g　当归 12g　白芍 20g　地骨皮 10g　黄柏 10g　知母 12g

3. 大肠、肝胆湿热

主症：腹痛、腹泻、大便稀黄甚至黏稠脓血、严重者可见黄疸积聚，舌红苔厚、黄腻，脉数。

治则：清热解毒，泻肝凉血。

方药：芍药汤加减。

组成：白芍 20g　黄连 10g　黄芩 10g　大黄 9g　当归 12g　肉桂 10g　木香 9g　槟榔 15g

4. 气滞脾虚，痰瘀阻络

主症：皮下结节或包块，隐痛或轻微发痒，表皮正常，常呈游走，舌质瘀暗苔白，脉弦。

治则：健脾理气，化痰通络，活血化瘀。

方药：四君子汤加减。

组成：人参 12g　茯苓 20g　白术 15g　枳壳 12g　陈皮 15g　夏枯草 12g　昆布 10g　海藻 10g　丹参 15g　赤芍 12g

（二）西医治疗

1. 病原治疗

（1）吡喹酮 是目前治疗并殖吸虫病最理想的药。本药疗效高，疗程短，不良反应少，剂量为每人75mg/kg，分3次服，连服2~3天，总剂量为150~225mg/kg体重。脑型病人宜给予2个疗程，间隔期为1周。

（2）阿苯达唑（丙硫咪唑） 剂量为8mg/kg，体重计算以50kg为限，分2次服，连服7天。

（3）硫双二氯酚 疗程长，不良反应较多，疗效不如吡喹酮。成人每日3g，儿童50mg/kg，分3次口服，每日或间日用药，10~15个治疗日为1疗程，有时需用2~3个疗程。胸肺型疗效较好。不良反应有腹痛、腹泻、恶心、呕吐、荨麻疹、口腔及肛门刺激症状等，停药均可消失。有严重心、肺、肾疾病及妊娠期禁用。

2. 对症治疗 对咳嗽、胸痛者可应用镇咳及镇痛剂。癫痫发作可用苯妥英钠、鲁米那及地西泮等口服预防，颅内压增高者可应用脱水剂。

3. 手术治疗 皮下结节包块可以手术摘除，有明显肠梗阻、肠粘连或脑脊髓型的神经压迫症状，经药物治疗后，疗效不明显者可以考虑手术治疗。

【预后】

一般预后良好。脑脊髓型预后较差。四川并殖吸虫病侵犯脑部较卫氏并殖吸虫病为轻，后遗症少。

【预防】

1. 防止人体感染 在流行区广泛宣传教育，不饮用溪流生水，改掉生食或半生食溪蟹、蝲蛄的习惯。

2. 控制传染源 彻底治疗病人和病畜，捕杀对人有害的或保虫宿主的动物。

3. 切断传播途径 管理粪便，杀灭痰、粪中虫卵。

第三节 华支睾吸虫病

华支睾吸虫病（clonorchiasis sinensis）是由食入含有华支睾吸虫囊蚴的淡水鱼、虾而致华支睾吸虫寄生在人体肝内胆道所引起的以肝胆病变为主的一种人兽共患性寄生虫病，也称为肝吸虫病。本病分布在亚洲。临床特征主要表现为食欲不振、上腹隐痛、疲乏及精神不振、肝肿大等，严重感染可引起胆道感染、胆管胆囊炎、胆道梗阻甚至肝硬化等多种并发症。

中医学并无本病病名，根据其不同阶段的临床特点，一般将其归属"胆胀"、"虫证"、"胁痛"、"黄疸"、"积聚"等范畴。

【病原学】

华支睾吸虫成虫体形狭长，背腹扁平，前端稍窄，后端钝圆，状似葵花子，体表无棘。虫体大小一般为（10～25）×（3～5）mm。口吸盘略大于腹吸盘，前者位于体前端，后者位于虫体前1/5处。消化道简单，口位于口吸盘的中央，咽呈球形，食道短，其后为肠支。肠支分为两支，沿虫体两侧直达后端，不汇合，末端为盲端。排泄囊为一略带弯曲的长袋，前端到达受精囊水平处，并向前端发出左右两支集合管，排泄孔开口于虫体末端。雄性生殖器官有睾丸1对，前后排列于虫体后部1/3，呈分支状。两睾丸各发出1条输出管，向前约在虫体中部汇合成输精管，通储精囊，经射精管入位于腹吸盘前缘的生殖腔，缺阴茎袋、阴茎和前列腺。雌性生殖器官有卵巢1个，呈分叶状，位于睾丸之前，输卵管发自卵巢，其远端为卵膜，卵膜周围为梅氏腺。卵膜之前为子宫，盘绕向前开口于生殖腔。受精囊在睾丸与卵巢之间，呈椭圆形，与输卵管相通。劳氏管位于受精囊旁，也与输卵管相通，为短管，开口于虫体背面。卵黄腺呈滤泡状，分布于虫体的两侧，两条卵黄腺管汇合后，与输卵管相通。虫卵形似芝麻，淡黄褐色，一端较窄且有盖，卵盖周围的卵壳增厚形成肩峰，另一端有小瘤。卵甚小，大小为（27～35）μm×（12～20）μm。从粪便中排出时，卵内已含有毛蚴。

【流行病学】

一、传染源

能排出华支睾吸虫卵的病人、感染者、受感染的家畜和野生动物均可作为传染源。主要保虫宿主为猫、狗和猪。另外，还有报道，鼠类、貂、狐狸、野猫、獾、水獭也是保虫宿主。在实验室，豚鼠、家兔、大白鼠、海狸鼠、仓鼠等多种哺乳动物均可感染华支睾吸虫。华支睾吸虫有着广泛的保虫宿主，其感染率与感染度多比人体高，对人群具有潜在的威胁性。

二、传播途径

华支睾吸虫病的传播有赖于粪便中的虫卵有机会下水，而水中存在第一、第二中间宿主以及当地人群有生吃或半生吃淡水鱼虾的习惯。

作为华支睾吸虫第一中间宿主的淡水螺可归为4科6属8个种，最常见的有：纹沼螺、赤豆螺（傅氏豆螺）、长角涵螺。这些螺均为坑塘、沟渠中的小型螺类，适应能力强。各种螺感染华支睾吸虫的程度各地报道不相同，而且毛蚴感染率随季节变化。如四川安岳县的现场调查，华支睾吸虫毛蚴感染赤豆螺以5～10月为高，11～第二年3月感染率几乎为零。这可能与水温有密切关系，也与当地在3月份大量施放人粪有关。在螺体内，华支睾吸虫一般只发育至尾蚴阶段。但也有报道华支睾吸虫在螺体内能发育成为囊蚴，这可能是由于尾蚴成熟后因环境变迁，螺不能在水内生活，尾蚴不能逸出，而进一步发育为囊蚴。

华支睾吸虫对第二中间宿主的选择性不强，国内已证实的淡水鱼宿主有12科39属68种。但从流行病学角度看，养殖的淡水鲤科鱼类，如草鱼（白鲩，鲩鱼）、青鱼（黑鲩）、鲢鱼、鳙鱼（大头鱼）、鲮鱼、鲤鱼、鳊鱼和鲫鱼等特别重要。野生小型鱼类如麦穗鱼、克氏鲦鱼感染率很高，与儿童华支睾吸虫病有关。在台湾省日月潭地区，上述两种小鱼华支睾吸虫囊蚴的感染率甚至高达100%。1988年的调查资料表明，在黑龙江佳木斯地区的麦穗鱼感染率也为100%。囊蚴可分布在鱼体的各部分，如肌肉、皮、头、鳃、鳍及鳞等，一般以鱼肌肉最多，尤其在鱼体中部的背部和尾部较多。也可因鱼的种属不同，囊蚴的分布亦不同。除淡水鱼外，淡水虾如细足米虾、巨掌沼虾等也可有囊蚴寄生。

三、易感人群

华支睾吸虫的感染无性别、年龄和种族之分，人群普遍易感。流行的关键因素是当地人群是否有生吃或半生吃鱼肉的习惯。实验证明，在厚度约1mm的鱼肉片内的囊蚴，在90℃的热水中，1秒即能死亡，75℃时3秒内死亡，70℃及60℃时分别在6秒及15秒内全部死亡。囊蚴在醋（含醋酸浓度3.36%）中可存活2，在酱油中（含NaCl 19.3%）可存活5h。在烧、烤、烫或蒸全鱼时，可因温度不够、时间不足或鱼肉过厚等原因，未能杀死全部囊蚴。

四、流行特征

华支睾吸虫病主要分布在亚洲，如中国、日本、朝鲜、越南和东南亚国家。在我国除青海、宁夏、内蒙古、西藏等尚未见报道外，其余25个省、市、自治区都有不同程度的流行。因该病属人兽共患疾病。估计动物感染的范围更广。华支睾吸虫病的流行，除需有适宜的第一、第二中间宿主及终宿主外，还与当地居民饮食习惯等诸多因素密切相关。

【病因病机】

一、中医病因病机

中医学认为，本病乃饮食不洁，感受虫毒所致，肝虫寄生于肝内胆管，湿热虫毒蕴结，肝胆疏泄失常，胆汁不能正常疏泄，影响脾胃运化功能，而产生各种不同的证候。虫邪侵袭人体，内舍于肝，肝失条达，肝郁乘脾，脾失健运，而临床上出现食欲低下，有疲劳感，无力，脘闷不舒，胁部满闷，腹胀便溏，消瘦，舌淡苔白，脉弦弱等肝脾不和的证候；肝郁、脾虚日久，必然导致气血运行不畅，瘀结胁下，则可见肝肿大的积证；若肝郁虫积，损伤肝之阴血，而出现胁痛、头痛、头晕、耳鸣、失眠、消瘦、倦怠乏力、舌嫩红、苔薄、脉弦弱等肝阴不足之证；若病情日渐加重，不易好转时，出现肝失疏泄，脾阳不振，水湿内停，腹部日渐胀大，成为臌胀；部分患者，因虫积肝郁化火，加之脾失健运，湿浊内生，郁湿化热，临床上出现胁痛、寒热往来、脘痞厌食、身肢倦重、黄疸、便溏、舌苔黄腻、脉滑数等湿热内郁之证。

本病的病位不单在于肝，更重要的是在于脾，从脏腑辨证而论，应属肝脾同病而以脾病为主之证，因此本病表现为一系列脾虚不运的证候以及胁部不适、头痛、头晕、失眠等肝郁不舒的症状。华支睾吸虫病的病因病机在于湿热邪气外袭，内蕴于脾胃肝胆，虫积肝郁为本，脾虚为标，证候表现虚实并见，或虚多实少，或实多虚少，或虚实并重。若患者脾气本虚，或邪郁日久伤脾气，或肝郁日久横逆乘脾，可导致脾气虚亏，而病情迁延，久治不愈，形成脾虚之证。若脾虚不运，可致湿浊内生，湿邪日久可化热；或气血运行不畅，而致瘀血内留；或气血生化之源不足，阳损及阴，而致肝阴不足；或脾虚及肾，而致脾肾两虚。

二、西医发病机制和病理

华支睾吸虫的成虫寄生在胆管，虫卵随粪排出，从感染螺释出的尾蚴可感染多种淡水鱼，人因吃含有囊蚴的生鱼、鱼干、盐鱼或腌鱼而感染。囊蚴在十二指肠释出，进入总胆管并移行至肝内胆小管（或偶尔可进入胆囊或胰管），约1个月发育成熟为成虫，成虫的寿命可长达20年以上。

华支睾吸虫病的危害性主要是患者的肝脏受损。病变主要发生于肝脏的次级胆管。成虫在肝胆管内破坏胆管上皮及黏膜下血管，虫体在胆管寄生时的分泌物、代谢产物和机械刺激等因素诱发的变态反应可引起胆管内膜及胆管周围的超敏反应及炎性反应，出现胆管局限性的扩张及胆管上皮增生。病理研究表明，受华支睾吸虫感染的胆管呈腺瘤样病变。感染严重时在门脉区周围可出现纤维组织增生和肝细胞的萎缩变性，甚至形成胆汁性肝硬化。由于胆管壁增厚，管腔相对狭窄和虫体堵塞胆管，可出现胆管炎、胆囊炎或阻塞性黄疸。由于胆汁流通不畅，往往容易合并细菌感染。

胆汁中可溶的葡萄糖醛酸胆红素在细菌性 β - 葡萄糖醛酸苷酶作用下变成难溶的胆红素钙。这些物质可与死亡的虫体碎片、虫卵、胆管上皮脱落细胞等形成胆管结石。因此华支睾吸虫常并发胆管感染和胆石症，胆石的核心往往可找到华支睾吸虫卵。华支睾吸虫病的并发症和合并症很多，有报道多达21种，其中较常见的有急性胆囊炎、慢性胆管炎、胆囊炎、胆结石、肝胆管梗阻等。成虫偶尔寄生于胰腺管内，引起胰管炎和胰腺炎。

有文献报道，华支睾吸虫感染可引起胆管上皮细胞增生而致癌变，主要为腺癌。

【临床表现】

一、临床表现

轻度感染时不出现临床症状或无明显临床症状，重度感染时，在急性期主要表现为过敏反应和消化道不适，包括发热、胃痛、腹胀、食欲不振、四肢无力、肝区痛、血液检查嗜酸性粒细胞明显增多等，但大部分患者急性期症状不很明显。临床上见到的病例多为慢性期，患者的症状往往经过几年才逐渐出现，一般以消化系统的症状为主，疲乏、上腹不适、食欲不振、厌油腻、消化不良、腹痛、腹泻、肝区隐痛、头晕等较为常见。常见的体征有肝肿大，多在左叶，质软，有轻度压痛，脾肿大较少见。严重感染者伴有头晕、消瘦、浮肿和贫血等，在晚期可造成肝硬化、腹水，甚至死亡。儿童和青少年感染华支睾吸虫后，临床表现往往较重，死亡率较高。除消化道症状外，常有营养不良、贫血、低蛋白血症、浮肿、肝肿大和发育障碍，以致肝硬化，极少数患者甚至可致侏儒症。根据慢性华支睾吸虫的主要症状及特征，可将其分为6个临床类型。

1. 胃肠炎型　患者出现食欲不振、乏力、胃部不适、消化不良、腹胀、腹痛和腹泻，大便每日4~5次，但无脓血便、肝脏肿大、贫血、消瘦等。患者胃肠道钡餐检查，无阳性所见。胃镜检查时，往往无异常所见。

2. 肝炎型　患者出现全身无力、头昏、失眠、食欲不振、下肢酸软、胸闷、肝区隐痛等症状。患者常有肝脏肿大，轻度压痛和叩击痛，少数患者脾脏也有轻微肿大。实验室检查呈现血清转氨酶活力轻度或中度升高，血清白蛋白降低或正常。如果患者病程时间短，症状不严重时，往往容易误诊为肝炎。

3. 肝硬化型　严重感染的患者，可出现食欲减退、恶心呕吐、疲倦乏力、腹泻等，而且发生率较高。其原因可能是由于肠道水肿、脂肪吸收不良以及华支睾吸虫寄生等所导致。患者还可出现程度不同的腹痛、神经精神症状。并能出现腹水、浮肿、黄疸、食管静脉曲张、脾功能亢进、消瘦、体重减轻等。实验室检查可见血清转氨酶活力增高、血清白蛋白减低等。此型患者的临床表现极似于门静脉性肝硬化。

4. 营养不良型 患者出现消瘦、水肿、舌光滑、指甲苍白、皮肤粗糙、贫血、多发性神经炎、口角炎等。患者血浆蛋白减少，肝功能减退。此型发病后，病情较重，治疗效果欠佳，预后较差。

5. 胆囊胆管炎型 患者有轻重不一的腹胀、上腹或右上腹部不适、持续性钝痛或右肩胛区疼痛、胃灼热、嗳气等消化不良症状，有时则出现不规则的低热或高热，常伴发胆囊炎或胆石症。

6. 类侏儒型 此型多发生在严重感染的儿童，表现为发育障碍，体型均匀性矮小，身高体重明显低于同龄正常儿童，超过半数病儿的身高和（或）体重低于正常的 20% 以上，缺少第二性征，成年后不能生育等。成年人生殖功能也同样减退，例如男性的睾丸萎缩与阳痿，女性的月经紊乱、腋毛及阴毛均减少等。内分泌功能发生紊乱。

二、并发症

华支睾吸虫病的并发症很多，其中较常见的有急性胆囊炎、慢性胆管炎、胆囊炎、胆结石、肝胆管梗阻等。华支睾吸虫的感染还引起胆管上皮细胞增生而致癌变，诱发胆管型腺癌。

【实验室检查】

一、血常规检查

外周血象中嗜酸性粒细胞轻度或中度增加，可达 10% ~40% 。严重者可有贫血。

二、肝功能检查

多数患者的肝功能试验在正常范围内，仅有少数严重感染者有 ALT 增高，胆红素增高及球蛋白增高等。

三、免疫学检查

近年来随着酶、同位素、生物素和胶体金等标记技术和新方法的发展和应用，大大提高了检测血清抗体或抗原的敏感性和特异性，使华支睾吸虫病诊断率大为提高。目前，在临床辅助诊断和流行病学调查中，免疫学方法已被广泛应用。常用的方法有间接血凝试验（IHA）、间接荧光抗体试验（IFAT）、酶联免疫吸附试验（ELISA）等。

四、虫卵检查

华支睾吸虫虫卵小，容易漏检，粪便直接涂片法也易于漏检，采用集卵法，提高检出率，如水洗沉淀集卵法或氢氧化钠消化法。另外，十二指肠引流液中也可检出虫卵。

五、影像学检查

用 B 型超声波检查华支睾吸虫病患者时，在声像图上可见多种异常改变，如肝内光点疏密欠均，有斑点状、团块状或雪片状，弥漫性中小胆管不同程度扩张，胆管壁粗糙、增厚，回声增强或胆管比例失常及枯枝状回声。尽管声像图特异性不强，但与流行病学、临床表现及实验室检查对比分析，仍具有一定诊断价值。CT 检查对华支睾病诊断也有较大价值。在 CT 照片上，华支睾吸虫胆管感染具有以下特征：肝内胆管从肝门向周围均匀扩张，肝外胆管无明显扩张；肝内管状扩张胆管直径与长度比多数小于 1：10；被膜下囊样扩张小胆管以肝周边分布为主，管径大小相近，这些是特异性征象；少数病例胆囊内可见不规则组织块影。因此认为 CT 是本病较好的影像学检查方法。

【诊断与鉴别诊断】

一、诊断标准

（1）在流行地区生活或去过流行地区，有生食或未煮熟食淡水鱼、虾史。

（2）临床特点。患者无症状或有食欲不振、胃部不适、消化不良、腹胀、腹泻等，病情严重者常有慢性胆管炎、胆囊炎症状，可有肝脏肿大、黄疸、肝功能异常。重复感染及迁延未治者，可发展到肝硬化。

（3）患者嗜酸性粒细胞轻、中等度增加。

（4）患者粪便或十二指肠引流胆汁中找到华支睾吸虫卵。

（5）免疫学检查。如间接血凝试验、免疫电泳以及补体结合试验等，有辅助诊断价值。

（6）在粪便或十二指肠内容物中发现虫卵是最重要的确诊依据，但这种虫卵很难与后殖吸虫、异形吸虫及后睾吸虫的虫卵区别。腹部 X 线平片有时可显示肝内钙化，经皮经肝胆管造影常可显示周围肝内胆管扩张，成虫像似圆形缺损。在有急性症状的病人，肝扫描通常阴性，但可显示多发性吸收减弱区。

二、鉴别诊断

1. 病毒性肝炎　病毒性肝炎患者常有与此病患者密切接触史，而无进食未煮熟的淡水鱼史。病毒性无黄疸型肝炎患者较为多见，约占全部甲型肝炎患者的 80% 以上，其临床症状不显著，起病多缓慢，主要症状有食欲不振、恶心、腹胀、肝区不适或隐痛、肝脏肿大等症状和体征，与黄疸型肝炎患者相仿，肝功能轻度损害。各型肝炎抗原、抗体检测可呈阳性，粪便检查无华支睾吸虫卵。

2. 原发性肝癌　原发性肝癌起病隐袭，患者早期症状往往不明显和缺乏特异性。患者主要症状以食欲减退、消瘦、乏力、肝区不适等为最多见。本病进展迅速。患者肝脏肿大、肝脏坚硬、表面不规则有大小不等的结节。同时，出现黄疸或急剧产生腹水，甲胎蛋白试验多为阳性。超声波和同位素扫描可协助诊断。肝脏穿刺取活组织检查，可以确定肝癌的诊断。患者粪便检查无华支睾吸虫卵。由此，可以确诊为肝癌。

3. 肝硬化　其他病因引起的肝硬化，应与华支睾吸虫引起的肝硬化进行鉴别。其他病引起的肝硬化，无去流行地区史，无食生鱼、虾史，患者粪便及十二指肠引流液中找不到华支睾吸虫卵，华支睾吸虫免疫学检查呈阴性反应，也有辅助诊断价值。其他原因引起的肝硬化亦可引起肝脏肿大，如慢性肝炎、原发性肝癌、肝脂肪浸润等。脾肿大，尤其是特发性门静脉高压须与华支睾吸虫病鉴别，其病理为：肝内窦前性门静脉纤维化与压力增高，临床表现为脾肿大、贫血、白细胞与血小板减少、胃肠道反复出血等。其他原因所致的腹水症，特别是充血性心力衰竭、缩窄性心包炎、肾病、结核性腹膜炎、腹膜癌肿及卵巢癌等疾病所致的腹水须与华支睾吸虫病进行鉴别。

4. 肝片形吸虫病 肝片吸虫病是牛、羊的寄生虫病，人同样也会受到感染。人食用含有该虫囊蚴的水生植物或被囊蚴污染的生水而被感染。此病的临床症状与华支睾吸虫病类似，常出现梗阻性黄疸和胆管出血。粪便中查到虫卵可明确诊断。

5. 其他吸虫 异形吸虫、猫后睾吸虫以及横川后殖吸虫的虫卵均同华支睾吸虫卵相似。

【治疗】

一、治疗原则

病原治疗是关键。准确、足量抗寄生虫药物是治疗的关键，针对不同临床表现可辅以辨证论治。

二、治疗方法

（一）病原治疗

1. 吡喹酮（praziquantel） 吡喹酮对治疗华支睾吸虫病有良好的疗效，为本病治疗的首选药物。患者用吡喹酮治疗后，病情明显的好转，粪便虫卵减少率近100%；用药剂量较大者，粪便虫卵阴转率多在90%以上。吡喹酮具有代谢快的药代动力学的特点，适当增加每次剂量，一日3次给药，可以提高疗效。国内有用120mg/kg治疗中、重度感染者，第一天服75mg/kg，第二天服45mg/kg，分3次口服（每次剂量为25mg/kg、15mg/kg），4个月后虫卵阴转率达91.7%（醛醚法）。国外采用每次25mg/kg，2日疗法（总剂量150mg/kg）治疗，虫卵阴转率为100%。国内曾采用总剂量180mg/kg与210mg/kg 5天疗法（每日3次，每次12mg/kg、14mg/kg，间隔4h），治疗3日后粪便检查（醛醚法）虫卵的阴转率分别为93.9%与100%。根据大量临床治疗效果分析，吡喹酮的近期和远期疗效与六氯对二甲苯相仿。目前认为，无论感染轻重，适当剂量用吡喹酮，均可获得满意疗效。吡喹酮治疗本病的用药剂量虽然比血吸虫病大，但副作用并不严重，一般反应于服药后1~2h出现，24h后减轻或消失。副作用的发生和剂量有关，其发生率虽高，但程度均轻，持续时间短暂，无迟延反应，病人均能足量按期完成疗程，疗效均获得满意结果。服药后出现的副作用，主要有消化道和神经系统症状，如恶心（11%）、腹泻（6%~10%）、腹痛（19%~33%）、头痛（16%~31%）、头昏（58%~66%）、乏力（26%~27%）等。少数患者应用吡喹酮治疗后，心电图出现ST段及T波变化，主要是T波电压低、双相或倒置，说明有心肌损害。个别患者也可出现心律失常，如期前收缩等。患者肝功能也可出现轻度异常，停止用药后，能逐渐恢复正常。肾功能无异常所见。虽然患者用药后副作用较轻，但也要予以重视。

2. 六氯对二甲苯（hexachloroparaxylene, hetol, 血防846） 可抑制华支睾吸虫幼虫的生长发育，高浓度时有杀虫作用。虫体经药物作用后，其睾丸和卵巢均见破坏。采用本药的乳粉药物剂型，每日58~110mg/kg（以50kg为限）等不同剂量，每日剂量分2次服用，总剂量16.5~18g，远期随访显示虫卵阴转率为96.3%~100%。若采用聚乙二醇为基质的浓度为40%的滴丸制剂，剂量每日为100mg/kg，日服1次，连服4天后服80mg/（kg·d），疗程共5天，3个月以后用沉淀法查虫卵，阴转率为100%，醛醚法为82%。本药的副作用主要表现在消化系统及神经系统，如食欲减低（13.8%）、腹泻（17.2%）、恶心（20.7%）。

（二）手术治疗

有胆囊炎、总胆管堵塞等急性外科并发症时，应立即以手术治疗。

（三）一般对症治疗

重症有营养不良或肝硬化症状时，应加强营养、保护肝脏等对症治疗。

（四）辨证论治

1. 肝郁脾虚

主症：右胁隐痛，全身乏力，头昏目眩，失眠，食欲不振，胸闷，舌淡红、苔微黄，脉微弦。

治则：疏肝理气，杀虫健脾。

方药：逍遥散加减。

组成：当归10g　白芍10g　郁金10g　柴胡10g　白术10g　鹤虱10g　槟榔10g　榧子10g　茯苓15g　薄荷6g　甘草6g

加减：纳呆食滞者，加麦芽、鸡内金、独脚金等；右胁绞痛者，加川楝子、延胡索；疲乏气虚较甚者，加北黄芪。

2. 气滞血瘀

主症：患者有轻重不一的腹胀，上腹或右上腹部不适，持续性钝痛或右肩胛区疼痛，胃灼热，嗳气，舌暗或有瘀斑、苔微黄，脉弦涩。

治则：理气活血，逐瘀止痛。

方药：膈下逐瘀汤加减。

组成：当归9g　桃仁12g　红花9g　枳壳6g　赤芍9g　甘草3g　川芎6g　五灵脂10g　牡丹皮10g　乌药3g　延胡索6g　香附10g　槟榔10g

加减：腹胀、脚肿者，加茯苓、猪苓、泽泻、大腹皮等；气虚疲乏者，加北黄芪、党参；结聚较大者，加牡蛎。

3. 脾虚湿盛

主症：食欲减退，恶心呕吐，疲倦乏力，腹泻，体型消瘦，舌淡胖、苔薄白或薄腻，脉细无力。

治则：健脾理气，利湿驱虫。

方药：华支睾吸虫一方或华支睾吸虫二方。

组成：①华支睾吸虫一方：党参或太子参12g　茯苓12g　白术10g　扁豆12g　山药15g　郁金10g　槟榔25g　使君子10g　甘草4.5g；②华支睾吸虫二方：郁金10g　苦楝根皮15g　榧子肉25g　槟榔25g。一般先服一方，每日1剂，服3～4天，改用二方，每日1剂，服5～7天，如患者大便中仍有虫卵，可交替重复使用，服至病愈为止。体质强者，则先服二方，后服一方，剂次不变。感染轻者，1～2个疗程可愈；感染重者，一般3个疗程可愈，最多服4个疗程。

加减：根据临床证候差异，于一方适当加减，二方不变。脘闷，恶心呕吐，肢体困重，湿困明显者，去苍术，加白术、姜半夏、陈皮、砂仁以化湿；胁痛明显，嗳气顺逆，脘闷，肝气横逆者，酌加枳壳、白芍、柴胡以舒肝；头昏、头痛、失眠，肝阴不足者，酌加女贞子、旱莲草、白芍、党参以养护肝阴；肝硬化腹水者，酌加丹参、何首乌、菟丝子、楮实子，去人参加党参以增强健脾除湿柔肝之效。

4. 肝胆湿热

主症：胁痛，寒热往来，面目周身俱黄，其色鲜明，脘痞厌食，身肢倦重，便溏，恶心欲呕，厌油纳差，口干口苦，喜冷饮，胁腹胀满，大便难，小便深黄，舌红、苔黄或黄腻，脉弦数或滑数。

治则：健脾理气，通腑泄热。

方药：大柴胡汤合茵陈汤加减。

组成：柴胡9g　黄芩9g　芍药9g　姜半夏9g　枳实9g　茵陈15g　栀子6g　大黄6g　大枣4枚　生姜12g

加减：恶心呕吐者，加竹茹、姜半夏；目黄、尿黄者加溪黄草、田基黄等；兼有食滞、纳呆者，加麦芽、鸡内金等；里实热盛，大便秘结者，可用大承气汤。

5. 肝肾阴虚

主症：肝郁虫积日久，损伤肝之阴血，出现胁痛，头痛，头昏，耳鸣，失眠，消瘦，倦怠无力，舌嫩红、苔薄，脉弦弱。

治则：养血柔肝，滋阴补肾。

方药：一贯煎加减。

组成：生地黄15g　枸杞子9g　沙参15g　麦冬9g　石斛9g　牡丹皮9g　川楝子9g　木瓜9g

加减：胁痛明显者，加郁金、延胡索；大便干结者，加火麻仁、枳壳、柏子仁；失眠者，加酸枣仁、远志；气阴两虚，午后低热者，加太子参、鳖甲、地骨皮。

（五）针灸疗法

（1）肝胃不和时针刺脾俞、胃俞、足三里、内关、太冲。

（2）气滞血瘀时，针刺肝俞、膈俞、阳陵泉、太冲。

（3）气阴两虚时，针刺期门、章门、三阴交、太溪、足三里、太冲。

（4）寒湿中阻时，针刺脾俞、胆俞、至阳、中脘、足三里、三阴交。

（5）根据患者的相关症状进行加减配穴，如脘腹痞满加中脘；恶心呕吐加内关；神疲乏力加关元；失眠多梦加神门、足三里等，针刺治疗每日或隔日1次。

（六）民间经验方

（1）榧子肉30g，槟榔15g，使君子10g。水煎服，每日1剂，15日为1疗程。

（2）南瓜子30~60g，制成粉剂口服，每日1次，连服2周。

（3）槟榔、贯众、葫芦茶各240g，雷丸（醋炒）、木香各60g，共为末，加雄黄3g，茵陈、川楝子各60g。煎取浓汁，掺入药末中，共为丸，如绿豆大，成人每次12g，小儿每次3~6g，每日1次，连服5日。

【预后】

早期发现、早期确诊的轻症患者，经特效药物治疗后，预后良好。重复感染并病情严重者，经特效药物反复治疗后，病情好转，也可得到良好的效果。重症患者已发展到肝硬化阶段者，经特效药物及支持疗法之后，一般情况和肝脏病变均可获得明显好转。华支睾吸虫病合并病毒性肝炎时，因病毒性肝炎症状重，病情复杂，病程迁延，也无特效疗法，因此，病情逐渐恶化，虽用治疗华支睾吸虫病的特效药物治疗，其效果往往不理想，患者的全身症状及肝功能异常状况不易恢复到正常水平，预后较差。

【预防】

华支睾吸虫病是由于生食或半生食含有囊蚴的淡水鱼、虾所致，预防华支睾吸虫病应抓住经口传染这一环节，防止食入活囊蚴是防治本病的关键。做好宣传教育，使群众了解本病的危害性及其传播途径，自觉不吃生鱼及未煮熟的鱼肉或虾，改进烹调方法和饮食习惯，注意生、熟吃的厨具要分开使用。家养的猫、狗如粪便检查阳性者应给予治疗，不要用未经煮熟的鱼、虾喂猫、狗等动物，以免引起感染。加强粪便管理，不让未经无害化处理的粪便下鱼塘。结合农业生产清理塘泥或用药杀灭螺蛳，对控制本病也有一定的作用。

第四节 肠绦虫病

绦虫病是由绦虫寄生于人体小肠所引起的寄生虫病。我国常见的有牛肉绦虫病和猪肉绦虫病2种。本病中医称为"寸白虫病"。

【病原学】

猪肉绦虫和牛肉绦虫均呈扁平带状，可分为头节、颈部和链体3部分。头节为其吸附器官，上有4个吸盘，牛肉绦虫头节略呈方形，无顶突与小钩；猪肉绦虫头节呈球形，有顶突及2圈小钩。颈部为生长部分，由此产生节片形成链体。虫卵近似球形，卵壳易脱落。

【流行病学】

一、传染源

人是猪肉绦虫病及牛肉绦虫病的唯一传染源。

二、传播途径

人由于食用含有活囊尾蚴的猪肉、牛肉而受染。

三、易感人群

人群普遍易感。猪肉绦虫病及牛肉绦虫病以青壮年为多，男性多于女性。

【病因病机】

一、中医病因病机

中医把绦虫称为寸白虫，认为本病是因吞食寸白虫幼虫而使之寄生于小肠，以致阻滞脾胃，吸食人体水谷精微而引起各种病变。

二、西医发病机制和病理

带状的成虫寄居于人的肠道内，含卵的节片随粪排出并被牛摄入。虫卵在牛肠内孵化释出六钩蚴，后者侵入肠壁并随血流到达横纹肌，2 个月后发育为囊尾蚴，即一个含有翻卷缩入头节的小囊。人因吃生的或不熟的牛肉中的囊尾蚴而感染。囊尾蚴附着于肠黏膜，2 个月后发育成熟为成虫。成虫（通常只有 1~2 条）可存活数年。

具体发病机理为：①夺取营养，体壁吸收营养，微毛增大吸收面积，吸收氨基酸、糖、脂肪酸、维生素等；②损伤肠壁，引起消化道症状，擦伤肠上皮细胞，猪带绦虫尤甚，表现为腹部隐痛、消化不良、恶心、腹泻、消瘦等；③堵塞肠腔，引起肠梗阻；④孕节从肛门逸出、引起肛门瘙痒；⑤异位损害，牛带绦虫可以寄生在子宫腔、耳咽管等。

【临床表现】

潜伏期一般为 2~3 个月，牛肉绦虫病可长达 4~9 个月。

大多症状轻微，或仅感肛门发痒。半数患者有腹部隐痛、恶心、便秘或腹泻、食欲亢进、消瘦等。大便中常有白色虫体节片排出。牛肉绦虫的妊娠节片常从肛门自动逸出，而猪肉绦虫的妊娠节片常成串随大便排出。

【实验室检查】

1. 用肛门拭子法、粪便直接涂片或沉淀法检查虫卵，阳性者可确诊；若检获妊娠节片，尚可鉴别虫种。

2. 对可疑感染而无虫体节片排出者，采用 X 线钡餐检查肠道，若显现带状虫体影形有助于诊断。

【诊断】

1. 有生食或食用未熟透牛肉、猪肉史，粪便中出现或在肛门、内裤、被褥上发现白色节片。

2. 腹部隐痛，便秘或腹泻，消瘦，实验室检查发现虫卵或节片。

【治疗】

一、治疗原则

本病单纯用中医或西医治疗均可取得较好效果。根治的标准是半年内无节片排出，大便虫卵阴性。服药过程中应注意：①驱虫后应留 24 小时全部粪便，以寻找头节。如未找到头节，不一定表示治疗失败。②治疗猪肉绦虫时，应先给止吐药预防呕吐发生，以免虫卵返流入胃而导致囊虫病。③驱虫治疗时应保持大便通畅。凡顿服药物驱虫或仅 1 日内用药驱虫者，服药后 3 小时仍未排便者最好用 1 剂泻药。④用中药南瓜子与槟榔煎剂等麻痹剂驱虫时，在虫体部分排出时不应拽断虫体，而应坐于温水浴中待虫体全部排出。

二、治疗方法

(一) 辨证论治

1. 脾虚湿滞

主症：上腹部或全腹隐隐作痛，腹胀，或有腹泻，肛门作痒，久则形体消瘦，倦怠乏力，大便内或衬裤上有时发现白色节片，舌质淡、苔薄白，脉濡或细。

治则：驱除绦虫，调理脾胃。

方药：香砂六君子汤合化虫丸加减。

组成：党参15g　白术10g　茯苓10g　陈皮10g　姜半夏10g　木香6g　砂仁12g　炙甘草9g　槟榔40g　雷丸18g　芜荑15g

2. 肝气郁滞

主症：头痛，乏力，食欲差，腹胀，两胁饱满，腹痛，大便秘结，舌红、苔黄，脉弦。

治则：理气通便，兼以杀虫。

方药：四逆散合小承气汤加减。

组成：柴胡12g　白芍9g　枳壳12g　厚朴9g　大黄9g　槟榔30g　雷丸15g　南瓜子15g　二丑20g　苦楝根皮12g

加减：腹胀、大便不通者，加芒硝；大便通后去大黄、芒硝，加鹤虱、芜荑。

3. 气虚血亏

主症：面色萎黄或苍白，形体消瘦，倦怠乏力，言语无力，舌淡，脉细无力。

治则：益气补血，补虚杀虫。

方药：八珍汤加减。

组成：人参10g　茯苓15g　白术10g　甘草6g　当归15g　川芎9g　赤芍20g　生地黄20g　槟榔15g　南瓜子15g

(二) 西医治疗

吡喹酮15～20mg/kg，空服顿服，尤需导泻，疗效可达95%以上。硫双二氯酚，早晨空腹每小时服1g，连服3次，共3g，或每次3g。本药有轻泻作用，不需服泻药。服药后偶见恶心、呕吐或短暂腹痛。驱出的头节多被药物破坏或溶解，故不易找到。甲苯咪唑，成人与儿童均为每次300mg，每日2次，连服3日。孕妇忌用。氯硝柳胺（灭绦灵），成人2g，儿童1g，晨起空腹1次或分2次（间隔1小时）嚼碎后吞服。服药后2～3小时服硫酸镁导泻。

(三) 饮食疗法

（1）南瓜150g，芹菜50g，经常煮吃。

（2）使君子肉50g烤焦，分早晚干嚼。

(四) 民间经验方

（1）雷丸研粉，每次20g，每日1次，连服3天，不用泻剂，亦可加服少许白糖，减少恶心副作用。

（2）槟榔60～120g，文火煎2h，于清晨空腹顿服，服后4h无大便排出者，可冲服芒硝10g。

（3）南瓜子60~120g，去壳碾粉，直接嚼服或水煎服，2h后服槟榔煎剂（剂量、用法同上）。

（4）仙鹤草芽（深秋采集，其形似狼牙，故又称狼牙）洗净，刮去外皮，晒干，碾粉，成人早晨用温开水冲服30~60g，因本药兼有泻下作用，可不另服泻药，一般在服药后5~6h排出虫体。

（5）榧子炒香嚼服，7岁以下服5~10g，7~12岁服10~20g，每日早晨空腹顿服，连服7天为1疗程，若大便仍找到虫卵，可服第二疗程，无副作用。

（6）槟榔30~60g，石榴根皮9g，贯众12g，水煎分2次服，头煎在晨，空腹时先服泻药，后服本方，下午再服1次。

【预防】

1. 在流行区认真做好卫生宣传教育，养成良好的卫生习惯。不吃生的或未煮熟的猪肉、牛肉，切生肉、熟肉的刀板应分开使用。
2. 严格执行食品卫生法管理规定。
3. 彻底根治绦虫病人，加强粪便管理，驱出的成虫应及时深埋土中，防止虫卵播散。

第五节　姜片虫病

姜片虫病（fasciolopsiasis）又称为布氏姜片虫病，是布氏姜片虫（fasciolopsis buski）寄生在人体小肠所致的一种肠道寄生虫病，属人畜共患寄生虫病，临床主要表现为慢性腹泻、消化道功能紊乱和营养不良。布氏姜片虫是人类最早认识的寄生虫之一，早在一千六百多年前我国东晋时期就有记载，主要分布在我国南方农村，以青少年发病较多。由生食菱角、藕、荸荠等水生植物而感染。

中医学称姜片虫为"赤虫"，隋·巢元方的《诸病源候论》中所载"赤虫，状如生肉，令人肠鸣"，对其证候特点作了相应记述。唐·王焘《外台秘要》讲到："九江谢丘，病胁下有积，大如杯，小腹亦坚，伏痛上下移，呕逆喜唾，心下常痛，欲食肉。服此药，下虫无头足，赤身，有口尾，二百余枚，得愈。"这里所述"赤身"与巢氏的叙述是完全一致的。

【病原学】

姜片虫是寄生在人体内最大的吸虫，雌雄同体，新鲜虫体呈肉红色，质地柔软不透明，呈长椭圆形。经甲醛液或乙醇固定后，呈灰白色，边缘颜色较深、质地变硬，形似姜片，所以称为姜片虫。活虫蠕动甚著，虫体长约20~75mm，少数可达104mm，宽8~20mm，厚0.5~3mm。虫体的前端和腹面各有一个口吸盘和腹吸盘，口吸盘靠近体前端，直径约0.5mm，腹吸盘靠近口吸盘后方，漏斗状，肌肉发达，较口吸盘大4~5倍，肉眼可见。成虫多寄生在人和猪的十二指肠和空肠内，偶尔也寄生于胃及大肠内，寿命约为2年左右，寿命长者可达4~5年。每日每虫可排卵25000个，产卵数受虫数、虫龄和其他因素的影响很大。

虫卵随粪便排出体外后进入水中，在适宜的温度（27~32℃）和湿度下，经过3~7周孵化成毛蚴。毛蚴自卵中逸出后在水中不能长期生活，如遇适宜的中间宿主——扁卷螺，便侵入螺体淋巴腺内，经过约25~30日的发育繁殖，自胞蚴经母雷蚴、子雷蚴阶段，最终发育成尾蚴后离开螺体，吸附在水生植物如水红菱、菱白、荸荠、藕等的外皮上，形成囊壁，包围已脱去尾部的虫体（后尾蚴），即为囊蚴，人或家畜吞食囊蚴而感染，囊蚴经消化液作用后在十二指肠内脱囊而变成幼虫，并以吸盘吸附在十二指肠或空肠黏膜上吸取营养，称为童虫，约经1~3个月后发育为成虫并产卵。有人以尾蚴实验感染猪获得成虫，说明尾蚴也有感染性。

【流行病学】

一、传染源

病人和病猪是姜片虫的主要传染源。人是本病的终末宿主，猪的感染率一般都高于人群的感染率，是姜片虫的重要保虫宿主。粪便污染水源是本病流行的重要因素，虫卵污染池塘，而扁卷螺又以此环境为孳生地，从而提供了姜片虫生活史各期所需的环境和条件。

二、传播途径

在流行区生食带有囊蚴的水生植物（如菱角、藕、荸荠等）和饮用生水是感染的重要途径。人粪和猪粪内姜片虫卵进入中间宿主扁卷螺和媒介植物共同存在的水源，是引起传播的重要因素。

三、易感人群

人群普遍易感，凡有生食媒介植物习惯者，均易感染，以5~20岁的儿童和青少年患病率最高。感染后无明显保护性免疫。

四、流行情况

本病为地方性流行，主要分布在亚洲的温带和亚热带的一些国家，以水乡为主要流行区。国内除辽宁、吉林、黑龙江、内蒙、新疆、西藏、青海、宁夏等省外，18个省、区已有报道。感染大多发生在采菱季节（7~9月）。近几年由于农业生产改革及市场经济的发展，养猪饲料和饲养条件的改变，以及现代水利工程的建设，我国各地人和猪姜片虫病流行情况发生明显变化，许多经济发展较快的地区感染率和感染率迅速下降，一些地区出现新的流行点。

【病因病机】

一、中医病因病机

中医学认为本病的发生与饮食不洁有关，进食生菱角、生荸荠、茭白、莲藕等被姜片虫囊蚴污染的食物，虫体寄生于体内，阻滞脾胃运化，吸食水谷精微，从而影响脾胃功能。胃内郁热，则消谷善饥；脾运化功能失调，则完谷不化；肌失所养，则四肢无力，形体消瘦。具体病理变化如下。

1. 脾胃失和　姜片虫成虫寄生于胃肠，扰乱气机，引起脾胃失和，升降功能失调。

2. 气血虚弱　姜片虫久居胃肠，损伤脾胃，劫取精微，使脾胃虚弱，气血不足。

二、西医发病机制和病理

姜片虫的幼虫在十二指肠逸出后，寄生在小肠的上段发育为成虫，少者数条，多者数以千百计。成虫的吸盘肌肉发达，吸附力强，可造成肠黏膜机械性损伤，被吸附的黏膜及其附近组织可发生炎症、点状出血、水肿，以至形成溃疡或脓肿，在病变严重的局部肠壁，可见出血现象。成虫有时寄生在幽门或结肠，同样引起局部的炎症性反应。病变部位中性粒细胞、淋巴细胞和嗜酸性粒细胞浸润，肠黏膜分泌增加。成虫在其生长和繁衍过程中分泌的一些代谢产物，可引起机体的毒性反应，如全身或局部浮肿、嗜酸性细胞增多、过敏反应和毒性反应等。重度感染者出现不同程度的营养不良和消化功能障碍。大量感染时，肠腔内成虫过多，堵塞肠腔，可引起肠梗阻。

【临床表现】

本病潜伏期 1～3 个月。感染轻者可无明显症状，无症状者约 8.4%～30.4%，感染重者出现不同的症状和体征者约占 69.6%，按症状出现迟早及程度轻重，可分为 3 型。

1. 轻型　此型最常见，患者可有食欲不振，除偶有上腹部间歇性轻微疼痛外，可无明显其他症状，大便性状正常，虫卵数较少，每毫升虫卵数少于 2000 个。

2. 中型　患者经常出现恶心、呕吐、腹痛、腹泻、失眠、面部有轻度浮肿等症状和体征。腹痛多在上腹部或右季肋下部或脐部，进食后疼痛可缓解。腹泻常为消化不良性粪便，一日多次，量多，有腥臭。腹部膨隆，肠鸣音增强。儿童可出现磨牙、睡眠不安等神经症状。粪便中可查到较多虫卵，每毫升虫卵数在 2000～10000 个。

3. 重型　患者多有营养不良并伴有消化道症状，出现倦怠无力、食欲减低、消瘦、贫血、维生素缺乏，甚至可出现水肿、腹水、胸水，以儿童多见，X 线检查可见骨骼生长迟缓，或成为侏儒症。少数病人由于长期腹泻，严重营养不良，继发肠道或肺部感染而发热，并可发展成全身衰竭而死亡。粪便中每毫升虫卵数在 10000 个以上。

【实验室检查】

一、血象检查

常呈轻度贫血，白细胞总数略有增加，嗜酸性细胞数增加，在 10%～20% 左右，少数患者可高达 40%。

二、粪便检查

常用的粪检方法有涂片法和沉淀法。直接涂片法检查虫卵对轻度感染者易漏检，一次 3 张涂片法的阳性率为 91.3%，用水洗沉淀或离心沉淀集卵法检查阳性率可达 100%，也可采用定量透明法（即改良加藤厚涂片法），既可定性又可作虫卵计数。查获虫卵是确诊姜片虫病的依据。姜片虫病患者常从粪便中排出成虫，若检测到，即可得到确诊。潜血反应偶呈阳性。

三、酶联免疫吸附试验

以超声粉碎制备姜片吸虫成虫冷浸抗原，检测姜片虫感染者血清抗体阳性符合率

98.21%，假阳性率4.08%，具有较高的敏感性和特异性，但与其他寄生虫病如血吸虫病、肺吸虫病存在有一定的交叉阳性，在实际应用中要结合临床和流行病学资料予以鉴别。

四、胃镜检查

胃镜检查能在直视下发现姜片虫虫体，而大便集卵镜检要待幼虫经1~3个月生长发育成成虫排卵才可能明确，故胃镜检查在姜片虫病早期诊断上有其特殊的地位。胃镜下姜片虫虫体呈肉红色，近似于黏膜颜色，虫体边缘呈波浪状翻动，有吸盘附于肠壁，活检钳夹起虫体后局部有点片状充血、不同程度的水肿及黏膜下出血。在流行地区、流行季节对不明原因的上腹痛、上消化道出血患者，应追问有无生食菱、藕等水生植物史，及时行胃镜检查可及早确诊。

【诊断与鉴别诊断】

一、诊断要点

1. 流行病学资料　患者居住或去过姜片虫病流行地区，有饮用污染水、生食菱角、生荸荠等污染食物或接触污染粪便史。

2. 临床表现　反复出现腹痛、腹泻或便秘、恶心、食欲减低、消瘦无力、头痛、浮肿、贫血等症状和体征。

3. 实验室检查　血液白细胞计数与嗜酸性粒细胞均有轻度增加；粪便中检查出姜片虫卵或找到成虫；酶联免疫吸附试验姜片虫血清抗体阳性；胃镜检查发现姜片虫虫体。

二、鉴别诊断

1. 华支睾吸虫病　华支睾吸虫病的临床症状与姜片吸虫病相似。但华支睾吸虫病可在粪便或十二指肠引流胆汁中查到华支睾虫虫卵，而姜片虫病患者的粪便中可查到姜片虫卵。

2. 钩虫病　消化道症状与姜片虫病有类似之处，但其他的如皮炎、呼吸道、血液等症状及体征不同。粪便常规检查可查到钩虫卵，必要时可用集卵法找钩虫虫卵，或筛洗粪便找钩虫的成虫，即可获得明确诊断。

3. 病毒性肝炎　病毒性肝炎病人患病前有肝炎接触史，血清学检查可发现肝炎抗原、抗体试验异常。粪便检查无姜片虫卵。姜片虫病患者粪便中，则易查到姜片虫卵或成虫。

【治疗】

一、治疗原则

主要以驱虫为主，并针对本病引起的消化道功能紊乱及营养不良等症状，辅以健脾和胃等法。

二、治疗方法

（一）对症治疗

重症患者应先积极给予支持疗法，改善营养和纠正贫血，病情好转后再酌情驱虫，驱虫药的剂量也不宜过大。

（二）病原治疗

1. 吡喹酮（praziquantel） 吡喹酮对姜片虫有杀灭作用，是治疗姜片虫病的首选药物，疗效高，毒性低，使用方便，副作用小。口服后吸收迅速，但代谢与排泄也快，主要通过肾脏排泄。剂量为 5～10mg/kg，1 次顿服，治愈率可达 90% 以上。剂量 >15mg/kg 时，治愈率可达 100%。吡喹酮的不良反应较轻，表现为头昏、乏力、头痛、出汗、失眠、肌肉震颤、失眠、腹痛、恶心，少数患者出现心悸、胸闷、期前收缩、心率减慢、皮肤瘙痒、皮疹等。

2. 硫双二氯酚（别丁，bithionol，bitin） 有明显的杀虫作用。剂量为 50mg/kg，一次顿服，连服 2 天，便秘者可加服轻泻药。一次服药后疗效可达 70% 左右，粪便检查阴转率达 71.4%～96.0%。本药毒性较低，不良反应一般轻微，主要为恶心、腹胀、腹泻、头痛、头昏及皮肤瘙痒等，停药后不良反应可消失。

3. 呋喃丙胺（furapromide，F30066） 呋喃丙胺对姜片虫病有杀灭作用，其代谢产物 5－硝基呋喃丙酰胺也有杀虫作用。剂量为：成人每日 2g，儿童每日 60mg/kg，分 3～4 次服用，半空腹胶囊吞服，连服 2 天，治愈率为 96.55%。本药毒性低，排泄较快，对心、肝无明显损害作用。服药后常见的不良反应有恶心、呕吐、食欲减低、腹痛、腹泻、便血、阵发性肌肉痉挛、头痛、头昏、失眠、健忘等，少数患者可出现精神障碍，一般停药后可恢复。有上消化道出血史、精神病史、癫痫病史、黄疸、肝功能障碍、慢性肾炎者不宜使用本药。

4. 噻苯咪唑（噻苯哒唑，tiabendazole，mintezol） 该药对姜片虫驱虫效力较强，疗效高，对姜片虫在组织中移动的幼虫和寄生在肠腔或者附着、包埋在肠壁的成虫都同样有治疗作用。成人每日 25mg/kg，早晚分服，连服 3 日，每日总量不可超过 3g。不良反应较轻，有头昏、恶心、呕吐、厌食、腹痛、腹泻、嗜睡等。偶见有用药后心率减慢、血压降低、虚脱等严重反应。因此，有肝、肾功能障碍者慎用，有过敏史者禁用。

5. 槟榔 是我国最早用来治疗姜片虫的药物之一。槟榔中的槟榔素能够麻痹姜片虫体的神经系统，且增进人的肠道蠕动。成人用量为 50g，加水 300ml，煎煮 1 小时，浓缩到 100ml，晨空腹服 1 次或分 2 次服用。儿童每岁每次服 2～3g，每次总量不超过 30g，加水煎服，连服 3 天。副作用有头晕、恶心、呕吐、腹痛等，但不严重。

（三）辨证论治

1. 脾失健运

主症：腹痛腹胀，肠鸣嗳气，食欲不振，大便稀或干结难解，排出姜片虫或找到姜片虫卵。

治则：驱虫理气，健脾和胃。

方药：①槟榔 10g，大黄 6g，牵牛子 3g。共研细末，分 2 包，每日空腹糖水冲服 2 次，连服 3～5 日，用于驱虫，适于体质较好，无腹泻者。

②异功散加减：党参 10g，白术 10g，茯苓 10g，陈皮 4g，木香 6g，焦山楂 10g。用于健脾和胃。

加减：嗳气腹胀者，加枳实；恶心呕吐者，加姜半夏、生姜；腹泻、腹痛喜按者，加附子、炮姜、苍术。

2. 气血虚弱

主症：病程较长，除消化道症状外，伴有浮肿，面色萎黄，精神委顿，消瘦乏力，舌质淡、苔薄白或腻，脉细弱。

治则：益气养血，扶助正气。

方药：①脾胃虚弱为主者，香砂六君子汤加减；

②气血两虚者，八珍汤加减。

组成：①香砂六君子汤加减：党参10g　茯苓10g　白术10g　炙甘草4g　焦山楂10g　木香6g　砂仁2g（后下）　陈皮4g　山药10g　姜半夏6g

②八珍汤加减：党参10g　白术10g　茯苓10g　炙甘草4g　当归10g　熟地黄12g　龙眼肉12g　陈皮6g　焦山楂10g

加减：浮肿明显者，加制附子、桂枝、陈葫芦、车前子。

（四）中成药疗法

1. 枳术丸　用于姜片虫病脾虚夹积证。

2. 归脾丸　用于姜片虫病气血两虚型。

（五）民间经验方

（1）槟榔煎　槟榔50g，加水300ml，文火煎1h取汁，早晨空腹服，如虫未驱尽，隔4~5天可再服。

（2）槟榔50g（成人量），儿童每岁2~3g（总量不超过30g），切薄片，加广木香9g，加水300ml文火煎煮1h，浓缩至100ml，晨空腹1次或2次分服，连服3天。

（3）槟榔、辣椒联合疗法：辣椒15g，去皮取其籽，以食油炒后吞服，或槟榔3g，广木香9g，煎服，上两种药连服2天，于每晚睡前依次服，服药后30~60min，用硫酸镁10~15g导泻。

（4）龙眼肉5枚，莲子肉10g，糯米30g，煮粥吃，早晚各1次，用于姜片虫引起的贫血及病后体弱儿。

（5）椰子半个，于晨起空腹食，先喝汁，再食肉，食后3h方可进食，不须服泻剂，有杀虫作用。

（6）苦楝根皮15g，生甘草6g，净水煎取1碗服。

（7）雷丸、槟榔、大黄各9g，研末为丸，分3次服，儿童减半。

【预后】

经彻底治疗后，2~4个月内不发生临床症状，以及粪便检查无虫卵即为治愈。无后遗症，但应防止再感染。

【预防】

1. 加强粪便管理，防止人、猪粪便通过各种途径污染水体。

2. 大力开展卫生宣教，勿生食未经刷洗及沸水烫过的水生植物，如菱角、茭白等。勿饮生水、勿用被囊蚴污染的青饲料喂猪。

3. 在流行区开展人和猪的姜片虫病普查普治工作，吡喹酮是首选药物。

第六节　丝虫病

丝虫病（filariasis）是由丝虫（filaria）寄生在人体的淋巴系统、皮下组织、腹腔、胸腔等处所引起的疾病。急性期表现为反复发作的发热、淋巴管炎和淋巴结炎，慢性期表现为淋巴水肿和象皮肿，为世界第二大致残性疾病，严重危害流行区居民的健康和经济发展，被列为全球限期消灭的四种传染性疾病之一，世界卫生组织已将全球彻底消灭淋巴丝虫病的年限确定为 2020 年。

寄生在人体的丝虫已知有 8 种，即班氏吴策线虫（班氏丝虫，wuchereria bancrofti）、马来布鲁线虫（马来丝虫，brugia malayi）、帝汶布鲁线虫（帝汶丝虫，brugiatinori）、旋盘尾丝虫（盘尾丝虫，onchocerca volvulus）、罗阿罗阿丝虫（罗阿丝虫，loa loa）、链尾唇棘线虫（链尾丝虫，dipetalonema streptocerca）、常现唇棘线虫（常现丝虫，dipetalonema perstans）和奥氏曼森线虫（奥氏丝虫，mansonella ozzardi）。马来丝虫、帝汶丝虫和班氏丝虫寄生于人体淋巴系统，引起淋巴结淋巴管炎、象皮肿；盘尾丝虫和罗阿丝虫寄生于人体皮下组织，引起皮肤结节和肿块，虽然链尾丝虫也寄生于皮下组织，但常无致病性；常现丝虫和奥氏丝虫寄生于人体胸腹腔，常无明显致病性。在我国仅有班氏丝虫和马来丝虫，两者可混合感染。

中医学根据本病临床特征的不同，将急性期出现的下肢红肿灼痛伴见上下分布的红线、发热等症，归属于"流火"（发于小腿之丹毒）的范畴，其慢性期出现的症状，则类似文献中的"膏淋"、"水疝"、"大脚风"等。

【病原学】

班氏丝虫和马来丝虫两种成虫的形态相似，虫体呈乳白色，细长如丝线，班氏雄虫身长 28.2~42mm，马来雄虫身长 20~28mm，两种雌虫身长约为雄虫的一倍。头端略膨大，呈球形或椭圆形，口在头顶正中，周围有两圈乳突。雌雄成虫常相互缠绕，寄生于淋巴管及淋巴结内，以淋巴液为食。雄虫尾端向腹面卷曲成圆，泄殖腔周围有数对乳突，从中伸出长短交合刺各一根。雌虫尾端钝圆，略向腹面弯曲，生殖系统为双管型，阴门靠近头端的腹面，卵巢位于虫体后部。子宫粗大，几乎充满虫体，子宫近卵巢段含大量卵细胞，向前逐渐成为不同发育程度的虫卵，成熟虫卵壳薄而透明，内含卷曲的幼虫。在向阴门移动的过程中，幼虫伸直，卵壳随之伸展成为鞘膜而外被于幼虫体表，此幼虫称为微丝蚴。微丝蚴细长，头端钝圆，尾端尖细，外被有鞘膜。体内有很多圆形或椭圆形的体核，头端无核区为头间隙，在虫体前端 1/5 处的无核区为神经环，尾逐渐变细，近尾端腹侧有肛孔。尾端是否存在尾核因种而异。丝状蚴寄生于蚊体内，虫体细长，活跃，班氏丝状蚴平均长 1.617mm，马来丝状蚴平均长 1.304mm。两种丝虫成虫的寿命一般为 4~10 年，个别可长达 40 年。微丝蚴的寿命一般约为 2~3 个月，有人认为可活 2 年以上，在体外 4℃ 下可活 6 周。

班氏丝虫和马来丝虫的生活史基本相似，都需要经过幼虫在蚊体内的发育及成虫在人体内的发育两个阶段。①在蚊体内的发育：雌蚊叮咬微丝蚴阳性的患者时，微丝蚴被吸入蚊胃内，经 1~7h 脱鞘，穿过胃壁，经腹腔进入胸肌，约 1~3 周经二次脱皮，发育成传染期幼虫,离开胸肌,移行至蚊吻下唇。当蚊再叮咬人时,传染期幼虫侵入人体。②在人体内的发育:传染期幼虫侵入人体后,部分幼虫在组织内移行和发育过程中死亡,部分幼虫到达淋巴管或淋巴结,幼虫在此再经 2 次蜕皮发育为成虫,约需 8~12 个月,交配后,产生微丝蚴。微丝蚴从淋巴系统进入血液循环后,白天多藏匿于肺的微血管内,夜间进入周围血液循环,具有明显的夜周期性。通常马来微丝蚴为晚 8 时至次晨 4 时,班氏微丝蚴为夜晚 10 时至次晨 2 时。

微丝蚴周期性的机理尚未完全清楚,有以下几种解释:①人在睡眠时,迷走神经处于兴奋状态,肺部微血管扩张,微丝蚴大量从肺进入周围血液;②肺和周围血液中氧分压的变化可改变微丝蚴的周期性,夜间给患者吸入氧气,提高血的氧分压,则周围血中微丝蚴数量减少;③与微丝蚴体内的自发萤光颗粒有关。凡微丝蚴体内含有萤光颗粒多的,其夜现周期性明显,反之则不明显。

两种丝虫成虫寄生于人体淋巴系统的部位有所不同。班氏丝虫除寄生于浅部淋巴系统外,多寄生于深部淋巴系统中,主要见于下肢、阴囊、精索、腹股沟、腹腔、肾盂等处。马来丝虫多寄生于上、下肢浅部淋巴系统,以下肢为多见。此外两种丝虫均可有异位寄生,如眼前房、乳房、肺、脾、心包等处,以班氏丝虫较多见。微丝蚴除可在外周血液发现外,也出现在乳糜尿、乳糜胸腔积液、心包积液和骨髓内。

【流行病学】

一、传染源

血中带微丝蚴的病人和无症状的带虫者是本病的主要传染源。人是班氏丝虫的唯一终宿主,马来丝虫除寄生于人体外,还能在多种脊椎动物体内发育成熟,有可能成为传染源。

二、传播途径

通过雌蚊叮咬传播。班氏丝虫病主要传播媒介是淡色库蚊、致乏库蚊,马来丝虫以中华按蚊和嗜人按蚊为主要媒介,中华按蚊由于较多吸家畜血液,其传播作用不及嗜人按蚊。

三、人群易感性

流行病学调查结果显示,人群普遍易感,男女发病率无明显差异,20~25 岁间的感染率与发病率最高,1 岁以下者极少。病后免疫力低,对于微丝蚴血症个体,完全清除感染不足以恢复其正常的免疫反应能力;丝虫感染可能导致长期的对寄生虫抗原反应能力的缺陷。

四、流行季节

气温在 20℃~30℃,相对湿度在 75%~90% 间最有利于微丝蚴在蚊体内发育为感染性幼虫,故一般 5~10 月为丝虫病感染季节,在温暖的南方,一年四季都可感染。

五、流行情况

班氏丝虫病广泛分布于亚洲、非洲、中南美洲、东地中海和大洋洲及太平洋岛屿约

70个国家和地区。马来丝虫病流行限于亚洲，主要在东南亚、东亚和南亚的十余个国家。我国中部和南部的山东、河南、湖北、安徽、江苏、浙江、江西、福建、广东、海南、上海、湖南、贵州、四川、重庆、广西及台湾等省、自治区、直辖市有丝虫病流行。云南为非丝虫病流行区，可能存在着制约其流行媒介和自然条件的因素。

【病因病机】

一、中医病因病机

中医学认为，本病乃感受湿热疫毒侵袭人体所致。湿热之邪，尤其是夏秋之季的湿热疫毒，乘虚侵袭人体，初期可出现热伤血脉，湿热下注的病理变化，可发为"流火"；久之则湿邪困脾，损之于肾，而出现脾肾阳虚的一系列临床特点。

1. 热毒炽盛 湿热疫毒侵入人体，由表及里，郁阻脉络，血热互结，则高热；脉络受伤，闭阻不通，血热郁结则出现局部红肿热痛，并沿经脉走行散播红线；湿热疫毒炼液成痰，则出现腹股沟、腋下包块。

2. 湿热下注 湿热循肝经下注，可引起两少腹、阴囊等肝经循行部位的病变，出现少腹胀痛，腋下、腹股沟肿大，睾丸阴囊红肿；湿热下注膀胱则小便浑浊，涩痛不爽；伤及血脉则尿中带血。

3. 水湿困脾 湿邪留滞，脾失健运，水湿停留，脾气渐虚，分泌失职，则出现全身困倦，食欲不振，小便浑浊，色如膏脂等。

4. 脾肾阳虚 脾困日久，脾阳不振，伤及于肾，肾阳虚衰，膀胱失职，小便浑浊似乳酪；若湿从寒化，水湿集聚阴囊，则阴囊肿胀，皮肤光亮；如气化无力，水湿下注，则下肢肿胀，皮肤粗厚，行走困难。

总之，本病的病因主要为湿、热、毒、虫入侵，病位在于经络、肝和脾。辨证要点主要在于分辨虚实，病初主要以邪实为主，表现为热毒里盛，肝经湿热，水湿内阻；病久或反复发作则以脾肾阳虚为主。

二、西医发病机制和病理

（一）发病机制

对丝虫病的发病机制至今尚未完全阐明，丝虫病的发生与发展取决于多种因素，与宿主的机体反应性，感染的虫种、程度和次数以及虫体的发育阶段、寄居部位和成活情况等因素有关。一些实验证明，丝虫的感染期幼虫、成虫和微丝蚴以及其代谢产物都具有抗原性，机体可产生对抗丝虫的特异性抗体。人体感染丝虫后，血清中IgG和IgE水平均有升高。实验还证明，丝虫感染后除产生体液免疫外，还可能有细胞免疫参与。一般认为，在丝虫病的急性期变态反应起重要作用。童虫和成虫的代谢产物，尤其是感染期幼虫蜕皮时的分泌物，雌性成虫子宫分泌物以及死虫及其分解产物均可引起局部和全身的变态反应。晚期丝虫病与丝虫成虫阻塞淋巴流有重要关系，但晚期患者发生进行性象皮肿时，常不能证明宿主体内还有活丝虫存在，血中也难以查见微丝蚴，患者血清中IgG升高，因此在晚期丝虫病发病机制中是否还有自身免疫因素存在，尚待证实。人体对丝虫感染的获得性免疫既不能彻底消除已感染的虫体，也不能防止再感染。

（二）病理改变

丝虫的微丝蚴和成虫均可引起病变，但对人体造成严重危害者是成虫所致的病变。

1. 微丝蚴所致病变

丝蚴以肺内为最多，心肌及肾次之，一般不引起明显病变，偶尔在脾、脑及乳腺可引起微丝蚴肉芽肿，呈结核样结节，伴有较多的嗜酸性粒细胞浸润。当微丝蚴死亡、钙化后，可引起异物巨细胞反应及纤维结缔组织增生。

2. 成虫所致病变

主要引起淋巴结及淋巴管的病变，活虫引起的反应一般较轻，而死虫常引起剧烈的组织反应。病变可分为急性期及慢性期。

（1）淋巴管炎　多发生在较大的淋巴管，以下肢、精索、附睾、腹腔内淋巴管及乳腺等处较多见。肉眼观，急性期发炎的淋巴管呈一条红线样自上而下蔓延，形成所谓离心性淋巴管炎。当皮肤表浅微细淋巴管亦被波及时，局部皮肤则呈弥漫性红肿，称为丹毒性皮炎。镜下常见淋巴管扩张、内皮细胞肿胀增生，管壁水肿增厚和嗜酸性粒细胞及单核细胞浸润。虫体死亡后对组织刺激强烈，引起凝固性坏死及大量嗜酸性粒细胞浸润，形成所谓嗜酸性脓肿。坏死组织中央可见死亡虫体断片及脱出在虫体外的微丝蚴，病变附近可找到 Charcot – Leyden（夏科 – 雷登）结晶。慢性期在脓肿周围出现类上皮细胞、巨噬细胞及异物巨细胞或 Langhans 巨细胞，形成结核样肉芽肿。随着虫体的钙化，肉芽肿逐渐纤维化，形成同心圆状排列的实心纤维索，使管腔完全闭塞，形成闭塞性淋巴管炎，而引起一系列继发改变。

（2）淋巴结炎　一般由成虫寄居于淋巴结引起，较多见于腹股沟、腘窝及腋窝等处淋巴结。肉眼观淋巴结显著肿大。镜下见病变的发展过程与上述淋巴管炎的改变基本相同。死亡虫体钙化后，病变可逐渐纤维化成为瘢痕，影响淋巴液的流通，而导致淋巴淤滞。

（3）淋巴系统阻塞引起的病变　长期反复感染的丝虫性淋巴管炎和淋巴结炎可引起淋巴系统的回流障碍，从而发生一系列的改变。

a. 淋巴窦及淋巴管扩张。淋巴结内的淋巴窦扩张，形成局部囊状肿块，常见于腹股沟淋巴结，也称腹股沟淋巴结曲张（varicose groin gland），穿刺淋巴液，其中可找到微丝蚴。阻塞远端的淋巴管可见淋巴淤滞而引起曲张，常见于精索、阴囊及大腿内侧，造成组织水肿。淋巴管极度曲张时可使管壁破裂和淋巴液外溢。根据淋巴系统阻塞的部位不同，所溢出的淋巴液性质和病变影响也各异。当阻塞发生在肠干淋巴管入口的上方或主动脉前淋巴结时，因乳糜液不能回流至乳糜池，则胸导管以下的远端淋巴管皆发生曲张，并形成侧支循环与主动脉侧淋巴结相通。此时如乳糜液经曲张的侧支循环返流至肾盂、输尿管或膀胱的淋巴管而引起破裂时，乳糜液溢入尿中，形成乳糜尿。如果乳糜液由此至精索淋巴管流入睾丸鞘膜内，则引起鞘膜乳糜积液；乳糜液也可通过肠系膜淋巴管进入腹腔，则形成乳糜腹水。当阻塞部位发生在肠干淋巴管入口处下方的腰干淋巴管或主动脉侧淋巴结等处时，则对乳糜液回流到胸导管无影响。此时淤滞的淋巴液逆流，则引起相应的淋巴尿、淋巴腹水和鞘膜淋巴积液。

b. 象皮肿（elephatiasis）。为晚期丝虫病的最突出病变。病变皮肤及皮下组织明显增厚、粗糙、肥大而下垂，皮皱加深，有如大象的皮肤外观，因而得名。有时尚可伴有苔藓样变、棘刺及疣状突起等变化。镜下，表皮角化过度和棘细胞肥厚，真皮及皮下有致密纤维组织极度增生，弹力纤维消失，淋巴管和小血管周围有少许淋巴细胞、浆细胞及嗜酸性粒细胞浸润。真皮淋巴管内皮细胞增生，甚至使管腔完全闭塞，皮下淋巴管壁可有明显的肌层肥厚。发病部位最多见于下肢、阴囊、女阴等处，其次为手臂及乳房。以下肢的象皮肿最多见，约占90%，常为双侧性，由踝部和足背部开始，逐渐扩展到小腿甚至大腿，下肢可比正常的粗2~3倍。阴囊象皮肿大小不等，小者如拳头，大者可大如篮球或更大，甚至可下垂到膝部以下。关于象皮肿的发生机制，过去一般认为系由于淋巴管的慢性机械性阻塞而引起，即淋巴液由于回流障碍而蓄积在皮肤及皮下组织，因淋巴液的蛋白质含量高，刺激纤维组织大量增生，使局部皮肤增厚、变硬，而局部的反复链球菌低度感染，则促进了象皮肿的发生和发展。但近年来通过淋巴系统造影术发现，象皮肿患者的淋巴系统大多并不见有阻塞，因而认为不是淋巴流的机械性闭塞而是由于淋巴循环严重的病理生理动力学改变所致的淋巴循环障碍引起象皮肿。也有认为象皮肿的局部反应属于 Arthus 变态反应。

象皮肿的发展很慢，一般都在感染后的 10~15 年以上才能达到显著程度。患者的血液中大多已找不到微丝蚴，可能因成虫已死亡，不能产生微丝蚴，或因淋巴循环障碍，微丝蚴不能进入血流之故。

（4）肾小球炎　肾小球内可查见微丝蚴，产有嗜酸性粒细胞、免疫球蛋白和补体 C3 沉附。

【临床表现】

丝虫病临床表现轻重不一，约半数感染者无症状而血中有微丝蚴存在。潜伏期4个月至1年不等。

一、早期（淋巴组织炎性病变期）

1. 急性淋巴结炎和淋巴管炎　是马来丝虫病早期较为多见的症状。患者畏寒，发热，全身乏力。淋巴结炎可单独发生，而淋巴管炎一般都伴有淋巴结炎。局部淋巴结肿大疼痛并有压痛，持续 3~5 天后，即自行消失。继发感染，可形成脓肿，淋巴管炎以下肢为多，常一侧发生，也可两腿同时或先后发生，其症状是沿大腿内侧淋巴管有一红线，自上而下蔓延发展，称为"离心性淋巴管炎"。炎症波及毛细淋巴管时，局部皮肤出现弥漫性红肿、发亮，有灼热感及压痛，类似丹毒，称"丹毒样性皮炎"，俗称流火，持续 2~3 天消退。

2. 丝虫热　周期性突然发生寒战、高热，持续 2 天至 1 周消退。部分患者仅低热但无寒战，在屡次发作后，局部症状才渐显露，出现腹痛者，多系腹膜后淋巴结炎所致。

3. 精囊炎、附睾炎、睾丸炎　主要见于斑氏丝虫病。患者自觉由腹股沟向下蔓延的阴囊疼痛，可向大腿内侧放射。睾丸及附睾肿大，阴囊红肿压痛，一侧或两侧精索可摸及 1 个或数个结节性肿块，有压痛，炎症消退后缩小变硬。可伴有鞘膜积液及腹股沟淋巴结肿大。

4. 肺嗜酸性粒细胞浸润综合征（肺型丝虫病）　发育移行的未成熟幼虫引起的过敏反应所致。表现畏寒、发热、咳嗽、哮喘、肺部有炎症阴影，痰中有嗜酸性粒细胞和夏科－雷登结晶。周围血象：白细胞总数升高，嗜酸性粒细胞增多（20%~80%），血中微丝蚴多为阴性。少数尚可出现荨麻疹及血管神经性水肿等。

二、晚期（淋巴阻塞性病变期）

慢性期由淋巴系统增生和阻塞引起，但多数病例炎症和阻塞性病变常交叉重叠出现。

1. **淋巴结肿大和淋巴管曲张** 淋巴结肿大是由于炎症及淋巴结内淋巴窦扩张所致，且常伴淋巴结周围向心性淋巴管曲张。见于一侧或两侧腹股沟和股部，局部呈囊性肿块，中央发硬，穿刺可抽出淋巴液，有时可找到微丝蚴，易误诊为疝。淋巴管曲张常见于精索、阴囊及大腿内侧。精索淋巴管曲张可互相粘连成条索状，易与精索静脉曲张混淆。阴囊淋巴管曲张可与阴囊淋巴肿同时存在。

2. **淋巴结（管）炎** 呈不定时周期发作，每月或数月发作一次。其表现与急性期表现一致。

3. **阴囊淋巴肿** 由于腹股沟表浅淋巴结和淋巴管阻塞，致阴囊肿大、表皮增厚似橘柑皮状，可见有透明或乳白色小水泡，破裂后有淋巴渗出或乳糜液渗出，有时可查到微丝蚴。

4. **鞘膜腔积液** 多见于斑氏丝虫病。可发生于一侧或两侧。轻者无明显症状，积液多时，阴囊体积增大，呈卵圆形，皮肤皱褶消失，透光试验阳性，穿刺液离心沉淀可找到微丝蚴。

5. **乳糜尿** 为斑氏丝虫病常见症状。乳糜尿病人淋巴管破裂部位多在肾盂及输尿管。临床呈间歇性发作，隔数周、数月或数年再发。发作前可无症状或有畏寒、发热、腰部、盆腔及腹股沟处疼痛，继之出现乳糜尿。乳糜尿易凝固，可堵塞尿道，致排尿困难甚或出现肾绞痛。把乳糜尿置于玻璃杯中可分三层：上层为脂肪；中层为较清的液体，混有小凝块；下层含红细胞、淋巴细胞及白细胞等，呈粉红色沉淀物，有时能找到微丝蚴。

6. **象皮肿（elephantiasis）** 见于马来及斑氏丝虫病晚期。感染后 10 年左右发生。常发生于下肢，少数见于阴囊、阴茎、阴唇、上肢和乳房。开始呈凹陷性坚实性水肿，久之皮肤变粗增厚、皮皱加深，皮肤上有苔藓样变、疣状突起等变化，易继发细菌感染形成慢性溃疡。此时仅 5% 的患者血中查到微丝蚴。

7. **乳房丝虫性结节** 较少见，系因成虫寄生于乳房组织内或周围扩张的淋巴管所致。多为单发性结节，大多位于表浅的乳腺外上方，直径多数为 1 ~ 2cm。结节生长缓慢，质地中硬，境界不清，不活动，皮肤增厚似象皮肿。诊断时应与浆细胞性乳腺炎、结核性乳腺炎、乳房脂肪坏死、乳腺囊性增生、乳腺纤维瘤及乳腺癌等疾病相鉴别。

8. **丝虫性心包炎** 表现为急性心包炎，有呼吸困难、心前区疼痛、发热、乏力等表现。查体有心音遥远、心界扩大，有时可闻及心包摩擦音。

【实验室检查】

一、白细胞总数和分类

早期伴有过敏反应的病人，白细胞总数在 $10 \times 10^9 ~ 20 \times 10^9/L$ 之间，以嗜酸性粒细胞显著增高为主。伴有细菌感染者可有中性粒细胞显著增高。

二、病原学检查

1. **血液检查** 由于微丝蚴具有夜现周期性，取血时间以晚上 9 时至次晨 2 时为宜，阳性率较高。

（1）厚血片法 取末梢血3大滴（约60μL），置于洁净玻片上，用另一张玻片的角涂成1.5×3cm大小的长方形厚血膜，午后放在清水中溶血5～10分钟，待干、固定染色镜检。

（2）新鲜血滴法 取末梢血一大滴，滴于载玻片上的生理盐水中，加盖片后立即镜检，观察微丝蚴的活动情况。此法简单，但阳性检出率低。

（3）离心浓集法 取静脉血1ml，置于盛有0.4ml 3.8%的枸橼酸钠的离心管内，加蒸馏水8～10ml，反复摇匀，离心3～5分钟，倾去上液，加0.05mol/L氢氧化钠8～10ml，放置5～10分钟，再离心，将沉渣涂片镜检，此法阳性率高。

（4）海群生白天诱出法 白天口服海群生100mg，15～30分钟后微丝蚴出现接近高峰，故在15分钟、30分钟、60分钟分别采血镜检。此法可用于夜间取血不方便者，但对低度感染者易漏诊。

（5）微孔膜过滤法 取静脉血1ml，加5%的枸橼酸钠0.1ml抗凝，以10%的聚氧乙烯脂肪醇硫酸钠溶液9ml稀释，经孔径5μm的微孔薄膜过滤，将微孔薄膜以热苏木素中染色5分钟，水洗，待干后镜检。此法对微丝蚴的检出率和检出数均高于厚片法和浓集法，尤其对低密度微丝蚴阳性者更为显著，对流行病学调查、考核防治效果均有重要意义。

2. 淋巴液、鞘膜积液、乳糜尿内微丝蚴的检查 微丝蚴亦可见于各种体液和尿液，故可于鞘膜积液、淋巴液、腹水、乳糜尿和尿液等查到微丝蚴。可取上列体液直接涂片染色镜检，也可采用离心浓集法、微孔膜过滤法浓集法等检查。含乳糜的液体可加乙醚使脂肪充分溶解，去除上面的脂肪层，加水稀释10倍后，离心取沉渣镜检。

3. 活体组织检查

（1）直接查虫法 对淋巴系统炎症正在发作的患者，或在治疗后出现淋巴结节的患者，可用注射器从可疑的结节中抽取成虫，或切除可疑结节，在解剖镜下或肉眼下剥离组织检查成虫，取得的虫体，按常规线虫成虫标本制作技术，杀死固定，然后置线虫透明液中，镜检、定种。

（2）病理切片检查 将取下的可疑结节，按常规法制成病理切片镜检。若为丝虫性结节，可见结节中心有成虫，其周围为典型的丝虫性病变。

三、免疫学检查

1. 皮内试验 于受试者前臂注射犬恶丝虫抗原0.05ml，15分钟后丘疹超过0.9cm为阳性。本试验敏感性和特异性高，与血中带微丝蚴阳性符合率86.2%～94.1%，可用于流行病学调查。

2. 间接荧光抗体试验（IFAT） 以马来丝虫成虫冰冻切片和微丝蚴断片制备抗原，采用间接荧光抗体试验方法检测血清抗体，具有高度特异性和敏感性。马来丝虫成虫切片抗原以虫体切面的荧光强度及荧光着色范围区分为4个等级："－"虫体切面呈橘红色，无明显的黄绿色荧光；"＋"一般亮度的黄绿色荧光，显色范围较局限；"＋＋"中等亮度的黄绿色荧光，显色较广泛；"＋＋＋"明亮的黄绿色荧光，显色广泛。一般以1：20血样滴度时荧光反应强度呈"＋"及其以上者，判为阳性。微丝蚴断片抗原，以微丝蚴断片的荧光强度及着色范围区分成4个等级："－"微丝蚴断端呈模糊的淡黄绿色或红色："＋"断端呈黄绿色荧光，形似哑铃，反衬红色明显；"＋＋"断端黄绿色荧光显著，膜上也有黄绿色荧光；"＋＋＋"断端和膜均呈明亮的黄绿色荧光。一般以 1 : 10 血样滴度时出现"＋"及其以上的荧光反应，判为阳性。

3. 酶联免疫吸附试验（ELISA）　制备马来丝虫成虫可溶性抗原，以酶联免疫吸附试验检测人体血清抗体。灵敏度高，特异性强，操作简便，是诊断丝虫病的一项较好的免疫诊断方法。

4. 免疫酶染色试验（IEST）　抗原制备与 IFAT 相同，采用辣根过氧化酶标记抗人 IgG 结合物，以 0.4% 的饱和联苯胺溶液加过氧化氢为底物。将制好的丝虫抗原片上加血清、酶结合物和底物，最后用普通显微镜观察结果。反应标准为："－"不呈现红棕色；"＋"呈现红棕色，"＋＋"呈明显红棕色，"＋＋＋"非常明显棕红色。

5. 单克隆抗体检测循环抗原　本试验检测微丝蚴阳性病人有较高的敏感性，为特异性诊断方法，可检出大部分丝虫感染者，并有助于判定抗丝虫药物的治疗效果，但对微丝蚴阴性的病人则敏感性较差。

【诊断与鉴别诊断】

一、诊断要点

结合流行病学史，如 3~5 个月前在蚊虫滋生季节到流行区旅游或居住，有蚊虫叮咬史，加上典型临床表现应考虑丝虫病。从外周血液、乳糜尿、抽出液中查出微丝蚴和成虫即可确诊。

1. 微丝蚴血症　流行季节流行区居住史，夜间采血检查微丝蚴阳性可确诊。

2. 急性丝虫病　①有流行季节流行区居住史；②有反复发作的非细菌感染性肢体（或阴囊、女性乳房）淋巴结炎/淋巴管炎（或精索炎、睾丸炎、附睾炎），局部疼痛、触痛、肿胀、温热感，或有丹毒样皮炎，症状持续超过 3 天，伴有发热、头痛、不适等全身症状；③夜间采血检查微丝蚴阳性；④间接荧光抗体试验或酶联免疫吸附试验检测抗体阳性。

疑似病例：具备①、②。确诊病例：疑似病例加③或疑似病例加④。

3. 慢性丝虫病　①较长期流行区居住史；②有不对称性肢体淋巴水肿、象皮肿、鞘膜积液、乳糜尿以及阴囊或女性乳房肿大（马来丝虫病慢性体征局限于肢体淋巴水肿、象皮肿，且肿胀处限于膝、肘关节远端）；③夜间采血检查微丝蚴阳性；④间接荧光抗体试验或酶联免疫吸附试验检测抗体阳性；⑤在尿、淋巴液、鞘膜积液（或其他抽出液）内查见微丝蚴，在淋巴管、淋巴结内查见成虫，或在病理组织切片查见丝虫断面。

疑似病例：具备①、②。确诊病例：疑似病例加⑤或③或④。

二、鉴别诊断

1. 急性细菌性淋巴管炎、淋巴结炎　一般先有局部外伤或炎症，常出现中毒症状，局部疼痛和触痛显著，淋巴管炎自下而上向局部淋巴结发展，血中中性粒细胞比例增高。

2. 结核性附睾炎　结节在附睾内，常粘在一起，不痛，很少反复发作。

3. 腹股沟疝　常有反复发作病史，咳嗽可引起疝环脱出。

【治疗】

一、治疗原则

西医以杀虫及对症治疗为主；中医以解热毒、消肿结、利湿热、固肾气为治则。中西医结合治疗能明显提高疗效。

二、治疗方法

（一）病原治疗

1. 乙胺秦（又名海群生、益群生，diethylcarbamazine） 本品对微丝蚴及成虫均有作用，能使血中微丝蚴迅速集中到肝脏的微血管内，经一定时间后，大部分被肝脏吞噬细胞消灭，可用于马来丝虫病和班氏丝虫病的治疗，对马来丝虫病疗效比斑氏丝虫病迅速完全，为治疗本病的首选药物，但一般需在数年内多次反复治疗才能达到治愈。

（1）短程疗法 用于体质较好的马来丝虫病患者。成人 1.5g 于晚上一次顿服或 0.75g 每日 2 次，连服 2 天。该疗法反应较大，一般只适用于大规模治疗，对重症感染者疗效差。

（2）中程疗法 于血中微丝蚴较多和重度感染及斑氏丝虫病。0.2g，3 次/日，疗程 7 天。须复治 2 ~ 3 个疗程，间隔半月以上，对微丝蚴未能转阴者，则继续治疗直至转阴。

（3）间歇疗法 每次 0.3g，每月 1 次，12 次为一疗程。此法阴转率高，疗效可靠，副反应小。

药物本身可引起头痛、乏力、关节痛、恶心、呕吐等反应。此外由于消灭大量丝虫（尤其是马来丝虫）后释放出异性蛋白，尚可引起畏寒、发烧、皮疹、关节肌肉酸痛、哮喘等过敏反应，严重者可给予复方乙酰水杨酸片及抗过敏药。几天后由于成虫死亡，尚可出现局部淋巴腺炎及淋巴管炎。对严重心、肝、肾疾病，活动性肺结核，急性传染病患者和妊娠 3 月内或 8 个月以上、月经期妇女应缓治或禁忌用药。应先驱蛔，以免引起胆管蛔虫病。

2. 左旋咪唑（levamisole） 对成虫和微丝蚴有较好疗效。剂量 4 ~ 8mg/（kg·d），分 2 次服，疗程 3 天，10 天后用第二个疗程。与海群生合用可提高疗效，副作用与海群生类似，但较后者轻。

3. 呋喃嘧酮（非 urapyrimidone，M170） 本品具有较强的杀班氏丝虫成虫和微丝蚴的作用，对成虫的作用优于微丝蚴，对马来丝虫病也有肯定的疗效，疗效优于乙胺嗪。20 ~ 50mg/（kg·d），分 2 ~ 3 次，连服 7 天。副作用与海群生相似。

4. 伊维菌素（avermectins） 本品是广谱高效抗寄生虫药，伊维菌素与虫体细胞上的特异性高、亲和力强的位点结合，促使 GABA 释放增加，使神经难以将刺激传递给肌肉，虫体发生弛缓性麻痹而死。伊维菌素能迅速而有效地清除班氏丝虫微丝蚴，但不能杀灭丝虫成虫，20μg/kg 或 25μg/kg 就有明显的清除作用，短期内伊维菌素清除微丝蚴的效果比海群生好。伊维菌素对马来微丝蚴短期的清除效果似稍差，但 100μg/kg 和 200μg/kg 治疗 6 个月时微丝蚴密度仅回升 10%，经过复治后 6 个月，其效果与首治同期相似。该药安全可靠，不良反应轻微，全身性不良反应有虚弱、乏力、腹痛、发热，可出现恶心、呕吐等胃肠道反应，并可出现头晕、嗜睡等神经系统反应。少数可出现皮疹、视觉异常、结膜炎、关节痛、心动过速、ALT 升高等不良反应。目前用伊维菌素治疗班氏丝虫病已成为 WHO 推荐的群体防治方案之一。

5. 四环素　德国学者发现几乎在所有的丝虫种类中，其皮下有特殊的共生细菌，杀灭这些细菌，可阻止丝虫的繁殖，防止传染，并可减少共生细菌所释放的内毒素。四环素具有杀灭这些共生细菌的作用。

（二）对症治疗

1. 急性淋巴管炎及淋巴结炎　应用消炎镇痛药，急性症状缓解后停药。对下肢急性淋巴结、淋巴管炎（流火）患者，如能于发作预兆期服消炎镇痛药，可明显减轻急性症状或制止发作。合并细菌感染者须给予抗菌治疗。

2. 慢性丝虫病　可针对不同症状采取对症治疗。

1）淋巴水肿、象皮肿

（1）烘绑疗法　对患肢采用辐射热或微波透热烘疗后用弹性绷带包扎。每天 1 次，前者每次 1h，20 次为一疗程，休息半个月，进行下一疗程；后者每次 30min，15 次为一疗程，休息 2 个月，进行下一疗程。在烘疗和休息期间，白天均须用弹性绷带持续包扎患肢，治疗 2 ~ 3 个疗程。

（2）用不抗凝的香豆素 400mg/d　连服 1 年，腿围可减少 20%，对淋巴水肿有一定疗效。副作用有 ALT 升高和胃肠道症状。

（3）苯并吡喃酮（benzo - pyrones）　具有加强巨噬细胞活力，增加蛋白分解，抑制产生胶原酶而使纤维组织溶解的作用，结合按摩治疗有一定疗效。兼有足癣的患者，用抗霉菌治疗以控制霉菌感染。并发细菌感染者采用敏感的抗菌素治疗。

（4）对于皮肤或皮下组织病变明显，肢体周径比健侧增粗 10cm 以上者或须重建淋巴管者可行手术治疗。

2）乳糜尿　此期间注意休息，抬高骨盆部，多饮开水，多食淡菜，忌食油类、肉类和蛋类食物。出现乳糜凝块、排尿困难和尿潴留者，应减少饮水量，以手按摩下腹部；或用中链油（MCT）代替普通食用油脂，能迅速解除病人痛苦。MCT 用量为成人每次服 4 ~ 5g，每天 3 次，连服 1 个月为 1 个疗程，可间隔服 2 ~ 3 个疗程。对乳糜血尿者，可服用 VitC、VitK$_4$，或肌注安络血、止血敏等。发作频繁、病情严重病例可采用硝酸银灌注或手术治疗。

3）鞘膜积液　膜积液量多者用鞘膜翻转术治疗。积液少于 500ml 者可注射硬化剂。近年来，鞘膜腔内注药疗法得到了广泛应用，临床上常采用四环素、无水酒精、消痔灵等药物注射治疗。

（三）辨证论治

1. 热毒炽盛

主症：高热，下肢红肿灼痛，下肢皮肤呈现自上而下的红线，腹股沟、腋下有肿核，且轻微压痛，肌肉关节酸楚疼痛，舌红、苔黄腻，脉滑数。

治则：清热利湿，凉血解毒。

方药：五味消毒饮加减。

组成：金银花 10g　蒲公英 10g　玄参 10g　连翘 10g　牡丹皮 10g　紫花地丁 10g

败酱草20g　　丹参10g　　赤芍10g　　木通6g

加减：腹股沟、腋下肿块者，加穿山甲、浙贝母。

2. 肝经湿热

主症：口苦，目干，胸胁、少腹胀痛，睾丸肿胀疼痛，小便短赤浑浊，舌红、苔黄腻，脉弦数。

治则：清泻湿热，疏肝理气。

方药：龙胆泻肝汤加减。

组成：龙胆草15g　　柴胡10g　　黄芩10g　　泽泻10g　　木通6g　　车前子15g　　茯苓10g　　当归10g　　生地黄15g　　川楝子10g　　橘核10g

加减：小便涩痛者，加滑石、白茅根。

3. 水湿困脾

主症：全身困倦，四肢酸楚，食欲不佳，小便浑浊如泔，舌胖大、苔白腻，脉濡。

治则：健脾化湿，分清降浊。

方药：程氏萆薢分清饮加减。

组成：萆薢10g　　石菖蒲6g　　车前子（包）10g　　茯苓10g　　白术10g　　陈皮10g　　甘草6g　　黄柏10g

加减：少腹胀、尿涩不畅者，加乌药、青皮。

4. 脾肾阳虚

主症：久病不已，反复发作，腰膝痿软，形寒肢冷，淋出如脂，日轻夜重，大便溏薄，面色无华，目眩耳鸣，舌体胖大、苔薄白，脉细数无力。

治则：健脾益肾，温阳固本。

方药：归脾汤合五子衍宗丸加减。

组成：附子6g　　覆盆子10g　　女贞子10g　　菟丝子10g　　枸杞子10g　　熟地黄15g　　山药10g　　黄芪15g　　白术15g　　当归15g　　党参20g　　甘草6g

加减：心神不宁者，加远志、龙眼肉、酸枣仁。

（四）其他疗法

1. 中药外治

（1）熏洗法。当归、红花、细辛、牛膝各15g，或麻黄、透骨草各60g，芒硝、苦参、蛇床子、明矾各45g。水煎后洗患处半小时。

（2）敷涂法。大黄、栀子、黄柏、雄黄、胆南星各等量，共研末，以凤仙花捣汁，或加冷水调敷患处，亦可用紫金锭加醋研汁后涂患处。

2. 针刺疗法

（1）取穴足三里、阳陵泉、绝骨、血海、阴陵泉、三阴交等交替使用。手法：用中等刺激，采取捻转进针法，进针后继续捻转至患者有麻、胀、酸、痛等感觉后，留针3~10min，10次为1疗程，隔天针刺1次，主治急性期湿热壅盛证。

（2）取穴足三里、阳陵泉、阴陵泉、三阴交等穴，用捻转中等刺激，有针感后留针3~10min，隔天针刺1次，10日为1疗程，主治湿热流火证（丹毒样皮炎）。

（3）取穴关元、三阴交、水分、石门、建里、俞府、带脉、命门、次髎、神阙，用平补平泻法，急性期用泻法，适用于乳糜尿。

（4）取穴委中、足三里、解溪、阳陵泉、悬钟、丘墟、三阴交、阴陵泉、血海等，实证以泻法为主，虚寒证以补法为主，针灸并用；虚实夹杂证，用平补平泻法，进针后用捻转针法，有酸、胀、麻、痛等感觉后，留针 10～15min 时流出黄水，效果更佳，适用于大脚风。

（五）民间经验方

（1）金铃橘核丸　金铃子 15g，橘核 10g，桃仁 15g，荔枝核 10g，赤芍 15g，牡蛎 15g，郁金 12g，丹参 10g，当归 10g，三棱 10g，莪术 10g，甘草 6g。每日 1 剂，早晚煎服，适用于阴囊内炎症。

（2）珍珠菜煎剂　珍珠菜全草 120g，水 500ml，煎至 250ml，加砂糖 30g，黄酒 60g。每日分 2 次服，连服 2 日，适用于急性淋巴管炎和淋巴结炎。

（3）芹菜根、芥菜花、糯稻根各 30～60g，煎汤服用，每日 1 剂，服至病愈，适用于乳糜尿。

（4）糯稻根 30g，红枣 10 枚，水煎服，每日 1 剂，连服 30 天为 1 疗程，适用于乳糜尿。

（5）紫珠草，每日 30～60g，加水 100ml，煎至 25ml 内服，适用于乳糜血尿。

（6）莲蓬 1 个，猪膀胱 1 个，水 4 碗煲至 1 碗，小儿分次服，猪膀胱可食用，隔日服 1 次，一般连服 4 次，适用于鞘膜积液。

（7）大黄䗪虫丸　每次 1 丸，每日 2 次，逐渐增至每次 2 丸，每日 2～3 次，服用 3～6 个月，适用于下肢象皮肿。

（8）贯众 15g，水煎加酒、白糖各半两，早、晚各服 1 次。

【预防】

1. 普查普治　及早发现患者和带虫者，及时治愈，既保证人民健康，又减少和杜绝传染源。夏季对流行区 1 岁以上人群进行普查，冬季对微丝蚴阳性者或微丝蚴阴性但有丝虫病史和体征者进行普治。

2. 防蚊灭蚊　消灭蚊虫孳生地；在有蚊季节正确使用蚊帐；户外作业时，用含有DEET（避蚊胺）有效成分的驱蚊霜涂布在暴露部位的皮肤上，头部可用防蚊网（棉线浸渍 701 防蚊油制成）。

3. 保护易感人群　在流行区采用海群生食盐疗法，每公斤食盐中掺入海群生 3g，平均每人每日 16.7g 食盐，内含海群生 50mg，连用半年，可降低人群中微丝蚴的阳性率。

第七节　钩虫病

钩虫病是钩虫寄生于人体小肠所致的疾病。临床上主要表现为贫血、营养不良、胃肠功能失调。轻者可无症状，称为钩虫感染。

中医文献把钩虫病称为黄肿病、疳黄、黄胖病、饕餮黄等。

【病原学】

钩虫是钩口科线虫的统称，发达的口囊是其形态学的特征。成虫形态细长，体长约 1cm 左右，半透明，肉红色，死后呈灰白色，雌雄异体。虫体前端较细，顶端有一发达的口囊。十二指肠钩虫呈 C 型，口囊呈扁卵圆形，其腹侧缘有钩齿 2 对。美洲钩虫呈 S 型，口囊呈椭圆形，其腹侧缘有板齿 1 对，背侧缘则有 1 个呈圆锥状的尖齿。十二指肠钩虫交合伞呈扇形，美洲钩虫交合伞呈圆形。

十二指肠钩虫每天产卵 1.5 ~ 3 万个，美洲钩虫每天产卵 0.6 ~ 1 万个。虫卵呈椭圆形，壳薄，无色透明。大小约为（56 ~ 76）μm ×（36 ~ 40）μm，随粪便排出时，卵内细胞多为 2 ~ 4 个，卵壳与细胞间有明显的空隙。若患者便秘或粪便放置过久，卵内细胞可继续分裂为多细胞期。十二指肠钩虫卵与美洲钩虫卵极为相似，不易区别。

钩虫幼虫通称钩蚴，分为杆状蚴和丝状蚴两个阶段。杆状蚴体壁透明，前端钝圆，后端尖细，口腔细长，有口孔，咽管前段较粗，中段细，后段则膨大呈球状。丝状蚴大小约为（0.5 × 0.025）mm ~（0.7 × 0.025）mm，口腔封闭，在与咽管连接处的腔壁背面和腹面各有 1 个角质矛状结构，称为口矛或咽管矛，口矛有助于虫体的穿刺作用。整条丝状蚴体表覆盖鞘膜，对虫体有保护作用。丝状蚴具有感染能力，故又称为感染期蚴，当丝状蚴侵入人体皮肤时，鞘膜即被脱掉。两种钩虫的杆状蚴形态相似，但丝状蚴有明显区别，可借以鉴别虫种。由于两种钩虫的分布、致病力及对驱虫药物的敏感程度均有差异，鉴别钩蚴在流行病学、生态学及防治方面都有实际意义。

【流行病学】

一、传染源

病人与带虫者是钩虫病的主要传染源，在以人粪肥作为主要肥料的农村，由于施新粪肥，使土壤被钩虫卵广泛污染。另外，某些动物可作为十二指肠钩虫的转续宿主，人若生食这种肉类，也有受到感染的可能性。

二、传播途径

钩虫病主要通过皮肤感染，农民赤足下田，接触潮湿泥土时，尤易遭受感染。另外，吞食含有丝状蚴的蔬菜或生水，若丝状蚴未被胃酸杀死，有可能直接在小肠内发育为成虫。若丝状蚴自口腔或食管黏膜侵入血管，则须循皮肤感染的途径移行。婴儿感染钩虫则主要是因为使用了被钩蚴污染的尿布，或因穿"土裤子"，或睡沙袋等方式。此外，国内已有多例出生 10 ~ 12 天的新生儿即发病的报道，可能是由于母体内的钩蚴经胎盘侵入胎儿体内所致。有学者曾从产妇乳汁中检获美洲钩虫丝状蚴，说明通过母乳也有可能受到感染。导致婴儿严重感染的多是十二指肠钩虫。

三、易感人群

人对钩虫普遍易感，以青壮年男性农民为主，但在植桑区女性感染率为高。夏秋季为感染季节。

四、流行情况

钩虫病呈世界性分布，尤其在热带及亚热带地区，人群感染较为普遍，多数地区是两种混合感染。

【病因病机】

一、中医病因病机

中医学认为，本病的发生主要是由于湿热虫毒。钩虫卵潜于土壤，得湿热之化而成钩蚴，钩蚴侵犯肌肤遂致皮肤病变；虫袭肺系则致肺气不利，甚或伤及肺络；虫邪入肠，影响脾胃功能，而致气血耗损；虫邪直入血脉，可致心脏受损，久之还可影响肾的功能。其病理变化可概括如下。

1. 虫邪犯表 皮肤受虫邪感染，肌表卫气与虫邪相争，可导致皮腠失调，营卫失和，血络受损，而出现皮疹等症状。

2. 虫邪袭肺 虫邪侵袭肺系，可导致肺失清肃，气逆冲于咽喉，故喉痒难忍，时时呛咳，肺气失降而咳喘，肺络受损伤，痰中带血，咳血。

3. 脾虚虫积 虫客肠腑，脾运失司，渐致虫积，故出现腹胀，腹痛，恶心，泛吐清涎，面黄肌瘦，肢倦乏力，大便稀溏，或嗜异成癖。

4. 气血亏虚 虫体寄居体内，噬血耗气，并影响气血生化之机而致气血亏虚，以致面色苍白萎黄，头昏，眩晕，耳鸣，心悸，短气等。

5. 阳虚水泛 虫邪耗损气血，日久损及心、脾、肾，尤可导致脾肾阳虚，水液代谢失常而出现全身浮肿。

概括来讲，本病病机主要是虫体外损皮肤，内伤脾胃，虫毒为患，耗损水谷精微，致脾胃虚损日甚，气血化源不足，久则气血两虚，四肢乏力，面色萎黄。

二、西医发病机制和病理

钩虫幼虫可引起皮肤损害和肺部病变，成虫可引起小肠黏膜损伤，慢性失血而导致贫血。

1. 皮肤损害 感染期蚴钻入皮肤后，数十分钟内患者局部皮肤即可出现小的红色丘疹，1~2天内出现水疱。主要病理变化为局部充血、水肿与嗜酸性粒细胞浸润。感染后24h内，大部分幼虫仍滞留在真皮及皮下组织内，然后经淋巴管或微血管抵达肺部。

2. 肺部病变 当钩虫幼虫穿过肺微血管到达肺泡时，可引起肺间质和肺泡点状出血与炎症。感染重的可引起支气管肺炎。当幼虫沿支气管向上移行至咽喉部时，可引起支气管炎。

3. 小肠病变 钩虫借口囊咬附在小肠黏膜绒毛上，以摄取血液、黏膜上皮与肠液为食。钩虫分泌抗凝血物质，故被钩虫咬附的黏膜伤口不断渗血，钩虫每天更换吸血位置4~6次，原来被咬的伤口仍可渗血，小肠黏膜可有散在的点状或斑状出血。慢性失血是钩虫病贫血的原因。长期小量失血可消耗体内铁质贮存，产生小细胞低色素性贫血。每条美洲钩虫每天使人体失血0.01~0.09ml，平均0.03ml；而十二指肠钩虫则为0.14~0.4ml，平均0.15ml。长期严重贫血与缺氧可引起心、肝、肾、脾有不同程度的脂肪变性及退行性变。

【临床表现】

钩虫感染多数属轻度，无临床症状。感染较重者可出现轻重不一的临床症状。

1. 幼虫引起症状 丝状蚴钻入皮肤 20 ~ 30 分钟后出现红色丘疹、奇痒、烧灼，3 ~ 4 天后炎症消退。若皮肤抓破，易并发细菌感染。1 周后病人可出现咳嗽、少量咯痰，重者痰中常带血丝。可伴有阵发性哮喘、咽痒、声嘶、或低热，可持续数周。X 线检查可显示肺纹理增粗或点片状浸润阴影，数日后自行消退。

2. 成虫所致症状 大多于感染后 1 ~ 2 个月逐渐出现上腹隐痛、不适、食欲减退、消化不良、腹泻、消瘦、乏力等。重度感染者常有嗜异癖，如食生米、泥土等。大便隐血试验阳性，偶克出现消化道大出血。

贫血为钩虫病的主要表现。重度感染后逐渐出现进行性贫血、头昏、眼花、耳鸣、乏力、心悸气促。严重时心前区收缩期杂音，血压降低，心脏扩大，心力衰竭，亦可伴有低蛋白血症，重症病人常全身浮肿。婴儿钩虫病贫血常更严重。孕妇钩虫病易并发妊娠高血压综合征，引起流产、早产或死胎。

【实验室检查】

一、血象

常有不同程度的贫血，属小细胞低色素性贫血，网织红细胞正常或轻度升高。急性钩虫病人周围血中嗜酸性粒细胞常达 15% 以上，最高可达 86%，白细胞总数增高。而非急性期钩虫病也可呈轻度至中度嗜酸性粒细胞增多，白细胞总数大多正常。但是随着病程后期贫血日趋显著，嗜酸性粒细胞的百分率有逐渐减少的趋势。

二、骨髓检查

可见造血旺盛现象，但红细胞发育阻滞于幼红细胞阶段，中幼红细胞显著增多，骨髓因贮铁减少，游离含铁血黄素与铁粒细胞减少或消失。

三、粪便检查

（1）直接涂片法和饱和盐水浮聚法。直接涂片法简便易行，但轻度感染者容易漏诊，反复检查可提高阳性率；饱和盐水浮聚法：钩虫卵比重约为 1.06，在饱和盐水（比重为 1.20）中，容易漂浮，检出率明显高于直接涂片法，在大规模普查时，可用 15%、20% 的盐水，其检查效果与饱和盐水相同。

（2）虫卵计数法。常用的 Stoll 稀释虫卵计数法可测定钩虫感染度，已被广泛采用作为流行病学调查与疗效考核的指标。虫卵数在 1000 个/克以下，一般无症状；1001 ~ 3000 个/克为轻度感染，可有轻微症状；3001 ~ 1 万个/克为中度感染，常有明显症状；1 万个/克以上为重度感染，症状多很严重。

（3）钩蚴培养法与计数。检出率与盐水浮聚法相似，此法可鉴定虫种，但须培养 5 ~ 6 天才能得出结果。

（4）淘虫法。驱虫治疗后收集患者 24 ~ 48h 内全部粪便，用水冲洗淘虫，分别雌雄计数与鉴别虫种，主要用于新驱虫药的疗效考核。

四、血清学检查

血清学检查方法有皮内试验、间接荧光抗体试验等，用于钩虫产卵前，并结合病史进行早期诊断，但均因特异性低而少于应用。

五、胃镜检查

由于钩虫寄生于空肠上部，胃镜检查时一般很少发现，偶尔见有报道，但对鉴别上消化道出血原因有重要意义。

【诊断与鉴别诊断】

在流行地区，有赤手赤足参加农业劳动并接触泥土史，曾出现粪毒以及出现贫血、胃肠功能紊乱、营养不良和生长发育迟缓等临床症状，都应怀疑本病，主要依靠从粪便中查到虫卵确诊，饱和盐水漂浮法可提高阳性率。

钩虫病病人有上腹痛，尤其有黑便时须与消化性溃疡鉴别；钩虫病贫血须与其他的缺铁性贫血相鉴别。因此，凡贫血程度与粪便中虫卵不相称时，应继续寻找其他病因。

【治疗】

一、治疗原则

以西医为主的病原学治疗和对症治疗，辅以益气养血、挟正固本的中西医结合治疗对钩虫病有良好的治疗效果。

二、治疗方法

（一）辨证论治

根据本病病因病机特点，对于该病的治疗，既应驱虫，又要补虚，临证之时，应根据具体病情，或以驱虫为先，或先调补而后驱虫。

1. 虫邪犯表

主症：皮肤丘疹或斑丘疹、或水疱疹，局部红肿，瘙痒难忍，遇热尤甚，畏寒发热，脉浮或浮数。

治则：疏散风邪，清热解毒。

方药：荆防方加减。

组成：荆芥 10g　防风 10g　僵蚕 10g　金银花 15g　蝉蜕 6g　百部 20g　苦参 12g　白鲜皮 12g　生甘草 9g

加减：水疱流水较多者，加苍术、薏苡仁；热盛者，加黄芩、大黄。

2. 虫邪袭肺

主症：喉痒，呛咳，无痰或少痰、或痰中带血丝，畏寒发热，舌苔薄白或薄黄，脉浮或浮紧。

治则：疏风宣肺，解毒杀虫。

方药：钩蚴感染方加减。

组成：百部 10g　苦参 15g　荆芥 10g　桔梗 10g　玄参 10g　蝉蜕 10g　射干 10g　浙贝母 10g　牛蒡子 10g，生甘草 6g

加减：咳嗽咯痰，痰黄黏稠，喉中有血腥味者，减荆芥、牛蒡子、射干，加黄芩、焦山楂、金银花、连翘、全瓜蒌、桑白皮；痰中有血丝者，加黛蛤散、黄芩；咯血者，加焦山栀、黄芩、生地黄、侧柏炭。

3. 脾虚虫积

主症：面黄肌瘦，消谷善饥，腹胀腹痛，大便溏薄或完谷不化，喜食生米、生果、茶叶、生豆、泥土等物，舌淡、苔薄或微腻，脉沉细或弦滑。

治则：健脾燥湿，驱虫化积。

方药：黄病降矾丸加减。

组成：苍术 10g　厚朴 10g　党参 10g　陈皮 10g　绛矾 10g　百部 15g　贯众 10g　槟榔 10g　使君子 10g　川椒 6g　生甘草 6g

加减：食积甚者加鸡内金、山楂、麦芽。

4. 气血两虚

主症：颜面、肌肤萎黄或苍白，面足甚至全身浮肿，脘闷不舒，倦怠乏力，精神不振，眩晕耳鸣，心悸气短，舌质淡胖，脉弱。

治则：补益气血。

方药：八珍汤加减。

组成：党参 10g　白术 10g　茯苓 10g　陈皮 10g　当归 10g　白芍 12g　炙甘草 9g　熟地黄 15g　槟榔 15g　苦楝根皮 30g

加减：失眠、心悸者，加酸枣仁、茯神；心悸、脉结代者，合炙甘草汤；阳痿者，加肉苁蓉、仙灵脾。

5. 阳虚水泛

主症：神疲乏力，畏寒肢冷，肌肤蜡黄，全身浮肿，心悸气喘，不得平卧，小便清长，舌淡胖嫩、苔滑腻，脉沉细或沉迟。

治则：温补脾肾，化气行水。

方药：先以真武汤加味，后以济生肾气丸加减。

组成：①真武汤加味：附子 9g　党参 12g　黄芪 20g　白术 9g　茯苓 9g　芍药 9g　生姜 6g

②济生肾气丸加减：附子 6g　桂枝 6g　茯苓 15g　熟地黄 15g　山药 15g　泽泻 12g　山萸肉 12g　车前子 12g　当归 9g　牛膝 12g　人参 12g

加减：痰多气喘者，加葶苈子、苏子降逆平喘止咳。

(二) 对症治疗

钩虫病有贫血时应驱虫同时补充铁剂与高蛋白饮食。常用硫酸亚铁，每次 0.3 ~ 0.6g，每日 3 次，服用铁剂时间宜长，以补足组织内贮铁。对口服铁剂不能耐受者可给予肌肉注射铁剂，如右旋糖苷铁，首次为 50mg，以后每日或间日注射 100mg，总量不超过 2.5 ~ 3.0g，两侧臀部肌肉交替注射。严重贫血伴有胃酸缺乏可加服 10% 的稀盐酸或胃蛋白酶液。对临产孕妇或严重贫血和营养不良的小儿，可在驱虫前输少量血或边输血边驱虫。

（三）驱虫治疗

1. 甲苯咪唑（mebendazole） 每次服200mg，每天服1次，连续服3天，治愈率99%，虫卵转阴率65%～90%，2岁以下小儿不用此药。丙硫苯咪唑（albendazole），成人400mg，1次服下，连续3天，12岁以下的小儿剂量减半。上述药物副作用轻，少数病例有头晕、腹痛、恶心等，老年体弱者的剂量和疗程酌减，严重心脏病及肝脏病患者慎用。

2. 双萘羟噻嘧啶（pyrantel pamoate） 每公斤体重10mg（基质），1次服下，连续服3天，虫卵转阴率95%。左旋咪唑，每天每公斤体重3mg，连服3天，虫卵转阴率80%～96%。副作用轻微而短暂，少数可有恶心、腹痛、腹泻等反应，妊娠早期应用本药可致流产。

3. 噻乙吡啶（pyridinium） 成人剂量为250mg，儿童按5mg/kg计算，半空腹一次顿服，连服2～3日。副作用轻，有头晕、头痛、恶心、腹痛等。本药驱美洲钩虫作用较弱。

4. 三苯双脒 该药是中国疾病预防控制中心寄生虫病预防控制所研制的国家一类新药，可抑制虫体活动力，使虫体失去正常钩虫体态，并能迅速损伤虫体的口囊、切板及肠管，最终导致虫体失去摄取、吸收、输送营养物质的功能。对虫体生殖系统，尤其是卵巢、子宫内均有破坏作用。三苯双脒剂量为300mg，一次顿服。对美洲钩虫有更好的治疗效果。在治疗过程中仅个别感染者出现轻微、短暂的头晕，不经处理可自行消失。

5. 伊维菌素（avermectin） 该药是广谱高效抗寄生虫药，伊维菌素与虫体细胞上的特异性高、亲和力强的位点结合，促使GABA释放增加，使神经难以将刺激传递给肌肉，虫体发生弛缓性麻痹而死亡。14岁以上者12mg顿服，14岁以下者6mg顿服。该药安全可靠，不良反应轻微，全身性不良反应有虚弱、乏力、腹痛、发热，可出现恶心、呕吐等胃肠道反应，并可出现头晕、嗜睡等神经系统反应。少数可出现皮疹、视觉异常、结膜炎、关节痛、心动过速、ALT升高等不良反应。

国内钩虫病多由两种钩虫混合感染所致，故联合应用两种驱虫药可提高驱除美洲钩虫的效果并可减少副作用。如小剂量甲苯咪唑与双萘羟噻嘧啶联合应用可取得较好疗效。

（四）局部治疗

钩虫幼虫引起的皮炎，在感染后24h内约90%的幼虫停留在局部，应用左旋咪唑涂肤剂或15%噻苯咪唑软膏局部涂敷，2～3次/日，重者连用两日。若同时辅以透热疗法，效果更佳，将患处浸泡在50℃以上的热水中，约经20min。有可能杀死皮下组织内移行的幼虫。

（五）其他疗法

1. 皮肤透热法 将手足皮肤发痒部位于50～60℃热水中浸泡20～30min，有杀死钩蚴的作用。

2. 外敷疗法 用1%的樟脑或5%的硫黄炉甘石洗剂局部涂擦瘙痒处，用于钩蚴性皮炎的治疗。

3. 中成药

（1）驱虫片 具有杀虫消痞，泻热除湿，理气导滞的作用，适用于钩虫病属虫积湿滞者，3~6岁每次2~3片，6~9岁每次3~5片，9岁以上每次6~8片，日服2次，本药有小毒，不可连续服用，一般只服1~2天，如虫未尽，隔周再服，体弱者慎用。

（2）绛矾丸　具有健脾消积杀虫之功效，适用于钩虫病属脾湿积滞等证，3~6岁每次1~2g，6~9岁每次2~3g，9岁以上每次3~5g，每日1~2次。

（3）香砂六君子丸　具有健脾益气，理气和胃的功效，适用于钩虫病属气血亏虚者，3~6岁每次2~3g，6~9岁每次3~5g，9岁以上每次5~6g，日服2次。

（六）民间经验方

（1）贯众汤　贯众90g，苦楝根皮15g，紫苏15g，荆芥15g。水煎服，成人晨空腹服70~80ml，5~10岁者服25ml，10~15岁者服50ml，1次顿服。

（2）榧子120g，使君子120g，白糖250g。将榧子、使君子共研细末，加入白糖调匀即成，开水送服，每次服15g，每日3次，10日为1疗程。

（3）苦楝根皮30g，青蒿120g。磨碎，用米汤合成丸，早晨空腹服，每服9g，连服4日，孕妇及5岁以下儿童禁服。

（4）鹤虱90g，用清水将药洗净，加水浸过药面煮1h，滤出药液，再加水煮1次，将两次药液混合浓缩至60ml，加入白糖适量调味，成人每次服30ml，睡前服，连服2晚，小儿及体弱患者用量酌减。

（5）土荆芥穗叶汁　取土荆芥穗叶洗净捣碎绞汁，用纱布滤过待用，每次100ml，30min服完，每日上午服1次，连服3日。

（6）鲜马齿苋150g，加水500ml，慢火煎30min，去渣加白糖25g，睡前服，连服2晚，儿童酌减。

（7）雷丸研成细末，凉开水送服，每次20g，每日3次，连服3日。

【预防】

1. 在农村高发地区，普查普治，统一服药，定期复查，未愈病人重复服药，彻底消灭感染源。

2. 加强粪便的管理，搞好厕所建设，不要随地大便，粪便经无公害处理后再给植物施肥。

3. 加强卫生宣传，使人们了解到钩虫病的感染方式，不要让孩子赤脚去地里玩土，不许他们裸体嬉戏，要改变不穿死裆裤的坏习惯，耕作时提倡穿鞋下地，手、足皮肤涂抹1.5%的左旋咪唑硼酸酒精液或15%的噻苯咪唑软膏，对预防感染有一定作用。

第八节　蛔虫病

蛔虫病是由似蚓蛔线虫寄生于人体肠道或其他脏内及其幼虫在人体内移行所引起的疾病。临床表现为消化道相关症状。本病中西医病名相同。

中医认为，本病是由于食入藏有诸虫（卵）的生冷瓜果、不洁食物，化生湿热，损伤脾胃所致。此病在世界各国均有发病，农村感染率高，可达80%以上，以儿童时期最为常见，其中以5~15岁儿童发病率最高。病程早期幼虫在体内移行时可引起呼吸道症状和过敏症状；成虫在小肠内寄生则可引起腹痛等肠道功能紊乱，有时可引起严重并发症，如胆道蛔虫病、肠梗阻等。

【病原学】

在寄生于人体的肠道线虫中，蛔虫是体型最大者，虫体呈长圆柱形，头、尾两端略细，形似蚯蚓。活虫呈粉红色或微黄色，死后呈黄白色，体表可见有细横纹和两条明显的侧索，口孔位于虫体顶端。雌虫长约 20～35cm，个别虫体可达 49cm，最宽处直径约为 3～6mm，尾端钝圆。雄虫长约 15～31cm，最宽处直径约为 2～4mm，尾端向腹面卷曲。成虫寄生于小肠，以空肠为主，回肠次之，十二指肠最少，以吸取食糜为主，也能分泌消化酶，消化和溶解附着处及附近肠黏膜作为营养来源。寄生人体的成虫数目，一般 1 条至数十条，但有报告在尸体解剖时肠内找到 2000 余条蛔虫者。雌虫多于雄虫，虫体大小与宿主营养状态及虫数有关。自人体感染到雌虫产卵约需 60～75 天，蛔虫寿命约 1～2 年，一条雌虫每天排卵可多达 20 万个。自人体排出的蛔虫卵，有受精卵和未受精卵两种。受精蛔虫卵呈卵圆形，大小约为（45～75）×（35～50）μm，未受精蛔虫卵多呈长椭圆形，大小约为（88～94）×（49～44）μm。蛔虫卵对外界环境的抵抗力很强，在泥土中它甚至能生存 3～5 年，一般杀虫剂或农业化肥不影响它的发育，但对高温、干燥及日光则抵抗力较弱，例如在 50℃水中只能生存半小时，60～65℃热水中 5min 即可死亡，直射的阳光由于高温及干燥作用可很快地杀死虫卵。

蛔虫的发育过程包括虫卵在外界土壤中的发育和虫体在人体内发育的两个阶段。生活史不需要中间宿主，属直接发育型。

散布于土壤中的受精蛔虫卵，在潮湿、荫蔽、氧充足和适宜温度（21～30℃）的条件下，约经 2 周，虫卵内的细胞发育为幼虫。再经过 1 周，幼虫进行第一次蜕皮后变为二期幼虫。含有二期幼虫的蛔虫卵，称为感染期卵。人体经口误食感染期卵后，幼虫分泌含有酯酶、壳质酶及蛋白酶的孵化液，同时卵内幼虫的活动性增大，最后破卵壳孵出。孵出的幼虫侵入小肠黏膜和黏膜下层，并钻入肠壁小静脉或淋巴管，沿血液循环系统到达肺毛细血管，并穿过毛细血管壁进入肺泡。在肺泡内幼虫经过第二次及第三次蜕皮（约在感染后 10 天内），发育为第四期幼虫，沿支气管、气管移行到咽，被人咽下，经胃到小肠定居。在小肠内，幼虫进行第四次蜕皮后，经数周逐渐发育为成虫。幼虫在移行的过程中也不是一帆风顺的，有部分的幼虫在胃肠被消灭掉。

【流行病学】

一、传染源

感染蛔虫且粪便内有受精卵的人是蛔虫的传染源。

二、传播途径

1. 食物感染　主要是吃附有虫卵的生菜、水果或食入被蛔虫卵污染的食物。

2. 经手感染　小儿在活动、玩耍时，蛔虫卵沾在手上和指甲内，且小儿不易做到饭前便后洗手，因此蛔虫卵易被带进口中，得蛔虫病的机会要比成人多。

3. 饮水感染　一些农村饮用的浇水或池塘水受到虫卵的污染，喝生水时虫卵进入体内，也是主要的感染途径之一。

4. 呼吸道感染　尘土中的蛔虫卵可被吸入呼吸道，然后再被吞入消化道感染人体。

三、易感人群

人对蛔虫普遍易感。感染蛔虫后，可产生一定的免疫力，血液中可出现特异性抗体（沉淀素），具有免疫力的人再感染蛔虫时，不少幼虫在移行过程中即被消灭，能到达小肠寄生的虫数较少。成人在多次感染后免疫力增强，儿童的免疫力较弱。

【病因病机】

一、中医病因病机

蛔虫寄生于小肠内，损伤脾胃，吸食水谷精微，耗伤气血，从而产生一系列病理变化。蛔虫性动好窜，善于钻孔，蛔窜胆腑致"蛔厥"，蛔结肠腑则致虫瘕。

二、西医发病机制和病理

蛔虫病的病理变化可由蛔虫幼虫、成虫及其虫卵引起。

1. 蛔虫幼虫　在经过肺部时由于其代谢产物或与幼虫本身死亡可产生炎症。蛔虫幼虫损伤肺微血管可引起出血、水肿和细胞浸润，后者以嗜酸性、中性粒细胞为主。严重感染者肺部病变可融合成斑片状病灶。支气管黏膜也有嗜酸性粒细胞浸润渗出与分泌物增多，并引起支气管痉挛。重度感染时，移行的幼虫可通过肺毛细血管、左心，进入大循环，侵入淋巴结、甲状腺、胸腺、脾脏、脑、脊髓等处，引起异位病变；也可到达肾脏，经尿排出；或通过胎盘，到达胎儿体内。

2. 成虫　成虫寄生在小肠内，蛔虫唇齿的机械作用、代谢产物或毒素（溶血毒素、内分泌毒素、过敏毒素、酶性毒素、神经毒素）的化学刺激，使小肠黏膜受损，皱襞变粗，小肠可出现痉挛性收缩和局部缺血。由于肠黏膜损伤所致的消化和吸收障碍，可引起营养障碍、消化道功能失调和异性蛋白反应，而且影响机体对蛋白质、脂肪、碳水化合物以及维生素 A、B_2 和 C 的吸收，导致营养不良。大量虫体相互缠结成团，可引起部分性肠梗阻，梗阻部位以回肠末端或回盲部为常见，少数严重患者可并发肠坏死、肠套叠、肠扭转等。蛔虫变应原被人体吸收后，可引起 IgE 介导的变态反应。

蛔虫有显著钻孔习性，当寄生环境发生改变时，如人体发热、胃肠病变、食入过多辛辣食物，以及不适当的驱虫治疗时，常可刺激虫体活动力增强，容易钻入开口于肠壁上的各种管道，引起移位性损害。成虫可钻入胆管，出现 Oddi 括约肌与胆总管痉挛，从而引起剧烈胆绞痛；可继发胆管感染，引起胆管炎；在胆管内死亡的蛔虫碎片与蛔虫卵均可作为泥沙样胆结石形成的核心；蛔虫钻入肝内胆管可引起化脓性胆管炎，并发蛔虫性肝脓肿。偶尔蛔虫钻入胰管可并发出血性胰腺炎；钻入阑尾引起急性阑尾炎，甚至穿孔；蛔虫如迷走至咽喉与支气管，偶可引起阻塞和窒息。

3. 虫卵　雌蛔虫侵入肝、腹腔或肺等处，排出大量虫卵，可引起肉芽肿病变，形成无数 1~2mm 粟粒大小的灰白色结节，类似结核。虫卵肉芽肿由嗜酸性粒细胞、巨噬细胞、成纤维细胞、纤维细胞与类上皮细胞等组成，内多含胚胎的受精卵。

【临床表现】

一、临床特征

小肠中有少数蛔虫感染时可无症状，称蛔虫感染者。大量感染而引起疾病称蛔虫病。

1. 蛔虫幼虫移行症 主要见于短期内吞食了大量蛔虫卵的患者。潜伏期一般7~9日，临床上出现全身与肺部症状。全身症状有低热与乏力，少数病人体温可高达40℃。呼吸道症状为咽部有异物感、阵发性咳嗽、哮喘、痰少，偶尔痰中带血丝。两侧胸部可听到干啰音。胸部X线检查可见两侧肺门阴影增深，肺纹理增多与点状、絮状或片状浸润阴影，阴影一般于1~2周内消失。少数病人可伴有荨麻疹或皮疹。病程持续7~10天，上述症状逐渐缓解消失。

2. 肠蛔虫病 绝大多数病例无任何症状。主要症状有食欲减退、偏食、多食，甚至异食癖，或有恶心呕吐等症状。儿童以腹痛最常见，位于脐周，呈不定时反复发作，不伴有腹肌紧张与压痛。常从大便中排出蛔虫或呕吐出蛔虫。失眠、发育缓慢、智力迟钝、磨牙、烦躁不安、惊厥等症状也多见于小儿。荨麻疹、结膜炎、低热、嗜酸性粒细胞增多等过敏症状亦较常见。

蛔虫病患者如并发细菌性痢疾，易转变为慢性菌痢或带菌者。

二、并发症

1. 胆管蛔虫病 为最常见的并发症，成人与儿童较多，儿童发病率占总数的18.7%~38.3%，但患者以青壮年为多，女性较男性略多。蛔虫侵入部位多在总胆管，较少进入肝胆管，偶可见于胆囊，雌蛔虫较多。虫体有时可自行退出，但一般在胆管内短期死亡。临床上起病急骤，上腹或右上腹突然发生阵发性、钻孔性极为难受的绞痛，可放射至右侧肩背部，致使患者辗转不安。腹痛程度较胆石症引起者更为强烈，常伴有恶心、呕吐；蛔虫全部钻入胆管后腹痛可稍缓解，在胆管内死亡后腹痛可消失，故腹痛与蛔虫活动有关。约半数患者吐出蛔虫，腹部体征无腹肌紧张，仅在剑突下偏右有局限性压痛点。胆管蛔虫病患者如果腹痛等症状不缓解，则提示有并发胆管细菌性感染，尤其蛔虫全部钻入肝外或肝内胆管后可引起化脓性胆管炎与蛔虫性肝脓肿，患者出现发热、局部腹膜刺激征、肝脏进行性肿大与压痛、白细胞显著增多等。可并发大肠杆菌败血症与中毒性休克。个别病例并发胆管大量出血，出现便血或兼有呕血等症状。蛔虫钻入胰管可引起急性出血性胰腺炎。

2. 蛔虫性肠梗阻 多见于重度感染的儿童患者。由于大量蛔虫在小肠内相互缠结成团而致机械性阻塞，大多为不完全性肠梗阻，其部位多在回肠下段，空肠结肠部位少见。临床上起病急骤，有阵发性腹痛，位于脐周，伴频繁呕吐，常吐出胆汁与蛔虫，腹胀明显，约半数者可见肠型与蠕动波，腹部柔软，约70%的患者可触及条索状肿块，有活动性绳索感，为本病的特征。腹部X线平片可见多数液平面与肠充气。由于患者呕吐与厌食常发生失水与代谢性酸中毒。蛔虫性肠梗阻如时间过长，肠壁循环障碍，缺血坏死可并发肠穿孔、肠坏死与肠扭转。蛔虫进入腹腔，可发生弥漫性腹膜炎，如不及时手术，病死率较高。

3. 蛔虫性肠穿孔 蛔虫可使有病变或正常的肠壁发生穿孔，穿孔一般很小，故极少数患者有气腹存在。临床上表现为亚急性腹膜炎，发热不明显，伴有呕吐，有腹痛、腹胀、全腹压痛，但腹肌痉挛不明显。腹腔穿刺有渗出液，有时可发现虫卵。也可形成局限性腹膜炎或脓肿。

4. 蛔虫性阑尾炎　蛔虫钻入阑尾所引起的阑尾炎，多见于儿童。主要症状为突然发生全腹或脐周围的阵发性绞痛，以后转移至右下腹部。主要体征为右下腹部有明显压痛及皮肤痛觉过敏，可有发热及白细胞增多。阑尾坏死穿孔后，蛔虫可进入腹腔，引起腹膜炎。

此外，在应用大量镇静药或昏迷的病人，可能发生蛔虫向上窜，经咽部钻入气管造成窒息。蛔虫向上逆行时可由鼻孔、口腔排出，或钻入耳咽管而引起耳鼓膜穿孔。

【实验室检查】

一、血象

白细胞总数稍增高，嗜酸性粒细胞增高。

二、粪便检查

由于蛔虫产卵量大，采用直接涂片法，查一张涂片的检出率为80%左右，查3张涂片可达95%。对直接涂片阴性者，也可采用沉淀集卵法或饱和盐水浮聚法，检出效果更好。

三、痰检查

肺蛔虫症或蛔虫幼虫引起的过敏性肺炎的患者，痰中可检到嗜酸性粒细胞、夏科－雷登晶体及蛔虫幼虫。

四、X 线检查

采用气钡双重消化道造影检查，主要表现为蚯蚓状不透 X 线的钡虫（系蛔虫吞食钡剂所致）和钡剂内不规则负性充盈缺损（系虫体本身所致）。X 线检查除能直接观察到虫体外，尚能发现肠管内蛔虫寄生的部位、蛔虫的数目及大小，此外尚可确定蛔虫在肠管内停留的类型，且在驱虫时可观察蛔虫的排出过程。

【诊断与鉴别诊断】

一、诊断要点

肠道蛔虫病的吐虫、排虫史，或大便涂片镜检发现蛔虫卵，或胃肠钡餐检查发现蛔虫阴影。如仅有雄虫，或蛔虫尚未发育成熟，粪便检查可以阴性。典型胆道蛔虫病的临床表现，患者常吐出蛔虫。B超检查有助于诊断。必要时消化道内窥镜检查可帮助诊断。

二、鉴别诊断

1. 胆囊炎、胆石症　常为油腻饮食后 3 ~ 6 小时，出现上腹或右上腹持续疼痛，阵发性加剧，并伴恶心呕吐，右上腹胆囊处可有压痛，叩痛，不同程度肌紧张及反跳痛，有时可扪及肿大的胆囊。

2. 急性胃炎　常为饮食不当所诱发，上腹部持续疼痛，有呕吐。

3. 急性阑尾炎　转移性腹疼，数小时后疼痛固定于右下腹。腹膜受刺激时出现腹肌紧张，有压痛及反跳痛。血中白细胞增多。

【治疗】

一、治疗原则

驱虫治疗西药使用方便，可靠；严重并发症常需外科处理。本病驱虫治疗及并发症治疗西医效果好，后期以健脾和胃中药治疗可增加食欲，强壮体质。

二、治疗方法

（一）辨证论治

蛔虫病临床表现有轻有重，病势有缓有急，静则安，动则痛。轻者可无症状，或偶有腹痛；重者可见腹痛剧烈，甚或吐蛔，出现蛔厥、哮喘、呼吸困难等并发症。

1. 虫毒犯肺证

主症：咳逆气促，咯痰带血丝，或喘息痰鸣，伴发热，咽痒，或皮肤有风疹团块，舌红、苔黄，脉滑数。

治则：宣肺平喘，清热杀虫。

方药：麻杏石甘汤合使君子散加减。

组成：麻黄6g　杏仁10g　石膏30g　使君子10g　甘草10g　吴茱萸6g　苦楝子10g

加减：皮肤起风团者，加乌梅、蝉蜕、僵蚕等；咳痰带血丝甚者，加浙贝母、白茅根、仙鹤草。

2. 蛔虫证

主症：食欲不振，日渐消瘦，脐腹疼痛，时作时止，或见吐蛔，面色萎黄，面上白斑，嗜食异物，睡眠不安，睡中齘齿，大便不调，舌淡红、苔薄腻或花剥，脉有力或弦细。

治则：驱蛔杀虫，调理脾胃。

方药：使君子散加减。

组成：使君子12g　槟榔12g　芜荑10g　鹤虱10g　苦楝根皮10g　雷丸10g　甘草3g

加减：大便干者，加大黄、青皮；驱虫后以异功散加减调理脾胃。

3. 蛔厥证

主症：腹部绞痛，弯腰曲背，辗转不安，肢冷汗出，恶心呕吐，甚或吐蛔，腹痛时作时止，甚则出现黄疸，或见恶寒发热，舌红、苔黄腻，脉弦数。

治则：安蛔定痛，继之驱虫。

方药：乌梅丸加减。

组成：乌梅15g　黄连6g　黄柏6g　川椒5g　干姜5g　细辛3g　附子3g

加减：出现黄疸及舌苔黄腻者，去附子、干姜，加茵陈、大黄、槟榔。

4. 虫瘕证

主症：脐腹剧痛，腹部包块，按之柔软可动，恶心呕吐，不能进食，大便不通，腹部胀满，舌质淡红，脉弦数。

治则：安蛔驱虫，润下通便。

方药：乌梅汤合小承气汤加减。

组成：乌梅12g 枳实10g 厚朴10g 黄连6g 川椒6g 大黄5g 芒硝5g 甘草3g

（二）驱虫治疗

1. 三苯双脒（tribendimidine） 是中国疾病预防控制中心寄生虫病预防控制所研制的国家一类新药，可抑制虫体活动力，使虫体失去正常钩虫体态，并能迅速损伤虫体的口囊、切板及肠管，最终导致虫体失去摄取、吸收、输送营养物质的功能。对虫体生殖系统，尤其是卵巢、子宫均有破坏作用。三苯双脒剂量为300mg，一次顿服。在治疗过程中仅个别感染者出现轻微、短暂的头晕，不经处理可自行消失。

2. 苯咪唑类药物 甲苯咪唑（mebendazole）与丙硫苯咪唑（阿苯达唑，albendazole）均为广谱驱线虫药，抑制蛔虫摄取葡萄糖，导致糖原耗竭和三磷酸腺苷的减少，使虫体麻痹。甲苯咪唑剂量为200mg，一次顿服。丙硫苯咪唑剂量为400mg，一次顿服。该类药驱蛔虫作用较缓慢，于服药后2~3天才排虫，疗效达90%以上，一般无副作用，偶有轻泻与腹痛，有时可引起蛔虫骚动和游走，服药后有吐蛔虫现象。

3. 枸橼酸哌嗪（piperazine citrate） 商品名驱蛔灵，有抗胆碱能的作用，在蛔虫肌肉神经接头处阻止乙酰胆碱的释放，使虫体肌肉麻痹，其作用温和缓慢。成人剂量为3g，儿童按80~100mg/kg计算。空腹或晚上一次顿服，连服2日。副作用轻而少，偶有恶心、腹部不适与腹泻。孕妇也可服用，有肝、肾疾患与癫痫患者禁忌。一次治愈率70%~80%。

4. 双萘羟酸噻嘧啶（pyrantel pamoate） 为广谱驱线虫药，其作用为阻止神经肌肉传导，先引起蛔虫显著收缩，以后麻痹不动，驱虫作用较快。儿童剂量（基质）为10mg/kg，一次顿服。成人为500mg基质。副作用轻微，有头昏、恶心、腹痛等。

5. 左旋咪唑（levamisole） 具有抑制蛔虫肌肉中琥珀酸脱氢酶的作用，导致肌肉能量产生减少，使虫体麻痹而被排出。儿童剂量为2.5mg/kg，成人150~200mg，一次顿服。副作用可有轻度胃肠道反应、肝功能损害，偶引起中毒性脑病，在早期妊娠、肾疾患时应慎用或不用。

6. 伊维菌素（avermectins） 是广谱高效抗寄生虫药，伊维菌素与虫体细胞上的特异性高、亲和力强的位点结合，促使GABA释放增加，使神经难以将刺激传递给肌肉，虫体发生弛缓性麻痹而死。14岁以上者6mg顿服，14岁以下者3mg顿服。该药安全可靠，不良反应轻微，全身性不良反应有虚弱、乏力、腹痛、发热，可出现恶心、呕吐等胃肠道反应，并可出现头晕、嗜睡等神经系统反应。少数可出现皮疹、视觉异常、结膜炎、关节痛、心动过速、ALT升高等不良反应。

7. 中药 有不少驱蛔虫有效药物，如从苦楝根皮提取的川楝毒及使君子仁，但剂量大，并有一定的毒性作用，现较少用。

（三）并发症治疗

1. 胆管蛔虫病 以内科治疗为主。治疗原则为解痉止痛，早期驱虫与抗炎。可用阿托品0.5mg加异丙嗪25mg或静滴，必要时配合针刺治疗。蛔虫大多可自动从胆管退出。

早期驱虫可防止复发与并发症。可采用甲苯咪唑 100mg 或丙硫咪唑 200mg，2 次/日连服 3 天，或哌哔嗪口服，首剂 150mg/kg，以后 65mg/kg。连服 3 日。如有发热，应采用适当抗生素控制感染。近年来内窥镜逆行胆管胰脏造影对胆管蛔虫病有诊断价值，可将蛔虫从十二指肠取出。外科手术仅限于伴有胆总管或肝内胆管有泥沙样胆色素结石与化脓性梗阻性胆管炎的患者，蛔虫性肝脓肿则须早期手术去虫与引流。

2. 蛔虫性肠梗阻　及早治疗。多数梗阻为不完全性，内科治疗包括禁食，胃肠减压解痉止痛，静脉补液，纠正失水与酸中毒，腹痛缓解后驱虫，服豆油或花生油等有松解蛔虫团的作用。用氧气疗法，亦可使蛔虫松解，使其麻痹后排出。用胃管将氧气缓慢通入胃内，儿童每岁 100～150ml，胃肠道溃疡及老年人不宜应用。如并发肠坏死、穿孔或发展为完全性肠梗阻及出现腹膜炎者应及时手术治疗，不可耽误。

（四）其他疗法

1. 针刺疗法　取迎香透四白、中脘、足三里、阳陵泉、百虫窝，或取天柱、足三里、内关、百虫窝，每日 1～2 次，留针 30 分钟。

2. 推拿疗法　揉一窝风、揉外劳宫、推三关、摩腹、揉神阙，用于蛔虫性腹痛；按压上腹部剑突下（以压痛点为准），采用一压一推一松手法，连续推压 7～8 次后重压 1 次，如此反复进行，用于胆管蛔虫病；用掌心以旋摩法顺时针方向按摩患儿腹部，手法由轻到重，配合应用扭揉法或提抖法，用于蛔虫性肠梗阻。

3. 贴敷疗法　新鲜苦楝根皮 200g，全葱 100g，胡椒 20 粒，共捣烂如泥，放锅内炒热，加醋 150ml，拌炒极热，以纱布包裹，热熨背脊两旁，由上而下，反复多次，以痛减为度，治疗小儿虫积腹痛；大黄、芒硝各 45g，冰片 15g，共研细末，和醋调匀，外敷痛处，治疗小儿肠道蛔虫症。

（五）民间经验方

（1）苦楝根皮洗净，刮去粗皮取白皮 30g，水煎，1 次空腹温服。

（2）使君子肉 30g，微炒，每日分 3 次空腹吃下，吃后喝开水，连服 3 日。

（3）花椒 10g，水煎，空腹 1 次服下。

（4）大蒜头、菜油各 30g，大蒜头去皮捣烂加菜油炖热，每日分 3 次服。

（5）食醋 60ml，加川椒少许，1 次内服，可用于蛔厥腹痛。

（6）食盐 500g，加入食醋 50～100ml，放锅内炒热，用纱布包，做腹部热敷，用于蛔虫性肠梗阻。

（7）胆管驱蛔汤　槟榔 30g，苦楝根皮 15g，使君子肉 15g，枳壳 9g，广木香 6g，煎汤分 2～3 次服用。

（8）驱蛔汤　鲜美舌藻（鹧鸪菜）30～60g，有习惯性便秘者加番泻叶 6g，如为胆管蛔虫加乌梅 30g，煎汤，晚上睡前或早晨空腹 1 次服下，连用 3 日为 1 个疗程，小儿酌减。

（9）香榧子，文火炒熟，5 岁以上每岁每次 2 粒，嚼细烂，每日 3 次，连服 1 周；5 岁以下服香榧子粉（将香榧子炒熟，研成细末），每岁每次 1 粒，温开水吞服，每日 3 次，连服 1 周，用于肠蛔虫证驱虫。

（10）槟榔、全瓜蒌、茵陈、苦楝根皮各 10g，番泻叶、陈皮各 6g，浓煎至 150～200ml，用温豆油 20ml 送服，每日 1 剂，若呕吐不能口服者，改做保留灌肠，用于虫瘕证。

（11）白矾 9g，川椒 3g，乌梅肉 15g。将乌梅肉烘干，共研末，泛丸如豌豆，每日服 5～10 粒。

【预防】

1. 注意饮食卫生，不吃不洁的生冷食物，生食的蔬菜瓜果一定要洗净后才能食用。

2. 养成良好的卫生习惯，不可随地大便，要做到饭前便后洗手，勤剪指甲。儿童不要吮吸指头。

第九节　蛲虫病

蛲虫病是由蛲虫寄生于人体结肠和回盲部所引起的疾病。临床上以肛周和会阴部瘙痒为特征。患者以儿童为主。本病中西医病名相同。

【病原学】

蛲虫病的病原体为蠕形住肠线虫（enterobius vermicularis linnaeus），又称蛲虫，蛲虫属尖尾科、蛲虫属。虫体呈乳白色，形状细小，雄虫大小为（2～5）mm×（0.1～0.2）mm，雌虫大小为（8～13）mm×（0.3～0.5）mm，呈梭形，尾端直而尖细。雄虫尾部向腹部卷曲，有一交合刺。成熟雌虫子宫膨大，充满虫卵。虫卵无色透明，卵壳较薄，一侧扁平，呈柿核状。蛲虫的成虫通常寄生于人体的盲肠、阑尾、结肠、直肠及回肠下段，重度感染时，也可在小肠上段甚至胃及食管等部位寄生。虫体借助头翼、唇瓣的作用，附着在肠黏膜上，或在肠腔内呈游离状态。成虫以肠内容物、组织或血液为食。雌、雄虫交配后，雌虫子宫内充满虫卵，并向肠腔下段移行。当人入睡后，部分雌虫移行到肛门外，因受温度和湿度的改变及氧的刺激，开始大量排卵。虫卵被黏附在肛周皮肤上。排卵后的雌虫多因干枯而死亡，但少数雌虫可由肛门移行返回肠腔。若进入阴道、子宫、输卵管、尿道或腹腔、盆腔等部位，可导致异位寄生。

虫卵在肛门附近，因温度（34～36℃）、相对湿度（90%～100%）适宜，约经 6h，卵壳内幼虫发育成熟，并蜕皮 1 次，即为感染期卵。雌虫的活动引起肛门周围皮肤发痒。当患儿用手搔抓时，虫卵污染手指，再经口食入，并形成自身感染。感染期卵也可散落在衣裤、被褥或玩具、食物上，经吞食或随空气吸入等方式传染。虫卵在十二指肠内孵出幼虫，幼虫沿小肠向下移行，途中蜕皮两次，到结肠内再蜕皮 1 次，发育成幼虫。自吞食感染期虫卵至产卵约需 2～6 周。雌虫在人体内存在不超过 2 个月。若虫卵在肛周皮肤上孵化出幼虫，然后幼虫经肛门进入肠内，并可发育成虫，有人称此种感染方式为逆行感染，但尚待证实。

【流行病学】

一、传染源

蛲虫病患者是唯一的终宿主和传染源。虫卵在体外排出时即具有传染性。

二、传播途径

①直接传染：虫卵从肛门至手经口传染，患者手指或指甲缝中可发现虫卵。②间接传染：虫卵也可通过内衣裤、地板、桌面、门把手或食物等间接感染。③通过呼吸道传染：虫卵通过空气中尘埃飞扬，从口鼻吸入并咽下，也可引起感染。④虫卵在肛门附近自孵，幼虫进入肠内，引起逆行感染。

蛲虫卵对外界环境的抵抗力较弱。一般消毒剂如2%的石炭酸，10%的甲醛，0.1%的升汞不易杀灭。但对10%的来苏或紫外线易被杀灭，在室内阴凉潮湿不通风的环境中可存活数周。人群居住拥挤，卫生条件差的场所易于传播。

三、易感人群

蛲虫病以儿童最多见，成人感染率极低。儿童在托儿机构感染后也可在家庭中传播，呈家庭集聚性。感染季节以11月份为高峰（20%），5月份次之（17.98%），8月份为最低（7.84%）。人们的经济与文化条件，卫生习惯以及气候条件等均可影响蛲虫病传播。

【病因病机】

一、中医病因病机

中医认为，本病主要是饮食不洁，感染蛲虫，寄生于肠道所致。其病机主要有2个方面，一是蛲虫寄生在肠内，影响脾胃的运化功能；二是雌虫移行产卵时，使肛门发痒，影响睡眠，甚或产生其他症状。

二、西医发病机制和病理

蛲虫寄生虫数自几条至千余条不等。虫体头部刺入肠黏膜，偶尔可深达黏膜下层，引起炎症或微小溃疡。由于蛲虫寄生期限短暂，故肠黏膜病变轻微。蛲虫偶尔可穿破肠壁侵入腹腔或阑尾，诱发急性或亚急性炎症，形成以虫体（或虫卵）为中心的肉芽肿。在少数情况下，患者可产生异位损害，且侵袭部位非常广泛，最常见的是女性生殖系统、盆腔、腹腔脏器等，肺及前列腺的损害亦有报道。由于易位损害的器官不同，患者可表现为多种多样的临床症状及不同的体征，常常造成误诊。蛲虫肉芽肿肉眼所见为白色，中心为微黄色的小结节。组织切片显示外层为胶原纤维的被膜，内层为一肉芽组织包绕着的中心坏死区，坏死区内可见虫体或虫卵。雌虫在肛周产卵，刺激皮肤，引起瘙痒。长期慢性刺激可引起局部皮损，出血和继发细菌感染。

【临床表现】

一般症状轻微，主要表现是夜间肛门及阴部奇痒，因而失眠，烦躁不安，夜惊等。蛲虫可钻入肠道黏膜深层引起轻度炎症，亦可出现消化不良、恶心、呕吐、腹痛、食欲减退等症状。偶有蛲虫可侵入泌尿系统或女性生殖系统，引起尿频、阴道炎、输卵管炎或腹膜炎等。

1. 肛门周围或会阴部瘙痒　是由蛲虫产生的毒性物质及机械刺激所产生，夜间尤甚，影响睡眠，可致小儿哭闹不安。由于瘙痒至抓破后造成肛门周围皮肤脱落、充血、皮疹、湿疹，甚而诱发化脓性感染。

2. 消化道症状 蛲虫钻入肠黏膜，以及在胃肠道内致机械或化学性刺激可引起食欲减退、恶心、呕吐、腹痛、腹泻等症状。

3. 精神症状 由于寄生虫在体内排出的代谢产物，导致精神兴奋、失眠不安、小儿夜惊、咬指等。小儿的异嗜症状，蛲虫病患者最为常见，如嗜食土块、煤渣、食盐等。

4. 其他症状 蛲虫偶尔侵入肛门临近器官，引起异位性并发症，如刺激尿道引起尿频、尿急、尿痛与遗尿。蛲虫侵入阴道引起阴道黏液性分泌物增多，在阴道与宫颈涂片可发现蛲虫卵。偶尔蛲虫经子宫与输卵管侵入盆腔，形成肉芽肿，可误诊为肿瘤，进行剖腹探查时，在肉芽肿病理切片中发现成虫切片和虫卵而确诊。蛲虫引起阑尾炎时，患者有腹痛、右下腹压痛等症状，在切除阑尾的标本中可查见侵入黏膜下层被包围的成虫。

【实验室检查】

粪检虫卵阳性率极低。主要在患者清晨起床前采用透明胶纸肛拭法或棉拭漂浮法检查虫卵，为提高阳性率，应连续检查 3~5 次。

【诊断】

如肛门周围或会阴部经常奇痒，患儿夜间烦躁不安时，应注意有蛲虫病的可能，若能查到虫体、虫卵即可确诊。常见的方法如下。

1. 发现成虫 儿童入睡后 1~3h 检查其肛门周围，有时可发现雌虫和自虫体徐徐排出肉眼可见的乳白色卵块，连续多次检查发现成虫的阳性率较高。蛲虫有时可附在粪便表面排出。

2. 检查虫卵 由于蛲虫爬出肛门后产卵，故粪便中发现虫卵的阳性率很低（＜5%）。蛲虫卵的检查方法采用在肛门周围刮取污物镜检。检查时间应在早晨起床前，未解大便或清洗肛门之前。蛲虫并不每晚从肛门爬出产卵，故一次检出率约为 50%，如连续检查 3~5 次，检出率可近 100%。常用方法如下：①透明胶纸肛拭法，本法阳性率最高，可采用市售透明胶纸，剪成小块，检查时用镊子将有胶的一面拭抹在肛门周围皮肤皱褶处，反复几次，虫卵即粘于胶面，然后将胶面贴于载玻片上，检查时加一滴二甲苯，使虫卵清晰可见；②湿拭法，蛲虫卵具有黏性，将脱脂棉花签一端用生理盐水湿润，在肛周涂拭，置试管内，加饱和盐水振荡，采用漂浮法，复以载玻片，5~20 分钟后，取下载玻片镜检。此外，棉签湿拭后也可用水沉淀法检查。

【治疗】

一、治疗原则

蛲虫是较易驱除的肠道线虫，中西药物治疗效果良好，因西药具有口服方便等优点，故一般以西医治疗为主。

二、治疗方法

（一）一般治疗

蛲虫在人体内寿命一般不超过 2 个月，若能避免重复感染，则不用药物治疗亦可自愈。药物治疗即使效果比较满意，但疗效也不能巩固，这与自身再感染有关，故必须结合预防。若能每日换洗衬裤及床单则可不治自愈。

（二）辨证论治

1. 湿热生虫

主症：肛门奇痒，夜间尤甚，搔伤后局部流水、溃烂，痒时肛门周围可见小白虫。

治则：清热利湿，杀虫止痒。

方药：追虫丸（《证治准绳》）加减。

组成：黑牵牛（取头末）24g　槟榔24g　雷丸（醋炙）16g　南木香9g　茵陈20g 大皂角15g　苦楝皮10g

2. 脾虚生虫

主症：除肛门瘙痒外，常有腹部隐痛，食少纳呆，消瘦等。

治则：健脾杀虫。

方药：参苓白术散加减。

组成：莲子10g　薏苡仁20g　砂仁6g　桔梗15g　白扁豆15g　伏苓18g　人参 10g　甘草10g　白术15g　山药20g　苦楝皮10g　槟榔20g

（三）驱虫治疗

1. 苯咪唑类化合物　甲苯咪唑（安乐士）是近年来临床广泛应用的广谱驱虫药之一，口服后5%~10%的剂量通过肠道吸收，绝大部分从粪便中排出。单剂1片（100mg），在2周或4周后分别重服1次，孕妇尽量避免使用。速效肠虫净（复方甲苯咪唑）除含有甲苯咪唑100mg外，还含有左旋咪唑25mg，成人2片顿服，1周后虫卵阴转率达98.5%。肠虫清片，主要成分为阿苯达唑，通过抑制寄生虫肠壁细胞的浆微管系统的聚合，阻断虫体对多种营养及葡萄糖的吸收，导致寄生虫能量之耗竭，致虫体死亡。该药除杀死成虫及幼虫外，并使虫卵不能孵化。服药方法：两岁以上儿童及成人顿服2片（400mg）；1~2岁者服1片；1岁以下儿童及孕妇不宜服用。

2. 扑蛲灵　国外应用较多。剂量为5mg/kg，一次口服。本药为红色矢车菊苷染料，服药后1~2天粪便染成红色，应事先告诉家属或患者，以免引起惊慌。副作用少，偶有恶心、呕吐、腹痛等，2周后应复治一次。

3. 噻吡啶（pyrantel pamoate）　剂量按10mg/kg（基质）计算，1次口服，两周后复治一次。副作用轻微，偶有恶心、腹泻、腹痛、皮疹等，有肝病者慎用。本药对未成熟蛲虫无明显驱虫作用，使其效果不及阿苯达唑。

（四）局部用药

（1）用2%的白陈汞软膏，或10%的氧化锌油膏涂抹于肛门处，既可止痒，又可减少自身重复感染。

（2）用0.2%的龙胆紫和3%的百部药膏挤入肛门内少许，应连续应用数天。

（3）六神丸塞肛治疗　中药六神丸，7岁以下者5粒，8岁以上者10粒，每日1次，共5天，治愈率可达97.1%。

（4）灌肠法　食醋加水3倍，每晚直肠灌注50~60ml，连续3~5天。中药灌肠：生百部30g，乌梅15g，加水300ml，煎至100ml，用50~100ml保留灌肠，每晚1次，5~10

次为一疗程，可以观察疗效。

【预防】

1. 加强卫生宣传　使托儿机构与家属了解蛲虫病的传播方式与治疗措施。

2. 普查普治　在集体儿童机构或家庭内蛲虫感染率超过 50% 时，可集体普治，7~10 天可重复 1 次，既有治疗效果，又可控制感染流行。

3. 切断传播途径　注意个人清洁卫生，防止重新感染。儿童可穿满裆裤，防止因搔痒污染手指。剪短指甲。饭前便后洗手。淋浴洗澡，勤换内衣裤，不吮吸手指。患儿每天早晨用肥皂与温水清洗肛门周围，换下的内衣裤煮沸消毒。加强环境卫生，用具、桌椅、地板应常擦洗。清扫时勿使灰尘飞扬。玩具可日晒或用紫外线消毒。

第十节　旋毛虫病

旋毛虫病（trichinosis，trichinellosis）是由旋毛线虫（trichinella spiralis）成虫寄生于小肠及幼虫寄生于人体骨骼肌所引起的人畜共患的动物源性寄生虫病，通过食入生的或半熟的猪肉或其他动物肉，未能将含有旋毛虫的包囊杀死而受染。本病的主要临床表现为胃肠道症状、发热、肌痛、水肿和外周血嗜酸性粒细胞增多。可经肌肉活检及血清学检查确诊。英国人 Peacock 于 1828 年首次在人体中发现并于 1835 年由 Owen 命名为旋毛线虫，我国于 1965 年在西藏地区发现首例人体旋毛虫病。旋毛虫病被列为三大"人兽共患寄生虫病"之首，我国是世界上旋毛虫病危害最为严重的少数几个国家之一。

本病属于中医"虫积"、"发热"、"泄泻"等病证的范畴。

【病原学】

旋毛虫成虫微小，呈线状，虫体后端稍粗，雌雄异体，雄虫大小约为（1.4~1.6）×（0.04~0.05）mm，雌虫约为（3×0.06）~（4×0.06）mm。雄虫尾端具一对钟状交配附器，无交合刺，交配时泄殖腔可以翻出；雌虫卵巢位于体后部，输卵管短窄，子宫较长，其前段内含未分裂的卵细胞，后段则含幼虫，愈近阴道处的幼虫发育愈成熟。自阴门产生的新生幼虫，大小只有 124×6μm。幼虫囊包呈梭形，大小约为（0.25~0.5）×（0.21~0.42）mm，一个囊包内通常含 1~2 条卷曲的幼虫，个别也有 6~7 条的。成虫一般可存活 1~2 个月，有的可活 3~4 个月。囊包抵抗力强，能耐低温，猪肉中囊包幼虫在 -15℃需 20 天才死亡，而在 70℃时很快死亡，在腐肉中能存活 2~3 个月。

旋毛虫的成虫和幼虫同寄生于一个宿主内，成虫寄生于小肠，主要在十二指肠和空肠上段，幼虫则寄生在横纹肌细胞内。除人以外，许多种哺乳动物，如猪、犬、鼠、猫及熊、野猪、狼、狐等野生动物，均可作为本虫的宿主。

当人或动物宿主食入了含活旋毛虫幼虫囊包的肉类后，在胃液和肠液的作用下，幼虫在十二指肠及空肠上段自囊包中逸出，并钻入肠黏膜内，经一段时间的发育再返回肠腔，经 4 次蜕皮发育为成虫。雌、雄虫交配后，雌虫重新侵入肠黏膜内，排出新生幼虫，每一条雌虫可产幼虫约 1500 条。新生幼虫侵入局部淋巴管或静脉，随淋巴和血液循环到达宿主器官、组织，但只有到达横纹肌内的幼虫才能继续发育。幼虫穿破微血管，进入肌细胞内寄生，以膈肌、腓肠肌、颊肌、三角肌、二头肌、腰肌最易受累，其次为腹肌、眼肌、胸肌、项肌、臀肌等，亦可波及呼吸肌、舌肌、咀嚼肌、吞咽肌等。于感染后 5 周，幼虫在纤维间形成橄榄形包囊，3 个月内发育成熟，为感染性幼虫。如无进入新宿主的机会，半年囊包开始钙化，幼虫逐渐死亡，直至整个囊包钙化。但有时钙化囊包内的幼虫也可继续存活数年之久。

【流行病学】

一、传染源

猪为人旋毛虫病的主要传染源，鼠、猫、犬、羊以及多种野生动物如熊、野猪、狼、狐等亦可作为传染源。

二、传播途径

人因吞食含包囊的猪肉、狗肉、羊肉或野猪肉等而感染。此外，切生肉的刀或砧板如污染了旋毛虫囊包，也可能成为传播因素。暴发流行与食生肉习惯有密切关系。

三、易感人群

不论种族、年龄与性别，人对本病普遍易感，感染后可产生显著的免疫力，再感染者病情远较初次感染者为轻。发病年龄以青壮年占多数，男性多于女性，冬季为高发季节。

四、流行情况

在自然界中，旋毛虫是肉食动物的寄生虫，目前已知有百余种哺乳动物可自然感染旋毛虫病。在我国，旋毛虫感染率较高的动物有猪、犬、猫、狐和某些鼠类。这些动物之间相互蚕食或摄食尸体而形成的"食物链"，成为人类感染的自然疫源。我国是猪肉生产和消费大国，猪为人旋毛虫病的主要传染源。在一些高发省份和地区，猪的感染率高达 10% ~ 30%，狗的感染率高达 30% ~ 50%。旋毛虫病散在分布于全球，以欧美的发病率为高。国内主要流行于云南、西藏、河南、湖北、东北、四川等地，福建、广东、广西等地亦有本病发生。目前我国报道的病例达 25000 余人，2005 年卫生部公布的调查结果显示，10 个流行省（区、市）旋毛虫血清学阳性率平均为 3.38%。

【病因病机】

一、中医病因病机

旋毛虫病的病因主要是由于饮食不洁及脾胃虚弱。《奇效良方·诸虫门》认为："九虫皆因脏腑不实，脾胃俱虚，杂食生冷甘肥油腻卤藏等物……或食瓜果与畜兽内脏，遗留诸虫子类而生"。

1. 饮食不洁　食入生冷不洁之肉类，损伤脾胃，传导失职，升降失调，则恶心腹泻；虫踞肠道，扰乱肠道气机，使之壅滞不通，湿热、食滞遂从内而生，则发热、腹痛；毒郁肌肤，气血郁滞，则肌肉剧痛。

2. 脾胃虚弱　脾主运化，胃主受纳。若因饮食不洁，损伤脾胃，久病缠绵，可导致脾胃虚弱，不能受纳水谷和运化精微，水谷停滞，清浊不分，混杂而下，遂成泄泻。脾虚则水湿内停，脾不制水，溢于颜面及下肢则浮肿。

总之，饮食不洁是本病的外因，脾胃虚弱是内因。只有当脏腑不实，脾胃俱虚时，虫毒才能乘虚而入，发为本病。正如《景岳全书·诸虫》篇指出："凡脏强气盛者，未闻其有虫，正是随食随化，虫自难存，而虫能为患者，终是脏器之弱，行化之迟，所以停聚而渐致生虫耳。"

二、西医发病机制和病理变化

旋毛虫对人体的主要致病阶段为幼虫，其致病作用与很多因素有关，如食入囊包的数量、幼虫的发育阶段、幼虫侵犯的部位及宿主的功能状态等，尤以前两个因素更为重要。轻度感染如摄入 20~30 个幼虫囊包常不发病；如摄入数千个幼虫囊包，则可产生严重感染。

旋毛虫的致病过程可分为连续的 3 个时期：

1. 侵入期（约 1 周） 由于脱囊幼虫和成虫侵入肠粘膜，尤其是成虫以肠绒毛为食，加之虫体的排泄物、分泌物及产出的大量幼虫的刺激，引起十二指肠和空肠广泛炎症，局部充血、水肿、灶性出血，甚至出现表浅溃疡，但病变一般比较轻微。旋毛虫病人的死后尸检结果发现，胃肠道病变常不明显，仅有小的溃疡，出血性病变并不常见。

2. 幼虫移行期（2~3 周） 雌虫产出的新生幼虫从肠粘膜侵入血循环中移行，并穿破各脏器的毛细血管，其毒性代谢产物引起全身中毒症状及过敏反应。幼虫侵入肌肉时，使肌纤维遭到严重破坏，表现为肌纤维肿胀、排列紊乱、横纹消失、呈网状结构，间质有轻度水肿和不同程度的炎性细胞浸润，从而导致全身性血管炎和肌炎。幼虫侵入其他脏器时导致小动脉和毛细血管损伤，亦可引起急性炎症与间质水肿，如心肌炎、肺炎、脑炎等。心肌中偶可查到幼虫，但从未见其形成囊包。心肌可有不同程度的损害，主要是心肌、心内膜的充血、水肿，间质性炎症甚至心肌坏死。心包腔可有较多的积液。心肌炎并发心力衰竭是本病患者死亡的主要原因。重度感染者，幼虫可侵入中枢神经系统引起非化脓性脑膜脑炎和颅内压增高，大脑皮层下可见肉芽肿样结节，脑脊液中偶可查到幼虫。幼虫移行损害肺毛细血管时可导致灶性出血或广泛性肺出血、肺水肿、支气管肺炎、胸膜炎甚至胸腔积液。

幼虫最后定居于横纹肌，被侵犯的肌肉以膈肌、咀嚼肌、舌肌、肋间肌、肱二头肌和腓肠肌等为多见，可能是因为这些肌肉活动频繁，血液供应丰富，侵入的幼虫数量较多以及肌糖原含量较低，有利于囊包的形成之故。横纹肌的主要病理变化依次有：①肌纤维变性和肌浆溶解；②幼虫逐渐死亡后引起肉芽肿反应；③囊包形成；④囊包从两端开始钙化，继而波及整个囊包。

3. 成囊期（4~16 周） 随着虫龄的增长，虫体卷曲，幼虫定居的肌细胞逐渐膨大呈梭形，形成一梭形肌腔包围虫体。此时受侵犯的肌细胞膜尚保持完整。当肌细胞受损伤的过程发展到一定程度时，梭形肌腔内残存的肌细胞核急剧分裂和增殖，形成大量的幼稚型细胞核，集聚成团，具有共同的胞浆，形成共质体，即多核型的成肌细胞。继而，这种成肌细胞的胞核向梭形肌腔的四壁扩散，呈单层排列，附于胞腔壁上。此后，成肌细胞核的染色质逐渐浓缩，核仁逐渐消失，成肌细胞核周围出现多量肌浆。肌浆沿梭形肌腔壁展开与相邻细胞浆融合，巨大、圆形的成肌细胞核也逐渐变为扁平、菲薄，形成由单层细胞组成的梭形薄囊。这是肌细胞的再生和修复过程的表现。但由于幼虫的寄生，肌细胞的这一再生过程不能实现，已经变为扁平、菲薄的成肌细胞核进一步消失，发生透明性变。由于成肌细胞变成透明均质薄囊的过程反复进行，透明薄囊逐渐增厚，终于形成了囊包壁的内层，称透明层。自成肌细胞形成囊壁内层的过程开始后，肌细胞外周的炎性细胞浸润即逐渐减退，肌膜周围直接相连的纤维结缔组织增生，最后在囊包外表形成一层很薄的囊壁外层，称纤维层。因此，囊包壁的外层较薄，由周围的纤维结缔组织增生形成，是机体反应的结果。内层较厚，是机体对被损伤肌细胞进行修复的过程中，由成肌细胞转化而成的。

【临床表现】

旋毛虫病的潜伏期一般为 5～15 天，平均 10 天左右，但也有短为数小时，长达 46 天者。其临床表现多种多样，轻者可无明显症状，症状不典型者常导致误诊，重者可于发病后 3～7 周内死亡。临床表现可与致病过程相应地分为 3 期：

一、肠道期

由于虫体侵犯肠粘膜而引起胃肠道不适。发病第一周内患者可出现恶心、呕吐、腹痛、腹泻等症状。也可出现便秘。呕吐可在摄食后 2h 内突然出现并可持续 4.5 周。除严重感染者外，本期症状一般较轻微，常被患者忽视。患者在此期还可同时伴有乏力、畏寒及低热等全身症状。患者在此期的死亡罕见，极个别病人死于此期是因广泛性肠炎和严重腹泻所致。

二、急性期

典型表现为持续性高热、眼睑和面部水肿、过敏性皮疹、血中嗜酸性粒细胞增多等变态反应性表现及全身性肌肉酸痛等。患者一般在发病后第二周出现持续性高热、体温常在 38～40℃之间，热型以弛张热为主（下午及夜晚高热，次晨热退），也可呈稽留热、不规则热或低热，一般持续 2～4 周，重者可达 6 周，以后热度逐渐下降。发热的同时多数患者出现眼睑、眼眶周围及面部水肿，重者可伴有下肢甚至全身水肿。

全身性肌痛是本病最为突出的症状，肌肉肿胀，硬结感，压痛与触痛明显，尤以腓肠肌、肱二头肌及肱三头肌为甚，患者常呈强迫屈曲状而不敢活动，几乎呈瘫痪状态。部分病人可伴有咀嚼吞咽和说话困难，呼吸和动眼时均感疼痛，患者感觉极度乏力；水肿可遍及多个器官，如肺水肿、胸腔和心包腔积液等，可出现心力衰竭和颅内压增高，甚至有心肌炎，肝、肾功能损害及视网膜出血的表现。少数病人则以呼吸道症状为主。

三、恢复期

随着肌肉内幼虫囊包的形成，急性炎症消退，全身症状亦随之消失，但肌痛可维持数月之久。重症者可呈恶病质，虚脱，或因毒血症、心肌炎而死亡。

【实验室检查】

一、血象

早期移行期白细胞计数及嗜酸性粒细胞显著增多，白细胞总数在（10～20）×10^9/L 之间，嗜酸性粒细胞占 20%～40% 或更高，但重症患者嗜酸性粒细胞可不增加。

二、病原体检查

感染后第四周取三角肌或腓肠肌（或浮肿、肌痛最显著的部位）近肌腱处肌肉进行肌肉活组织检查，置两玻片中压紧，低倍镜下观察，可见蜷曲的幼虫，虫体周围有多数炎性细胞包绕，形成小型肉芽肿。肌肉活检受摘取组织局限性的影响，在感染早期及轻度感染者不易检出幼虫。感染较轻镜检阴性者，可将肌片用胃蛋白酶和稀盐酸消化，离心沉淀后检查幼虫，其阳性率较压片法为高。

三、免疫学检查

检测患者的特异性抗体有助于明确诊断，可用皮内试验、补体结合试验、皂土（亦称美黏土，bentonite）絮状试验、对流免疫电泳、环蚴沉淀试验、间接荧光抗体试验（IFA）、间接血凝试验（IHA）、酶联免疫吸附试验（ELISA）以及间接免疫酶染色试验（IEST）等方法，其中间接荧光抗体试验（IFA）、间接血凝试验（IHA）、酶联免疫吸附试验（ELISA）以及间接免疫酶染色试验（IEST）的特异性强、敏感性高，且可用于早期诊断。血清学试验于感染后 2~4 周开始阳性，感染后 7 周多全部阳性。反应如由阴性转为阳性，或抗体效价 4 倍升高者尤有诊断价值。近年国内外已成功地制备旋毛虫幼虫单克隆抗体。采用虫体可溶性抗原、排泄分泌抗原结合单克隆抗体、多克隆抗体 - 间接双抗体夹心 ELISA 法检测患者血清中循环抗原，抗原阳性结果提示为现症感染，且具疗效考核价值。

四、肌肉酶学检查

肌酸磷酸激酶与醛缩酶有明显增高。

【诊断与鉴别诊断】

一、诊断要点

1. 近期有进食未煮熟的猪肉或野生兽肉史。
2. 感染后约一周可出现斑丘疹、风团、紫癜、水疱以及眼睑浮肿等症状。
3. 出现肌炎表现（以腓肠肌最明显），有疼痛、发热、肿胀及衰弱，可出现咀嚼吞咽和语言障碍，甚至心血管神经系统以及呼吸系统功能紊乱。
4. 肌肉活检可发现旋毛虫幼虫包囊。
5. 间接荧光抗体试验（IFA）、间接血凝试验（IHA）、酶联免疫吸附试验（ELISA）以及间接免疫酶染色试验（IEST）等反应呈阳性。

二、鉴别诊断

1. 皮肌炎　为以上眼睑为中心的淡紫红色水肿斑，以及四肢近端肌群的自发性肌痛、肌无力。尿肌酸、心肌酶谱升高。
2. 嗜酸性粒细胞增多综合征　外周血液和骨髓中嗜酸性粒细胞均增多，无寄生虫感染的依据。
3. 硬皮病　常有 Raynaud 现象，为局限性或皮肤对称弥漫性浮肿性硬化。
另外，本病应与食物中毒（初期）、结节性多动脉炎、风湿热、钩端螺旋体病、流行性出血热、肺炎、流感等鉴别，流行病学资料及病原学、血清学检查对鉴别诊断有重要参考价值。

【治疗】

一、治疗原则

西医治疗以杀虫、抗过敏及对症处理为主；中医治疗以清热利湿，驱虫解毒，健脾益气为主。中西医结合治疗能明显提高疗效。

二、治疗方法

（一）一般治疗

症状明显者应卧床休息，给予充分营养和水分。肌痛显著可予镇痛剂。有显著异性蛋白反应或心肌、中枢神经系统受累的严重患者，可给予肾上腺皮质激素，最好与杀虫药同用。一般强的松剂量为每日 20～30mg，连服 3～5 天，必要时可延长；亦可用氢化可的松 100mg/d，静滴，疗程同上。

（二）病原治疗

1. 阿苯达唑（丙硫咪唑）　为目前国内治疗旋毛虫的首选药物，其疗效好、副作用轻。国内采用剂量为每日 15mg/kg、24～32mg/kg，分 2～3 次口服，疗程 5 天（长者 10 天）的不同方案，均取得良好疗效。必要时间隔 2 周可重复 1～2 个疗程。一般于服药后 2～3 天体温下降、肌痛减轻、浮肿消失。

2. 噻苯咪唑　对成虫和幼虫（移行期和包囊期）均有杀灭作用；剂量为 25mg/kg，每日 2 次，疗程 5～7 天，必要时间隔数日后可重复治疗；本品偶可引起头晕、恶心、呕吐、腹部不适、皮炎、血压下降、心率减慢、血清转氨酶值升高等反应，加用强的松可减轻反应。

3. 甲苯咪唑对各期旋毛虫幼虫的疗效可达 95%，对成虫疗效略低；成人剂量为 100mg，日服 3 次，疗程 5～7 天（幼虫）或 10 天以上（成虫）。

（三）辨证论治

1. 虫毒扰肠
主症：发热，腹痛腹泻，恶心呕吐，舌红苔黄腻，脉浮滑。
治法：清热利湿，驱虫解毒。
方药：葛根芩连汤加减。
组成：葛根 20g　黄芩 10g　黄连 10g　槟榔 15g　雷丸 10g　榧子 15g　甘草 10g
加减：若湿偏重，加苍术、厚朴；夹食者加神曲、麦芽、山楂。

2. 毒郁肌肤
主症：发热，肌肉剧痛，咳嗽气喘，多汗烦渴，舌红苔黄，脉数。
治法：清热解毒，驱虫散邪。
方药：柴葛解肌汤加减。
组成：柴胡 15g　葛根 12g　黄连 10g　羌活 10g　鸡矢藤（鲜）20g　甘草 10g

雷丸10g　威灵仙15g

加减：热甚加石膏、知母；肌肉剧痛加延胡索、白芍、甘草。

3. 脾胃虚弱

主症：大便溏泄，水谷不化，纳少，腹胀，颜面及下肢浮肿，肢倦无力，舌淡苔白，脉细弱。

治法：健脾利湿，益气驱虫。

方药：参苓白术散加减。

组成：人参10g　茯苓18g　白术15g　莲子肉10g　薏苡仁20g　砂仁9g　桔梗12g　白扁豆15g　山药20g　雷丸10g　槟榔15g　甘草10g

加减：若脾阳虚，加附子、肉桂；久泻不止，中气下陷，加黄芪、柴胡、升麻；水肿甚，加猪苓、泽泻、车前子。

（四）其他疗法

1. 体针　早期可取中脘、内关、天枢、足三里等穴位。急性期取曲池、合谷、委中、承山、风池等穴位。

2. 耳针　耳尖放血，取胃、大肠、小肠、神门、肾上腺等穴位。

【预后】

本病的预后主要取决于感染程度与并发症。大多数患者预后良好，于1～2个月内恢复。患者死亡较少见，主要死亡原因为心肌炎导致的心力衰竭，脑炎和肺炎，但也有新生幼虫通过心肌时引起的突然死亡。急性期症状逐渐消退之后，恢复期可持续数月，一些病例甚至达数年之久。患者的临床症状完全消失后，肌肉内幼虫的彻底破坏和最终钙化可能需6年甚至更长时间。

【预防】

1. 加强卫生宣传教育　不吃生的或未煮熟的猪肉及其他哺乳类动物肉或肉制品是最简单而有效的预防措施。

2. 控制和管理传染源　改善养猪方法，提倡圈养，病猪隔离治疗；灭鼠，防止鼠粪污染猪圈；饲料煮熟以防止猪感染。

3. 加强肉类检验　在屠宰场检查猪的膈肌有无旋毛虫感染。私宰猪肉未经检验不准出售。库存猪肉经低温冷冻处理，在 -15℃冷藏20天，或 -20℃冷藏24小时，可杀死旋毛虫幼虫。

4. 消灭保虫宿主　结合卫生运动，消灭本病保虫宿主鼠类、野犬及其他野生动物等以减少感染源。

第十一节　囊尾蚴病

囊尾蚴病（cysticercoids cellulosae）俗称囊虫病，是一种常见的危害较为严重的人体寄生虫病，是猪带绦虫的蚴虫即猪囊尾蚴（Cysticercuscellu-losae）寄生于人体各组织所致的疾病，属人畜共患疾病。因误食猪带绦虫卵而感染，也可因体内有猪带绦虫寄生而自身感染。根据囊尾蚴寄生部位的不同，临床上分为脑囊尾蚴病、眼囊尾蚴病、皮肌型囊尾蚴病等，其中以寄生在脑组织者最严重。

在中医学中囊虫病属"痰核"、"痫证"等范畴。

【病原学】

囊尾蚴病是因食入猪肉绦虫所致。人不是牛肉绦虫的中间宿主，不会引起人囊虫病。虫卵在胃及小肠内经消化液的作用下，六钩蚴破膜而出，钻入肠壁血管随血液散布至全身各组织器官内。在组织内经 9～10 周发育成感染性幼虫—囊尾蚴，呈半透明圆形或卵圆形，内含黄色清亮液体及内凹的头节，外为囊膜包绕。囊尾蚴因寄生部位不同，形态及大小有一定差异，寄生在肌肉内常呈椭圆形；在脑实质内呈圆形；在脑室内或颅底软脑膜处，生长不受限，形大而圆，直径可达 4～12cm，内部常有分叶，呈葡萄状，无头节，谓之葡萄状囊尾蚴。囊尾蚴可存活 3～10 年，甚至长达 20 年以上，虫体死后发生纤维化和钙化。

【流行病学】

本病多为散发。在欧洲、亚洲、非洲、南美洲许多国家皆有本病发生。我国凡有猪肉绦虫病流行的地区均有囊虫病发生，以东北、西北、华北等地较多。一般农村高于城市。

一、传染源

猪肉绦虫病患者是囊虫病的唯一传染源。患者粪便中排出的虫卵可传染给自体及周围人群。20%左右的猪肉绦虫病患者伴有囊虫病，且肠道猪肉绦虫寄生的时间越长，患囊虫病的机会越多。

二、传播途径

猪肉绦虫卵经口入胃为主要传播途径，其感染方式有两种：①异体感染：无肠猪肉绦虫病者，因摄入被绦虫卵污染的食物等而感染。②自身感染：指猪肉绦虫病患者，因呕吐肠逆蠕动使肠内绦虫孕节反流入胃及十二指肠，虫卵经消化液的作用，六钩蚴逸出而感染。肠猪肉绦虫病患者手被自己粪便中的绦虫卵污染，又经口入胃而感染，属外来性自身感染。

三、易感人群

人群普遍易感，青壮年多见，男性常多于女性。感染与个人饮食习惯及个人卫生密切相关。

【病因病机】

一、中医病因病机

中医认为本病为饮食不节，食入寸白虫虫节或虫卵后而导致感染，形成本病，但患者素体脾胃虚弱，湿热内蕴则是发病的内在因素。痰湿沿经络流注四肢、项背或脑膜等处形成"痰核"，痰核出现于肌肤之间，则不痛、不痒、不热；出现于脑髓则有头痛、头晕、目胀、失明，甚或癫痫等。

二、西医病因病理

人作为猪肉绦虫的终宿主，成虫寄生人体，使人患绦虫病；当其幼虫寄生人体时，人便成为猪带绦虫的中间宿主，使人患囊尾蚴病。人感染囊尾蚴病的方式有：

1. 异体感染　也称外源性感染，是由于食入被虫卵污染的食物而感染。

2. 自体感染　是因体内有猪肉绦虫寄生而发生的感染。若患者食入自己排出的粪便中的虫卵而造成的感染，称自身体外感染；若因患者恶心、呕吐引起肠管逆蠕动，使肠内容物中的孕节返入胃或十二指肠中，绦虫卵经消化孵出六钩蚴而造成的感染，称自身体内感染。自身体内感染往往最为严重。

据调查自体感染只占 30%～40%，因而异体感染为主要感染方式。所以从未吃过"豆猪肉"的人也可感染囊尾蚴病。人感染猪肉绦虫卵后，卵在胃与小肠经消化液作用，六钩蚴脱囊而出，穿破肠壁血管，随血散布全身，经 9～10 周发育为囊尾蚴。

囊尾蚴病所引起的病理变化主要是由于虫体的机械性刺激和毒素的作用。囊尾蚴在组织内占据一定体积，是一种占位性病变；同时破坏局部组织，感染严重者组织破坏也较严重；囊尾蚴对周围组织有压迫作用，若压迫管腔可引起梗阻性变化；囊尾蚴的毒素作用，可引起明显的局部组织反应和全身程度不等的血嗜酸性粒细胞增高及产生相应的特异性抗体等。猪囊尾蚴在机体内引起的病理变化过程有 3 个阶段：

1. 激惹组织产生细胞浸润，病灶附近有中性、嗜酸性粒细胞、淋巴细胞、浆细胞及巨细胞等浸润；

2. 发生组织结缔样变化，胞膜坏死及干酪性病变等；

3. 出现钙化现象。整个过程约 3～5 年。囊尾蚴常被宿主组织所形成的包囊所包绕。囊壁的结构与周围组织的改变因囊尾蚴不同寄生部位、时间长短及囊尾蚴是否存活而不同。

猪囊尾蚴在人体组织内可存活 3～10 年之久，甚至 15～17 年。囊尾蚴引起的病理变化导致相应的临床症状，其严重程度因囊尾蚴寄生的部位、数目、死活及局部组织的反应程度而不同。中枢神经系统的囊尾蚴多寄生在大脑皮质，是临床上癫痫发作的病理基础。

【临床表现】

由于囊尾蚴在脑内寄生部位、感染程度、寄生时间、虫体是否存活等情况的不同以及宿主反应性的差异，临床症状各异，从无症状到突然猝死。潜伏期 1 个月到 5 年内者居多，最长可达 30 年。按囊尾蚴寄生部位分为以下几种类型。

一、脑囊尾蚴病

表现复杂，以癫痫、头痛为最常见的症状，有时有记忆力减退和精神症状或偏瘫、失语等神经受损症状，严重时可引起颅内压增高，导致呕吐、视力模糊、视神经乳头水肿，乃至昏迷等。据临床表现可分以下类型：

1. 脑实质型　最常见，占脑囊尾蚴病的 80% 以上。囊尾蚴常位于大脑皮质表面近运动中枢区，癫痫为其最常见症状，约半数患者以单纯大发作为惟一的首发症状。

2. 脑室型　约占脑囊尾蚴病的 10%，囊尾蚴在脑室孔附近寄生时可引起脑脊液循环障碍、颅内压增高等。四脑室或侧脑室带蒂的囊尾蚴结节可致脑室活瓣性阻塞，四脑室有囊尾蚴寄生时，四脑室扩大呈球形。反复出现突发性体位性剧烈头痛、呕吐、甚至发生脑疝。

3. 软脑膜型（蛛网膜下腔型或脑底型）　也约占脑囊尾蚴病的10%，囊尾蚴寄生于软脑膜可引起脑膜炎，本型以急性或亚急性起病的脑膜刺激症状为特点，并长期持续或反复发作，病变以颅底及颅后凹部多见，表现有头痛、呕吐、颈强直、共济失调等症状，起病时可有发热，多在38℃上下，持续3~5天，但多数患者常不明显，脑神经损伤也较轻微。

4. 脊髓型　因寄生部位不同可引起相应的不同症状，如截瘫、感觉障碍、大小便潴留等。

5. 混合型（弥漫性）　多为大脑型与脑室型的混合型。上述神经症状更为显著。

二、皮下及肌肉囊尾蚴病

部分囊尾蚴病患者有皮下囊尾蚴结节。当囊尾蚴在皮下、粘膜下或肌肉中寄生时，局部可扪及约黄豆粒大（0.5~1.5cm），近似软骨硬度、略有弹性、与周围组织无粘连，在皮下可移动，本皮色、无压痛的圆形或椭圆形结节。结节以躯干、头部及大腿上端较多。一般无明显感觉，少数患者局部有轻微的麻、痛感。

三、眼囊尾蚴病

占囊尾蚴病2%以下，多为单眼感染。囊尾蚴可寄生在眼的任何部位，但多半在眼球深部，如玻璃体（占眼囊尾蚴病例的50%~60%）和视网膜下（占28%~45%）。此外，可寄生在结膜下、眼前房、眼眶内、眼睑及眼肌等处。位于视网膜下者可引起视力减退乃至失明，常为视网膜剥离的原因之一。位于玻璃体者可自觉眼前有黑影飘动，在裂隙灯下可见灰蓝色或灰白色圆形囊泡，周围有金黄色反射圈，有时可见虫体蠕动。眼内囊尾蚴寿命约为1~2年，当眼内囊尾蚴存活时患者常可忍受，而当虫体死后常引起强烈的刺激，可导致色素膜、视网膜、脉络膜的炎症、脓性全眼球炎、玻璃体混浊等，或并发白内障、青光眼，终至眼球萎缩而失明。

四、其他部位囊尾蚴病

囊尾蚴还可寄生于舌、口腔黏膜、声带等处。大量囊虫感染者也可见于心、肝、肺、肾等，可出现相应的症状或无症状。但均较罕见且生前不易诊断。

【实验室检查】

一、血象

外周血白细胞多正常，嗜酸粒细胞可增多。

二、脑脊液检查

软脑膜型或弥漫性病变者脑脊液压力常增高，囊尾蚴性脑膜炎脑脊液中性粒细胞数及嗜酸粒细胞数增多，蛋白含量轻度增加，糖及氯化物正常或略低。脑脊液中嗜酸粒细胞〉3%对脑囊虫病的诊断意义较大。

三、免疫学检查

酶联免疫吸附试验（ELISA）或间接血凝试验（IHA）检查血清或脑脊液特异性抗体对诊断及流行病学调查均有实用价值。单克隆抗体检查血清或脑脊液中虫体抗原鉴定囊尾蚴死活则有判断疗效的价值。但免疫学检查均有假阳性及假阴性的可能，结果仅供参考。

四、影像学检查

1. X线检查　病程较长者虫体死亡钙化，X线检查头颅及肢体软组织等囊虫寄生部位可见椭圆形囊尾蚴钙化阴影。脑室造影有助于脑室型囊虫病的诊断。

2. CT及MRI　CT阳性率可达90%以上，脑囊尾蚴的影像特征为直径<1cm的低密度区，注射对比剂后其周围由于炎性水肿可见环形增强带，脑囊虫病亦可见脑室扩大、钙化灶等。MRI可更清楚地发现活囊尾蚴结节及周围水肿带以鉴别囊尾蚴的死活，更易发现脑室及脑室孔病变。

五、活组织学检查

取皮下结节做活体组织检查，发现囊尾蚴可确诊为皮下或肌肉囊虫病，同时对脑囊虫病的诊断也有一定的协助意义。

【诊断与鉴别诊断】

一、诊断要点

1. 流行病学资料　在流行区有生食或半生食猪肉史；粪中曾发现带状节片；有绦虫病史或有与绦虫病病人密切接触史。

2. 临床表现　不同感染部位有相应的临床表现，如皮下结节、癫痫发作、视力减退、颅内压增高及其他神经症状者应怀疑本病。

3. 实验室检查　粪常规镜检绦虫卵，有辅助诊断意义。脑脊液检查异常有参考价值。血清或脑脊液特异性抗体或抗原阳性有临床诊断价值。颅脑CT或MRI对脑囊虫病的诊断有辅助意义。皮下结节或脑手术病理等活检证实者可确诊。

二、鉴别诊断

囊虫病临床表现复杂，主要应与癫痫，颅内肿瘤、结核性脑膜炎、隐球菌性脑膜炎等疾病相鉴别。

原发性癫痫多有家族史，自幼发病，每次发作较为规则。其他寄生虫，如血吸虫、肺吸虫寄生脑部引起的继发癫痫，主要依据流行病学史鉴别。皮下结节一般易与皮脂囊肿、多发性神经纤维瘤、风湿结节、肺吸虫皮下结节等相鉴别。眼囊虫病应与眼内肿瘤、异物、葡萄膜炎、视网膜炎鉴别。血清学、影像学等检查有一定的鉴别意义。

【治疗】

一、治疗原则

治疗主要包括杀虫治疗、手术治疗及中医中药治疗等，应根据囊尾蚴寄生部位的不同采取不同的治疗方案，一般以杀虫治疗为主。重要部位如脑室及眼囊尾蚴包囊应先手术摘除，以免杀虫治疗后虫体死亡引起的剧烈炎症反应致脑室梗阻或眼损害加重。颅内压增高者应先降低颅内压然后再杀虫治疗。

二、治疗方法

（一）病原治疗

1. 阿苯达唑（肠虫清）　阿苯达唑为一种新型广谱驱虫剂，1987 年发现它能有效治疗神经系统囊虫病，由于疗效确切，显效率达 85% 以上，副反应轻，为目前治疗囊虫病的首选药物。阿苯达唑在体内首先经过肝脏代谢为氧硫基（ALBSO）和磺基两部分，前者是阿苯达唑直接或间接起作用的主要成分。由于它的低脂溶性，个体间药物浓度差异很大。口服 15mg/kg 阿苯达唑后，其氧硫基浓度的高峰值在 0.45～2.9mg/L 之间，半衰期在 6～15 小时之间。脑脊液中的浓度与血浆浓度之比为 1：2。氧硫基较吡喹酮能更好地透过蛛网膜下腔，这一特性使阿苯达唑有较好的治疗效果。治疗脑囊虫病常用剂量是 20mg/（kg/d，体重以 60kg 为上限），10 天为 1 个疗程。3～6 个月复查，必要时可重复杀虫治疗。皮肌型疗程为 7 天，剂量同上。副作用主要有头痛、呕吐、低热、视力障碍、癫痫等。个别病人反应较重：原有癫痫发作更甚，脑水肿加重、可发生脑疝、脑梗死、过敏性休克甚至死亡。反应多发生在服药后最初 2～7 天，常持续 2～3 天。少数患者于第一疗程结束后 7～10 天才出现反应。副反应主要是由于虫体死后产生急性炎性水肿，引起颅内压增高及过敏反应所致。激素治疗可显著减轻这些反应。

2. 吡喹酮　本药对脑、眼、皮下、肌肉等处的囊尾蚴均有杀灭作用，疗效较阿苯达唑强，副作用亦较重。皮下及肌肉型囊虫病，成人每次 600mg，每日 3 次，10 天为一疗程，重者可重复 1～2 个疗程。对脑囊虫病，CT 或 MRI 提示少量感染者，每次 10mg/kg，每日 3 次，连服 4 天，总剂量为 120mg/kg。如感染囊虫数量大弥漫者应慎用。以小剂量、长疗程、多疗程治疗为宜。每日 20mg/kg，分 3 次口服，9 天为一疗程，每疗程总剂量 180mg/kg。一般 3 个月后应重复一疗程。患者必须住院治疗。可于吡喹酮治疗前或治疗中口服地塞米松或快速静脉注射 20% 甘露醇降低颅内压，以防止脑囊虫病患者出现严重的副反应。

（二）对症治疗

宿主的免疫反应是脑囊虫病并发症的主要原因，一些病人由于形成免疫耐受，囊虫在脑内长期生存只引起轻微的甚至没有症状，而另外一些病人免疫反应强烈，导致病灶周围水肿、纤维化、血管炎。其予后及神经系统损害程度与宿主的免疫反应直接相关，而不是由囊虫直接损害所致。

1. 皮类固酮是抗炎治疗的有效药物，适用于囊虫性脑炎和抗囊虫治疗中因虫体坏死所致炎性反应。这时首先要控制脑水肿，可大剂量短疗程静点地塞米松（30mg·d）或甲泼尼松龙［20～40mg/（kg·d）］。

2. 对有颅内压增高者，宜先每日静滴 20% 甘露醇 250ml，内加地塞米松 5～10mg，连续 3 天后再开始病原治疗。疗程中也可常规应用地塞米松和甘露醇，以防止副反应的发生或加重。

3. 对有癫痫发作的患者给与抗癫痫治疗。

（三）手术治疗

眼囊虫病目前主张应尽量手术摘除；颅内尤其脑室内单个囊虫也可选择手术治疗；单纯浅表的皮下或肌肉囊虫结节也可考虑手术摘除。

囊虫病合并猪肉绦虫病者，通常先治肠绦虫病，治疗肠绦虫病不应先用吡喹酮，以免发生严重副作用。

（四）辨证论治

以杀虫祛痰为主，健脾扶正为辅。

1. 痰虫互结

主症：皮下、肌肉结节，不痒不痛，推之可移，以头颈及躯干多见，舌苔白腻，脉滑。

治法：杀虫祛痰

方药：二陈汤加杀虫药。

组成：陈皮20g　茯苓15g　姜半夏12g　槟榔10g　雷丸6g　硝石6g

2. 囊虫袭脑

主症：发作性昏倒或抽搐，口吐白沫，片刻方醒，头痛，呕吐，视物模糊，或失明，或精神异常，或痴呆，舌苔白腻，脉弦滑。

治法：化痰开窍，杀虫定痫。

方药：定痫丸加杀虫药。

组成：天麻10g　川贝母10g　胆南星10g　姜半夏12g　丹参18g　菖蒲12g　全蝎10g　僵蚕10g　槟榔12g　雷丸6g

【预后】

该病的预后与病情的具体情况相关。早发现、早治疗一般预后良好。

【预防】

预防囊虫病的经验是要抓好"驱、管、检"的综合防治措施。首先对患者进行隔离治疗。管理厕所猪圈，发动群众管好厕所、建圈养猪，控制人畜互相感染。注意个人卫生，必须大力宣传本病的危害性，革除不良习惯，不吃生肉。饭前便后洗手，以防误食虫卵。烹调时务必将肉煮熟。肉中的囊尾蚴在54℃经5分钟即可被杀死，切生、熟肉的刀和砧板要分开。加强肉类检查，提倡肉畜统一宰杀。搞好城乡肉品的卫生检查，尤其要加强农贸市场上个体商贩出售的肉类检验，在供应市场前，肉类必须经过严格的检查和处理。猪肉在 -12 ~ -13℃环境中，经12小时，其中囊尾蚴可全部被杀死。

在防治中要加强领导，农、牧、卫生、商业部门密切配合，狠抓综合性措施的落实，切实做到防治见效。

第十二节　棘球蚴病

棘球蚴病（echinococcosis）又称包虫病（hydatidosis，hydatid disease），是细粒棘球绦虫的幼虫寄生于人体组织所导致的寄生虫病。棘球蚴病可分为囊型和泡型两种。本病多流行于以畜牧业为主地区，在人与动物之间传播，是人畜共患的寄生虫病。狗为终宿主，羊、牛是中间宿主；人因误食入棘球绦虫卵后成为中间宿主而感染。临床表现以肝包虫病最为常见，肺脏次之。

因其为积聚形成并导致临床病变，属中医"积聚"范畴。

【病原学】

细粒棘球绦虫（echinococcus granulosus barsch）又称包生绦虫，属带科、棘球属。成虫寄生于犬科食肉动物，幼虫寄生于人和多种食草类家畜及其他动物，引起严重的人畜共患病，称棘球蚴病或包虫病。多房棘球绦虫（echinococcus multilocularis leuckart）成虫主要寄生在狐，中间宿主是啮齿类或食虫类动物，幼虫期是多房棘球蚴（亦称泡球蚴）。在人体引起严重的泡球蚴病（alveococcosis），亦称泡型包虫病（alveolar hydatid disease），或多房性包虫病（multilocular hydatid disease）。

1. 成虫　细粒棘球绦虫虫体很小，体长仅2~7mm，平均3.6mm。除头节外，整个链体仅有幼节、成节和孕节各一节，偶或多一节。头节略呈梨形，具有顶突和4个吸盘。顶突上有两圈小钩，约28~48个，呈放射状排列。头节的后端为颈部，与此相连的幼节由头节的颈部生成。成节的结构与带绦虫略相似，生殖孔位于节片一侧的中部偏后。睾丸45~65个，均匀分布在生殖孔水平线的前后方。孕节的子宫具不规则的分支和侧囊，含虫卵200~800个。多房棘球绦虫虫体更小，长仅为1.2~3.7mm，平均2.13mm，头节、顶突、小钩和吸盘等都相应偏小，顶突小钩为13~34个。虫体常有4~5个节片。成节生殖孔位于节片中线偏前，睾丸数较少，为26~36个，都分布在生殖孔后方。孕节子宫为简单的囊状，无侧囊，内含虫卵187~404个。虫卵形态和大小均与细粒棘球绦虫难以区别。

2. 虫卵　两种绦虫与猪、牛带绦虫卵基本相同，在光镜下难以区别。

3. 幼虫　即棘球蚴，球形囊状体，由六钩蚴发育而形成。大小因生长的时间、寄生部位和宿主的差异而不同，大者直径可达数十厘米。细粒棘球蚴为单房性囊，由囊壁和囊内含物（生发囊、子囊、原头蚴及囊液等）组成。囊壁外有宿主的纤维组织包绕。囊壁分两层，外层为角皮层（laminated layer），厚约1mm，乳白色，半透明，似粉皮状，脆弱易破，无细胞结构；内层为生发层（germinal layer），亦称胚层，厚约20μm，由多种细胞构成。囊腔内充满囊液，亦称棘球蚴液（hydatid fluid）。生发层向囊内长出许多原头蚴（protoscolex），为向内翻卷的头节，亦称原头节，具顶突、吸盘和数十个小钩。大小为170×122μm。生发囊（brood capsule）也称育囊，由生发层发育而来。生发囊本身具有一层生发层，囊内也可长出数个或数十个原头蚴。生发囊有一蒂与母囊（棘球蚴）相连，当生发囊不断长大，从母囊上脱落下来，称为子囊。子囊与母囊相似，也可长出角皮层。子囊内还可生长出孙囊。有的棘球蚴内无原头蚴、生发囊以及子囊等，称为不育囊（in-

fertile cyst）。

原头蚴也可从棘球蚴上脱落下来，与小的子囊一起可悬浮在囊液中或沉于囊的底部，称为囊砂或棘球蚴砂（hydatid sand），两种幼虫基本相同。

【流行病学】

一、传染源

本病的主要传染源为狗。狼、狐、豺等虽也为终宿主，但作为传染源的意义不大。在流行区的羊群中常有包虫病存在，而居民常以羊或其他家畜内脏喂狗，使狗有吞食包虫囊的机会，感染常较严重，肠内寄生虫数可达数百至数千，其妊娠节片具有活动能力，可趴在皮毛上，并引起肛门发痒。当狗舔咬时把节片压碎，粪便中虫卵常污染全身皮毛，如与其密切接触，则甚易招致感染。

二、传播途径

人与狗的密切接触可造成直接感染，其皮毛上虫卵污染手指后经口感染。若狗粪中虫卵污染蔬菜或水源，尤其人畜共饮同一水源，也可造成间接感染。在干旱多风地区，虫卵随风飘扬，也有经呼吸道感染的可能。

三、易感人群

人群普遍易感，人感染主要与环境卫生以及不良卫生习惯有关。患者以农民与牧民为多，兄弟民族远较汉族为多。因包虫囊生长缓慢，一般在儿童期感染，至青壮年期才出现明显症状。男女发病率无明显差别。

四、流行特征

本病为人畜共患的动物源性传染病，因野生动物可作为传染源，又是自然疫源性疾病。在全球分布广泛，主要流行于以畜牧业为主的国家，如澳大利亚、阿根廷、法国南部、土耳其与意大利等国。包虫病近年来在我国新疆、青海、甘肃和青藏高原等地流行，包括人群和动物感染等，对儿童和中小学生作了专项调查，基线调查结果提示无论是血清学阳性率还是感染率和患病率等均较高，疫情依然严重。宁夏报告虽少，并不表明包虫病有所控制。近年在西南、华东和东北等10个省陆续有当地感染的散发病例报告，泡型包虫病自1958年首例报道以来，全国各地报道的泡球蚴病人已逾400例，原发病人分布于宁夏、新疆、青海、甘肃和四川。本病的发生及流行不仅损害人体健康，也可导致畜牧业的重大经济损失。

【病因病机】

一、中医病因病机

包虫卵在人体内发育为幼虫，主要寄生在肝脏、肺胀等处形成囊肿。中医认为虫浊内停，凝聚津液，久聚不散，渐成积聚。若寄于肝，则妨碍肝之疏泄，致肝脾不和；若寄于肺，损伤肺络，则肺失肃降；若寄于脑，则阻闭清窍，扰乱脑神；若积聚日久崩破，败津痰瘀溃流各处，阻滞经络，并发一系列中毒及阻塞症状。

二、西医发病机制和病理

患者食入被污染的水或食物后，即在胃或十二指肠内孵化，六钩蚴脱壳而出，先附着于小肠黏膜，再钻入肠壁血管，随血流经门静脉到达肝，故肝包虫病最多见。少部分可通过肝经右心到肺，极少数可通过肺循环而到达全身其他器官。六钩蚴也可从肠壁侵入淋巴管，经胸导管直接进入血流而至全身各处。幼虫经过数月的发育，成为囊状幼虫，称为棘球蚴或包虫囊。棘球蚴内含有很多原头蚴（头节），如果含棘球蚴的器官被狗、狼等吞食，其中的每一个原头蚴可在小肠内发育为一条成虫。以后陆续排出孕节和虫卵，造成污染和感染。

棘球蚴主要引起肝脏病变（占70%），其次为肺（占20%~30%）。肌肉、心、脾、肾、脑、骨、眼眶等更少见（10%）。近年来，肌肉的感染有增多趋势（1.4%~5.4%）。肝包虫囊肿为包虫病中最常见者，多见于右叶，囊肿多为单个，也可为多个，位于膈面，向腹腔突出。肝包虫囊肿生长缓慢，逐渐增大可致周围肝细胞压迫性萎缩或变性，其外纤维组织增生，形成一层纤维性外囊。临床上巨大包虫囊肿大都位于肝，引起肝区肿大，待囊肿退化变性后，囊肿随之变小。

【临床表现】

患者常具有多年病史，病程呈渐进性发展。就诊年龄以20~40岁为最多。临床分为以下几个表现形式。

1. 肝包虫病　临床表现潜伏期长达5~30年，不少病例，症状常不明显，偶因右上腹出现肿块，或在尸检时始被发现。包虫囊可小如葡萄，大至囊内容达20000ml。当包虫囊增大到一定程度时，可出现如下表现。①压迫症状：如肝顶部囊肿使膈上升，挤压肺而影响呼吸；肝后囊肿压迫下腔静脉或门静脉，导致下肢浮肿、腹水、脾肿大；肝下囊肿推压胃肠道，发生饱胀、恶心、呕吐等。②囊肿溃破表现：溃入胆管，因破碎囊膜或子囊阻塞胆管，合并感染，可反复出现寒热、绞痛、黄疸，有时大便里检出染黄的囊膜及子囊；破入腹腔，除发生腹膜炎外，由于囊液内所含毒白蛋白，常致过敏，重者休克；破入胸腔，发生胸膜炎，进而破入支气管，则咳出含有胆汁的囊液，并形成支气管瘘。③查体发现：肝区多能触及圆形、光滑、弹性强的囊性肿物。当囊腔大于10cm，因子囊互相撞击或碰撞囊壁，常有震颤感，称包囊性震颤。若囊腔钙化，则可触及质地坚硬的实质性肿块。

2. 肺包虫病　我国肺包虫病约占人体包虫病的14.81%，男多于女（约2：1），儿童占25%~30%，40岁以下的占大多数，年龄最小1~2岁，最大60~70岁。由感染至出现症状一般间隔3~4年，甚至10~20年。症状因囊肿大小、数目、部位及有无并发症而不同，早期囊肿小，一般无明显症状，常经体检或在因其他疾病胸透时发现。囊肿增大引起压迫或并发炎症时，有咳嗽、咳痰、胸痛、咯血等症状。巨大囊肿或位于肺门附近的，可能有呼吸困难。如食管受压，有吞咽困难。肺尖部囊肿压迫臂丛和颈交感神经节，引起Pancoast综合征（患侧肩、臂疼痛）及Horner征（一侧眼睑下垂，皮肤潮红不出汗）。如囊肿破入支气管，囊液量大的，有窒息危险，子囊及头节外溢，能形成多个新囊肿。患者常伴有过敏反应，如皮肤潮红、荨麻疹和喘息，严重的可休克。囊肿破裂感染的，有发烧、咳黄痰等肺部炎症及肺脓肿症状。少数囊肿破入胸腔，有发烧、胸痛、气短及过敏反应。多数患者无明显阳性体征，囊肿较大的可致纵隔移位，在小孩可能出现胸廓畸形。患侧叩诊浊音，呼吸弱，有胸膜炎或脓胸的则有相应体征。

3. 脑包虫病 发病率低（1%～2%），多见于儿童，以顶叶为常见，临床表现为癫痫发作与颅内压增高症状。包囊多为单个，多数位于皮层下，病变广泛者，可累及侧脑室，并可压迫、侵蚀颅骨，出现颅骨隆凸。脑血管造影、脑 CT、脑核磁共振均有助于诊断。

4. 骨骼包虫病 较为罕见，国外报告约占全身包虫病的 1%～2%，国内报告远低于国外，仅占 0.2% 左右。以骨盆和脊椎发生率最高，其次为四肢长骨、颅骨、肩胛骨、肋骨等。细粒棘球蚴侵入长骨后，感染通常从骨端开始，疏松海绵骨首先受侵。由于骨皮质坚硬、骨髓腔狭小呈管状，限制包虫的发展，故病程进展缓慢，晚期可能出现病理性骨折、骨髓炎或肢体功能障碍。X 线可有助于诊断。

此外，心包、肾、脾、肌肉、胰腺等包虫病均属少见，其症状似良性肿瘤。

人感染包虫病后，常因少量抗原的吸收而致敏，如囊肿穿破或手术时囊液溢出可致皮疹、发热、气急、腹痛、腹泻、晕厥、谵妄、昏迷等过敏反应，重者可死于过敏性休克。

并发症常为患者就诊时的首发症状。主要并发症有二。①囊肿穿破：肝包虫囊可因外伤或穿刺而破裂，破入腹腔时可误诊为急腹症，有剧烈腹痛伴休克，继而出现过敏症状，因此，肝穿刺在肝包虫病患者应视为严格的禁忌证。包虫囊腔内压力甚高，穿刺后不仅发生囊液外漏、过敏性休克，且可使原头蚴种植于腹腔内而产生继发性包虫囊。囊肿破入肝内胆管，破碎囊皮引起胆管阻塞，可导致胆绞痛与黄疸。②感染：约 1/5～1/4 的肝包虫囊有继发感染，感染多来自胆管。肺包虫囊并发感染者亦颇常见，感染可促使包虫死亡，但亦可明显加重病情。

【实验室检查】

一、血象

白细胞数大多正常，嗜酸性粒细胞增多见于半数病例，一般不超过 10%，偶可达70%。包虫囊肿破裂或手术后，血中嗜酸性粒细胞可有显著增高现象。

二、皮内试验

以囊液抗原 0.1ml 注射前臂内侧，15～20 分钟后观察反应，阳性者局部出现红色丘疹，可有伪足（即刻反应），2～21 小时后始消退，约 12～24 小时继以红肿和硬结（延迟反应）。当患者血液内有足量抗体存在时，延迟反应常不出现。在单纯性病例，即刻反应和延迟反应均呈阳性。在穿刺、手术或感染后即刻反应仍为阳性，但延迟反应被抑制。皮内试验阳性率在 80%～90% 之间，但可出现假阳性，其他寄生虫病，特别是带绦虫病等有较高的非特异性反应，交叉反应还可见于恶性肿瘤、腹腔结核。

三、血清免疫学试验

血清免疫学试验用以检测病人血清抗体，试验方法多种，但以间接血凝试验和酶联吸附最为常用，阳性率约 90% 左右，亦可出现假阴性或假阳性反应。肺囊型包虫病血清免疫学试验阳性率低于肝囊型包虫病。补体结合试验阳性率为 80%，约 5% 呈假阳性反应（本病与吸虫病和囊虫病之间有交叉免疫现象）。其他尚有乳胶凝集、免疫荧光试验，可视具体情况选用。

四、影像学检查

包括 X 线检查、超声检查、CT 和放射核素扫描检查等，上述检查虽均为诊断包虫病的重要手段，但在判断结果时，应相互结合并进行全面分析才有助于诊断。如胸片有助于肺包虫病的定位，肝包虫病者在肝 CT 上显示大小不等的圆形或椭圆形低密度影，囊肿内或囊壁可出现钙化，低密度影边缘部分显示大小不等的车轮状圆形囊肿影，提示囊内存在着多个子囊。B 型超声检查有助于流行区人群包虫病的普及、手术前包虫囊肿的定位以及手术后的动态观察。

【诊断与鉴别诊断】

一、诊断要点

1. 病史早期临床表现不明显，往往不易发觉。在询问病史时应了解患者居住地区及是否有与狗、羊等接触史。

2. X 线检查肝顶部囊肿可见到横膈升高、动度受限，亦可有局限性隆起，肝影增大。有时可显示圆形、密度均匀、边缘整齐的阴影，或有弧形囊壁钙化影。

3. 包虫皮内试验为肝包虫的特异性试验，阳性率达 90% ~95%，有重要的诊断价值。方法是用 1∶100 ~1∶1000 无菌包虫囊液的等渗盐水新鲜配制液 0. 2ml 做皮内注射成直径 3 ~8mm 的皮丘，10min 内大部分患者的皮丘周围有红晕出现，直径大于 2cm 者为阳性。在注射后数小时至 1 天后呈现延迟反应者有同等的诊断意义。囊肿破裂或并发感染时阳性率增高；包囊坏死或外囊钙化可转为阴性；手术摘除包囊后阳性反应仍保持约 2 年左右。肝癌、卵巢癌及结核包块等曾见有假阳性。

4. 超声波检查能显示囊肿的大小和所在的部位，有时可发现子囊的反射波。

5. 同位素肝扫描可显示轮廓清晰的占位性病变。

二、鉴别诊断

1. 肝囊型包虫病需与肝内非寄生虫性囊肿（如多囊肝）、胆总管囊肿、卵巢囊肿、巨型肾盂积水相鉴别；并发细菌感染时，需与肝脓肿鉴别。

2. 肺囊型包虫病应与肺结核、肺囊肿肺癌鉴别；并发细菌感染时，需与肺脓肿鉴别。

3. 脑囊型包虫病需与颅内肿瘤鉴别。

4. 泡型包虫病需与原发性肝癌鉴别，肝癌病进行性发展较快，病程短，血清甲胎蛋白含量明显增高，影像学检查有助于诊断。此外，还应与结节型肝硬化鉴别。

【治疗】

一、治疗原则

如果发现为早期阶段，病变较局限，可手术切除。大多数患者发现时往往已是晚期阶段，并失去手术的最佳时期，但仍可以行姑息手术治疗及化学治疗。中医治疗为本病提供了一条新路。

二、治疗方法

（一）手术治疗

手术治疗仍为目前治疗包虫病的主要治疗手段。手术的原则是清除内囊，防止囊液外溢，消灭外囊残腔，预防感染。具体手术方法依包囊大小、有无胆瘘和感染或钙化决定。

1. 内囊摘除术　该方法是基本的方法，适用于无感染的包囊。手术时用敷料将周围包裹，并使之与腹内脏器及腹腔完全隔开。以长针头带三通接头穿刺包囊，先抽吸出小部分囊液，再注入等量4%或10%的甲醛液以杀灭头节，数分钟后迅速抽吸囊液，内囊塌陷后即与外囊分离；将外囊切开，摘除内囊及子囊，再以过氧化氢涂擦外囊壁。对外囊壁残腔的处理力求将其缝闭，巨大者亦可填塞大网膜，以防腔内渗液感染。

2. 内囊摘除并外囊闭式引流术　适用于有感染或有胆瘘的巨大包囊而囊壁不易塌陷者。在内囊摘除后放置闭式引流。

3. 内囊摘除并外囊 – 空肠"Y"型内引流术　用于与较大胆管相通的坚韧不易塌陷闭合的外囊残腔。吻合口宜宽大并以空肠侧面吻合为佳。

4. 袋形缝合术　曾用于合并感染的病例，但术后都形成混合感染、胆瘘，成为经久不愈的复杂的窦道，病人遭受痛苦。现已逐渐不用，改为彻底清除腔内的污物，尽量缩小残腔后留置闭式引流，配合抗感染治疗，使残腔早日闭合。

5. 肝叶切除术　用于钙化的肝包虫和泡状棘球蚴病例。

（二）药物治疗

对不能外科手术治疗或术后复发者可用药物治疗，阿苯达唑为首选药物，以采用小剂量（10mg/kg）、长疗程或多疗程反复治疗的方法较好。对于晚期病人疗程可达3~5年，甚至终生维持治疗。

在手术摘除包虫内囊之前，向包虫囊内注入10%的福尔马林液以助杀死原头蚴，但不适用于破裂性肺或肝包虫囊肿。也有人采用西曲溴胺（cetrimide）杀原头蚴，并认为是毒性低、效果好的理想杀原头蚴剂，用于人体包虫囊摘除术前，分2次注入囊内适量的0.1%的西曲溴胺，每次历时5分钟，研究表明，能显著降低术后包虫复发率。

按照WHO的意见，阿苯达唑和甲苯咪唑均列为抗包虫的首选药物。其适应证如下：①继发性腹腔或胸腔包虫病，多发生于原发性肝或肺囊型包虫病并发破裂之后，亦可因包虫手术时保护不严，或因误作诊断性穿刺，致使包虫囊液外溢，继发种植扩散，病变遍及全腹腔或全胸腔，手术难以根除；②多发性或多脏器囊型包虫病，或复发性包虫病，病人不愿或难以接受再（多）次手术；③病者年迈体弱或并存重要器官的器质性疾病，手术耐受性差；④经手术探查或不能根治的晚期肝泡球蚴病，或继发肺、脑转移者，药物治疗可缓解症状，延长存活期；⑤无论囊型或泡型包虫病，化疗作为手术前后辅助用药，可减少复发率，提高疗效。

阿苯达唑问世后，在治疗包虫病方面有取代甲苯咪唑的趋势，阿苯达唑吸收较好，其血清浓度比甲苯咪唑高100倍。包虫囊液中浓度比甲苯咪唑高60倍。以治疗囊型包虫病时，其剂量每日10~40mg/kg，分2次服，30天为一疗程，可视病情连续数个疗程，其疗程优于甲苯咪唑，尤以肺包虫病为佳。对泡型包虫病国内有人建议长期以较大剂量的阿苯达唑治疗，其每日剂量为20mg/kg，疗程可为17~66个月（平均为36个月）不等。经长期的随访，发现 CT 扫描示明显进步，大部分病例原病变区域全部钙化而获痊愈，有效率达 91.7%。一般病人对长期治疗均能耐受，未见严重的毒副作用，但疗程中应随访肝、肾功能与骨髓。孕妇忌用。

甲苯咪唑国外采用剂量与疗程不一。剂量每日 20~200mg/kg 不等，通常以每日 40~50mg/kg 为宜，分 3 次口服，疗程 1 个月，休息半月再服另一疗程，一般治疗 3 个月。也有人认为治疗囊型包虫病者须用药 1~6 个月，而治疗泡型包虫病则须延长疗程，久者可达 3~5 年。疗效报告不一，部分囊型包虫病患者可望治愈，肺包虫病之疗效优于肝包虫病。甲苯咪唑吸收差，一般空腹服用仅 1% 吸收，为求提高疗效，服药时应配合脂肪餐，药物容易和脂肪一并吸收，据报告脂肪餐伴服时吸收率可为 5%~20%。

（三）辨证论治

根据虫停部位进行辨证论治。

1. 包虫着肝

主症：右上腹无痛性肿块，按之坚韧、光滑、有囊样感，伴脘腹痞胀，食欲减退，右胁下闷痛，可伴有贫血、瘦弱，甚或黄疸、腹水，舌边可有斑点、苔白，脉弦涩。

治法：疏肝理气，杀虫散结。

方药：柴胡疏肝散合灭消包虫汤。

组成：柴胡 12g 枳壳 10g 芍药 15g 黄芪 18g 白术 12g 党参 10g 海藻 10g 槟榔 15g 土鳖虫 9g 雷丸 12g 露蜂房 10g 补骨脂 12g 蛇蜕 6g

主症：肝胆郁热，有畏寒发热、黄疸者，可用小柴胡汤合茵陈蒿汤。并发胆道郁滞，症见胁痛甚，黄疸迅速出现者，用大柴胡汤合茵陈蒿汤。

2. 包虫袭肺

主症：干咳阵作，久而不止，胸满胸闷，咳痰带血，如破溃入胸则呼吸困难，发热，胸腔积水，舌红、少苔，脉细数。

治法：开胸散结，扶正驱虫。

方药：瓜蒌薤白半夏汤合灭消包虫汤。

组成：瓜蒌 12g 薤白 10g 姜半夏 10g 党参 20g 黄芪 20g 海藻 10g 槟榔 15g 土鳖虫 10g 雷丸 12g 露蜂房 10g 补骨脂 12g 蛇蜕 6g

加减：若并发肺痈，见咳嗽、高热、胸痛、咯脓痰者，可用《千金》苇茎汤。并发胸水者，可用十枣汤。

3. 包虫侵脑

主症：头痛较剧，固定不移，呕吐不止，或癫痫发作，突然昏仆，四肢抽搐，口吐白沫，或为截瘫等，舌淡、苔白滑，脉弦滑。

治法：杀虫降逆，熄风化痰。

方药：姜半夏白术天麻汤合灭消包虫汤。

组成：姜半夏 12g 白术 12g 陈皮 15g 天麻 10g 槟榔 15g 雷丸 12g 露蜂房 10g 补骨脂 12g 蛇蜕 6g 黄芪 20g 党参 20g

（四）其他治疗

1. 单方验方 灭消包虫汤：黄芪、党参、海藻、白术各 15g，补骨脂、槟榔各 15~30g，蛇蜕、蝉蜕、炙穿山甲各 6g，土鳖虫、露蜂房各 3~6g，雷丸 12g（研末冲）。每日

1 剂，水煎服，4 周为一疗程。小儿量酌减，孕妇禁服。

2. 针灸治疗　取中脘、支沟、足三里、胆俞、期门，中度刺激，留针 20～30 分钟，用于止痛。

【预后】

本病的预后取决于包虫囊的部位、大小以及有无并发症等因素。脑及其他重要器官的包虫病预后较差。

【预防】

包虫病为人兽共患疾病，中间宿主包括家畜和野生动物，其预防不仅是生物学范畴内的一个复杂问题，而且也是一个严重的社会问题，应采取综合措施。

1. 加强流行区犬的处理和管制　牛为预防人体包虫感染的关键性一环。在包虫流行区野犬应一律灭绝，家犬严加限制，对必用的牧羊犬、猎犬或警犬等必须挂牌登记。定期驱绦虫和药物监测应列为常规制度，据新西兰报告，重度流行区规定每隔 6 周投药驱绦一次。轻度流行区改为 3 个月投药一次。

2. 严格肉食卫生检查　肉联厂或屠宰场要认真执行肉食的卫生检疫，病畜肝、肺等脏器感染包虫，必须妥善进行无活化处理，采用集中焚烧、挖坑深埋等方法，切忌喂狗。

3. 大力开展卫生宣教　宣教方式可多样化，内容要简单、通俗易懂、讲求实效。并要充分发动群众，做到家喻户晓，人人皆知。

第十三节　蠕虫幼虫移行症

蠕虫幼虫移行症又称为蠕虫蚴移行症（larva migrans），是由动物蠕虫幼虫侵入人体，在人体皮肤及各种器官移行所致的一类疾病，属于动物源性疾病。它不包括某些人类蠕虫如蛔虫、钩虫等幼虫的移行所造成的病变。根据病变部位不同，蠕虫幼虫移行症临床上可分为皮肤蠕虫蚴移行症与内脏蠕虫蚴移行症两大类。

皮肤蠕虫幼虫移行症是某些动物蠕虫幼虫侵入人体并移行所致皮肤损害的疾病。因病变部位皮肤出现弯曲的线状红色疹，中医以"匐行疹"统称。

内脏蠕虫幼虫移行症是指动物蠕虫幼虫侵入人体，幼虫在体内长期移行，引起肺、肝、脑、眼等脏器病变，产生一系列综合征。中医虽无相对应的病名，根据临床表现可属于"哮证"、"喘证"或"咳嗽"等病范畴。

【病原学】

一、皮肤蠕虫幼虫移行症

皮肤蠕虫幼虫移行症的病原以寄生于猪、狗、猫、牛、羊等动物钩虫的幼虫所引起，尤以猪、狗的巴西钩虫和犬钩虫的幼虫为主，前者尤为多见。狭头刺口钩虫（即欧洲犬钩虫）、棘颚口线虫（宿主为猪、猫）、羊仰口线虫、牛仰口线虫以及寄生于绵羊、山羊、牛、猪、浣熊等动物的类圆线虫的幼虫皆可在人体造成匐行疹，但均甚少见。在国内，羊钩虫的幼虫引起的匐行疹在四川农村曾发生流行。

能引起内脏蠕虫蚴移行症的病原体主要有三大类：动物线虫、绦虫和吸虫。

1. 动物线虫以犬弓首线虫（Toxocaracanis）为代表，这是最初在人体内被确认的病原体。此外，猪弓首线虫（Ascarissuum）、猫弓首线虫（Toxocaracati）、犬恶丝虫（Dirofilariaimmitis）、广州管圆线虫（Angiostrongyluscantonensis）和海异尖线虫（Anisakismarini）等线虫的幼虫也可引起内脏蠕虫蚴移行症。

棘颚口线虫能引起典型的内脏蠕虫蚴移行症，游走明显，疾病表现多样而复杂，可在人体内生活十余年。亚洲地区，特别在日本和泰国，本病较为多见，我国也曾报告多例。人因吞食了中间宿主或转续宿主中的幼虫而感染。

异尖类线虫已有30个属，其中能引起蠕虫蚴移行症的常见虫种是异尖属的海异尖线虫（Anisakismarina）以及Phocanema、Terranova、Thynnascaris和Contracaecum等属虫种的幼虫。这些虫种的第三期幼虫寄生于许多海鱼体内，人因误食了鱼体中的此类线虫幼虫而患内脏蠕虫蚴移行症。幼虫钻入肠壁甚至在肠外组织中寄生并引起明显症状。幼虫可发育为第四期幼虫，但并不能充分成熟，且在寄生部位移行不明显。

广州管圆线虫幼虫引起的内脏蠕虫蚴移行症主要表现为嗜酸性脑膜脑炎。幼虫存在于脑、脊髓及眼前房等组织中，导致严重疾病。人因食用了未煮熟的中间宿主，如陆生或淡水生螺类、蜗牛、蛞蝓等而被感染。此种病原体引起的内脏蠕虫蚴移行症主要见于我国、东南亚及太平洋岛屿。在中美洲尚有人体肠道嗜酸性肉芽肿的病例。已鉴定其病原体是哥斯达黎加管圆线虫（Angiostrongyluscostaricensis），其终宿主也是鼠类。

动物钩虫，如犬钩口线虫的幼虫，可侵入所有的哺乳类动物，甚至蟑螂，在这些作为其转续宿主的动物（如小白鼠）体内，幼虫可较长期地保持在肌肉组织中，当被宿主犬、猫等吞食后，便可继续发育为成虫。此种幼虫侵入人体除可引起匐行疹外，还曾在眼前房中见到。有人认为由某些动物钩虫引起的皮肤蠕虫蚴移行症，皮肤症状可自行消退，但这并不意味着幼虫已死亡，而是移行入深部组织，特别是进入肺脏引起内脏蠕虫蚴移行症，可出现肺部症状、嗜酸性粒细胞增多及在痰中可发现幼虫。

2. 绦虫绦虫中的曼氏迭宫绦虫（Spirometramansoni）的裂头蚴（第Ⅲ期幼虫），也与斯氏狸殖吸虫和棘颚口线虫的幼虫一样，具有较强的游走性，不仅引起皮肤蠕虫蚴移行症，亦可引起内脏蠕虫蚴移行症。已有不少病例被认为是因饮用含原尾蚴的剑水蚤的生水，或因生食含裂头蚴的转续宿主（鸟类、兽类）或第二中间宿主（蛙、蛇）而感染的。裂头蚴可在人体的许多器官组织中发现，但在体表较为多见。本病在我国分布广泛，南方各省特别是东南沿海一带已有较多曼氏迭宫绦虫蚴病（sparganosismansoni，又称曼氏裂头蚴病）的病例报道。成虫寄生于人体的病例极为少见。

3. 吸虫斯氏狸殖吸虫（Pagumogonimusskrjabini）在我国分布甚广，本病以童虫在体内各脏器间游走为主要特点。从中间宿主螺类中逸出的叉尾蚴钻入蝌蚪体内发育为中尾蚴，当蝌蚪成为蛙时，中尾蚴并不发育，可转入小哺乳动物体寄生，后者为其转续宿主。这些含中尾蚴的动物一旦被犬、猫等终宿主吞食后，中尾蚴便可发育为成虫。人若食用了未煮熟的中间宿主，如虾、蟹等，则成为转续宿主，其中的中尾蚴只能在组织中游离而不能发育为成虫。

【流行病学】

感染动物蠕虫的动物可以作为终宿主，人为非适宜宿主，称为转续宿主。一些动物如蛇、蛙、虾、蟹、海鱼及啮齿类动物等也可作为转续宿主。人通过接触或进食含有活的感染期幼虫的转续宿主而感染。

【病因病机】

一、中医病因病机

本病主要为外感六淫之邪，或因饮食不洁，脏腑功能失调所致。外邪侵袭肺卫，肺失宣肃，气道不利，肺气上逆引起咳嗽、咯痰等症状；饮食不洁，伤及脾胃，痰浊内生，壅塞肺气，引起咳嗽、哮喘等症；日久入里化热，灼伤肺络而致咯血等。

二、西医发病机制和病理

某些寄生虫的幼虫在中间宿主体内发育为感染期幼虫，感染期幼虫如进入适宜的宿主体内便进一步发育为成虫；但如进入某些非适宜的宿主体内则处于停滞发育状态，这种停滞发育状态的虫体若一旦有机会转入适宜的宿主体内，又可进一步发育为成虫，故这种停滞发育状态的幼虫称为等待期（waitingstage）幼虫，而含有停滞发育状态幼虫寄生的非适宜宿主称为转续宿主（paratenichost）或等待宿主（waitinghost）。这种寄生现象称转续寄生（paratenesis）。通过转续宿主传播寄生虫病的方式称转续传播（paratenictransfer），这是某些寄生虫病的另一种感染途径。

【临床表现】

由于引起蠕虫蚴移行症的病原涉及多种蠕虫，其对人体的感染方式、所致的损害部位等不尽相同，因此临床表现具有多样性。

（一）皮肤蠕虫蚴移行症的主要临床表现

巴西钩口线虫的丝状蚴钻入人体皮肤后，造成皮肤损害，初为红斑，以后迅速演变成线状和痤疮样隆起，有轻度水肿。由于幼虫的移动和组织反应引起强烈痒感，因抓痒等而继发细菌性感染，可伴有淋巴结肿、发热、食欲减退以及荨麻疹等全身症状。并有嗜酸性粒细胞增多及血中 IgE 水平增高。病程可持续数周。虫体穿过的部位，炎症逐渐消退，并干燥结痂而愈。皮肤病变多见于常与泥土接触的手足部位，臀、臂、腿及躯干等部位亦有发生。

由斯氏狸殖吸虫童虫、棘颚口线虫幼虫及曼氏迭宫绦虫裂头蚴等引起的皮肤蠕虫蚴移行症，往往出现在皮层深部或肌层中，呈移动性的皮下肿块。局部皮肤表面正常或稍有发红、发热及水肿，疼痛常不明显，有的可有痒感、烧灼感或刺痛。包块间歇地在不同部位出现。常并发内脏蠕虫蚴移行症，伴有内脏器官受损的临床表现，并出现明显的全身性状态反应，如发热、荨麻疹、血中嗜酸性粒细胞增多、乏力、肌肉酸痛和食欲不振等症状。

由动物血吸虫尾蚴引起的尾蚴性皮炎，初次感染时症状轻微，但可使人体致敏，故再次感染时症状增剧，出现丘疹、疱疹及水肿，伴有奇痒，或因继发感染而累及淋巴管和淋巴结。尾蚴并不能持久地在皮肤中存活，一般也不侵入真皮层，在数天后即死亡；但所致局部病变可持续两周，最后结痂脱落而愈。

（二）内脏蠕虫蚴移行症的主要临床表现

由于病原体的不同，所引起的内脏蠕虫蚴移行症的临床表现也有所不同，但其基本的临床特征是患者嗜酸性粒细胞明显增多，伴有各受损脏器的相应症状，有时伴有高热、乏力等全身症状，患者血沉也往往加快。

弓首线虫蚴病（toxocariasis）是较常见的内脏蠕虫蚴移行症，其中以犬弓首线虫蚴病较为多见。因其幼虫比人似蚓蛔线虫的幼虫还小，故可通过肺脏分布到全身，其中最常见的寄生部位是肝脏。幼虫在肝、肺、脑、眼等器官中存活，刺激组织形成嗜酸性肉芽肿。病程长达半年至1年，有的甚至可达数年。弓首线虫病患者80%有肝肿大、高度和持久的嗜酸性粒细胞增多症（可占白细胞总数的50%～60%，绝对值可达20000个/mm³），50%的病例有肺部症状（单纯性肺嗜酸细胞浸润症），即L? ffler综合征，表现为咳嗽、发热、呼吸困难等，伴有血浆球蛋白显著增高和血沉增快。如幼虫侵及脑部，可引起癫痫等神经症状。有的病例可发生慢性肉芽肿性眼炎，或引起外周视网膜炎及视神经乳头炎，因较易与视网膜母细胞瘤相混淆而将眼球摘除，故需进行鉴别诊断。

棘颚口线虫所致的蠕虫蚴移行症，除引起皮肤蠕虫蚴移行症外，尚可引起内脏蠕虫蚴移行症。这种幼虫在体内移动无定向，可在许多器官组织移行而使临床症状多样化。多数病例可在体表检获虫体而被确诊，有的病例也可在眼、子宫颈部、尿或咳痰中发现虫体。幼虫可从肠内穿过肠壁到达腹腔，先侵入肝脏，再至骨骼肌和结缔组织中移行。感染当天和第2天出现恶心、呕吐、上腹疼痛或不适，伴有皮肤瘙痒、荨麻疹以及明显的嗜酸性粒细胞增多。继之出现右上腹疼痛和压痛，表明虫体已进入肝脏；以后可在腹部及胸部各器官或体壁中移动，症状多变。有的被误诊为急腹症（急性胆囊炎）和肺结核等。棘颚口线虫尚可引起嗜酸性脑脊髓炎，临床表现为严重的神经根痛，四肢麻痹，或突然从嗜睡到深度昏迷，脑脊液大多为血性或黄色。大多数患者在感染后1个月内出现皮肤移行的症状，通过体表活组织检查、自动挤出或排出虫体后，即可确诊。

由斯氏狸殖吸虫童虫引起的内脏蠕虫蚴移行症的临床表现，与前者颇相似，也可有肝肿大及腹部、胸膜和肺部的症状，亦可侵犯神经系统以及眼和心包等重要器官。至于曼氏迭宫绦虫蚴病虽多见于躯体的浅表部位（皮肤蠕虫蚴移行症），但亦可见于腹腔、淋巴结等处（内脏蠕虫蚴移行症），其移行性似不及前两种为甚。裂头蚴在嗜酸性肉芽肿性的局部肿块中可存活数月至年余不等。

由广州管圆线虫幼虫所引起的内脏蠕虫蚴移行症，以嗜酸性脑膜脑炎为主要症状。以头痛、恶心、呕吐、视力减退、慢性进行性感觉减退、面神经麻痹、眼球外直肌麻痹、颈强直、肢体乏力以及脑脊液混浊等表现为其特征。此外，尚可出现低热、瘫痪、嗜睡、昏迷甚至死亡。

【诊断与鉴别诊断】

各种蠕虫蚴移行症的共同特征，是持续性的嗜酸性粒细胞增多以及幼虫在皮肤和各器官中移行性的、以嗜酸性粒细胞浸润为主的肉芽肿性损害。临床诊断需结合病史、症状、体征和流行病学资料（包括与动物粪便所污染的泥土的接触史、饮食习惯及特异的饮食史等）进行分析判断，并需与近似的疾病鉴别。

（一）皮肤蠕虫蚴移行症的诊断

以动物钩虫幼虫引起的匐行疹最常见。它与人体钩虫及粪类圆线虫的幼虫所致的皮炎相似，不易区别。人体钩虫所致皮炎症状消退后不久，即可在粪便中查见钩虫卵；而粪类圆线虫不仅有皮肤损害，且幼虫移动迅速，并可有肠道症状，也可通过粪便检查确诊。

（二）内脏蠕虫蚴移行症的诊断

1. 弓首线虫 病根据病人的年龄、不洁饮食史，与犬、猫等动物密切接触史及有关病史，有肝肿大、长期间歇性中等发热，X 线胸透有肺部指征及支气管哮喘样肺部症状，持续性白细胞数增加及嗜酸性粒细胞增多，IgG、IgM，有时 IgE 水平增高。

（1）病原诊断 弓首线虫幼虫在人体不能发育为成虫，故粪便中不能查见虫卵。对疑似病人可行肝脏或其他罹患脏器的穿刺或剖腹标本小块做连续切片，观察组织病变及寻找幼虫。

（2）免疫诊断 对内脏蠕虫蚴移行症具有较高的诊断价值，应用标准化的弓首线虫抗原液作皮内试验相当敏感和特异。目前血清学方法更为常用，以第二期犬弓首线虫作抗原的间接血凝试验，有较高的特异性和敏感性。此外，琼脂弥散沉淀试验、皂土絮状沉淀试验，以及用幼虫切片作抗原进行荧光抗体试验等，均有一定价值。酶联免疫吸附试验（ELISA）诊断内脏蠕虫蚴移行症更为敏感。应用弓首线虫含胚的提取物作抗原进行ELISA 可与弓首线虫病、丝虫病和旋毛虫病等进行血清学上的鉴别。实验观察感染犬弓首线虫含胚卵的家兔血清与犬弓首线虫成虫浸出抗原、幼虫培养液抗原或幼虫浸出抗原作琼脂双扩散法进行比较，表明抗体的产生有其特异性。

2. 异尖线虫病 异尖线虫病以胃肠道的症状为主，结合饮食史等可提示诊断。若胃镜检查检出幼虫，便可明确诊断。但并非所有病例均能检获虫体。肠外的异尖线虫病，更需作活组织检查发现虫体，才能确诊。

异尖线虫感染性幼虫的形态特点是：虫体长纺锤状，表皮三层，无翼，体壁肌层较厚，食管与肠管之间有一胃室（ventriculus），在食管或肠的上部有一腺样结构，排泄孔在幼虫头端，小齿的腹面，近直肠处有三个肛腺（analglands），横断面见有 Y 型的侧索。

近年来，应用免疫诊断方法取得一定进展，如用异尖线虫幼虫切片作抗原，作荧光抗体试验。也有人认为异尖线虫幼虫肠周围液的血红蛋白具有抗原特异性。

3. 管圆线虫病 除根据临床所见的脑膜症状及伴有嗜酸性粒细胞增多外，还应了解有无吞食或接触此寄生虫的中间宿主或转续宿主的历史，如未检测到病原，只能作推断性诊断。免疫学诊断有较大价值，用广州管圆线虫成虫制备的纯化抗原作皮内试验有一定的价值，可供流行病学调查之用。

4. 棘颚口线虫病、裂头蚴病及斯氏狸殖吸虫病 这三种内脏蠕虫蚴移行症的病原虽分属于不同的纲，但所引起的症状却颇为相似，仅根据临床表现较难鉴别。如能发现虫体则可确诊，但检出率较低，因此，在很大程度上还必须依赖免疫学诊断。我国对斯氏狸殖吸虫病的诊断已广泛应用成虫抗原作皮内试验，进行流行病学调查及病例初选。也可应用血清学诊断如酶联吸附试验等，应用棘颚口线虫成虫或幼虫抗原对已确诊病例作对流免疫电泳，呈阳性反应。

5. 人喉兽比翼线虫病 根据病人发病前 1 个月内有进食未煮熟的龟、鳖、鱼等饮食史，结合有咳嗽、胸痛、气促、低热、血丝痰等临床表现，周围血液中嗜酸性粒细胞明显增多等，可作出本病的临床诊断。但明确诊断则有赖于作支气管镜检查时发现人喉兽比翼线虫幼虫和/或在血清中检出特异性 IgM、IgG 抗体。

【治疗】

一、治疗原则

中西医结合治疗本病是最佳的治疗选择，通过西医治疗可祛除病因，通过中医治疗则可以辨证论治，调节机体脏腑功能，二者合用，达到标本兼治的目的。

二、治疗方法

（一）病原治疗

1. 皮肤蠕虫蚴移行症的治疗

普通皮肤损害，仅需对症治疗，以止痒、消炎、抗过敏和防止感染为原则。可用56~60℃热水反复泡洗以杀死幼虫。局部可用炉甘石洗剂或5%~10%甲酚皂溶液或1%~5%樟脑醑等。瘙痒剧烈，可口服苯海拉明等。

匐行疹治疗可用透热疗法、冷冻疗法。用液氮、氯乙烷或二氧化碳霜局部喷雾，以杀死幼虫。皮肤损害广泛而扩散者，口服噻苯唑（tiabendazole），成人剂量 25mg/kg，每日2次，连服5天，间隔2天后再服5天。亦可每次用 50mg/kg，2次/天，连服3天，间隔3天后，再服1~2个疗程（剂量同前）。局部使用噻苯唑也很有效，该药能进入皮肤，在表皮中可保持高浓度，对幼虫直接发挥作用，如用2%噻苯唑于90%的二甲亚砜（dimethylsulfoxide）中涂擦患处；或用噻苯唑 100mg/ml 的混悬液涂布于每平方英寸皮肤上，再涂一层1%的地塞米松（dexamethasone）油膏，上覆聚乙烯（polyethylene）薄膜封闭；或用商品 10%噻苯唑混悬液涂布；或配成洗剂（配方为噻苯唑 12 片、复方胶黄芪粉 250mg、甘油2ml、蒸馏水加至40ml）用于患处（必须全部涂盖），6次/天，连用2~3天，以后3次/天，连用2周；也有用 0.5g 噻苯唑于5g 凡士林中，涂布5天可愈，并认为比口服疗法效果好。

阿苯达唑 400mg 顿服，连续3~5天效果较好。继发感染可用抗生素。

对于由动物血吸虫尾蚴引起的皮肤蠕虫蚴移行症，应杀灭水体中的螺类和入水前采取必要的防护措施（如涂擦防护药或穿戴防护衣裤等措施）。不少风景区大多在野外，这些地区的病原主要来自野生动物，因此防护较困难，这在发展旅游事业中是个值得注意的问题。应用吡喹酮每日 20mg/kg，连服3~4天治疗各种吸虫引起的皮肤蠕虫蚴移行症可获得较好的治疗效果。

2. 内脏蠕虫蚴移行症的治疗

内脏蠕虫蚴移行症也是由多种病原所引起，必须在确定诊断的基础上采取相应的治疗措施。

以病原治疗为主，杀灭蠕虫蚴，辅以对症治疗。常用于杀灭吸虫类、绦虫类蠕虫蚴的药物是吡喹酮（praziquantel）；常用于杀灭线虫类蠕虫蚴的药物是阿苯达唑（albendazole）、伊维菌素（ivermectin）和三苯双脒（tribendimidine）。

阿苯达唑对犬弓首线虫病、猫弓首线虫病都有良好疗效，成人剂量为每日 20mg/kg，分 2~3 次口服，一疗程为 15 天。必要时可于间隔 2~4 周后重复治疗。疗程中应注意密切观察和及时处理可能发生的严重不良反应，如过敏性休克、颅内压增高等。乙胺嗪（diethylcarbamazine）（海群生）和噻苯唑的疗效较差。广谱驱虫药伊维菌素、三苯双脒对本病可能有效。

阿苯达唑对广州管圆线虫病有良好疗效，成人剂量为每日 20mg/kg，分 2~3 次口服，连服 10 天为 1 疗程。必要时可于 2~4 周后重复治疗。噻苯唑（噻苯达唑）、甲苯咪唑（mebendazole）和左旋咪唑（levamisole）的疗效较差。广谱驱虫药伊维菌素、三苯双脒对本病亦可能有疗效。

当病人出现烦躁不安、剧烈头痛、喷射性呕吐、血压升高、心率变慢、双侧瞳孔不等大、对光反应迟钝等颅内高压征时，应及时应用 20% 甘露醇，1~2g/kg，静脉注射或快速静脉滴注，必要时可于 4~8 小时后重复治疗，以降低颅内压、防止脑疝的发生。

阿苯达唑对颌口线虫病（gnathostomiasis）有良好疗效，成人剂量为每日 20mg/kg，分 2~3 次口服，连服 15 天为 1 疗程。伊维菌素对本病亦有良好疗效，剂量为 200μg/kg 体重，每 2 周口服 1 次的 3~5 次疗法。必要时可于 2~4 周后重复治疗。广谱驱虫药三苯双脒对本病亦可能有疗效。

吡喹酮对曼氏裂头蚴病有良好疗效，成人每次 20~25mg/kg，每日口服 3 次，连服 3 天。必要时可于 2~4 周后重复治疗。

吡喹酮对斯氏狸殖吸虫病有良好疗效，成人每次 20~25mg/kg，每日口服 3 次，连服 5 天。必要时可于 2~4 周后重复治疗。可从皮下肿块、眼结膜下、前房或玻璃体中摘除虫体，但术后仍宜服 1 疗程吡喹酮治疗。

阿苯达唑对异尖线虫病有疗效，成人剂量为每日 20mg/kg，分 2~3 次口服，连服 10 天为 1 疗程。必要时可于 2~4 周后重复治疗。可从食管、胃、肠中或皮下肿块中摘除虫体，但术后仍应服 1 疗程阿苯达唑治疗。

阿苯达唑对人喉兽比翼线虫病（humansynagamosis）有疗效，成人剂量为每日 20mg/kg，分 2~3 次口服，连服 10 天为 1 疗程。必要时可于 2~4 周后重复治疗。可从支气管中摘除虫体，但术后仍应服 1 疗程阿苯达唑治疗。

（二）辨证论治

1. 虫犯肌表

主症：手足发痒，皮疹为红色曲折的线状红疹，有奇痒，皮疹搔破后可继发感染，淋巴结肿大，或有其他全身症状。

治法：疏风杀虫，清热解毒。

方药：荆防败毒散加减。

组成：荆芥 15g　防风 12g　僵蚕 10g　金银花 15g　蝉蜕 10g　百部 10g　苦参 12g　白鲜皮 12g　生甘草 10g

加减：湿盛者加苍术、薏苡仁；热盛者加黄芩、大黄。

2. 虫蚀肺系

主症：发热，咳嗽，咯痰，气喘，胸痛，或伴有腹痛腹泻，恶心呕吐，乏力消瘦等。

治法：清肺化痰，杀虫解毒。

方药：《千金》苇茎汤。

组成：苇茎 20g　　桃仁 12g　　冬瓜仁 20g　　薏苡仁 20g　　槟榔 10g　　仙鹤草根芽 10g

加减：咯痰腥臭，加浙贝母、鱼腥草；咯吐鲜血，加白及、白茅根；胸痛，加全瓜蒌、延胡索。还可用桑菊饮合麻杏石甘汤。

【预防】

蠕虫蚴移行症所涉及的病原寄生虫的适宜宿主，大多是与人有较密切关系的家养动物（犬、猫、猪、牛、羊等）及野生动物（鼠、狐、虎、豹等）。人们由于生产及生活的多种活动而受到感染。犬弓首线虫病多见于西方国家喜欢饲养犬、猫的儿童和妇女。钩虫幼虫性皮炎及尾蚴性皮炎除生产原因外，好发于赴浴场避暑或旅游区度假以及进行野营活动等的人们。又如因开发山区、林区或湖区人们有较多机会吃到可作为几种寄生虫转续宿主的鱼、虾、蟹、蛙、蛇、螺、鸟禽及兽类等而获得感染。因此，预防蠕虫蚴移行症的发生，应从多方面着手。首先应提高人们的卫生知识水平，了解这些病原寄生虫的感染方式及预防措施，改善居住条件及卫生设施，不吃生螺、虾和喝生水，生熟餐具分开使用，以免污染。同时要提高卫生专业人员的专业知识和技术水平，能识别和诊治这些疾病。

第七章 性传播疾病

第一节 淋 病

淋病（gonorrhea）是由淋病双球菌（简称淋球菌）又称奈瑟淋球菌（neisseria gonor-rhoeae）引起的一种常见的性传播疾病。人是淋球菌唯一的天然宿主。淋病主要是通过性交传染，淋球菌的原发性感染部位为男性尿道或女性宫颈管内膜，引起泌尿生殖道的化脓性炎症。感染可从男性尿道传播至附睾、睾丸及前列腺，或从女性宫颈传播至输卵管、卵巢、腹膜、巴氏腺、尿道及直肠。可损害生殖系统和全身其他器官，可引起泌尿生殖器的慢性炎症，而导致不育或不孕。淋球菌经血液传播可导致播散性淋球菌感染。

中医学中并无淋病这一病名，根据其证候特点以尿频、尿急、尿痛、排尿不畅、尿道口有分泌物等为主，将其归属于中医学"淋证"、"癃闭"、"尿浊"、"淋浊"、"精浊"、"毒淋"等范畴，也有人将其描述为"白浊"、"花柳毒淋"。

【病原学】

淋病的病原体是淋病奈瑟菌，又称淋病双球菌、淋球菌、淋菌，是奈瑟于1879年首先发现的。它与脑膜炎奈瑟菌、黏膜奈瑟菌、干燥奈瑟菌、微黄与浅黄奈瑟菌同属奈瑟菌属，是一群革兰氏阴性双球菌。其生化反应各异，可资鉴别。淋球菌适于潮湿（相对湿度80%~85%）、温暖（35.5~36.5℃）、中性偏碱（pH值7.2~7.6）、含5%~10%二氧化碳的条件下生长。最怕干燥，在完全干燥环境下只能存活1~2小时，对温度变化敏感，超过38℃或低于30℃则不能生长，在培养基上室温放置1~2天即可死亡，在39℃存活13小时，42℃存活15分钟，50℃存活5分钟。如在不完全干燥的衣裤、被褥、毛巾、玩具上则可存活18~24小时。一般消毒剂容易将它杀灭，在1:4000的硝酸银溶液中7分钟死亡，1%的石炭酸溶液中3分钟内死亡。

淋球菌呈肾形，常成双排列，邻近面扁平或稍凹，像两瓣黄豆对在一起，大小0.6μm×0.8μm。革兰氏染色阴性，呈粉红色，亚甲蓝染色呈蓝色。急性炎症期细菌多在患者分泌物的少部分中性粒细胞的胞浆中，慢性期则多在细胞外，且有些可呈单个球形或四联状。人工培养后形态亦常呈球形，单个、成双或四联排列。

淋球菌较为娇嫩，酶系统不完整，初代培养普通培养基不易成功，须在含有动物蛋白的培养基上，且含有5%~10%二氧化碳的条件下才能生长。淋球菌在血琼脂培养基孵育24h后，可形成直径0.5~1mm的圆形稍隆起、湿润光滑、半透明、边缘呈花瓣状、有黏性的露滴状菌。新鲜落中细菌的表面有菌毛，菌落衰老时菌毛消失。具有菌毛的细菌致病性较强，而无菌毛的细菌，则不能引起感染。

淋球菌的生化反应不发达，只分解葡萄糖，产酸不产气，不分解麦芽糖及蔗糖。借助上述生化特性亦可与脑膜炎球菌及其他奈瑟菌相鉴别。淋球菌能产生氧化酶和过氧化氢酶，在诊断上有一定意义。

淋球菌按营养学分型可分为 35 个营养型，按血清学分型有 46 个血清型。淋球菌对青霉素和磺胺均敏感，此两药至今仍是治疗淋病的首选药物。近几十年以来，各种抗生素的广泛应用及不规则用药，耐药淋球菌株日益增多，淋球菌又有其耐药性分型，有由质粒介导的淋球菌耐药株，如产青霉素酶淋球菌（penicillinase – producing neisseria gonorrho – eae，PPNG）、耐盐酸四环素菌株（tetracycline – resistant neisseria gonorrhoeae，TRNG）。有由染色体介导的淋球菌耐药株，也有由质粒和染色体介导二者兼有的淋球菌耐药株。目前临床上发现绝大多数感染者为耐药菌株的感染，这给治疗增加了难度，故得病后一定要找有经验的医生治疗，以免治疗不彻底。除上述分型方法外，尚通过限制性核酸内切酶做 DNA 基因组的指纹分型、通过限制性片段长度多态性（restriction fragment length polymorphism，RFLP）进行 rRNA 的核酸分型等。淋球菌的分型对其感染的致病性和流行病学研究有重要意义。

【流行病学】

淋病可发生于任何年龄，但以 20～30 岁为多，不洁性接触是本病的主要感染途径，感染的危险性随着性伴侣的数目及性活动的次数增加而增加。潜伏期一般为 2～10 天，平均 3～5 天，临床上有 5%～20% 的男性和 60% 的女性感染后可无明显症状。本病无症状患者的存在是流行的一个原因。在淋病的传播中，女性较男性更易被感染，女性与患有淋病的男性发生性关系，女性感染淋菌的机会可高达 80%～90%，而男性与患淋病的女性发生性关系，男性被感染的机会仅 20%～25%。幼年女孩阴道黏膜的抵抗力低，更易被感染。由于肛管直肠淋菌感染性疾病，常发生于男性同性恋者，故此类疾病的发病率，男性高于女性。间接传染途径主要通过接触染菌的衣物、毛巾、床单、浴盆等物品及消毒不严的检查器械等，以儿童为多见。儿童遭到性虐待也有感染和传播淋病的可能。母婴传播包括淋球菌由宫颈上行，引起羊膜腔内感染，造成流产、早产。新生儿经过患病母亲产道时可发生眼结膜的感染。

【病因病机】

一、中医病因病机

中医认为淋病的发生，主要是由于宿娼恋色或误用秽浊湿热之邪污染之器具，湿热污秽之气，从下焦前阴窍门侵入，阻滞于膀胱及肝经，局部气血运行不畅，湿热熏蒸，精败肉腐，损伤溺窍，气化不利，脂脓随之而出，则小便如膏脂。房室不洁，感染虫毒，蚀于阴中，气滞血瘀而见脓性黏液；湿热蕴结下焦，经气不疏，膀胱气化失司，故尿急、尿痛或排尿困难；或因酒色过度，耗损肾气兼感毒邪而发病；或饮食不节，脾气虚弱，脾虚不能转输精微，清浊不分，则时有白浊淋下；又可因淋浊日久，久病及肾，阴阳皆虚，使之升清无能，固摄无权，精微脂液下流而成精浊，则成迁延之症，缠绵不愈。

唐·孙思邈《备急千金要方·消渴淋闭尿血水肿》曰："热结下焦则为溺血，令人淋闭不通……此多是虚损之人，服大散下焦客热所为。"隋·巢元方《诸病源候论·诸淋候》曰："饮食不节，喜怒不时，虚实不调，则脏腑不和，致肾虚而膀胱热也。"《丹溪心法·淋》记载："淋者，小便淋沥，欲去不去，不去又来，皆属于热也。"《景岳全书·淋浊》记载："淋之初病，则无不由乎热剧，无容辨矣……又有淋久不止，及痛涩皆去，而膏液不已，淋如白浊者，此惟中气下陷，及命门不固之证也。"即湿热蕴积膀胱为淋病初起，当属急性淋病，如治疗不当或不彻底，迁延日久而转为慢性淋病。

总的来讲，本病的成因，多由直接接触或间接接触淋病患者的分泌物所致，下阴不洁，秽物之邪侵入尿道、阴道，经膀胱酿成湿热发而为淋。若尿色红赤或带血，则为湿热炽盛，灼伤血络而致。初起急性发作多属湿热实证，久病则虚实夹杂，肝肾已亏，淋浊未清而成缠绵之疾。

二、西医发病机制和病理

（一）发病机制

人类是淋球菌的唯一天然宿主，主要侵犯黏膜，尤其对单层柱状上皮和移行上皮所形成的黏膜有亲和力。因而前尿道最容易被感染，后尿道及膀胱黏膜由移行上皮组成，淋球菌对其敏感性不及柱状细胞，因而被淋球菌感染的机会比前尿道差。舟状窝黏膜由复层鳞状细胞组成，而多层鳞状上皮细胞不易被淋球菌所感染。

淋球菌借助菌毛，外膜蛋白和 IgA1 蛋白酶迅速与尿道、宫颈上皮黏合。通过一种涉及肌动蛋白微丝和微管的内在化（internalization）作用进入上皮细胞，经穿胞（transcytosis）和胞吐（exocytosis）作用通过基底层进入上皮下层。通过其内毒素脂多糖、补体及 IgM 的协同作用，在该处引起炎症反应。30h 左右开始引起黏膜的广泛水肿粘连，并有脓性分泌物出现，当排尿时，受粘连的尿道黏膜扩张，刺激局部神经引起疼痛。由于炎症反应及黏膜糜烂、脱落，形成典型的尿道脓性分泌物。由于炎症刺激尿道括约肌痉挛收缩，发生尿频、尿急。若同时有黏膜小血管破裂则出现终末血尿。细菌进入尿道腺体及隐窝后亦可由黏膜层侵入黏膜下层，阻塞腺管及窝的开口，造成局部的脓肿。在这个过程中，机体局部及全身产生抗体，机体对淋球菌的免疫表现在各个方面，宿主防御淋球菌的免疫主要依赖于 IgG 和 IgM，而 IgA 也能在黏膜表面起预防感染作用。患淋球菌尿道炎的男性尿道分泌物对感染淋球菌的抗体反应，即为黏膜抗体反应。这些抗体除了 IgA 外还有 IgG 和 IgM，血清抗体反应方面，在淋球菌感染后，血清 IgG、IgM 和 IgA 水平升高，IgA 为分泌性抗体，从黏膜表面进入血液，这些抗体对血清的抗体-补体介导的杀菌作用相当重要，它们对血清敏感菌株所致的淋球菌菌血症具有保护作用。一般炎症不会扩散到全身，若用药对症、足量、局部炎症会慢慢消退。炎症消退后，坏死黏膜修复，由鳞状上皮或结缔组织代替。严重或反复的感染，结缔组织纤维化，可引起尿道狭窄。若不及时治疗，淋球菌可进入后尿道或宫颈，向上蔓延引起泌尿生殖道和附近器官的炎症，如尿道旁腺炎、尿道球腺炎、前列腺炎、精囊炎、附睾炎、子宫内膜炎等。严重者可经血行散播至全身。淋球菌还可长时间潜伏在腺组织深部，成为慢性淋病反复发作的原因。这些被感染器官炎症消退后结缔组织纤维化可引起输精管或输卵管狭窄、梗阻，继发宫外孕和男性不育。

淋球菌感染涉及不同的阶段，包括黏附、侵入、细胞内生存及诱导宿主反应等。在感染及传播过程中淋球菌需要适应不利的宿主环境，逃避宿主的防御功能。淋球菌适应及免疫逃避的机制包括表面成分的抗原变异，利用宿主成分，以及抵抗不利环境及吞噬细胞的攻击。

淋球菌的结构与其他细胞相同，由核质、细胞浆、细胞膜与细胞壁构成。细胞外壳

（包括细胞膜和细胞壁）具有细菌毒力的最重要结构，在淋病发病中起关键作用，也可与宿主黏膜表面免疫物质发生反应。细胞膜包被细胞浆，具有合成细胞壁中外膜蛋白的许多成分的功能。细胞壁由黏肽层和外膜构成。黏肽层在细胞外壳的中间，由一系列糖和氨基酸连接在一起组成坚固的网状结构，能保持淋球菌结构的完整。外膜暴露于环境，其主要成分为膜蛋白、脂多糖和菌毛。

（二）病理生理

1. 男性　尿道长约 18～20cm，呈 "S" 形，尿生殖隔将其分为前后两部。前尿道分尿道外口、舟状窝、阴茎部尿道、球部尿道，尿道球腺开口于其末端。后尿道分膜部尿道，前列腺部尿道（完全在盆腔内，在前列腺包绕之中，其底部为精阜，中央为前列腺囊，射精管、精囊在前列腺囊的两侧）。尿道外口为复层鳞状上皮覆盖，其余前尿道覆以单层柱状上皮。男性前尿道有尿道腺（Littre 氏腺），腺体有分支，分布较深，开口于尿道黏膜。

急性期淋球菌经尿道口进入尿道，虽舟状窝处有复层的鳞状上皮，舟状窝黏膜由鳞状细胞组成，前尿道黏膜由柱状细胞组成，后尿道及膀胱黏膜由移行上皮细胞组成。细胞的排列及层次对细菌的抵抗力各不相同，舟状窝系复层鳞状细胞重叠组成，对淋病双球菌抵抗力最大。前尿道柱状细胞是成行排列而且是单层结构，一遇感染，病菌即可由细胞间隙进入黏膜下层，引起严重病变。后尿道及膀胱三角区的移行上皮由于受解剖结构上的限制不能伸缩自如，也易受侵袭。膀胱壁除三角区具有很大伸缩性，移行上皮能起鳞状细胞的作用，从不受淋病双球菌的影响。

淋球菌一经进入由单层柱状上皮覆盖的前尿道黏膜层，即侵入黏膜的上皮细胞，并在细胞内繁殖，造成急性炎症。有大量白细胞聚集在炎症部位，细菌被白细胞吞噬，细菌死亡放出内毒素，以致黏膜层发生坏死，产生大量脓性分泌物，由尿道口排出，淋菌也可由黏膜细胞的间隙进入黏膜下层引起病变。此外，尿道的腺体和小陷窝是淋菌滋生藏匿的部位，常为慢性淋病的祸根，且急性期腺管开口因炎症而堵塞，分泌物不易外泄，使感染更加严重。炎症波及黏膜下层，海绵体发生尿道周围炎。包皮过长者发生包皮积脓或因高度红肿引起包茎嵌顿。有的病人可在急性期出现血行感染，发生心内膜炎、关节炎、败血症。后期，病变向后尿道扩散至尿道球腺炎，前列腺炎并可经射精管逆行发生精囊炎、附睾炎。感染反复发作，被破坏的尿道黏膜细胞均为鳞状细胞所代替；因而黏膜增厚变硬，容易出血。黏膜下层、腺窝和其他周围组织受侵袭，后为结缔组织所代替，出现纤维化引起尿道狭窄。

2. 女性　尿道位于耻骨联合之后，长 3.4～4.8cm，尿道轴线与身体垂直线成倾斜角约 30°，尿道口覆鳞状上皮，其余部覆柱状上皮及移行上皮，尿道旁腺（Skene 氏腺）开口于尿道黏膜，分泌黏液。女性尿道口与阴道和肛门相邻近。

女性尿道炎症可较轻，因尿道较短，排尿时的疼痛也较轻。有重要意义的是淋球菌经由阴道引起宫颈炎症，淋菌侵入宫颈的柱状黏膜上皮而发生一系列炎症病变。前庭大腺在急性期常被累及，且在急性期后淋菌常隐伏于尿道旁腺、前庭大腺、子宫颈腺体。在经期或通过性交、人工流产术等又可将细菌带入输卵管，存于输卵管皱襞内，成为危险的无症状带菌者，且患者本人可能发展为复杂的淋病。

【临床表现】

淋病几乎可以发生于任何年龄，目前临床上淋病患者主要为性生活比较活跃的中青年。特别是青年。男性高发年龄组为 20~24 岁，女性高发年龄组为 15~19 岁。

（一）潜伏期

急性淋病的潜伏期很短，通常在性接触后 2~5 天，极少数患者潜伏期可长达 10 天。淋病双球菌进入尿道后可分为三个阶段，第一阶段：侵入尿道，需 36 小时方能深入黏膜下层开始生长。第二阶段：发育阶段，淋病双球菌侵入机体约 36 小时内完成一个生活周期。第三阶段：排毒阶段，部分淋病双球菌死亡后，排出内毒素，从而引起组织对毒素的反应，开始出现临床症状。一般说，临床症状在感染后 72 小时之后发生，由于机体抵抗力强、淋病双球菌繁殖速度慢及其致病力弱、日常用药影响、病人反应及耐受状况等原因，淋病双球菌在人体内虽已寄生、繁殖致病，但没有主观和客观体征及临床症状。感染可累及尿道、子宫颈、直肠、咽部。据报道，对无症状淋病病人进行尿道和子宫颈取材培养检查，淋病双球菌检出率男性达 78%，女性为 57%，平均为 69%，无症状型者可迁延多年或终生无症状。但若身体虚弱、抵抗力差、性生活过度、酗酒等因素可缩短潜伏期。

（二）临床症状期

1. **男性淋病** 男性淋病 98%~99% 是因性交时受对方传染引起的。性交后，对方分泌物中的淋病双球菌沾染在男性龟头尿道外口处生存，并逐步向尿道内口黏膜蔓延。当蔓延至尿道黏膜时，淋病双球菌便可大量繁殖，于 1~24 天内，平均 3 天左右便发生炎症反应。有大量多核细胞吞噬淋病双球菌形成脓球，产生以排尿困难和尿道有脓性分泌物为主的一系列症状。大约有 1%~5% 的患者无症状，因而不求医，成为继续传播淋病的传染源。

急性淋菌性尿道炎初期，淋病双球菌沾染在尿道外口和舟状窝处，表现为尿道口红肿、发痒及轻微刺痛，继而有稀薄黏液流出，严重者有轻度肿胀，引起排尿困难。24 小时以后症状加剧，红肿发展到整个阴茎头及部分尿道，尿道黏液性分泌物渐多，冲出尿道口外溢。感染数日后，淋病双球菌侵及整个前尿道，大量多核细胞进行吞噬和形成大量脓球，脓液流向尿道口而溢脓。因大量淋病双球菌感染和脓液不断刺激尿道口而形成尿道口外翻。在检查时，用手从阴茎根部向尿道口挤压，或从会阴部后尿道处向尿道口方向顺序挤压，可将尿道口脓液或黏液挤至尿道口排出。两侧淋巴结可轻度肿大、压痛。尿道疼痛表现为微痛或重痛，排尿疼痛加剧，尤以刚开始排尿时更痛（菌尿痛）。因排尿时疼痛，不敢排尿，而有排尿中断现象。由于尿道炎症刺激，常有行为不便，阴茎也常因疼痛而勃起，特别是在晚上更为严重。阴茎微弯微痛，与性欲勃起不同。同时伴有腹股沟淋巴结炎，腹股沟处疼痛，腹股沟淋巴结肿大、压痛。可发生急性前列腺炎、急性精囊炎、急性附睾炎、急性精索炎等并发症。可有腰酸、腰痛、会阴及附睾剧烈疼痛、射精疼，甚至血精等症状，病情严重者可伴有全身寒战、发热。急性尿道炎经 1~3 周后，症状逐渐减轻和静止，化脓、排脓减少，黏稠的黄白色脓汁渐渐变成少量稀薄性分泌物。常于早晨在尿道口处有少许黏液性分泌物，6 周后尿道分泌物可完全消失，而进入静止期或慢性期。此时常被病人忽视或自认为已自愈。在静止期间常因过度性交、酗酒、劳累等原因，又可转为急性发作期。二者交替发生。由于炎症的反复发作，尿道黏膜及黏膜下层组织受到破坏，导致瘢痕形成而引起尿道狭窄。

慢性淋菌性尿道炎，尿痛轻微，排尿时仅感到尿道灼热或轻度刺痛，常可见终末血尿。尿液一般透明，但可见淋菌丝浮游于其中。病人多伴有腰痛、会阴部坠胀感，夜间遗精、精液带血。男性淋病常可并发尿道腺炎、尿道周围组织炎和脓肿、包皮腺炎、输精管炎、精囊炎、副睾炎、鞘膜积液、睾内炎、前列腺炎、龟头包皮炎、淋菌性溃疡等。在急性前尿道炎病人中，几乎100%可并发尿道腺的炎症，腺体和腺管肿大，有压痛，可形成小脓肿，愈后引起腺管狭窄。发生排尿困难、尿线细弱、射程短，甚至尿潴留。副睾炎多见于治疗不及时者，常突然感到副睾疼痛、肿大、压痛、发热。此外还可出现性欲减退、勃起不坚、阳痿、早泄及神经衰弱等症状。若两侧附睾炎，常引起附睾管及输精管闭塞而导致不育。慢性淋菌性尿道炎治疗较困难。

2. 女性淋病　女性感染症状不如男性有特征。女性感染淋病双球菌后，由于子宫颈发炎后不痛，女性尿道短而排尿较畅通。故经常发生漏诊而延误治疗。性交时，男性病人很易将淋菌传染给女性。女性阴道鳞状细胞虽然不易感染淋病双球菌，但子宫颈和尿道柱状上皮与移行上皮细胞则很容易感染淋病双球菌。所以女性淋病多表现为子宫炎、前庭大腺炎、尿道旁腺炎和肛门炎、前庭大腺炎，一般将直接感染或经局部蔓延扩散感染的女性淋病称之为无并发性淋病。通过宫颈上行感染导致子宫内膜炎、输卵管炎者称为有并发性淋病。50%～70%的女性淋病常无自觉症状。女性淋菌性尿道炎急性期主要表现如下。

（1）尿道炎、尿道旁腺炎　尿道口红肿、湿润、有浆液性或脓性分泌物，尿道有灼热感或尿痛、排尿困难、严重的尿痛和排尿困难常可导致血尿。

（2）子宫颈炎（几乎所有淋病妇女都患有子宫颈炎）　检查时，可见子宫颈口红肿，颈口周围有糜烂，分泌物初始为黏液性，以后转为脓性，可流至阴道内，随白带流出体外。子宫颈口糜烂处偶有出血点，此时白带可带血丝或呈脓血性白带，有恶臭气味，并可出现下腹痛或腰痛。子宫颈口分泌物涂片可查到淋病双球菌。由于带菌的脓液污染外阴以及摩擦，可引起外阴红肿、发炎和糜烂。

（3）前庭大腺炎　女性淋病中约有1/5～1/4的患者出现，其症状为前庭大腺红肿、疼痛。前庭大腺开口于阴道两旁，易受阴道和尿道排出的脓液污染而发炎，严重时，可形成前庭大腺脓肿。

（4）并发生殖系统感染　如淋菌性盆腔炎，包括子宫内膜炎、急性输卵管炎、输卵管卵巢脓肿、盆腔脓肿、腹膜炎等。可出现全身症状，如发烧、寒战、恶心、呕吐、食欲不振等，并有下腹痛、腰痛，如输卵管卵巢脓肿破裂，甚至可引起化脓性腹膜炎及中毒性休克等症状。

急性输卵管炎如及时给予充分的治疗，可使病情恢复正常。若治疗不及时，或不彻底，将成为慢性输卵管炎，可引起宫外孕。由于炎症造成输卵管闭塞、粘连，还可导致不孕。另外，妊娠妇女感染上淋病双球菌后，对本人及胎儿均有极大的危害性。如不及时治疗，易发生胎膜早破和胎盘、胎膜、脐带、胎儿等羊膜腔内感染，以及早产、产后败血症，增加了新生儿的死亡率。另外，新生儿出生时通过产道也容易受母体子宫颈淋病双球菌的感染而患新生儿淋菌性眼炎。使新生儿在出生后2～3天出现眼睑水肿、发红、有脓性分泌物，一量延误治疗，则角膜呈蒸气状，可能穿透角膜，导致失明。

3. 幼儿淋病　由于幼女阴道上皮为柱状上皮，既薄又脆，加上雌激素分泌很少，阴道上皮细胞缺乏糖原，阴道内缺乏阴道杆菌，不能保持阴道内应有的酸度，因而很容易受淋菌侵袭，感染淋病双球菌后也较易生长繁殖。另外，又由于幼女宫颈体发育不全，淋病双球菌不易侵入内生殖器，临床上表现为外阴及阴道部炎症、尿频、尿急、尿痛、阴道口流脓、会阴部红肿等。脓性分泌物较多时，可流至肛门，引起刺激症状，使肛周黏膜皮肤发生红肿溃破，严重时可感染直肠，引起幼女淋菌性直肠炎。

4. **淋菌性结膜炎** 新生儿结膜炎大部分是经患淋病的母亲产道感染的，在生后 4 ~ 21 天出现症状，多为双侧。成人结膜炎常是患者自身或其伴侣泌尿生殖道淋球菌感染的分泌物通过手指或毛巾等污染眼部引起的，多为单侧。结膜炎表现为眼结膜充血水肿，脓性分泌物增多。严重时可导致角膜炎，角膜呈云雾状，可导致溃疡、穿孔。

5. **淋菌性咽炎与直肠炎** 由于男性同性恋行为是用肛门或口与生殖器接触，所以直肠与咽部淋病增加。但是多数患者无自觉症状，少数有轻微的咽痛，也可发生扁桃体炎，直肠炎者肛门烧灼、瘙痒或有里急后重感，检查上述部位，可见黏膜充血、肿胀并有脓性分泌物。

6. **淋菌性皮肤感染** 因为淋菌对鳞状上皮不敏感，原发性淋菌性皮肤感染虽有报道，但少见。此种感染大多由于尿道分泌物污染所致，如在龟头、冠状沟、下肢近端、手指等处发生小脓疱或溃疡。

7. **播散性淋球菌感染（播散性淋球菌感染）** 本症系淋球菌通过血行播散到周身，出现较严重症状的全身感染。约 1% ~ 3% 的淋病患者发生播散性淋球菌感染，通常发生于无症状淋病病人，约 2/3 是妇女，多在月经期和妊娠中后期发病。潜伏期通常为 7 ~ 30 天。以淋球菌营养型/血清型为 AHU/ⅢA－1、ⅠA－2 者多见，该型淋球菌对正常人血清具有稳定的抵抗力。正常人血清中有针对淋菌脂多糖的 IgM 抗体，在补体协助下，对大多数淋菌具有杀灭作用。缺乏补体成分的人易患播散性淋球菌感染。临床上播散性淋球菌感染常可分为两个阶段，最初的菌血症阶段可有高热、白细胞增高和皮疹，紧接的第二阶段发生脓毒性关节炎及腱鞘炎，少数可发生脑膜炎、心内膜炎、心包炎、胸膜炎及肺炎。皮疹发生率为 3% ~ 20%，好发于手指关节、踝关节附近，初为直径 1 ~ 3mm 的红斑，很快发展为直径 2 ~ 5mm 的脓疱，可有疼感，部分可变为出血性或发生小的中心坏死。皮疹历 3 ~ 4 天消退，遗留棕色色素沉着和浅表瘢痕。有时可发生淋菌性角化症，于手足、踝部和腰部出现扁平角化性斑片或斑块，掌跖可呈蛎壳状的角质增生，侵及甲下可使甲板脱落。常与淋菌性关节炎并发。

【实验室检查】

一、涂片检查

取患者分泌物涂片，做革兰氏染色，在中性粒细胞内可见革兰氏阴性双球菌。阳性率男性 90%、女性 50% ~ 60%。此法对有大量脓性分泌物的淋菌性前尿道炎患者诊断意义较大，阳性率达 90% 以上。但对无症状淋病或轻症患者，尤其是女性，检出率低，只作涂片可漏诊 40% 以上，故应作培养。

正确取材是提高检出率的首要条件。尿道取材应在早晨排尿前，或距上次排尿 2 小时后。对急性前尿道炎的男性患者，先以无菌性生理盐水棉球拭净尿道口，再轻捏尿道采取脓液，轻轻滚动涂在洁净的玻片上，厚度以风干后呈半透明状为宜；慢性患者尿道分泌物少，宜用特制的细棉棒，稍用生理盐水湿润后，插入尿道 2～4cm 轻转一圈停留片刻后，取出分泌物涂片；若感染已侵入后尿道，在尿道口内 0.5cm 处取材，并借助窥阴器将棉棒插入子宫颈口内 0.5～2cm 处，转动并停留 10～20 秒，让棉拭子充分吸附分泌物后再取出涂片。若为尿液则须经离心沉淀后，以沉渣涂片。直肠宜用棉拭子插入肛门 4cm 深处，采取肛管直肠上壁脓液涂片。咽部涂片检查临床意义不大，因其他奈瑟菌属在咽部正常情况下亦可存在，宜作培养及生化试验方可鉴别。鉴于女性尿道及宫颈分泌物中杂菌多，有时不易分辨，且检出率不如男性高，WHO 推荐用培养法检查女病人。

二、培养检查

淋球菌培养检查是诊断淋病的重要方法。尤其对慢性患者及女性患者，须经培养后才能作出正确诊断。对已治疗的患者须经培养才能证实是否痊愈。观测耐药菌株，选择治疗药物，都应作淋菌培养。

为使培养获得成功，除取材部位必须准确外，标本采集后，要尽快接种到已预温至 36℃ 的血琼脂、巧克力琼脂或桂敏淋球菌培养基上。最好能用白金耳或藻酸钙拭子床边取材，立即接种。

培养后须根据菌落形态、革兰氏染色、氧化酶试验和糖发酵试验作出鉴定。培养阳性率男性为 80%～95%，女性为 80%～90%。

三、药敏试验

对培养阳性者可进一步用纸片扩散法作药敏试验，或用琼脂平皿稀释法测定药物最小抑菌浓度（minimal inhibitory concentration，MIC），以及用纸片酸度定量法检测 β－内酰胺酶，以确定淋球菌对抗生素的敏感性，合理选择用药。

四、初步鉴定

1. 菌落特征　根据平皿上菌落特征，挑取可疑菌落涂片革兰氏染色，见 G⁻ 双球菌，氧化酶试验阳性，过氧化氢酶试验阳性，可作出初步诊断，如某些特征不符合，则应进一步作确证试验。

2. 氧化酶的试验　淋球菌在生长过程中产生氧化酶。往培养基上生长了 24～48 小时的菌落上加氧化酶试剂（0.5%～1% 新配制的盐酸四甲基对苯二胺或盐酸二甲基对苯二胺水溶液），淋球菌菌落可变紫红至黑色，菌落一旦变黑，细菌即告死亡（如须保留菌种，在菌落未变黑之前可挑少许转种）。

3. 过氧化氢试验　从培养基上挑取一接种环菌落置于干净涂片上，然后加一滴 30%（V/V）的过氧化氢溶液，1 秒内产生大量气泡为阳性反应，反应迟缓或产生气泡弱为阴性反应。淋球菌产生过氧化氢酶，使过氧化氢酶试验呈阳性，阴性反应可排除淋球菌，而 98% 的脑膜炎球菌呈阴性反应。

五、证实鉴定

鉴定淋球菌的确证试验有很多种。常用的方法包括糖发酵试验、免疫学试验、酶底物试验。糖发酵试验为标准试验，但没有一种试验具有 100% 的敏感性和特异性，有时可联合应用加以鉴别。

1. 糖发酵试验　糖发酵试验检测奈瑟氏球菌分解特定糖类（葡萄糖、麦芽糖、乳糖及蔗糖）产酸的能力。根据淋球菌仅分解葡萄糖，脑膜炎球菌分解葡萄糖和麦芽糖，乳屑奈瑟球菌分解葡萄糖、麦芽糖、蔗糖或不分解这些糖类，可将淋球菌与可能在淋球菌选择性培养基上生长分离的其他奈瑟菌加以鉴别。

经典的糖发酵试验将淋球菌接种于含糖及指示剂的培养基，培养 24 小时，而快速糖发酵试验仅需在数小时内得出结论。淋球菌分解葡萄糖、产酸使培养基 pH 值降低，因而培养基中的指示剂颜色改变，如酚红由红变黄、甲酚紫由紫变黄。用于糖发酵试验的糖纯度要高（尤其是麦芽糖中含葡萄糖必须小于 0.25%），菌要纯和新鲜，一般 18 ~ 24 小时的淋球菌。

2. 免疫学试验

（1）固相酶免疫试验（enzyme immunoassay，EIA）。可用来检测临床标本中的淋球菌抗原，在流行率很高的地区而又不能作培养或标本需长时间远送时使用，可以在妇女人群中用来诊断淋球菌感染。

（2）直接免疫荧光试验。通过检测淋球菌外膜蛋白 I 的单克隆抗体作直接免疫荧光试验。但目前在男女两性标本的敏感不高，特异性差，加之实验人员的判断水平，故该实验尚不能推荐用来诊断淋球菌感染。

3. 酶底物试验　根据奈瑟菌产生不同的酶，通过检测菌株对三种产色底物的利用情况对淋球菌选择培养基上的分离株进行快速鉴定。乳屑奈瑟氏球菌产生 β - 半乳糖苷酶，水解 5 - 溴 - 4 - 氯 - 3 - 吲哚 - β - 半乳糖吡喃糖苷，使得底物从无色变为蓝色；脑膜炎球菌产生 γ - 谷氨酰胺肽酶，水解 γ - 谷氨酰 - 对 - 硝基苯胺，产生黄色的对硝基苯胺；淋球菌产生羟脯氨酸肽酶，水解 β - 萘氨酸，产生游离的 β - 萘胺衍生物，该化合物与一种称作 E - Y20 的试剂接触后呈现粉红色。产色酶底物试验的特异性低于糖发酵试验。应该与其他试验相结合。

六、基因诊断

1. 淋球菌的基因探针诊断　淋球菌的基因探针诊断，所用的探针有质粒 DNA 探针、染色体基因探针和 rRNA 基因探针。

1）质粒 DNA 探针

（1）隐蔽质粒 DNA 探针　淋球菌质粒分为三种：接合性质粒，分子最大，为 36kb DNA；耐药性质粒包括两个质粒，DNA 长分别为 5.6kb 和 7.1kb；隐蔽质粒 4.2kb。其中隐蔽质粒存在于 96% 的临床淋球菌分离株中，其他奈瑟菌不含有此质粒，故可用它的序列作为特异 DNA 探针检测淋球菌。Torres 采用核酸杂交技术检测淋球菌，所用探针为隐蔽质粒。用该探针对 134 株淋球菌和 131 株相关菌株的检测，有 124 株淋球菌杂交反应阳性，占 93%，还可与个别其他的奈瑟菌出现交叉反应，对测定探针的敏感性实验表明可检出 102 CFU 淋球菌。研究证明，隐蔽质粒中 CPPB 基因序列在所有的淋球菌染色体中（包括不含该质粒的菌株）。因此 CPPB 基因探针具有良好的特异性和敏感性。

（2）耐药性质粒 DNA 探针　淋球菌的抗药质粒可分为：产青霉素酶淋球菌（PPNG）其 β - 内酰胺酶阳性；具有高水平的质粒介导的耐四环素淋球菌（TRNG）。PPNG 菌株是 1976 年首次在实验室分离得到的，该菌中含有编码产青毒素酶的基因，该基因既可整合于染色体上也可出现在质粒 DNA 中，而后者居多，称之为产青霉素酶质粒，质粒有两种，大小分别为 7.4kb 和 5.3kb。Pescador　1998 年设计一特异的检测淋球菌编码 β - 内酰胺酶基因的探针，采用酶化学发光法标记，液相杂交，用测光计测定特异杂交体的光量。在4h 内可检测 $10^4 \sim 10^5$ CFU 的 PPNG 菌株。TRNG 菌株虽对四环素耐药，但通常对 β-内酰胺酶类及喹诺酮类抗菌素敏感。因此，在实验室药敏检测中可归为敏感细菌。Pescador 用抗四环素淋球菌（TRNG）tetm 基因的寡核苷酸探针，该基因介导抗四环素，用酶化学发光标记，液相杂交，4h 内可直接从临床标本中检出含有 tetm 基因的 1.5×10^4 CFU 的淋球菌。

2）染色体探针 染色体探针包括已知功能的基因探针，如菌毛 DNA 探针和 paI 基因探针，这些基因在淋球菌感染人细胞的过程中起着重要作用；未知功能的基因探针，这些探针序列与染色体的特定序列互补，但目前还不知这些基因序列的功能。以上两种染色体探针由于在淋球菌中互补序列的拷贝数较低，检测灵敏度较低，因此一般用得不多，除非有特殊的研究目的。

3）rRNA 基因探针 rRNA 基因探针是将与 rRNA 互补的 DNA 作为探针，该探针的靶序列是 rRNA 序列，rRNA 具有进化上的保守性。rRNA 的基因探针的特点是：可以增加探针检测的灵敏度，rRNA 基因探针可同时检测 rRNA 分子和 DNA 分子；杂交方法简便、快速；由于 rRNA 的含量较高，标本不须增菌。美国 Gen-Probe 公司生产的淋球菌检测探针 PACE C，是以 rRNA 及其基因为检测靶序列，采用放射性标记，在 2h 内可以完成检测，Peter 用这种探针检测 395 个临床标本，结果灵敏度和特异性分别为 92.9% 和 99.4%，他认为 PACE C 系统筛查临床标本中淋球菌是一个可靠的方法。该探针还可以检测无症状淋球菌感染者，这是目前培养难以达到的。

2. 淋球菌的基因扩增检测 上面讲述的探针技术检测淋球菌的方法，虽然比培养方法在灵敏度、特异性和方便性上有了很大的提高，但其仍有一定的局限性，如多数情况下需要标本的淋球菌浓度很高，PCR 技术和连接酶链反应的出现进一步提高了检测淋球菌的灵敏性，它具有快速、灵敏、特异、简便的优点，可以直接检测临床标本中极微量的病原体。由于淋球菌隐蔽质粒 CPPB 基因在淋球菌染色体中和 4.2kb 隐蔽质粒中都有存在，同时在 96% 的淋球菌中都有该隐蔽质粒，因此很多 PCR 引物设计在 CPPB 基因区。

3. 淋球菌连接酶链反应（ligase chain reaction，LCP）检测方法 目前 PCR 检测淋球菌的方法被广泛地使用，其特异性、灵敏性不断提高。同时另一种基因诊断技术 LCP 也以其高特异、高灵敏性被应用于淋球菌的检测中。LCP 与 PCR 不同之处在于 LCP 用四对引物，所用酶是连接酶。连接酶可以将两条相邻引物连接起来。连接起来的两条引物可以作为另两条引物的模板，后者在连接酶作用下连接，又可作为模板，如此进行 30~40 次循环。LCP 所用的模板处理方法与 PCR 模板制备相等。LCP 所用的探针除了可以设计在 CPPB 基因上，也可以设计在染色体基因序列上，例如 Opa-1 基因。美国 Abbott 实验室在 Opa-1 基因的 48bp 长的区域内设计了 4 个 LCP 探针，由于 Opa-1 基因在淋球菌的染色体中有 11 次重复。因此，该组 LCP 探针具有高灵敏性和特异性。

【诊断与鉴别诊断】

诊断淋病时，应考虑到当地该病的流行情况进行评估。

一、诊断要点

不安全性接触史（包括同性恋、异性恋、双性恋及配偶的淋菌感染）或间接感染史；

3～5 天的潜伏期；实验室检出淋球菌；典型的临床表现；无症状的淋菌感染，有典型的实验室依据的确凿感染史。

二、鉴别诊断

1. 衣原体或支原体性尿道炎 分泌物检验查见病原体而未见淋菌。临床症状较轻，仅有尿道刺痒、烧灼或不适感，少量黏液或浆液性分泌物，以晨间较为明显，潜伏期较长。

2. 念珠菌性阴道炎 分泌物镜检可见真菌菌丝和孢子，培养为白色念珠菌。临床表现为大小阴唇充血、肿胀、瘙痒明显或伴有烧灼感，白带增多，可为黏稠奶酪样或伴有豆渣样物质从阴道排出，阴道黏膜充血水肿，可见白色伪膜和脱落后红斑。

3. 滴虫性阴道炎 分泌物查见毛滴虫。外阴瘙痒，白带增多，泡沫状，稍带绿色，有时为脓性或血性，阴道黏膜和宫颈充血水肿。

4. 其他细菌性尿道炎 分泌物查见多量革兰氏阳性球菌为主的细菌，未见淋球菌。自觉症状可与淋病同，分泌物可多可少，局部可有充血、水肿、黏膜外翻，常见局部及邻近部位的化脓性炎症病灶。

5. 异物性炎症 局部异物刺激所致，如残留棉拭子、竹签屑或女童玩耍时塞入异物等，尤以阴道异物刺激多见。

6. 淋病恐惧症 实为疑病症。自觉症状明显且怪异，客观表现轻微或缺如，非特异性。实验室检查无阳性发现。

【治疗】

一、治疗原则

1. 早期诊断，早期治疗。

2. 遵循及时、足量、规则的用药原则。并根据不同的病情，本地区淋球菌耐流行情况，患者的反应，选用不同的治疗方法方案。

3. 对性伴追踪、检查或同时治疗。

4. 治疗后进行随访和复查。以保证治愈，消灭传染源。

5. 注意同时有无衣原体、支原体感染及其他 STDs 感染。

6. 对新生儿给予预防性滴眼（1% 硝酸银液或红霉素、四环素），防治新生儿淋菌性结膜炎，或者提倡对孕妇产前进行性病检查。

二、治疗方法

（一）一般治疗

注意适当休息，避免过劳。避免进食刺激性食物和烈性饮料。注意隔离，未治愈前禁止性生活，不与家人同床同浴；污染衣物要煮沸消毒；浴具分开使用；可能污染的物品如座厕可用 2% 的消佳净消毒。保持外阴清洁，可用 1：5000 的高锰酸钾溶液、0.1% 的新洁尔灭清洗外阴。

（二）病原治疗

淋病治疗的方案选择受多种因素的影响，而且随着时间的推移，耐药菌株感染比率增加和新药不断开发，不同时期、不同地区治疗方案也在不断变化。可用于淋病治疗的药物种类繁多，各家报道的治疗方案及其使用的药物和方法差异很大，单独或联合用于治疗淋病的药物主要有9大类。①头孢类：头孢三嗪、头孢噻肟（头孢氨噻肟）、头孢呋肟、头孢哌酮（先锋必）、头孢他啶、拉他头孢、头孢美唑（先锋美他醇）、头孢氨苄（先锋霉素Ⅳ）和头孢拉定（先锋霉素Ⅵ）。②喹诺酮类：氟嗪酸、环丙氟哌酸、氟哌酸、氟啶酸、培福新（pefacjne）。③青霉素类：青霉素、普鲁卡因青霉素、氨苄青霉素（安西比林）、苯唑青霉素（新青霉素）、羟氨苄青霉素（阿莫西林）、阿莫克林（羟氨苄青霉素＋克拉维酸）、氧哌嗪青霉素、优力新（氨苄青霉素＋舒巴坦）、淋必清（氨苄青霉素＋邻氯苯甲基异噁唑青霉素）、克菌（阿莫西林＋双氯青霉素）。④大环内酯类：阿奇霉素（azithromycin）、罗红霉素（roxithromycin）、红霉素、交沙霉素。⑤四环素类：美满霉素、强力霉素、四环素。⑥氨基糖苷类：壮观霉素、丁胺卡那霉素、庆大霉素、链霉素、硫酸小诺霉素、硫酸核糖霉素、乙基西梭霉素。⑦氯霉素类：甲砜霉素、氯霉素。⑧利福平类：利福平。⑨磺胺类及其他抗菌药物：复方新诺明、灭滴灵（甲硝唑）、三甲氧苄胺嘧啶（TMP）。

另外，体外药物敏感试验，证实对淋球菌敏感率高（＞50%），可用于淋病治疗的药物还有头孢克肟、头孢唑啉霉素（先锋霉素Ⅴ）、羟苄青霉素、土霉素、麦迪霉素、卡那霉素、新霉素、妥布霉素、多黏菌素、痢特灵。

与其他感染性疾病相比，淋病的治疗是非常有效的。治疗方案如下：

1. 单纯性（无并发症）淋病　包括淋菌性尿道炎、宫颈炎、肛门直肠炎、咽炎。推荐高效、低毒、耐酶抗生素，使用单次大剂量给药方法，使血药浓度足够杀死淋球菌，使用方便，病人依从性好，用药后24h临床症状应有明显好转或消失，使用的治疗方案如下。

（1）头孢三嗪　250mg，一次肌注；或头孢噻肟1.0g，一次肌注，治愈率达98%～100%。虽然头孢三嗪和头孢噻肟有敏感性降低和出现耐药菌株的报道，叶顺章等报道头孢三嗪的耐药率为2.6%（2/83），头孢噻肟的耐药率为4.2%（3/83），但仍是目前最理想最有效治疗淋病的药物。本类药物有抗菌力强、耐酶、最小抑菌浓度低、耐受性好、副作用极少的优点，且对软下疳、梅毒有效，但对衣原体、支原体无效，注射部位疼痛是主要的副作用。头孢三嗪慎用于未成熟儿及高胆红素血症婴儿，使用时应作过敏试验，阳性者改用其他方案。近期国外推荐头孢克肟400mg一次口服，也是一种方便、高效的治疗方法。

（2）氟嗪酸　400～600mg一次口服；或环丙氟哌酸500mg一次口服；或氟哌酸800mg次口服；治愈率达95%～100%。本类药物具有抗菌谱广、高效、口服方便、易吸收、体内分布广等优点，但也有耐药菌株出现的报道，注意喹诺酮类药物禁用于肝肾功能障碍、孕妇及18岁以下的少年儿童。虽然它们可用于治疗NGU，但是单次大剂量给药，也许不能清除病菌。

（3）壮观霉素　2.0g（宫颈炎4.0g），一次肌注，治愈率达90%～100%。壮观霉素主要用于治疗淋病，特异性很强，副作用少，可用于治疗孕妇、儿童淋病。壮观霉素使用已近20年，虽然已出现耐药菌株，国内有报道壮观霉素耐药率为5.3%，52%的菌株接近耐药水平，个别报道耐药率达20%，但仍是代替头孢类和喹诺酮类药物治疗淋病的有效药物。注意：本药对淋病性咽炎无效。

（4）阿奇霉素（azithromycin） 1.0g，一次口服，本药最大的优点是对淋球菌、衣原体、支原体、梅毒螺旋体、杜克雷嗜血杆菌感染或混合感染治疗都有效。具有广谱、高效、菌体内浓度高于血清浓度，且耐酶、耐酸、副作用少的优点。国内有报道治疗淋病治愈率达 100%，对衣原体的清除率达 100%，治疗有效率达 100%，支原体的清除率达63%，治愈率达 60%。阿奇霉素是目前唯一单剂量口服就能治愈合并衣原体、支原体感染淋病的有效药物。

2. 有并发症淋病 包括男性淋菌性后尿道炎、前列腺炎、精囊炎、附睾炎、睾丸炎、尿道球腺炎及包皮腺炎，女性淋菌性子宫内膜炎、输卵管炎、卵巢炎、盆腔炎、肛周炎、前庭大腺炎、尿道旁腺炎及淋病性结膜炎。推荐连续给药，以维持血药浓度，直到症状消退，用药时间为 3 ~ 10 天。推荐的治疗方案为：头孢三嗪 250mg，肌注，每日 1 次；或壮观霉素 2.0g，肌注，每日 1 次；或氟嗪酸 200mg，口服，每日 2 次。

3. 播散性淋病 包括淋菌性关节炎、腱鞘炎、脑膜炎、心内膜炎、心包炎、胸膜炎、肺炎、肝炎及淋菌性菌血症、败血症。除使用更大剂量的高效抗生素外，给药时间长，最好结合药敏试验选择敏感抗生素，用药时间为 10 ~ 28 天，另外须请有关专科医生会诊，协助治疗，推荐的治疗方案为：头孢三嗪 1.0g，12h 静脉注射 1 次，5 天后改为 250mg，每日肌注 1 次，再连用 7 天；或头孢噻肟 1.0g，静脉注射，每 8h 1 次，5 天后改为 1.0g，每日肌注 1 次，再连用 7 天。出现脑膜炎或心内膜炎者使用头孢三嗪 1 ~ 2g，静脉滴注，每 12h 1 次，淋病性脑膜炎疗程约 2 周；淋菌性心内膜炎疗程至少 4 周。

由于使用的药物剂量较大、时间较长，须密切注意药物的副作用，常见的副作用为：胃肠道反应，肌注局部疼痛，静脉注射引起的静脉炎，过敏反应如皮疹、瘙痒和过敏性休克，少见的有血液系统、肝肾功能改变，一般可自行消退，部分要停药后才恢复正常。

4. 妊娠期淋病 头孢三嗪 250mg，一次肌注；或头孢噻肟 1.0g，一次肌注；或壮观霉素 4.0g，一次肌注。

5. 儿童淋病 体重 45kg 以上者按成人方案治疗，体重小于 45kg 者按下列方案治疗：头孢三嗪 25 ~ 50mg/kg，一次肌注；或头孢噻肟 25mg/kg，肌注，每 12h 1 次，或壮观霉素 40mg/kg，一次肌注。

（三）局部治疗

1. 淋菌性结膜炎眼部处理 1∶10000pp 液或洗必泰或生理盐水局部冲洗，每小时冲洗 1 次，青霉素 50000 ~ 20000U/ml 滴眼，每 15 分钟一次，四环素或红霉素眼膏涂眼。

2. 淋菌性咽炎口腔处理 复方硼砂溶液，0.1% 雷佛奴尔溶液，1∶5000 呋喃西林溶液漱口。

3. 外科治疗 包括脓肿抽脓、局部注射药物或切开引流；瘘道搔刮或电灼术；有尿道狭窄时，行尿道扩张术。

4. 其他 阴道栓剂或经会阴前列腺注射药物治疗，也有成功的报道。

（四）辨证论治

1. 湿热毒蕴证

主症：常见于急性淋病，尿道口红肿，尿急、尿频、尿痛、淋沥不止、尿液混浊如脂，尿道口流脓，严重者尿道黏膜水肿，附近淋巴结红肿疼痛，女性宫颈充血、触痛，并有脓性分泌物，可有前庭大腺红肿热痛等，可有发热等全身症状，舌红、苔黄腻，脉滑数。

治则：清热利湿，解毒化浊。

方药：龙胆泻肝汤加减。

组成：龙胆草 15g　川木通 15g　车前子 15g　栀子 12g　滑石 20g　蒲公英 20g　忍冬藤 30g　土茯苓 30g　生甘草 10g

加减：脓痛者，加白芍缓急止痛；尿道口溢出脓血性分泌物者，加小蓟、藕节凉血止血。

2. 正虚邪恋证

主症：常见于慢性淋病，小便不畅、短涩、淋沥不尽，腰膝酸软，手足心热，口干舌燥，酒后或疲劳易发，食少纳差，女性带下多，舌淡或有齿痕，苔白腻，脉沉细。

治则：滋阴降火，利湿祛浊。

方药：知柏地黄丸加减。

组成：知母 9g　黄柏 9g　五味子 9g　山萸肉 9g　熟地黄 12g　女贞子 12g　怀山药 15g　泽泻 15g　牡丹皮 15g　茯苓 15g　土茯苓 30g

加减：尿道口刺痛者，加蒲公英清热解毒；少腹重坠胀痛者，加青皮、乌药疏通肝气；口干者加白茅根养阴清热。

3. 毒邪流窜证

主症：常见于伴有并发症的淋病，前列腺肿痛、拒按，小便溢浊或点滴淋漓，腰酸下坠感，女性下腹部隐痛、压痛，外阴瘙痒，白带多，或有低热等不适感，舌红、苔薄黄，脉滑数。

治则：清热利湿，解毒化浊。

方药：通草散加减。

组成：金银花 15g　连翘 15g　紫花地丁 15g　车前草 15g　石苇 15g　蒲黄 15g　通草 20g　滑石 20g　白茅根 30g

加减：继发前列腺炎，加冬葵子；继发睾丸炎，加橘核、荔枝核。

4. 热毒入络证

主症：常见于淋菌性败血症，小便灼热刺痛，尿液赤涩，下腹痛，头痛，高热，或寒热往来，神情淡漠，面目浮肿，四肢关节酸痛，心悸烦闷，舌红、苔黄燥，脉滑数。

治则：清热解毒，凉血化浊。

方药：清营汤加减。

组成：水牛角 30g　生地黄 30g　土茯苓 30g　蒲公英 30g　牡丹皮 15g　赤芍 15g　金银花 15g　鱼腥草 15g　白花蛇舌草 15g　连翘 10g　淡竹叶 10g　滑石 10g　甘草 10g　黄连 6g　川木通 6g

（五）外治疗法

（1）苦参、野菊花、黄柏、蛇床子、侧柏叶各等份，水煎取汁，清洗局部，每日 1～2 次。

（2）苦参汤合赤小豆散　赤小豆、苦参、当归、黄柏、苍术、赤芍、金银花、土茯苓、牡丹皮、蛇床子等各等份，水煎取汁，清洗患部。

（3）洁春方　断肠草、山苦瓜、大枫子、蛇床子、地肤子、苍耳子、五倍子、苦参、枯矾，煎汁外洗或坐浴局部病灶，每日 2 ~ 4 次，每日 1 剂。

（4）二矾汤　白矾、皂矾、侧柏叶适量煎水外洗。

（5）伴有急性龟头炎或包皮炎及阴道炎的患者，可用外洗方法，艾叶、枯矾、千里光、蒲公英、马齿苋各 15 ~ 30g，煎水外洗。

（6）可酌用冰硼散外搽。

（六）民间经验方

1. 急性淋病　萆薢 10g，黄柏 10g，滑石 10g，土茯苓 30g，瞿麦 10g，鱼腥草 30g，王不留行 10g，生甘草 6g。每日 1 剂，20 天为 1 疗程。

2. 慢性淋病　鱼腥草 30g，土茯苓 30g，丹参 30g，马鞭草 30g，莪术 15g，琥珀粉 6g（吞服）。每日 1 剂，20 天为 1 疗程。

【预后】

淋病患者一般预后良好，如发病率最高的单纯性淋病，使用推荐治疗方案治疗，疗效很好，一次性治愈率可达 95% 以上。只要及时就诊，合理治疗和复查即可得到满意的疗效。

【预防】

淋病是危害较大的性病之一，但是淋病的传染有它独特的途径，大可不必谈虎色变，危言耸听。有的人住旅馆也担心传染，洗澡也怕传染，这是不对的。其实对淋病的预防和调护只要注意以下几点即可。

1. 提倡洁身自好　反对性自由、性解放。性交中，必须配戴安全套。加强治安管理，坚决取缔卖淫嫖娼活动，查处客留卖淫的宾馆、旅社、歌舞厅和酒吧等地的不洁行为。坚持一夫一妻的性关系，爱情专一是我国传统的性道德观念，也是预防性病在我国蔓延的重要手段之一。夫妻一方一旦感染了性病，应及时治疗，治愈后再性交。或鼓励和劝说使用避孕套。

2. 养成良好的卫生习惯　在公共浴池提倡淋浴，不洗盆塘。在公共厕所尽量使用蹲式马桶。个人的内裤每日更换，单独清洗；不借穿别人的内衣、泳衣。家中有淋病患者时，患者的内衣、毛巾、床单、盆具要及时清洗消毒，不与家人混用，做好隔离工作。平时上厕所前后都要用肥皂洗手，这样可以避免接触传染。

3. 及时治疗　患病后要及时治疗，以免传染给配偶及他人。淋病病人在未治愈前应自觉不去公共场所，如公共浴室、公共厕所、餐厅等。

4. 节制性生活　患病未治愈前应避免性生活。

5. 应当经常用肥皂清洗阴部和手　不要用带脓汁的手去揉擦眼睛。触摸患处后，须清洗、消毒手部。

6. 新生儿的预防　新生儿出生时，经过有淋病母亲的阴道，淋菌侵入眼睛会引起眼睛发炎，为了预防发生新生儿眼病，对每一个新生儿都要用 1% 的硝酸银一滴进行点眼预防。

7. 及时就医　发现病人要去正规医院就医，积极彻底进行治疗，对已治愈的淋病患者要定期进行追踪复查和必要的复治，以求根治，防止复发。为防止无症状性淋病传播，导致晚期病变，在必要时应进行预防性治疗。30 天内接触过淋病患者的性伴侣，均应进行检查，必要时作预防性治疗。患病 6 周后应常规作梅毒血清学检查，必要时作艾滋病抗体的检测。治疗时要严格按照用药规则进行，足量用药，完成疗程，并定期复查。如果症状稍有缓解就擅自中断治疗，有可能使病情迁延难愈，转为慢性，并可能使细菌产生耐药性。

8. 调节饮食　患急性淋病时，外阴部红肿疼痛，阴道分泌物色黄量多，属中医理论中的湿热证，因此要避免进食辛辣助热食品；患慢性淋病日久，由于肾阴耗损，日常宜多食猪肉、鱼类、海米、枸杞、花生米等食品，补充蛋白质，强腰壮肾，增强体质以抗余邪。

第二节　梅　毒

梅毒，又称花柳，是由梅毒螺旋体（苍白螺旋体，Treponema pallidum）的病菌所引起的慢性传染病，其病原体是德国的霍夫曼和谢文定在 1905 年首先发现，是一种呈现柔软纤细的螺旋体，有如金属刨花，因透明不易染色，又称为苍白螺旋体。梅毒是一种厌氧病毒，肥皂水及一般消毒水可于短时间将其杀死。此种病菌入侵人体时，通常是在皮肤或者黏膜的破损处，形成具有特征的原发性病兆。感染后，病菌会很快散播到全身，从宿主细胞获得粘多糖，并合成荚膜的 N - 乙酰 - D - 半乳糖胺，人体细胞中粘多糖遭到分解，组织受到损伤破坏，开始出现溃疡，几乎全身所有器官、组织无一幸免，产生多变的临床特征。

梅毒与肺结核、麻风并列为世界三大慢性传染病，主要经由性行为所感染，此外也可能经由输血感染，而妇女怀孕时感染梅毒，会经由胎盘传染给胎儿，造成先天性梅毒。要确实证明感染梅毒并不容易，因为并临床症状，潜伏期 10 天至 90 天（约三周），只能靠梅毒血清来检验，这种潜伏期状态称为隐性梅毒。

中医学对本病早有认识，称之为"梅毒"、"霉疮"、"杨梅疮"、"广疮"等，《疮疡经验全书》即有关于霉疮的记述。我国第一部有关梅毒的专著《霉疮秘录》指出本病的传播方式有性交传染、非性交传染及体内传染，提出了解毒、清热、杀虫治法，首创用雄黄、丹砂等含砷药物治疗梅毒。

【病原学】

梅毒螺旋体因其透明不易染色，故称为苍白螺旋体（Treponema Pallidum）。用姬姆萨染色则可染成桃红色。它是一种密螺旋体，呈柔软纤细的螺旋体，形如金属刨花，长约 $6 \sim 12 \mu m$，宽 $0.09 \sim 0.18 \mu m$，有 8 ~ 12 个整齐均匀的螺旋。在暗视野显微镜下观察，螺旋体浮游于组织中，有三种特征性的运动方式：①旋转式，依靠自己的长轴旋转，向前后移动，这是侵入人体的主要方式；②伸缩螺旋间距离活动，不断地拉长身体，使一端附着，再收缩旋距而前进；③蛇行式，弯曲，像蛇爬行，是常见的方式，此种特征式活动可与外阴部的其他螺旋体属相鉴别。

在电子显微镜下，梅毒螺旋体呈现粗细不等，着色不均的小蛇状，两端有两束丝状体（Flamenta），缠绕菌体。每束由 3 条单独的原纤维细束（Fibril）组成，分别位于菌体两端的胞质中。当螺旋体收缩时，形成螺旋体运动。以往认为此种丝状体为"鞭毛"（Flagella），现已确认是由原纤维束破裂产生的一种假象。梅毒螺旋体菌体周围附有薄膜，体内有胞质（Peripiast），或囊状结构（Capsula Stractula）和螺旋体囊（Treponel cyst）。在培养株中易见到，在有毒菌株中亦能见到，其意义尚不清楚。

梅毒螺旋体细胞质外有三层细胞质膜，有柔软而较坚固的粘蛋白包绕，以维持其一定的结构，该膜有一定的强度，其外膜含有丰富的脂类及少量的蛋白。有 6 条内鞭毛围绕其内层细胞壁和外层细胞膜之间的空间旋转，其可能是负责运动的收缩成分。梅毒螺旋体表面有特异性抗原，能刺激机体产生特异性的凝集抗体及密螺旋体制动或溶解抗体，与非致病性密螺旋体间有交叉反应。类属抗原，刺激机体产生补体结合抗体，与非致病性密螺旋体间有交叉反应。

梅毒螺旋体的繁殖方式与其生活环境有关，近年来电子显微镜观察，在培养条件下或在体内适宜环境中为横断分裂，分裂时将躯干分裂成长短两段。其分裂增代时间为 30 ~ 33 小时。当条件不利时，以分芽子繁殖即螺旋体在体旁产生芽子，脱离母体后于有利的生活条件下，从分芽子中生出丝芽，再发育成螺旋体。

梅毒螺旋体的有毒株（Nichols 株）能够通过接种在家兔睾丸中或眼前房内繁殖，约需 30 小时才能分裂一次，能保持毒力。若转种至加有多种氨基酸的兔睾丸组织碎片中，在厌养环境中培养生长，用含白蛋白、碳酸氢钠、丙酮酸、半胱氨酸及血清超滤液的特殊培养基，在 25℃ 厌氧环境下能使螺旋体保持运动能力 4 ~ 7 天。梅毒螺旋体虽能生长繁殖，但已丧失致病力，此种菌株称为 Reiter 株。Nichols 株和 Reiter 株已广泛用作多种梅毒血清学的诊断抗原。

梅毒螺旋体是一种厌氧寄生物，在人体内可长期生存，但在体外则不易生存。干燥、肥皂水及一般消毒剂如 1：1000 苯酚、新洁尔灭、稀酒精均可于短时间将其杀死。干燥 1 ~ 2 小时死亡。在血液中 4℃ 经 3 日可死亡，故在血库冰箱冷藏 3 日以上的血液就无传染性。温度对梅毒螺旋体影响亦大，在 41 ~ 42℃ 时可生活 1 ~ 2 小时，在 48℃ 仅半小时即失去感染力，100℃ 立即死亡。对寒冷抵抗力大，在 0℃ 时，可生活 48 小时，如将梅毒病损标本置于冰箱内，经 1 周仍可致病。在低温（-78℃）保存数年，仍可保持其形态、活动及毒性。在封存的生理盐水稀释的组织液中可生活 10 小时左右。在潮湿的器具或湿毛巾中，亦可生存数小时。梅毒螺旋体对干燥极为敏感，在干燥环境中可见迅速死亡。

梅毒螺旋体的致病性是由于其表面有赖以生存的荚膜样的粘多糖，荚膜中含有的 N - 乙酰 - D - 半乳糖胺，梅毒螺旋体不能自行合成，须从宿主细胞获得。梅毒螺旋体藉其粘多糖酶吸附含粘多糖的组织细胞表面的粘多糖受体上，分解宿主细胞的粘多糖、获取合成荚膜所需的物质。由于粘多糖是宿主组织和血管支架的重要基质成分，粘多糖被梅毒螺旋体分解后，组织受到损伤破坏，从而引起血管的塌陷，血供受阻，造成管腔闭合性动脉内膜炎，动脉周围炎及坏死，溃疡等病变。

【流行病学】

梅毒病人是唯一的传染源。性接触传染占 95%，主要通过性交由破损处传染，梅毒螺旋体大量存在于皮肤粘膜损害表面，也见于唾液、乳汁、精液、尿液中。未经治疗的病人在感染一年内最具传染性，随病期延长，传染性越来越小，病期超过 4 年者，通过性接触无传染性。亦可通过干燥的皮肤和完整的粘膜而侵入。少数可通过接吻、哺乳等密切接触而传染，但必须在接触部位附有梅毒螺旋体。由于梅毒螺旋体为厌氧性，体外不易生存，且对干燥极为敏感，故通过各种器物的间接传染，可能性极少。输血时如供血者为梅毒患者可传染于受血者。先天梅毒是患有梅毒的孕妇通过胎盘血行而传染给胎儿。一般在妊娠前四个月，由于滋养体的保护作用，梅毒螺旋体不能通过，故妊娠前四个月胎儿不被感染，以后滋养体萎缩，梅毒螺旋体即可通过胎盘进入胎儿体内传染胎儿。

【病因病机】

一、中医病因病机

古典医籍对本病病因病机的记述甚多，如宋·窦汉卿《疮疡经验全书》云："此疮之发，不拘老幼……其起也有三因，男子与生疳疮妇人交，熏其毒气而生；或体虚气弱，偶遇生疮之人，秽气入于肠胃而生；或先患疮之人，在于客厕，去后，其毒气尚浮与客厕之中，不知偶犯，其毒气熏入孔中，渐至脏腑……婴儿患此者，皆父母胎中之毒也。"明·汪机《外科理例》云："其人内则素有湿热，外则表虚腠疏……或易同床而疮汁所溃，邪气乘虚而入，故亦染生此疮。"至清代高秉钧《疡科心得集》云："总由湿热邪火所化，若疮毒传染气化者轻，此肺脾二经受毒，其疮先见于上部，皮肤作痒，筋骨不疼，其形小而且干，坚实凸起，有似棉子，故有棉子疮之名，此毒在皮肤……先从下部见之，渐至遍身，大而且硬，湿而后烂，筋骨多疼，小便涩淋，此证最重。因其毒气内入骨髓，外达皮毛，若非汗下兼行，何以洗濯其脏腑乎？"

综合以上论述，中医认为本病乃湿热邪火之毒，或从气化传染，或从精化传染，或从胎中传染，邪毒渐次，弥漫浸淫，深结于体内，内而五脏六腑，外而四肢百骸，五官九窍，腐蚀肤肌，损伤筋脉，耗伐气血，缠绵难愈，形成恶疾。

1. **精化传染** 所谓精化传染，即直接染毒，由于不洁性交，淫毒随精进入阴器，肝脉绕阴器，肾开窍于二阴，故肝肾二经受毒，毒气由精道直透命门，伤及任脉、督脉及冲脉，毒发于外，伤及皮毛则发生杨梅疮；毒结于内，侵及骨髓、空窍、脏腑，则百症丛生，缠绵难愈。

2. **气化传染** 所谓气化传染，即间接染毒，由于接触梅毒病人，或同厕、同寝、同浴、同食等，感染毒气，毒气由表入里，内犯肺、心、脾三脏而发病。

3. **胎中传染** 所谓胎中传染，即胎传梅毒，是由于父母患病，遗毒于胎儿所致，胎中传染又有禀受和染受之分，禀受者由父母先患本病而后结胎；染受者乃先结胎元，父母后患本病，毒气传入胎中，胎儿受之而患病。

本病邪之初染，疫毒结于阴器及肛门等处，发为疳疮（硬下疳）；继而胯间脊核（腹股沟淋巴结）肿大而为横痃，横痃位于左侧者称鱼口；位于右侧者称便毒（第一期梅毒）。随着病程进展，疳疮、横痃虽然消退，但疫毒深伏，每逢摄生不慎或兼感风邪，则可引动疫毒并泛滥三焦，循诸经发于肌肤而成为杨梅疮（第二期梅毒）。杨梅疮依其形态之异而有杨梅疹、杨梅斑、杨梅痘、翻花杨梅等多种名称。病至后期，疫毒深陷，沉于骨髓，沦于脏腑，成为杨梅结毒（第三期梅毒）。杨梅结毒发无定处，随处可生，在肌肤者，结毒肿起溃破；在骨者，可为头痛如破、鼻梁崩塌、硬腭穿孔、筋骨疼痛等；在脏腑者，危及生命。

根据中医病因病机学说，本病的病位主要在肌肤肌表、阴器、眼、骨等，受累脏器主要涉及心、肝、肾等，其成因不外正气不足，淫毒侵犯机体，最终发为霉疮。

二、西医发病机制和病理

（一）发病机制

梅毒螺旋体从完整的粘膜和擦伤的皮肤进入人体后，经数小时侵入附近淋巴结，2～3日经血液循环播散全身，因此，早在硬下疳出现之前就已发生全身感染及转移性病灶，所以潜伏期的病人或早期梅毒病人血液都具有传染性。潜伏期长短与病原体接种的数量成反比，一般来说，每克组织中的螺旋体数目至少达107，才会出现临床病灶，若皮内注射106的螺旋体，则常在72小时内出现病灶。给自愿者接种，计算出本病半数感染量（ID50）是57个病原体，平均接种500～1000个感染的病原体即可造成发病。人和家兔的实验接种显示从接种到出现原发性病灶的时间很少超过6个月，在这个潜伏期内用低于治愈量的治疗方案可以延缓硬下疳的发生，但是否能减少全身病变的最终发展还未肯定。

梅毒侵入人体后，经过2～3周潜伏期（称第一潜伏期），即发生皮肤损害（典型损害为硬下疳）这是一期梅毒。发生皮肤损害后，机体产生抗体，从兔实验性梅毒的研究证明，梅毒初期的组织学特征是单核细胞侵润，在感染的第6天，即有淋巴细胞浸润，13天达高峰，随之巨噬细胞出现，病灶中浸润的淋巴细胞以T细胞为主，此时，梅毒螺旋体见于硬下疳中的上皮细胞间隙中，以及位于上皮细胞的内陷或吞噬体内，或成纤维细胞、浆细胞、小的毛细血管内皮细胞之间及淋巴管和局部淋巴结中。由于免疫的作用，使梅毒螺旋体迅速地从病灶中消除，在感染的第24天后，免疫荧光检测未发现梅毒螺旋体的存在。螺旋体大部分被杀死，硬下疳自然消失，进入无症状的潜伏期，此即一期潜伏梅毒。潜伏梅毒过去主要用血清试验来检测，现在应用基因诊断能快速、准确的检测出来。

未被杀灭的螺旋体仍在机体内繁殖，大约经6～8周，大量螺旋体进入血液循环，向全身播散。引起二期早发梅毒，皮肤粘膜、骨骼、眼等器官及神经系统受损。二期梅毒的螺旋体在许多组织中可以见到，如皮疹内、淋巴结、眼球的房水和脑脊液中，随着机体免疫应答反应的建立，产生大量的抗体，螺旋体又绝大部分被杀死，二期早发梅毒也自然消失，再进入潜伏状态，此时称为二期潜伏梅毒。这时临床虽无症状，但残存的螺旋体可有机会再繁殖，当机体抵抗力下降时，螺旋体再次进入血液循环，发生二期复发梅毒。在抗生素问世之前，可以经历一次或多次全身或局部的皮肤粘膜复发，且90%的复发是在发病后第一年中。以后随着机体免疫的消长，病情活动与潜伏交替。当机体免疫力增强时，则使螺旋体变为颗粒形或球形。当免疫力下降时，螺旋体又侵犯体内一些部位而复发，如此不断反复，2年后约有30%～40%病人进入晚期梅毒。

在晚期梅毒中，出现典型的树胶样肿，如无任何症状，胸部，心血管透视检查和脑脊液检查阴性，而仅有梅毒血清试验阳性，此时PCR检测也呈阳性，则称为晚期潜伏梅毒。晚期梅毒常常侵犯皮肤粘膜、骨骼、心血管、神经系统。也有部分病人梅毒血清滴度下降，最后转阴，PCR检测阴性，而自然痊愈。

（二）病理改变

梅毒的基本病变主要是：①血管内膜炎，内皮细胞肿胀与增生；②血管周围炎，有大量淋巴细胞与浆细胞浸润。晚期梅毒除上述变化外，尚有上皮样细胞和巨细胞肉芽性浸润，有时有坏死。

1. 硬下疳　呈血管周围浸润性病变，主要见淋巴细胞，包括 CD_8^+ 和 CD_4^+ 细胞、浆细胞和组织细胞，伴有毛细血管内皮的增生，随后出现小血管闭塞。此外，梅毒螺旋体见于疳中的上皮细胞间隙中、毛细血管以及淋巴管周围和局部淋巴结中。

2. 二期梅毒斑丘疹　特征是表皮角化过度，有中性多形核白细胞侵入真皮乳头，真皮深层血管周围有单核细胞、浆细胞和淋巴细胞浸润。

3. 扁平湿疣　早期为表皮疣状增生，晚期中央组织坏死，乳头延长，真皮有炎性浸润。血管周围有明显的浆细胞浸润，呈袖口状排列，毛细血管增生，伴表皮细胞内外水肿。用银染色法在扁平湿疣中约有 1/3 病例找到梅毒螺旋体，主要位于表皮内，少数位于浅血管周围。

4. 三期梅毒　主要为肉芽肿性损害，血管变化较二期轻微，为上皮样细胞及巨噬细胞组成的肉芽肿，中间可有干酪样坏死，周围大量的淋巴细胞与浆细胞浸润，并有一些成纤维细胞和组织细胞，血管内皮细胞常有增生肿胀，甚至管腔堵塞。

5. 结节性梅毒疹与树胶肿的区别　在于病变的广泛程度与位置的深浅。结节性梅毒疹肉芽肿局限于真皮内，干酪样坏死轻微或缺如，大血管不受累；树胶肿的病变广泛，可累及皮下，干酪样坏死明显，大血管亦常受累。

【临床表现】

一、获得性梅毒

（一）一期梅毒

潜伏期平均 3～4 周，典型损害为硬下疳开始在螺旋体侵入部位出现一红色小丘疹或硬结，以后表现为糜烂，形成浅在性溃疡，性质坚硬，不痛，呈圆形或椭圆形，境界清楚，边缘整齐，呈堤状隆起，周围绕有暗红色浸润，有特征软骨样硬度，基底平坦，无脓液，表面附有类纤维蛋白薄膜，不易除去，如稍挤捏，可有少量浆液性渗出物，含有大量梅毒螺旋体，为重要传染源。硬下疳大多单发，亦可见有 2～3 个者。以上为典型的硬下疳。但如发生在原有的糜烂，裂伤或已糜烂的疱疹或龟头炎处，则硬下疳即呈现与此种原有损害相同形状，遇有此种情况应进行梅毒螺旋体检查。硬下疳由于性交感染，所以损害多发生在外阴部及性接触部位，男性多在龟头、冠状沟及系带附近，包皮内叶或阴茎、阴茎根部、尿道口或尿道内，后者易被误诊。硬下疳常合并包皮水肿。有的病人可在阴茎背部出现淋巴管炎，呈较硬的线状损害。女性硬下疳多见于大小阴唇、阴蒂、尿道口、阴阜，尤多见于宫颈，易于漏诊。阴部外硬下疳多见于口唇、舌、扁桃体，手指（医护人员亦可被传染发生手指下疳），乳房、眼睑、外耳。近年来肛门及直肠部硬下疳亦不少见。此种硬下疳常伴有剧烈疼痛，排便困难，易出血。发生于直肠者易误诊为直肠癌。发生于阴外部硬下疳常不典型，应进行梅毒螺旋体检查及基因诊断检测。硬下疳有下列特点：①损伤常为单个；②软骨样硬度；③不痛；④损伤表面清洁。

硬下疳出现一周后，附近淋巴结肿大，其特点为不痛，皮表不红肿，不与周围组织粘连，不破溃，称为无痛性横痃（无痛性淋巴结炎）。硬下疳如不治疗，经 3～4 周可以自愈。经有效治疗后可迅速愈合，遗留浅在性萎缩瘢痕。硬下疳发生 2～3 周后，梅毒血清反应开始呈阳性。一期梅毒除发生硬下疳外，少数患者尚可在大阴唇、包皮或阴囊等处出现硬韧的水肿。犹如象皮，称为硬性浮肿（Edema Induratum）。如患者同时感染由杜克雷氏嗜血杆菌引起的软下疳，或由性病淋巴肉芽肿引起的崩蚀性溃疡，则称为混合下疳。

（二）二期梅毒

1. 症状与体征　梅毒螺旋体沿血行播散至全身而出现症状和体征即为二期梅毒。可先有前驱症状，而后累及皮肤、粘膜，少数病人累及骨骼、神经系统等内脏器官。

1）前驱症状　二期梅毒的前驱症状有咽痛、全身不适、头痛、体重减轻、不规则发烧、关节痛、肌肉痛等。

2）皮肤表现　二期梅毒中75%以上患者发生皮肤损害。其中以斑疹性损害和丘疹性梅毒疹最常见。有时会出现脓疱性梅毒疹以及梅毒性白斑和皮肤附属器损害。自觉症状不明显。

（1）斑疹性梅毒疹　皮疹数目多，多对称分布，好发于胸腹、双肋部及四肢屈侧。皮损为0.5~1.0cm斑疹，初为淡红色，似蔷薇色，又称蔷薇疹，境界不清楚，充血但无浸润感。以后发展为暗红色，部分皮疹压之不完全褪色。皮疹孤立不融合。无自觉症状。如果未经治疗，斑疹性梅毒疹可自行消退，也可发展为丘疹性梅毒疹。

（2）丘疹性梅毒疹　丘疹多泛发于躯干、四肢，对称分布，散在不融合，无症状。典型损害为直径1.0cm左右的丘疹，铜红色，境界清楚，浸润明显。早期表面光滑，而后出现鳞屑。丘疹性梅毒疹具有多形性，因而常与银屑病、玫瑰糠疹、药疹、扁平苔藓等其它皮肤病相似。但丘疹性梅毒疹掌跖处的皮疹具有特征性。表现为红色斑丘疹或丘疹，境界十分清楚。浸润明显。表面有明显鳞屑，尤以领口状脱屑更具特点。

另外，发生于外生殖器、肛门周围及腹股沟区、腋下等皱褶处的梅毒疹，表面常有糜烂、渗出、结痂，称扁平湿疣。由局部的温暖、潮湿和摩擦等的刺激，湿疹可增殖成疣状，因表面湿润，称扁平湿疣，其分泌物中含有大量螺旋体，传染性很强。

（3）脓疱性梅毒疹　临床很少见，主要发生于体弱、营养不良者，常继发于丘疹有多种形态，如痤疮样脓疹，但无粉刺。

皮肤二期梅毒疹可自然消退。如未经治疗或治疗不足，螺旋体活力增强及机体免疫功能不足时，皮肤又可再发，称复发性二期梅毒疹。复发疹的特征是皮疹数目少，分布不对称，排列形状奇异。好发于后背、腰及四肢伸侧。皮疹直径更大，浸润更明显，甚至可以融合。皮疹复发得越晚，其表现越接近三期梅毒的皮损。

（4）梅毒性白斑　不常见。主要发生于女性颈部，为1~2cm网状淡白斑，境界不甚清楚。无自觉症状。

3）粘膜表现　约6%~30%的患者有粘膜损害。

（1）粘膜斑　多发生于口腔粘膜，如颊、舌及牙龈处，亦可出现在女性阴道粘膜。损害初为淡红色，而后表面糜烂，呈乳白色，周围绕以红晕，稍浸润，直径1~2cm，圆形或卵圆形，境界清楚，表面分泌物中含有大量螺旋体，传染性强，损害单发或多发。自愈后亦可复发。

（2）咽喉部损害　咽红，充血，伴扁桃腺肿大，为梅毒性咽峡炎。喉部表现为红斑，累及声带时出现声音嘶哑。

4）皮肤附属器表现

（1）梅毒性脱发　多发生在感染后1年左右。常侵犯头后部或两侧。脱发区为0.5~

1.0cm 左右圆形或不规则，呈虫蚀状或网状，境界不清。局部无炎性表现，无症状，可自愈。

（2）梅毒性甲床炎　不常见。甲前部肥厚，不光滑，易破碎，造成甲不全或甲变形。

5）淋巴结肿大　约50%～86%的二期梅毒患者出现全身淋巴结肿大。常发生于感染7周后。表现为浅表淋巴结肿大，质硬，有弹性，无自觉症状，无压痛，活动性好，不粘连，不融合。无急性炎症及化脓性破溃。

6）二期梅毒的系统损害　10%的二期梅毒患者有系统损害，较常见的有关节炎、滑囊炎、骨炎；另外，由梅毒性肾小球肾炎而致的肾病综合症、肝炎、前色素膜炎以及急性脉络膜炎等也可见到。少数患者有脑膜炎、颅神经麻痹、横断性脊髓炎、脑动脉血栓以及神经性耳聋等。

（三）三期梅毒（晚期梅毒）

三期梅毒的传染性逐渐降低，但损害的严重程度增加。开始为皮肤、粘膜及骨髓受损，10年后陆续侵及心血管和中枢神经系统等重要器官，对人的生命危害极大。

1. 症状体征

1）皮肤梅毒　临床分为结节性梅毒疹和树胶肿两大类。

（1）结节性梅毒疹　皮损好发于头部、肩胛部和四肢伸侧。分布不对称。主要损害为0.5～1.0cm左右暗红色结节，质硬，明显浸润常呈环形、花边状、蛇形等奇特形状排列。皮损持续数周至数月不等。有些皮损一边消退一边新生，严重者出现溃疡，留有瘢痕。病程数年之久。

（2）树胶肿　以头部、小腿及臀部等处多见。发生时间晚于结节性梅毒疹。初为皮下硬结，逐渐扩大为深在性斑块，中央溃疡，边缘锐利，境界清楚。溃疡基底凹凸不平，呈暗红色，表面有粘稠状脓性分泌物，形似树胶，故名树胶肿。树胶肿的溃疡有时可深达骨膜或造成骨质破坏，可单发或多发，愈合后留有明显的萎缩性瘢痕。

另外，部分患者在肘、膝关节附近出现对称性近关节结节，是一种无痛性皮下纤维结节。

2）粘膜损害　粘膜损害以溃疡为主，如硬腭处溃疡引起穿孔，软腭处损害破坏悬雍垂或扁桃体、鼻粘膜溃疡破坏鼻骨形成鞍状鼻等。

3）内脏损害　三期梅毒内脏损害以心血管和神经系统损害较多见，且危害很大。

（1）心血管梅毒　在早期梅毒时，梅毒螺旋体可侵犯主动脉壁，并再次休眠数年。而后引起动脉壁的炎症反应，继而产生动脉内膜炎，最终累及动脉全层，出现不同程度的肥厚，瘢痕化；内膜、中层和外膜产生动脉粥样硬化斑块和钙化。早期梅毒不出现心血管异常的临床表现，但在三期梅毒病人中，80%有心血管形态学上的改变，但出现心血管梅毒的表现者仅占其中10%。

心血管梅毒临床症状常发生于感染后15～30年，因而多数症状的心血管梅毒患者的年龄在40～55岁。其中男性发病率为女性的3倍。临床主要表现为胸主动脉瘤、主动脉瓣关闭不全和冠状动脉口狭窄。

（2）神经梅毒　梅毒螺旋体在全身系统性播散的初期可侵犯脑膜而发生无症状神经梅毒，脑脊液 VDRL 试验阳性。此后，如果未经治疗或治疗不足，病情可出现如下转归：自然缓解，无症状性梅毒性脑膜炎，或有症状性急性梅毒性脑膜炎。而随脑膜感染的发展最终可导致持续性无症状神经梅毒、脑膜血管梅毒、脊髓痨或麻痹性痴呆，但这几种类型在临床上可以共同存在而相互重叠。约 10% 的三期梅毒患者在感染后 15～20 年发生有症状神经梅毒。

　　无症状梅毒　指无神经系统症状或体征，但脑脊液检查异常。

　　脑膜梅毒　主要为急性梅毒性脑膜炎。青壮年最常见。多数潜伏期不足 1 年，10% 以下患者在发生脑膜炎时有二期皮肤梅毒疹。25% 的病人中脑膜炎是梅毒的重要的首发症状。可出现头痛、发烧、羞明、颈强直。同时伴有脑脊液中淋巴细胞中度增高类似无菌性病毒性脑膜炎。而脑脊液非螺旋体血清反应阳性是确诊的重要线索。用青霉素治疗后发烧和其它临床症状在几天内即消失。另外，1/3 病人出现急性颅内压增高。主要表现为头痛、恶心、呕吐，体温不高或仅有低烧。体检发现颈强直、Kernig 征阳性和视乳头水肿。

　　梅毒性脑膜炎病人中 1/4 有脑损害。除有颅内压增高和局灶性脑受累外，表现为癫痫、失语和偏瘫。临床检查常有颈强直、精神错乱、谵语和视神经乳头水肿。有时见颅神经损害，特别是第 3、6 对颅神经麻痹。

　　脑膜血管梅毒　血管神经梅毒侵犯脑、脑干及脊髓等全部中枢神经系统（CNS）。主要病变包括慢性梅毒性脑膜炎和梅毒性动脉内膜炎引起局灶性梗塞。好发年龄 30～50 岁。多在感染后 5～12 年后发生。虽然其发生晚于麻痹性痴呆或脊髓痨，但部分病例可出现在患梅毒不足 2 年时。对未经治疗者，最终可发生麻痹性痴呆或脊髓痨。

　　对青壮年脑血管意外者，应考虑是脑血管梅毒的可能。最常见的特征为本身麻痹或偏瘫、失语、癫痫。最常见受累的部分为中等脑动脉。

　　脊髓的脑膜血管梅毒：脊髓梅毒在神经梅毒中仅占 3%。脊髓受累主要为梅毒性脊膜脊髓炎和脊髓血管梅毒，表现为急性横断性脊髓炎。基本发展过程为慢性脊髓脑膜炎，可由脊髓变性，脊髓周边有髓鞘纤维萎缩、脊髓梗塞或脊髓软化引起。

　　实质性神经梅毒　全麻痹性痴呆可在中老年发病，一般很少见。是由于螺旋体直接侵犯脑实质而致的脑膜大脑炎。在感染后 15～20 年发病。病程慢性，迁延多年。如未治疗病情不断恶化，终生不愈。

　　临床特征为同时有精神病学和神经病学表现。早期主要表现为精神异常，包括渐进性记忆丧失、智力功能受损和性格变化。而后，出现辨别力下降、情感不稳定、妄想和行为异常。全麻痹性痴呆的神经体征包括瞳孔异常，缺乏表情，唇、舌、面部肌肉、手指震颤和书写、语言能力受损。瞳孔早期扩大、不等大，以后出现瞳孔变小，固定，对光反射消失等。未治疗者，发生症状后数月至 5 年可死亡。

　　脊髓痨　感染后 20～25 年发病。早期临床特征为闪电痛，即突发性剧烈刺痛感，常发生于下肢，亦可发生于任何部位。内脏危象与闪电痛有关，为复发性剧烈疼痛，似外科的急腹症。最常见的是胃危象，表现为明显的胃痛、恶心、呕吐。另一些病人有阳萎、尿潴留或尿滴落，为早期骶部神经根受累的早期表现。

　　体检时有膝腱、根腱等深反射减弱，这是脊髓痨的基本特征。但肌力到晚期才会减退。此外，共济失调和瞳孔对光反射减弱。颅神经也常受累。甚至造成失明和失聪。

　　随病程进展，症状和体征可加重和增多，且用抗生素治疗不能改善病情。

二、先天梅毒

先天梅毒在胎期由梅毒孕妇借血行通过胎盘传染于胎儿，故亦称胎传梅毒。通常约在怀孕四个月经胎盘传染，胎儿可死亡或流产。如孕妇感染梅毒五年以上，胎儿在子宫内传染就不大可能。2岁以内为早期先天梅毒，超过2岁为晚期先天梅毒，特点是不发生硬下疳，早期病变较后天梅毒为重，晚期较轻，心血管受累少，骨骼、感管系统如眼、鼻受累多见。

早期先天梅毒，在出生后不久即发病者多为早产儿，营养不良，生活力低下，体重轻，体格瘦小，皮肤苍白松驰，面如老人，常伴有轻微发热。皮疹与后天二期梅毒略同，有斑疹、斑丘疹、丘疹、脓疱疹等。斑疹及斑丘疹发于臀部者常融合为暗红色浸润性斑块，表面可有落屑或略显湿润。在口周围者常呈脂溢性，周围有暗红色晕。发于肛围、外阴及四肢屈侧者常呈湿丘疹和扁平湿疣。脓疱疹多见于掌跖，脓疱如豌豆大小，基底呈暗红或铜红色浸润，破溃后呈糜烂面。湿丘疹、扁平湿疣及已破溃脓疱的糜烂面均有大量梅毒螺旋体。少数病人亦可发生松驰性大疱，亦称为梅毒性天疱疮，疱内有浆液脓性分泌物，基底有暗红色浸润，指甲可发生甲沟炎、甲床炎。亦可见有蛎壳疮或深脓疱疮损害。下鼻甲肿胀，有脓性分泌物及痂皮，可堵塞鼻腔，可使患者呼吸及吮乳困难，为乳儿先天梅毒的特征之一。如继续发展可破坏鼻骨及硬腭，形成鞍鼻及硬腭穿孔。喉头及声带被侵犯，可发生声音嘶哑。

可伴发全身淋巴结炎。稍长的幼儿梅毒皮损与后天复发梅毒类似，皮损大而数目多，常呈簇集状，扁平湿疣多见。粘膜亦可被累，少数病儿可发生树胶肿。骨损害、骨损伤在早期先天梅毒最常发生，梅毒性指炎造成弥漫性梭形肿胀，累及一指或数指，有时伴有溃疡。骨髓炎常见，多发于长骨，其他有骨软骨炎、骨膜炎，疼痛，四肢不能活动，似肢体麻痹，故称梅毒性假瘫。

内脏损害可见肝脾肿大，肾脏被侵可出现蛋白尿、管型、血尿、浮肿等。此外，尚可见有睾丸炎及附睾炎，常合并阴囊水肿。眼损害有梅毒性脉络网炎、虹膜睫状体炎、视网膜炎、视神经炎等。神经系统亦可被累，可发生脑软化、脑水肿、癫痫样发作，脑脊髓液可出现病理改变。

晚期先天梅毒一般在5~8岁开始发病，到13~14岁才有多种症状相继出现，晚发症状可于20岁左右才发生。晚期先天性梅毒主要侵犯皮肤、骨骼、牙、眼及神经等。①皮肤粘膜损害：可发生树胶肿，可引起上腭，鼻中隔穿孔，鞍鼻（鼻深塌陷，鼻头肥大翘起如同马鞍）。鞍鼻患者同时可见双眼间距离增宽，鼻孔外翻。鞍鼻一般在7~8岁出现，15~16岁时明显；②骨骼：骨膜炎、骨炎、骨疼、夜间尤重。骨膜炎常累及腔管，并常限于此者，可引起骨前面肥厚隆起呈弓形，故称为佩刀胫（胫骨中部肥厚，向前凸出），关节积水，通常为两膝关节积液，轻度强直，不痛，具有特征性。①前额园凸；半月形门齿（郝秦生 Hutchinson 齿）其特点即恒齿的两个中门齿游离缘狭小，中央呈半月形缺陷，患齿短小，前后径增大，齿角钝园，齿列不整。第一臼齿形体较小，齿尖集中于咬合面中部，形如桑椹，称为桑椹齿。以上实质性角膜炎，梅毒性迷路炎以及半月形门齿三种特征如同时出现，称为郝秦生三联征。②实质性角膜炎：晚期先天梅毒有50%可出现此种病变。眼的实质性角膜炎约有95%为梅毒性。本症多为双侧性，也可先发生于一侧，继而发生于另一侧。经过迟缓，病程较长，对抗梅毒疗法有抗拒性，抗梅毒疗法难控制其进行，预后难定，患儿年龄较小，且身体健康较好，治疗充分者预后较好，否则可致盲；③神经性耳聋：系迷路被侵犯引起的迷路炎。多见于15岁以下患者，通常多侵两耳，发病突然，经过中时轻时重，可伴有头晕及耳鸣。对抗梅疗法有抗拒性，常不能抑制其发展，终于耳聋。梅毒性迷路炎与非梅毒性者不易鉴别。

先天潜伏梅毒　无临床症状，梅毒血清反应阳性为先天潜伏梅毒。

梅毒合并 HIV 感染：近年来，出现了许多梅毒患者合并 HIV 感染的病例，改变了梅毒的临床病程。因为梅毒患者生殖器溃疡是获得及传播 HIV 感染的重要危险因素；而 HIV 可致脑膜病变，使梅毒螺旋体易穿过血脑屏障而引起神经梅毒。因 HIV 感染，免疫受损，早期梅毒不出现皮肤损害，关节炎、肝炎和骨炎，患者因缺乏免疫应答，表面上看来无损害，实质上他们可能正处于活动性梅毒阶段。由于免疫缺陷梅毒发展很快，可迅速发展到三期梅毒。甚至出现暴发，如急进的恶性梅毒（Lues Malighna）。HIV 感染还可加快梅毒发展成为早期神经梅毒，在神经受累的梅毒病例中，青霉素疗效不佳。在 60 年代和 70 年代，用过青霉素正规治疗后再发生神经梅毒的病例很少见。但近几年来，大批合并 HIV 感染的梅毒患者，发生了急性脑膜炎，颅神经异常及脑血管意外。

【实验室检查】

一、暗视野显微镜检查

取硬下疳、二期梅毒疹的丘疹、扁平湿疣及粘膜斑上的螺旋体进行病原学检查，如标本中看到螺旋体，其形态与运动符合梅毒螺旋体特征时，结果即为阳性。但如果在口腔粘膜取材，要注意与口腔腐生螺旋体相鉴别。若阴性，不能除外此诊断。

二、直接荧光抗体检查

采用直接荧光抗体法（DFA－TP）对分泌物进行梅毒螺旋体检查。可排除其它螺旋体，特别是口腔腐生螺旋体的干扰。对确诊一、二期梅毒及复发梅毒十分重要。但是阴性结果不能排除梅毒。

三、血清学检查

梅毒血清学检查包括非特异性螺旋体抗体和特异性螺旋体抗体检测。

（一）非特异性螺旋体抗原血清试验

用于梅毒的过筛检查和观察梅毒的活动情况。本法主要检测抗梅毒螺旋体细胞膜上脂类的 IgG 和 IgM 抗体。临床常用的试验包括 VDRL（性病研究实验室玻片试验）、USR（血清不需加热的反应素玻片试验）、RPR（快速血浆反应素环状卡片试验）等。在一般人群中此类试验的假阳性率为 1%～2%，然而在吸毒者中可高达 10%。另外，结核病、结缔组织病及孕妇等特殊人群假阳性率均有不同程度的升高。一般而言，90% 的假阳性者其滴度低于 1∶8，但应注意潜伏梅毒和晚期梅毒者阳性滴度亦较低。应当指出的是，低危人群中非特异血清试验阳性者中半数为假阳性，所以此时需做特异抗体检测以确诊。

一期梅毒中，当硬下疳发生 14 天后，VDRL 可出现阳性。而当确诊时，VDRL 检查有 30～50% 为阴性。因此对可疑者，需在随访过程中至少复查 2 次。

二期梅毒中非特异性试验几乎均为阳性，VDRL 滴度达 1∶16 以上。但当血清中抗体过多时，反而会导致阴性，即前带现象。因此，为避免此问题，应当稀释血清后再做试验。

潜伏梅毒非特异血清反应阳性。

在无症状神经梅毒中，几乎所有患者非特异血清反应均为阳性，而且病人脑脊液 VDRL 阳性。脑脊液 VDRL 阳性是确诊神经梅毒的重要依据。但是阴性并不能完全除外神经梅毒，在三期心血管梅毒中和晚期良性梅毒中非特异血清试验阳性率下降。

（二）特异性梅毒抗原血清试验

即螺旋体抗体检测。常用试验有 FTA – ABS（荧光螺旋体抗体吸收试验）、TPHA（梅毒螺旋体血凝试验）TPPA（梅毒螺旋体明胶凝集试验）和 19s – IgM – FTA – ABS 试验。特异抗体试验在一期梅毒病人确诊时阳性率为 70% ~ 90%，对二期病人的敏感性和特异性均很高。因特异抗体不易随治疗而消退，因而对三期梅毒病人的诊断意义明显优于非特异血清试验。

尽管特异性抗体检测特异性和敏感性都很高，还是有约 1% 假阳性的可能。其中 FTA – ABS 敏感性最高，因而发生假阳性的可能也最大。

四、脑脊液检查

脑脊液检查是确诊神经梅毒的主要依据。

（一）无症状神经梅毒

淋巴细胞数 <100 个/mm^3，蛋白正常或稍升高（<100mg/dl），非螺旋体血清试验阳性。

（二）脑膜梅毒

颅压增高，单核细胞 10 ~ 500 个/mm^3，有时高达 2000 个/mm^3，蛋白升高（45 ~ 200mg/dl），而 45% 的病人糖浓度下降，VDRL 阳性。

（三）脑膜血管梅毒

细胞数 10 ~ 100 个/mm^3，以淋巴细胞为主，蛋白升高（45 ~ 250mg/dl），脑脊液 VDRL 阳性。

（四）麻痹性痴呆

颅压正常或增高，淋巴细胞升高，8 ~ 100 个/mm^3，蛋白升高（50 ~ 100mg/dl）；球蛋白升高，糖含量正常或中度下降；脑脊液非特异血清试验阳性。

（五）脊髓痨

脑脊液检查可正常，但部分病人异常。如淋巴细胞为主的细胞数升高，5 ~ 160 个/mm^3，蛋白中度升高，45 ~ 100mg/dl，球蛋白升高。

【诊断与鉴别诊断】

一、诊断要点

（一）一期梅毒

1. 病史：感染史或性伴感染史，潜伏期 1 ~ 3 周。

2. 临床表现

（1）硬下疳

（2）腹股沟或近淋巴结肿大。

3. 实验室检查

（1）暗视野显微镜 皮肤粘膜损害或淋巴结穿刺液可见梅毒螺旋体；

（2）非梅毒螺旋体试验（如 RPR） 可阳性；若感染不足 2 ~ 3 周，可阴性，应于感染 4 周后复查；

（3）特异性梅毒螺旋体试验（如 TPHA） 阳性；极早期可阴性。

（二）二期梅毒

1. 病史 感染史或性伴感染史，输血史，病期在 2 年内。

2. 临床表现

（1）多形性皮肤损害；

（2）粘膜斑；

（3）虫蚀样脱发；

（4）全身浅表淋巴结肿大；

（5）梅毒性骨关节、眼、神经系损害。

3. 实验室检查

（1）暗视野显微镜 扁平湿疣、湿丘疹和粘膜斑可查见梅毒螺旋体；

（2）非梅毒螺旋体试验（如 RPR） 阳性；

（3）特异性梅毒螺旋体试验（如 TPHA） 阳性。

（三）三期梅毒

1. 病史 一或二期梅毒病史，性伴感染史，输血史，病期在 2 年以上。

2. 晚期良性梅毒临床表现

（1）皮肤粘膜损害 头面部及四肢伸侧的结节性梅毒疹，大关节附近的近关节结节，皮肤、口腔、舌咽的树胶肿，上腭和鼻中隔穿孔，马鞍鼻；

（2）骨梅毒，眼梅毒，其它内脏梅毒可累及呼吸道、消化道、泌尿生殖道、内分泌腺和骨骼肌；

（3）心血管梅毒 可发生单纯性主动脉炎、主动脉瓣闭锁不全、主动脉瘤。

3. 实验室检查

（1）非梅毒螺旋体试验（如 RPR） 阳性；

（2）特异性梅毒螺旋体试验（如 TPHA） 阳性；

（3）组织病理 有三期梅毒的组织病理变化。

（四）神经梅毒

1. 病史 不安全性行为史，性伴感染史，输血史。

2. 临床表现

（1）无症状神经梅毒 无神经系统症状和体征，血清试验阳性，脑脊液检查有异常变化；

（2）脑膜神经梅毒 脑膜炎的表现，头痛，颈项强直和视乳头水肿；

（3）脑膜血管梅毒　为闭塞性脑血管综合征的表现，偏瘫、失语、癫痫发作、阿－罗瞳孔等；

（4）脑实质梅毒　麻痹性痴呆和脊髓痨等。

3. 实验室检查

（1）非梅毒螺旋体试验（如 RPR）　阳性；

（2）特异性梅毒螺旋体试验（如 TPHA）　阳性；

（3）脑脊液检查　白细胞数 $\geqslant 10 \times 10^6/L$，蛋白定量 $> 500mg/L$；脑脊液 VDRL 或 FTA－ABS 阳性，无条件做后两项时，可以做 RPR 和 TPPA。

（五）潜伏梅毒　无任何梅毒临床表现

1. 病史　感染史或性伴感染史，输血史。

2. 临床表现

（1）早期潜伏梅毒　病期在 2 年内，根据以下标准来判断：①在过去 2 年内有明确记载的非梅毒螺旋体抗原试验由阴转阳，或其滴度较原先升高达 4 倍或更高；②在过去 2 年内有符合一期或二期梅毒的临床表现；

（2）晚期潜伏梅毒　病期在 2 年以上，无法判断病期者亦按晚期潜伏梅毒对待。

3. 实验室检查

（1）非梅毒螺旋体试验（如 RPR）　阳性；

（2）特异性梅毒螺旋体试验（如 TPHA）　阳性；

（3）脑脊液检查　无异常。

（六）先天梅毒

1. 病史　生母为梅毒患者。

2. 临床表现

（1）早期先天梅毒　在 2 岁内发病，类似于获得性二期梅毒，发育不良，皮损有红斑、丘疹、扁平湿疣、水疱－大疱；梅毒性鼻炎喉炎；骨髓炎、骨软骨炎及骨膜炎；全身淋巴结肿大、肝脾肿大、贫血等；

（2）晚期先天梅毒　在 2 岁后发病，类似于获得性三期梅毒；出现炎症性损害如间质性角膜炎、神经性耳聋、鼻或腭树胶肿、Clayton 关节、胫骨骨膜炎；也可出现标记性损害如前额圆凸、马鞍鼻、佩刀胫、胸锁关节骨质肥厚、赫秦生齿、腔口周围皮肤放射状皲裂等；

（3）隐性先天梅毒　先天梅毒未经治疗，无临床症状，但血清学试验阳性，脑脊液检查正常，小于 2 岁者为早期隐性先天梅毒，大于 2 岁者为晚期隐性先天梅毒。

3. 实验室检查

（1）暗视野显微镜　在早期先天梅毒儿的皮肤粘膜损害或胎盘中可查见梅毒螺旋体；

（2）非梅毒螺旋体试验（如 RPR）　阳性；其滴度等于或高于母体 2 个稀释度（4 倍）有确诊意义；

（3）特异性梅毒螺旋体试验（如 TPHA）　阳性；其 IgM 抗体检测阳性有确诊意义。

二、鉴别诊断

（一）和一期梅毒需要鉴别的疾病

1. 生殖器疱疹 初起为微凸红斑，1、2 日后形成簇集性小水疱疹，自觉痒痛，不硬，1~2 周后可消退，但易复发。组织培养为单纯疱疹病毒，Tzank 涂片检查阳性。PCR 检测疱疹病毒 DNA 为阳性。

2. 软下疳 亦为性病之一，有性接触史，由杜克雷（Duery）嗜血杆菌引起。潜伏期短（3~4 日），发病急，炎症显著，疼痛，性质柔软，皮损常多发，表面有脓性分泌物，可检见杜克雷嗜血杆菌，梅毒血清试验阴性。

3. 结核性溃疡 亦多见于阴茎，龟头。皮损亦为单发孤立浅在性圆形溃疡，表面常有结痂，自觉症状轻微，可检见结核杆菌。常伴有内脏结核。

4. 白塞氏（Behcet）病 可在外阴部发生溃疡，女性亦可见于阴道，子宫颈。溃疡较深，有轻微瘙痒，损害无硬下疳特征，常继发口腔溃疡，眼损害（虹膜睫状体炎，前房积脓等），小腿结节性红斑及游走性关节炎等，梅毒血清反应阴性。

5. 急性女阴溃疡 下疳型者类似硬下疳，但不硬，炎症显著，疼痛，分泌物中可查见粗大杆菌。

6. 固定性药疹 可见于阴茎包皮内叶、冠状沟等处，为鲜红色红斑，可形成浅在性糜烂，自觉痒，不痛，无硬下疳特征，有服药史，梅毒血清反应阴性。

（二）二期梅毒应与下列疾病鉴别

1. 药疹 有服药史，发疹迅速，经过急性，停药后可消退，无性接触史，梅毒血清反应及 PCR 检测结果阴性。

2. 玫瑰糠疹 皮疹呈椭圆形，长轴与皮纹一致。附有糠状鳞屑，边缘不整，常呈锯齿状，全身发疹前常先有较大的前驱斑（母斑）。自觉瘙痒。淋巴结不大，梅毒血清反应阴性。

3. 伤寒的玫瑰疹及麻疹鉴别 此二病的皮疹极似二期梅毒早发性玫瑰疹，但前者全身症状明显。常呈流行状态，目前已极少见，麻疹多见于儿童（但亦可见于幼时未发过麻疹的成人），全身症状明显，常有发热、上呼吸道感染、其他尔鼻炎、眼结膜炎及口腔粘膜等症状。近年因注射预防疫苗亦极少见。

【治疗】

一、治疗原则

梅毒诊断明确，及时治疗，及早治疗。早期梅毒经充分足量的治疗，大约 90% 的早期患者可达到根治的目的，而且愈早治疗效果愈好。早期梅毒未经治疗者，25% 有严重损害发生，而接受不适当治疗者，则为 35%~40%，比未经治疗者结果更差。说明不规则治疗可增加复发和促进晚期损害的提前发生。治疗后要经过足够时间的追踪观察。对传染源及性伴侣同时进行检查和治疗。

二、治疗方法

（一）病原治疗

早期梅毒（包括一期、二期及早期潜伏梅毒）

1. 青霉素

（1）苄星青霉素 G 240 万 U，分两侧臀部肌注，1 次/周，共 2~3 次。

（2）普鲁卡因青霉素 G 80 万 U，1 次/d，肌注，连续 10~15d，总量 800~1200 万 U。

2. 对青霉素过敏者

（1）四环素类　盐酸四环素 500mg，4 次/d，连服 15 天；或多西环素 100mg，2 次/d，连服 15 天；或米诺环素 100mg，2 次/d，连服 15 天。

（2）红霉素类　红霉素用法同盐酸四环素；或阿齐霉素 500mg，连续 10 天。

（3）头孢曲松钠　1.0g，静脉滴注或肌肉注射，1 次/日，连续 10 天。

晚期梅毒（包括三期梅毒、晚期潜伏梅毒及二期复发梅毒）

1. 青霉素

（1）苄星青霉素 G 240 万 U，分两侧臀部肌注，1 次/周，共 3 次，总量 720 万 U。

（2）普鲁卡因青霉素 G 80 万 U，1 次/d，肌注，连续 20d 为一疗程。也可根据情况 2 周后进行第 2 个疗程。

2. 对青霉素过敏者

（1）四环素类　盐酸四环素，500mg，4 次/d，连服 30d；或多西环素 100mg，2 次/d，连服 30d；或米诺环素 100mg，2 次/d，连服 30d。

（2）红霉素类　红霉素用法同四环素。

心血管梅毒

1. 青霉素类　不用苄星青霉素。如有心力衰竭，应予以控制后再开始抗梅治疗。为避免吉海反应的发生，青霉素注射前一天口服泼尼松 10mg，2 次/d，连续 3d。水剂青霉素 G 应从小剂量开始，逐渐增加剂量。首日 10 万 U，1 次/d，肌注；次日 10 万 U，2 次/d，肌注；第三日 20 万 U，2 次/d，肌注；自第四日用普鲁卡因青霉素 G，80 万 U，肌注，1 次/d，连续 15d 为一疗程，总量 1200 万 U，共两个疗程，疗程间休药 2 周。必要时可给予多个疗程。

2. 对青霉素过敏者

（1）四环素类　盐酸四环素 500mg，4 次/d，连服 30d；或多西环素 100mg，2 次/d，连服 30d。

（2）红霉素类　红霉素用法同四环素，但疗效不如青霉素可靠。

神经梅毒

应住院治疗，为避免吉海反应，可在青霉素注射前一天口服泼尼松 10mg，2 次/d，连续 3d。

1. 青霉素类

（1）水剂青霉素 G 1200~2400 万 U/d，静脉滴注，即每次 200~400 万 U，6 次/d，连续 10~14d。继以苄星青霉素 G240 万 U，1 次/周，肌注，连续 3 次。

（2）普鲁卡因青霉素 G 240 万 U，1 次/d，同时口服丙磺舒 0.5g，4 次/d，共 10~

14d。继以苄星青霉素 G240 万，1 次/周，肌注，连续 3 次。

2. 对青霉素过敏者

（1）四环素类 盐酸四环素 500mg，4 次/d，连服 30d；或多西环素 100mg，2 次/d，连服 30d。

2. 红霉素类 红霉素用法同盐酸四环素，但疗效不如青霉素。

HIV 感染者梅毒

苄星青霉素 G240 万 U 肌注，1 次/周，共 3 次；或苄星青霉素 G240 万 U 肌注一次，同时加用其他有效的抗生素

先天梅毒

1. 早期先天梅毒（2 岁以内）

1）脑脊液正常者 苄星青霉素 G 5 万 U/（kg，d），1 次分两臀肌注。

2）脑脊液异常者

（1）水剂青霉素 G 10～15 万 U/（kg，d），出生后 7d 以内的新生儿，每次 5 万 U/kg，2 次/d，静脉注射；出生 7d 以后的婴儿 3 次/d，直至总疗程 10～14d。

（2）普鲁卡因青霉素 G 5 万 U/（kg，d），肌注，1 次/d，连续 10～14d。

如无条件检查脑脊液者，可按脑脊液异常者进行治疗。

2. 晚期先天梅毒（2 岁以上）

（1）水剂青霉素 G 20～30 万 U/（kg，d），4～6 次/d，静脉注射或肌注，连续 10～14d。

（2）普鲁卡因青霉素 G 5 万 U/（kg，d），肌注，连续 10～14d 为一疗程。可考虑给两个疗程。

对较大儿童的青霉素用量，不应该超过成人同期患者的治疗用量。

对青霉素过敏者，可用红霉素治疗，7.5～12.5mg/（kg，d），分 4 次，连服 30d。8 岁以下儿童禁用四环素。

血清阳性而未治疗的新生儿须在第 1、2、3、6 和 12 个月时随访。非螺旋体抗体滴度应在 3 个月内下降，6 个月左右转阴。如果该滴度不下降或升高，应当重新检查并充分治疗。螺旋体抗体可存在 1 年。如果 1 年以上仍阳性，应当按先天梅毒治疗。

治疗后的先天性梅毒应当随访，并监测非特异性抗体血清反应滴度是否下降。脑脊液淋巴细胞升高者，应每半年复查脑脊液一次，直至恢复正常。如果细胞计数在 2 年后仍不正常，或每次检查无下降趋势，应重复治疗，对 6 个月后脑脊液 VDRL 仍阳性者，也应重复治疗。

妊娠梅毒

1. 普鲁卡因青霉素 G，80 万 u/日，肌注，连续 10 天。妊娠初 3 个月内，注射一疗程，妊娠末 3 个月注射一疗程。

2. 对青霉素过敏者，用红霉素治疗，每次 500mg，4 次/日，早期悔毒连服 15 天，二期复发及晚期梅毒连服 30 天。妊娠初 3 个月与妊娠末 3 个月各进行一个疗程（禁用四环素）。但其所生婴儿应用青霉素补治。

（二）辨证论治

1. 疳疮（硬下疳）

主症：男女前后二阴疳疮显现，四周焮肿，色紫红，亮如水晶，溃后腐烂，但无脓水，周边坚硬凸起，中间凹陷成窝，小便黄赤或淋涩，舌红、苔黄，脉弦数或滑数。

治则：清热解毒泻火。

方药：龙胆泻肝汤加减。

组成：龙胆草 15g　金银花 15g　生地黄 15g　栀子 15g　黄芩 15g　土茯苓 30g　赤芍 15g　滑石 20g　泽泻 15g　甘草 8g

加减：如伴有腹股沟淋巴结肿大者，加猫爪草、夏枯草、牡丹皮；如疳疮表面脓性物较多者，加蒲公英、紫花地丁。

2. 横痃（腹股沟淋巴结肿大）

主症：病发疳疮之后，在胯腹部一侧或两侧，出现如杏核之结核，可渐大如鸡卵，色白坚硬不痛，极少破溃，口干苦，舌红、苔黄腻，脉滑数。

治则：清热解毒，泻火散结。

方药：土茯苓合剂加减。

组成：土茯苓 30g　金银花 20g　白鲜皮 15g　生甘草 10g　生牡蛎 30g　山慈姑 9g　栀子 15g　浙贝母 12g　玄参 15g　当归 6g

3. 杨梅疮（二期梅毒疹）

（1）热毒蕴结

主症：全身广泛分布斑疹、丘疹、脓疱疹，或见扁平湿疣，或见杨梅结毒，全身症状可见口干渴饮，大便干结，小便赤涩，舌红、苔黄，脉数。

治则：解毒驱梅，清热泻火。

方药：五味消毒饮合黄连解毒汤加减。

组成：蒲公英 15g　天葵子 15g　紫花地丁 15g　野菊花 15g　金银花 15g　白鲜皮 15g　黄连 12g　黄柏 12g　栀子 12g　黄芩 12g　薏苡仁 10g　茯苓 10g　萆薢 10g　甘草 10g

（2）热入营血

主症：主要表现为杨梅斑，见小片状边缘不清红斑，常融合成块，稍高出皮面，先起红晕后发斑点，丘疹可在斑疹上重叠出现，全身症状可见壮热口渴，腹满便秘，或神昏躁扰，舌绛、苔黄，脉沉数。

治则：解毒驱梅，清热凉血。

方药：仙方活命饮合清热地黄汤加减。

组成：金银花 20g　生地黄 15g　牡丹皮 15g　当归 10g　赤芍 10g　贝母 10g　天花粉 10g　皂角刺 10g　陈皮 10g　白芷 6g　防风 6g　乳香 6g　没药 6g　甘草 6g

4. 杨梅结毒（三期梅毒）

（1）风毒蕴结

主症：筋骨疼痛，日轻夜重，随处结肿，溃前其色暗红，溃后黄水泛滥而腐臭，口渴，心烦，舌红、苔黄，脉数。

治则：祛风清热解毒。

方药：搜风解毒汤加减。

组成：土茯苓 15g　薏苡仁 15g　川木通 15g　金银花 10g　防风 10g　木瓜 10g
白鲜皮 10g　皂角刺 10g　当归 10g　人参 5g　甘草 5g

（2）脾虚湿困

主症：毒肿小如豌豆，大及胡桃，其色褐，无压痛，溃后难以收口，疮口凹陷，边界
整齐，腐肉败臭，筋骨疼痛，胸闷不饥，食少便溏，肢体困倦，舌苔黄，脉濡数。

治则：健脾渗湿，清热解毒。

方药：参苓白术散合土茯苓合剂加减。

组成：土茯苓 15g　金银花 15g　威灵仙 15g　白鲜皮 15g　白术 10g　淮山药 10g
莲肉 10g　砂仁 10g　桔梗 10g　苍耳子 6g　人参 5g　甘草 5g

（3）肝肾亏虚

主症：腰膝酸痛，头晕目眩，神疲乏力，耳鸣耳聋，失眠多梦，或五心烦热，潮热盗
汗，遗精，舌红、苔少，脉细无力。

治则：解毒驱梅，补益肝肾。

方药：地黄饮子合知柏地黄丸加减。

组成：熟地黄 12g　山茱萸 12g　山药 12g　牡丹皮 10g　泽泻 10g　茯苓 10g　五
味子 10g　麦冬 10g　巴戟天 6g　肉苁蓉 6g

加减：阴虚热象明显者，加知母、黄柏。

（4）气血两虚

主症：面色㿠白，头晕目眩，气短乏力，心悸怔忡，四肢倦怠，舌淡、苔白，脉细
弱。

治则：解毒驱梅，益气养血。

方药：八珍汤加减。

组成：人参 10g　白术 10g　白芍 10g　云苓 12g　当归 12g　川芎 12g　熟地黄 12g
黄芪 15g　甘草 6g

三、其他疗法

1. 针灸疗法

（1）主穴取大椎、肩井、曲池、阳陵泉、气海、八髎，配穴取内关、委中、环跳、
昆仑，隔日针治 1 次，12 次为 1 疗程，适用于梅毒引起的肢节疼痛。

（2）针刺曲池、足三里、八髎、环跳、委中、大椎等穴，对神经梅毒有一定疗效。

2. 外治疗法

（1）珍珠散　珍珠 0.3g，轻粉 1.5g，冰片 0.3g，煅炉甘石 1.5g，儿茶 1.5g，雄黄
1.5g，黄连 0.9g，黄柏 0.9g。共研为细末，撒于患处。

（2）杏仁霜、轻粉 2 味等分为末，敷于疮上二三日，结痂脱落，治疗棉花疮。

（3）雄黄 4.5g，杏仁去皮 30 粒，轻粉 3g。同研细末，用雄猪胆汁调敷之，二三日即
愈。

（4）翠云散　铜绿、胆矾各 15g，轻粉、煅石膏各 3g。共研极细，瓷罐收贮，湿疮干

掺，干疮公猪胆汁调涂，3 日点 3 次，其疮自干而愈，治疗梅疮已服内药，根脚不红，疮势已退者。

（5）鹅黄散 煅石膏、轻粉、炒黄柏各等份，为极细末，干掺烂上，即可结痂，再烂再掺，毒尽乃愈，杨梅疮溃烂成片，脓秽多而疼甚者。

（6）大枫子，捣烂外敷或研末去油，以麻油调敷，能祛风燥湿，攻毒杀虫，适用于晚期梅毒。

（7）通鼻散。葫芦壳（烧灰）、钟乳石、胆矾、冰片等份。研末，吹鼻内，治疗三期梅毒结毒攻鼻，鼻塞不通。

3. 熏洗疗法 防风、芍药、山栀、金银藤、苍术、黄柏、地榆、黄芩、连翘、蕲艾、地骨皮、天花粉、豨莶草各 9g，铅丹 500g，紫苏 1 把。煎水熏洗，后搽药（珍珠 3g，麝香 0.6g，杏仁、轻粉各 15g，各另研和匀，用雄猪胆汁调匀，搽入肌肉，不见药为效，如有水出，再挹再搽）。夏日每日 1 洗，冬天两日 1 洗，治疗杨梅疳疮。

四、民间经验方

（1）胆矾、白矾、水银各 12g。共为末，加入麻油少许和匀，取药少许涂两足心及两手心。

（2）土茯苓复方疗法 土茯苓 180g，丁香 10g，广木香 10g，儿茶 12g，血竭花 10g，巴豆霜 0.2g。每日 1 剂，一般连服 20～21 日。

（3）三仙驱梅丸（三仙胆、琥珀、大枣、朱砂各 120g，冰片 6g，麝香 1.5g，研细末，大枣去核捣泥，捻药为丸约 800 粒），绿豆煎汤送服，每次 1 粒，每日 2 次，适用于三期梅毒。

（4）五五丹（熟石膏、生丹各 5g）掺疮口，或用药线蘸药插入溃烂处，外盖油膏，适用于梅毒淋巴结肿大溃烂，或三期皮肤梅毒溃烂。

（5）生肌散（制炉甘石 15g，滴乳石 9g，血珀 6g，滑石 30g，朱砂 3g，冰片 0.3g，研极细末），掺于溃烂处，外盖油膏，适用于梅毒淋巴结肿大溃烂，或三期皮肤梅毒溃烂。

（6）冲和膏（紫荆皮 150g，独活 90g，赤芍 60g，石菖蒲 45g，白芷 30g，研成细末），调葱汁、陈酒外敷患处，适用于梅毒淋巴结肿大及三期皮肤梅毒未溃破者。

【预防】

首先应加强卫生宣传教育，反对不正当的性行为，其次应采取以下预防措施：

1. 对可疑病人均应进行预防检查做梅毒血清试验，以便早期发现新病人并及时治疗；

2. 发现梅毒病人必须强迫进行隔离治疗病人的衣物及用品，如：毛巾、衣服剃刀、餐具、被褥等要在医务人员指导下进行严格消毒。以杜绝传染源；

3. 追踪病人的性伴侣包括病人自报及医务人员访问的，查找病人所有性接触者，进行预防检查追踪观察并进行必要的治疗，未治愈前配偶绝对禁止有性生活；

4. 对可疑患梅毒的孕妇应及时给予预防性治疗，以防止将梅毒感染给胎儿；未婚男女病人，未经治愈不能结婚。

第三节　滴虫病

滴虫病（trichomoniasis）是由阴道毛滴虫感染所致的一种常见的性传播疾病，它仅累及泌尿生殖道系统，主要是阴道、尿道及前列腺。男性感染阴道毛滴虫后大多无症状，但女性大多有症状，表现为阴道恶臭的黄绿色分泌物，并有外阴刺激症状。感染滴虫不出现临床症状者称为带虫者。此外，感染滴虫的个体对其它性病病原菌的易感性增加，并且近年来认为阴道滴虫病与胎膜早破及早产有关。滴虫病分为滴虫性尿道炎、滴虫性阴道炎、滴虫性前列腺炎。

本病属中医学"带下"、"阴痒"等范畴。

【病原学】

本病的病原体是阴道毛滴虫。毛滴虫是一种寄生虫，但是肉眼看不见，这种毛滴虫呈梨形，长为 10～30μm，头部有 4 根与虫体等长的鞭毛，在显微镜下可以清楚地看到这种毛滴虫。毛滴虫对不同的环境适应力很强，能在 25℃～42℃条件下生长繁殖，3℃～5℃的低温可生存 21 天，在 46℃时仍能生存 20～60 分钟，脱离人体后在半干燥的条件下也可生存数小时。毛滴虫不但寄生于缺氧的阴道内，并可侵入尿道和尿道旁腺，甚至于上行至输尿管及肾盂。最适宜于毛滴虫生长的 pH 值是 5.5～6，如 pH 为 5 以下或 7.5 以上则毛滴虫的生长会受到抑制。

【流行病学】

一、传染源

滴虫患者和带虫者是本病的传染源，主要通过性交直接传染，亦可通过公共浴池，游泳池，坐式马桶等间接传播。

二、传播途径

1. 性交直接传播。可传染阴道，引起阴道毛滴虫病，再经过性交传染给男性。
2. 公共场所。如公共浴池、游泳池等间接传播。
3. 卫生洁具和贴身物品。如被污染的便盆、衣服、床单、浴巾、手、污染的器械、坐式马桶等间接传播。

三、易感人群

15～35 岁的性活跃人群是最易感滴虫病的年龄组。

四、流行特征

滴虫感染所造成的滴虫性阴道炎遍及世界各地。据估计，美国妇女每年感染人数是300 万，全世界每年的感染人数达到 1.8 亿，同时发现，这些妇女的男性性伴中，30%～70% 的人有滴虫寄生。目前有关研究证明，新生儿可以在分娩的时候在母体产道被感染，这一感染常常潜伏到青春期时才可能出现滴虫感染的症状。事实证明，滴虫感染率与性接触的次数有关，成年处女感染率为零，在妓女或患有其他性病的患者中，感染率高达70%。

【病因病机】

一、中医病因病机

滴虫病之病因源于不洁性交或直接传染，湿热蕴结流注下焦，或热毒损伤任、带，虫毒作祟，终成本病。湿热下注，虫毒扰阴，故见阴痒、带下黄白而有臭味；湿热流注膀胱、膀胱气化不利，故见尿频、尿急、尿痛、排尿困难等症；湿热虫毒为患，故多伴见舌苔黄腻、脉滑数等。

二、西医发病机制和病理

阴道毛滴虫一般寄生在泌尿生殖系统。虫体在阴道壁上皮细胞生长时，消耗糖原，阻碍了阴道内乳酸菌酵解产生乳酸的作用，使阴道的 pH 值由正常的酸性变为中性或碱性，适于虫体和细菌的生长，即破坏了所谓的阴道"自净作用"。健康妇女阴道因乳酸杆菌作用，pH 值维持在 3.8～4.4 之间，可抑制其他细菌生长，不利于滴虫生长，称为阴道的自净作用。因此女性日常清洗私处要用娇妍 pH4 弱酸性女性护理液，pH4 弱酸性女性护理液可以维护阴道"自净作用"，抑制阴道毛滴虫致病感染。妊娠及月经后的阴道生理周期使 pH 接近中性，这些都有利于滴虫繁殖，因而感染和复发率较高。感染初期，毛滴虫对阴道上皮细胞粘附，并产生细胞外毒性因子。粘附过程除涉及到至少四种粘附蛋白（2－65KD）的参与外，还与毛滴虫的阿米巴样变形有关，已报道毛滴虫分泌的毒性因子包括：细胞分离因子，两种半胱氨酸蛋白酶（30KD 和 6KD），以及一种溶血毒素。溶血作用可能是滴虫与红细胞直接作用的结果。

【临床表现】

一、女性生殖器滴虫病的临床表现

主要症状是白带增多和剧烈瘙痒。白带的特点是泡沫多，呈灰黄色，外观污浊，有腥臭味。此外，如下症状可以同时并存。

1. 由于较多的白带流出，刺激外阴可出现灼热、瘙痒感。
2. 由于合并细菌感染，阴道可以流出脓性分泌物，甚至阴道粘膜出血，则可见赤带。
3. 性交时可有疼痛，还可引起尿频、排尿时烧灼疼痛，间歇性血尿。
4. 由于白带多可妨碍精子的存活，兼以毛滴虫可以吞噬精子，因此久患毛滴虫性阴道炎者，可引起不孕。

二、男性生殖器患病的临床表现

如毛滴虫仅仅侵犯前尿道，患者多无症状，因此，常常不被发现而漏诊。如毛滴虫侵犯后尿道或前列腺时，可发生排尿痛、尿道口有痒感，或尿道口有分泌物，但量很少。由于毛滴虫能消耗阴道内的糖原，改变阴道内的酸碱度，破坏阴道内的防御机能，容易引起继发细菌感染。

【实验室检查】

一、悬滴法

悬滴法是检查阴道毛滴虫最简单方法，阳性率可达 80%～90%。将检体涂在载玻片上，再加 1 滴生理盐水后加盖玻片，用 100～200 倍镜检，可见原虫鞭毛波动膜活动。在生理盐水中加 5% 的中性红，滴虫不能死亡，并不着色，而周围形成粉红色，对白色的原虫易于认出，或用 1600 倍吖啶橙液 1 滴滴入新鲜标本上，用荧光显微镜观察，可见虫体带有淡黄绿色的荧光，特别好看，直接镜检法检出率极高。

二、涂片染色法

将分泌物涂在玻片上，待自然干燥后可用不同染液染色，如革兰染色，瑞特染色，姬姆萨染色，PAS 染色和利什曼染色。这种方法不仅可看到滴虫的形状和内容，而且能同时看到阴道内存在的其他微生物。也可用吖啶橙染色，荧光显微镜检查。

三、培养法

将阴道分泌物或尿道分泌物加入培养基内，置 37℃ 温箱中培养 48 小时，每隔 72 小时接种 1 次，取培养混匀液 1 滴涂片，染色镜检。

四、免疫学方法

检测阴道毛滴虫特定的抗原。常用的免疫学方法有荧光抗体检查法，ELISA 法，胶乳凝集法等，其阳性率较涂片法高，但临床一般不采用免疫学方法检查。

【诊断与鉴别诊断】

一、诊断要点

（一）滴虫性阴道炎诊断

女性患者主要是阴道炎的症状，典型表现为白带增多伴中至重度外阴瘙痒。阴道分泌物稀薄，黄绿色，泡沫状，可有臭味。阴道液 pH 值明显增高，常 >5.0。检查可见阴道粘膜充血、红肿，有散在小出血点，宫颈红斑水肿及点状出血使之呈特征性的草莓样外观，后穹隆常充满稀薄灰黄色有泡沫的白带具有特征性。部分病人可出现性交痛及尿痛。如出现后者，提示合并尿道滴虫感染。本病症状常随月经周期而波动，一般在月经期后症状加重。男性滴虫病常感染前列腺和尿道，多数无症状呈带虫状态，但常导致性伴侣的连续重复感染。此外阴道毛滴虫也是男性非淋菌性尿道炎的病因之一。病人可间断出现少量的清亮的尿道分泌物，可有尿痛及龟头瘙痒。多数男性的滴虫性尿道炎是自限性的，这可能是男性前列腺液中的抗滴虫成分所致。

（二）滴虫性尿道炎诊断

1. 症状与体征　尿道口处痒感、烧灼痛，伴尿频、尿急、尿痛与终末血尿。尿道口红肿，并有少量无色透明的稀薄或乳状分泌物。晨起时有少许分泌物附着于尿道口上。
2. 实验室检查　取新鲜尿道分泌物或尿液、前列腺液，加盐水涂片镜检，可发现活动的毛滴虫。留取标本前，应清洗会阴部、尿道口周围。采集标本时，试管宜紧贴于尿道口。标本于检查前应注意保暖。可反复检查，必要时可行培养。

3. 膀胱尿道镜检查　可观察到后尿道、膀胱颈部、三角区有充血，红色小乳头状息肉样隆起，并粘附有一层菲薄的絮状物。

（三）滴虫性前列腺炎诊断

当患者出现慢性前列腺炎的症状，采用常规抗生素及其他综合治疗措施无效果，患者的配偶又患有滴虫性阴道炎时，应该考虑到可能存在滴虫性前列腺炎。对患者的前列腺液直接涂片，进行显微镜镜检，也可以通过染色法来检查比常规的分泌物或前列腺液涂片直接镜检更加敏感准确。

二、鉴别诊断

1. 念珠菌性阴道炎：外阴阴道瘙痒，奶酪样或豆渣样白带，阴道有白色假膜。真菌检查阳性。

2. 细菌性阴道病：①非化脓性灰白色粘稠阴道分泌物；②阴道分泌物有鱼腥味，胺试验阳性；③阴道分泌物 pH 值升高，5.0 – 5.5；④分泌物中有线索细胞。

【治疗】

一、治疗原则

可采用全身治疗及局部治疗。由于阴道滴虫常伴泌尿系统的滴虫感染，并可隐藏在子宫颈腺体、阴道皱襞及尿道下段，故单纯局部用药不易彻底消失，停药后易复发，使疾病经久不愈。因此应首选全身治疗，并主张单剂量一次给药，且需连续 3 次月经期后复查滴虫阴性者方为治愈。滴虫病患者的性伴侣必须同时治疗。

二、治疗方法

（一）全身治疗

1. 口服灭滴灵　0.2 ~ 0.4g，每日 3 次，10 天为 1 疗程。局部用娇妍洁阴洗液或1：5000 的硝酸银冲洗尿道并适量溶液保留 3 ~ 5 分钟。因月经后本病易复发，故下次月经过后最好再治疗 1 疗程，以巩固疗效。用本药治疗期间应避免饮酒及酒精饮品，以免引起戒酒硫样反应。并注意药的副作用。

2. 硝马唑　每次 250 毫克，每天 2 次，服用 6 天；或用 1% 乳酸、娇妍洁阴洗液冲洗阴道后再用娇妍凝胶消毒剂，置入阴道内，每晚 1 次，共 10 天。

3. 氟硝咪唑　每次 200 毫克，每天 3 次，连服 5 天。

4. 蛇床子煎剂　蛇床子 30g，黄连 15g，狼毒 6g，白藓皮 30g，水煎，熏洗外阴，每天 2 次。

5. 日常清洁私处要用 pH4 弱酸性女性护理液，娇妍女性护理液可以维护阴道"自净作用"，抑制阴道毛滴虫致病感染。

（二）局部治疗

1. 增强阴道防御能力　用 0.5% 的乳酸或醋酸溶液冲洗外阴阴道，或用 pH4 弱酸性女性护理液冲洗阴道。

2. 用灭滴灵 200mg 或娇妍凝胶消毒剂，每晚塞入阴道后穹窿，7～10 天为一疗程。若先用上述弱酸性女性护理液清洗阴道后再放入药栓，则效果更佳。

（三）特殊治疗

1. 孕妇的治疗　由于甲硝唑对啮齿动物有致癌作用，对细菌也有致突变作用，故妊娠头 3 个月内不应服用，而应以局部治疗为主，但疗效不理想。对于妊娠中期以后仍有严重症状的病人可以考虑甲硝唑 2.0g 一次顿服疗法。

2. 性伴侣的治疗　滴虫病患者的性伴侣必须同时接受治疗，方法剂量相同。

（四）辨证论治

中医认为本病是由于湿热蕴结，生虫化腐所致，其主要的病因是湿热生虫。湿热之邪有内外之分，如久居湿地，冒雨涉水致使湿热外侵，此为外湿；若素体脾虚，肝气犯脾，致使湿邪内生，此为内湿。湿热之邪日久可以生虫、化腐，导致白带骤然增多和有腥臭味。湿热生虫是主要的病因病机，故中医治疗主要针对湿热生虫证治疗，但是湿热伤人日久，可以损伤人体肝肾之阴，所以在后期的治疗中，要特别注意滋补肝肾，兼以清热除湿。事实上中医常把本病分为两型辨证论治，即湿热生虫证和肝肾不足证。

1. 湿热生虫证

主症：外阴或阴中瘙痒或奇痒难忍，白带量多，呈灰黄色或脓样，有腥臭味，可伴有尿频、尿急、尿道灼痛。妇科检查可见阴道或子宫颈粘膜有充血或散在出血点。

治则：宜清热除湿，杀虫止痒。

方药：龙胆泻肝汤加减。

组成：龙胆草 10g　黄芩 10g　山栀子 10g　泽泻 10g　木通 10g　车前子 10g　当归 10g　柴胡 10g　生地黄 10g　白鲜皮 30g　贯众 15g　川楝子 10g　鹤虱 10g

2. 肝肾不足证

主症：外阴及阴道内瘙痒不堪，白带量少色白，外阴皮肤肥厚，色紫褐或灰白，常伴有心烦寐少，头昏眼花，月经紊乱，舌质红、舌苔少。

治则：宜滋补肝肾，清热除湿。

方药：六味地黄汤加减。

组成：生熟地黄各 10g　泽泻 10g　牡丹皮 10g　山药 15g　山萸肉 10g　知母 10g　黄柏 10g　白鲜皮 25g　地肤子 25g　鹤虱 10g　乌梅 10g

（四）针灸疗法

取阴陵泉、行间，用泻法，出针时摇大针孔，快速出针，不按针孔。适用于滴虫病之实热证者。

（五）单方验方

1. 溻痒方　鹤虱 30g，苦参 15g，威灵仙 15g，当归尾 15g，蛇床子 15g，狼毒 15g。水煎熏洗或坐浴。每日 1 次。

2. 苦参汤　苦参 60g，蛇床子 30g，金银花 30g，菊花 60g，黄柏 15g，地肤子 15g，石菖蒲 10g。水煎去渣，临用前加猪胆汁 4～5 滴，熏洗，每日 1 次。

3. 银杏散　轻粉、雄黄、杏仁、苦参、水银（铅制）各3g，共研细末，调匀，每次1g以枣肉和为丸，以纱布包裹，外用长线扎紧，将药塞入阴道内，线头留在外边，每日换药1次。

4. 冲洗验方　蛇床子30g，地肤子15g，苦参30g，川椒9g，白矾30g。水煎后冲洗阴道，每日1次。

5. 蛇床子洗剂　蛇床子30g，贯众30g，秦皮30g，乌梅10g，明矾30g。水煎熏洗，每日1次。

【预防】

1. 洁身自爱，避免不洁性交。

2. 夫妇一方患病后，其配偶或性伴应同时接受检查和治疗，以免相互传染，治疗困难。

3. 洗外阴用的盆、毛巾要专人专用。尽量避免使用公共坐式马桶或与他人共用浴盆、浴缸，最好洗淋浴。

4. 搞好个人卫生，经常保持外阴清洁，内裤要勤换洗。

5. 要坚持治疗1~2个疗程，自觉症状消退后要去医院检查，实验室检查证实至少3次毛滴虫阴性才能认为治愈。

对于滴虫病的预防，说起来非常简单，这就是要定期检查，积极发现和治疗患者和带虫者。我们同时倡导改进公共卫生设备，改坐式厕所为蹲式。我们提倡洗澡用淋浴，滴虫病患者及带虫者不得进入公共游泳池。

第四节　阴　虱

阴虱病是由主要寄生于人的阴毛和肛门周围体毛上的阴虱叮咬其附近皮肤，从而引起瘙痒的一种传染性寄生虫病

一般认为，阴虱几乎都是通过性交而传染的，少部分病人可由污染物而传染。阴虱的流行常与其他的性传染性疾病呈平行关系。阴虱的发生与性生活的频度有关。19岁以前的女孩发病率较低，但随着性生活频度增加，阴虱的发病率亦增加。近年来阴虱在美国和西欧均有流行。

本病在公元六世纪左右即有记述。隋唐时期，已对头虱有了描述，如隋《诸病源候论·头多虱生疮候》中说："虱者，按九虫论云，……而小儿头栉沐不时，则虱生。滋长偏多，啮头，遂至生疮，疮处虱聚也，谓之虱巢。"明清医著中，记述了阴虱等症情，明·《外科正宗·阴虱》说："阴虱又名八脚虫也。"清·《类证治载》又说："阴毛生虱。"清·《疡医大全》进一步强调："此虫最易传染，得此者，勿近好人，近之则好人即生此虫，不可不慎。"这是对虱病具有传染性及如何预防的生动描述。清《医宗金鉴·外科心法要诀·阴虱疮》又记载："瘙痒难忍，抓破色红，中含紫点。"这对虱病的表现，作了细致的描述。本病属中医"阴痒"、"阴疮"等范畴。

【病原学】

阴虱病的病原体是一种体外寄生虫——阴虱。在人体寄生的虱子有 3 种，即头虱、体虱和阴虱，它们的寄生部位、生活习性和外观形态略有不同。阴虱也称之为耻阴虱。阴虱体形小而扁平，呈浅黄色或茶褐色的小斑点，肉眼可看见，平均长约 1 ~ 2mm（芝麻大小），雌阴虱体长 1.5 ~ 2.0 毫米，雄阴虱体长 0.8 ~ 1.2 毫米。肉眼看阴虱是一个个灰黄色的小粒，一时往往难以发现。阴虱有三对足，前足细长，后两对足较宽有勾形尖刺，形状狠猛，胸腹部相连，腹短宽似螃蟹。阴虱不躲藏在人的衣缝内，它的巨爪紧握人的阴毛，偶然能寄生在腋毛、眉毛及睫毛上。借助其大爪抓住毛干，活动力较小，常将嘴部（喙器）埋于皮肤、毛囊、毛干部或紧贴于皮肤。不爱活动，平常每天最多活动 10mm，常用爪勾挂于毛根上。以人的血液为营养，一天吸血 4 ~ 5 次。进食前的阴虱是灰白色，进食后变成铁锈色。吸取血液时把人的皮肤咬伤，又将其有毒唾液注入人体，还边吸血边排粪，故引起阴部皮肤瘙痒及炎症反应。

人的体温适合阴虱生长。自然条件下，雌虱的平均寿命为 35 天，繁殖力较强，在此期间产卵约 50 个，一个雄虱能使多个雌虱受精。产卵于人的阴毛根部，其卵可牢固地粘附在阴毛上，不容易洗掉或刷掉。虫卵也附着在人的阴毛上，为铁锈色或淡红色的小粒，由卵孵化出若虫，若虫再发育成成虫，发育一代约需 20 天左右，成阴虱的寿命约一个月左右。一个人身上可带几百个虫卵，虫卵的孵化时间为 8 ~ 9 天。

阴虱的幼虫和成虫都依靠吸人血为生。阴虱一般不离开阴毛部，只有当性交时阴虱才离开原宿主，传染于新的宿主。阴虱也同其他虱病一样，还可传播回归热及斑疹伤寒等传染病。

【流行病学】

一、传染源

本病的传染源为阴虱病患者和带虫者。

二、传播途径

阴虱主要通过性接触传播，阴虱病患者常伴发其他性传播疾病。有研究表明，阴虱病发病率最高的人群与淋病和梅毒相似，患者多为 15 ~ 25 岁未婚青年，25 岁以后发病率随年龄增长而逐渐降低，35 岁以上的阴虱病患者少见。阴虱也可能通过其他密切接触而传播。如通过受污染的马桶座圈或床铺等传播；阴虱感染者的附有虱卵的阴毛脱落下来，粘在共用物品上，而该物品若被他人在短时间内使用，也可将阴虱传播。

三、易感人群

多见于 15 ~ 19 岁女性。

四、流行状况

常见于寒冷的农村地区，近年来在美国和西欧有较小的流行。流行的主要原因是卫生条件差，性混乱也是重要原因之一。

【病因病机】

一、中医病因病机

中医学认为"湿热生虫",本病以肝经湿热与脾虚湿生为其特点。七情抑郁,久郁化火,脾虚湿生,湿热相合,循肝经下行流注于阴部,或因欲事不遂,思想所淫,以致气血凝于阴间,积成湿热,久而不散而生虫。房事过度,伤及肝肾,使肝肾阴虚,虚热内生;房事直接损及前阴,感染热毒,虫痒而作。

二、西医发病机制和病理

虱的生存依赖于人的血液,取食时,虱将口器刺入宿主皮肤,注入其唾液以防血液凝固,然后将血液吸进其消化系统,虱取食时可排出深红色粪便。阴虱的机械刺激和其分泌物的化学刺激或导致的变态反应可引起外阴皮肤瘙痒和皮损。

【临床表现】

阴虱病主要是由阴虱虱虫引起的,阴虱聚居在阴部及会阴毛上,具有一定的游移性,阴毛部位及其附近瘙痒,搔抓引起抓痕,血痂或继发脓疱疮、毛囊炎等感染,有时被咬处见黄豆大或指甲大青斑,即刚灰色色素性小斑点,一般不超过1cm直径,这种斑点可能是皮肤对阴虱涎液的过敏反应,也有人认为是由于阴虱吸血时,唾液进入血液而使血红蛋白变色,虱咬处微量出血,该处变为青斑。杀灭阴虱后,青斑可继续存在数日。在毛囊口可找到阴虱,毛干处可找到铁锈色虱卵。如果穿白色底裤,每天可在底裤上看到铁锈色颗粒。

主要的发病部位在阴毛区和肛周附近,也可见于腋毛、胸毛区。常见的自觉症状为剧烈瘙痒,搔抓后常引起抓痕、血痂,或继发脓疱疮及毛囊炎等细菌感染。偶然可见灰青色或淡青色斑疹,其直径约0.5cm,指压后不褪色,不伴瘙痒,常见于股内侧、下腹部和腰部。这是因为阴虱在吸血时,唾液进入血液而使血红蛋白变性所致。杀灭阴虱后,这种青色斑可持续存在数月之久。

根据有性接触史或其他感染史,阴毛区瘙痒,皮损主要为抓痕、血痂、继发性脓疱疮、毛囊炎或灰青色或淡青色斑等可作出诊断。在耻骨部皮肤或阴毛区查见阴虱或虱卵即可确诊。

阴虱的临床症状:

1. 瘙痒 瘙痒是主要的症状,但是瘙痒的程度则因人而异。瘙痒是由于阴虱用爪勾刺向皮肤打洞或穿洞,虱觜叮咬和注入唾液时才发生瘙痒。阴虱在吸血时注入唾液是因为唾液能防止血液凝固,有利于吸血。阴虱每天吸血数次,故瘙痒为阵发性的。

2. 皮疹 在阴虱叮咬处常有微孔(肉眼看不见),局部发红,有小红斑点,其上有血痂;微孔处约经5天,局部产生过敏反应,常隆起出现丘疹。因搔抓常出现感染,见脓疱、渗液、结痂。

3. 青灰色斑 在患处附近可见到0.2~2cm大的青灰色斑,不痛不痒,压之不褪色,可持续数月,这种青灰色斑也可见于胸腹部、股内侧等处。这种青灰色斑发生的原因目前还不清楚,可能与阴虱叮咬时的唾液进入血液所引起有关。

【实验室检查】

本病通常无需实验室检查，必要时可在显微镜或放大镜下辨认阴虱成虫或虫卵。

【诊断与鉴别诊断】

一、诊断要点

根据有性接触史或其他感染史，阴毛区瘙痒，皮损主要为抓痕、血痂、继发性脓疱疮、毛囊炎或灰青色或淡青色斑等可作出诊断。在耻骨部皮肤或阴毛区查见阴虱或虱卵即可确诊。

诊断依据：

1. 患者通常主诉外阴瘙痒，偶诉其他部位，如眉毛部瘙痒。

2. 体检可发现上述部位有阴虱或虫卵，可见血痂、抓痕、青斑和毛囊炎等炎性丘疹。

3. 显微镜或放大镜下发现阴虱成虫或虫卵。

二、鉴别诊断

阴虱病应与疥疮、外阴皮肤瘙痒症、湿疹等相鉴别。

1. 疥疮 其皮损常出现在皮肤较薄嫩之处，如手指缝、手腕曲侧、肘窝、腋下，亦可出现于外生殖器，疥疮的特征是有炎性结节、隧道，显微镜下检查可发现疥螨。

2. 外阴皮肤瘙痒症 无原发性损害，无青色斑，找不到阴虱和虱卵。阴虱病常可并发其他性传播疾病，如淋病和梅毒等。

3. 湿疹 亚急性损害以丘疹为主，成群发生，边缘常不清楚，部位不定，常反复发作，此起彼伏，急性期可出现水疱，糜烂及渗液，慢性期呈苔藓样变，各期可以反复交替，不传染。

【治疗】

一、治疗原则

早期诊断，及时治疗；治疗方案须个体化；规则治疗并随访；追查传染源，进行检查和治疗；性伴侣应同时进行检查和治疗。

二、治疗方法

理想的治疗药物应能同时有效杀灭阴虱成虫和虫卵。治疗前应让患者剃去阴毛，同时应将内衣、床单和被褥等用开水浸泡杀虫。临床上常用的方法如下：

（一）一般疗法

剃除阴毛，内衣、内裤、月经带及洗浴用具应煮沸消毒，保持清洁卫生。患者应避免性生活，以免传染他人。

（二）药物治疗

1. 林旦（1%）（γ-六氯苯，γ-666） 剂型有洗剂、香波和霜剂。该药有杀灭阴虱成虫和虫卵的作用。使用方法是将该药涂于患处，8 小时后洗净药物，观察 3 ~ 5 天，如未愈，可重复治疗 1 次。因该药过度吸收后可引起神经系统不良反应，甚至有报道林旦（γ－666）对人造血干细胞有毒性，故该药应禁用于孕妇、儿童、患处大片表皮脱落和阴囊上有多个皮损者。

2. 马拉硫磷洗剂（78%乙醇中加 0.5% 马拉硫磷）　该药有杀灭阴虱成虫和虫卵的作用。使用方法是将该药涂于患处，8 ~ 12 小时后洗净。要注意的是该药由于水解释放硫基而有恶臭味，且在乙醇挥发完全之前易燃，故应小心使用。

3. 扑灭司林（1%）　使用该药对感染部位充分洗涤后 10 分钟再用温水慢慢洗净，观察 7 ~ 10 天，如未愈，可重复治疗 1 次；

4. 硫磺软膏（6%）　局部涂搽，2 次/d，连用 10 天为一疗程。该药适用于婴儿。

5. 1% 林旦（γ－六六六，疥灵霜）或 10% 克罗米通（优力肤）霜　局部外用。若疗效不显著，3 天后应复治 1 次。

6. 25% 苯甲酸苄酯乳剂　外用，应隔天洗浴，并于 1 周后重复 1 次。

7. 中药 25% ~ 50% 百部酊也可使用。

8. 尚有其他的治疗药物，如 50% 百部酊、1% 升汞乙醇、25% 苯甲酸苄酯乳等。也可口服伊维菌素（ivermectin）200μg/kg，2 周后重复 1 次。

（三）对症疗法

若瘙痒剧烈可用抗组胺剂以缓解瘙痒。如继发细菌感染则应用抗生素。

（四）性伴侣的处理

患者的性伴侣也应接受检查，必要时进行治疗，以防再感染。

（五）辨证论治

1. 湿热下注

主症：阴部瘙痒，甚则疼痛，坐卧不安，带下量多，色黄如脓，或呈泡沫米泔样，其气腥臭，心烦少寐，口苦而腻，胸闷不适，纳谷不香。舌苔黄腻，脉弦数。

治则：清热利湿，杀虫止痒。

方药：萆薢渗湿汤加减。

组成：萆薢、黄柏、赤茯苓、牡丹皮各 15g　生薏苡仁 30g　泽泻 12g　苍术、苦参、白鲜皮各 10g　鹤虱 6g

加减：若肝经湿热，症见烦躁易怒，胸胁胀满，口苦咽干，大便秘结，小便短赤，舌红、苔薄黄，脉弦数者，用龙胆泻肝汤加减：龙胆草 6g，栀子、柴胡、黄芩各 12g，泽泻、车前子各 15g，泽泻、车前子各 15g，木通 10g，甘草 6g。

2. 脾虚湿重

主症：阴部瘙痒，肢体倦怠，小便赤涩，纳少失眠，口淡无味，时时口干。舌苔薄白腻，舌尖红，脉缓滑。

治则：健脾利湿杀虫。

方药：归脾汤加减。

组成：党参、黄芪、当归、茯苓、远志各 10g　柴胡、牡丹皮、白芍各 8g　生薏苡仁 20g

3. 肝肾阴虚

主症：阴部干涩，灼热瘙痒，五心烦热，头晕目眩，口干不欲饮，时有烘热汗出，耳鸣、腰酸。舌红少苔，脉细数。

治则：滋阴降火，调补肝肾。

方药：知柏地黄汤加减。

组成：知母、当归、牡丹皮 15g　黄柏、山萸肉、茯苓、泽泻、白鲜皮、地肤子各 10g　山药、制首乌各 30g

（六）针灸疗法

1. 体针　取中极、下髎、血海、三阴交。针刺用泻法。奇痒难忍者加曲骨、大敦；心烦少寐者加间使。

2. 耳针　取神门、脾、肝、外生殖器。强刺激，每日 1 次，每次取 2 ~ 3 穴，留针 15 ~ 30 分钟。并可用埋针法。

【预防】

1. 预防阴虱病首先是要杜绝卖淫嫖娼和性乱，还要搞好个人卫生，勤洗澡，勤换衣。

2. 如发现阴虱病人除及时治疗外，还应追踪传染来源，特别是对其性伴侣，应予以检查治疗。

3. 对病人使用的衣物、床上用品和污染物应煮沸灭虱或用熨斗熨烫。

第五节　生殖器疱疹

生殖器疱疹（Genifal Herpes，GH）即发生于生殖器部位的单纯疱疹，是病毒性传染性皮肤疾病，它与发生于口角外的单纯疱疹不同，绝大多数通过性关系传染。据有关报道，国外性活跃的青年患生殖器疱疹的很多，发病率甚至高于梅毒、淋病，本病目前在我国沿海地区发病率呈逐年上升趋势。人群感染高达 80% ~ 90%，10% 无症状，近年来，在世界范围内，生殖器疱疹的患病人数不断增加，特别是在性活跃的人群中，约有 30% 的人患过生殖器疱疹，尤其是在青年人中，该病的发病率甚至比淋病还高。女性患病居多。

本病可归属于中医"热疮"的范畴。

【病原学】

生殖器疱疹约 85% ~ 90% 由 2 型单纯疱疹病毒（HSV - 2）引起，10% ~ 15% 由 1 型单纯疱疹病毒（HSV - 1）引起。

HSV 是一种 DNA 病毒，核心为线状双链 DNA，分子量为 160×10Da，其外为一立体对称 20 面体的蛋白质衣壳，由 162 个壳粒所组成。衣壳外是脂质被膜。HSV 基因组编码病毒特异的核心蛋白及结构蛋白，包括存在于病毒表面的糖蛋白，它们能诱导机体产生中和抗体。两型 HSV 相关糖蛋白中除 HSV - 1 的 gC 和 HSV - 2 的 gG 具有特异性抗原决定簇外，其它结构基本相似，所产生的抗体在型间有交叉反应性。HSV 基因组还编码非结构蛋白,如胸苷激酶(TK)、DNK聚合酶等,它们对病毒的复制是很重要的。由于这些病毒酶不同于细胞酶,一些能选择性抑制病毒酶的抗病毒药物如阿昔洛韦,就是据此而研制出来的。

原发性生殖器疱疹都是通过与疱疹病毒感染者通过性交直接接触感染,HSV经过皮肤黏膜轻微的擦伤或裂口侵入上皮细胞,并在其中复制、繁殖,引起细胞的气球变性及坏死,炎性细胞的浸润等炎症反应,并刺激机体的免疫反应。侵入机体的病毒沿外周感觉神经向上进入脊髓背根的感觉或运动神经节,建立潜伏感染,潜伏感染是生殖器疱疹复发的根源。潜伏病毒的激活与病毒的胸苷激酶等和机体的免疫与非免疫因素有关。潜伏的病毒受激活后,沿周围神经轴索下行至皮肤和黏膜,引起复发。

【流行病学】

一、传染源

为生殖器疱疹患者和携带者或HSV-2隐性感染者。

二、传播途径

1. 性接触:HSV-2主要经性交传染,包括正常性交和异常性交方式。

2. 间接接触:分为一般性间接接触和医源性间接接触两种方式。

3. 垂直传播:患病孕妇可经胎盘感染其胎儿,造成先天性感染。与患病母亲的生活密切接触也可造成婴儿感染。

三、高危人群

低经济收入、低文化程度、贫困、卖淫、嫖娼及性乱者HSV-2血清感染率较高。城市高于乡村,发展中国家高于发达国家。15~35岁为生殖器疱疹的高发年龄,女性患者多于男性。多性伴、初次性交年龄提前、性活动年限延长、同性恋、异常性交方式、长期无保护的性活动等是生殖器疱疹发生的独立危险因素。既往有生殖器感染或性传播疾病如淋病、梅毒、阴道炎、盆腔炎、衣原体感染等病史与HSV-2感染有密切关系。

四、流行状况

近十几年来,生殖器疱疹患病人数迅速上升,西方发达国家尤其明显,是仅次于NGU和淋病而居第三位的性传播疾病。据统计,美国近年来每年约有30万~50万新病例发生,估计累计患病人数为3000万例。WHO估计,全球每年新发生殖器疱疹病例为2000万,位居性传播疾病的第四位。在大学生中,生殖器疱疹发病率可能比淋病高10倍。现代研究发现,生殖器疱疹引起的生殖器溃疡非常普遍,约占性传播疾病中男性生殖器溃疡的一半。

【病因病机】

一、中医病因病机

本病多因体内蕴热,外感毒邪,热毒相结,肝胆二经湿热下注而生;或因肌肤虚弱,邪毒留肤,遇热即发。

二、西医发病机制和病理

HSV 存在于生殖器疱疹病人和病毒携带者的皮肤、黏膜的分泌物、唾液和粪便中。它经呼吸道、口腔、生殖器的黏膜和破损的皮肤处侵入人体，在入口处生长繁殖，后经血液或神经通路播散，引起原发性单纯疱疹的损害。若发生于口、鼻及眼周围者，即为口唇疱疹，而发生于生殖器部位者，即为生殖器疱疹。部分呈无症状的隐性感染状态。

当原发性单纯疱疹的病变消退以后，HSV 并未消除，而是潜伏于人体的黏膜、血液和感觉神经节内，在生殖器疱疹，HSV 常潜伏于骶神经节内，并经唾液、血液和黏膜分泌物排毒。由于神经细胞缺乏病毒繁殖所需的特异性转录酶，因而 HSV 在神经细胞内保持静止状态。一旦机体抵抗力降低，在某些诱因如发热、受凉、日晒、情绪激动、消化不良、月经、机械刺激或放射线照射等因素的作用下，使潜伏状态的 HSV 激活，从后根神经节中释放出来而引起复发性单纯疱疹。

在原发性感染后 4～5 天，体内可产生针对 HSV 的中和抗体和补体结合抗体，使复发性单纯疱疹的病情减轻，并不发生病毒血症，但不能制止其复发。单纯疱疹的复发与细胞免疫功能降低有密切关系。

【临床表现】

一、初发感染

患者为初次发病，可分为原发感染及非原发感染两种。

（一）原发感染

患者既往无单纯疱疹的病史，血清中无 HSV 抗体。感染 HSV 后，临床表现最重。患者是与有活动性单纯疱疹损害者发生性接触后发病的。潜伏期 3～14 天，平均 6 天左右。男性好发在龟头、冠状沟、包皮、阴茎；女性好发在外阴、宫颈、肛周及臀部，出现多数粟粒大丘疹、水疱，可彼此融合成片。2～4 天后破溃成为糜烂或溃疡，自觉灼痒、疼痛。损害侵及尿道上皮时患者出现尿痛、排尿困难、尿道口有黏液性分泌物。侵及宫颈上皮时，宫颈糜烂、溃疡、白带增多。患者腹股沟淋巴结肿大、压痛，但不会发生化脓及破溃。发病 1 周内不时有新皮疹出现，7～10 天时皮损达到高峰，之后逐渐消退结痂，一般需 18～21 天皮损完全消退，正常上皮长出。部分病例在发病的第 1 周可出现发热、头痛、恶心、畏光，甚至颈部僵直等病毒血症乃至脑膜刺激症状。

（二）非原发感染

患者初次出现生殖器疱疹的临床表现，但以往曾有口唇部单纯疱疹的病史。血清中有 HSV－1 抗体。由于 HSV－1 抗体对机体的保护作用，非原发性生殖器疱疹的临床表现较原发性生殖器疱疹要轻，皮损限局，病程亦轻，一般在 2 周左右皮损完全结痂脱落。患者一般无全身症状，腹股沟淋巴结亦不肿大。

二、复发感染

首次复发多出现在原发性感染消退后半年至 1 年。复发次数平均 3～4 次/年，超过 6 次/年者为频繁复发。复发诱因有免疫功能下降和非免疫因素和疲劳、精神紧张、外伤、月经及其它感染等。一般男性较女性复发多见，但女性复发后的症状较男性重。临床表现和复发次数因人而异。

1. 复发前数小时至 1~2 天常有先驱症状，如局部灼热、感觉异常或刺痛等，个别有向臀部，股部的放射性疼痛。

2. 患者的外阴部出现丘疹、水疱，与原发性比较损害限局，数量亦少。破溃后成点状糜烂或浅溃疡。

3. 一般 4~5 天后结痂，10 天左右皮损痊愈。

4. 患者腹股沟淋巴结不肿大，亦不出现全身症状；外阴部复发性损害同时侵及宫颈的也较原发性时要少得多。

三、免疫缺陷及 HIV 感染

由于恶性肿瘤、器官移植等原因长期使用免疫抑制剂，致使机体免疫功能低下或有免疫缺陷者感染生殖器疱疹后，局部皮损重，病程长。可发生病毒血症，出现发热、头痛、恶心、畏光等全身性不适，皮疹可泛发。

HIV 感染者常发生严重的 HSV 感染，患者的外阴部及肛周可出现大片状的水疱、糜烂及溃疡。皮损可持续数月，在溃疡基础上常继发细菌或念珠菌感染。患者临床表现的严重程度取决于患者免疫缺陷的程度。资料表明，生殖器疱疹与 HIV 的流行有关。首先生殖器疱疹时外阴部的溃疡为 HIV 的入侵打开了大门，其次 HSV 感染时外阴部有多数浸润的淋巴细胞，它们是 HIV 侵入机体后的靶细胞，因此有活动性生殖器疱疹损害者较易感染上 HIV。

四、男性同性恋感染

通过肛交，有活动性生殖器疱疹的一方可造成另一方发生单纯疱疹性直肠炎。急性发作，患者有严重的肛门直肠疼痛，肛门有血性或黏液性的分泌物，并有里急后重感。患者可有发热、周身不适、肌痛等全身症状。约半数患者肛周有水疱或溃疡。

五、妊娠期感染

妊娠期与非妊娠期生殖器疱疹的临床表现相似，但孕妇感染 HSV 后对胎儿有影响。妊娠早期感染 HSV 可引起流产、早产、死胎。在分娩时新生儿可在经过产道或羊膜早破时感染上 HSV，轻者无症状，重者发生播散性 HSV 感染，病死率很高，在妊娠期间患原发性生殖器疱疹的孕妇因病毒血症将 HSV 通过胎盘传染给胎儿的可能性很小。但分娩时经产道传染给胎儿的机会有 20%~50%，这是因为患者的宫颈上皮不时有 HSV 脱落，使产道中常有 HSV。妊娠期间生殖器疱疹易复发，复发性疱疹对胎儿的影响小，分娩时经产道传染给胎儿的可能性也小，仅 3%~5%。

六、亚临床感染

指无生殖器疱疹临床表现的 HSV 感染者。实际上血清 HSV-2 抗体阳性者大多数并没有出现过可辨识的生殖器疱疹损害，仅 20% 曾有典型损害，还有 20% 为无症状的亚临床感染。对原发性生殖器疱疹的女性患者作定期随访，取宫颈分泌物作病毒培养，经常出现阳性结果，这说明虽然临床上无生殖器疱疹的表现，但疱疹病毒却寄居在宫颈上皮细胞内，并不断脱落下来。这种处于亚临床感染的病毒携带者由于生殖道的皮肤黏膜能排出病毒，成为疾病的一个重要传染原。

七、并发症

生殖器疱疹可以引起播散性疱疹、疱疹性脑膜炎、前列腺炎、直肠炎、盆腔炎、脊髓神经根疾病等一系列并发症。在艾滋病流行的地区，该病还可增加艾滋病病毒感染的危险性。

部分生殖器疱疹病毒 HSV1 可能经周围神经沿神经轴转入三叉神经节，HSV2 则转入骶神经节长期潜伏于神经细胞内。如机体受到创伤、高热、过敏、月经等原因引起感染和复发时，会并发腰骶部神经炎、脊髓炎，出现臀部及下肢放射性疼痛、膀胱麻痹等症。另外，生殖器疱疹常与其他性传播疾病如淋病、非淋菌性尿道炎、梅毒、尖锐湿疣、阴道念珠菌病、滴虫等混合感染，故在诊治中应该加以重视。

【实验室检查】

一、病毒培养

自水疱底取标本，女性还可从宫颈部位取材，作组织培养分离病毒，此法敏感，结果特异，为诊断的金标准。但此法所需技术条件高，从接种到作出鉴定所需时间为 3～5 天。培养的阳性率为 60%～90%。因此培养阴性不能除外生殖器疱疹。

二、直接检测病毒抗原

皮损处细胞涂片，用标记的特异抗体作直接免疫荧光检查。也可用免疫过氧化酶法，酶联免疫吸附法（ELISA）等方法。其敏感性可达到培养法的 80%。

三、细胞学检查

（一）Tzanck 涂片　从疱的基底印片，以瑞氏或吉姆萨染色找多核巨细胞。HSV 及水痘带状疱疹病毒感染时均可出现特征性的多核巨细胞。

（二）Papanicolaou 涂片　以窥阴器暴露宫颈后，刮片在宫颈口取材涂片后作巴氏染色，检查多核巨细胞。

细胞学检查的敏感性低，为培养法的 40%～50%，结果阳性有助于诊断，阴性不能否定诊断。

四、血清学方法检测血清抗体

以 HSV-1 及 HSV-2 特异的抗血清进行检测。尤其适于无症状 HSV-2 携带者的检出。

五、分子生物学方法

检测病毒的 DNA 常用的有酶链聚合反应（PCR）、原位杂交等，由于技术要求高，目前尚不宜在临床上作检测用。

【诊断与鉴别诊断】

一、诊断要点

1. 病史　病人有非婚性接触史、多性伴和不安全性接触史。

2. 临床表现 典型损害为生殖器部位的群簇性粟粒大水疱、糜烂、溃疡、自觉灼痛，近卫淋巴结肿大，诊断并不困难。但临床表现不典型的相当多，应当认真询问病史和细心观察，有时可找到些线索。至于无症状的亚临床感染者，只有依据特异的实验检查来确认。但目前临床上尚缺少实用的检测手段。

二、鉴别诊断

生殖器疱疹尤其是原发性生殖器疱疹患者常在外阴部出现多个溃疡，自觉疼痛，应注意与下列外阴溃疡性疾病作鉴别。

1. 硬下疳 由梅毒螺旋体在入侵部位引起的圆形溃疡，常为单发，其基底触诊如软骨样硬度，无压痛亦无自觉疼痛，溃疡面分泌物涂片以暗视野显微镜检查可见大量活动的螺旋体，可资鉴别。

2. 软下疳 由杜克雷嗜血杆菌引起的生殖器部位多个溃疡，基部无硬性结节，有痛感。与生殖器疱疹鉴别困难时，需用病原体分离法（杜克雷嗜血杆菌培养和病毒分离）来鉴别。

3. 其它皮肤病 白塞病可以出现多个生殖器部位的溃疡、疼痛，常复发，可与生殖器疱疹混淆。但本病还有其它的体征如口腔、眼部损害，可鉴别。

【治疗】

一、治疗原则

对生殖器疱疹目前尚无满意疗法，且难以防止其复发。予以中西医结合治疗疗效尚可。

二、治疗方法

（一）一般治疗

患者应避免性生活，或采取屏障避孕措施，以防传染他人。

（二）病原治疗

1. 阿昔洛韦（无环鸟苷） 可选择性地抑制病毒复制，减少新损害的发生，减轻疼痛，缩短创面愈合及排毒时间。对原发性或初次发作的生殖器疱疹，0.2g，口服，5 次/d，连用 7~10 天；对复发性生殖器疱疹，0.2g，口服，5 次/d，连用 5 天，或 0.4g，口服，3 次/d，连用 5 天，或 0.8g，口服，2 次/d，连用 5 天。轻症患者 1~1.6g/d，分 5次口服，连用 5~7 天；重症病人 15mg/（kg·d），静注，连用 5~7 天。脱水和肾功能不全者慎用。近年来，伐昔洛韦（万乃洛韦）、泛昔洛韦（famciclorvir）等阿昔洛韦（ACV）的衍生物也用于本病的治疗。

2. 膦甲酸钠 对有 TK 基因缺陷的耐 ACV 病毒感染者，可用膦甲酸钠 40mg/kg，静注，每 8 小时 1 次，至痊愈。

3. 利巴韦林（三氮唑核苷） 0.6~0.8g/d，口服或肌注，连用 5~7 天。

4. α、β 及 γ-干扰素（α、β、γ-IFN）：100 万 u/d，共 5~7 天。

5. 聚肌胞 2~4ml，肌注，隔天 1 次，连用 5~7 天。

6. 阿糖胞苷（cytarabine）等也可用。

（三）免疫治疗

采用 gD-2 疫苗接种，即重组 HSV-2 在 CHO 细胞表达的糖蛋白 D，诱导的抗原特异性中和抗体相当于或超过生殖器疱疹患者产生的水平。100μg/次，2 个月后重复 1 次，与对照组相比，复发次数明显减少，对减轻症状和预防感染也有效。

（四）局部对症治疗

应注意保护创面，保持清洁、干燥，防止继发细菌感染。5% 阿昔洛韦（ACV）软膏或乳剂、α 或 β 干扰素乳剂或凝胶、1% 甲紫（龙胆紫）溶液、3% 四环素软膏或 25% 氧化锌油剂等均可使用。

如继发细菌感染，应酌用抗生素。若疼痛剧烈时可予以止痛剂。

（五）性伴侣的处理

由于大多数性伴侣可能已经感染 HSV，因此他们也应接受检查，必要时予以治疗。

（六）辨证论治

1. 湿热下注型

主症：患处水疱、糜烂、痒痛交作，大便秘结，小便短赤。舌红、苔黄腻，脉弦滑数。

治则：清热利湿，兼以解毒。

方药：龙胆泻肝汤加减。

组成：龙胆草 6g　黄芩 9g　山栀子 10g　泽泻 12g　木通 9g　车前子 15g　当归 12g　生地黄 20g　柴胡 15g　生甘草 9g

2. 肝肾亏损型

主症：病情反复发作，兼有心烦寐少，腰酸头昏，食少乏味，口干咽燥。舌质淡，脉沉细。

治则：清热化湿，养肝滋肾。

方药：知柏地黄丸合萆薢渗湿汤加减。

组成：知母 10g　黄柏 12g　熟地黄 24g　山茱萸 12g　牡丹皮 12g　山药 24g　茯苓 20g　泽泻 9g　萆薢 15g　薏苡仁 30g　土茯苓 30g　滑石 30g　通草 10g

【预防】

1. 避免与生殖器疱疹患者和 HSV-2 携带者发生性关系，安全套也是有效的预防措施。

2. 妊娠患者应终止妊娠，若不能终止者应在胎膜破裂前 6 小时剖宫产。

3. 怀疑为 HSV 感染的新生儿应以碘苷（疱疹净）滴眼液点眼。

4. ACV 并 IFN 有一定的预防作用，可用于预防性治疗。

5. 抗 HSV 疫苗对预防 HSV 感染有明显效果，不但可诱发抗体产生，而且有激活 T3，T4，T11 和 NK 细胞的作用。

第六节　生殖器念珠菌病

生殖器念珠菌病包括女性念珠菌性外阴阴道炎和男性念珠菌性龟头包皮炎。念珠菌是条件致病性真菌，一般健康妇女阴道可带有念珠菌而无临床症状，孕妇带菌者更多。某些因素，如机体抵抗力降低，导致念珠菌大量繁殖而致病。可通过性交传染给性伴侣，但也可以通过物体而间接传染。主要致病菌为白色念珠菌。

本病与中医妇科中之"阴痒"、"阴癣"、"带下病"等相似。

【病原学】

本病的病原菌大部分为白色念珠菌，还有部分为其他念珠菌和球拟酵母。目前球拟酵母感染所致的病例越来越多，应引起重视。

念珠菌广泛存在于自然界，是人体正常菌群之一，主要寄生于口腔、皮肤、阴道和内脏等处。正常人群白念珠菌的带菌率可高达40%；从阴道粘膜分离出来的念珠菌85%～90%为白念珠菌。而白念株菌的致病性最强。

念珠菌属于真菌界半知菌亚门——芽孢菌纲——隐球酵母目——隐球酵母科。是双相型单细胞酵母菌，是一种条件致病菌。在人体中，无症状时常表现为酵母细胞型；侵犯组织和出现症状时常表现菌丝型。在正常情况下，寄生在人体内的念球菌呈酵母细胞型，一般不致病，但如在某些因素（如糖尿病、妊娠、口服避孕药、抗生素及皮质激素的使用）使机体免疫力降低或局部环境发生变化时，就可引起念珠菌大量繁殖发展为菌丝型，侵犯组织而产生病变。

【流行病学】

外阴阴道念珠菌病的传播途径包括：

1. 肠道感染　肠道邻近部位的念珠菌侵入阴道。
2. 性接触传播。
3. 间接感染　通过污染了念珠菌的物品，如内裤、浴巾、浴盆等可发生间接传播，造成感染。

【病因病机】

一、中医病因病机

中医学认为，本病的病因主要是湿、热、虫三邪所致。或感染湿热邪毒，蕴积于下，致任、带二脉受损而发为带下；湿热蕴结生虫，则阴部奇痒；或脾气虚弱，不能运化水湿，致水湿之气下陷而为带下。

二、西医发病机制和病理

念珠菌是一种条件致病菌侵入人体后是否发病取决于人体免疫力的高低及感染菌的数量、毒力。当人体在妊娠糖尿病、口服避孕药、长期应用广谱抗生素皮质激素及免疫抑制剂等使机体免疫力下降，改变阴道内环境的情况下，容易诱发念珠菌感染。

白念珠菌感染首先是粘附在宿主的上皮细胞上，然后在以上所述的白念珠菌致病因素作用下形成感染灶。粘附在上皮细胞是因为宿主细胞膜表面上有白念珠菌的粘附受体即岩藻糖和 N－乙酰葡萄胺；白念珠菌胞壁上具有多种粘附介导体，其中较为重要的有甘露聚糖——蛋白质复合物（M－P）和几丁质。几丁质是（1－31－6）β－葡聚糖与 N－乙酰葡萄糖受化合物而成的立体空间多聚体；白念珠菌胞壁具有纤维蛋白原，纤维连接蛋白等成分的粘着受体。而这些成分广泛分布于血管壁炎症和创伤愈合等部位，有极强的粘着性，与白念珠菌粘附后能桥连白念珠菌与宿主细胞间的粘附使白念珠菌更容易粘附和侵袭宿主。

念珠菌的致病力和下列因素有关：①粘附力；粘附力与毒力成正比在念珠菌属中白念珠菌粘附力最强；②两型性形态：当感染时，白念珠菌常呈菌丝型。菌丝型的毒力比酵母型的毒力强；③毒素：菌细胞表面的多糖毒素和另一种被称为"念珠菌毒素"可能是致病的因素；④细胞表面成份；⑤细胞外酶：白念珠菌可产生分泌一些酶如溶血磷脂酶、磷脂酶和细胞外酸性蛋白酶（CAP）等。其中以 CAP 最为重要 CAP 不仅能水解蛋白质，并能水解角蛋白及胶原，具有促进白念珠菌的粘附功能。

【临床表现】

一、临床表现

（一）外阴阴道念珠菌病

1. 主要症状　有外阴瘙痒、灼痛，阴道分泌物增多，尿痛、阴道内疼痛或刺激感，和浅表性性交痛。外阴瘙痒是最常见的症状，几乎见于所有有症状患者，轻重不一。典型的阴道分泌物为白色凝乳状或豆渣样，但也可呈水样或均匀黏稠状。

2. 体格检查　可见外阴潮红水肿，散在抓痕或表皮剥脱，慢性感染者外阴皮肤肥厚呈苔藓样变。阴道黏膜充血，红肿或糜烂，阴道内有白色凝乳状或豆渣样分泌物，阴道壁附着有白色薄膜状物。阴道分泌物 pH 值一般正常。

外阴阴道念珠菌病的症状每年复发 4 次或 4 次以上，并经病原学证实，称为复发性外阴阴道念珠菌病。约有 5% 的外阴阴道念珠菌病患者可发展成复发性外阴阴道念珠菌病。目前根据临床表现、微生物学、宿主因素以及对治疗的反应，将外阴阴道念珠菌病分为无并发症与有并发症两大类。无并发症外阴阴道念珠菌病是指偶发的外阴阴道念珠菌病，病情为轻至中度，主要由白色念珠菌引起，机体的免疫状况良好，对常规抗真菌治疗有效，该类占 90% ~95%。有并发症的外阴阴道念珠菌病是指复发性外阴阴道念珠菌病，临床症状较严重，可由白色念珠菌之外的其他念珠菌引起，常伴有糖尿病、免疫抑制或妊娠等。

（二）念珠菌性包皮龟头炎

多见于包皮过长，有不洁性交史，阴茎包皮、龟头轻度潮红，包皮内板及龟头冠状沟处可有白色奶酪样斑片，龟头可有针头大小淡红色丘疹，若侵犯包皮外面及阴囊，则可见鳞屑性红斑。如舟状窝累及则可有尿频、尿痛等。局部可有烧灼感及瘙痒等，对于念珠菌过敏症者，于不洁性交后数小时可发生阴茎刺痒及烧灼感，并可有包皮龟头潮红。偶尔可发生暴发性水肿性包皮龟头炎。主要表现为阴茎包皮明显水肿、剧痒，有浅在溃疡。

二、并发症

主要是女性念珠菌性阴道炎，因为分泌物对外阴的刺激，加上继发感染，引起念珠菌性外阴炎。此时，大小阴唇、阴阜、外阴周围及大腿内侧出现红斑、糜烂，表面有湿润性白色鳞屑，红斑周围可出现血丘疹、小水疱等，有明显的瘙痒感。

【实验室检查】

一、直接镜检

女性用较长的消毒棉拭子取阴道、宫颈分泌物或阴道壁上乳白色薄膜，男性刮取阴茎龟头、冠状沟或包皮处皮损表面鳞屑作为待检标本。将待检标本用10%氢氧化钾或生理盐水制片，镜下可见成群的卵园形孢子和假菌丝，如找到较多的假菌丝时，说明念珠菌处于致病阶段，对诊断更有意义。

二、染色检查

也可用革兰染色法，刚果红染色或 PAS 染色法染色后镜检，其阳性率均比直接镜检法高。革兰染色，孢子和假菌丝染成兰色：刚果红和 PAS 染色，孢子和假菌丝则染成红色。

三、分离培养

涂片检查阴性的患者，可进行念珠菌培养。在无菌条件下将受检标本接种于沙氏培养基上（多采用试管法培养）。接种时将试管培养基斜而割破少许，每管接种 2～3 处，每份标本接种 2 管。将培养基放入 37℃温箱内孵育 24～48 小时后观察，可见大量乳白色菌落生长，用接种针挑取少量菌落涂片，直接镜检或染色后镜检，可见大量芽孢子，可初步诊断为念珠菌感染。

四、用免疫双扩法或胶乳凝法可检出白色念珠菌抗体

【诊断与鉴别诊断】

一、诊断依据

（一）外阴阴道念珠菌病

1. 症状：外阴瘙痒或刺激症状，阴道分泌物增加。
2. 体征：外阴潮红肿胀，散在抓痕或表皮剥脱，慢性感染者外阴皮肤肥厚呈苔藓样变；阴道黏膜充血、红肿或糜烂，阴道分泌物呈奶酪样凝块或豆渣样。
3. 实验室检查：显微镜检查可见假菌丝或芽生孢子阳性；念珠菌培养阳性。对有典型外阴阴道症状和体征的患者可作出外阴阴道念珠菌病的临床诊断；对同时还具备实验室检查中任何一项指标的患者可作出明确诊断。

（二）念珠菌性包皮龟头炎

临床上有相关表现，特别是包皮内板及龟头冠状沟处有白色奶酪样斑片或密集的红色小丘疹，应考虑为本病。实验室做真菌镜检及培养，见到酵母样菌、假菌丝或芽生孢子。

二、鉴别诊断

1. 细菌性阴道病　无外阴炎的刺激症状或体征，阴道分泌物为稀薄而均匀一致的灰白色，常伴鱼腥样气味，胺试验阳性，阴道分泌物 pH 值 >4.5，镜检线索细胞阳性。

2. 滴虫性阴道炎　可有外阴瘙痒或刺激症状，分泌物亦可有异味。但阴道分泌物呈黄色泡沫状，阴道分泌物 pH 值 >5.0，湿片镜检可见到活动的滴虫。

3. 外阴皮肤病　外阴阴道念珠菌病还需与有外阴瘙痒或刺激症状的湿疹、神经性皮炎、外阴瘙痒症、扁平苔藓等皮肤病进行鉴别。这些皮肤病仅有外阴瘙痒和（或）外阴炎的症状和体征，无阴道炎表现，阴道分泌物做真菌镜检或培养为阴性。

4. 其他　如包皮龟头炎。

【治疗】

一、治疗原则

对有外阴阴道炎症状且显微镜检查或真菌培养阳性者需要进行治疗。对念珠菌培养阳性但无症状者不需治疗。治疗期间禁止性交并同时治疗配偶或性伴侣。

二、治疗方法

（一）西医治疗

1. 外阴阴道念珠菌病

主要是局部用药，咪唑类抗真菌药比制霉菌素效果好。经咪唑类抗真菌药治疗后，80% ~90% 的患者症状消失，念珠菌培养阴性。

（1）外阴炎可用除菌汤熏洗：熏洗每日一次为佳，本方使用一次一付，十付为一疗程。（2）3% 碳酸氢钠溶液冲洗外阴阴道或 1：5000 龙胆紫溶液灌注阴道，每日 1 ~2 次。

（3）制霉菌素栓剂或咪唑类抗真菌药栓剂，如克霉唑，咪康唑，益康唑，布康唑，每晚一枚，塞入阴道深处，共 1 ~2 周。

（4）外阴炎可外涂咪唑类抗真菌制剂，如克霉唑霜，咪康唑霜，益康唑霜，酮康唑霜或联苯苄唑霜等。

（5）如上述方法治疗效果欠佳时可内服下列药物：①酮康唑，每日 400mg，共 5 天；②氟康唑 150mg 单剂量一次口服；③伊曲康唑 200mg，每日 2 次（一日疗法）或 200mg 每日一次，连服 3 天。

2. 复发性外阴阴道念珠菌病

临床上较为常见，虽然可找出某些诱因，但是流行性和影响客观存在发病的因素还不清楚。目前尚无最佳治疗方案。然而，预防或维持系统性抗真菌治疗可以有效地减少复发性外阴阴道念珠菌病的复发率。所有复发性外阴阴道念珠菌病病例在开始维持治疗前应作培养证实。

（1）伊曲康唑，口服，月经第 1 日 200mg，共连续应用 6 个月经周期，然后每日 200mg，3 日疗程。

（2）酮康唑，口服，每日 100mg，共 6 个月。

3. 念珠菌性龟头炎

用生理盐水或 0.1% 雷佛奴尔溶液冲洗皮损处，每日 2～3 次。冲洗后外涂 1%～2% 龙胆紫液或上述咪唑类霜剂。包皮过长者治愈后应做包皮环切术以防复发。并发尿道炎者可内服酮康唑、氟康唑或曲康唑。

（二）外治疗法

1. 用 2% 苏打水冲洗阴道、外阴，每日 1 次，10 次为 1 疗程。一般冲洗阴道后要放入阴道纳药。

2. 制霉菌素粉剂、片剂、栓剂、软膏剂塞入阴道或涂于阴部，每次 10～20 万单位，每天 1 次，10～14 天为 1 疗程。

3. 克霉唑栓剂每次 500mg 纳入阴道，每日 3～4 次，连用 2 周。

4. 1% 龙胆紫水溶液涂擦阴道及外阴，每周 3～4 次，连用 2 周。

5. 蛇床子、苦参各 20g，煎汤外洗，每日 2 次，10 天为 1 疗程。

6. 木芙蓉 100g，加水煎至 100ml，用棉签蘸药液擦洗阴道，每日 1 次，7～10 天为 1 疗程。

7. 冰硼散加入少许甘油搅匀，清洗阴道后，用棉签将药粉涂于阴道内，早晚各 1 次。

8. 黄连、青黛、牙硝各等份，共研细末，加入甘油，以棉签涂于外阴及阴道，早晚各 1 次。

（三）辨证论治

一般讲，生殖器念珠菌病是以阴痒、白带增多为主要特征的一种疾病，故中医又称本病为带下病、阴痒病，临床上常根据白带的量、色、气味及全身状况予以辨证论治。

1. 湿热蕴结证

主症：阴痒，带下量多，如豆渣样，常伴有心烦，失眠，脘腹胀满，舌红苔黄腻，脉弦滑。

治则：宜清热利湿，杀虫止痒。

方药：石菖蒲 10g　黄柏 10g　茯苓 20g　白术 10g　车前子 10g　鹤虱 10g　苦参 10g　白鲜皮 20g　贯众 10g

加减：如果患者有脾虚症状，如饮食不香，大便不成形等，可加入山药 30g，白术 10g，苍术 10g。

2. 湿毒蕴结证

主症：带下量多，色黄白，如豆渣样，有臭味，或带下夹有血丝，阴部瘙痒，甚至红肿，溃烂，尿频、尿急、尿痛，大便不爽，舌苔白腻，脉滑。

治则：宜清热除湿、解毒止痒。

方药：止带方加减：茯苓 20g　猪苓 10g　泽泻 10g　车前子 10g　茵陈 10g　白鲜皮 20g　鹤虱 10g　蚤休 30g　野菊花 10g　白花蛇舌草 30g

加减：如患者伴有尿频、尿急、尿痛等症状可加入木通 10g，滑石 20g。

【预后】

反复发作者可引起包皮干裂、纤维化和龟头组织硬化性改变。有并发症的外阴阴道念珠菌病是指复发性外阴阴道念珠菌病，临床症状较严重，可由白色念珠菌之外的其他念珠菌引起，常伴有糖尿病、免疫抑制或妊娠等。

【预防】

1. 保持外阴部清洁，经常清洗，勤换内衣，保持局部干燥。避免外用类固醇皮质激素。

2. 洗澡应用淋浴，避免盆浴。

3. 对患者的配偶或性伴应一同检查、治疗，治疗期间避免性生活。不搞婚外性行为。

4. 积极防治前面所述的易发因素。

第七节　腹股沟肉芽肿

腹股沟肉芽肿（granuloma inguinale）又称性病性肉芽肿（granuloma venereum），也称Donnovan肉芽肿（donnovani granuloma）、杜诺凡病（donovanosis），系肉芽肿荚膜杆菌感染所致的生殖器及其邻近部位的一种慢性进行性肉芽肿性溃疡。为一种有轻度传染性的慢性性传播疾病，通常累及生殖器部位，损害为肉芽肿性溃疡，其病原体为肉芽肿荚膜杆菌。本病常见于印度、巴布亚新几内亚、澳大利亚、南非和巴西以及其他热带和亚热带地区，主要发生于黑人。腹股沟肉芽肿潜伏期一般为8～80天，平均17天。病程大约5个月左右。男性病人好发于包皮、冠状沟、阴茎体、龟头和系带等处；女性病人好发于小阴唇、阴唇系带和大阴唇等处。生殖器以外的部位，如肛门腹股沟、口腔等处也可以形成病变。另外，本病病菌可通过血液和淋巴液扩散至肝、眼、面、唇、口腔、咽喉、胸部、骨骼、附睾、卵巢、子宫和结肠等处。病程多年迁延，身体逐渐衰弱，可因继发细菌感染而死亡。

本病属于中医学的”横痃”、“便毒”、“鱼口”、“阴疽横痃”、“骑马痈”等范畴。中医文献有关该病记载极为丰富，最早见于东晋·《刘涓子鬼遗方》，在该书中已提出“便毒”病名，至明·陈实功《外科正宗》对该病有较详细的论述，曰：“夫鱼便者，左为鱼口，右为便毒。总皆精血交错，生于两胯合缝之间结肿是也。近之生于小腹之下，阴毛之旁结肿，名曰横痃，又名外疝是也。”同时也对其证候表现作了详尽的描述，如“初起结肿，不红微热。行走稍便，无寒热交作者为轻。已成红赤肿痛，发热焮痛，举动艰辛，至夜尤甚者易。已溃脓稠，肉色红活，肿消痛止，新肉易生，作痒者顺。初起结肿，坚硬如石，牵强刺疼，起坐不便，寒热者重。已溃腐烂，肿痛不减，脓水清稀，孔深口大不敛者险”。清·吴谦《医宗金鉴·外科心法要诀·便毒》曰：“因生于摺纹缝中，其疮口溃大身立则口必合，身屈则口必张，形如鱼口开合之状，故有鱼口之名。但此毒系忍精不泻及怒气伤肝而成。”除此之外，该书还有关于骑马痈的论述，如：“此症一名骑马坠，生于肾囊之旁，大腿根里侧，股缝夹空中。由肝肾湿火结滞而成，初如豆粒，渐渐肿如鹅卵，陨坠壅重，色红焮痛，暴起高肿，速溃稠脓者；若漫肿平塌，微热微红，溃出稀脓者险，多成串皮漏证。"以上论述均明确记载了该病的病名及症候特征，为后世医家治疗此病提供了依据。

【病原学】

1905 年爱尔兰医师 Donovan 在印度发现本病的病原体，称为杜诺凡小体（Donovan body）。该小体系肉芽肿荚膜杆菌被巨噬细胞吞噬后的吞噬体（phagosomes）。肉芽肿荚膜杆菌为革兰氏阴性短杆状细菌，近年有人认为本菌是一种裂殖菌，存在于肉芽组织中的单核细胞内外，在空胞中组成巨噬细胞，大小为 $0.6 \times 1.5 \mu m$，此细菌的组织球，有时因多核白血球、巨噬细胞增殖在细胞内的空泡中可集聚 $20 \sim 30$ 个之多，向细胞放出，称 Donovan 小体。组织液涂片，Wright – Giemsa 染色，在肉芽肿损害处大单核细胞胞浆内可见蓝色菌体，两端浓染，无鞭毛，有荚膜。在透射电镜下观察到完整的菌体，呈哑铃状，而多数呈类圆形，存在于巨噬细胞内，菌细胞壁外绕以电子密度较低的层状膜状结构，空泡壁也显示层状膜状结构。肉芽肿荚膜杆菌在人工培养基中培养难以培养成功，其生物学性状基本不明，但有人将该菌接种在含孵鸡卵黄培养基中培养成功，但将培养出的病原体再给人接种，并未发生像腹股沟肉芽肿样病变。由于人工培养基培养不能成功，细菌学检查极为困难。用血清学检查也不易证明，动物培养也没有成功。

【流行病学】

本病多见于男性同性恋者，有明显的肛门直肠损害，常合并有其他性病（如梅毒），故支持其性接触传染。已经从粪便中分离出类似于肉芽肿荚膜杆菌的细菌，提示肉芽肿荚膜杆菌可能是肠细菌族的正常菌群。体外研究发现人体皮肤或黏膜受伤后该菌可接种于伤口处，产生腹股沟肉芽肿的临床特征，这提示该病既可通过性交，亦可通过肛门生殖器区域的密切接触而传播。

一、传染源

传染源主要为腹股沟肉芽肿患者和带菌者。

二、传播途径

性接触为主要的传播途径，侵犯外生殖器及其邻近部位。非性接触传染也有可能性，多出现阴部外病损。通过开放性创伤也可感染本病。

三、高危人群

较差的社会经济地位和生活条件被认为是主要的高危因素。

四、流行状况

发病具有地方性和种族性，主要见于热带和亚热带地区，如新几内亚、巴西、澳洲中部、加勒比海国家和印度部分地区。但无特殊的种族发病证据。

【病因病机】

一、中医病因病机

中医认为本病主要由于不洁性交，淫火冲动，或接触被患者污染之秽物，邪毒入侵阴股之间，与精血交错，蕴结腹胯外阴，郁久化热，毒热壅滞血络，致局部气血凝滞，经络阻塞而成结肿或瘢痕形成；或湿毒侵袭，湿为阴邪，重着缠绵，阻遏阳气，湿性趋下，善伤人体下部，湿热下注，交阻肌肤，而见病变部位流水溃烂，形成溃疡；或纵欲淫乱，耗伤阴血，肝火下迫，与淫毒相合，阻滞经脉，壅遏气血，郁而成痈疽横痃；或者情志郁结，气血违和，肝经湿热下注，致使小腹合缝之间结毒不化，湿热相搏，热盛肉腐，溃疡脓水淋漓；病之后期，肝郁化火，下烁肾阴，热盛肉腐成脓，脓水淋漓，耗伤气血，迁延日久，而转虚损。纵欲淫乱，肾气亏虚，淫毒外侵，湿热阻滞经脉，气血瘀滞成脓，是本病的主要病因病机。

二、西医发病机制和病理

肉芽肿荚膜杆菌仅对人类有致病性。病原体在入侵部位首先形成一个进展缓慢的丘疹或皮下结节，以后形成溃疡，累及周围组织，病理基础为大量炎症细胞浸润。

组织病理用 HE 染色可见损害中心部表皮缺失，溃疡活动边缘表皮为假性上皮瘤样增生，真皮内可见组织细胞、单核细胞、浆细胞为主的致密浸润，在整个浸润中可发现由中性粒细胞构成的小脓肿，及少数淋巴细胞。用姬姆萨染色，可在肿大的组织细胞内见到多囊分隔空间，其中有 $1 \sim 20$ 个 Donovan 小体，$1 \sim 2\mu m$ 大小。慢性损害中，可有不同程度的纤维化和上皮过度增生。

【临床表现】

一、临床特征

（一）潜伏期

本症感染后潜伏期 $10 \sim 40$ 天，但多数于性接触后 30 天发生。Eigos 曾在自身作接种试验，在第 9 日发病。

（二）损害部位

据国外资料统计，腹股沟肉芽发生于外生殖器者约占 90%，侵犯腹股沟部位者占 10%，肛周约 5% $\sim$ 10%，通常单例发生者多。在男性原发的感染部位最常见于阴茎包皮及龟头部位，在女性通常好发于阴唇。虽然本症名为腹股沟肉芽肿，但发生于腹股沟处的仅有 10%，大多数发生于生殖器部位。少数病人发生于肛门。

（三）皮肤损害

腹股沟肉芽肿初起时多为单个皮下结节，有时为坚实的丘疹，与皮肤黏膜粘连。此后，侵蚀形成界限清楚的肉红色溃疡，不痛，触之容易出血，逐渐扩大形成牛肉色的增生性肉芽组织，表面清洁，边缘高起呈滚卷状，有些呈高起肉芽性损害，溃疡基底呈高起性增生，形成疣状肥厚的乳头瘤状，边缘不规则，色红。肉芽肿干燥，上有膜样渗出物，轻度压痛。因溃疡自行扩大和自行接种，有卫星状溃疡，并且原发溃疡与卫星溃疡可以融合成斑块性肉芽肿，边缘呈弧形。如继发细菌感染，可引起生殖器广泛破坏，流出臭而难闻的分泌物。久之，溃疡边缘外翻，生殖器内及周围有硬化性或瘢痕性变化。瘢痕呈带状，腹股沟处的损害为皮下病变，并无淋巴结受株连，因此，称之为假性横痃。假性横痃往往发展成一个肉芽肿性溃疡。由于带状瘢痕形成可造成尿道狭窄和影响淋巴管通畅，使淋巴液外漏，引起外生殖器假性象皮肿。有时会出现继发感染而引起触痛性溃疡和淋巴腺炎。偶尔可见到多发性溃疡，类似软下疳。

（四）后遗症晚期

溃疡皮损形成瘢痕，淋巴管被堵塞，可因淋巴管堵塞发生外生殖器如阴唇、阴蒂、阴茎、阴囊等呈假性象皮病，还可发生外生殖器残毁和深部组织的破坏。亦可因瘢痕及粘连引起尿道、阴道、肛门等处狭窄，亦可癌变及引起外生殖器残毁。病变从腹股沟区沿血行或淋巴管向外播散，可以累及肝及其他部位，如眼、面、唇、喉、胸部，骨骼受累较为少见。本病病程甚长，10~20年不易自愈。在腹股沟区有病损，病菌可通过血行或淋巴管扩散到肝脏，甚至还可以侵犯眼、唇、胸及骨骼。有人认为妊娠是致血行扩散的原因，并无新生儿患病的报道，在分娩期间如宫颈有病损，可扩散到内生殖器。血行播散多发生在妊娠以后，分娩期间宫颈的损害可扩展到内生殖器。病程发展或快或慢，有的经多年迁延后发生恶病质，终因继发感染而死亡，皮损演变成皮肤癌者极少见。

二、并发症

由于瘢痕形成，可导致淋巴管阻塞，引起阴茎、阴囊和女阴等处的象皮肿。也可因瘢痕形成及组织粘连，引起尿道、阴道、直肠或肛门等狭窄。由于溃疡及瘘管瘢痕等经久不愈，可并发鳞状细胞癌。

【实验室检查】

一、组织病理学检查

是诊断此病的可靠方法，从活动性损害的边缘取材，HE染色可见表皮有角化不全、颗粒层消失、棘层肥厚、海绵形成和假性上皮瘤样增生。损害中心区可有萎缩和（或）溃疡形成。在棘层肥厚区有多形核白细胞外移，形成灶性的小脓肿。较有特征性的组织学变化为真皮乳头和真皮上部可见弥漫性和高密度的细胞浸润、水肿、丰富的脉管和血管内皮增生。浸润细胞包括较多的浆细胞、组织细胞、不等量的红细胞外溢，有时有淋巴细胞及上皮样细胞或朗汉斯巨细胞。最具特征性的是，用Giemsa染色能识别出增大的组织细胞（20~90μm），其内有多个分隔空间，每个空间有1~20个杜诺凡小体，小体1~2μm大小，呈蓝黑色，似别针状。

二、细胞学检查

从活检组织取大约1mm的碎片，置于两块载玻片中夹紧，向正反方向旋转，制成细胞压片。压片在空气中干燥后用甲醇固定，做Giemsa染色。镜下可见单一核细胞内的杜诺凡小体（有时也可见于细胞外）。

三、细菌培养

将上述用载玻片得到的组织碎片加灭菌盐水乳化，接种到5日龄的鸡胚卵黄囊中，在37℃下培育72小时，肉芽肿荚膜杆菌将在卵黄囊液中生长。经染色可显示别针状的病原体。

四、血清学检查

尚无实用的血清学方法。用补体结合试验只能在有 3 个月以上病期病损的患者血清中检测到有意义滴度的抗体，且与肺炎克雷白杆菌及鼻硬结克雷白杆菌有交叉反应。

五、组织病理检查

损害中心部为溃疡，边缘呈棘层增厚或假上皮瘤样增生。溃疡边缘表皮有假上皮瘤样增生，棘层肥厚，钉突延长。真皮有致密的组织细胞、浆细胞和少量淋巴细胞浸润，间有多形核白细胞微脓肿。用 Gram 染色，在损害中可见散在的组织细胞，胞质呈多囊分隔空泡状，其中有 1~20 个，1~2μm 直径卵圆形小体（Donovan 小体），有诊断价值。

【诊断与鉴别诊断】

一、诊断要点

主要根据流行地区的接触史、典型的临床表现及实验室诊断。凡是来自热带或亚热带的旅游者或上述的流行地区居民有如下症状，皆应怀疑可能是 Donovan 病。

腹股沟肉芽肿早期症状表现为丘疹性或小结节损害，偶有水疱发生及糜烂，无疼痛。此时临床医师很难考虑为本病的早期症状。经过一段时间，原发损害变成深红色、牛肉色硬肿块。未经治疗生殖器官皮损向着腹股沟或直肠部发展，引起尿道及直肠溃疡，大小便疼痛，已达到晚期。凡在外生殖器、肛门等处发生长期不愈的溃疡，尤其是无痛性匍行性溃疡的存在，使生殖器水肿乃至畸形。同时有直肠炎史，排便困难，则须考虑本症，但须作活体组织检查证实。

被怀疑腹股沟肉芽肿的患者，必须作组织检查，如前述病灶刮片做瑞氏染色，或吉姆萨染色，发现 Donovan 小体则有助于诊断。但需要多次检查，才能获阳性结果。病理组织切片中发现肉芽肿及在巨噬细胞中发现 Donovan 小体是本症确诊的重要依据。

二、鉴别诊断

1. 硬下疳 似早期的腹股沟肉芽肿，可根据暗视野显微镜检查及梅毒血清试验加以区别。

2. 性病性淋巴肉芽肿 与腹股沟肉芽肿不同之处为性病性淋巴肉芽肿主要表现疼痛性横痃，其病原体为沙眼衣原体。

3. 软下疳 软下疳发病急，潜伏期 2~5 天，常多发，溃疡疼痛，腹股沟有痛性横痃，病程短，病原体为杜克雷嗜血杆菌，可以培养鉴定。

4. 生殖器疱疹 与腹股沟肉芽肿不同，生殖器疱疹初起为多个小水疱，很快破溃成为浅表糜烂或溃疡，局部淋巴结可增大，其病原体为单纯疱疹病毒。

5. 尖锐湿疣 肛周的腹股沟肉芽肿可误诊为尖锐湿疣，但组织涂片查到杜诺凡小体时可确诊。

6. 阴茎、外阴、宫颈癌 一般做活检或手术后组织学检查可以鉴别。注意腹股沟肉芽肿有真皮高密度的细胞浸润，形成小脓肿，较多的浆细胞，以及巨噬细胞内的杜诺凡小体等特点。鉴别困难时可试用腹股沟肉芽肿治疗。

7. 瘰疬性皮肤结核 尤其发生在腹股沟处的应与腹股沟淋巴肉芽肿及 Donovan 病区

别。皮肤结核在我国农村及边远地区居民尚有患者。皮肤结核很少发生在生殖器部位，除阴茎坏死性结核疹外，多发生于龟头部位。活体组织病理切片检查，发现结核样结构及巨细胞或干酪样坏死，即可确诊。

【治疗】

一、治疗原则

予以中西医结合治疗。性伴侣如与患者有性接触，或有相同的临床表现，应同时治疗。孕妇及哺乳期妇女应以红霉素治疗。治疗期间应进行随访，直至症状和体征消失。

二、治疗方法

（一）一般疗法

治疗期间应禁止性生活。

（二）全身疗法

1. 药物的选择　四环素类、大环内酯类、氨苄西林（氨苄青霉素）或氨基糖苷类对本病有效。

2. 治疗方案

（1）磺胺甲噁唑/甲氧苄啶（复方新诺明）1.0g，口服，2次/d，连用3~4周。

（2）四环素0.5g，口服，4次/d，连用3~4周；或多西环素（强力霉素）0.1g，口服，2次/d，连用3~4周；或米诺环素（美满霉素）0.1g，口服，2次/d，连用3~4周。

（3）红霉素0.5g，口服，4次/d，连用3周；或罗红霉素0.15g，口服，2次/d，连用3周；或克拉霉素0.5g，口服，2次/d，连用7~10天；或阿奇霉素0.25g，口服，1次/d，连用7~10天，首量1.0g。

（4）链霉素1.0g，肌内注射，2次/d，连用10天；或庆大霉素8万U，肌内注射，2次，连用3周。

（5）氨苄西林（氨苄青霉素）也可应用。对青霉素过敏者可用林可霉素治疗。

（6）有使用诺氟沙星（氟哌酸）、环丙沙星（环丙氟哌酸）、阿奇霉素、头孢曲松（头孢三嗪）治疗本病的报道。

（三）局部疗法

溃疡可用高锰酸钾溶液、生理盐水或过氧化氢溶液冲洗，再用抗生素软膏，应每天换药，保持引流通畅和创面清洁。溃疡周围可外用保护性泥膏，以免发生自身接种。

（四）手术疗法

晚期已形成组织破坏、瘢痕及畸形者，可行外科手术治疗。

（五）性伴侣的处理

对近3个月内与患者有过性接触的性伴侣要进行预防性治疗。

（六）辨证论治

1. 初疮期（湿热下注）

主症：患处初为丘疹、水疱，细小如粟，不久糜烂溃疡，片小而浅，少量滋水渗液，可伴微热、倦怠、纳差，舌质淡红、苔薄黄，脉浮数。

治则：清热泻火，解毒祛湿。

方药：五味消毒饮合二妙散加减。

组成：黄柏10g　苍术10g　土茯苓15g　金银花15g　紫花地丁15g　野菊花30g　蒲公英30g　滑石12g　甘草12g

加减：尿道痒涩者，加车前草、萹蓄；发热者，加生石膏、知母；胃纳不佳者，加麦芽、谷芽、焦山楂、焦神曲。

2. 蕴毒期（热毒蕴结）

主症：腹胯合缝处淋巴结肿大、疼痛，初如杏核，渐如鹅卵，横痃肿胀明显，结核互相融合成块，推之不移，皮色紫红水肿，压痛明显，中心柔软波动，伴发热恶寒，倦怠身痛，胸胁胀闷，口渴咽干，关节肿痛，舌红、苔黄，脉弦数。

治则：清热解毒，散结行瘀。

方药：仙方活命饮加减。

组成：金银花30g　野菊花15g　蒲公英15g　当归尾10g　赤芍10g　贝母10g　防风10g　蒲黄10g　天花粉12g　皂角刺12g　穿心甲12g　制乳香6g　制没药6g　甘草5g

加减：肝郁火盛者，加栀子、黄芩；口苦口干者，加龙胆草、玄参；横痃肿硬者，加夏枯草、生牡蛎。

3. 溃脓期（气阴亏损）

主症：横痃皮色渐转暗红，按之波动，溃破出脓，脓液黄白，先稠后稀，疮口紫暗，或夹有败絮样物，此愈彼溃，痛不明显，久不收口，形成瘘管，兼见低热、盗汗、厌食，舌红、少苔，脉细数。

治则：滋阴清热，解毒托脓。

方药：增液汤合托里排脓汤加减。

组成：麦冬15g　生地黄15g　玄参15g　党参15g　黄芪15g　穿山甲15g　皂角刺9g　升麻10g　白术10g　甘草3g

加减：若脓水淋漓，迁延日久，损阴及阳而至虚损，此时淋巴结仍肿大，瘘道流出清稀液体，瘘道口皮色灰白晦暗，疮底秽浊，身疲气短，畏冷怕寒，食少便稀，小便清长，舌质淡胖，脉滑。此为阴虚之证，治宜温阳通脉散寒，方用阳和汤。

（七）其他疗法

1. 针灸疗法　取血海、次髎、合谷、三阴交、足三里、丰隆、阴陵泉等穴，以行气化瘀，解毒消肿。病久体虚者，加脾俞、肾俞、膈俞、膏肓俞、肝俞、气海、关元等。

2. 外治疗法

（1）马齿苋、黄柏、败酱草适量，煎水外洗，湿敷，多用于溃疡面渗出多者。

（2）甘草牡蛎散。用20%的甘草液调牡蛎粉敷患处，多用于增殖型溃疡。

（3）鳖甲散。炒鳖甲研末，麻油调敷患处，用于溃疡较深，甚或形成瘘管者。

（4）壁虎、冰片、煅珍珠，共为细末，选适当引流条与药末搅拌，置入窦道，每日换药。

（5）溃疡周围肿硬者，可用甘乳膏、生肌橡皮膏外敷。

（6）溃疡腐肉已尽、肉芽鲜红者，可外敷珍珠散或生肌散。

（7）外生殖器象皮肿，可用刘寄奴煎水外洗；或用海桐皮、透骨草、川椒、木瓜、秦艽、当归、丝瓜络各适量，煎水熏洗患处。

（8）红膏药　温贴横痃处，每次1帖，每日1次。

（9）祛腐生肌散　取适量撒于鱼口疮面上，或制成药捻纳入瘘道内，隔日或每日换药1次。

（八）民间经验方

滑石20g，绵茵陈15g，黄芩10g，黄柏10g，栀子10g，川贝母10g，川木通10g，藿香10g，射干10g，连翘10g，金银花15g，紫花地丁15g，牛膝10g，土茯苓30g。共为1剂，水煎，分2次服，每日1剂，连服15～20天。

【预后】

本病早期预后良好，损害可完全愈合。后期因出现组织不规则破坏、瘢痕及畸形，需要外科手术治疗。

【预防】

坚持正规治疗，避免半途而废。当完成治疗后再去医院复查或评价。如症状持续存在或复发，应立即去医院检查。在病人及其性伴侣彻底治愈前应避免性接触，使用安全套等隔膜性避孕工具。对患者的性伴侣也要坚持检查和治疗。

第八节　软下疳

软下疳（chancroid）是由杜克雷氏嗜血杆菌（ha‐emophilus ducreyi）感染引起的一种性传播疾病。临床主要表现为生殖器痛性溃疡，合并附近淋巴结化脓性病变。目前的研究表明，该病作为HIV‐1在异性间传播的重要辅助因素之一，在HIV感染及艾滋病的流行中起着重要的作用。

软下疳属于中医学中"疳疮"的范畴，又称之为"下疳疮"、"横痃"、"妒精疮"、"阴蚀疮"。中医学对其相关的记载与描述极为丰富，本病在宋以前被称为"妒精疮"，宋以后称为"蚀阴疮"。疳疮包括当今的软下疳和梅毒硬下疳。软下疳明确的记载最早见于唐·孙思邈《备急千金要方》，如"妒精疮者，男子在龟头，女子在玉门内，并以疳疮，作臼齐状，食之大痛，疳即不痛也"，在此已明确本病发于男女生殖器，并且以疼痛为主要特征。宋·陈无择《三因方·妒精疮证治》亦对其病因及临床特征作了详细的记载，书中写道："患妒精疮者，以妇人阴中先有宿精，男子与之交接，虚热而成……初发阴头如粟，拂之痛甚矣，两日出清脓，作臼孔蚀之火痛。"认为本病由不洁性交而发，初如粟状，日久成臼扎样溃疡、痛剧等症。

元·齐德《外科精义》对本病的论述更详，谓："阴疮者，大概有三等：一者湿阴疮；二者妒精疮；三者阴蚀疮，又曰下疳疮……肾脏虚邪热结下焦，经络痞涩，气血不行，或房劳洗浴不洁以致生疮。隐忍不医，嫩肿尤甚，由疮再里，措手无方，疼痛泛闷，或小便如淋，阴丸肿痛是也。或经十数日溃烂血脓，肌肉侵蚀，或出血不止以致下疳。"

【病原学】

杜克雷氏嗜血杆菌为革兰氏阴性、大小为（0.5×1.5）～（0.5×2.0）μm，短杆菌，两端呈钝圆形，在溃疡面脓液中的菌体为链锁状、双球菌状、大球菌、棒状等多种形状。从病灶中或培养菌落中取材检查可见 2 个或 2 个以上细菌连成锁状有如鱼群在游泳，故称鱼群状。在淋巴腺组织切片中可见典型的连锁杆菌。无鞭毛、无荚膜、无运动力、无芽孢杆菌，人工培养必须供给新鲜血液才能生长，故称嗜血杆菌。

1. 硝酸盐还原酶　杜克雷氏嗜血杆菌为兼性厌氧菌，在厌氧条件下，可从硝酸盐获得氧，使得硝酸盐还原成为亚硝酸盐和氧。

2. 氧化酶　杜克雷氏嗜血杆菌存在细胞色素氧化酶系统。它可使细菌利用氧作为最终受氢体，结合成为水。

3. 过氧化氢酶　杜克雷氏嗜血杆菌缺乏该酶。

4. β-内酰胺酶　此酶为耐药质粒编码合成，使得细菌对青霉素产生耐药。绝大多数杜克雷氏嗜血杆菌可产生 β-内酰胺酶。

嗜血杆菌属在试管内繁殖需要 X 因子与 V 因子，X 因子存在血液中耐热性物质氧化血红素，V 因子具有易热性，在血液中是脱氢酶的辅酶，杜克雷氏嗜血杆菌对 X 因子需要性高，不需要 V 因子，将纯培养物注射入家兔可引起面部溃疡性病灶，人感染后，不能产生持久免疫力。以杜克雷氏嗜血杆菌悬液为抗原，患者注射后 1 周，皮肤试验呈阳性，一旦出现，可持续数年，甚至持续终身。

杜克雷氏嗜血杆菌对温度较敏感，43～44℃以上温度则失去抵抗能力，20 分钟即可死亡。对 42℃抵抗性稍强，但 4 小时死亡。在 37℃中可活 6～8 天，10～20℃之间 7～10 天后可死亡，在此温度中较大肠杆菌、葡萄球菌抵抗力弱，较淋球菌强，对寒冷抵抗力较强，5℃中可生存 1 周，冻干时可能生存 1 年。对干燥的抵抗性弱。在人工培养中温度是发育的重要因素。

杜克氏雷嗜血杆菌对培养基的营养条件要求比较高。在营养丰富的培养基上才能生长，如含有复合增菌剂的巧克力血琼脂和血红蛋白琼脂培养基。某些菌株的生长需要半胱氨酸、淀粉和白蛋白。一般认为杜克雷氏嗜血杆菌在含有蛋白胨、葡萄糖、谷氨酸、血红素的琼脂上可以获得更好的生长。

菌落特征：培养 48 小时的菌落特征为直径约 2mm，表面光滑，无黏液，边缘整齐，灰白色。有些菌落呈现半透明、浅灰色、黄灰色等，单个菌落中细菌结合紧密，用接种环在琼脂上推动能保持完整，即"推动试验阳性"，此为杜克雷嗜血杆菌菌落的典型特征。

【流行病学】

一、传染源

在患者中，娼妓或暗娼为本病主要的传染源。是否存在 Ducrey 嗜血杆菌的无症状携带者仍不清楚。

二、传播途径

性接触为主要的传播途径。主要由性交传染，通过局部皮肤或黏膜的微小损伤而感染，侵袭男、女性外生殖器及其邻近部位。不论在发达国家或发展中国家，软下疳的流行与卖淫和嫖娼密切相关。偶然也可有经非性接触而感染的病例。

三、高危人群

本病在社会经济地位较低的人群中发病率较高，几乎所有的暴发流行均发生于此类地区。男性发病率显著高于女性。多发生于卫生状况较差的人群和娼妓中。

四、流行状况

以往，本病的发生率在经典性病中仅次于梅毒和淋病而居第 3 位。现在，随着抗生素的广泛应用，它在世界各地的发病率均显著下降。

本病在世界各地都有发生，主要流行于热带和亚热带地区，如东南亚、非洲及中南美洲等。据报道，在非洲和许多其他发展中国家中，本病是最常见的生殖器溃疡性疾病的原因。亚洲的越南、韩国及日本多见。

【病因病机】

一、中医病因病机

中医学认为本病系肝胆湿热下注，兼外感时毒，蕴结肌肤、阻滞经络而引起，古人也已经认识到软下疳是由不洁性交而引起，邪淫欲火郁滞，败精浊血内阻，阴器不洁，淫乱交媾，互相传染。由于房事不洁，邪毒入侵，阴器受损，邪毒久居，化热腐肉，形成局部溃疡，患病日久则可耗气伤阴，形成气阴两伤之证。不洁性交是妒精疮（软下疳）的主要传播途径。

二、西医发病机制和病理

由杜克雷氏嗜血杆菌引起生殖器溃疡的发病机制尚未清楚，认为外伤或者破损对杜克雷氏嗜血杆菌进入表皮是必须的，在包皮处为了引起试验性的软下疳必须划破皮肤。须要接种的量不大清楚，尚未证实杜克雷氏嗜血杆菌有毒素或细胞外酶。皮损处的杜克雷氏嗜血杆菌通常存在于巨噬细胞和中性粒细胞中，有时也会存在于间质组织中。

（一）机体免疫应答

机体感染杜克雷氏嗜血杆菌后，主要靠多形核白细胞参与清除软下疳局部细菌。别的免疫途径是否参与杀灭细菌作用尚不清楚，如补体激活的替代途径，补体是否参与了杀灭血清中的杜克雷氏嗜血杆菌，这个过程可能主要是抗体依赖性的。补体起到增强抗体的作用。细菌对反应的敏感由脂多糖的组成决定。

临床确诊为软下疳时，杜克雷氏嗜血杆菌抗原免疫印迹吸附试验可以检测到血清 IgG、IgM 抗体增多。血清抗体试验表明存在特异性抗原决定簇。用杜克雷氏嗜血杆菌作兔皮内感染实验可引起很强的抗体反应，其抗体合成的经过与其他细胞感染相同，而人类产生抗体反应的过程比动物的多。在整个感染过程中存在有可识别的重要共同抗原。在感染的某一时期存在可识别的共同抗原及个体相关抗原。总之杜克雷菌的免疫应答对宿主本身所起的作用仍不清楚，因为人类可以重复感染。很明显不存在完全保护性免疫。

（二）杜克雷氏嗜血杆菌毒性因子

杜克雷氏嗜血杆菌有些菌株显示有毒力，即通过接种试验可以引起兔或人的皮肤损害，而有些则不显示毒力。研究证明，经过多次传代可能使杜克雷氏嗜血杆菌失去毒力。目前所知的与杜克雷氏嗜血杆菌毒力有关的因子有：溶血素、脂多糖、血红蛋白受体、热休克蛋白、菌毛等。

1. 溶血素　许多研究表明，杜克雷氏嗜血杆菌产生一种或多种溶血素。通过血琼脂平皿试验研究发现，其在对数生长期产生，而不产生于静止期。Totten 等进一步研究发现，杜克雷氏嗜血杆菌溶血素是奇异变形杆菌不依赖钙的溶血素基因即 hmpa、hmpb 的同源物。hmpa 是溶血素的结构基因，编码溶血素，而 hmpb 编码一种分泌蛋白。杜克雷氏嗜血杆菌溶血素对蛋白酶敏感，属于穿孔素家族。除对红细胞有溶解作用外，还对其他多种真核细胞有细胞毒作用。研究发现，软下疳损害处可见坏死组织，炎症细胞浸润及活的杜克雷氏嗜血杆菌持续存在。在软下疳发病机制中起重要的作用。至于它对别的细胞类型如 T 细胞、中性粒细胞及巨噬细胞的作用是否在生殖器损害形成中有确切的意义还须进一步研究。

2. 脂多糖　脂多糖是革兰氏阴性细菌细胞外膜的主要成分，由脂质 A、核心寡糖和 O 抗原糖类侧链组成。由 3 种成分组成的脂多糖称为光滑脂多糖。缺乏 O 抗原糖类侧链的称为粗糙脂多糖。Compagnari 等用纯化的杜克雷氏嗜血杆菌脂多糖在小鼠真皮内接种，接种后的反应与整个细菌接种的结果一致。出现炎症反应、皮肤破坏、严重的溃疡形成。同时观察到损害组织学变化，炎症性渗出主要分布在皮下脂肪和肌肉层，有时甚至扩展至真皮层。通过单克隆抗体发现杜克雷氏嗜血杆菌脂多糖表位与人类红细胞类似，可能是损害宿主免疫反应及逃避宿主防御的机制之一。

3. 血红蛋白受体　位于杜克雷氏嗜血杆菌的外膜。是一种表面暴露、保守的蛋白。受血红蛋白素调节，在血红素水平低下的情况下可诱导它起作用，并作为一种受体与血红蛋白结合。杜克雷氏嗜血杆菌的生存必须依赖血红素，自身不能合成，可来源于依赖杜克雷氏嗜血杆菌溶血素溶解宿主细胞形成的血红蛋白。杜克雷氏嗜血杆菌感染细胞必须克服铁缺乏，铁的可能来源之一是血红素和血红蛋白。因此，血红蛋白受体直接影响血红素的来源，间接影响杜克雷氏嗜血杆菌铁来源，从而影响杜克雷氏嗜血杆菌的生存和毒性。

4. 热休克蛋白　热休克反应是原核和真核生物适应环境应激变化的一种保护性反应。此反应依赖一些热休克蛋白的协同表达。有证据表明，病原微生物的 60kd 和 groeL 同系物是重要的抗原物质，可刺激感染宿主和免疫动物的细胞和体液免疫。Parsons 等鉴定出两种编码不同分子量热休克蛋白的 groes 和 groeL 开放读框。这两种读框在杜克雷氏嗜血杆菌增殖和静止期均高水平表达，而且在软下疳患者和接种杜克雷氏嗜血杆菌的动物模型中产生免疫反应。杜克雷氏嗜血杆菌热休克蛋白能增加它适应环境应激变化而生存的能力，也能与宿主细胞相结合，并且刺激宿主细胞和体液免疫反应，直接或间接在软下疳发病机制中发挥作用。

病理改变：中央为溃疡，溃疡边缘表皮增生，溃疡下方可见三个炎症带，垂直排列，分别为：溃疡基底层，多形核白细胞为主，混有红细胞、纤维素及坏死组织；中层有许多新生的血管，组织水肿明显，有中性粒细胞、淋巴细胞及组织细胞浸润，可见较多的纤维母细胞；深层为淋巴细胞、浆细胞弥漫性浸润，血管周围明显。用 Giemsa 及 Gram 染色，有时可在浅层或深层中查见杜克雷氏嗜血杆菌。

【临床表现】

一、潜伏期

一般经不洁性交 1 ~ 6 天的潜伏期后发病，一般为 2 ~ 3 天。但也存在 20 ~ 30 天潜伏期的病例。在潜伏期中，软下疳没有医学上所说的"前驱症状"，也就是说，这种疾病在表现出症状之前没有任何感觉。

二、好发部位

主要发生在性接触中造成组织损伤的部位。大多是外生殖器。男性患者好发于阴茎、冠状沟、包皮、龟头、会阴部、肛门。特别是系带两侧包皮内面及龟头。女性患者好发于大阴唇、小阴唇、阴蒂、尿道、阴道口、子宫颈、会阴部、肛门，其他部位少见。生殖器外的软下疳可以出现在肛门、大腿上部、口腔和手指等处。

三、软下疳的皮损特征

初起损害为炎性小丘疹，周围绕以红斑，1 ~ 2 天后发展为脓疱扩大，又经过 3 天左右，脓疱破溃形成多发性、凿形、坏死形，具有锯齿状潜蚀性的痛性溃疡。病人自觉症状疼痛，尤其是用手触碰溃疡时，疼痛更加显著。溃疡表浅，形状为圆形或卵圆形，边界清楚，边缘不整齐，底部有灰黄色猪油样脓苔，覆盖很多脓性分泌物，有黄色腐肉，易出血，周围有炎性红晕，基底触之柔软。溃疡面积大小不等，小的有绿豆大小，大的可以超过蚕豆大小，一般直径约 1cm 左右。溃疡一般是单个发生，病人可以同时有几个溃疡出现，或者几个溃疡先后发生。下疳数目初期 1 ~ 2 个，因自身接种周围可出现 2 ~ 5 个成簇卫星溃疡，一般经过 10 ~ 60 天愈合，愈合后留有瘢痕。

大部分患者伴发单侧（左侧多）腹股沟淋巴结炎。大约有半数病例在病人大腿根部引起淋巴结肿大，粘连成块，即通常所说的"软下疳横痃"。淋巴结肿痛，局部潮红，可形成单腔脓肿，有热痛、波动感，红肿的淋巴结在中心可化脓破溃，形成边缘外翻呈唇状的"鱼口"，有脓液排出，愈合减慢。愈后成为大块状瘢痕。

女性患者很少形成溃疡和淋巴结炎。男性患者可因包皮长期反复发生炎症，使包皮口缩小，包皮与龟头形成粘连，不能翻转而成嵌顿包茎。也有因阴茎毁坏性溃疡侵及尿道，而致尿道狭窄，有时可同时伴有梅毒螺旋体感染或继发其他性病如性病淋巴肉芽肿（第四性病）或腹股沟肉芽肿（第五性病）。

但是，有些病人的皮肤损害并不典型，溃疡较小，几天内可以自然消退，或仅有丘疹而没有溃疡出现。

四、其他软下疳

软下疳除以上所述的临床表现外，尚有一些特殊的软下疳。知道这些特殊软下疳的形态，十分有助于软下疳的诊断。

1. 一过性软下疳（transient chancroid）　溃疡小，数天后即可消退，但 2 ~ 3 周后可出现腹股沟淋巴结肿大。

2. 崩蚀性软下疳（phagedenic chancroid） 多继发于奋森螺旋体感染。损害初为小溃疡，迅速扩大，并向深部发展，形成广泛深层组织坏死，常引起大出血和外阴部遭破坏。本型较少见。

3. 匐行性软下疳（serpiginous chancroid） 也称蛇行性软下疳。多个损害互相融合，或通过自身接种形成长而弯曲、状如蛇行或匐行性损害。

4. 巨大软下疳（giant chancroid） 开始为小溃疡，迅速向四周扩展，侵及相当大的范围，形成巨大溃疡。

5. 毛囊性软下疳（follicular chancroid） 原发于毛囊处，初起似毛囊炎，不久形成毛囊部帽针头大小的小溃疡。多见于男性外阴部及女性阴毛区。

6. 丘疹性软下疳（papular chaneroid） 也称隆起性软下疳。初起为小丘疹，以后形成溃疡，边缘隆起，形似二期梅毒扁平湿疣。

7. 矮小软下疳（dwarf chancroid） 溃疡微小，似生殖器疱疹所致的糜烂，但边缘整齐如刀切。

五、自觉症状

较轻，局部疼痛，全身症状不明显。病变进展期可以有灼痛，而形成脓肿或破溃后疼痛往往减轻。

软下疳在刚刚发病的时候是一个或几个炎症性丘疹或结节，周围绕以鲜红色的红斑，在24~48小时后形成脓疱，3~5天后脓疱破溃形成糜烂或溃疡。溃疡呈圆形或椭圆形，边缘不整齐，相邻的溃疡可互相串通或融合成大的溃疡。同时，由于自身接种，可以在病变周围发生卫星状病变或在其他部位发生病变。

六、并发症

软下疳引起的并发症是临床医生处理的重点也是难点。这些并发症主要有5种。

1. 腹股沟淋巴结炎 也称有痛性横痃，或炎症性横痃。50%~60%的患者在发病数天到3周内可出现此合并症。一般多为单侧，以左侧多见，也有发生于双侧者。初发为蚕豆大小不活动的硬结，皮肤表面红、肿、触痛。可累及多个淋巴结，相互粘连，形成大的团块，疼痛明显，最后化脓、软化，有波动，可自行溃破，脓液较稠，呈奶油状。易破溃形成潜蚀性或穿凿性溃疡，中医称"鱼口"。可形成窦道自行引流，一般约2~4周愈合，愈合后形成瘢痕。女性患者较少出现淋巴结炎。如及早进行治疗可减少淋巴结炎的发生。近年由于对本病的有效治疗，此种并发症少见。

2. 阴茎干淋巴管炎 在龟头、冠头沟、包皮前缘发生的软下疳，病原体沿淋巴管引流，引起阴茎干淋巴管炎。早期是条状的红肿，再发展成为炎症性结节或溃疡，呈串珠状分布，我们把它叫做阴茎背小结。

3. 包茎和嵌顿 软下疳引起包皮水肿，肿大的包皮形成炎性包茎。水肿的包皮也可围绕冠状沟形成肿环，导致龟头嵌顿。

4. 阴囊、阴唇象皮病 由于淋巴管炎或淋巴结炎，淋巴液长期不能顺利回流，在松软的组织中淤积，形成阴囊、阴唇象皮病。

5. 尿瘘和尿道狭窄 发生于阴茎者可形成阴茎破坏性溃疡，如累及尿道，则排尿疼痛，甚至形成尿瘘和尿道狭窄。

6. 混合下疳   如同时感染苍白螺旋体可出现混合下疳。此时先发生软下疳，愈合后出现硬下疳，一般在发生软下疳15~25天以后发生。近年因抗生素的广泛应用，常不出现硬下疳而形成隐性梅毒。因此，对软下疳患者在出现症状3周后或治疗后3个月时应进行梅毒血清学试验。

7. 继发其他病原体感染   本病也可合并性病性淋巴肉芽肿、腹股沟肉芽肿、生殖器疱疹等。如合并奋森螺旋体（fusospriochets）感染，可使损害更加严重。最近，在非洲的若干研究证实，生殖器溃疡增加了异性恋人群传播HIV-1的危险性。在许多发展中国家，本病是生殖器溃疡最常见的原因，因此，重要的是对软下疳进行有效的治疗，以阻止HIV感染的扩散。有作者指出，很容易从患者的生殖器溃疡性损害中获得HIV-1感染。据报道，并发HIV感染对软下疳的临床经过有明显的影响，在HIV-1血清阳性软下疳男性患者常导致单剂量或短疗程治疗失败。在HIV感染病人中软下疳的临床表现变异很大。控制本病的流行对阻止HIV感染在世界上一些地区异性恋人群中蔓延是非常重要的。所以，对软下疳患者也应检测抗HIV抗体。HIV血清学阳性的软下疳患者应接受长疗程的治疗。

【实验室检查】

一、涂片染色检查

可从溃疡边缘深部或基底部取材，先用生理盐水洗净患部，取其渗出物。如为淋巴结穿刺取材，应从健康皮肤处进针，以免形成瘘管。涂片时应从玻片的一端推向另一端，以保持细菌的特征形态。涂片固定后可用Gram、Wright、Giemsa或Pappenheim Saathof染色。约50%可查见长约1~2cm末端钝圆的二极染色的短小杆菌，Gram染色阴性，单个或沿黏液丝方向呈团状或平行排列小群聚集。溃疡处常有与Ducrey嗜血杆菌相似的短小杆菌污染，但污染菌无"鱼群样"特征。

二、病原菌培养

可从横痃或溃疡损害处取材。常用培养基为淋球菌胎牛血清培养基、Mueller-Hinton巧克力培养基等。2小时内接种，置于5%~10%二氧化碳和饱和湿度环境中，于33~34℃至少培养48小时。Ducrey嗜血杆菌的菌落直径为2mm，呈光滑的半球形，黏性极强。

三、鉴定试验

对已分离出的Ducrey杆菌，应进行生化试验进行鉴定，有氧化酶试验和硝酸盐还原试验等。

四、免疫学检查

间接免疫荧光试验以与Ducrey杆菌外膜成分起反应的单克隆抗体检测生殖器溃疡分泌物涂片。酶免疫试验在培养阳性的本病患者中检出率为93%，可用于大规模人群的筛选检查。

五、分子生物学检查

有核酸杂交技术和核酸扩增技术等，后者又分为PCR和LCR。32P标记的DNA探针已用于鉴定培养中的 Ducrey 杆菌。用 PCR 技术检测生殖器溃疡中的 Ducrey 杆菌对本病的诊断有一定价值，但也存在不少问题。

六、组织病理检查

1. 皮肤溃疡 显示 3 个层带，典型者有诊断意义。

（1）浅层：即基底，较狭窄，由中性粒细胞、红细胞、纤维蛋白和坏死组织组成。用 Giemsa 或 Gram 染色可检出 Ducrey 嗜血杆菌。

（2）中层：较宽，有多数新生血管形成，血管内皮细胞显著增生，可导致血管腔闭塞，有血栓形成和继发性坏死。浅层和中层间可见有水肿。

（3）深层：主要为成纤维细胞增生，淋巴细胞和浆细胞密集浸润。

2. 受累淋巴结 呈重度急性炎症反应，有中性粒细胞浸润及坏死。

【诊断与鉴别诊断】

一、诊断要点

一般讲，诊断软下疳要特别谨慎，因为目前本病并不常见，但是如符合如下条件可以作出诊断。

1. 有不洁性交史。

2. 损害为一个或多个柔软疼痛性溃疡，多发生于生殖器部位。

3. 单侧的腹股沟淋巴结炎，有触痛，可化脓破溃。

4. 暗视野检查梅毒螺旋体阴性。

5. 梅毒血清试验阴性。

6. 瑞氏染色查不到多诺万小体。

7. 溃疡脓汁及横痃脓汁涂片，革兰氏染色，约半数患者可查到病原菌。为革兰氏阴性杆菌，成对或链状排列。

8. 细胞培养，可采用血液琼脂培养基培养，标本取自未破溃的淋巴结，取材后应在 2 小时内接种到培养基上，长出的菌落灰黄色，高起，呈颗粒状。从菌落取材作革兰氏染色及生化反应，可鉴定杜克雷氏嗜血杆菌。

二、鉴别诊断

1. 梅毒硬下疳 为一质硬无压痛的结节。潜伏期 2 ~ 3 周，暗视野检查有梅毒螺旋体。

2. 生殖器疱疹 由 HSV - 2 感染引起。损害为集簇性丘疱疹、小水疱及糜烂，分泌物呈浆液性，伴灼热感和疼痛，愈后常复发。

3. 性病性淋巴肉芽肿 潜伏期 7 ~ 10 天，较软下疳长，初发为一米粒至黄豆大的糜烂、丘疹或脓疱，横痃触痛轻，破溃后排出黄色浆液或血性脓液。衣原体培养或血清补体结合试验阳性。

4. 急性女阴溃疡 无性接触史，常见于少女及未婚妇女，易反复发作，常伴口腔阿弗他溃疡及小腿结节性红斑，溃疡分泌物涂片可查见粗大杆菌。

5. Behcet 综合征 多见于青年女性，可伴口腔溃疡、眼病变、皮肤结节性红斑和针刺反应阳性。

6. 结核性溃疡 也可见于龟头，炎症轻微，自觉症状轻，慢性经过，表面脓液稀而少，损害可查见结核杆菌，活检组织像呈结核性结构。

7. 腹股沟肉芽肿 损害为增生性肉芽肿性溃疡，触之易出血，淋巴结症状轻微，甚至不发生，自觉不痛，取肉芽组织碎片作印片或涂片用 Giemsa 或 Wright，染色，可在增大的单核细胞内查见 Donovan 小体。

【治疗】

一、治疗原则

及时、足量、规则用药；患者的性伴应同时接受检查和治疗；治疗后应进行随访。治疗期间应禁止性生活。

二、治疗方法

软下疳的治疗非常简单。杜克雷氏嗜血杆菌对磺胺类药物、红霉素和强力霉素较敏感。若软下疳与梅毒共存时，不须进行驱梅治疗。

（一）全身治疗

磺胺及四环素曾经是首选，但是因为多重耐药菌株的出现已经不再首选使用，对磺胺类药物忌用或耐药者使用以下药物。

（1）阿齐霉素 1g，一次口服。

（2）服用四环素或红霉素 500mg，每日 4 次，共 7～20 天。

（3）罗红霉素 150mg，每日 2 次，共服 20 天。

（4）羟氨苄青霉素 500mg，加棒酸（clavulanicacid）125mg 口服，每日 3 次，共 7 天。

（5）环丙氟哌酸（ciprofloxacid）500mg，每日 1～2 次，共 3 天。

（6）头孢三嗪（菌必治）也可使用，剂量为 250～2000mg，用氯化钠注射液稀释滴注或肌注 1 次即可。

（7）用壮观霉素 2g，1 次肌注。

（8）强力霉素 100～500mg，每日 2 次，连服 10～14 天。亦可与红霉素联合治疗，疗效更佳。

（9）复达欣（头孢噻甲羧肟）1g，1 次肌注。

软下疳用红霉素与强力霉素联合治疗，可能疗效更好一些。

（二）局部治疗

对软下疳在全身治疗的同时应作局部治疗。

1. 未破溃的丘疹或结节 对于未破溃的丘疹或结节可以外涂鱼石脂软膏或红霉素软膏。为减轻疼痛，可做冷敷。

2. 软下疳或淋巴结溃疡 可用 1∶5000 的高锰酸钾溶液、0.1% 的雷夫奴尔液、过氧化氢或具有清热解毒的中药外洗后，外涂鱼石脂膏、四环素膏、红霉素软膏等。

3. 软下疳或淋巴结脓肿 不宜切开，它可以自发形成溃疡，但可穿刺抽脓注入抗生素。穿刺应在远位刺入，转换方向穿入脓腔抽取脓汁，注射药物。如每日加用青霉素。治疗可用磺胺二甲基嘧啶口服。

注意：青霉素治疗本病无效。使用广谱抗生素治疗软下疳时，虽对梅毒也有效，但往往可引起梅毒的漏诊。故须常规作梅毒血清学检查，以了解是否有梅毒。最好不要吃刺激性的食物。

（三）手术疗法

阴茎水肿引起的包茎或嵌顿可做阴茎背纵切术。晚期已形成组织破坏、瘢痕及畸形者，可行外科手术治疗。对包茎病人应先用以上药液浸泡或湿敷，治愈后应行包皮切除术。

（四）性伴侣的处理

对近 1 周内与患者有过性接触的性伴侣要进行预防性治疗。

（五）辨证论治

1. 肝经湿热证

主症：外阴疳疮，红肿溃烂，多少不定，边缘不整如锯齿，疮壁深峭或似穿凿，上覆污秽脓液，气味恶臭，压痛剧烈，舌质红、苔黄腻，脉滑数。

治则：清热利湿，解毒化浊。

方药：龙胆泻肝汤加减。

组成：龙胆草 9g　黄芩 12g　牡丹皮 12g　川木通 12g　萹蓄 12g　生地黄 15g　泽泻 15g　土茯苓 30g　车前草 30g　蒲公英 30g　甘草 6g

加减：脓稠臭秽者，加忍冬藤、野菊花；小便赤涩者，加白茅根、赤茯苓；疼痛剧烈者，加延胡索、炙乳没。

2. 热毒蕴结证

主症：起病较急，外阴等处初为红斑丘疹，或水疱脓疱，继而溃疡糜烂，灼热疼痛，伴发热恶寒，小便涩痛，舌质红、苔薄黄，脉浮数。

治则：清热泻火，解毒散结。

方药：黄连解毒汤合五味消毒饮。

组成：黄芩 12g　黄柏 12g　栀子 12g　黄连 8g　蒲公英 15g　紫花地丁 15g　金银花 15g　炮山甲 15g　天葵子 9g　皂角刺 9g

加减：壮热者，加生石膏、知母；便结者，加大黄；灼痛者，加延胡索、当归尾。

3. 毒热瘀滞证

主症：胯腹合缝处横痃，红赤肿硬，灼热焮痛，不久溃破，流出脓血，稠粘臭秽，伴发热，便秘，舌质红、苔黄燥，脉弦数。

治则：清热解毒，消肿排脓。

方药：仙方活命饮加减。

组成：金银花 15g　天花粉 15g　蒲公英 15g　赤芍 15g　虎杖 10g　当归 10g　防风 10g　皂角刺 9g　穿山甲 9g　甘草 6g

加减：横痃较硬者，加夏枯草、生牡蛎；脓稠难出者，加百部、蜂房；热结便秘者，加生大黄、生首乌。

4. 气阴亏虚证

主症：横痃破溃日久不愈，疮面色淡，脓水稀少，身倦乏力，口干心烦，大便干结，舌质红、苔少，脉细。

治则：益气养阴，兼清余毒。

方药：托里消毒散加减。

组成：太子参15g　麦冬15g　白芍15g　蒲公英15g　金银花15g　白芷12g　茯苓12g　皂角刺12g　桔梗12g　黄芪20g　甘草5g

加减：余毒未清者，加黄连、栀子；肾阳虚者，加制附片、肉桂。

5. 阴虚火旺证

主症：常见于后期患者，横痃破溃后，疮形平塌，疮脚散漫，疮色紫滞，脓水稀，伴有口唇干燥，大便秘结，小便短赤，舌红、少苔，脉细数。

治则：滋阴降火，清热解毒。

方药：知柏地黄丸加减。

组成：黄柏10g　熟地黄10g　怀山药10g　茯苓10g　赤芍15g　天花粉15g　金银花15g　知母12g　牡丹皮12g　泽泻9g　山萸肉9g

加减：腐肉难脱者，加穿山甲、皂角刺；舌干津少者，加玉竹、芦根；疼痛剧烈者，加制乳香、没药。

6. 脾虚气陷证

主症：横痃破溃，久不收口，疮色滞暗，脓血清稀，新肉不生，迟迟难愈，伴神疲倦怠，自汗乏力，舌质淡、苔白或光滑无苔，脉沉濡。

治则：补脾益气，升阳生肌。

方药：补中益气汤加减。

组成：党参20g　黄芪20g　白术12g　当归10g　陈皮3g　柴胡6g　升麻6g　炙甘草6g

加减：余毒未清者，加黄连、栀子；脓水清稀者，加肉桂、鹿角片；情志抑郁者，加合欢花、远志。

（六）其他疗法

1. 针灸疗法

（1）取穴次髎、肝俞、行间、阴陵泉、血海、委中、照海，以清肝解毒，活血祛瘀，消肿止痛。病久肾虚者，加肾俞、膀胱俞、太溪；脾虚，气血不足者，加气海、关元、足三里。

（2）取关元、中极、合谷、三阴交，捻转5min，留针10min，每日1次。

2. 外治疗法

（1）大豆甘草汤局部洗涤，红肿热痛者可用鲤鱼胆涂敷，疳疮已溃者旱螺散、银粉散外用。

（2）溃口肉芽新鲜者用生肌散，肉芽晦暗者，用紫色疽疮膏外敷。

（3）青黛散（青黛60g、石膏120g、滑石120g、黄柏60g，各研细末，和匀）干撒或用麻油调匀外涂，适用于疮面较浅，分泌物不多时。

（4）四黄散用热水调后，表面加蜜糖少许外敷，适用于横痃初起，中后期可用四黄软膏外敷。

（七）民间经验方

1. 琥珀如意散（丁甘仁老中医经验）　炉甘石 7.5g，赤石脂、大黄、甘草、轻粉、白蜡各 6g，粉龙骨、石膏、没药、乳香、白芷、青黛各 4.5g，鳖甲、地丁草炭、僵蚕、琥珀各 9g，赤小豆 12g，上药共研细末，每 30g 加西黄 0.3g，冰片 0.3g，麝香 0.2g，贮瓷瓶内勿泄气，用时外搽患处，清热解毒，去腐生肌，主治下疳肿痛。

2. 王氏三黄丸　熟军 90g，乳香 30g，没药 30g，雄精 5 个，麝香 5g，牛黄 1g，用熟大黄酒浸透，捣烂为丸如梧桐子大，每次服 5～10g。

3. 洗方　金银花 30g，川椒 30g，苦参 30g，兑水 2000ml，煎水洗之，甘草 60g 加水500ml 煎水先熏后洗。

4. 黑香散　治男子下疳痒者，橄榄核（烧灰存性）研极细末加冰片，干掺或麻油、猪胆汁调擦。

5. 圣粉散　密佗僧、黄丹、黄柏、乳香、轻粉，研极细末，葱汤洗疮；湿则干掺，干则香油调搽，兼治小儿疳疮。

6. 其他　金银花、地榆、野菊花、秦皮，煎汤外洗，每日 3 次。

【预后】

呈自限性病程，不会发生全身播散。未治疗者的生殖器溃疡和腹股沟淋巴结脓肿偶可持续数年，局部疼痛最常见。感染不引起免疫，可发生再感染。

【预防】

1. 避免不洁性接触。

2. 避免非婚性行为，正确应用避孕套。

3. 培养良好的卫生习惯：保持外阴清洁干燥；每日清洗内裤，清洗时使用个人的盆具；即使家人之间，洗浴盆具、毛巾也不宜互用。

4. 使用公共浴池的淋浴，不洗盆塘；尽量避免使用公共厕所的坐式马桶；上厕所前也养成洗手的习惯。

5. 外阴、肛门有可疑的红斑溃疡应及时就医诊治。

6. 凡是软下疳患者在出现症状前 10 天内，与其有过性接触的性伴，不论有无症状，都必须接受检查和治疗。

7. 患病治愈前绝对不能性交。

第八章　医院内感染

医院内感染（nosocomial infections）又称医院获得性感染（hos - pital - acquired infections，HAI）广义地说，它是指任何人员在医院活动期间遭受病原体侵袭而引起的任何诊断明确的感染。狭义地讲，它是指住院病人在入院时不存在，也非已处于潜伏期的，而在住院期间遭受病原体侵袭引起的任何诊断明确的感染，无论受感染者在医院期间或是出院以后出现症状。新的诊断标准将医院内感染定义为：住院病人在医院内获得的感染，包括在住院期间发生的感染和在医院内获得而出院后发生的感染；但不包括入院前已开始或入院时已存在的感染。医院工作人员在医院内获得的感染也属医院内感染。

病人出院后可将院内感染的病原体特别是耐药性细菌带到家庭和社会，引起疾病的传播和流行，并且造成治疗上的困难。因此院内感染问题已受到世界各国的广泛重视，成为重要的研究课题。院内感染的发生率，不同的国家、地区、医院可有很大的差别，与收容的病种、医疗水平、对院内感染重视的程度及所采取的消毒、隔离和预防措施有关。根据美国的统计，院内感染的发病率为5%～10%。根据中国对21所医院共11295例病人的调查，其发生率为8.4%。

【病原学】

一、常见病原体种类

医院内感染病原体种类有细菌、病毒、真菌、衣原体、支原体、寄生虫及其他少见病原微生物。

细菌感染可占90%以上，革兰阳性球菌以葡萄球菌属和链球菌属最常见，占20%以上，除金黄色葡萄球菌外，还可见到表皮葡萄球菌、肠球菌、B群链球菌等；革兰阴性杆菌包括肠杆菌科细菌、假单胞菌属、流感嗜血杆菌属及不发酵杆菌等、约占50%～70%，还可见鼠伤寒沙门菌、军团菌等感染。此外还可以见到无芽孢厌氧菌的感染，以脆弱类杆菌最常见。

长期应用抗生素、肾上腺皮质激素等免疫抑制剂治疗者易发生真菌感染，约占5%，以念珠菌属中的白色念珠菌最常见，其他如霉菌、新型隐球菌、放线菌、球孢子菌及组织胞浆菌等也可引起感染。

病毒感染可见疱疹病毒、柯萨奇病毒、轮状病毒、巨细胞病毒、流感病毒及各种肝炎病毒的感染。

寄生虫感染常发生于免疫机能低下的情况，如卡氏肺孢子虫、弓形虫、隐孢子虫及粪类圆线虫等的感染。

二、常见病原体特点

引起医院内感染常见的病原微生物90%为条件致病菌，多属于人体正常菌群，这些细菌长期与人体共生，通常情况下无致病性，多为多重耐药菌株，当机体抵抗力下降时或免疫功能低下时时常受侵犯。

【流行病学】

医院内感染时由病原体经过一定的传播途径进入易感者体内而引起的感染，传染源、传播途径和易感人群共同构成医院内感染的流行环节。

一、传染源

传染源是指病原微生物自然生存、繁殖及排除的人和动物或场所。

1. 患者　是主要传染源。

2. 病原体携带者或自身感染者　主要指带菌者及患者本身，即可成为传染源，也引起自身感染（或称内源性感染）。

3. 环境贮源　医院环境及一些医疗设备中常存在有利于病原微生物生长、繁殖的贮菌源，可以将病原微生物传给住院患者。

4. 动物感染源　鼠类在此类传染源中意义最大。

二、传播途径

1. 空气传播　病原微生物可通过空气飞沫与飞沫核及带菌尘埃传播给周围近距离接触者，还可通过医源性气溶胶如呼吸机、超声雾化及中央空调等器械的污染传播。

2. 水、食物传播　营养室、餐具被污染及水和食物的污染常导致肠道感染的发生。

3. 接触传播　在医院感染中手污染可直接导致感染的发生。

4. 医源性传播　为各种医疗活动中所导致的感染，主要方式有：

（1）输血及血制品：可致乙型肝炎病毒、丙型肝炎病毒、艾滋病病毒、疟原虫等的感染。

（2）医疗器械的传播：一次性医疗用品的污染或医疗器械的消毒灭菌不严可导致感染。

5. 母婴垂直传播　某些病原微生物在产前、产中和产后可引起胎儿或新生儿的感染。

6. 生物媒介传播　在卫生环境较差的医疗单位，一些昆虫媒介如苍蝇、蟑螂、蚊、螨、虱及蚤等可存在并携带各种病原微生物，导致各种感染。

三、易感患者

免疫功能低下者及接受免疫抑制剂治疗者、老人与婴幼儿、营养不良者、长期大量应用广谱抗生素者、住院期间接受各种创伤性治疗或侵入性检查者、患有严重基础疾病者等易发生院内感染。

【发病机制】

包括病原菌、患者和医疗等方面的因素及受这三方面相互影响的微生态特点。

一、病原体方面的因素

包括条件致病菌、耐药菌和人体正常菌群中各种细菌、真菌的种类、相互影响及其动态变化。

二、患者方面的因素

各种原因所致的宿主防御功能减退，如患者有现患疾病或慢性基础疾病、全身免疫功能不全、皮肤黏膜受损等因素，容易发生感染并加重原有病情，且可相互影响。如老人、新生儿和婴幼儿、烧伤病人、重要脏器疾患者与功能不全、免疫缺陷疾病、结缔组织病、代谢性疾病、慢性肝炎、白血病、淋巴瘤及其他恶性肿瘤等疾病造成的免疫功能减退。

三、医疗方面的因素

1. 院内接触病原体的机会较多。
2. 病原体侵入患者的机会增多，如各种侵袭性诊断与治疗技术的应用。
3. 各种治疗的影响，包括各种手术治疗的影响，免疫抑制剂的应用与放射治疗、抗菌治疗的广泛应用，特别是广谱高效抗生素的大剂量或联合应用等。

【临床表现】

一、常见的感染部位

1. 肺部感染　在医院内感染中肺部感染占的比例最多，病情复杂严重。医院内肺部感染病原微生物主要是细菌、真菌、支原体、衣原体、病毒或寄生虫。细菌为最常见的病原体，其中革兰阴性杆菌约占50%以上，在革兰阴性杆菌中，β内酰胺酶阳性细菌占3/4以上。由于抗生素的滥用，革兰阳性球菌和真菌感染有增多趋势。患者痰中分离出的病原菌有肺炎克雷伯杆菌、金黄色葡萄球菌、铜绿假单胞菌和大肠杆菌等，也常有白色念珠菌感染。重症患者应用机械通气者所发生的肺部感染主要为不动杆菌。厌氧菌和呼吸道病毒的肺部感染也有发生。医院内感染肺炎的病死率可高达35%，发生在免疫功能低下者或二重感染铜绿假单胞菌其病死率可达70%，发生肺部感染者7%出现继发性败血症。

医院内感染肺炎临床表现主要为咳嗽、咯黏稠痰液、发热、呼吸增快；肺部可闻见湿罗音，可伴有发绀；外周血白细胞总数和（或）中性粒细胞比例增高。经X胸片检查和痰细菌培养可以确诊。

2. 尿路感染　占我国医院内感染的第二位。病原菌多为革兰阴性杆菌，占致病细菌总数的80%，也可出现革兰阳性球菌及真菌感染。尿液中病原菌主要为大肠杆菌，其余为铜绿假单胞菌、肠球菌、金黄色葡萄球菌、变形杆菌、克雷伯杆菌及白色念珠菌等。感染主要与尿路机械操作和导尿有关。有30%患者出现尿路症状、如尿频、尿急、尿痛、排尿困难及血尿等，仅有1%的患者出现发热、腰痛的症状。大多数为无症状性菌尿，占65%～75%。

3. 胃肠道感染　医院内感染性腹泻指患者住院48小时候腹泻稀便每日超过3次，连续2天以上。医院内获得的胃肠道感染病原主要是细菌，包括沙门菌属、志贺菌属、致病性大肠埃希菌、副溶血弧菌、空肠弯曲杆菌、金黄色葡萄球菌等，其他病原微生物，如轮状病毒、白色念珠菌及一些寄生虫等也可引起感染性腹泻。

感染性胃肠炎因发病机制不同其粪便性状有所变化，如志贺菌感染为黏液脓血便，其余病原体感染者可为草绿色稀便、水样便、黏液便等。大便常规镜检查白细胞≥10个/高倍视野有助于临床诊断，粪便培养出致病菌则可以确定诊断。

4. 手术切口及手术部位感染　手术切口及手术部位医院内感染是外科手术后常见的

感染之一，引起感染的病原菌既可来源于外部环境（如医护人员、医疗器械、医院环境及其他患者）又可来源于患者本身携带的病原菌、其污染可来源于胃肠道、呼吸道、泌尿与生殖道、鼻咽腔、皮肤等。

通常将手术切口部位感染分为浅表切口感染和深部组织切口感染两种。如果术后切口部位疼痛加重，并伴有红、肿及局部有脓液，在手术热峰后又出现体温增高、脉搏增快及白细胞增高等现象时要考虑浅表切口感染，做分泌物细菌培养可以确诊。深部组织切口感染是指无植入手术后 30 天内，有植入物（如人工心脏瓣膜、人造血管、机械心脏及人工关节等）术后 1 年内发生的与手术有关并涉及切口深部软组织（深筋膜和肌肉）的感染，可同时伴有深部切口引流出或穿刺抽到脓性物质，或切口自然裂开，有脓性分泌物，及体温超过 38℃，或再次手术探查经组织病理学或影像学检查有深部切口感染的证据，但确诊则需要细菌培养阳性。

手术科室的医院内感染情况视手术部位、手术类型及患者情况的不同而有所变化，主要包括腹部外科感染、胸外科感染、骨科感染、烧伤外科感染、神经外科感染、泌尿外科感染、妇产科感染、五官科感染、额面外科感染及器官移植感染等。

5. 血液感染（败血症）　血液感染包括医院菌血症和败血症。医院菌血症是指患者入院 48 小时后收集的血液样本中培养出细菌或真菌，而败血症则由致病菌或机会致病菌侵入血循环中生长繁殖产生内毒素和（或）外毒素所引起的全身性感染，二者仅为程度不同。

引起败血症的病原菌中革兰阴性杆菌最常见，如大肠埃希杆菌、铜绿假单胞菌、克雷伯杆菌和不动杆菌等，革兰阳性球菌包括金黄色葡萄球菌与表皮葡萄球菌。此外还有厌氧菌、真菌的感染、少数为复合细菌感染。

医院内感染败血症有原发型和继发型两型，前者是指无原发感染病灶或由于输入污染的药业、透析液，或由于输液装置被污染而引起的败血症，后者是指由于局部感染灶的病原体侵入血流而引起的败血症。

败血症主要有发热及全身中毒症状，如头痛、乏力、食欲不振、肌肉关节酸痛等，皮肤有出血点或皮疹，肝脾肿大，外周血白细胞明显增高，中性粒细胞增高伴核左移，血液或骨髓培养细菌阳性为确诊一句。部分患者可发生感染性休克、DIC 和化脓性迁徙性病灶等并发症。

6. 输血相关性感染　输血或应用血液制品后使输血相关性感染的发生率明显增加，目前常见的病原微生物包括病毒（乙型和丙型肝炎病毒、输血传播病毒、艾滋病病毒、巨细胞病毒及 EB 病毒等）、弓形虫、疟原虫、螺旋体（梅毒螺旋体、钩端螺旋体）。细菌。立克次体等，其中以输血后肝炎病毒感染最为常见。输血感染的潜伏期较短，临床表现往往较重。

二、各种患者的特点

1. 老年人常体弱多病，免疫功能低下，患有慢性疾病，因此容易发生肺部感染，或并发败血症。病原体种类多，以革兰阴性杆菌多见，临床表现多不典型，体温及白细胞可无明显升高。

2. 新生儿与婴幼儿常因发育功能不健全与免疫功能的不足而发生条件致病菌的感染，多见于肠道感染、呼吸道感染、甚至可以发生败血症。

3. 重要脏器功能不全或慢性疾病患者、自身免疫系统疾病与长期应用肾上腺皮质激素者及恶性肿瘤患者，这类病人需采取各种治疗措施，如需要应用大量肾上腺皮质激素，抑制机体免疫功能，又因免疫力低下常采用抗生素治疗，易于发生各种感染及菌群失调症。

【诊断】

一、诊断依据

1. 临床资料　对患者的病情需做进一步的了解，如感染部位、患者的临床表现、患者基础疾病情况、治疗情况及对出现感染的影响等。

2. 实验室检查　是病原学诊断的重要方法，包括病原体的直接检查，分离培养及血清学（抗原、抗体）检测等。

3. 其他辅助检查　包括影像学检查（X 线、超声波、CT 扫描、核磁共振）、内镜、组织学穿刺活检等。

病原诊断对确诊有重要作用，对重症患者要明确病原菌的种类，分离出的部位及对抗生素的敏感情况等。对培养出的结果必须排除自身携带的细菌和操作中的污染菌。

二、诊断原则

1. 有明确潜伏期的感染，自入院时起超过平均潜伏期后发生的感染为医院内感染；无明确潜伏期的感染，入院 48 小时后发生的感染为医院内感染。

2. 患者入院时已发生感染性疾病，在原有感染灶上又分离出与前不同之病原体，或出现新的不同部位的感染可判为医院内感染。

3. 患者发生的感染与上次住院有直接的关系，可以判为医院内感染。

4. 由损伤产生的炎症反应或由物理、化学性刺激产生的炎症，不能判为医院内感染；若在其分泌物中检出 $10^5/ml$（g）细菌或脓细胞或其他生物性病原体，可判为医院内感染。

5. 新生儿在分娩中获得或发生于分娩 48 小时候的感染，可判为医院内感染，但先天性感染不能判断为医院内感染。

6. 有免疫低下疾病者可发生多部位、多系统的感染，应分别计算感染次数。

【治疗】

一、原发病治疗

对原发病及时地治疗非常重要，并对局部感染部位进行引流。

二、抗菌药物治疗

根据细菌学培养与药敏试验结果，本着有效、安全、合理、节约的原则选择抗菌药物。

（一）抗菌药物的应用依据

有明确的细菌感染证据，包括感染的部位、感染病原菌的种类、感染的性质与感染诊断，并结合感染者的临床资料如症状、体征、实验室检查和其他特殊检查，选择抗菌药物。同时还应考虑患者的生理、病理及免疫等状况与抗菌药物的活性、药代动力学及不良反应等特点合理用药。但对于病毒性感染及其他原因不明发热者则不宜应用抗菌药物。

（二）抗菌药物的作用机制

1. 破坏细菌细胞壁的合成　此类抗生素包括青霉素类、头孢菌素类、糖肽类、磷霉素类、环丝氨酸与杆菌肽。

2. 破坏细菌细胞膜的合成　有多粘菌素 B、多粘菌素 E 等抗生素。

3. 破坏细菌蛋白质的合成　包括氨基糖苷类、四环素类、氯霉素、大环内酯类与林可霉素类等抗生素。

4. 破坏细菌核酸代谢　包括喹诺酮类、利福霉素类、新生霉素与呋喃类等药物。

5. 抑制细菌叶酸代谢　有磺胺类、甲氧苄氨嘧啶。

6. 抑制结核环脂酸合成　主要为异烟肼。

（三）抗菌药物的应用参考

1. 革兰阳性球菌　青霉素 G、苯唑西林、大环内酯类抗生素、一代头孢菌素等。

2. 革兰阴性杆菌　氨苄西林、庆大霉素、二代头孢菌素、三代头孢菌素、喹诺酮类抗生素。

3. 铜绿假单胞菌　庆大霉素、阿米卡星、喹诺酮类、哌拉西林、头孢哌酮或头孢他定、亚安培能等。

4. 厌氧菌　甲硝唑、替硝唑、青霉素 G、克林霉素。

5. 深部真菌　大扶康等咪唑类抗真菌药物、氟胞嘧啶、两性霉素 B、制霉菌素等。

以上用药在细菌培养结果与药敏试验后需做出相应的调整。

（四）抗菌药物的联合治疗作用

联合应用抗菌药物必须掌握好适应证，包括：

1. 原因尚未明确的急性重症感染、

2. 单用一种抗菌药物不能控制的混合感染。

3. 单用一种抗菌药物仍不能控制的严重细菌感染。

4. 为防止长期抗菌药物治疗而产生耐药性。

三、毒副作用的防治

大量与长期应用抗菌药物后可以发生不良反应、过敏反应、毒性反应及菌群失调等，应及早防治。

【预防】

在建立健全各级医院内感染管理组织及相关规章制度的同时，需要进一步采取以下预防措施。

1. 医院的消毒与灭菌对防治医院内感染的发生起着重要的作用。特别是对污水与污物、患者的分泌排泄物、医疗器械进行严格的消毒与灭菌，并搞好医院环境卫生的清洁。

2. 对医疗、护理、检验等人员进行相关医院内感染知识培训。

3. 对医院内感染患者及时诊断，并合理应用抗菌药物。

4. 对具有传染性疾病的患者应进行隔离，以免造成传播与流行。

附　录

附录一　中西医结合传染病学教学大纲

一、课程简介

学　　时：60～160 学时

选修课程：诊断学、微生物学

后续课程：内科学

适用专业：基础医学专业、法学（卫生监督与管理）专业、中西医临床医学专业、中医学专业

传染病学是临床医学重要课程之一，根据培养目标的要求，通过教学，使学生能够掌握防治传染病的基本知识、基础理论和基本技能，为预防、控制和消灭传染病的发生与流行打下基础，保障人民健康。

二、教学内容与要求

中西医结合传染病学教学内容包括总论、病毒感染、立克次体感染、细菌感染、螺旋体病、原虫感染、蠕虫感染及性传播疾病，教学内容以我国常见病、多发病为重点，适当介绍一些少见而在理论和实践上有重要性的疾病。

教学方法分理论课教学与临床见习两部分。

在教学目的要求用"掌握"、"熟悉"、"了解"来说明不同程度的深度。一般说来，对于我国常见的、多发的传染病的临床表现、诊断、中西医治疗及预防是必需掌握的内容，要求学生深刻理解、记忆，并能融会贯通。病原学、发病机制、病理解剖及流行病学等为应熟悉的内容，学习这些内容，可加深对临床表现、诊断、中西医防治原则的理解。

教学要求

在基础课和诊断学的基础上，理解和掌握传染病的病原学、流行病学、发病机制、临床表现、诊断、中西医治疗和预防，为预防和控制传染病打下良好的基础。

1. 对常见传染病的病原学、流行病学、发病机制、临床表现、诊断方法、中西医治疗原则及预防具有系统稳固的基本理论知识。

2. 掌握常见传染病的临床表现、诊断及鉴别诊断、中西医治疗及预防的基本原则。

3. 能运用所学的知识和技能防治常见传染病，能初步处理疑难急重症传染病及有关综合症候群。

总论

目的和要求

（一）了解传染病的概念、发展概况、研究进展。

（二）熟悉传染病的发病机制、流行过程及影响流行因素。

（三）掌握传染病的基本特征和临床特点。

（四）掌握传染病的诊断依据、中医辩证方法和中西医治疗原则。

（五）熟悉传染病的预防措施。

各论

第一章　病毒感染

第一节　传染性非典型肺炎

（一）了解 SARS 病毒特性。

（二）了解非典的流行病学特点。

（三）熟悉非典的中西医发病机制与临床表现。

（四）掌握非典的诊断依据和中西医治疗方法。

（五）熟悉非典的预防措施。

第二节　人禽流感

（一）了解禽流感病毒特性。

（二）了解人禽流感的流行病学特点。

（三）掌握人禽流感的诊断依据和中西医治疗方法。

（四）熟悉人禽流感的预防措施。

第三节　艾滋病

（一）了解艾滋病病毒的特性。

（二）了解艾滋病的流行病学特点。

（三）熟悉艾滋病的中西医发病机制与临床表现。

（四）掌握艾滋病的诊断依据。

（五）熟悉艾滋病的治疗原则及中西医治疗方法。

（六）掌握艾滋病的预防措施。

第四节　流行性感冒

（一）了解流感病毒特性。

（二）了解流感的流行病学特点。

（三）熟悉流感的中西医发病机制与临床表现。

（四）掌握流感的诊断依据和中西医治疗方法。

（五）熟悉流感的预防措施。

第五节　病毒性肝炎

（一）明确认识病毒性肝炎在当前传染病防治工作中的重要地位。

（二）熟悉六型病毒性肝炎的病原学特性及肝炎病毒标志的意义。

（三）熟悉各型病毒性肝炎的流行病学特点。

（四）熟悉各临床类型病毒性肝炎的中西医发病机制和主要特色。

（五）掌握病毒性肝炎的诊断依据。

（六）掌握病毒性肝炎、尤其是重型肝炎的中西医治疗。

（七）掌握各型病毒性肝炎的预防措施。

第六节　病毒性胃肠炎

（一）了解引起病毒性胃肠炎的病毒特性。

（二）了解病毒性胃肠炎的流行病学特点。

（三）熟悉病毒性胃肠炎的中西医发病机制与临床表现。

（四）掌握病毒性胃肠炎的诊断依据和中西医治疗方法。

（五）熟悉病毒性胃肠炎的预防措施。

第七节　流行性乙型脑炎

（一）了解乙脑病毒特性。

（二）熟悉乙脑的流行病学特点。

（三）熟悉乙脑的中西医发病机制和临床表现。

（四）掌握乙脑的诊断依据。

（五）掌握乙脑的中西医治疗。

（六）熟悉乙脑的预防措施。

第八节　脊髓灰质炎

（一）了解脊髓灰质炎病毒特性。

（二）了解脊髓灰质炎的流行病学特点。

（三）熟悉脊髓灰质炎的中西医发病机制与临床表现。

（四）掌握脊髓灰质炎的诊断依据和中西医治疗方法。

（五）熟悉非典的预防措施。

第九节　狂犬病

（一）了解狂犬病病毒的特性。

（二）了解狂犬病的流行病学特点。

（三）熟悉狂犬病的中西医发病机制与临床表现。

（四）掌握狂犬病的诊断依据。

（五）熟悉狂犬病的中西医治疗方法。

（六）熟悉狂犬病的预防措施。

第十节　麻疹

（一）掌握麻疹的临床表现及诊断要点。

（二）熟悉麻疹的中西医治疗及预防措施

第十一节　水痘及带状疱疹

（一）了解水痘和带状疱疹的临床表现及诊断。

（二）熟悉本病的中西医治疗。

第十二节　流行性腮腺炎

（一）熟悉本病的临床表现、并发症。

（二）了解本病的中西医治疗。

第十三节　肾综合征出血热

（一）了解流行性出血热病毒的特性

（二）熟悉流行性出血热的流行病学特点

（三）熟悉流行性出血热的中西医发病机制与临床表现

（四）掌握流行性出血热的诊断依据

（五）掌握流行性出血热的中西医治疗

（六）了解流行性出血热的预防措施

第十四节　登革热

（一）了解登革热病毒的特性。

（二）熟悉登革热的流行病学特点。

（三）熟悉登革热的中西医发病机制和临床表现。

（四）掌握登革热的诊断依据。

（五）掌握登革热的中西医治疗。

（六）了解登革热的预防措施。

第十五节　传染性单核细胞增多症

（一）了解临床表现及诊断。

（二）熟悉本病的中西医治疗。

第二章　立克次体病

第一节　流行性斑疹伤寒

（一）了解流行性斑疹伤寒的流行病学特点。

（二）熟悉流行性斑疹伤寒的中西医发病机制与临床表现。

（三）掌握流行性斑疹伤寒的诊断依据和中西医治疗方法。

第二节　地方性斑疹伤寒

（一）了解地方性斑疹伤寒的流行病学特点。

（二）熟悉地方性斑疹伤寒的中西医发病机制与临床表现。

（三）掌握地方性斑疹伤寒的诊断依据和中西医治疗方法。

第三章　细菌感染

第一节　鼠疫

（一）了解鼠疫病毒特性。

（二）了解鼠疫的流行病学特点。

（三）熟悉鼠疫的中西医发病机制与临床表现。

（四）掌握鼠疫的诊断依据和中西医治疗方法。

第二节　霍乱

（一）了解霍乱弧菌的特性。

（二）熟悉霍乱的流行病学特点。

（三）熟悉霍乱的中西医发病机制与临床表现。

（四）掌握霍乱的诊断依据。

（五）掌握霍乱的中西医治疗方法。

（六）掌握霍乱的预防措施。

第三节　细菌性痢疾

（一）了解志贺菌属的特征。

（二）了解菌痢的流行病学特点。

（三）熟悉菌痢的中西医发病机制与临床表现。

（四）掌握菌痢的诊断依据。

（五）掌握菌痢的中西医治疗方法。

（六）了解菌痢的预防措施。

第四节 伤寒与副伤寒

（一）了解伤寒杆菌的特性

（二）了解伤寒的流行病学特点

（三）熟悉伤寒的中西医发病机制与临床表现

（四）掌握伤寒的诊断依据

（五）掌握伤寒的中西医治疗

（六）了解伤寒的预防措施

第五节 细菌性食物中毒

（一）了解细菌性食物中毒的病原菌特性。

（二）熟悉细菌性食物中毒的流行病学特征。

（三）熟悉细菌性食物中毒的中西医发病机制和临床表现。

（四）掌握细菌性食物中毒的诊断依据。

（五）掌握细菌性食物中毒的中西医治疗方法。

（六）了解细菌性食物中毒的预防措施。

第六节 弯曲菌肠炎

（一）了解弯曲菌肠炎的流行病学特点。

（二）熟悉弯曲菌肠炎的中西医发病机制与临床表现。

（三）掌握弯曲菌肠炎的诊断依据和中西医治疗方法。

第七节 布氏杆菌病

（一）了解布氏杆菌病的流行病学特点。

（二）熟悉布氏杆菌病的中西医发病机制与临床表现。

（三）掌握布氏杆菌病的诊断依据和中西医治疗方法。

第八节 炭疽

（一）了解炭疽的流行病学特点。

（二）熟悉炭疽的中西医发病机制与临床表现。

（三）掌握炭疽的诊断依据和中西医治疗方法。

第九节 白喉

（一）了解白喉的流行病学特点。

（二）熟悉白喉的中西医发病机制与临床表现。

（三）掌握白喉的诊断依据和中西医治疗方法。

第十节 百日咳

（一）了解百日咳的流行病学特点。

（二）熟悉百日咳的中西医发病机制与临床表现。

（三）掌握百日咳的诊断依据和中西医治疗方法。

第十一节 猩红热

（一）了解猩红热的流行病学特点。

（二）熟悉猩红热的中西医发病机制与临床表现。

（三）掌握猩红热的诊断依据和中西医治疗方法。

第十二节 流行性脑脊髓膜炎

（一）了解脑膜炎双球菌的特性。

（二）了解流脑流行病学特点。

（三）熟悉流脑的中西医发病机制与临床表现。

（四）掌握流脑的诊断依据。

（五）掌握流脑的中西医治疗方法。

（六）了解流脑的预防措施。

第十三节　肺结核

（一）了解肺结核的流行病学特点。

（二）熟悉肺结核的中西医发病机制与临床表现。

（三）掌握肺结核的诊断依据和中西医治疗方法。

第四章　螺旋体病

第一节　钩端螺旋体病

（一）了解钩端螺旋体的特性。

（二）熟悉钩体病的流行病学特点。

（三）熟悉钩体病的中西医发病机制与临床表现。

（四）掌握钩体病的诊断依据。

（五）掌握钩体病的中西医治疗方法。

（六）了解钩体病的预防措施。

第二节　回归热

（一）了解回归热的流行病学特点。

（二）熟悉回归热的中西医发病机制与临床表现。

（三）掌握回归热的诊断依据和中西医治疗方法。

第六章　原虫感染

第一节　疟疾

（一）了解疟原虫的生活史。

（二）了解疟疾的流行病学特点。

（三）熟悉疟疾的中西医发病机制与临床表现。

（四）掌握疟疾的诊断依据。

（五）掌握疟疾的中西医治疗方法。

（六）熟悉疟疾预防措施。

第二节　阿米巴病

（一）了解溶组织内阿米巴的生活史。

（二）了解阿米巴病的流行病学特点。

（三）熟悉阿米巴病的中西医发病机制与临床表现。

（四）掌握阿米巴病的诊断依据。

（五）掌握阿米巴病的中西医治疗方法。

（六）了解阿米巴病的预防措施。

第三节　黑热病

（一）了解黑热病的流行病学特点。

（二）熟悉黑热病的中西医发病机制与临床表现。

（三）掌握黑热病的诊断依据和中西医治疗方法。

第四节 弓形虫病

（一）了解弓形虫病的流行病学特点。

（二）熟悉弓形虫病的中西医发病机制与临床表现。

（三）掌握弓形虫病的诊断依据和中西医治疗方法。

第六章 蠕虫病

第一节 血吸虫病

（一）了解血吸虫的生活史。

（二）了解血吸虫病的流行病学特点。

（三）熟悉血吸虫病的中西医发病机制与临床表现。

（四）掌握血吸虫病的诊断方法。

（五）掌握血吸虫病的中西医治疗方法。

（六）熟悉血吸虫病的预防措施。

第二节 并殖吸虫病

（一）了解并殖吸虫病的流行病学特点。

（二）熟悉并殖吸虫病的中西医发病机制与临床表现。

（三）掌握并殖吸虫病的诊断依据和中西医治疗方法。

第三节 华支睾吸虫病

（一）了解华支睾吸虫的生活史。

（二）熟悉华支睾吸虫病的流行病学特点。

（三）熟悉华支睾吸虫病的中西医发病机制与临床表现。

（四）掌握华支睾吸虫病的诊断依据。

（五）掌握华支睾吸虫病的中西医治疗方法。

（六）了解华支睾吸虫病的预防措施。

第四节 肠绦虫病

（一）了解肠绦虫病的流行病学特点。

（二）熟悉肠绦虫病病的中西医发病机制与临床表现。

（三）掌握肠绦虫病的诊断依据和中西医治疗方法。

第五节 姜片虫病

（一）了解姜片虫病的流行病学特点。

（二）熟悉姜片虫病的中西医发病机制与临床表现。

（三）掌握姜片虫病的诊断依据和中西医治疗方法。

第六节 丝虫病

（一）了解丝虫病的流行病学特点。

（二）熟悉丝虫病的中西医发病机制与临床表现。

（三）掌握丝虫病的诊断依据和中西医治疗方法。

第七节 钩虫病

（一）了解钩虫病的流行病学特点。

（二）熟悉钩虫病的中西医发病机制与临床表现。

（三）掌握钩虫病的诊断依据和中西医治疗方法。

第八节 蛔虫病

（一）了解蛔虫病的流行病学特点。

（二）熟悉蛔虫病的中西医发病机制与临床表现。

（三）掌握蛔虫病的诊断依据和中西医治疗方法。

第九节　蛲虫病

（一）了解蛲虫病的流行病学特点。

（二）熟悉蛲虫病的中西医发病机制与临床表现。

（三）掌握蛲虫病的诊断依据和中西医治疗方法。

第十节　旋毛虫病

（一）了解旋毛虫病的流行病学特点。

（二）熟悉旋毛虫病的中西医发病机制与临床表现。

（三）掌握旋毛虫病的诊断依据和中西医治疗方法。

第十一节　囊尾蚴病

（一）了解囊尾蚴病的流行病学特点。

（二）熟悉囊尾蚴病的中西医发病机制与临床表现。

（三）掌握囊尾蚴病的诊断依据和中西医治疗方法。

第十二节　棘球蚴病

（一）了解棘球蚴病的流行病学特点。

（二）熟悉棘球蚴病的中西医发病机制与临床表现。

（三）掌握棘球蚴病的诊断依据和中西医治疗方法。

第十三节　蠕虫幼虫移行症

（一）了解蠕虫幼虫移行症的流行病学特点。

（二）熟悉蠕虫幼虫移行症的中西医发病机制与临床表现。

（三）掌握布蠕虫幼虫移行症的诊断依据和中西医治疗方法。

第七章　性传播疾病

第一节　淋病

（一）了解淋病的流行病学特点。

（二）熟悉淋病的中西医发病机制与临床表现。

（三）掌握淋病的诊断依据和中西医治疗方法。

第二节　梅毒

（一）了解梅毒的流行病学特点。

（二）熟悉梅毒的中西医发病机制与临床表现。

（三）掌握梅毒的诊断依据和中西医治疗方法。

第三节　滴虫病

（一）了解滴虫病的流行病学特点。

（二）熟悉滴虫病的中西医发病机制与临床表现。

（三）掌握滴虫病的诊断依据和中西医治疗方法。

第四节　阴虱

（一）了解阴虱的流行病学特点。

（二）熟悉阴虱的中西医发病机制与临床表现。

（三）掌握阴虱的诊断依据和中西医治疗方法。

第五节 生殖器疱疹

（一）了解生殖器疱疹的流行病学特点。

（二）熟悉生殖器疱疹的中西医发病机制与临床表现。

（三）掌握生殖器疱疹的诊断依据和中西医治疗方法。

第六节 生殖器念珠菌病

（一）了解生殖器念珠菌病的流行病学特点。

（二）熟悉生殖器念珠菌病的中西医发病机制与临床表现。

（三）掌握生殖器念珠菌病的诊断依据和中西医治疗方法。

第七节 腹股沟肉芽肿

（一）了解腹股沟肉芽肿的流行病学特点。

（二）熟悉腹股沟肉芽肿的中西医发病机制与临床表现。

（三）掌握腹股沟肉芽肿的诊断依据和中西医治疗方法。

第八节 软下疳

（一）了解软下疳的流行病学特点。

（二）熟悉软下疳的中西医发病机制与临床表现。

（三）掌握软下疳的诊断依据和中西医治疗方法。

第八章 医院内感染

（一）熟悉医院内感染的病原体特点及临床表现。

三、考核

（一）考核种类：理论考试及实验操作考试。

（二）考核命题：理论考核命题采取题库与教师出题有机结合的方式；实验操作考核时间安排在最后一轮实验课进行，实验理论考试与理论考试同时进行。

（三）计分方法：客观题以答题卡方式答题，用机改答题卡为主。其他题以手工改题、记分。

四、课程实施要求及相关说明

在教学组织上，一般要求应成立教学组，挑选教学经验丰富的老师担任教学组长，负责该课程的教学组织工作，包括开课前新教师试讲及教师对新内容的试讲；教学过程中，任课教师相互听课，集体备课；及时了解学生学习情况，针对存在的问题进行辅导和答疑；加强与学生之间的交流和联系，根据学生的反馈意见和建议改进教学方法；以及对最后考核的组织等。

在教学方法上，一般采取大课理论课教学为主，配合以临床见习，因学时限制，部分内容要求学生自学等形式开展教学。根据具体教学内容，采用大班讲授与小班讨论相结合的方法。教师在充分备课、写好教案、集体备课的基础上，利用制作好的多媒体教学课件，加强直观教学，以加深学生对有关内容的理解和记忆。讲课要采用启发诱导，实例分析，习题作业，课堂讨论等多种形式，生动活泼，突出重点和难点，以调动学生的思维活动，培养分析问题和解决问题的能力。对学有余力的学生，通过指定课外阅读资料，翻译专业文献，专题讲座，组织业余兴趣小组等形式积极开展第二课堂，因材施教。对学习有困难的学生，应帮助其分析原因，指导学习方法。

附录二 中华人民共和国传染病防治法

（1989 年 2 月 21 日第七届全国人民代表大会常务委员会第六次会议通过 2004 年 8 月 28 日第十届全国人民代表大会常务委员会第十一次会议修订）

第一章 总则

第一条 为了预防、控制和消除传染病的发生与流行，保障人体健康和公共卫生，制定本法。

第二条 国家对传染病防治实行预防为主的方针，防治结合、分类管理、依靠科学、依靠群众。

第三条 本法规定的传染病分为甲类、乙类和丙类。

甲类传染病是指：鼠疫、霍乱。

乙类传染病是指：传染性非典型肺炎、艾滋病、病毒性肝炎、脊髓灰质炎、人感染高致病性禽流感、麻疹、流行性出血热、狂犬病、流行性乙型脑炎、登革热、炭疽、细菌性和阿米巴性痢疾、肺结核、伤寒和副伤寒、流行性脑脊髓膜炎、百日咳、白喉、新生儿破伤风、猩红热、布鲁氏菌病、淋病、梅毒、钩端螺旋体病、血吸虫病、疟疾。

丙类传染病是指：流行性感冒、流行性腮腺炎、风疹、急性出血性结膜炎、麻风病、流行性和地方性斑疹伤寒、黑热病、包虫病、丝虫病，除霍乱、细菌性和阿米巴性痢疾、伤寒和副伤寒以外的感染性腹泻病。

上述规定以外的其他传染病，根据其暴发、流行情况和危害程度，需要列入乙类、丙类传染病的，由国务院卫生行政部门决定并予以公布。

第四条 对乙类传染病中传染性非典型肺炎、炭疽中的肺炭疽和人感染高致病性禽流感，采取本法所称甲类传染病的预防、控制措施。其他乙类传染病和突发原因不明的传染病需要采取本法所称甲类传染病的预防、控制措施的，由国务院卫生行政部门及时报经国务院批准后予以公布、实施。

省、自治区、直辖市人民政府对本行政区域内常见、多发的其他地方性传染病，可以根据情况决定按照乙类或者丙类传染病管理并予以公布，报国务院卫生行政部门备案。

第五条 各级人民政府领导传染病防治工作。

县级以上人民政府制定传染病防治规划并组织实施，建立健全传染病防治的疾病预防控制、医疗救治和监督管理体系。

第六条 国务院卫生行政部门主管全国传染病防治及其监督管理工作。县级以上地方人民政府卫生行政部门负责本行政区域内的传染病防治及其监督管理工作。

县级以上人民政府其他部门在各自的职责范围内负责传染病防治工作。

军队的传染病防治工作，依照本法和国家有关规定办理，由中国人民解放军卫生主管部门实施监督管理。

第七条 各级疾病预防控制机构承担传染病监测、预测、流行病学调查、疫情报告以及其他预防、控制工作。

医疗机构承担与医疗救治有关的传染病防治工作和责任区域内的传染病预防工作。城市社区和农村基层医疗机构在疾病预防控制机构的指导下，承担城市社区、农村基层相应的传染病防治工作。

第八条 国家发展现代医学和中医药等传统医学，支持和鼓励开展传染病防治的科学研究，提高传染病防治的科学技术水平。

国家支持和鼓励开展传染病防治的国际合作。

第九条 国家支持和鼓励单位和个人参与传染病防治工作。各级人民政府应当完善有关制度，方便单位和个人参与防治传染病的宣传教育、疫情报告、志愿服务和捐赠活动。

居民委员会、村民委员会应当组织居民、村民参与社区、农村的传染病预防与控制活动。

第十条 国家开展预防传染病的健康教育。新闻媒体应当无偿开展传染病防治和公共卫生教育的公益宣传。

各级各类学校应当对学生进行健康知识和传染病预防知识的教育。

医学院校应当加强预防医学教育和科学研究，对在校学生以及其他与传染病防治相关人员进行预防医学教育和培训，为传染病防治工作提供技术支持。

疾病预防控制机构、医疗机构应当定期对其工作人员进行传染病防治知识、技能的培训。

第十一条 对在传染病防治工作中做出显著成绩和贡献的单位和个人，给予表彰和奖励。

对因参与传染病防治工作致病、致残、死亡的人员，按照有关规定给予补助、抚恤。

第十二条 在中华人民共和国领域内的一切单位和个人，必须接受疾病预防控制机构、医疗机构有关传染病的调查、检验、采集样本、隔离治疗等预防、控制措施，如实提供有关情况。疾病预防控制机构、医疗机构不得泄露涉及个人隐私的有关信息、资料。

卫生行政部门以及其他有关部门、疾病预防控制机构和医疗机构因违法实施行政管理或者预防、控制措施，侵犯单位和个人合法权益的，有关单位和个人可以依法申请行政复议或者提起诉讼。

第二章 传染病预防

第十三条 各级人民政府组织开展群众性卫生活动，进行预防传染病的健康教育，倡导文明健康的生活方式，提高公众对传染病的防治意识和应对能力，加强环境卫生建设，消除鼠害和蚊、蝇等病媒生物的危害。

各级人民政府农业、水利、林业行政部门按照职责分工负责指导和组织消除农田、湖区、河流、牧场、林区的鼠害与血吸虫危害，以及其他传播传染病的动物和病媒生物的危害。

铁路、交通、民用航空行政部门负责组织消除交通工具以及相关场所的鼠害和蚊、蝇等病媒生物的危害。

第十四条 地方各级人民政府应当有计划地建设和改造公共卫生设施，改善饮用水卫生条件，对污水、污物、粪便进行无害化处置。

第十五条 国家实行有计划的预防接种制度。国务院卫生行政部门和省、自治区、直辖市人民政府卫生行政部门，根据传染病预防、控制的需要，制定传染病预防接种规划并组织实施。用于预防接种的疫苗必须符合国家质量标准。

国家对儿童实行预防接种证制度。国家免疫规划项目的预防接种实行免费。医疗机构、疾病预防控制机构与儿童的监护人应当相互配合，保证儿童及时接受预防接种。具体办法由国务院制定。

第十六条　国家和社会应当关心、帮助传染病病人、病原携带者和疑似传染病病人，使其得到及时救治。任何单位和个人不得歧视传染病病人、病原携带者和疑似传染病病人。

传染病病人、病原携带者和疑似传染病病人，在治愈前或者在排除传染病嫌疑前，不得从事法律、行政法规和国务院卫生行政部门规定禁止从事的易使该传染病扩散的工作。

第十七条　国家建立传染病监测制度。

国务院卫生行政部门制定国家传染病监测规划和方案。省、自治区、直辖市人民政府卫生行政部门根据国家传染病监测规划和方案，制定本行政区域的传染病监测计划和工作方案。

各级疾病预防控制机构对传染病的发生、流行以及影响其发生、流行的因素，进行监测；对国外发生、国内尚未发生的传染病或者国内新发生的传染病，进行监测。

第十八条　各级疾病预防控制机构在传染病预防控制中履行下列职责：

（一）实施传染病预防控制规划、计划和方案；

（二）收集、分析和报告传染病监测信息，预测传染病的发生、流行趋势；

（三）开展对传染病疫情和突发公共卫生事件的流行病学调查、现场处理及其效果评价；

（四）开展传染病实验室检测、诊断、病原学鉴定；

（五）实施免疫规划，负责预防性生物制品的使用管理；

（六）开展健康教育、咨询，普及传染病防治知识；

（七）指导、培训下级疾病预防控制机构及其工作人员开展传染病监测工作；

（八）开展传染病防治应用性研究和卫生评价，提供技术咨询。

国家、省级疾病预防控制机构负责对传染病发生、流行以及分布进行监测，对重大传染病流行趋势进行预测，提出预防控制对策，参与并指导对暴发的疫情进行调查处理，开展传染病病原学鉴定，建立检测质量控制体系，开展应用性研究和卫生评价。

设区的市和县级疾病预防控制机构负责传染病预防控制规划、方案的落实，组织实施免疫、消毒、控制病媒生物的危害，普及传染病防治知识，负责本地区疫情和突发公共卫生事件监测、报告，开展流行病学调查和常见病原微生物检测。

第十九条　国家建立传染病预警制度。

国务院卫生行政部门和省、自治区、直辖市人民政府根据传染病发生、流行趋势的预测，及时发出传染病预警，根据情况予以公布。

第二十条　县级以上地方人民政府应当制定传染病预防、控制预案，报上一级人民政府备案。

传染病预防、控制预案应当包括以下主要内容：

（一）传染病预防控制指挥部的组成和相关部门的职责；

（二）传染病的监测、信息收集、分析、报告、通报制度；

（三）疾病预防控制机构、医疗机构在发生传染病疫情时的任务与职责；

（四）传染病暴发、流行情况的分级以及相应的应急工作方案；

（五）传染病预防、疫点疫区现场控制，应急设施、设备、救治药品和医疗器械以及其他物资和技术的储备与调用。

地方人民政府和疾病预防控制机构接到国务院卫生行政部门或者省、自治区、直辖市人民政府发出的传染病预警后，应当按照传染病预防、控制预案，采取相应的预防、控制措施。

第二十一条　医疗机构必须严格执行国务院卫生行政部门规定的管理制度、操作规范，防止传染病的医源性感染和医院感染。

医疗机构应当确定专门的部门或者人员，承担传染病疫情报告、本单位的传染病预防、控制以及责任区域内的传染病预防工作；承担医疗活动中与医院感染有关的危险因素监测、安全防护、消毒、隔离和医疗废物处置工作。

疾病预防控制机构应当指定专门人员负责对医疗机构内传染病预防工作进行指导、考核，开展流行病学调查。

第二十二条　疾病预防控制机构、医疗机构的实验室和从事病原微生物实验的单位，应当符合国家规定的条件和技术标准，建立严格的监督管理制度，对传染病病原体样本按照规定的措施实行严格监督管理，严防传染病病原体的实验室感染和病原微生物的扩散。

第二十三条　采供血机构、生物制品生产单位必须严格执行国家有关规定，保证血液、血液制品的质量。禁止非法采集血液或者组织他人出卖血液。

疾病预防控制机构、医疗机构使用血液和血液制品，必须遵守国家有关规定，防止因输入血液、使用血液制品引起经血液传播疾病的发生。

第二十四条　各级人民政府应当加强艾滋病的防治工作，采取预防、控制措施，防止艾滋病的传播。具体办法由国务院制定。

第二十五条　县级以上人民政府农业、林业行政部门以及其他有关部门，依据各自的职责负责与人畜共患传染病有关的动物传染病的防治管理工作。

与人畜共患传染病有关的野生动物、家畜家禽，经检疫合格后，方可出售、运输。

第二十六条　国家建立传染病菌种、毒种库。

对传染病菌种、毒种和传染病检测样本的采集、保藏、携带、运输和使用实行分类管理，建立健全严格的管理制度。

对可能导致甲类传染病传播的以及国务院卫生行政部门规定的菌种、毒种和传染病检测样本，确需采集、保藏、携带、运输和使用的，须经省级以上人民政府卫生行政部门批准。具体办法由国务院制定。

第二十七条　对被传染病病原体污染的污水、污物、场所和物品，有关单位和个人必须在疾病预防控制机构的指导下或者按照其提出的卫生要求，进行严格消毒处理；拒绝消毒处理的，由当地卫生行政部门或者疾病预防控制机构进行强制消毒处理。

第二十八条　在国家确认的自然疫源地计划兴建水利、交通、旅游、能源等大型建设项目的，应当事先由省级以上疾病预防控制机构对施工环境进行卫生调查。建设单位应当根据疾病预防控制机构的意见，采取必要的传染病预防、控制措施。施工期间，建设单位应当设专人负责工地上的卫生防疫工作。工程竣工后，疾病预防控制机构应当对可能发生的传染病进行监测。

第二十九条　用于传染病防治的消毒产品、饮用水供水单位供应的饮用水和涉及饮用水卫生安全的产品，应当符合国家卫生标准和卫生规范。

饮用水供水单位从事生产或者供应活动，应当依法取得卫生许可证。

生产用于传染病防治的消毒产品的单位和生产用于传染病防治的消毒产品，应当经省级以上人民政府卫生行政部门审批。具体办法由国务院制定。

第三章　疫情报告、通报和公布

第三十条　疾病预防控制机构、医疗机构和采供血机构及其执行职务的人员发现本法规定的传染病疫情或者发现其他传染病暴发、流行以及突发原因不明的传染病时，应当遵循疫情报告属地管理原则，按照国务院规定的或者国务院卫生行政部门规定的内容、程序、方式和时限报告。

军队医疗机构向社会公众提供医疗服务，发现前款规定的传染病疫情时，应当按照国务院卫生行政部门的规定报告。

第三十一条　任何单位和个人发现传染病病人或者疑似传染病病人时，应当及时向附近的疾病预防控制机构或者医疗机构报告。

第三十二条　港口、机场、铁路疾病预防控制机构以及国境卫生检疫机关发现甲类传染病病人、病原携带者、疑似传染病病人时，应当按照国家有关规定立即向国境口岸所在地的疾病预防控制机构或者所在地县级以上地方人民政府卫生行政部门报告并互相通报。

第三十三条　疾病预防控制机构应当主动收集、分析、调查、核实传染病疫情信息。接到甲类、乙类传染病疫情报告或者发现传染病暴发、流行时，应当立即报告当地卫生行政部门，由当地卫生行政部门立即报告当地人民政府，同时报告上级卫生行政部门和国务院卫生行政部门。

疾病预防控制机构应当设立或者指定专门的部门、人员负责传染病疫情信息管理工作，及时对疫情报告进行核实、分析。

第三十四条　县级以上地方人民政府卫生行政部门应当及时向本行政区域内的疾病预防控制机构和医疗机构通报传染病疫情以及监测、预警的相关信息。接到通报的疾病预防控制机构和医疗机构应当及时告知本单位的有关人员。

第三十五条　国务院卫生行政部门应当及时向国务院其他有关部门和各省、自治区、直辖市人民政府卫生行政部门通报全国传染病疫情以及监测、预警的相关信息。

毗邻的以及相关的地方人民政府卫生行政部门，应当及时互相通报本行政区域的传染病疫情以及监测、预警的相关信息。

县级以上人民政府有关部门发现传染病疫情时，应当及时向同级人民政府卫生行政部门通报。

中国人民解放军卫生主管部门发现传染病疫情时，应当向国务院卫生行政部门通报。

第三十六条　动物防疫机构和疾病预防控制机构，应当及时互相通报动物间和人间发生的人畜共患传染病疫情以及相关信息。

第三十七条　依照本法的规定负有传染病疫情报告职责的人民政府有关部门、疾病预防控制机构、医疗机构、采供血机构及其工作人员，不得隐瞒、谎报、缓报传染病疫情。

第三十八条　国家建立传染病疫情信息公布制度。

国务院卫生行政部门定期公布全国传染病疫情信息。省、自治区、直辖市人民政府卫生行政部门定期公布本行政区域的传染病疫情信息。

传染病暴发、流行时，国务院卫生行政部门负责向社会公布传染病疫情信息，并可以授权省、自治区、直辖市人民政府卫生行政部门向社会公布本行政区域的传染病疫情信息。

公布传染病疫情信息应当及时、准确。

第四章 疫情控制

第三十九条 医疗机构发现甲类传染病时，应当及时采取下列措施：

（一）对病人、病原携带者，予以隔离治疗，隔离期限根据医学检查结果确定；

（二）对疑似病人，确诊前在指定场所单独隔离治疗；

（三）对医疗机构内的病人、病原携带者、疑似病人的密切接触者，在指定场所进行医学观察和采取其他必要的预防措施。

拒绝隔离治疗或者隔离期未满擅自脱离隔离治疗的，可以由公安机关协助医疗机构采取强制隔离治疗措施。

医疗机构发现乙类或者丙类传染病病人，应当根据病情采取必要的治疗和控制传播措施。

医疗机构对本单位内被传染病病原体污染的场所、物品以及医疗废物，必须依照法律、法规的规定实施消毒和无害化处置。

第四十条 疾病预防控制机构发现传染病疫情或者接到传染病疫情报告时，应当及时采取下列措施：

（一）对传染病疫情进行流行病学调查，根据调查情况提出划定疫点、疫区的建议，对被污染的场所进行卫生处理，对密切接触者，在指定场所进行医学观察和采取其他必要的预防措施，并向卫生行政部门提出疫情控制方案；

（二）传染病暴发、流行时，对疫点、疫区进行卫生处理，向卫生行政部门提出疫情控制方案，并按照卫生行政部门的要求采取措施；

（三）指导下级疾病预防控制机构实施传染病预防、控制措施，组织、指导有关单位对传染病疫情的处理。

第四十一条 对已经发生甲类传染病病例的场所或者该场所内的特定区域的人员，所在地的县级以上地方人民政府可以实施隔离措施，并同时向上一级人民政府报告；接到报告的上级人民政府应当即时作出是否批准的决定。上级人民政府作出不予批准决定的，实施隔离措施的人民政府应当立即解除隔离措施。

在隔离期间，实施隔离措施的人民政府应当对被隔离人员提供生活保障；被隔离人员有工作单位的，所在单位不得停止支付其隔离期间的工作报酬。

隔离措施的解除，由原决定机关决定并宣布。

第四十二条 传染病暴发、流行时，县级以上地方人民政府应当立即组织力量，按照预防、控制预案进行防治，切断传染病的传播途径，必要时，报经上一级人民政府决定，可以采取下列紧急措施并予以公告：

（一）限制或者停止集市、影剧院演出或者其他人群聚集的活动；

（二）停工、停业、停课；

（三）封闭或者封存被传染病病原体污染的公共饮用水源、食品以及相关物品；

（四）控制或者扑杀染疫野生动物、家畜家禽；

（五）封闭可能造成传染病扩散的场所。

上级人民政府接到下级人民政府关于采取前款所列紧急措施的报告时，应当即时作出决定。

紧急措施的解除，由原决定机关决定并宣布。

第四十三条 甲类、乙类传染病暴发、流行时，县级以上地方人民政府报经上一级人民政府决定，可以宣布本行政区域部分或者全部为疫区；国务院可以决定并宣布跨省、自治区、直辖市的疫区。县级以上地方人民政府可以在疫区内采取本法第四十二条规定的紧急措施，并可以对出入疫区的人员、物资和交通工具实施卫生检疫。

省、自治区、直辖市人民政府可以决定对本行政区域内的甲类传染病疫区实施封锁；但是，封锁大、中城市的疫区或者封锁跨省、自治区、直辖市的疫区，以及封锁疫区导致中断干线交通或者封锁国境的，由国务院决定。

疫区封锁的解除，由原决定机关决定并宣布。

第四十四条　发生甲类传染病时，为了防止该传染病通过交通工具及其乘运的人员、物资传播，可以实施交通卫生检疫。具体办法由国务院制定。

第四十五条　传染病暴发、流行时，根据传染病疫情控制的需要，国务院有权在全国范围或者跨省、自治区、直辖市范围内，县级以上地方人民政府有权在本行政区域内紧急调集人员或者调用储备物资，临时征用房屋、交通工具以及相关设施、设备。

紧急调集人员的，应当按照规定给予合理报酬。临时征用房屋、交通工具以及相关设施、设备的，应当依法给予补偿；能返还的，应当及时返还。

第四十六条　患甲类传染病、炭疽死亡的，应当将尸体立即进行卫生处理，就近火化。患其他传染病死亡的，必要时，应当将尸体进行卫生处理后火化或者按照规定深埋。

为了查找传染病病因，医疗机构在必要时可以按照国务院卫生行政部门的规定，对传染病病人尸体或者疑似传染病病人尸体进行解剖查验，并应当告知死者家属。

第四十七条　疫区中被传染病病原体污染或者可能被传染病病原体污染的物品，经消毒可以使用的，应当在当地疾病预防控制机构的指导下，进行消毒处理后，方可使用、出售和运输。

第四十八条　发生传染病疫情时，疾病预防控制机构和省级以上人民政府卫生行政部门指派的其他与传染病有关的专业技术机构，可以进入传染病疫点、疫区进行调查、采集样本、技术分析和检验。

第四十九条　传染病暴发、流行时，药品和医疗器械生产、供应单位应当及时生产、供应防治传染病的药品和医疗器械。铁路、交通、民用航空经营单位必须优先运送处理传染病疫情的人员以及防治传染病的药品和医疗器械。县级以上人民政府有关部门应当做好组织协调工作。

第五章　医疗救治

第五十条　县级以上人民政府应当加强和完善传染病医疗救治服务网络的建设，指定具备传染病救治条件和能力的医疗机构承担传染病救治任务，或者根据传染病救治需要设置传染病医院。

第五十一条　医疗机构的基本标准、建筑设计和服务流程，应当符合预防传染病医院感染的要求。

医疗机构应当按照规定对使用的医疗器械进行消毒；对按照规定一次使用的医疗器具，应当在使用后予以销毁。

医疗机构应当按照国务院卫生行政部门规定的传染病诊断标准和治疗要求，采取相应措施，提高传染病医疗救治能力。

第五十二条　医疗机构应当对传染病病人或者疑似传染病病人提供医疗救护、现场救援和接诊治疗，书写病历记录以及其他有关资料，并妥善保管。

医疗机构应当实行传染病预检、分诊制度；对传染病病人、疑似传染病病人，应当引导至相对隔离的分诊点进行初诊。医疗机构不具备相应救治能力的，应当将患者及其病历记录复印件一并转至具备相应救治能力的医疗机构。具体办法由国务院卫生行政部门规定。

第六章 监督管理

第五十三条 县级以上人民政府卫生行政部门对传染病防治工作履行下列监督检查职责：

（一）对下级人民政府卫生行政部门履行本法规定的传染病防治职责进行监督检查；

（二）对疾病预防控制机构、医疗机构的传染病防治工作进行监督检查；

（三）对采供血机构的采供血活动进行监督检查；

（四）对用于传染病防治的消毒产品及其生产单位进行监督检查，并对饮用水供水单位从事生产或者供应活动以及涉及饮用水卫生安全的产品进行监督检查；

（五）对传染病菌种、毒种和传染病检测样本的采集、保藏、携带、运输、使用进行监督检查；

（六）对公共场所和有关单位的卫生条件和传染病预防、控制措施进行监督检查。

省级以上人民政府卫生行政部门负责组织对传染病防治重大事项的处理。

第五十四条 县级以上人民政府卫生行政部门在履行监督检查职责时，有权进入被检查单位和传染病疫情发生现场调查取证，查阅或者复制有关的资料和采集样本。被检查单位应当予以配合，不得拒绝、阻挠。

第五十五条 县级以上地方人民政府卫生行政部门在履行监督检查职责时，发现被传染病病原体污染的公共饮用水源、食品以及相关物品，如不及时采取控制措施可能导致传染病传播、流行的，可以采取封闭公共饮用水源、封存食品以及相关物品或者暂停销售的临时控制措施，并予以检验或者进行消毒。经检验，属于被污染的食品，应当予以销毁；对未被污染的食品或者经消毒后可以使用的物品，应当解除控制措施。

第五十六条 卫生行政部门工作人员依法执行职务时，应当不少于两人，并出示执法证件，填写卫生执法文书。

卫生执法文书经核对无误后，应当由卫生执法人员和当事人签名。当事人拒绝签名的，卫生执法人员应当注明情况。

第五十七条 卫生行政部门应当依法建立健全内部监督制度，对其工作人员依据法定职权和程序履行职责的情况进行监督。

上级卫生行政部门发现下级卫生行政部门不及时处理职责范围内的事项或者不履行职责的，应当责令纠正或者直接予以处理。

第五十八条 卫生行政部门及其工作人员履行职责，应当自觉接受社会和公民的监督。单位和个人有权向上级人民政府及其卫生行政部门举报违反本法的行为。接到举报的有关人民政府或者其卫生行政部门，应当及时调查处理。

第七章 保障措施

第五十九条 国家将传染病防治工作纳入国民经济和社会发展计划，县级以上地方人民政府将传染病防治工作纳入本行政区域的国民经济和社会发展计划。

第六十条 县级以上地方人民政府按照本级政府职责负责本行政区域内传染病预防、控制、监督工作的日常经费。

国务院卫生行政部门会同国务院有关部门，根据传染病流行趋势，确定全国传染病预防、控制、救治、监测、预测、预警、监督检查等项目。中央财政对困难地区实施重大传染病防治项目给予补助。

省、自治区、直辖市人民政府根据本行政区域内传染病流行趋势，在国务院卫生行政部门确定的项目范围内，确定传染病预防、控制、监督等项目，并保障项目的实施经费。

第六十一条　国家加强基层传染病防治体系建设，扶持贫困地区和少数民族地区的传染病防治工作。

地方各级人民政府应当保障城市社区、农村基层传染病预防工作的经费。

第六十二条　国家对患有特定传染病的困难人群实行医疗救助，减免医疗费用。具体办法由国务院卫生行政部门会同国务院财政部门等部门制定。

第六十三条　县级以上人民政府负责储备防治传染病的药品、医疗器械和其他物资，以备调用。

第六十四条　对从事传染病预防、医疗、科研、教学、现场处理疫情的人员，以及在生产、工作中接触传染病病原体的其他人员，有关单位应当按照国家规定，采取有效的卫生防护措施和医疗保健措施，并给予适当的津贴。

第八章　法律责任

第六十五条　地方各级人民政府未依照本法的规定履行报告职责，或者隐瞒、谎报、缓报传染病疫情，或者在传染病暴发、流行时，未及时组织救治、采取控制措施的，由上级人民政府责令改正，通报批评；造成传染病传播、流行或者其他严重后果，对负有责任的主管人员，依法给予行政处分；构成犯罪的，依法追究刑事责任。

第六十六条　县级以上人民政府卫生行政部门违反本法规定，有下列情形之一的，由本级人民政府、上级人民政府卫生行政部门责令改正，通报批评；造成传染病传播、流行或者其他严重后果的，对负有责任的主管人员和其他直接责任人员，依法给予行政处分；构成犯罪的，依法追究刑事责任：

（一）未依法履行传染病疫情通报、报告或者公布职责，或者隐瞒、谎报、缓报传染病疫情的；

（二）发生或者可能发生传染病传播时未及时采取预防、控制措施的；

（三）未依法履行监督检查职责，或者发现违法行为不及时查处的；

（四）未及时调查、处理单位和个人对下级卫生行政部门不履行传染病防治职责的举报的；

（五）违反本法的其他失职、渎职行为。

第六十七条　县级以上人民政府有关部门未依照本法的规定履行传染病防治和保障职责的，由本级人民政府或者上级人民政府有关部门责令改正，通报批评；造成传染病传播、流行或者其他严重后果的，对负有责任的主管人员和其他直接责任人员，依法给予行政处分；构成犯罪的，依法追究刑事责任。

第六十八条　疾病预防控制机构违反本法规定，有下列情形之一的，由县级以上人民政府卫生行政部门责令限期改正，通报批评，给予警告；对负有责任的主管人员和其他直接责任人员，依法给予降级、撤职、开除的处分，并可以依法吊销有关责任人员的执业证书；构成犯罪的，依法追究刑事责任：

（一）未依法履行传染病监测职责的；

（二）未依法履行传染病疫情报告、通报职责，或者隐瞒、谎报、缓报传染病疫情的；

（三）未主动收集传染病疫情信息，或者对传染病疫情信息和疫情报告未及时进行分析、调查、核实的；

（四）发现传染病疫情时，未依据职责及时采取本法规定的措施的；

（五）故意泄露传染病病人、病原携带者、疑似传染病病人、密切接触者涉及个人隐私的有关信息、资料的。

第六十九条　医疗机构违反本法规定，有下列情形之一的，由县级以上人民政府卫生行政部门责令改正，通报批评，给予警告；造成传染病传播、流行或者其他严重后果的，对负有责任的主管人员和其他直接责任人员，依法给予降级、撤职、开除的处分，并可以依法吊销有关责任人员的执业证书；构成犯罪的，依法追究刑事责任：

（一）未按照规定承担本单位的传染病预防、控制工作、医院感染控制任务和责任区域内的传染病预防工作的；

（二）未按照规定报告传染病疫情，或者隐瞒、谎报、缓报传染病疫情的；

（三）发现传染病疫情时，未按照规定对传染病病人、疑似传染病病人提供医疗救护、现场救援、接诊、转诊的，或者拒绝接受转诊的；

（四）未按照规定对本单位内被传染病病原体污染的场所、物品以及医疗废物实施消毒或者无害化处置的；

（五）未按照规定对医疗器械进行消毒，或者对按照规定一次使用的医疗器具未予销毁，再次使用的；

（六）在医疗救治过程中未按照规定保管医学记录资料的；

（七）故意泄露传染病病人、病原携带者、疑似传染病病人、密切接触者涉及个人隐私的有关信息、资料的。

第七十条　采供血机构未按照规定报告传染病疫情，或者隐瞒、谎报、缓报传染病疫情，或者未执行国家有关规定，导致因输入血液引起经血液传播疾病发生的，由县级以上人民政府卫生行政部门责令改正，通报批评，给予警告；造成传染病传播、流行或者其他严重后果的，对负有责任的主管人员和其他直接责任人员，依法给予降级、撤职、开除的处分，并可以依法吊销采供血机构的执业许可证；构成犯罪的，依法追究刑事责任。

非法采集血液或者组织他人出卖血液的，由县级以上人民政府卫生行政部门予以取缔，没收违法所得，可以并处十万元以下的罚款；构成犯罪的，依法追究刑事责任。

第七十一条　国境卫生检疫机关、动物防疫机构未依法履行传染病疫情通报职责的，由有关部门在各自职责范围内责令改正，通报批评；造成传染病传播、流行或者其他严重后果的，对负有责任的主管人员和其他直接责任人员，依法给予降级、撤职、开除的处分；构成犯罪的，依法追究刑事责任。

第七十二条　铁路、交通、民用航空经营单位未依照本法的规定优先运送处理传染病疫情的人员以及防治传染病的药品和医疗器械的，由有关部门责令限期改正，给予警告；造成严重后果的，对负有责任的主管人员和其他直接责任人员，依法给予降级、撤职、开除的处分。

第七十三条　违反本法规定，有下列情形之一，导致或者可能导致传染病传播、流行的，由县级以上人民政府卫生行政部门责令限期改正，没收违法所得，可以并处五万元以下的罚款；已取得许可证的，原发证部门可以依法暂扣或者吊销许可证；构成犯罪的，依法追究刑事责任：

（一）饮用水供水单位供应的饮用水不符合国家卫生标准和卫生规范的；

（二）涉及饮用水卫生安全的产品不符合国家卫生标准和卫生规范的；

（三）用于传染病防治的消毒产品不符合国家卫生标准和卫生规范的；

（四）出售、运输疫区中被传染病病原体污染或者可能被传染病病原体污染的物品，未进行消毒处理的；

（五）生物制品生产单位生产的血液制品不符合国家质量标准的。

第七十四条　违反本法规定，有下列情形之一的，由县级以上地方人民政府卫生行政部门责令改正，通报批评，给予警告，已取得许可证的，可以依法暂扣或者吊销许可证；造成传染病传播、流行以及其他严重后果的，对负有责任的主管人员和其他直接责任人员，依法给予降级、撤职、开除的处分，并可以依法吊销有关责任人员的执业证书；构成犯罪的，依法追究刑事责任：

（一）疾病预防控制机构、医疗机构和从事病原微生物实验的单位，不符合国家规定的条件和技术标准，对传染病病原体样本未按照规定进行严格管理，造成实验室感染和病原微生物扩散的；

（二）违反国家有关规定，采集、保藏、携带、运输和使用传染病菌种、毒种和传染病检测样本的；

（三）疾病预防控制机构、医疗机构未执行国家有关规定，导致因输入血液、使用血液制品引起经血液传播疾病发生的。

第七十五条　未经检疫出售、运输与人畜共患传染病有关的野生动物、家畜家禽的，由县级以上地方人民政府畜牧兽医行政部门责令停止违法行为，并依法给予行政处罚。

第七十六条　在国家确认的自然疫源地兴建水利、交通、旅游、能源等大型建设项目，未经卫生调查进行施工的，或者未按照疾病预防控制机构的意见采取必要的传染病预防、控制措施的，由县级以上人民政府卫生行政部门责令限期改正，给予警告，处五千元以上三万元以下的罚款；逾期不改正的，处三万元以上十万元以下的罚款，并可以提请有关人民政府依据职责权限，责令停建、关闭。

第七十七条　单位和个人违反本法规定，导致传染病传播、流行，给他人人身、财产造成损害的，应当依法承担民事责任。

第九章　附则

第七十八条　本法中下列用语的含义：

（一）传染病病人、疑似传染病病人：指根据国务院卫生行政部门发布的《中华人民共和国传染病防治法规定管理的传染病诊断标准》，符合传染病病人和疑似传染病病人诊断标准的人。

（二）病原携带者：指感染病原体无临床症状但能排出病原体的人。

（三）流行病学调查：指对人群中疾病或者健康状况的分布及其决定因素进行调查研究，提出疾病预防控制措施及保健对策。

（四）疫点：指病原体从传染源向周围播散的范围较小或者单个疫源地。

（五）疫区：指传染病在人群中暴发、流行，其病原体向周围播散时所能波及的地区。

（六）人畜共患传染病：指人与脊椎动物共同罹患的传染病，如鼠疫、狂犬病、血吸虫病等。

（七）自然疫源地：指某些可引起人类传染病的病原体在自然界的野生动物中长期存在和循环的地区。

（八）病媒生物：指能够将病原体从人或者其他动物传播给人的生物，如蚊、蝇、蚤类等。

（九）医源性感染：指在医学服务中，因病原体传播引起的感染。

（十）医院感染：指住院病人在医院内获得的感染，包括在住院期间发生的感染和在医院内获得出院后发生的感染，但不包括入院前已开始或者入院时已处于潜伏期的感染。医院工作人员在医院内获得的感染也属医院感染。

（十一）实验室感染：指从事实验室工作时，因接触病原体所致的感染。

（十二）菌种、毒种：指可能引起本法规定的传染病发生的细菌菌种、病毒毒种。

（十三）消毒：指用化学、物理、生物的方法杀灭或者消除环境中的病原微生物。

（十四）疾病预防控制机构：指从事疾病预防控制活动的疾病预防控制中心以及与上述机构业务活动相同的单位。

（十五）医疗机构：指按照《医疗机构管理条例》取得医疗机构执业许可证，从事疾病诊断、治疗活动的机构。

第七十九条　传染病防治中有关食品、药品、血液、水、医疗废物和病原微生物的管理以及动物防疫和国境卫生检疫，本法未规定的，分别适用其他有关法律、行政法规的规定。

第八十条　本法自 2004 年 12 月 1 日起施行。

附录三　突发公共卫生事件应急条例

（2003 年 5 月 7 日国务院第七次常务会议通过，2003 年 5 月 9 日起施行）

第一章　总　则

第一条　为了有效预防、及时控制和消除突发公共卫生事件的危害，保障公众身体健康与生命安全，维护正常的社会秩序，制定本条例。

第二条　本条例所称突发公共卫生事件（以下简称突发事件），是指突然发生，造成或者可能造成社会公众健康严重损害的重大传染病疫情、群体性不明原因疾病、重大食物和职业中毒以及其他严重影响公众健康的事件。

第三条　突发事件发生后，国务院设立全国突发事件应急处理指挥部，由国务院有关部门和军队有关部门组成，国务院主管领导人担任总指挥，负责对全国突发事件应急处理的统一领导、统一指挥。

国务院卫生行政主管部门和其他有关部门，在各自的职责范围内做好突发事件应急处理的有关工作。

第四条　突发事件发生后，省、自治区、直辖市人民政府成立地方突发事件应急处理指挥部，省、自治区、直辖市人民政府主要领导人担任总指挥，负责领导、指挥本行政区域内突发事件应急处理工作。

县级以上地方人民政府卫生行政主管部门，具体负责组织突发事件的调查、控制和医疗救治工作。

县级以上地方人民政府有关部门，在各自的职责范围内做好突发事件应急处理的有关工作。

第五条　突发事件应急工作，应当遵循预防为主、常备不懈的方针，贯彻统一领导、分级负责、反应及时、措施果断、依靠科学、加强合作的原则。

第六条　县级以上各级人民政府应当组织开展防治突发事件相关科学研究，建立突发事件应急流行病学调查、传染源隔离、医疗救护、现场处置、监督检查、监测检验、卫生防护等有关物资、设备、设施、技术与人才资源储备，所需经费列入本级政府财政预算。

国家对边远贫困地区突发事件应急工作给予财政支持。

第七条　国家鼓励、支持开展突发事件监测、预警、反应处理有关技术的国际交流与合作。

第八条　国务院有关部门和县级以上地方人民政府及其有关部门，应当建立严格的突发事件防范和应急处理责任制，切实履行各自的职责，保证突发事件应急处理工作的正常进行。

第九条　县级以上各级人民政府及其卫生行政主管部门，应当对参加突发事件应急处理的医疗卫生人员，给予适当补助和保健津贴；对参加突发事件应急处理作出贡献的人员，给予表彰和奖励；对因参与应急处理工作致病、致残、死亡的人员，按照国家有关规定，给予相应的补助和抚恤。

第二章　预防与应急准备

第十条　国务院卫生行政主管部门按照分类指导、快速反应的要求，制定全国突发事件应急预案，报请国务院批准。

省、自治区、直辖市人民政府根据全国突发事件应急预案，结合本地实际情况，制定本行政区域的突发事件应急预案。

第十一条 全国突发事件应急预案应当包括以下主要内容：

（一）突发事件应急处理指挥部的组成和相关部门的职责；

（二）突发事件的监测与预警；

（三）突发事件信息的收集、分析、报告、通报制度；

（四）突发事件应急处理技术和监测机构及其任务；

（五）突发事件的分级和应急处理工作方案；

（六）突发事件预防、现场控制，应急设施、设备、救治药品和医疗器械以及其他物资和技术的储备与调度；

（七）突发事件应急处理专业队伍的建设和培训。

第十二条 突发事件应急预案应当根据突发事件的变化和实施中发现的问题及时进行修订、补充。

第十三条 地方各级人民政府应当依照法律、行政法规的规定，做好传染病预防和其他公共卫生工作，防范突发事件的发生。

县级以上各级人民政府卫生行政主管部门和其他有关部门，应当对公众开展突发事件应急知识的专门教育，增强全社会对突发事件的防范意识和应对能力。

第十四条 国家建立统一的突发事件预防控制体系。

县级以上地方人民政府应当建立和完善突发事件监测与预警系统。

县级以上各级人民政府卫生行政主管部门，应当指定机构负责开展突发事件的日常监测，并确保监测与预警系统的正常运行。

第十五条 监测与预警工作应当根据突发事件的类别，制定监测计划，科学分析、综合评价监测数据。对早期发现的潜在隐患以及可能发生的突发事件，应当依照本条例规定的报告程序和时限及时报告。

第十六条 国务院有关部门和县级以上地方人民政府及其有关部门，应当根据突发事件应急预案的要求，保证应急设施、设备、救治药品和医疗器械等物资储备。

第十七条 县级以上各级人民政府应当加强急救医疗服务网络的建设，配备相应的医疗救治药物、技术、设备和人员，提高医疗卫生机构应对各类突发事件的救治能力。

设区的市级以上地方人民政府应当设置与传染病防治工作需要相适应的传染病专科医院，或者指定具备传染病防治条件和能力的医疗机构承担传染病防治任务。

第十八条 县级以上地方人民政府卫生行政主管部门，应当定期对医疗卫生机构和人员开展突发事件应急处理相关知识、技能的培训，定期组织医疗卫生机构进行突发事件应急演练，推广最新知识和先进技术。

第三章 报告与信息发布

第十九条 国家建立突发事件应急报告制度。

国务院卫生行政主管部门制定突发事件应急报告规范，建立重大、紧急疫情信息报告系统。

有下列情形之一的，省、自治区、直辖市人民政府应当在接到报告1小时内，向国务院卫生行政主管部门报告：

（一）发生或者可能发生传染病暴发、流行的；

（二）发生或者发现不明原因的群体性疾病的；

（三）发生传染病菌种、毒种丢失的；

（四）发生或者可能发生重大食物和职业中毒事件的。

国务院卫生行政主管部门对可能造成重大社会影响的突发事件，应当立即向国务院报告。

第二十条 突发事件监测机构、医疗卫生机构和有关单位发现有本条例第十九条规定情形之一的，应当在2小时内向所在地县级人民政府卫生行政主管部门报告；接到报告的卫生行政主管部门应当在2小时内向本级人民政府报告，并同时向上级人民政府卫生行政主管部门和国务院卫生行政主管部门报告。

县级人民政府应当在接到报告后2小时内向设区的市级人民政府或者上一级人民政府报告；设区的市级人民政府应当在接到报告后2小时内向省、自治区、直辖市人民政府报告。

第二十一条 任何单位和个人对突发事件，不得隐瞒、缓报、谎报或者授意他人隐瞒、缓报、谎报。

第二十二条 接到报告的地方人民政府、卫生行政主管部门依照本条例规定报告的同时，应当立即组织力量对报告事项调查核实、确证，采取必要的控制措施，并及时报告调查情况。

第二十三条 国务院卫生行政主管部门应当根据发生突发事件的情况，及时向国务院有关部门和各省、自治区、直辖市人民政府卫生行政主管部门以及军队有关部门通报。

突发事件发生地的省、自治区、直辖市人民政府卫生行政主管部门，应当及时向毗邻省、自治区、直辖市人民政府卫生行政主管部门通报。

接到通报的省、自治区、直辖市人民政府卫生行政主管部门，必要时应当及时通知本行政区域内的医疗卫生机构。

县级以上地方人民政府有关部门，已经发生或者发现可能引起突发事件的情形时，应当及时向同级人民政府卫生行政主管部门通报。

第二十四条 国家建立突发事件举报制度，公布统一的突发事件报告、举报电话。

任何单位和个人有权向人民政府及其有关部门报告突发事件隐患，有权向上级人民政府及其有关部门举报地方人民政府及其有关部门不履行突发事件应急处理职责，或者不按照规定履行职责的情况。接到报告、举报的有关人民政府及其有关部门，应当立即组织对突发事件隐患、不履行或者不按照规定履行突发事件应急处理职责的情况进行调查处理。

对举报突发事件有功的单位和个人，县级以上各级人民政府及其有关部门应当予以奖励。

第二十五条 国家建立突发事件的信息发布制度。

国务院卫生行政主管部门负责向社会发布突发事件的信息。必要时，可以授权省、自治区、直辖市人民政府卫生行政主管部门向社会发布本行政区域内突发事件的信息。

信息发布应当及时、准确、全面。

第四章 应急处理

第二十六条 突发事件发生后，卫生行政主管部门应当组织专家对突发事件进行综合评估，初步判断突发事件的类型，提出是否启动突发事件应急预案的建议。

第二十七条 在全国范围内或者跨省、自治区、直辖市范围内启动全国突发事件应急预案，由国务院卫生行政主管部门报国务院批准后实施。省、自治区、直辖市启动突发事件应急预案，由省、自治区、直辖市人民政府决定，并向国务院报告。

第二十八条 全国突发事件应急处理指挥部对突发事件应急处理工作进行督察和指导，地方各级人民政府及其有关部门应当予以配合。

省、自治区、直辖市突发事件应急处理指挥部对本行政区域内突发事件应急处理工作进行督察和指导。

第二十九条 省级以上人民政府卫生行政主管部门或者其他有关部门指定的突发事件应急处理专业技术机构，负责突发事件的技术调查、确证、处置、控制和评价工作。

第三十条 国务院卫生行政主管部门对新发现的突发传染病，根据危害程度、流行强度，依照《中华人民共和国传染病防治法》的规定及时宣布为法定传染病；宣布为甲类传染病的，由国务院决定。

第三十一条 应急预案启动前，县级以上各级人民政府有关部门应当根据突发事件的实际情况，做好应急处理准备，采取必要的应急措施。

应急预案启动后，突发事件发生地的人民政府有关部门，应当根据预案规定的职责要求，服从突发事件应急处理指挥部的统一指挥，立即到达规定岗位，采取有关的控制措施。

医疗卫生机构、监测机构和科学研究机构，应当服从突发事件应急处理指挥部的统一指挥，相互配合、协作，集中力量开展相关的科学研究工作。

第三十二条 突发事件发生后，国务院有关部门和县级以上地方人民政府及其有关部门，应当保证突发事件应急处理所需的医疗救护设备、救治药品、医疗器械等物资的生产、供应；铁路、交通、民用航空行政主管部门应当保证及时运送。

第三十三条 根据突发事件应急处理的需要，突发事件应急处理指挥部有权紧急调集人员、储备的物资、交通工具以及相关设施、设备；必要时，对人员进行疏散或者隔离，并可以依法对传染病疫区实行封锁。

第三十四条 突发事件应急处理指挥部根据突发事件应急处理的需要，可以对食物和水源采取控制措施。

县级以上地方人民政府卫生行政主管部门应当对突发事件现场等采取控制措施，宣传突发事件防治知识，及时对易受感染的人群和其他易受损害的人群采取应急接种、预防性投药、群体防护等措施。

第三十五条 参加突发事件应急处理的工作人员，应当按照预案的规定，采取卫生防护措施，并在专业人员的指导下进行工作。

第三十六条 国务院卫生行政主管部门或者其他有关部门指定的专业技术机构，有权进入突发事件现场进行调查、采样、技术分析和检验，对地方突发事件的应急处理工作进行技术指导，有关单位和个人应当予以配合；任何单位和个人不得以任何理由予以拒绝。

第三十七条 对新发现的突发传染病、不明原因的群体性疾病、重大食物和职业中毒事件，国务院卫生行政主管部门应当尽快组织力量制定相关的技术标准、规范和控制措施。

第三十八条 交通工具上发现根据国务院卫生行政主管部门的规定需要采取应急控制措施的传染病病人、疑似传染病病人，其负责人应当以最快的方式通知前方停靠点，并向交通工具的营运单位报告。交通工具的前方停靠点和营运单位应当立即向交通工具营运单位行政主管部门和县级以上地方人民政府卫生行政主管部门报告。卫生行政主管部门接到报告后，应当立即组织有关人员采取相应的医学处置措施。

交通工具上的传染病病人密切接触者，由交通工具停靠点的县级以上各级人民政府卫生行政主管部门或者铁路、交通、民用航空行政主管部门，根据各自的职责，依照传染病防治法律、行政法规的规定，采取控制措施。

涉及国境口岸和入出境的人员、交通工具、货物、集装箱、行李、邮包等需要采取传染病应急控制措施的，依照国境卫生检疫法律、行政法规的规定办理。

第三十九条　医疗卫生机构应当对因突发事件致病的人员提供医疗救护和现场救援，对就诊病人必须接诊治疗，并书写详细、完整的病历记录；对需要转送的病人，应当按照规定将病人及其病历记录的复印件转送至接诊的或者指定的医疗机构。

医疗卫生机构内应当采取卫生防护措施，防止交叉感染和污染。

医疗卫生机构应当对传染病病人密切接触者采取医学观察措施，传染病病人密切接触者应当予以配合。

医疗机构收治传染病病人、疑似传染病病人，应当依法报告所在地的疾病预防控制机构。接到报告的疾病预防控制机构应当立即对可能受到危害的人员进行调查，根据需要采取必要的控制措施。

第四十条　传染病暴发、流行时，街道、乡镇以及居民委员会、村民委员会应当组织力量，团结协作，群防群治，协助卫生行政主管部门和其他有关部门、医疗卫生机构做好疫情信息的收集和报告、人员的分散隔离、公共卫生措施的落实工作，向居民、村民宣传传染病防治的相关知识。

第四十一条　对传染病暴发、流行区域内流动人口，突发事件发生地的县级以上地方人民政府应当做好预防工作，落实有关卫生控制措施；对传染病病人和疑似传染病病人，应当采取就地隔离、就地观察、就地治疗的措施。对需要治疗和转诊的，应当依照本条例第三十九条第一款的规定执行。

第四十二条　有关部门、医疗卫生机构应当对传染病做到早发现、早报告、早隔离、早治疗，切断传播途径，防止扩散。

第四十三条　县级以上各级人民政府应当提供必要资金，保障因突发事件致病、致残的人员得到及时、有效的救治。具体办法由国务院财政部门、卫生行政主管部门和劳动保障行政主管部门制定。

第四十四条　在突发事件中需要接受隔离治疗、医学观察措施的病人、疑似病人和传染病病人密切接触者在卫生行政主管部门或者有关机构采取医学措施时应当予以配合；拒绝配合的，由公安机关依法协助强制执行。

第五章　法律责任

第四十五条　县级以上地方人民政府及其卫生行政主管部门未依照本条例的规定履行报告职责，对突发事件隐瞒、缓报、谎报或者授意他人隐瞒、缓报、谎报的，对政府主要领导人及其卫生行政主管部门主要负责人，依法给予降级或者撤职的行政处分；造成传染病传播、流行或者对社会公众健康造成其他严重危害后果的，依法给予开除的行政处分；构成犯罪的，依法追究刑事责任。

第四十六条　国务院有关部门、县级以上地方人民政府及其有关部门未依照本条例的规定，完成突发事件应急处理所需要的设施、设备、药品和医疗器械等物资的生产、供应、运输和储备的，对政府主要领导人和政府部门主要负责人依法给予降级或者撤职的行政处分；造成传染病传播、流行或者对社会公众健康造成其他严重危害后果的，依法给予开除的行政处分；构成犯罪的，依法追究刑事责任。

第四十七条　突发事件发生后，县级以上地方人民政府及其有关部门对上级人民政府有关部门的调查不予配合，或者采取其他方式阻碍、干涉调查的，对政府主要领导人和政府部门主要负责人依法给予降级或者撤职的行政处分；构成犯罪的，依法追究刑事责任。

第四十八条　县级以上各级人民政府卫生行政主管部门和其他有关部门在突发事件调查、控制、医疗救治工作中玩忽职守、失职、渎职的，由本级人民政府或者上级人民政府有关部门责令改正、通报批评、给予警告；对主要负责人、负有责任的主管人员和其他责任人员依法给予降级、撤职的行政处分；造成传染病传播、流行或者对社会公众健康造成其他严重危害后果的，依法给予开除的行政处分；构成犯罪的，依法追究刑事责任。

第四十九条　县级以上各级人民政府有关部门拒不履行应急处理职责的，由同级人民政府或者上级人民政府有关部门责令改正、通报批评、给予警告；对主要负责人、负有责任的主管人员和其他责任人员依法给予降级、撤职的行政处分；造成传染病传播、流行或者对社会公众健康造成其他严重危害后果的，依法给予开除的行政处分；构成犯罪的，依法追究刑事责任。

第五十条　医疗卫生机构有下列行为之一的，由卫生行政主管部门责令改正、通报批评、给予警告；情节严重的，吊销《医疗机构执业许可证》；对主要负责人、负有责任的主管人员和其他直接责任人员依法给予降级或者撤职的纪律处分；造成传染病传播、流行或者对社会公众健康造成其他严重危害后果，构成犯罪的，依法追究刑事责任：

（一）未依照本条例的规定履行报告职责，隐瞒、缓报或者谎报的；

（二）未依照本条例的规定及时采取控制措施的；

（三）未依照本条例的规定履行突发事件监测职责的；

（四）拒绝接诊病人的；

（五）拒不服从突发事件应急处理指挥部调度的。

第五十一条　在突发事件应急处理工作中，有关单位和个人未依照本条例的规定履行报告职责，隐瞒、缓报或者谎报，阻碍突发事件应急处理工作人员执行职务，拒绝国务院卫生行政主管部门或者其他有关部门指定的专业技术机构进入突发事件现场，或者不配合调查、采样、技术分析和检验的，对有关责任人员依法给予行政处分或者纪律处分；触犯《中华人民共和国治安管理处罚条例》，构成违反治安管理行为的，由公安机关依法予以处罚；构成犯罪的，依法追究刑事责任。

第五十二条　在突发事件发生期间，散布谣言、哄抬物价、欺骗消费者，扰乱社会秩序、市场秩序的，由公安机关或者工商行政管理部门依法给予行政处罚；构成犯罪的，依法追究刑事责任。

第六章　附　则

第五十三条　中国人民解放军、武装警察部队医疗卫生机构参与突发事件应急处理的，依照本条例的规定和军队的相关规定执行。

第五十四条　本条例自公布之日起施行。

附录四　突发公共卫生事件与传染病
疫情监测信息报告管理办法

（修订版）

（卫生部 2003 年 11 月 7 日以卫生部 37 号令发布，2006 年 8 月 22 日卫生部修订）

第一章　总则

第一条　为加强突发公共卫生事件与传染病疫情监测信息报告管理工作，提供及时、科学的防治决策信息，有效预防、及时控制和消除突发公共卫生事件和传染病的危害，保障公众身体健康与生命安全，根据《中华人民共和国传染病防治法》（以下简称传染病防治法）和《突发公共卫生事件应急条例》（以下简称应急条例）等法律法规的规定，制定本办法。

第二条　本办法适用于传染病防治法、应急条例和国家有关法律法规中规定的突发公共卫生事件与传染病疫情监测信息报告管理工作。

第三条　突发公共卫生事件与传染病疫情监测信息报告，坚持依法管理，分级负责，快速准确，安全高效的原则。

第四条　国务院卫生行政部门对全国突发公共卫生事件与传染病疫情监测信息报告实施统一监督管理。

县级以上地方卫生行政部门对本行政区域突发公共卫生事件与传染病疫情监测信息报告实施监督管理。

第五条　国务院卫生行政部门及省、自治区、直辖市卫生行政部门鼓励、支持开展突发公共卫生事件与传染病疫情监测信息报告管理的科学技术研究和国际交流合作。

第六条　县级以上各级人民政府及其卫生行政部门，应当对在突发公共卫生事件与传染病疫情监测信息报告管理工作中做出贡献的人员，给予表彰和奖励。

第七条　任何单位和个人必须按照规定及时如实报告突发公共卫生事件与传染病疫情信息，不得瞒报、缓报、谎报或者授意他人瞒报、缓报、谎报。

第二章　组织管理

第八条　各级疾病预防控制机构按照专业分工，承担责任范围内突发公共卫生事件和传染病疫情监测、信息报告与管理工作，具体职责为：

（一）按照属地化管理原则，当地疾病预防控制机构负责，对行政辖区内的突发公共卫生事件和传染病疫情进行监测、信息报告与管理；负责收集、核实辖区内突发公共卫生事件、疫情信息和其他信息资料；设置专门的举报、咨询热线电话，接受突发公共卫生事件和疫情的报告、咨询和监督；设置专门工作人员搜集各种来源的突发公共卫生事件和疫情信息。

（二）建立流行病学调查队伍和实验室，负责开展现场流行病学调查与处理，搜索密切接触者、追踪传染源，必要时进行隔离观察；进行疫点消毒及其技术指导；标本的实验室检测检验及报告。

（三）负责公共卫生信息网络维护和管理，疫情资料的报告、分析、利用与反馈；建立监测信息数据库，开展技术指导。

（四）对重点涉外机构或单位发生的疫情，由省级以上疾病预防控制机构进行报告管理和检查指导。

（五）负责人员培训与指导，对下级疾病预防控制机构工作人员进行业务培训；对辖区内医院和下级疾病预防控制机构疫情报告和信息网络管理工作进行技术指导。

第九条　国家建立公共卫生信息监测体系，构建覆盖国家、省、市（地）、县（区）疾病预防控制机构、医疗卫生机构和卫生行政部门的信息网络系统，并向乡（镇）、村和城市社区延伸。

国家建立公共卫生信息管理平台、基础卫生资源数据库和管理应用软件，适应突发公共卫生事件、法定传染病、公共卫生和专病监测的信息采集、汇总、分析、报告等工作的需要。

第十条　各级各类医疗机构承担责任范围内突发公共卫生事件和传染病疫情监测信息报告任务，具体职责为：

（一）建立突发公共卫生事件和传染病疫情信息监测报告制度，包括报告卡和总登记簿、疫情收报、核对、自查、奖惩。

（二）执行首诊负责制，严格门诊工作日志制度以及突发公共卫生事件和疫情报告制度，负责突发公共卫生事件和疫情监测信息报告工作。

（三）建立或指定专门的部门和人员，配备必要的设备，保证突发公共卫生事件和疫情监测信息的网络直接报告。

门诊部、诊所、卫生所（室）等应按照规定时限，以最快通讯方式向发病地疾病预防控制机构进行报告，并同时报出传染病报告卡。

报告卡片邮寄信封应当印有明显的"突发公共卫生事件或疫情"标志及写明 XX 疾病预防控制机构收的字样。

（四）对医生和实习生进行有关突发公共卫生事件和传染病疫情监测信息报告工作的培训。

（五）配合疾病预防控制机构开展流行病学调查和标本采样。

第十一条　流动人员中发生的突发公共卫生事件和传染病病人、病原携带者和疑似传染病病人的报告、处理、疫情登记、统计，由诊治地负责。

第十二条　铁路、交通、民航、厂（场）矿所属的医疗卫生机构发现突发公共卫生事件和传染病疫情，应按属地管理原则向所在地县级疾病预防控制机构报告。

第十三条　军队内的突发公共卫生事件和军人中的传染病疫情监测信息，由中国人民解放军卫生主管部门根据有关规定向国务院卫生行政部门直接报告。

军队所属医疗卫生机构发现地方就诊的传染病病人、病原携带者、疑似传染病病人时，应按属地管理原则向所在地疾病预防控制机构报告。

第十四条　医疗卫生人员未经当事人同意，不得将传染病病人及其家属的姓名、住址和个人病史以任何形式向社会公开。

第十五条　各级政府卫生行政部门对辖区内各级医疗卫生机构负责的突发公共卫生事件和传染病疫情监测信息报告情况，定期进行监督、检查和指导。

第三章　报告

第十六条　执行职务的医护人员和检疫人员、疾病预防控制人员、乡村医生、个体开业医生均为责任疫情报告人。

责任疫情报告人在执行职务的过程中发现有法定传染病病人、疑似病人或病原携带者，必须按传染病防治法的规定进行疫情报告，履行法律规定的义务。

第十七条　各级各类医疗卫生机构和疾病预防控制机构均为责任报告单位。依照有关法规对责任疫情报告人工作进行监督管理。

乡（镇、地段）级以上的责任报告单位必须建立疫情管理组织，指定专职疫情管理人员，负责本单位或所辖区域内的疫情报告工作。

县（市、区）级以上责任报告单位必须实现计算机网络直报，乡（镇、地段）级责任报告单位应创造条件实现计算机或采集器的网络直报。

第十八条　责任报告人在首次诊断传染病病人后，应立即填写传染病报告卡。

传染病报告卡由录卡单位保留三年。

第十九条　责任报告单位对甲类传染病、传染性非典型肺炎和乙类传染病中艾滋病、肺炭疽、脊髓灰质炎的病人、病原携带者或疑似病人，城镇应于 2 小时内、农村应于 6 小时内通过传染病疫情监测信息系统进行报告。

对其它乙类传染病病人、疑似病人和伤寒副伤寒、痢疾、梅毒、淋病、乙型肝炎、白喉、疟疾的病原携带者，城镇应于 6 小时内、农村应于 12 小时内通过传染病疫情监测信息系统进行报告。

对丙类传染病和其它传染病，应当在 24 小时内通过传染病疫情监测信息系统进行报告。

第二十条　有关单位发现突发公共卫生事件时，应当在 2 小时内向所在地县级人民政府卫生行政部门报告。

接到报告的卫生行政部门应当在 2 小时内向本级人民政府报告，并同时通过突发公共卫生事件信息报告管理系统向卫生部报告。

卫生部对可能造成重大社会影响的突发公共卫生事件，应当立即向国务院报告。

第四章　调查

第二十一条　接到突发公共卫生事件报告的地方卫生行政部门，应当立即组织力量对报告事项调查核实、判定性质，采取必要的控制措施，并及时报告调查情况。

不同类别的突发公共卫生事件的调查应当按照《全国突发公共卫生事件应急预案》规定要求执行。

第二十二条　突发公共卫生事件与传染病疫情现场调查应包括以下工作内容：

（一）流行病学个案调查、密切接触者追踪调查和传染病发病原因、发病情况、疾病流行的可能因素等调查；

（二）相关标本或样品的采样、技术分析、检验；

（三）突发公共卫生事件的确证；

（四）卫生监测，包括生活资源受污染范围和严重程度，必要时应在突发事件发生地及相邻省市同时进行。

第二十三条　各级卫生行政部门应当组织疾病预防控制机构等有关领域的专业人员，建立流行病学调查队伍，负责突发公共卫生事件与传染病疫情的流行病学调查工作。

第二十四条 接到甲类传染病、传染性非典型肺炎和乙类传染病中艾滋病、肺炭疽、脊髓灰质炎的疑似病人、病原携带者及其密切接触者等疫情报告的地方疾病预防控制机构，应立即派专业人员赶赴现场进行调查。接到其它乙类、丙类传染病暴发、流行疫情报告后，应在 12 小时内派专业人员赶赴现场进行调查。

第二十五条 各级疾病预防控制机构负责管理国家突发公共卫生事件与传染病疫情监测报告信息系统，各级责任报告单位使用统一的信息系统进行报告。

第二十六条 各级各类医疗机构应积极配合疾病预防控制机构专业人员进行突发公共卫生事件和传染病疫情调查、采样与处理。

第五章 信息管理与通报

第二十七条 各级各类医疗机构所设与诊治传染病有关的科室应当建立门诊日志、住院登记簿和传染病疫情登记簿。

第二十八条 各级各类医疗机构指定的部门和人员，负责本单位突发公共卫生事件和传染病疫情报告卡的收发和核对，设立传染病报告登记簿，统一填报有关报表。

第二十九条 县级疾病预防控制机构负责本辖区内突发公共卫生事件和传染病疫情报告卡、报表的收发、核对、疫情的报告和管理工作。

各级疾病预防控制机构应当按照国家公共卫生监测体系网络系统平台的要求，充分利用报告的信息资料，建立突发公共卫生事件和传染病疫情定期分析通报制度，常规监测时每月不少于三次疫情分析与通报，紧急情况下需每日进行疫情分析与通报。

第三十条 国境口岸所在地卫生行政部门指定的疾病预防控制机构和港口、机场、铁路等疾病预防控制机构及国境卫生检疫机构，发现国境卫生检疫法规定的检疫传染病时，应当互相通报疫情。

第三十一条 发现人畜共患传染病时，当地疾病预防控制机构和农、林部门应当互相通报疫情。

第三十二条 国务院卫生行政部门应当及时通报和公布突发公共卫生事件和传染病疫情，省（自治区、直辖市）人民政府卫生行政部门根据国务院卫生行政部门的授权，及时通报和公布本行政区域的突发公共卫生事件和传染病疫情。

突发公共卫生事件和传染病疫情发布内容包括：

（一）突发公共卫生事件和传染病疫情性质、原因；

（二）突发公共卫生事件和传染病疫情发生地及范围；

（三）突发公共卫生事件和传染病疫情的发病、伤亡及涉及的人员范围；

（四）突发公共卫生事件和传染病疫情处理措施和控制情况；

（五）突发公共卫生事件和传染病疫情发生地的解除。

与港澳台地区及有关国家和世界卫生组织之间的交流与通报办法另行制订。

第六章 监督管理

第三十三条 国务院卫生行政部门对全国突发公共卫生事件与传染病疫情监测信息报告管理工作进行监督、指导。

县级以上地方人民政府卫生行政部门对本行政区域的突发公共卫生事件与传染病疫情监测信息报告管理工作进行监督、指导。

第三十四条 各级卫生监督机构在卫生行政部门的领导下，具体负责本行政区内的突发公共卫生事件与传染病疫情监测信息报告管理工作的监督检查。

第三十五条　各级疾病预防控制机构在卫生行政部门的领导下，具体负责对本行政区域内的突发公共卫生事件与传染病疫情监测信息报告管理工作的技术指导。

第三十六条　各级各类医疗卫生机构在卫生行政部门的领导下，积极开展突发公共卫生事件与传染病疫情监测信息报告管理工作。

第三十七条　任何单位和个人发现责任报告单位或责任疫情报告人有瞒报、缓报、谎报突发公共卫生事件和传染病疫情情况时，应向当地卫生行政部门报告。

第七章　罚则

第三十八条　医疗机构有下列行为之一的，由县级以上地方卫生行政部门责令改正、通报批评、给予警告；情节严重的，会同有关部门对主要负责人、负有责任的主管人员和其他责任人员依法给予降级、撤职的行政处分；造成传染病传播、流行或者对社会公众健康造成其它严重危害后果，构成犯罪的，依据刑法追究刑事责任：

（一）未建立传染病疫情报告制度的；

（二）未指定相关部门和人员负责传染病疫情报告管理工作的；

（三）瞒报、缓报、谎报发现的传染病病人、病原携带者、疑似病人的。

第三十九条　疾病预防控制机构有下列行为之一的，由县级以上地方卫生行政部门责令改正、通报批评、给予警告；对主要负责人、负有责任的主管人员和其他责任人员依法给予降级、撤职的行政处分；造成传染病传播、流行或者对社会公众健康造成其它严重危害后果，构成犯罪的，依法追究刑事责任：

（一）瞒报、缓报、谎报发现的传染病病人、病原携带者、疑似病人的；

（二）未按规定建立专门的流行病学调查队伍，进行传染病疫情的流行病学调查工作；

（三）在接到传染病疫情报告后，未按规定派人进行现场调查的；

（四）未按规定上报疫情或报告突发公共卫生事件的。

第四十条　执行职务的医疗卫生人员瞒报、缓报、谎报传染病疫情的，由县级以上卫生行政部门给予警告，情节严重的，责令暂停六个月以上一年以下执业活动，或者吊销其执业证书。

责任报告单位和事件发生单位瞒报、缓报、谎报或授意他人不报告突发性公共卫生事件或传染病疫情的，对其主要领导、主管人员和直接责任人由其单位或上级主管机关给予行政处分，造成疫情播散或事态恶化等严重后果的，由司法机关追究其刑事责任。

第四十一条　个体或私营医疗保健机构瞒报、缓报、谎报传染病疫情或突发性公共卫生事件的，由县级以上卫生行政部门责令限期改正，可以处 100 元以上 500 元以下罚款；对造成突发性公共卫生事件和传染病传播流行的，责令停业整改，并可以处 200 元以上 2000 元以下罚款，触犯刑律的，对其经营者、主管人员和直接责任人移交司法机关追究刑事责任。

第四十二条　县级以上卫生行政部门未按照规定履行突发公共卫生事件和传染病疫情报告职责，瞒报、缓报、谎报或者授意他人瞒报、缓报、谎报的，对主要负责人依法给予降级或者撤职的行政处分；造成传染病传播、流行或者对社会公众造成其他严重危害后果的，给予开除处分；构成犯罪的，依法追究刑事责任。

第八章　附则

第四十三条　中国人民解放军、武装警察部队医疗卫生机构突发公共卫生事件与传染病疫情监测信息报告管理工作，参照本办法的规定和军队的相关规定执行。

第四十四条　本办法自发布之日起实施。

意他人瞒报、缓报、谎报的，对主要负责人依法给予降级或者撤职的行政处分；造成传染病传播、流行或者对社会公众造成其他严重危害后果的，给予开除处分；构成犯罪的，依法追究刑事责任。

第八章　附则

第四十三条　中国人民解放军、武装警察部队医疗卫生机构突发公共卫生事件与传染病疫情监测信息报告管理工作，参照本办法的规定和军队的相关规定执行。

第四十四条　本办法自发布之日起实施。

附录五 传染病的潜伏期、隔离期与观察期

病名	潜伏期		隔离期	接触者观察及处理
	常见	最短至最长		
病毒性肝炎				
甲型	30 天左右	15~45 天	自发病之日起 3 周	密切接触者检疫 45 天,每周检查 ALT 一次,以便早期发现,观察间可用丙种球蛋白注射:接触后 1 周内应用有效。
乙型	60~90 天	30~180 天	急性期最好隔离至 HBsAg 阴转。恢复期不阴转者按 HBsAg 携带者处理。有 HBV 复制标志的患者,应调离接触食品、自来水或幼托工作,不能献血。	急性肝炎密切接触者应医学观察 45 天并进行乙肝疫苗注射,幼托机构发现病人后的观察间,不办理入托、转托手续。疑诊肝炎的幼托和饮食行业人员,应暂停原工作。
丙型	40 天左右	15~180 天	急性隔离至病情稳定。饮食行业与幼托人员病愈后需 HCVR 阴转方能恢复工作。	同乙型肝炎。
丁型	重叠感染 混合感染	3~4 周 6~12 周	同乙型肝炎	同乙型肝炎
戊型	40 天左右	10~75 天	自发病之日起 3 周	密切接触者应医学观察 60 天。丙种球蛋白注射无预防效果。
脊髓灰质炎	5~14 天	3~35 天	自发病之日起隔离 40 天。第一周为呼吸道及消化道隔离,第二周以后消化道隔离。	密切接触者医学观察 20 天。观察期可用活疫苗进行快速免疫。
霍乱	1~3 天	数小时至 6 天	腹泻停止后 2 天,隔日送大便培养 1 次,连续 3 次阴性即可解除隔离。	密切接触者或疑似患者应医学观察 5 天,并连续送粪便培养 3 次,若阴性可解除隔离观察。
细菌性痢疾	1~3 天	数小时至 7 天	急性期症状消失,粪检阴性后,连续 2 次粪培养阴性可解除隔离。	医学观察 7 天。饮食行业人员观察间应送粪便培养 1 次。阴性者解除观察。
伤寒 副伤寒甲、乙 副伤寒丙	8~14 天 6~10 天 1~3 天	3~60 天 2~15 天 2~15 天	临床症状消失后 5 天起间歇送粪培养,2 次阴性解除隔离。无培养条件时体温正常 15 天解除隔离。	密切接触者医学观察:伤寒 23 天,副伤寒 15 天。饮食行业人员观察期应送粪便培养 1 次,阴性方能工作。

阿米巴痢疾	7~14 天	4 天至 1 年	症状消失后连续 3 次粪检未找到滋养体或包囊，可解除隔离。	接触者不隔离，但从事饮食工作者发现本病时，其他人员应作粪检，发现溶组织阿米巴滋养体或包囊者应调离饮食工作。
流行性感冒	1~3 天	数小时至 4 天	热退后 2 天解除隔离。	大流行时集体单位应进行医学观察，出现发热等症状时应早期隔离
麻疹	8~12 天	6~18 天	隔离期自发病之日起至退疹时或出疹后 5 天。	密切接触者而未进行疫苗接种的儿童医学观察 21 天，并应用丙球蛋白。曾接受被动免疫者医学观察 28 天。
猩红热	2~5 天	1~12 天	发病后 6 天。	接触儿童作咽试培养，可疑者隔离治疗。
流行性腮腺炎	14~21 天	8~30 天	隔离至腮腺肿大完全消退，约 3 周左右。	成人一般不检疫、但幼儿园、托儿所及部队密切接触者应医学观察 3 周。
流行性脑脊髓膜炎	2~3 天	1~10 天	症状消失后 3 天，但不少于发病后 1 周。	医学观察 7 天，密切接触的儿童可服磺胺或利福平预防。
白喉	2~4 天	1~7 天	隔离至症状消失后 2 次鼻咽分泌物培养阴性。	医学观察 7 天。
百日咳	7~10 天	2~20 天	痉咳发生后 30 天或发病后 40 天解除隔离。	医学观察 21 天，观察观察期间幼儿可用红霉素等预防。
SARS	4~7 天	2~21 天	隔离期 3~4 周（待定）	接触者隔离 3 周、流行期来自疫区人员医学观察 2 周。
流行性乙型脑炎	10~14 天	4~21 天	隔离至体温正常。	接触者不检疫。
流行性出血热	7~14 天	4~46 天	隔离期 10 天	不检疫。
登革热	5~8 天	3~19 天	隔离起病后 7 天。	不检疫。
钩端螺旋体病原体	10 天左右	2~28 天	隔离至治愈。	密切接触者不检疫，但有疫水接触者医学观察 2 周，观察期间可注射青霉素作预防性治疗。
艾滋病	15~60 天	9 天至 10 年以上。	HIV 感染者及病人均应隔离至病毒或 P24 核心蛋白从血液中消失。不能献血。	密切接触者或性伴侣应医学观察 2 年。
狂犬病	4~8 周	5 天至 10 年以上	病程中隔离治疗。	被狂犬或狼咬伤者应进行医学院观察，观察期间应注射免疫血清及狂犬疫苗。

布氏杆菌病	2 周	7 天至 1 年以上	急性期临床症状消失后解除隔离。	不检疫。
鼠疫 腺鼠疫 肺鼠疫	2~4 天 1~3 天	1~8 天 数小时至 3 天	腺鼠疫隔离至淋巴结肿大完全消退。肺鼠疫在临床症状消失后，痰连续培养 6 次阴性，方能解除隔离。	密切接触者医学观察 9 天。
炭疽	1~5 天	12 小时至 12 天	皮肤炭疽隔离至创口痊愈，痂皮脱落。其他类型患者症状消失后分泌物或排泄物连续培养 2 次阴性方能解难隔离。	密切接触者医学观察 8 天。
流行性斑疹伤寒	10~12 天	5~23 天	彻底灭虱后隔离至体温正常后 12 天。	密切接触者灭虱后医学观察 15 天。
地方性斑疹伤寒	1~2 周	4~18 天	隔离至症状消失。	不检疫，进入疫区被蜱叮咬者可口服多西环素预防。
淋病	2~10 天		患病期间性接触隔离。	对性伴侣进行检查，阳性者进行治疗。
梅毒	2~4 周	10~90 天	不隔离。	性伴侣定期检查观察。
急性出血结膜炎	2~3 天	14 小时~6 天	隔离至症状消失。	不检疫。
破伤风	7~14 天	2 天~数月	不隔离	不检疫。
疟疾 间日疟 三日疟 恶性疟 卵形疟	 13~15 天 21~30 天 7~12 天 13~15 天	 2 天~1 年 14~45 天 14~45 天 7~15 天	病愈后原虫检查阴性解除隔离。	不检疫。
黑热病	3~5 月	10 天~9 年	隔离至症状消失，原虫检查阴性。	不检疫。
风疹	18 天	14~21 天	出疹后 5 天解除	不检疫。

附录六 卫生部关于法定传染病疫情和
突发公共卫生事件信息发布方案

为了及时向社会通报和公布法定传染病疫情和突发公共卫生事件信息，引导舆论，满足公民的知情需求，增强人民群众的防病意识，有效控制传染病疫情，妥善处置突发公共卫生事件，按照《中华人民共和国传染病防治法》、《突发公共卫生事件应急条例》、《国家突发公共卫生事件应急预案》和《突发公共卫生事件与传染病疫情监测信息报告管理办法》的有关规定，制定本方案。

本方案所称法定传染病为《传染病防治法》规定管理的甲类、乙类和丙类传染病。本方案所称突发公共卫生事件是指《突发公共卫生事件应急条例》规定的突然发生，造成或者可能造成社会公众健康严重损害的重大传染病疫情、群体性不明原因疾病、重大食物和职业中毒以及其他严重影响公众健康的事件，其分级按照《国家突发公共卫生事件应急预案》执行。

一、分类分级标准

（一）法定传染病

甲类传染病是指：鼠疫、霍乱。

乙类传染病是指：传染性非典型肺炎、艾滋病、病毒性肝炎、脊髓灰质炎、人感染高致病性禽流感、麻疹、流行性出血热、狂犬病、流行性乙型脑炎、登革热、炭疽、细菌性和阿米巴性痢疾、肺结核、伤寒和副伤寒、流行性脑脊髓膜炎、百日咳、白喉、新生儿破伤风、猩红热、布鲁氏菌病、淋病、梅毒、钩端螺旋体病、血吸虫病、疟疾。

丙类传染病是指：流行性感冒、流行性腮腺炎、风疹、急性出血性结膜炎、麻风病、流行性和地方性斑疹伤寒、黑热病、包虫病、丝虫病，除霍乱、细菌性和阿米巴性痢疾、伤寒和副伤寒以外的感染性腹泻病。

（二）突发公共卫生事件

1. 特别重大突发公共卫生事件（Ⅰ级）

有下列情形之一的为特别重大突发公共卫生事件（Ⅰ级）：

（1）肺鼠疫、肺炭疽在大、中城市发生并有扩散趋势，或肺鼠疫、肺炭疽疫情波及2个以上的省份，并有进一步扩散趋势。

（2）发生传染性非典型肺炎、人感染高致病性禽流感病例，并有扩散趋势。

（3）涉及多个省份的群体性不明原因疾病，并有扩散趋势。

（4）发生新传染病或我国尚未发现的传染病发生或传入，并有扩散趋势，或发现我国已消灭传染病重新流行。

（5）发生烈性病菌株、毒株、致病因子等丢失事件。

（6）周边以及与我国通航的国家和地区发生特大传染病疫情，并出现输入性病例，严重危及我国公共卫生安全的事件。

（7）国务院卫生行政部门认定的其他特别重大突发公共卫生事件。

（其他三级分类标准略，其分级按照《国家突发公共卫生事件应急预案》执行）

二、发布内容

（一）法定传染病疫情

法定传染病疫情发布内容，包括甲、乙类传染病发生的总体情况、重大疾病的分布情况，重大疫情的控制情况以及丙类传染病的基本情况等。

（二）突发公共卫生事件个案信息

以个案形式发布的突发公共卫生事件的信息主要包括：突发公共卫生事件性质、原因；突发公共卫生事件发生地及范围；突发公共卫生事件的发病、伤亡及涉及的人员范围；突发公共卫生事件处理措施和控制情况；突发公共卫生事件发生地强制措施的解除等。

（三）突发公共卫生事件总体信息

以总体形式发布的突发公共卫生事件信息主要包括：急性重大传染病、急性食物中毒、急性职业中毒、群体性不明原因疾病以及其他严重影响公众健康的突发公共卫生事件的总体情况、分布情况，包括发生各类各级突发公共卫生事件的起数、涉及的发病和伤亡人数、应急处置情况等。

三、发布制度

（一）法定传染病和突发公共卫生事件总体信息定期发布制度

卫生部以月报、年报方式在《卫生部公报》和卫生部网站上公布我国法定传染病疫情和突发公共卫生事件总体信息，必要时授权主要新闻媒体发布或召开新闻发布会通报有关情况。

卫生部每月 10 日前公布上月情况，每年的 2 月 10 日前公布上年度情况。根据疫情网络直报系统监测结果，如果发现冬春季的呼吸道传染病、夏秋季的消化道传染病疫情达到重大突发公共卫生事件（Ⅱ级）以上标准，应增加相关传染病疫情公布的频次，必要时实行疫情每周发布制度或每日发布制度。

卫生部定期发布的法定传染病疫情和突发公共卫生事件信息由主管业务司局提供，经主管司局长审定后，以卫生部新闻办公室的名义对外发布。

各省、自治区、直辖市卫生行政部门按照月报、年报的要求定期发布本辖区内法定报告传染病疫情和突发公共卫生事件总体信息，具体发布时间、方式和程序自行确定。必要时，可实行相关传染病疫情周发布和日报发布。

（二）突发公共卫生事件个案信息、预警信息及时发布制度。

1. 突发公共卫生事件个案信息

发生特别重大（Ⅰ级）突发公共卫生事件后，根据《国家突发公共卫生事件应急预案》以及其他相关规定，卫生部领导、新闻发言人和新闻办公室有关人员参加国务院应急指挥机构新闻报道领导小组工作，通过召开新闻发布会、散发新闻稿、接受记者采访等多种形式进行突发公共卫生事件信息和新闻发布，并对中央新闻单位重要的新闻稿件进行审核。

辖区内发生重大（Ⅱ级）突发公共卫生事件后，各省、自治区、直辖市卫生行政部门在地方政府应急指挥部的统一指挥下，向社会发布本辖区内突发公共卫生事件信息，并配合宣传主管部门做好舆论宣传和引导工作。

辖区内发生较大（Ⅲ级）和一般（Ⅳ级）突发公共卫生事件后，各省、自治区、直辖市卫生行政部门应及时发布有关信息，释疑解惑，做好疾病预防和控制的科普教育工作。

2. 预警信息　针对重大传染病、食物中毒和职业中毒等突发公共卫生事件发生的特点和季节性特征，卫生部和各省、自治区、直辖市卫生行政部门应及时进行分析和预测，必要时可向社会发布传染病疫情、食品安全和职业安全的预警信息，宣传普及传染病防控和预防食物中毒、职业中毒的知识，增强群众的防病意识，提高群众自我防护能力，保障群众的健康安全。

（三）突发公共卫生事件个案信息发布前通报制度

对于及时发布的甲类传染病和采取甲类传染病预防控制措施的传染病，以及不明原因群体性疾病等突发公共卫生事件个案信息，卫生部在发布前将向各省、自治区、直辖市卫生行政部门通报；各地在发布本辖区上述信息前，应事先报告卫生部，以便卫生部及时向有关省、自治区、直辖市卫生行政部门通报，并告知港澳台地区和有关国际组织。对于其他法定传染病暴发、流行的突发公共卫生事件个案信息，卫生部和事发地卫生行政部门在对外发布前，也要通过便捷有效的方式及时互通情况，并将有关情况向相关部门和相邻的省份通报，共同做好疾病的预防和控制工作。

四、加强正面宣传和舆论引导

有关传染病疫情和突发公共卫生事件发生后，各级卫生行政部门和有关单位要积极主动配合新闻宣传主管部门和新闻媒体，规范传染病疫情和突发公共卫生事件信息的宣传报道工作。通过新闻宣传和舆论引导，推动传染病疫情和突发公共卫生事件防治和处置工作的顺利开展。

加强正面宣传和舆论引导，大力宣传党中央、国务院对人民身体健康和生命财产安全的高度负责，及时宣传各级党委、政府和有关部门妥善防控、处置传染病疫情和突发公共卫生事件所开展的工作，准确宣传有关防控传染病疫情和处置突发公共卫生事件的具体措施和科普知识，引导群众正确认识和科学应对传染病疫情和突发公共卫生事件。

密切关注媒体对传染病疫情和突发公共卫生事件的新闻报道。及时安排和协调记者的采访活动，审定有关稿件。对中央主要新闻媒体的有关采访活动要给予支持和帮助。加强舆情收集，有针对性的解答公众的疑惑，发现错误或片面的报道倾向时，应及时核实了解情况，迅速发布权威信息，澄清不实报道和谣言，防止媒体炒作。

参考文献（部分）

1. 盛夏，杨明荣. 辨证与辨病结合运用的体会. 吉林医药学院学报，2005（3）：115

2. 鲍平，孙立华. 辨证与辨病相结合的临床特色. 中医药学刊，2004（7）：1317

3. 杨士元. 浅谈辨病与辨证. 光明中医，2005（4）：18～19

4. 章恪. 辨证与辨病相结合突出中医特色. 中医药学刊，2003（11）：1880

5. 李文波. 中国传染病史料. 北京：化学工业出版社，2004

6. 张之文，杨宇. 现代中医感染性疾病学. 北京：人民卫生出版社，2004

7. 宋乃生，赵岩松，汤百鸣. 中医药治疗急性传染病研究. 中国医药学报，2004（19）：389～391

8. 宋乃光等. 中医疫病学之研究（续）. 中医教育 ECM，2004（1）：73～77

9. 杨进. 新编温病学. 北京：学苑出版社，2003

10. 刘从明. 中西医结合内科学. 北京：中医古籍出版社，2008

11. 马彦平. 中西医结合传染病与流行病学. 北京：科学出版社，2002

12. 张大宁. 论中医学的"预防医学". 天津中医药，2003（3）：43～48

13. 杨绍基，任红. 传染病学.7 版，北京：人民卫生出版社，2008

14. 卢洪洲. 严重急性呼吸道综合征研究动态. 临床内科杂志，2003，20：225～227

15. 李军祥. 中医药治疗传染性非典型性肺炎体会. 中西医结合学报，2004（1）：6～9

16. 彭胜权. 传染性非典型性肺炎的辨证论治. 上海中医药杂志，2003（5）：3～4

17. 蔡宝昌，赵国平. 中西医结合治疗传染病. 上海：上海科学技术出版社，2006.

18. 刘金星. 中西医结合传染病学. 北京：中国中医药出版社，2005

19. 曹武奎，袁桂玉，范玉强等主编. 中西医结合实用传染病学. 天津：天津科学技术出版社，2008

20. 石学敏. 针灸学. 北京：中国中医药出版社，2005

21. 陆再英，钟南山. 内科学. 北京：人民卫生出版社，2011

22. 朱元珏，陈文彬. 呼吸病学，北京：人民卫生出版社，2003

23. 韩明锋，冉献贵，李秀勇，等. 危重型孕产妇甲型 H1N1 流感临床探讨（附 8 例报告）. 临床医学.2010，30（6）：1～3

24. 危剑安，孙利民，王健. 中医药治疗艾滋病临床技术方案，2004

25. 彭文伟. 传染病学，6 版. 北京：人民卫生出版社，2004

26. 王麟士. 重型病毒性肝炎的发病机制与治疗概况. 临床荟萃，2006，21（6）：455～457

27. 薛博瑜，顾学兰，徐小燕等. 病毒性肝炎的中医特色疗法. 上海：上海中医药大学出版社，2004

28. 李甘地，来茂德. 病理学. 北京：人民卫生出版社. 2001

29. 孙九风. 中医温病学对流行性乙型脑炎的研究概况. 基层医学论坛，2004（3）：238～239

30. 褚嘉祐，张燕平. 中国脊髓灰质炎疫苗的免疫策略. 中华流行病学杂志，2006，27（6）：464～468

31. 俞永新. 国内外狂犬病疫苗的发展和现状. 上海预防医学杂志，2006，18（5）：216～219

32. 吴霆. 中国防治麻疹的历史和现状. 中华流行病学杂志，2000，21（2）：143～146

33. 欧阳恒，杨志波. 新编中医皮肤病学. 北京：人民军医出版社，2000

34. 程丽，余宏. 水痘－带状疱疹疾病的研究近况. 国外医学·流行病学传染病学分册，1998.125：266～268

35. 李梦东，王宇明. 实用传染病学. 第3 版. 北京：人民卫生出版社，2004

36. 田华. 流行性腮腺炎. 河北中医，2010，32（3）：479～80

37. 殷大鹏，樊春祥，曹玲生，王华庆，周玉清，梁晓峰. 2004—2006 年中国流行性腮腺炎流行病学简析. 疾病监测，2007，22（5）：310~1

38. 范贵兰. 浅谈流行性腮腺炎的临床特征和预防. 当代医学，2009，15（2）：83

39. 宋干. 肾综合征出血热的诊断治疗. 预防医学论坛，2005，11（5）：637~640

40. 向浩. 登革热实验诊断技术进展. 临床检验杂志，2006，24（2）：156~157

41. 袁荣宝. 登革热的研究进展. 上海预防医学杂志，2005，17（5）：246~248

42. 陈伯，丘和明. 中西医结合血液病治疗学. 北京：人民军医出版社，2001.261~263

43. 司崇文，贾辅忠，李家泰. 感染病学. 北京：人民卫生出版社，2004

44. 张娟，郑建. 霍乱疫苗的研究现状与展望. 中华传染病杂志，2009，27：773~775

45. 李兰娟. 霍乱的研究进展. 新医学，2005，36（3）：182~184

46. 李军. 细菌性痢疾. 见：黄祖瑚，李军，周东辉主编. 今日临床丛书（传染病学分册）. 北京：科学出版社，2008，122~127

47. 贾辅忠，李兰娟. 感染病学. 南京：江苏科学技术出版社，2010.

48. 汪珺修. 传染病防治手册. 成都：科学技术出版社，2004：168~173

49. 胡亚美. 诸福棠实用儿科学. 7 版. 北京：人民卫生出版社，2005

50. 姜树椿. 掌握流脑特点科学面对. 传染病信息，2005，68（2）：59~61

51. 肖和平. 结核病防治新进展. 第1版. 复旦大学出版社，2004

52. 龚震宇（摘译）. 钩端螺旋体病：当前的公共卫生热点问题. 疾病监测，2011，26（9）755~756

53. 马亦林. 传染病学. 4 版. 上海：上海科学技术出版社，2005.817~834

54. 陈兴保，吴观陵，现代寄生虫病学，人民军医出版社，2002 年 5 月

55. 李玉凤，仲维霞，赵桂华，等，我国黑热病的流行概况和防治现状，中国病原生物学杂志，2011，6（8）629~631

56. 吴观陵. 我国血吸虫病免疫诊断发展的回顾与展望. 中国寄生虫学与寄生虫病杂志，2005（1）：5~10

57. 宋维华. 50 年来我国蚊媒研究进展. 医药产业资讯，2005，2（24）：57~58

58. 吕桂月，王培义. 慢性淋巴丝虫病的治疗研究. 中国热带医学，2005，5（7）：1554~1556

59. 吕冬云，庄树文. 十二指肠钩虫病的防治. 中国初级卫生保健，2006（2）：95~98

60. 王忠庆，谭胜华. 肠蛔虫并发阑尾炎讨论. 中国社区医师，2006，（1）：32~35

61. 翁培兰，袁铿，彭卫东. 人蛔虫体腔液对人肠上皮细胞的毒性作用. 中国公共卫生，2005，2（10）：1199~1200

62. 吴中兴，方悦怡，刘宜升. 新药三苯双脒肠溶片治疗肠道线虫感染的效果观察. 中国寄生虫学与寄生虫病杂志，2006，24（1）：23~26

63. 崔晶，王中全. 我国旋毛虫病的流行趋势及防治对策. 中国寄生虫学与寄生虫病杂志，2005，23（5）：344~348

64. 王雪莲，安春丽. 包虫病. 中国实用乡村医生杂志，2004：（08）：16~17

65. 沈汝枫，张玲美. 妊娠梅毒和先天梅毒. 国外医学妇幼保健分册. 2003，14（6）：351~354

66. 蒋法兴，苏晓红. 软下疳血清学诊断试验研究进展. 国外医学皮肤性病学分册，2004，30（5）：329~331

67. 马绍尧. 现代中医皮肤性病学. 上海：上海中医药大学出版社，2001

68. 朱学骏主编. 现代皮肤病性病诊疗手册（第二版），性传播疾病部分：北京大学医学出版社，2008

69. 王千秋，张国成. 性传播疾病临床诊疗指南. 上海：上海科学技术出版社，2007 年

70. 喻文球，谈煜俊. 中医皮肤病性病学. 北京：中国医药科技出版社，2000